中华名医传世经典名著大系

陆渊雷传世名著

陆渊雷◎著

潘华信　点校

天津出版传媒集团

天津科学技术出版社

图书在版编目（CIP）数据

陆渊雷传世名著 / 陆渊雷著；潘华信点校. -- 天津 : 天津科学技术出版社，2020.1

ISBN 978-7-5576-7207-2

Ⅰ.①陆… Ⅱ.①陆… ②潘… Ⅲ.①中国医药学-中国-民国 Ⅳ.①R2-52

中国版本图书馆CIP数据核字(2019)第252038号

陆渊雷传世名著

LUYUANLEI CHUANSHIMINGZHU

责任编辑：梁　旭　刘　鸫

责任印制：兰　毅

出　　版：天津出版传媒集团
　　　　　天津科学技术出版社

地　　址：天津市西康路 35 号

邮　　编：300051

电　　话：（022）23332393（发行科）23332369（编辑部）

网　　址：www.tjkjcbs.com.cn

发　　行：新华书店经销

印　　刷：天津兴湘印务有限公司

开本 710×1000　1/16　印张 55.75　字数 934 000

2020年1月第1版第1次印刷

定价：278.00 元

前　言

陆渊雷（1894—1955），名彭年，江苏沙县（今上海市川沙县）人。早年师从朴学大师姚孟醺治经学、小学，通诸子百家，工书法、金石，熟悉近代数、理、化、天文等近代科学，尤精于天文历算，并通晓英、法、德、日诸国义子。1919—1925 年，牛先生曾执教于多所大中院校，讲授天文、航海、国学等，授课之余，研习中医学术。其父震甫公，亦儒亦医，故陆氏早年就阅读古医籍，早岁问学于章太炎先生，1925 年师从恽铁樵先生，并协助创办函授学校。1927 年悬壶沪上，1928 年先后任教于中医专门学校和上海中国医学院，1929 年，与徐衡之、章次公一起创办上海国医学院，聘请太炎先生为院长，自任教务长。1932 年办遥从部，创办《中医新生命》杂志，1931 年后任中央国医馆常务理事，学术专任委员会委员等职。一直致力于整理和发扬中国医学，著述甚多，有《伤寒论今释》《金匮要略今释》《陆氏论医籍》《中医生理术语解》《生理补正》及《病理补编》等。受恽铁樵先生革新中医的影响，亦为迎战当时余云岫等人中医不科学之逆潮，参加了反对废止中医的斗争。先生力主"中医科学化"，并为此付出了艰苦卓绝的努力，乃至暮年，顽疾缠身，仍抱病工作，未敢懈怠。新中国成立后，陆氏当选人大代表，积极筹组上海市中医学术团体，为新中国的卫生工作和新时期中医事业的发展贡献了力量。

论学识，时人目先生为"百科全书"式名医家；论作为，先生与中医事业，无论宏观全局，还是微观某些领域，皆成就卓著。

先生既坚决驳斥废止中医的谬论，又对《内经》中的一些中医理论异议诸多，对金元医家和温病学派的学术驳斥也较多，而专以《伤寒杂病论》为代表的辨证论治原则和相应方药的应用。为达中医科学化之目的，先生曾就改造中医发表文章（《改造中医之商榷》，载于《中国医学月刊》），提出：承认中医疗效，主张用科学方法研究中医实效。"……国医有实效，而科学是真理，天下无不合实理之实效，而国医之理论乃不合实理…今用科学以研求其实效，解释其已知者，然后不信国医者可以信，不知国医者可以知，然后国医之特长，可以公布于世界医学界，而世界医学界可以得此而有长足之进步。国医科学化如此，岂能徒标榜空言哉！"中医科学化必须吸收其他科学知识。先生曾指出"担任科学化之工作者，须有国医旧说根底，且须通晓普通科学，不然即无从化起。"强调改造中医，沟通中西医，只有中医能胜任。主张中医科学化的方法应从研究证候与药性入手。其所著《伤寒论今释》与《金匮要略今释》两书即践行了这些理念。先生在前书序例中指出"近年欧西传来之医学出自种种精密实验，虽未能悉真际，大体已无多违失，是以鄙人治医取古书之事实，释之以科学之理论，此今释之所以命名也"。

《伤寒论今释》与《金匮要略今释》最突出的特点就是坚持"实证"。太炎先生在《伤寒论今释·序》中在指陈我国诸《伤寒》注家得失的同时，高度评价了日本汉方医学"其随文解义者，颇视我国为审慎，其以方术治病，变化从心，不滞故常者，又往往多效。令仲景而在，其必曰：吾道东矣。"陆氏受其影响，在条文之下，广征博引，取日本汉方医学论述较多。同时，在方法上"主以汉唐训诂，远西科学"。因汉唐义疏之例，注不破经，疏不破注。往往随文敷饰，终致学术沉翳不进，先生力破陈规，悉为辨正。先生认为医经之论，其义可闻，其效不可得见，尤其是金元已降，医家固守《内经》，骛空言而不守实效，而经方所载，皆为行之比验之事实，必有科学之理，必持科学之理以求大论之旨，正如先生所言"凡理合，事实亦合，当以科学证明之；凡理合而事实不合，或理论不合而事实合者，当存以待考；凡理论事实俱不合者，即当剪辟，勿使徒乱人意"。

在当时的历史环境下，先生能冲破旧袭是难能可贵的，而不避中外，为学问是举，更是值得称道的。据有关学者统计，《金匮要略今释》引用达 629 处，所引述医书种类繁多，近 40 家，在我国历代的仲景学说著作中，像先生这样广泛深入研究如此众多的国外医学资料的，前所未有。先生以客观审慎的态度，以临床为依据，辨其瑕瑜，择善取录，并致力于发挥，其难以评判是非者，只要与事实有验，录之以冀后学开阔视野。《伤寒论今释》与《金匮要略今释》初为先生于沪上三所国医学院授课时的讲稿，前者初刊于 1931 年，再版于 1940 年。先生认为"大论精粹，在证候方药"，因此一方面详于释证，其与西学义可通者，尤加详述，同时于方解独重药物配伍，而又于每方证下比类附以验案，更是不厌其烦。先生以为大论与《内经》异趣，而个中又羼入别派医家文字不少，因此论述条文本意时，反复辩驳，以正其源。

《金匮要略今释》刊行稍晚，先生自己的说明是："《伤寒论今释》因读者督促，仓促付印，多未惬意，此篇则屡经改易，自以为有较《伤寒论今释》颇多是处。"潜读著作，先生用力之深，可以真切体会到：潜心校勘，希获仲师原旨。先生除注意一字一词之讹脱倒衍外，尤重推敲整篇辞气，辨析羼人文字，以正本清源。医文并举，又从医学流派的角度进行推断，如对首篇提出大胆质疑。疏通互证，汇通中西。先生用西医学知识对杂病病证进行了广泛探讨，同时深入分析中医生理病理，并注重中药药理探讨，如分析泻心汤治疗吐血、衄血，"大黄亢进肠蠕动，引起下腹部充血，以诱导方法协芩连平上部之充血。"博考深思，务去浮空执滞。先生于条文及注文悉断以临证实践，决不敷饰，于辨证处方尤不含糊，其义不周者，加以补充发挥，其情不符者，径示已见，供读者参考。如对痉病的证治，先生不惜笔墨，反复辨析，讨论了刚痉、柔痉与破伤风、脑脊髓膜炎的关系，指出葛根汤、栝楼桂枝汤的关系，指出葛根汤、栝楼桂枝汤用于刚痉、柔痉有误。

当然，限于时代关系，篇中不免亦夹有一些牵强附会之处，正如先生所言"学问与年俱进，今以为是者，安知他日不以为非？"但先生这种融汇古今，汇通中西的学术气量，摒弃空论、唯实是举的科学精神，大胆质疑、精心求证的科学方法，都必将在今后中医事业的继承与发展中焕发出新的更大的生机。

序

    《伤寒今释》者，陆子渊雷为医校讲授作也。自金以来，解《伤寒论》者多矣，大抵可分三部：陋若陶华，妄若舒诏，僻若黄元御，弗与焉。依据古经，言必有则，而不能通仲景之意，则成无己是也；才辩自用，颠倒旧编，时亦能解前人之执，而过或甚焉，则方有执喻昌是也；假借运气，附会岁露，以实效之书，变为玄谈，则张志聪、陈念祖是也。去此三谬，能卓然自立者，创通大义，莫如浙之柯氏；分擘条理，莫如吴之尤氏。嗟乎！解伤寒者百余家，其能自立者，不过二人，斯亦恔矣。自《伤寒论》传及日本，为说者亦数十人，其随文解义者，颇视我国为审慎。其以方术治病，变化从心，不滞故常者，又往往多效。令仲景而在，其必曰：吾道东矣。陆子综合我国诸师说，参以日本之所证明，有所疑滞，又与远西新术校焉，而为《今释》八卷。陆子少尝治汉儒训诂之学，又通算术物理，其用心精，故于医术，亦不敢率尔言之也。书成示余，余以为通达神怡，疗治必效，使汉师旧术，褎然自成为一家。今虽未也，要以发前修之锢惑，使后进者得窥大方，亦庶几近之矣。抑余谓治《伤寒论》者，宜先问二大端，然后及其科条文句。二大端者何？一曰伤寒中风温病诸名，以恶寒恶风恶热命之。此论其证，非论其因，是仲景所守也。今远西论热病者，辄以细菌为本因，按《素问》言："人清静则腠理闭拒，虽有大风苛毒，勿能害。"依《说文》，苛为小草，毒为害人之草，小草害人者，非细菌云何？宋玉《风赋》，以为庶人之雌风，动沙堁，吹死灰，骇混浊，扬腐余。故其风中人，驱温致湿，生病造热，中唇为胗，得目为蔑。是则风非能病人，由风之所挟者以病人。混浊腐余，是即细菌，沙堁死灰，即细菌所依，风则为传播之，以达人体，义至明白矣。而仲景亦不言，盖迩之不言病起于风寒热，远之又不言病起于苛毒腐余，独据脉证以施治疗。依其术，即投杯而卧者，何也？病因之说不必同，其为客邪则同。仲景之法，自四逆、

1

白通诸方急救心脏而外，大抵以汗吐下利小便为主；清之则有白虎，方中知母，亦能宣泄，则下法之微也；和之则有小柴胡，使上焦得通，津液得下，身溅然而汗出，则汗法之变也。要之，诸法皆视病之所在，因势顺导，以驱客邪于体外，使为风寒热之邪，固去也，使为细菌之邪，亦去也。若者为真因，固可以弗论也。二曰太阳阳明等六部之名。昔人拘于脏腑，不合则指言经络，又不合则罔以无形之气，卒未有使人厌服者。近世或专以虚实论，又汗漫无所主。夫仲景自言撰用《素问》，必不事事背古。自有《素问》，以至汉末，五六百岁，其间因革损益亦多矣，亦宁有事事牵于旧术哉？余谓少阴病者，心病也。心脏弱，故脉微细，血行懈，故不能排逐客邪，而为厥冷，偶有热证，亦所谓心虚者热收于内也。若太阳病，则对少阴病为言。心脏不弱，血行有力，故能排其客邪，外抵孙络肌肤，而为发热，此不必为膀胱小肠也（篇中唯桃核承气证为热结膀胱，抵当汤丸证为小肠瘀热，然只其一端）。阳明病者，胃肠病也。胃家实之文，仲景所明著，其极至于燥屎不下。若太阴病，则对阳明病为言。以胃肠虚，故腹满而吐，自利益甚，此不必为脾也（篇中有胃气弱之文，又有脾家实之文，知脾本胃之通称）。少阳病者，三焦病也。津液搏于邪而不能化，故口苦咽干。其自太阳转入者，则上中二焦皆肿硬，故干呕胁满。津液与邪相结，邪热被阻，不得外至孙络，故往来寒热。若厥阴病，则以进于少阳为言。消渴，甚于口苦咽干也。吐蛔，甚于干呕也。热厥相间，甚于往来寒热也。或在上，则气上撞心，心中疼热，甚于胁满也。或在下，则下利脓血，是为下焦腐化，甚于上中二焦肿硬也，此不必为肝与心主也。然则少阴阳明少阳三者，撰用《素问》，不违其本。太阳太阴厥阴三者，但以前者相校，或反或进名之，又不规规于《素问》之义也。医者，以疗病为任者也，得其疗术，即病因可以弗论。疗病者，以病所为据依者也，得其病所，则治不至于逆，随所在而导之可矣。前一事，余始发其凡，后一事，柯氏已略见大体，其论亦尚有支离，故为之整齐其说，隐括以亲绳墨焉。陆子读中东书，皆甚精博，以余言格之，其无有龃龉不调者乎。余耄矣，愿后起者益发愤以求精进也。

一九三一年八月

章炳麟序。

叙　例

　　《七略》叙方技为四种：医经、经方、房中、神仙。仲景书盖经方之流也。房中神仙，非疾医所守，其事亦隐曲怪迂，君子弗道。医家所讲肄者，唯医经经方两种。医经之书见存者，《黄帝内经》十八卷。原人血脉经络骨髓阴阳表里，以起百病之本，死生之分，若是而冠于方技之首，谁曰不宜？虽然，血脉经络骨髓，深藏而不可见也，阴阳表里，暗昧而难征验也。今有病脑者，号笑无节，举措失常，而医经家指为心病，其持之有故，其言之成理，闻者则以为心病矣；有病内分泌者，肌肤黯淡，肢体罢敝，而医经家指为肾病，其持之有故，其言之成理，闻者则以为肾病矣。心肾之不能言，夫孰与发其诬妄？故医经之论，其言可闻，其效不可得见也。

　　经方以草石汤药疗病，视证候以投方。投方中，则覆杯而愈。不中，则不死为剧。岂若医经之大而无当者哉？《七略》著录经方十一家，今尽佚不存。皇甫士安云：伊尹以元圣之才，撰用"神农本草"，以为汤液，汉张仲景论广汤液，为十数卷，用之多验。案《七略》有汤液经法三十二卷，在经方十一家中，盖即士安指为伊尹所作，而后人推衍其法者。然则仲景书者，经方汤液之遗。汤液不可得见，得见仲景书，斯可矣。余少壮之年，弃儒学医，受《伤寒论》于武进恽铁樵先生，又请益于余杭章太炎先生。家君亦宿尚方术，过庭之训，不仅诗礼，以为《伤寒论》，经方之冠首，治疗之极则，学医所必由也，是以沉潜反复，研索独勤。自远西科学发明，中医之为世诟病也久矣。金元以后医家，困守《内经》，莫能自拔，单词支义，奉为金科，驰骛空言，不验实效，其谬于科学也亦宜。夫科学岂能反乎事实哉？大论用药之法，从之则愈，违之则危，事实也，其必有科学之理存焉。余虽短浅，持科学以寻大论之旨，往往砉如解牛，动中肯綮，乃知中医取戾之道，固在医经，不在经方也。会诸医校延讲大论，乃申科学之理以说之，为《今释》八卷。盖大论方药之验，古今无二。若其凭证用方之故，非科学则莫得其真。犹有用之验而求之未得其理者，则余浅陋之过。抑亦今世科学所未及知也，用古人之法，释以今日之理，故曰《今释》。不然，成氏而降，注者百余家，岂无善本，而犹待余哓哓为哉？教学三年，属稿粗定，自惟急就多疵，未敢问世。而友朋驰书逼迫，不容或缓，因加薰理，以付手民，而发其凡如次。

《伤寒论》传世者两本，一为宋本，一为金成无己注解之本。成本辗转翻刻，已非聊摄之旧，如《明理论》所引论文，与正文或异。《本草纲目》谓人参柴胡，唯张仲景《伤寒论》作人薓茈胡。今所见《伤寒论》本，未有作薓作茈者，唯成本释音，有薓音参、茈音柴之文，则知成本多存古字。李氏所见犹尔，今为浅人改易尽矣。宋本者，治平中高保衡孙奇林亿等校定，国子监雕印。然今世藏家书目，殊不概见，盖原本绝矣。今所见者，为明赵开美覆刻之本，文字端好，当不失治平旧面。别有《金匮玉函经》，乃《伤寒论》别本而异名者，文字编次，与宋本成本小异，与《脉经》《千金翼》《本事方》所引颇同。此书罕见，仅有传本。今正文用赵刻本。若他本文字有异，涉及辞义者，于说解中著其校。文字虽异，辞义犹同者，不悉校。赵刻本有显然错误者，则据他本改正。原文中细注或作字，皆林亿等校勘所记，可见古本异文，今故一仍其旧。原文用方诸条下，又有数目字，每篇自为起讫，盖亦林亿等所沾，即林序所谓证外合三百九十七法，除复重，定有一百一十二方者也，今既不用林说，概从删剟。原本自六经及霍乱阴阳易差后病诸篇外，先之以辨脉平脉伤寒例痉湿暍诸篇，终之以汗吐下可不可，及汗吐下后诸篇。今案伤寒例，有搜采仲景旧论之语，明是叔和撰集之文；辨脉平脉，辞气颇类叔和，义理乖张亦甚；痉湿暍本在《金匮》中；汗吐下诸篇，又皆与六经篇复重，注家自方有执以降，皆弃置不释。今亦但释六经霍乱阴阳易等十篇，厘为八卷。

大论精粹，在于证候方药。其有论无方诸条，多芜杂不足取，且辞气参错，不出一人，此等不知仲景所撰用，抑叔和所补缀也。自来注家遵汉唐义疏之例，注不破经，疏不破注，随文敷饰，千载沉翳，坐令学术不进。今悉为辨正，唯求心安理得，非敢立异也。又，论中厥阴病篇最难审。首条提纲，上热下寒，即乌梅丸证，旧注既是矣。下文寒热胜复诸条，截然与首条不类，且临病缀书，胥无征验。篇末下利呕哕诸条，既非上热下寒，亦非寒热胜复，其为杂凑，显然可见。

又如所谓合病，成氏释为二经俱受邪相合病，诸家相承无异说。然论中凡称合病者，皆无二经以上俱见之证。有俱见之证者，又皆不称合病。余以为阴证除太阴少阴而外，更无所谓厥阴，合病则别派古医家之术语，仲景沿而用之，其本义已不可知。凡此皆伤寒家所未言，今不避专辄，悍然言之，知吾罪吾，所不敢知。

说解虽以科学为主，旧注不背科学者，仍多采用。集注通例，必先引前贤，后申己意。今不尔者，或顺原文之次，或取讲授诵览之便，无定例也。凡所援引，辄于初见处著其姓氏书名，便检索也。其后再见，或单称氏，或单称书，取文省也。唯雉间子炳之书，螺帜乃师之《类聚方》。小丹波之书，绍述厥考之《辑义》。故二子独称名，父前子名，师前弟名也。

援引旧注，多删其烦芜，取其精要，虽剪裁衔接，不敢窜易旧文。又有本非逐条注释，别立论以阐经义者，如小丹波之《述义》等，其原书，大书细字，相间而行，今就其文势，剪裁联系，悉作直行大书，仍不窜入字句。又如汤本之书，和文甚烦冗，不宜直译，则意译为多。

说解中多有引本论条义相印证者，则细字注明条目，以便检对。惟山田之说解，多自举条目，而其分条，与本书稍异，则改从本书之条目，使归一律。

仲景自序，虽云撰用《素问》，今考论中用《素问》者，百仅一二。又皆沿其名而不袭其实，旧注援《素问》为释者，回曲穿凿，捉襟见肘，甚无谓矣。今于首卷，传经诸条下一发其覆，使无惑人，自谓有功后学不鲜。又有旧说通行已久，习焉而不知其非者。则略引数端，辩驳以示例。所用旧注，有瑕瑜相杂，不可删节者，亦略为辨正。其余小疵易知者，不复辨，不欲毛举细故也。

前贤述作，说理虽多逞臆，其凭证用药，则经验所积。有足多者，今于汤丸散诸方下，广引诸家用法，学者沉潜玩索，不特有裨实用，亦可触发巧思。其有臆决病情，不举证候者，仍不采录。用法之后，继以方解，则因医药之本始，先有疗法，后乃寻其理解故也。前贤治验，可以见活用之法。世有畏仲景方不敢用者，得此亦堪壮胆。今以附于方解之后，验案有与本论某条之证相对者，则以类相从，附于本条之后。唯鄙人一己之治验，概不附人，嫌标榜也。用法治验中，多有兼用后世方者，则细字注明药味。其有不知，则盖从阙。

引据诸书概用文言，说解自未能改用白话，唯务取浅显，以便学者。至于训诂考据之处，仍宗汉学家矩矱，范我驰驱，不敢诡遇。

此书本为讲授医校诸生而作，首卷成于上海中医专门学校，次两卷成于中国医学院，后数卷成于上海国医学院。专校课业无生理病理，全用旧说，余授大论，乃如鲁滨孙入荒岛，万端日用，事必躬亲，往往讲一条之文，累数千言而未已。中院课目堪相表里者，亦但有章君次公之药物，余书犹未得简要适当也。至上海国医学院，则诸课配置，指臂相联，余书始得专力于治疗。书成自读，乃觉首重尾轻，删补再三，犹未惬意。虽然，读书为学，亦如破竹，数节之后，迎刃而解，则后半正不妨稍简耳。

岁在一九三〇年，十二月

陆渊雷记。

后　叙

　　此书属稿，始于一九二八年之春。修饰付刊，始于一九三〇年之夏。砌版校勘时，复多所删补，印成已在一九三一年之秋。至于今，又九载矣。当排校过半时，已觉前半颇不惬，而不及追改。益以近年知见，发觉谬误尤多。今初版已罄，求索者犹踵趾相错不绝。原存纸版，既毁于兵燹。乃悉心订正，重付手民。举其大纲八端，以为后序。细菌为急性热病之病原，初属稿时，浸润师友门户之见，作意不许细菌学说，释发热恶寒为造温散温之变。夫麻黄证中，容有不染菌毒，纯由寒冒之病，如《金匮要略今释》中小续命汤下引周君价人之说，是也。桂枝证汗出而热不减，其脉又缓弱不洪大，既非散温衰减，又非造温亢进，使非菌毒，何由致此？至于服麻黄剂不痊愈，以及少阳阳明诸证，更无论矣。今以发热恶寒为产生抗毒力之见象，则理论实验，胥无捍隔，一也。发热恶寒既非造温散温之变，则发表解肌诸方，亦非蒸散体温而已。日人多谓为排毒疗法，顾未有以自成其说，今证以麻疹、天花、猩红热、流行性感冒诸病，信而有征。故发表解肌诸方，其主要目的为排毒，副作用则蒸散体温，二也。承气攻下，日本亦以为排毒，今审之，乃排除一种代谢废料，出自病中之特殊代谢者。其故具详阳明篇二百一十四条，此不复赘，三也。先时临病未多，未能质言结胸证为何等病，今确知为浆液性胸膜炎，而十枣汤、柴胡桂姜汤所治，亦有此病，四也。方药为中医术之中坚，近年留意古方，深知药物常以配伍之异而异其用，初非药自为效者，今于方解中特详配伍之理，五也。大论条文，质朴简洁者，义皆坚卓，纤巧繁缛者，理多可疑。吉益山田及山田所引刘栋之说，谓出后人所羼，多所删剟。今审之，有后人羼入，亦有《内经》家别派古医家之遗文。然浅尝者未易辨之，兹就管见所及，悉为辨别，六也。热论与大论异趣，而大论经注，时杂以热论家言。山田丹波，已发其端。今释原书，亦尝推论，犹未详尽，今悉拈出，七也。原书议论恣肆，不避枝蔓，虽无妄语，而戏论绮语，在所难免。学佛以后，力戒绮语。又多读内典经论，执笔遣词，为之拙钝。原书驳难揭发，亦峻刻伤忠厚，今多删除，其仅存者，亦改从温婉，八也。凡所订正，虽出自十余年临病教学所得，及佛学之破除我执，然友朋攻错，惠我尤多，如金君真如、徐君瀛芳、祝君味菊、敬铭昆季、章君次公、徐君衡之等，皆启迪不鲜。寿君守型，先后遗书三通，已刊于遥从讲义中，皆附书识感。学问与年俱进，今以为是者，安知他日不以为非。订正宁有止境。然马齿已增，涉世良苦，方将专心学佛，用求解脱。且论医之书，属稿而未毕业，含意而未执笔者，尚有三数种，皆欲及此余生，刊行问世。使非年寿愈恒，将无余暇复及此书，则姑谓此为定本也可。虽然，并世贤达，赐以匡教，犹所祈祷尔。

一九四○年五月

陆渊雷书于上海医寓。

目　录

伤寒论今释

金匮要略今释

陆氏论医集四卷

伤寒论今释

伤寒论今释卷一

《伤寒论》汉张机撰，机字仲景，涅阳人，相传官至长沙太守。仲景著书时代在汉献帝建安纪年之后，建安十年之前，约当公元二百年之顷。其书本名《伤寒杂病论》，汉末丧乱，俄然散轶。晋王叔和搜采而编次之，使杂病之部析出别行，即今之《金匮要略》。于是《伤寒论》不复兼杂病之名，故伤寒云者，对杂病而言。近世医家，辄谓伤寒与温热相对，乃误也。何谓伤寒？《素问·热论》云："人之伤于寒也，则为病热。"又云："今夫热病者，皆伤寒之类也。"两热字皆指发热，盖自其主要证候而言，则曰病热，曰热病。自古人心目中之原因而言，则曰伤寒，其实一也。晋唐之际，亦称时行天行，则因其病流行于一时一地之故。由是可知伤寒，即今之流行性热性病矣。其不发热之病，非流行性之病，或流行发热，而别有他种显著证候之病，皆属杂病。

伤寒杂病之分，于科学的病理学上，无可据依。然于中医的治疗法上，则有绝大便利。中医治疗流行性热性病，不问其病原为何，皆视其证候而归纳为若干种证候群，于以施药治而知其宜忌。在《伤寒论》，即太阳少阳阳明太阴少阴厥阴，所谓六经者是也。六经所用方药，固各有子目，粗工固未易一蹴中肯，然能分辨六经，虽子目稍有蹉错，其药犹有相当效力而不致偾事。夫病变万端，欲详为辨析，虽上智犹所难周。今约其大纲而分为六经，则中人之材，亦所优为，岂非治疗上之绝大便利乎？至于杂病，各有特殊显明之证候，诊察较易，而其疗法，又各有特效药，不若伤寒方之可以广泛应用。故就中医之疗法言，伤寒有共同性，杂病为个别性，而杂病中若干宜忌，亦与伤寒六经无异，此伤寒杂病之所以分。而学医者，尤须先读《伤寒论》，次读《金匮要略》也。

辨太阳病脉证并治上

太阳之为病，脉浮，头项强痛，而恶寒。

程应旄《伤寒后条辨》云：太阳之见证，莫确于头痛恶寒，故首揭之，使后人一遇卒病，不问何气之交，而但兼此脉此证，便可作太阳病处治。亦必兼此脉此证，方可作太阳病处治。虽病已多日，不问其过经已未，而尚见此脉此证，仍可作太阳病处治。

柯琴《伤寒来苏集》云：仲景立六经总纲法，与《内经·热论》不同，太阳只重在表证表脉，不重在经络主病，看诸总纲各立门户，其意可知。

山田正珍《伤寒论集成》云：太阳指表而言，盖伤寒以六经言之，古来医家相传之说，不可遽易者也。夫人之常情，每信于其所习见，而疑于其所未尝习见者。故仲景氏亦不得已而袭其旧名，实则非经络之谓也，借此配表里脉证已，故论中无一及经络者。可见此书以六经立名，犹数家者流以甲乙为记号，注家不察，解以素灵经络之说，可谓不解事矣。太阳病有伤寒，有中风，此条统而论之，故惟云脉浮，而未分其紧与缓也；其所谓恶寒，亦兼恶风言之，恶风轻恶寒重，舍轻取重，所谓举大而小从者也；其惟称恶寒，而不言发热者，以太阳伤寒之初证，有或已发热或未发热之异也。后凡称太阳病者，皆指斯条之脉证而言。

内藤希哲云：此以后称太阳病者，指此脉此证一二见者而言。非单指脉证悉具者而言也（山田氏引）。

渊雷案：六经篇第一条，相传为该经之提纲，谓必具如此之证，乃得断定为此经之病也。旧注以为风寒之邪由表入里，太阳主皮肤而统营卫，故为风寒所始病之经。其解释脉浮以下诸证，亦从皮肤营卫，及太阳经络为说。所言既在可解不可解之间，证以今日科学知识，尤多错误。夫病有脉浮头项强痛解之间，证以今日科学知识，尤多错误。夫病有脉浮头项强通而恶寒者，事实也，用麻黄桂枝诸方治此病而愈，亦事实也，事实则古今中外无异。若夫脉之所以浮，头项之所以强痛，乃至麻桂诸方之所以愈此病，则属病理药理，而有待于研究矣。前贤注解，大抵根据《内经》《难经》，而参以自己之臆想。即内难本文，亦不过依附五行四时等当时通行之理想，而托之黄帝、岐伯、越人而已。且以当时条件所限，故此等旧注类，多失真。近年欧西传来之医学，出自种种精密实验，虽未能悉合真际，大体已无多违失。是以鄙人治医，取古书之事实，释之以科学之理解，此《今释》之所以命名也。古书理论，及旧注之不背科学者，间亦援引，至于旧说延误已久，深入人心者，辄根据科学以驳正之。非敢求胜前贤，亦冀中医学有所进步耳。凡百学术莫不因其所已知，从而推究试验，以求其所未知。若已知之理论为谬妄，则推求所得之新知，将愈益失真，此理甚明。而訾吾者诋为失却中医真面目，斯可异也。

今欲释伤寒太阳病，应先注意数事：第一，凡流行性病，皆有病原细菌为原因。菌之使人病也，或以其成群结队之菌体，直接为害于人体，或分泌毒质以害人体。吾书为便于言说计，概称之为毒害性物质。第二，毒害性物质不制伏，其病则不愈，而中西药物，可以直接制伏毒害性物质者较少，即或有之，其性亦毒，用少则不足以愈病，用多则人体先受其害。直至近世，始有磺胺类及抗生素，而品类不多。临床家经验，或谓抗生素之效力，今日已不如初发明之日，盖细菌亦逐渐产生抗药力也。在仲景之世，流行性热病当然无特效药品，唯幸人体感染病毒后，必立起反应而产生抗毒力，此种抗毒力，即西医所谓自然疗能，中医古书，则谓之正气，其治疗热病，亦唯凭此正气，从而利导匡救。第三，内科病之证候，多非疾病之本体，而是正气抵抗病毒时所发生之现象，故观察证候，可以测知正气抗病之趋势。于是选用方药，以利导匡救，而达治疗之目的。明乎此三者，然后可以释太阳病，而全部《伤寒论》亦不难知矣。

太阳病者，正气抗病之趋势向上向表，其目的欲令出汗，而从汗液中排除毒害性物质也。人体受病毒刺激，立即产生抗毒力。抗毒之法，盖视毒害性物质之种类，而有不同，虽细菌学免疫学专家，亦未能详知。大抵是产生某种物质，使与毒害性物质结合，而化成无毒之物。抗毒力产生时，必恶寒发热，注射防疫菌苗者，用动物作细菌试验，或制造治疗血清者，大多数见恶寒发热，可以征也。恶寒既常与发热同时发作，且伤寒以发热为主证，则知经文恶寒二字，即含发热在内。当发热时，体内新陈代谢亢进，而心脏之张缩力，为之加强，心力强则脉搏大，大而未甚充实，则重按即觉其软，且古人观念，谓太阳病在肌表，遂以心理作用，认此种大而较软之脉为浮脉。不然，脉管有结缔组织，固着于一定部位，太阳轻浅之病，岂能移脉管而浮向外表耶？由是言之，脉浮二字，亦含发热在内，脉浮发热而产生抗毒力矣。然倘使毒害性物质相当强盛，则新生少量之抗毒力，未足以抵抗而胜任愉快。计之上者，莫如排除其一部毒害性物质，使仅留于体内者，不足以危及生命，适足以引生抗毒力。太阳为热病之初起，病菌学证明病初起时，毒害性物质多在血液中，欲排除之则莫如出汗。汗腺在肌表，欲出汗，则气血必须趋而向表，吾于下文将说明一事。人体种种机能，表之与上，里之与下，常相联系。又汗腺之排列，上半身较多，故气血向表以求出汗者，同时必向上。气血向上，则上部充血，而头为之痛，项为之强，剧者且见鼻衄（本论四十七条五十六条）。故头项强痛，为气血向上向表之征，而是正气欲令病毒与汗俱出之征。太阳之病理如是，故发汗解肌，为太阳病之唯一疗法。

太阳病之目的欲出汗，是矣。然出汗之目的，安知非为放散体温以退热，而为排除病毒耶。曰："是不难知。"若于太阳病之临床经验较多，其例不胜枚举，最显著者，如麻疹、天花、猩红热诸病，皆须透发于皮肤，故始终宜发表，即始终不离太阳。其传染皆由接触，而于病向愈时之落屑期中，传染力最大。往昔种痘者，且取天花之疮痂，研末，纳于受种者之鼻孔，其人即迅速出天花。由此可知，此等诸病皮肤所发疹点疮痂，即是毒害性物质。而发表即是排除毒害性物质，使与汗同时排出也。又如流行性感冒之发热型，亦始终不离太阳，而极易接触传染者，其滤过性病毒为病菌中极细小的一种。以臆测之，菌体极小，则易于窜透血管而入于汗腺，则此病发汗所排泄者，当不仅菌毒，亦有菌体。更推之麻疹、天花诸病，病原亦是滤过性病毒，其体亦极小，而其落屑落痂之最易传染，当亦有菌体排出皮肤之故。一是种种，得断定太阳病之发汗，为排除毒害性物质，非为放散体温以退热。其有一汗而热遂退者，则因毒害性物质既大部排除，其仅存者，不足为病故也。

太阳固为热病最先见之证候群，然热病不必皆起于太阳，有起病即为少阳或阳明者。旧说谓风寒之邪，必由表入里，可知不是。若起病即为阳明，则绝无退而传为少阳或太阳者。温热家谓温邪由里出表，可知亦非。六经传变之次序，下文别详之。

太阳阳明等六经之名，其源甚古，而其意义所指，递有不同。最初盖指经络，六经各分手足为十二，为针灸家所宗，《灵枢》《甲乙》诸书，及《素问》中大部是也；其次指气化，即太阳寒水、阳明燥金之等，为司天在泉运气家所宗，王冰附入《素问》之天元纪等大论是也；最后则指热病之证候群，为汤液家所宗，《伤寒论》及《素问·热论》是也。名则犹是，义则递异，故本论六经之名，譬犹人之姓名，不可以表示其人之行为品性。热病之六经，亦不可以望文而释其义。惟三阳经与三阴经之异，可以略说。凡正气充实，抗病力强者，为阳，正气不足，抗病力弱者，为阴。病情属实热者为阳，虚寒者为阴，此本论三阳三阴之义也。《素问·热论》，则以表证为阳，里证为阴（热论与本论不同详下文），故热病六经之名，阴阳字可释，太少明厥等字不可释。恽铁樵先生释太阳为最外，此盖以最释太，以外释阳，其说自辨，但恐仲景本意，未必如此。

太阳病，发热汗出，恶风脉缓者，名为中风。

太阳病，或已发热，或未发热，必恶寒，体痛呕逆，脉阴阳俱紧者，名为伤寒。

此两条，言太阳病又分中风、伤寒两种，即所谓子目也。此所谓中风，绝非猝然倒地、口眼㖞斜之中风，此所谓伤寒，亦非书名《伤寒论》之伤寒。猝然倒地之中风是脑病，此中风是外感热病，犹俗所谓伤风耳。书名《伤寒论》之伤寒，是广义的，包括多数急性热病而言，此伤寒是狭义的，亦是外感热病。故《难经·五十八难》云："伤寒有五，有中风，有伤寒，有湿温，有热病，有温病。"《难经》虽系伪书，然伤寒之中又有伤寒，即是广义狭义之别。可见伤寒之名，自古相传有广狭二义也。夫俱名中风，而有迥然不同之两种病，俱名伤寒，而有广狭不同之两意义。虽似漫无准则，但此等名称，有长时间之历史沿革，若欲率然重为订定，则尚非易易也。

中风与伤寒，皆是太阳病，故皆见脉浮发热恶寒之证。太阳既必脉浮，可知中风之脉缓，是浮而缓，伤寒之脉紧，是浮而紧也。抑缓之与紧，是脉象，是指端之触觉，初学者骤难辨析。凡鉴别诊断，当取显然易见之证候，故中风伤寒之鉴别法，不在脉之缓紧，不在热之已发未发，不在恶风恶寒之异，不在体痛呕逆与否，而在病人之有汗无汗。且缓脉常与自汗并见，紧脉常与无汗并见。中风条固明言汗出，伤寒条则未言无汗，然而知其无汗者，以其言脉紧也。凡无汗之病人，其皮肤必干燥，若皮肤略觉潮润，或时时微汗出，即为有汗。

中风伤寒，皆因抵抗病毒而发热。发热者体温过高，不适于生活，于是出汗以放散其热。是中风虽已发热，而调节体温之机能，犹未失生理常态也。伤寒则发热而不汗出，此必因毒害性物质影响，使皮肤汗腺失其调节之职，有以致之，故伤寒之毒，当盛于中风。临床上，伤寒之热度，亦高于中风。然其预后，伤寒辄一汗径愈，中风则传变较多，此则临床医生所不可不知者。伤寒因皮肤汗腺及浅层动脉之紧张，热血不得达于肌表，故恶寒而脉紧。紧者紧张，与弦脉稍近，非急速之谓。中风反之，故恶风而脉缓。恶风由肌腠疏松，不耐风袭之故，脉缓谓宽柔，非谓迟缓。伤寒之体痛，亦因发热汗不出所致（详见二卷三十六条）。呕逆则为兼见之或然证，非正证，然亦可见正气有上逆之势焉。

成无己《明理论》云：恶风则比之恶寒而轻也。恶寒者，啬啬然憎寒也，虽不当风而自然寒矣。其恶风者，谓常居密室之中，帷帐之内，则舒缓而无所畏也，一或用扇，一或当风，淅淅然而恶者，此为恶风也。

丹波元简《伤寒论辑义》云：人之感邪气，其表虚泄而汗出者，名为中风，其表实闭而无汗者，名为伤寒。其实，受邪之风寒，不知果何如，只就其表虚表实，有汗无汗，而立其目，以为处疗之方耳。故不曰此伤寒也，此中风也，而下名为二字，其意可自知也。渊雷案：风与寒皆为六淫之一，古人以为外感病之病原。考其实际，风乃空气流动之现象，寒乃人体之感觉，初非真有一种物质名风名寒者，入而客于人体也。所以名为中风，名为伤寒，亦自有故。《内经》之法，以寒属冬，以风属春，春主舒散，冬主敛藏，此固征诸外界事物而可信者也。热病之无汗者，肌腠收缩，有似乎冬之敛藏，且大多数发于冬日，故名之为伤寒。其有汗者，肌腠疏缓，有似乎春之舒散，且大多数发于春日，故名之为中风。《伤寒论》虽非《内经》嫡胤，要亦有其因袭之处，后人误以为真有风寒之邪，入而客于人体，非但违背事实，抑亦不知古人命名之意矣。

山田氏云：阴阳俱三字，王叔和所掺入，宜删。原夫脉之动于周身也，是一血气之所贯。是以人迎气口太冲趺阳，均无间断，岂复有阴阳尺寸之可分别者哉。故其分阴阳，论尺寸者，皆未知脉之所以为脉者耳。故论中言脉者百五十许条，未尝分阴阳尺寸也。可见其间称阴阳尺寸者，皆是王叔和所掺，绝非仲景氏之本色也。

伤寒一日，太阳受之，脉若静者，为不传；颇欲吐，若躁烦，脉数急者，为传也。

伤寒二三日，阳明少阳证不见者，为不传也。

躁，成本作燥，盖误。

此两条论传与不传。刘栋中西惟忠山田诸君，皆以为后人之言，非仲景所论。今审之，乃《素问》家言，岂自序所谓撰用《素问》者耶。传者传经，谓证候群之变换，亦即病之进行也。此处伤寒，包括中风而言，亦是广义的伤寒，下文依此类推。欲知何谓传经，当先知伤寒六经之大略。六经者，太阳阳明少阳太阴少阴厥阴也。发热而恶寒者，无论有汗无汗，皆为太阳病；寒热往来如疟者，为少阳病；发热汗出，不恶寒，反恶热者，为阳明病；心脏衰弱，抗病力不足者，为少阴病；吐利之属于虚寒者，为太阴病；发热若干日，厥冷若干日，或消渴，或吐蛔，或下利者，为厥阴病，此六经病状之大略也。发热恶寒之太阳病，六七日后，变为寒热往来，则恶寒时热不壮，热壮时不恶寒，是谓太阳传于少阳；又过若干日，则不复恶寒而反恶热，是谓少阳传于阳明，此三阳经相传之大略也。然有太阳径传阳明，而不经过少阳者。又有两经三经之证同时俱见者，有后一经之证已见，而前一经之证未罢者，旧说相沿，谓之合病并病。至于三阴经，则太阴传少阴，少阴传厥阴。亦有始病即为少阴者，即所谓少阴直中。其由阳证误治失治而传阴者，则太阳传太阴少阴，少阳三阴俱可传，阳明传厥阴。此就本论文字，参以临床实验而言，其实，厥阴不成为证候群。合病之本义，今不可知，后卷别详之。

一日太阳，二日阳明，三日少阳，乃《素问·热论》之传变法。脉静者，病轻而脉不变，可以不药自愈，故为不传。若躁烦之若字，作或字解。欲吐为本论之少阳证，躁烦为本论之阳明证，见少阳阳明证者为传。脉数急，对不传者之静而言，意即谓不静。此中前一条，糅合热论本论两家之言，盖《伤寒论》之驳文也，后一条为纯粹热论家言。

热论与本论不同，约之得三端。热论一日传一经，六日遍六经，周而复始，故七日复为太阳。本论则六七日传一经，一再传后，或愈或死，绝不周环，异一也。热论太阳传阳明，阳明传少阳，绝无例外。本论则太阳传少阳，少阳传阳明，有太阳径传阳明者，绝无阳明反传少阳者，异二也。热论之三阳经，在本论皆为太阳证，其三阴经，在本论皆为阳明承气汤证，而本论之少阳与三阴，为热论所不言，异三也。热论所说传变之型，不特异于本论，亦为临床所不见。注家不知辨析，而以《素问》释《伤寒》，以《伤寒》释《素问》，及其难通，则作回曲附会之词以强通之。总之，但求贯通二书，不顾临床事实，致令后之学者，读书治病，截然分为两事。谚云：读书十年，天下无可治之病，治病十年，天下无可读之书，诚有慨乎言之。至于《医宗金鉴》张志聪《伤寒集注》诸书，以为伤寒传变，真如热论之次，其误固不待言，而三百年竟无一人直揭其谬，中医学之发展，能不受其影响。

太阳病，发热而渴，不恶寒者，为温病。若发汗已，身灼热者，名风温。风温为病，脉阴阳俱浮，自汗出，身重，多眠睡，鼻息必鼾，语言难出。若被下者，小便不利，直视，失溲。若被火者，微发黄色，剧则如惊痫，时头瘈疭，若火熏之。一逆尚引日，再逆促命期。

若发汗以下，成本析为别条。瘈疭二字，《玉函》作挛纵发作四字。山田氏云：若发汗以下，王叔和所加，较之伤寒例，其伪至为明显，况其曰灼热，曰阴阳俱浮，曰一逆尚引日，再逆促命期，皆非仲景氏之辞气乎。

《医宗金鉴》云：发热不渴恶寒者，太阳证也。发热而渴，不恶寒者，阳明证也。今太阳病始得之，不俟寒邪变热，转属阳明，而即热渴不恶寒者，知非太阳伤寒，乃太阳温病也。由于膏粱之人，冬不藏精，辛苦之人，冬伤于寒，内阴已亏，外阳被郁，周身经络，早成温化，所以至春一遇外邪，即从内应，感寒邪者，则名曰温病。

成无己《伤寒论注解》云：伤寒发汗已，则身凉。若发汗已，身灼热者，非伤寒，为风温也。方有执《伤寒条辨》云：灼热谓热转加甚也，风温谓触犯于温，而有风也。

程氏云：冬时伤肾，则寒水被亏，是温病源头。误治温病，而辛温发散，是风温源头。风温即温病之坏病，非温病外又有风温也。

汪琥《伤寒辨注》云：小便不利四字，当在若被下者四字之上，否则既云不利，又曰失溲，悖矣。

渊雷案：自古有温病之名，时复与伤寒对立，学者将以为温病治法异于伤寒，故仲景于此但举证候，不出主方。所以示渴而不恶寒之证既同于阳明，则治法亦在阳明法中也。不称阳明，而称太阳温病者，以自古相传之六经概念。阳明由传变而来，温病则始病即如此。至于治法，则凭当前之证候，不凭原因，及已往之经过故也。被下，被医者用药泻下也。被火，古有用火治病之法，若烧地卧灰，烧瓦熨背之等是也。微发黄色之微字，与下句剧字相对，谓被火后变证之轻重。轻者但发身黄，重者惊痫瘈疭，而黄色亦深如火熏也。惊痫瘈疭，指神经证，亦即时师所谓动肝风。古者小儿名惊，大人名痫，瘈疭即所谓搐搦，亦即所谓痉挛也。逆，误治也。引，延也。引日，犹言苟延残喘。

温病之说，最缭绕而最无理，至今为中医学进步之大障碍。盖初一步有温病属于伤寒与不属伤寒之争，温病之中，又有伏气与新感之争，其解本条也，又有温病风温对立，与风温即温病坏证之争。其言皆从臆测之病原立论，如谓冬伤于寒，不即发病，至春发为温病，至夏发为暑病，此即近世所谓伏气温病也。对伏气而言，又有新感温病，谓亦有不因伏气，但感春之温气，夏之暑气而病者。又如谓冬不藏精，为温病之因，故温病见肾亏液涸之证，即伏气亦伏久化热，熬煎肾液。又如谓温邪从口鼻入，异于伤寒之从皮毛入，承其说者，遂指肺炎及重证支气管炎为风温。今考伤寒温热，皆是流行性热病，其病原多为细菌。若论治法，则寒证用温，热证用凉，无论伤寒温热，胥不能违此例。即使诚有肾亏液涸之证，则甘寒之剂，自可取用。仲景书亦有炙甘草汤、黄连阿胶鸡子黄汤、肾气丸诸剂，未尝禁用腻补也。至于肺炎诸病，初起皆宜大量麻黄石膏之剂，温热家用其所谓辛凉轻剂，反多溃决不可收拾。由是言之，温热诸论，乃徒乱人意而已。鄙意，诚能审证用药不误，则伤寒家固能治温热，温热家亦能治伤寒。若斤斤于伤寒温热之异名异原异治，未见其有当也。温热家言论，馨竹难书，及门谢诵穆，辑诸书，上自内难，下迄清季，凡二十八家之说，作温病论衡，颇可省览。

《千金方》云：风温之病，脉阴阳俱浮，汗出体重，其息必喘，其形状不仁，嘿嘿但欲眠，下之者则小便难，发其汗者必谵言，加烧针者则耳聋难言，但吐下之则遗矢便利，如此疾者，宜服葳蕤汤。方：葳蕤、白薇、麻黄、独活、杏仁、芎䓖、甘草、青木香各二两，石膏三两。案此正是麻黄石膏剂，可施于急性肺炎及重证支气管炎者。

病有发热恶寒者，发于阳也；无热恶寒者，发于阴也。发于阳，七日愈；发于阴，六日愈。以阳数七，阴数六故也。

阳谓三阳病，阴谓三阴病。然病属始发，而有恶寒证者，在阳病惟有太阳，在阴病惟有少阴。然则此条之意，谓始发病时，发热恶寒者为太阳，无热恶寒者为少阴耳。发热恶寒之太阳病，中风伤寒是其例。无热恶寒之少阴病，少阴篇三百七条三百八条附子汤证是其例。太阳之恶寒，或由浅层血管收缩，或由汗出肌疏之故。少阴之恶寒，则因心脏衰弱，体温低降之故。是以等是恶寒，在太阳则发热，在少阴则无热也。然发于阴之病，殊非绝对不发热者。少阴篇三百四条麻黄附子细辛汤证，三百五条麻黄附子甘草汤证，皆发于阴而发热之例。盖伤寒六经，不过就病变上分作六个段落，身体机能之亢进或衰减，中间阶级正多，非可截然分画，学者勿执定少阴无热可也。凡发于阴之少阴，皆即旧说所谓直中。至临床上所见少阴病，则多由传变而来（详少阴篇中）。

七日愈，六日愈，阳数七，阴数六，皆不可强解。伤寒传变，大多数固六七日而一经。然必谓太阳七日愈，少阴六日愈，已非事实。阳数七阴数六，尤涉附会，注家以水火之成数为说，未敢同意。

山田氏云；此条三阴三阳大纲领，寒热虚实之原本，不可不明也。但其发于阳七日愈以下，王叔和所补，今不取也。按《玉函经》以此一节为太阳篇开卷第一章，可谓仲景氏真面目也。后人不知，妄次之温病章后，遂遣全编大法不复明于世，悲哉。

太阳病，头痛至七日以上自愈者，以行其经尽故也。若欲作再经者，针足阳明，使经不传，则愈。

此条亦《素问》家言，非本论之旨。热论云：七日巨阳病衰，头痛少愈。巨阳即太阳，故此云头痛至七日以上自愈，其实即第五条不传之病。太阳病不传者，至六七日，头痛项强，恶寒发热，皆以渐自退，独举头痛者，省文也。

柯琴《伤寒论注》云：旧说，伤寒日传一经，六日至厥阴，七日再传太阳，八日再传阳明，谓之再经。自此说行，而仲景之堂，无门可入矣。夫仲景未尝有日传一经之说，亦未有传至三阴而尚头痛者。曰头痛者，是未离太阳可知。曰行，则与传不同。曰其经，是指本经而非他经矣。发于阳者七日愈，是七日乃太阳一经行尽之期，不是六经传变之日。庞安时《伤寒总病论》云：针足阳明，补三里穴。渊雷案：三里足阳明经之穴。经，即《灵枢》所言经脉。《灵枢》之意，以血管为经脉。然经脉之径路，与解剖上所见血管迥异。或谓经脉实系神经纤维，亦未能证实。无论神经血管，要之，经脉必是蜿蜒细长之物。无论行其本经，传变他经，要之，伤寒所病，多属全身症状，绝非游行于人身细长之物如经脉者。且仲景书中，本无六经字面，其单言经者，亦非专指经脉，如百八条及百二十九条云"太阳病过经十余日"，百一十条云"过经谵语"，百一十九条云"到经不解"，二百二十五条云"过经乃可下之"，此皆借以名病状之段落，与灵枢经脉之经自异。唯本条云"行其经尽"，百三十条云"太阳随经瘀热在里"，则似指经脉耳。仲景盖分伤寒证候群为六类，而借用内经太阳少阴等名目，又因太阳少阴等本是手足十二经之名，遂以太阳证已罢为过经，此皆沿其名而不袭其实。后人注仲景书者，必欲糅合《内经》，竟谓伤寒之邪，循经脉而传变，则失之远矣。

太阳病欲解时，从巳至未上。

六经皆有欲解时，太阳从巳至未，阳明从申至戌，少阳从寅至辰，太阴从亥至丑，少阴从子至寅，厥阴从丑至卯，其理难通，事实亦无所征验。读古医书，当分别观之，不可一概盲从。凡理论合，事实亦合者，当以科学证明之。凡理论合而事实不合，或理论不合而事实合者，当存以待考。凡理论事实俱不合者，即当剪辟，毋使徒乱人意。六经病之欲解时，理论事实俱不合者也。

时令与疾病，固有甚大关系。重病痼疾，多发于二分二至，死于二分二至，老人遇节气，常骨楚疲惫，此四季之关系疾病者也。通常热病，多日轻夜重，其死，多在黎明薄暮日中夜半之时，阳明病之日晡潮热，肺痨病之日晡骨蒸，此昼夜之关系疾病者也。其事固信而有征，其理则尚难索解。

风家表解而不了了者，十二日愈。

风家，谓病中风之人。表解，谓太阳病解。太阳病，系机能亢进于肌表，故称太阳证为表证。后凡言表者仿此。不了了，谓尚未复元。《巢源·寒食散发候》云：了者，是瑟然病除，神明了然之状也。柯氏云：七日表解后，复过一候，而五脏元气始充，故十二日精神慧爽而愈。此虽举风家，伤寒概之矣。

刘栋云：上三条，后人之所记也（山田氏引后仿此）。

病人身大热，反欲得衣者，热在皮肤，寒在骨髓也。身大寒，反不欲近衣者，寒在皮肤，热在骨髓也。

此条词旨浅薄，汪氏以为叔和所增入，山田氏以为仲景采古语以录之。皮肤谓表，骨髓谓里。表热里寒，为虚性兴奋，少阴病身反不恶寒其人面色赤（三百二十条）是其例。表寒里热，是热聚于里，体温不得外达，伤寒脉滑而厥（三百五十三条）是其例。表热里寒者，当温其里，故前贤谓之真寒假热。表寒里热者，当清其里，故前贤谓之真热假寒。程氏云：寒热之在皮肤者，属标属假，寒热之在骨髓者，属本属真。本真不可得而见，而标假易惑，故直从欲不欲处断之，情则无假也。不言表里，言皮肤骨髓者，极其浅深，分言之也。

太阳中风，阳浮而阴弱，阳浮者热自发，阴弱者汗自出，啬啬恶寒，淅淅恶风，翕翕发热，鼻鸣干呕者，桂枝汤主之。

阳浮阴弱，指脉也。阳谓寸口，阴谓尺中。旧说，寸口主气主卫，尺中主血主营。卫即体温，即血浆，故阳浮为体温外趋，为热自发，阴弱为血浆被泄，为汗自出。此等从脉测证之法，多是《脉经》家言，故山田氏以为叔和掺入之文矣。

其实，太阳病之浅层动脉皆大而软，皆当属浮，近尺之部脉管渐入皮下深藏，故觉似弱耳。啬啬，悭吝怯退之貌。淅淅，猝然凛冽之貌。翕翕，轻附浅合之貌。在理论上，伤寒恶寒，中风恶风，事实上，恶风恶寒常兼见而不可分，故此条互言之。鼻鸣，因鼻黏膜充血发炎之故。干呕，因胃气上逆之故。鼻鸣干呕，皆兼见证，然亦可见正气有上冲之势。如上文所说，太阳之正气上冲，为欲祛除毒害性物质，使与汗俱出，桂枝汤所以助正气达此目的也。

生活体为欲产生体力，以供其行动云为，故营新陈代谢，起缓慢燃烧，而发生体温。体力之需要有常度，故代谢燃烧以至体温，亦皆有常度。倘体力之需要有所增加，则代谢机能亢进，而体温亦为之增高。故食后需消化之体力，劳役之际需倍常之体力，体温皆为之略高焉。患流行性热病者，于日常体力之外，骤需抵抗毒害性物质之力，故代谢亢进，体温增高而为发热。于此而欲强退之，必抑减其代谢机能而后可。代谢机能被抑制，则无以产生抗毒之体力，体力不足以抗毒，则毒害性物质愈益滋生，此取死之道也。故治太阳病，用寒凉抑热者，非是，视太阳方为退热剂者，亦非是。

山田氏云：此条王叔和掺入之文，非仲景氏语也，先辈诸医，皆不知其所以然，奉为金科玉条，抑何不达于辞义之甚。盖仲景有仲景之辞义，叔和有叔和之辞义，其辞其义，断然不同，若彼辨脉平脉及伤寒例，人皆能知其为叔和。若能知其为叔和，则此条之非仲景氏言，亦不俟辨而得矣。

桂枝汤方

桂枝（三两，去皮）　芍药（三两）　甘草（二两，炙）　生姜（三两，切）大枣（十二枚，擘）

上五味，㕮咀三味，以水七升，微火煮取三升，去滓，适寒温，服一升。服已须臾，啜热稀粥一升余，以助药力。温覆令一时许，遍身漐漐微似有汗者，益佳，不可令如水流漓，病必不除。若一服汗出病差，停后服，不必尽剂。若不汗，更服，依前法。又不汗，后服小促其间，半日许令三服尽。若病重者，一日一夜服，周时观之。服一剂尽，病证犹在者，更作服。若汗不出，乃服至二三剂。禁生冷、黏滑、肉面、五辛、酒酪、臭恶等物。

《总病论》云：凡桂枝汤证，病者常自汗出，小便不数，手足温和，或手足指稍露之则微冷，覆之则温，浑身热，微烦，而又憎寒，始可行之。若病者身无汗，小便数，或手足逆冷，不恶寒，反恶热，或饮酒后，慎不可行桂枝汤也。

柯琴《伤寒附翼》云：此为仲景群方之魁，乃滋阴和阳，调和营卫，解肌发汗之总方也。凡头痛发热，恶风恶寒，其脉浮而弱，汗自出者，不拘何经，不论中风伤寒杂病，均可用此，唯以脉弱自汗为主耳。愚常以此汤治自汗盗汗，虚疟虚痢，随手而愈，因知仲景方可通治百病，与后人分门证类，使无下手者处，可同年而语耶。

吉益为则《方极》云：桂枝汤，治上冲头痛发热汗出恶风者。雉间焕《类聚方集览》云：芍药、甘草、大枣三味，虽有小异，其所主治，则挛急也。桂枝汤有此三味，而《方极》不言挛急证者，以不待其言而可知故也。《方极》桂枝加芍药汤下云，本方证而拘挛剧者；桂枝去芍药汤下云，本方证而不拘挛者；桂枝加芍药生姜人参汤证云，或拘挛，可以见已。

吉益为则《方机》云：头痛发热汗出恶风者，正证也。头痛一证，亦当投此方矣。若由咳嗽呕逆而头痛者，非此方之所治也。

又云：恶寒鼻鸣干呕者，外邪之候也，此方主之。脉浮弱，或浮数，而恶寒者，证虽不具，亦用此方。浮数浮弱，盖桂枝汤之脉状也。

又云：汗吐下后，更凑一证，又发热汗出，而身疼痛者，此方尤为可用。若脉浮紧而疼痛者，则非此汤之所治也。

汤本右卫门《皇汉医学》云：余之经验，凡用芍药大枣甘草之证，必诊得肌肉挛急，而于腹直肌最为明确，易于触知，故诊得此肌肉挛急，即可为应用三药之目标。然则此肌肉之挛急，可为三药之腹证，桂枝汤中有此三药，其腹直肌亦当挛急，三药之腹证，亦可为此方之腹证矣。又，桂枝汤证之腹直肌挛急，非属于瘀血性，故其挛急，必现于右侧，而左侧全不现，或左侧稍挛急，比之右侧则甚轻。其气上冲之际，亦必沿右侧而发，不沿左侧也。以上纯属理论，于实际上，本方之应用，当随师论（案谓《伤寒》《金匮》也），准据脉证外证，可以不问腹证也。

渊雷案：桂枝汤之主药，易知为桂枝、芍药二味。论中太阳正方，无不用桂枝，而不必皆用芍药，是知桂枝为发表解肌所必需。解表既为祛毒，则桂枝能洗涤血液，排除毒害性物质于肌表，从可知也。顾芍药无发表之效，其配伍桂枝，而为本方之主药；果何所取耶？或谓芍药味酸性敛，中风自汗之证，用以敛汗。然葛根汤证无汗，何以亦需芍药？且古今治自汗盗汗之方，无专任芍药者，知芍药非为敛汗矣。《本经》云：芍药除血痹。《别录》云：通顺血脉，散恶血，逐贼血。则其效能，专见于血液。邹氏《本经疏证》云：能破阴凝，布阳和，阴气结则阳不能入，阴结破则阳气布焉，是布阳和之功，又因破阴凝而成也。又云：能破能收，世之人徒知其能收，而不知其收实破而不泄之功也。盖若干种毒害性物质，与血液中某种物质相得而互结，徒恃发表，不能拔除，必借芍药破其结，然后桂枝得成其发表之功尔。临床经验，凡麻黄汤大青龙汤诸证，不需芍药者，虽似热高病重，往往一汗径愈。凡桂枝汤葛根汤小青龙汤诸证，方用芍药者，虽似热浅病轻，往往缠绵不能速起，此无他，毒害性物质结与不结之异耳。故发表剂中之芍药，所以使毒害性物质与血液相游离，血为阴，故曰破阴凝。病毒游离，则得桂枝而祛出肌表，桂属阳，故曰布阳和。芍药虽能游离毒害性物质，而不能排之外出，故曰破而不泄。此邹氏深思研索所得，其言虽涵浑，其理则致足述也。生姜之辛，佐桂枝以发表，大枣之甘，佐芍药以和血，甘草主急迫而助药力，即皆易知者已。

桂有肉桂、桂枝之异，肉桂为大干之皮，桂枝其细枝也，虽同出一树，而气味之薄厚自殊，古方似多互用，今于攻泄方中用桂枝，于温补方中用肉桂。芍药有赤白之异，而仲景书混称不别，今于攻泄方中用赤芍，于补益方中用白芍。此则后世辨析之进步，不可以泥古也。

汉晋权量，与今不同，诸家考据，亦甚有出入。林亿以古三两为一两，古三升为一升。李濒湖谓古之一两，今用一钱可也，古之一升，即今之二合半也。张景岳以古一两为六钱，古一升为三合三勺。徐洄溪谓汉晋升斗权衡，以今较之，不过十分之二。王朴庄谓古方凡云一两，准今七分六厘，凡云一升，准今六勺七抄。吉益东洞谓古之一两，不过今之二钱目，古之一升，今一合五勺也。小岛学古谓仲景之一两，当今之三分四厘八毫，一升，今之一合一勺强。章太炎先生平诸汉钱而计之，武帝三铢钱最重，一两当今之五钱一厘一毫，王莽货泉最轻，一两当今之三钱四厘八毫，又以王莽大泉寸法，计汉之一斗，当今之一升四合六勺强，以王莽货泉寸法，计汉之一斗，当今之一一升八合三勺强。今从章先生所考，而折取其中，则汉之一两，当今之四钱二厘九毫半，汉之一斗，当今之一升六合五勺也。又唐《新本草》，苏恭曰：古秤皆复，今南秤是也。后汉以来，分一斤为二斤，一两为二两，古方唯张仲景，而已涉今秤，若用古秤，则水为殊少矣。

据此，则药秤又当折半计算，然则桂枝汤桂芍姜各三两，分为三服，今当每服用各二钱，三服之水七升，今分三次煮，则每服用水三合八勺半也。

　　桂枝去皮者，盖古人用粗树枝之桂皮，其外层有虚软甲错之枯皮，须去之耳，今用细枝，则无皮可去。陶氏《本草序例》云：凡汤酒膏药旧方皆云咬咀者，谓秤毕捣之如大豆，又使吹去细末。张景岳云：古人以口嚼药，碎如豆粒而用之，后世虽用刀切，而犹称口父咀者，其义本此。又案：本方为解肌发汗剂，故药效以汗出为候，其云一服汗出病瘥，若不汗，又不汗者，意在病瘥，不在汗出，不然，证本自汗，药汗与病汗，将何从分辨哉。山田氏云：服法中，若病重者，一日一夜服，周时观之，十三字盖叔和注文，误入正文中也，观伤寒例可见矣。食禁十五字，后人所加，古无五辛之目，其说盖出释氏。酪者兽乳所制，其法本出胡貉，古昔中国人之所不食者，魏晋以来，其法渐入中国。若夫礼记所谓体酪盐酪之酪，皆指酢戴言之非乳浆也。

　　太阳病，头痛发热，汗出恶风，桂枝汤主之。

　　柯氏云：此条是桂枝本证，辨证为主，合此证即用此汤，不必问其为伤寒中风杂病也。今人凿分风寒，不知辨证，故仲景佳方，置之疑窟。四证中，头痛是太阳本证，头痛发热恶风，与麻黄证同。本方重在汗出，汗不出者，便非桂枝证。渊雷案：柯说是也。统观仲景书，但教人某证用某方，论中有桂枝证柴胡证之名，可知意在治疗，不尚理论。中医之治疗有特长，其理论则多凭空臆造，仲景不尚理论，正是识见胜人处。后人斤斤于风邪寒邪伤卫伤营之辨，而不于病证药方上着眼对勘，皆非善读仲景书者。

　　太阳病，项背强几几，反汗出恶风者，桂枝加葛根汤主之。

　　成氏云：几几者，伸颈之貌也。渊雷案：后世医家，皆从成意，然说文之几，所以状短羽之飞，非所以状项背之强。且项背强者，不得伸摇，成氏乃谓伸颈摇身，伸引其头，非也。豳风赤舄几几。毛传云：几几，绝绚貌。释文不出音，则当读如几案之几。绚者，履头饰。郑注士冠礼云：绚之言拘也，以为行戒，状如刀衣鼻，在履头。然则豳风之几几，所以状绚之强，伤寒论之几几，亦所以状项背之强，其读皆当如几案矣。

　　仲景之法，有一证用一药。太阳病汗出恶风，桂枝汤证也，而有项背强几几之证，故于桂枝汤中加葛根以治之。项背何故强？因肌肉神经拘急故也。肌肉神经何故拘急？因津液不达，失于濡养故也。肌肉神经遍于全身，津液不达而失养，何故独见于项背一部？因项背之神经本自稀少，平时津液达于项背者本自不多故也。反汗出恶风之反字，当无深意。本条云：项背强几几，反汗出恶风。葛根汤条云（中篇三十二条）：项背强几几，无汗恶风。似项背强者多无汗，故于汗出上著反字。盖汗亦津液，津液不外达之病，不当汗出也。然本论及《金匮·痉湿暍篇之刚痉》条，皆云"发热无汗，反恶寒者"，则知反字随文便，非义例所存。或云：反系而字之误。

桂枝加葛根汤方

葛根（四两）　麻黄（三两，去节）　芍药（二两）　生姜（三两，切）　甘草（二两，炙）　大枣（十二枚，擘）　桂枝（二两，去皮）

上七味，以水一斗，先煮麻黄葛根减二升，去上沫，内诸药，煮取三升，去滓。温服一升，覆取微似汗，不须啜粥，余如桂枝法，将息及禁忌。（臣亿等谨按：仲景本论，太阳中风自汗用桂枝，伤寒无汗用麻黄，今证云汗出恶风，而方中有麻黄，恐非本意也。第三卷有葛根汤证，云无汗恶风，正与此方同，是合用麻黄。也此云桂枝加葛根汤，恐是桂枝中但加葛根耳。）

此方不当有麻黄，林说是也。太阳病汗出者，麻黄在所当禁，成无己本及《金匮玉函经》并无麻黄，为是。方中既去麻黄，则煮服法中，七味当作六味，先煮下当去麻黄二字，二升下当去去上沫三字。仲景用麻黄葛根，皆先煮，煮麻黄有沫，煮葛根则无沫。又芍药二两，可发汗篇作三两，桂枝二两，《玉函》及仲景全书亦作三两，水一斗，《玉函》作九升，并是。《方极》云：桂枝加葛根汤，治桂枝汤证而项背强急者。渊雷案：项背之肌肉神经强急，由于津液不达。津液即营养液也，其来源在消化器官，葛根能摄取消化器官之营养液，而外输于肌肉，故能治项背强急。《本草经》言葛根能起阴气，即输送津液之谓，张洁古谓葛根升阳生津，李东垣谓葛根之气轻浮，鼓舞胃气上行，生津液，皆体验有得之言。葛根与桂枝，皆能发表解肌，惟桂性温，葛性凉。病之性质，太阳属寒，阳明属热，热者宜凉，寒者宜温，故太阳解肌用桂枝，阳明解肌用葛根。东垣以葛根为阳明经药，说尚可通。洁古谓太阳初病，不可便服葛根，反引邪气入阳明，为引贼破家，则拘迂之论矣。桂枝加葛根汤及葛根汤，皆治项背强，仲景皆言太阳病，是知葛根为项强之特效药。太阳病兼见项背强，则于太阳方中加葛根以治之，正如呕者加半夏，恶寒者加附子，何引贼破家之有。注家有以项背强为太阳阳明合病者，袭张李之误也。

太阳病，下之后，其气上冲者，可与桂枝汤，方用前法。若不上冲者，不得与之。

《玉函》《千金翼》，无后字及方用前法四字，得作可，成本亦作可，并是。

凡病证，如桂枝汤之头痛发热汗出恶风等，多非疾病之本体，乃正气抵抗疾病之现象也。用药治病，非药力自能敌病，助正气以敌病也。正气者，即西医所谓自然疗能也。疾病之本体不可知，病证则显然可知。良医察其病证，知正气之欲恶，从而助之以药力。病证除而疾病去，疾病之本体，虽不问可也。太阳病之证，头痛项强，鼻鸣干呕，可知正气欲上冲，发热脉浮，汗出恶风，可知正气欲外向。欲上冲，则不可抑之使下，欲外向，则不可遏之使内，若用攻下之药，是为逆正气之欲恶，此太阳之所以禁下也。下之而其气上冲，知正气驱病之势，不因下药而改变，故可仍与桂枝汤。若不上冲者，不可与之，次条云，观其脉证，知犯何逆，随证治之可也。

丹波氏云：上冲，诸家未有明解，盖此谓太阳经气上冲，为头项强痛等证，必非谓气上冲心也。汤本氏云：气者，触于五官而无形，乃一种活动力，此处所谓气，指神经作用，前条之头痛是也。渊雷案：古医书所谓气，多指脏器之作用。后人有气分血分之名，气分谓作用，血分谓实质也。气上冲为正气趋向上，向上即所以向外，以人体功能，上与外，下与内，常相联系故也。故上冲为表证，而为需用桂枝之候。又奔豚之病，气从小腹上冲心，而治之以桂枝加桂汤，益知上冲为需用桂枝之候。故吉益为则《药征》云：桂枝主治冲逆也，旁治奔豚头痛发热汗出恶风身痛。

太阳病三日，已发汗，若吐，若下，若温针，仍不解者，此为坏病，桂枝不中与之也。观其脉证，知犯何逆，随证治之。

三日当活看，非谓二日之后，四日之前也。论中凡言日数者，皆不可泥。太阳病须六七日而罢，若始病三日左右，则犹在太阳时期，本可与桂枝汤，至坏病，则非下后其气上冲者比。以其桂枝证已罢，故桂枝不中与之。不中与，犹言不当与不宜与也。

丹波氏云：温针，诸注欠详。王纶《明医杂著》云：问：近有为温针者，乃楚人法，其法，针于穴，以香白芷作圆饼，套针上，以艾蒸温之，多取效。答：

古者针则不灸，灸则不针，未有针而加灸者，此后人俗法也。此法行于山野贫贱之人，经络受风寒致病者，或有效。只是温经通气而已。仲景楚人，此岂古温针之遗法耶。

柯氏云：坏病者，即变证也。若误汗，则有遂漏不止、心下悸、脐下悸等证；妄吐，则有饥不能食、朝食暮吐、不欲近衣等证；妄下，则有结胸痞硬、协热下利、胀满清谷等证；火逆，则有发黄清血、亡阳奔豚等证，是桂枝证已罢，故不可更行桂枝汤也。桂枝以五味成方，减一增一，便非桂枝汤，非谓桂枝竟不可用。丹波氏云：坏，成氏读为古坏切，云为医所坏病也，乃似于义不稳，有太阳病为医所坏，转为少阳、为阳明者，则不得谓之为坏病也。《巢源》云：或已发汗吐下，而病证不解，邪热留于腑脏，致令病候多变，故日坏伤寒。《外台秘要》引文仲云：伤寒八九日不差，名为败伤寒，诸药不能消。又引《古今录验》云：伤寒五六日以上不解，热在胸中，口噤不能言，唯欲饮水，为败伤寒，医所不疗。《千金方》作坏伤寒，所谓败伤寒，盖是坏败之义，即坏病耳，当互证也。

桂枝本为解肌，若其人脉浮紧，发热汗不出者，不可与之也。常须识此，勿令误也。

此条，赵刻本接上条为一，今从《玉函》成本析为两条。丹波氏云：解肌，解散肌表之邪气也，言桂枝虽为解肌之剂，若其人脉浮紧，发热汗不出者，不可与桂枝汤，当以麻黄汤解散其肌表之邪也。解肌二字，不专属于桂枝，《外台秘要》有麻黄解肌汤葛根解肌汤，《名医别录》麻黄主疗云解肌，可以见耳。渊雷案：此条言桂枝证麻黄证之鉴别法，在于脉缓自汗，与脉紧无汗。脉紧无汗之伤寒，禁桂枝汤，以桂枝虽能祛毒，不能开汗腺之闭，芍药又收而不泄故也。凡用桂枝葛根之剂，通常谓之解肌，用麻黄者，则谓之发汗。然有时麻黄亦称解肌，丹波氏所引是也。桂枝亦称发汗，本论云"伤寒发汗，解半日许复烦，脉浮数者，可更发汗，宜桂枝汤"，又云"太阴病，脉浮者，可发汗，宜桂枝汤"，是也。

若酒客病，不可与桂枝汤，得之则呕，以酒客不喜甘故也。

酒客，谓素常嗜饮之人，病，谓太阳中风也。此条所言，殊不可泥。愚尝治酒客中风，头痛发热，汗出恶风，桂枝证悉具，以本论有酒客不可与桂枝汤之戒，乃书防风、苏叶等俗方与之，明日，病如故。因思本论所以禁用桂枝，谓酒客不喜甘故也，桂枝汤之所以甘，以有甘、草大枣故也，甘草、大枣既非桂枝汤之主药，可以斟酌去取，乃于桂枝汤中去草枣，加葛花枳椇子以解酒，应手而愈。其后又遇酒客中风，问其平日是否不喜甘，乃殊不然，遂用桂枝汤原方，仍加葛花枳椇子与之，其病亦霍然而愈。又其后遇酒客，则用桂枝原方，不复加味，虽愈期有迟速，从无得之而呕者，因知酒客服桂枝汤而呕者，盖偶然之事，不可执以为常。

喘家作桂枝汤，加厚朴杏子佳。

此条示随证加药之例。凡病，有痼疾加以卒病者，常例当先治其卒病，后乃治其痼疾。若因卒病而痼疾加剧，则治卒病时，即当兼顾痼疾矣。卒病何以能使痼疾加剧，则因体力已弱，而抗病之力有所分散故也。素常病喘之人，卒病太阳中风，其喘必剧，故于桂枝汤中加厚朴杏子为佳。

魏荔彤《伤寒论本义》云：凡病人素有喘证，每感外邪，势必作喘，谓之喘家，亦如酒客等有一定之治，不同泛常人一例也。渊雷案：喘家与酒客不同，酒客有卒病，多无病酒之证，喘家有卒病，必有喘证，此经验之事实也。无酒证，则不须加药，有喘证，然后加厚朴杏子，如其不喘，则犹不必加入。用药当视证，证不具，则酒客喘家，与常人一也，魏氏之说非是。

钱潢《伤寒溯源集》云：杏子即杏仁也，前人有以佳字为仁字之讹者，非也。渊雷案：桂枝加厚朴杏子汤之证，为桂枝汤证而胸满微喘，方在太阳中篇，解释于彼。

凡服桂枝汤吐者，其后必吐脓血也。

此条亦不可信，以实验言，服桂枝汤，未闻有吐者；以病理言，吐脓血，当为肺坏疽、肺脓肿、肺结核、胃溃疡等病，服桂枝汤而吐，绝无造成此等病之理，以是知其不可信矣。

山田氏云：呕吐二字，因自然使然之分而判，自然者谓之呕，使然者谓之吐，此古之义也。所谓吐者，有为而自口内唾弃之之名。故呕之与吐，犹下之与自下之异。呕是病证，而吐则非病证也。后世医家，谓物出无声谓之吐，声物并出谓之呕（《金鉴》）。虽然，业既有物而翻出，岂有不为声者乎？或谓呕者有声无物，吐者吐出食物也（张介宾《景岳全书》）。果如此说，则呕与干呕，奚以辨之？古义若斯，然至于仲景论中，则既概而混用焉，如腹满而吐（二百七十六条），呕吐而下利（百七十二条）是也。由此观之，呕吐之字，失古义也久矣。

太阳病，发汗，遂漏不止，其人恶风，小便难，四肢微急，难以屈伸者，桂枝加附子汤主之。

发汗之法，当使遍身漐漐微汗，不可令如水流漓。遂漏不止，即汗出如水流漓也。凡发表药分量失当，服不如法，或药不对证者，则生两种副作用，曰伤津，曰亡阳。伤津者，血浆被分泌过多，体内营养液因而不足也。亡阳者，体温被蒸散过多，细胞之生活力因而衰减也。盖汗液出自血浆，汗出多，则血浆被分泌，而营养液之来源竭矣。细胞之营生活，须赖适当之温度，故体温以 37℃ 为无病。汗出多，体温之蒸散亦多，则温度不足，而细胞之生活力衰减矣。然营养液之来源，由于饮食水谷，须经消化吸收种种作用而后成。此种作用，则赖各脏器细胞之生活力。故津伤而阳不亡者，其津自能再生，阳亡而津不伤者，其津亦无后继。是以良工治病，不患津之伤，而患阳之亡。阳明病之津液干枯，津伤而阳不亡也，撤其热则津自复。少阴病之津液干枯，阳亡而津不继也，回其阳则津自生。若不知回阳，但喜甘寒生津，岂知滋腻之药，用于阳证，则不能减热，用于阴证，则不能运化。桂枝加附子汤之证，伤津而兼亡阳也，仲景则回其阳而已，不养其津，学者当深长思之。

汗漏不止，其人恶风者，桂枝证仍在也。小便难，是伤津之证，水分尽泄于皮肤，则无以下输于膀胱也。四肢微急，难以屈伸，是亡阳之证，而其理稍赜，盖微急难以屈伸，因四肢之运动神经失养之故，神经所以失养，因津液缺乏，不能输达于四肢之故。因体温最难达到，则病至逆冷，必先从四肢之末端始，古人心知此理，故以四肢之温凉，候体温之盈绌，而谓四肢为诸阳之本，其实，四肢非体温之策源地也。今津伤而阳又亡，则体温最难达到之处，津液亦最难输达，是以病变不在他处，而在四肢，故曰，四肢微急，难以屈伸，是亡阳之证也。又通常所谓亡阳者，其人汗出如雨，脉细如丝，手足逆冷，神色萎悴，急者三四小时可以致命，是为虚脱，西医必注射强心剂。若是者，宜四逆汤附子干姜汤之类，非桂枝加附子汤所治也。余于此条亦云亡阳，乃因文字上便利，与虚脱之亡阳，实轻重不侔，严格言之，则当曰阳虚。

桂枝加附子汤方

桂枝（三两，去皮）　芍药（三两）　甘草（二两，炙）　生姜（三两，切）大枣（十二枚，擘）　附子（一枚，炮，去皮，破八片）

上六味，以水七升，煮取三升，去滓，温服一升。本云桂枝汤，今加附子。

将息如前法。

赵刻本甘草作三两，今从《玉函》改。

《方极》云：桂枝加附子汤，治桂枝汤证而恶寒，或肢节微痛者。

渊雷案：此方以桂枝汤畅血运，敛汗，即所谓调和营卫也。以附子恢复细胞之生活力，即所谓回阳，所谓温经也。附子为兴奋强壮药，能兴奋全身细胞之生活力，起机能之衰弱，救体温之低落。李氏《纲目》引虞抟云：附子禀雄壮之质，有斩关夺将之气，能引补气药行十二经，以追复散失之元阳；引补血药入血分，以滋养不足之真阴；引发散药开腠理，以驱逐在表之风寒；引温暖药达下焦，以祛除在里之冷湿。案细胞生活力之作用，各随其所属脏器而异，附子之效，若非兴奋全身细胞之活力，岂能无所不至，如虞抟所言乎？然阴虚之甚者，独任附子，危险亦甚。盖原浆虽由生活力以滋生，生活力亦借原浆以发动，此即阴阳互根之理。若原浆亏损已甚，遽用附子刺激其生活力，兴奋一起，阴津未及滋生，先有竭涸之虞，必须大剂养阴药，引之以附子，或有万一之望耳。以上所论，因附子而畅发其义，至桂枝加附子汤之证，本不甚剧，不过津液略伤，阳气微损而已，若真正伤津亡阳，又非此汤之所主矣。又，此条药证相对，丝丝入扣，汗漏者，桂枝芍药附子所主；恶风者，附子桂枝生姜所主；小便难者，桂枝附子所主；四肢微急，难以屈伸者，附子、芍药、甘草、大枣所主，学者于此等处，最宜体味。

《本事方》云：有一士人，得太阳病，因发汗，汗不止，恶风，小便涩，足挛曲而不伸。予以诊其脉，浮而大，浮为风，大为虚。予曰：在仲景方中，有两证，大同而小异，一则小便难，一则小便数，用药稍差，有千里之失。仲景第七证云：太阳病，发汗，遂漏不止，其人恶风，小便难，四肢微急，难以屈伸者，桂枝加附子汤。十六证云：伤害脉浮，自汗出，小便数，心烦，微恶寒，脚挛，反与桂枝，欲攻其表，此误也，得之便厥，咽中干，烦躁吐逆。一则漏风小便难，一则自汗小便数，或恶风，或恶寒，病各不同也。予用第七证桂枝加附子汤，三啜而汗止，佐以甘草芍药汤，足使得伸。渊雷案：许氏所谓第七证者，即本条，所谓第十六证者，下文三十条是也。三十条当主何方，尚难论定，许氏以小便难，小便数，恶风恶寒，辨其异，亦不足据。至谓脉浮大为风为虚，则因袭陈言，于审证用药上无所取则，学者但观其笃守仲景法，取效神速，斯可矣。

太阳病，下之后，脉促胸满者，桂枝去芍药汤主之（促一作纵）。

高阳生《脉诀》云：促者（速也追也近也），阳也，指下寻之极数，并居寸口，曰促，渐加即死，渐退即生。钱氏云：脉促者，非脉来数时一止复来之促也，即急促亦可谓之促也。顾宪章《伤寒溯源集》云：促有短促之义。

丹波氏云：辨脉法并王氏《脉经》，以促为数中一止之脉，非也。《素问·平人气象论》曰：寸口脉中手促，上击者，曰肩背痛。此促急促之义，故《脉诀》为并居寸口之谓，今详促无歇止之义，《脉诀》为得矣。仲景论促脉四条，曰：伤寒脉促，手足厥逆者，可灸之。此盖虚阳上奔，脉促于寸部也。曰：太阳病下之后，脉促胸满者，桂枝去芍药汤主之，若微恶寒者，去芍药加附子汤主之。曰：太阳病桂枝证，医反下之，利遂不止，脉促者，表未解，喘而汗出者，葛根黄连黄芩汤主之。曰：太阳病，下之，其脉促，不结胸者，此为欲解也。胸满也，喘而汗出也，结胸也，皆为邪盛于上部，故脉急促于寸口者，非数中一止之义也明矣。后汉荀悦《申鉴》云：气长者以关息，气短者，其息稍升，其脉稍促，其神稍越。此乃为数促于寸口之义，虽非医家之言，亦可以为佐证矣。

渊雷案：《今释》初稿，从恽铁樵先生之说，以促为数中一止之脉，其后临床经验稍多，乃知其不然。西法无太阳禁下之例，于急性热病之初起，往往用轻泻剂荡涤胃肠，此等被下而表证仍在者，其脉寸口特躁疾，关尺部相形几如无脉，即《脉诀》所谓并居寸口者也。太阳禁下，为其逆正气之趋向，违治疗法之根本原则故也。然误下之后，病有因而遂解者，太阳下篇云"太阳病，下之，其脉促，不结胸，此为欲解"，是也。误下之变，为结胸痞硬，为挟热下利，为胀满清谷，多属下剂之副作用所致，而太阳本证，亦几乎悉解，若是者又何也？盖下剂能涤除血液中代谢产物之废料，病毒既与血液中某种物质相结，此结成之物亦属废料，而下剂能排去之。结物既去，则毒害性物质随以俱去，而病因此解矣。下剂排除废料之义，详阳明篇中。今所当知者，毒害性物质之质微，故可排除于汗液，与毒相结之物，其质粗，必须排除于大便而已，然则太阳病需用芍药之证，径用下剂治之，可乎？曰：不可，为其不能必解，又不能必无变坏故也。此条之证，脉促为寸口独盛，寸主上部，是正气犹欲上冲，犹有一部分游离不结之毒害性物质，须从汗解也。胸满虽异乎结胸之剧，已非不结胸之比。脉促不结胸为欲解，可知脉促胸满为未解。未解，故犹须桂枝汤解其未尽之毒。胸之所以满，盖因胸腔内充血之故。芍药阴药，作用于内部，药征谓其主治挛急，可知能扩张内部血管，血管扩张，则愈益充血，此胸满之所以忌芍药欤。其互结之毒，既因下而排除，所余游离不结之毒，不复须芍药之破结，此所以用桂枝汤而去芍药欤。

桂枝去芍药汤方

桂枝（三两，去皮）　甘草（二两，炙）　生姜（三两，切）　大枣（十二枚，擘）

上四味，以水七升，煮取三升，去滓，温服一升。本云桂枝汤，今去芍药。将息如前法。

《方极》云：桂枝去芍药汤，治桂枝汤证而不拘挛者。《方机》云：胸满，无拘急之证者，桂枝去芍药汤主之。若有喘而胸满，或痛，或胁下痞硬等证者，非此汤之所知也。

若微恶寒者，桂枝去芍药加附子汤主之。

赵刻本无恶字，今据《玉函》成本补。此承上条而言，若不但脉促胸满，又微觉恶寒者，则又因误下而虚其阳，心脏衰弱，故于前方加附子。

桂枝去芍药加附子汤方

桂枝（三两，去皮）　甘草（二两，炙）　生姜（三两，切）　大枣（十二枚，擘）　附子（一枚，炮，去皮，破八片）

上五味，以水七升，煮取三升，去滓，温服一升。本云桂枝汤，今去芍药，加附子。将息如前法。

《方极》云：桂枝去芍药加附子汤，治桂枝去芍药汤证而恶寒者。

太阳病，得之八九日，如疟状，发热恶寒，热多寒少，其人不呕，清便欲自可，一日二三度发，脉微缓者，为欲愈也；脉微而恶寒者，此阴阳俱虚，不可更发汗更下更吐也；面色反有热色者，未欲解也，以其不能得小汗出，身必痒，宜桂枝麻黄各半汤。

清便欲自可，《玉函》《千金翼》俱作清便自调，本论欲字当衍，案圊即厕所，本论中清便清谷清血，俱系圊字之假借。清便，谓大小便也。此条自条首至二三度发，为总冒。以下分作三段，脉微缓二句为第一段，自脉微而恶寒，至更吐也，为第二段，自面色以下为第三段。分释如下。

动脉血管有两种神经，一司扩张，一司收缩。太阳病之始，浅层动脉收缩而不扩张者，为伤寒，扩张而不收缩者，为中风。其后两种神经交互兴奋，则血管时而扩张，时而收缩。当其扩张时，热血达表，则不恶寒而发热，当其收缩时，肌表不得血，则复恶寒，是即往来寒热之少阳病。今得病八九日，正当少阳期。如疟状发热恶寒，亦似少阳之往来寒热，然少阳当有呕证，今其人不呕，明非少阳也。病亦有不经过少阳，由太阳径传阳明者，则八九日正当阳明期。然阳明当恶热，今则恶寒，阳明当有里证，今则清便自可，明非阳明也。若是者，皆因桂枝证经日失治，故八九日尚未痊愈，又因本属不传之病，故始终太阳，不传为少阳阳明。其时浅层动脉时时收缩，可知时时闭汗，故不宜专任桂枝，亦须兼用麻黄。病既向愈，故药剂宜小。若是者，本条之桂麻各半，二十六条之桂二麻一，二十八条之桂枝二越婢一，可以择而用之。

脉微缓者，何以知为欲愈乎？盖缓本无病之脉，微因心力之弱。心力何以弱？则因抗病之后，心力稍稍弛懈，欲以恢复疲劳故也。若病不入阴证，则毒害性物质一日不尽，抗病力即一日不息，而心力亦一日不弛懈。今心力弛懈，又非少阴，知毒害性物质已尽而欲愈也。何以知非少阴？少阴之脉，微而躁，今不躁而缓，又不恶寒，知非少阴也。病既欲愈，则知寒热一日二三度发者，为发热后将复常温之弛张状态，若是者可以不服药。

若前证脉微不缓，又恶寒不已者，为转入少阴。其脉微为心脏衰弱，其恶寒为体温低落。体温低落为阳虚，心脏衰弱者，血必少，血少为阴虚，阴阳俱虚，即不可发汗吐下，宜桂枝加附子汤、附子汤之类温之。

若前证面色潮红者，为热色。热既为抗病之现象，热在，故知抗病未已而毒害性物质未尽。然病经八九日而寒热起落，抗病之势，不复一往直前，而毒害性物质未得发出皮肤而作痒耳，故用各半汤轻剂发之。

黄炫《活人大全》云：或问经言用药，有言可与某汤，或言不可与，又有言宜某汤，及某汤主之，凡此数节，旨意不同。敢问，曰，《伤寒论》中，一字不苟，观是书片言只字之间，当求古人之用意处，轻重是非，得其至理，而后始可言医矣。所问有言可与某汤，或言不可与者，此设法御病也；又言宜某汤者，此临证审决也；言某汤主之者，乃对病施药也，此三者，即方法之条目也。渊雷案：凡言某汤主之者，方证相对，决然无疑之词也。病证万变，而伤寒金匮所载经方，不过三百首，以有限之方，御无穷之病变，则方与证有时而不能恰合，于是择其最切近者用之，则曰宜某汤。证候有疑似，方药有宜忌，权衡抉择，定其去取，则曰可与不可与。黄氏所云，殊不了了。

桂枝麻黄各半汤方

桂枝（一两十六铢，去皮） 芍药 生姜（切） 甘草（炙） 麻黄（各一两，去节） 大枣（四枚，擘） 杏仁（二十四枚，汤浸，去皮尖及两仁者）

上七味，以水五升，先煮麻黄一二沸，去上沫，内诸药，煮取一升八合，去滓，温服六合。本云，桂枝汤三合，麻黄汤三合，并为六合，顿服。将息如上法（臣亿等谨按：桂枝汤方，桂枝、芍药、生姜各三两，甘草二两，大枣十二枚。麻黄汤方，麻黄三两，桂枝二两，甘草一两，杏仁七十个。今以算法约之二汤各取三分之一，即得桂枝一两十六铢，芍药、生姜、甘草各一两，大枣四枚，杏仁二十三个零三分枚之一，收之得二十四个，合方。详此方乃三分之一，非各半也，宜云合半汤）。

《方极》云：桂枝麻黄各半汤，治桂枝汤麻黄汤二方证相半者。

尾台榕堂《类聚方广义》云：中风伤寒，弃置涉日，或发汗后邪气犹缠绕不去，发热恶寒，咳嗽，或渴者，宜撰用以下三方（案：谓桂麻各半汤、桂二麻一汤、桂枝二越婢一汤也）。

又云：疟疾，热多寒少，肢体惰痛者，五七发后，择桂枝二麻黄一汤、桂枝麻黄各半汤。先其时温覆，大发其汗，则一汗而愈。若渴者，宜桂枝二越婢一汤。三方皆截疟之良剂。

又云：痘疮热气如灼，表郁而见点难，或见点稠密而风疹交出，或痘起不胀，喘咳咽痛者，宜桂枝麻黄各半汤。

浅田宗伯《勿误药室方函口诀》云：此方可活用于外邪之坏证，类疟勿论已，其他发风疹而痒痛者，宜之。一男子，风邪后腰痛不止，医谓为疝，疗之，其痛益剧。一夕，服此方发汗，脱然而愈。

渊雷案：汉晋二十四铢为两，唐宋四分为两。药秤一两，当今之二钱一厘五毫弱，则一铢当今之八厘四毫弱。此方分三服，则每服用桂枝一钱许，芍药、生姜、甘草、麻黄各七分许，大枣一枚而强，杏仁八枚，合计不过四钱有零，犹弗药而已。若用以截疟，用以治大花，其剂量当加重，否则无效。

太阳病，初服桂枝汤，反烦不解者，先刺风池风府，却与桂枝汤，则愈。

太阳病，谓中风也。中风服桂枝汤，药证相对，其病当解。今不解而加烦，故曰反。此非桂枝汤之不当，乃病势重，药力轻，杯水车薪故也。太阳病，以气血上冲，有头项强痛之证，故先刺头项部之经穴，平其充血。《甲乙经》云：风池二穴，在颞颥后，发际陷中，足少阳阳维之会；风府一穴，在项发际上一寸，大筋中宛宛中，督脉阳维之会。

古代医生无不能针刺者，故此条以刺法助药力。然不刺而但服桂枝，亦能取效，刺之则效较速而已。吉益氏荟萃仲景之方证，以为《类聚方》，于原文之当删，及可指责者，皆方矩其外以域之。《类聚方》于此条，域先刺风池风府一句，知东洞遇此证时，不用刺法矣。雉间焕云：烦者，苦闷之谓，而是瞑眩也，虽瞑眩，病未得除，故又用桂枝汤也。案以烦为服药之瞑眩，亦明其不必刺耳，然今日世俗心理，服汤反烦，必归咎于桂枝之热矣。

服桂枝汤，大汗出，脉洪大者，与桂枝汤，如前法。若形似疟，一日再发者，汗出必解，宜桂枝二麻黄一汤。

《医宗金鉴》云：服桂枝汤，大汗出，病不解，脉洪大，若烦渴者，则为表邪已入阳明，是白虎汤证也。今脉虽洪大而不烦渴，则为表邪仍在太阳也。丹波氏云：脉洪大者，《玉函》作若脉但洪大者，有但字，可见其无他证也。渊雷案：大汗而脉洪大，疑似阳明白虎汤证。脉但洪大，则无白虎证，而桂枝证未解也。盖汗出是桂枝白虎共有之证，洪大是白虎独有之脉，唯白虎尚有以烦渴为主要证。今汗出脉洪大而不烦渴，与桂枝，则对证不对脉，与白虎，则对脉不对证，是二汤者，皆非得当之剂也。仲景竟与桂枝，不从其脉之洪大，而从其证之不烦渴，可知诊治之法，证重于脉矣。且烦渴与否，可以问而知，不可以切而得也。近时名医治病，有不许病人自诉症状，自示脉法之神者，亦异于仲景矣。

桂二麻一汤之证，与各半汤略同。形似疟，一日再发，即如疟状，发热恶寒，热多寒少也。彼云，其人不呕，清便自可，此不言者，省文也。唯此条得之大汗之后，则桂枝证多于麻黄证，故增桂枝之量为桂二。大汗之后，而形似疟，则浅层血管乍张乍缩，当其缩时，必复闭汗，故仍须麻黄以发之。

桂枝二麻黄一汤方

桂枝（一两十七铢，去皮尖） 芍药（一两六铢） 麻黄（十六铢，去节）生姜（一两六铢，切） 杏仁（十六个，去皮尖） 甘草（一两二铢，炙）大枣（五枚，擘）

上七味，以水五升，先煮麻黄一二沸，去上沫，内诸药，煮取二升，去滓，温服一升，日再服。本云，桂枝汤二份，麻黄汤一份，合为二升，分再服，今合为一方。将息如前法（臣亿等谨按：桂枝汤方，桂枝、芍药、生姜各三两，甘草二两，大枣十二枚。麻黄汤方，麻黄三两，桂枝二两，甘草一两，杏仁十个。今以算法约之，桂枝汤取十二分之五，即得桂枝、芍药生姜各一两六铢，甘草二十铢，大枣五枚麻。黄汤取九分之二，即得麻黄十六铢，桂枝十铢三分铢之二，收之得十一铢，甘草五铢三分铢之一，收之得六铢，杏仁十五个九分枚之四，收之得十六个。二汤所取相合，即共得桂枝一两十七铢，麻黄十六铢，生姜芍药各一两六铢，甘草一两二铢，大枣五枚杏仁十六个，合方）。

《方极》云：桂枝二麻黄一汤，治桂枝汤证多，麻黄汤证少者。

渊雷案：此汤分为二服，则每服得桂枝二十铢二分铢之一，麻黄八铢，芍药生姜各十五铢，甘草十三铢，大枣二枚二分枚之一，杏仁八个。桂枝麻黄各半汤分为三服，则每服得桂枝十三铢三分铢之一，麻黄、芍药、生姜、甘草各八铢，大枣一枚三分枚之一，杏仁八个。是二方每次所服，麻杏同量，而此方之桂芍姜草枣，多于桂麻各半汤约各一倍，故彼名各半，此名桂二麻一也。二方药量本微，其所出入，则微之又微，于此可悟药量随证轻重之法，固不必执泥古方之定量也。

服桂枝汤，大汗出后，大烦渴不解，脉洪大者，白虎加人参汤主之。

太阳病，发汗而大汗出，其变不一。遂漏不止，恶风，小便难，四肢微急者，桂枝加附子汤主之（二十一条）。脉但洪大，无他证者，仍与桂枝汤（二十六条）。脉浮数而烦渴者，五苓散主之（七十三条）。脉洪大而大烦渴者，白虎加人参汤主之。白虎汤及白虎加人参汤之证，皆属阳明病。本论中用白虎汤者三条（百八十三条、二百二十七条、三百五十三条），证候殊不完具，用人参白虎者四条（本条及百七十五至百七十七条），《脉经》《千金》《千金翼》《外台秘要》，俱以为白虎汤。然则本论中之人参白虎证，实为白虎证，而人参白虎证乃不具也。凡白虎证，其人壮热，汗出，不恶寒，反恶热，脉洪大滑数，唇舌干燥，烦渴欲引冷者，是也。或有手足冷，背微恶寒者，则为例外，然按其胸腹，仍必灼热。若白虎证而心下痞硬者，人参白虎所主也。

毒害性物质重者，虽服药不误，太阳病犹不能即愈，况服药不如法而大汗出乎。然桂枝汤若不误用，则大汗出后，病势必受顿挫，而桂枝证为之罢除，旋复发热，热更高，且烦渴，是为转属阳明。凡治太阳而转属阳明者，非施治之误，尤非桂枝热性所引起，须知太阳少阳传变多，阳明无传变，传变多即危机多，无传变即危机少。

流行性热病之发热，因欲产生抗毒力，体内代谢机能亢进之故。毒害性物质重，则抗毒力盛，而发热高。反之，热高者亦能使代谢机能亢进。二者互为因果，是成阳明之壮热。此时皮肤虽尽量出汗，而体温之去路，仍不能放散过高之体温。病阳明者，所放散之体温，有比健康人多一倍半，乃至二倍，而温度之产生，有比健康人多至三倍者，故汗出虽多，身热反壮。热壮，则心脏之张缩强而速，故脉洪而数。浅层动脉扩张，使热血充分输于肌表，以放散体温，故脉大而滑。脏腑受高热熏灼，故烦。汗出不已，且新陈代谢亢进，则津液之消耗多，胃肠得高热，反阻碍消化而不能食，则津液之来源少，是即津伤而阳不亡之病。因其津伤，唾腺黏膜不能如常分泌，故唇舌干燥而渴。夫太阳发热，为体力抗病之表现，不宜寒药逆折，前已言之久矣。然热至某种限度，体力所不能堪，将不死于毒而先死于热，故阳明高热，须白虎汤清而减之。若问热至若干度始须清，则因病人的体质、年龄、环境，而颇有上下，在治疗上，则以壮热汗出，不恶寒反恶热为候，亦即太阳已罢而转属阳明之候，非体温计所能刻定也。

白虎及人参白虎，为寒凉清热之主剂，其力彻于表里上下，故白虎证之热，亦彻于表里上下，异乎太阳证之热偏于表。承气证芩连证之热偏于里，唯白虎之清热，辛散苦泄，仍寓宣通之意，故热减而无流弊。若易以地黄石斛诸药，则滋腻之性，意近冷罨，病可以日久无进退，病人则有因此致劳损，以至不救者。

以上所论白虎证，为阳明病之一种，其另一种，有燥屎结于大肠者，须用承气汤下之。医家或称白虎证为阳明经病，承气证为阳明腑病，盖经病之主证为壮热，是全身症状，腑病之主证为腹满痛，不大便，偏重局部症状，故以经腑分之。经病不愈，往往进而为腑病，故阳明之经病腑病，是先后二级，非若太阳之中风伤寒，是平列两种。腑病详阳明篇中。

白虎加人参汤方

知母（六两）　　石膏（一斤，碎，绵裹）　　甘草（炙，二两）　　粳米（六合）

人参（三两）

上五味，以水一斗，煮米熟，汤成去滓，温服一升。日三服。

煮服法似有脱文。《外台》云：上五味，切，以水一斗二升，煮米熟，去米，纳诸药，煮取六升，去滓，温服一升，日三。《活人辨疑》云：化斑汤（即本方），治赤斑口燥烦渴，中暍。

《徐同知方》云：人参白虎汤，治伏暑发渴，呕吐身热，脉虚自汗，如伏暑作寒热未解，宜与五苓散同煎服。《保赤全书》云：人参白虎汤，治盛暑烦渴，痘出不快，又解麻痘斑疱等热毒。

《方极》云：白虎加人参汤，治白虎汤证而心下痞硬者。

龟井鲁道载《病因备考》云：消渴经年，岁五十以上，间有得治者，白虎加人参汤主之，世医多以此病为难治，畏石膏故也。汤本氏云：糖尿病，多宜石膏剂者，然不必本方之主治也。

《类聚方广义》云：白虎加人参汤，治霍乱吐泻之后，大热烦躁，大渴引饮，心下痞硬，脉洪大者。

又云：治消渴，脉洪数，昼夜引饮不歇，心下痞硬，夜间肢体烦热更甚，肌肉日消铄者。

又云：治疟疾，大热如煅，谵语烦躁，汗出淋漓，心下痞硬，渴饮无度者。

渊雷案：观以上诸家之说，则白虎加人参汤，可以治斑疹，可以治日射病，可以治天花麻疹，可以治糖尿病、尿崩症，可以止霍乱，可以治疟。所治之病至不一，然其证候，则皆是大热烦渴，脉洪汗出，心下痞硬也。抑人参白虎所治，岂特以上数病而已，凡有大热烦渴，脉洪汗出，心下痞硬之证者，不问何病，人参白虎悉治之。学者须知病之与证，实不相蒙。研究病理当从病，或从其病灶，或从其病菌，或从其所中之毒，西医所论详矣。商量治疗当从证，有自觉证，有他觉证，望闻问切，及按腹所得，仲景所论是矣。中医多以证候为病名，其病名既不当，故古医书之以病分类者，其说愈烦，则其失愈远，以其不知病灶病菌，而谈病理故也。西医近日之趋势，似欲每病得一特效药，然药之特效于病者，至今绝少，以其轻视审证，而必欲治疗原因故也。余以为理论当从西医之病名，治疗当宗仲景之审证为宜也。

白虎汤之主药，为石膏、知母。知母解热生津，治阳明病阳盛津伤，最为适当。石膏系硫酸钙之含水结晶体，有碱性反应，其治效当与西药之诸钙盐类似。约而言之，胃肠内发生过剩之酸液时，用钙盐为制酸剂，或慢性胃肠炎，黏液分泌过多，沉淀而蔽其黏膜，阻碍其消化吸收时，用钙盐类溶解之，此皆作用于胃肠，古人以石膏为清胃药。有以也，新陈代谢疾患，如糖尿病等，血液有酸性反应时，用钙盐类中和之。劳动过度，亚砒酸及磷之中毒，或热性传染病之经过中，体内发生乳酸时，亦为钙盐类之适应证。此外又有止血、消炎、镇静、强心、强壮诸作用。惟碱性土类，内服后最难吸收，西医尝以此疑石膏之无用，今则试用而得效，已不持此论矣。中医用石膏，则以唇舌干燥，小便赤浊，烦渴引饮，为标准。若病属阴证，腹中觉冷，或下利者，忌之。用粳米者，殆因伤津之故，盖以知母、石膏清其热，恢复其胃肠之机能，而以粳米滋养之也。合知母石膏、粳米、甘草，治大热汗出脉洪烦渴，是为白虎汤。若因胃机能衰弱，致心下痞硬者，则加人参。人参主胃机能衰弱，其证候为心下痞硬，亦能兴奋新陈代谢机能，然宜于急性病，不宜于慢性病。若以为人参大补元气者，谬也。余之经验，凡常用诸方有人参者，如小柴胡泻心理中等，代以太子参甚效，用党参则不效，或反致胀满。

《病因备考》云：一男子，年六十余，鼻不闻香臭者四年，来请治。余曰，病已积年，药无益也。翁曰，某自少壮，即苦气易上逆，幸得治逆气，足矣，余乃漫然作参连白虎汤（即人参白虎加黄连）与之，六十余日，忽闻香臭，既而平复。汤本氏云：鼻疾患多石膏剂之证，宜注意焉。

《生生堂治验》云：草庐先生，年七旬，病消渴，引饮无度，小便白浊，周殚百治，疲瘁日加，举家以为莫愈，病人亦嘱后事于乃弟矣。会先生（中神琴溪也，后仿此）诊之，脉浮滑，舌燥裂，心下硬，曰，可治也，乃与白虎加人参汤，百余帖而痊愈。

太阳病，发热恶寒，热多寒少，脉微弱者，此无阳也，不可发汗，宜桂枝二越婢一汤。

山田氏云：无阳当作亡阳，此所以致斯误也。夫所谓阳者，指元气言之（案即细胞之生活力），人之所借而运用营为者，表里上下左右前后，其活泼温暖，咸是一元气之发也，人苟无此气，则死矣，犹天之有太阳，而四时行焉，百物生焉。体中之物莫贵焉，故谓之阳也，非指表指热之阳也，故论中唯有亡阳，而无亡阴，《素问》所谓阳气若天与日，失其所则折寿不彰者，便是也。后世注家，乃有汗多亡阳，下多亡阴之说。虽然，如桂枝去芍药加附子汤证，下后微恶寒者，其可谓之亡阴乎？不深考而已。唯过汗则多亡表中之阳，过吐下则多亡里中之阳，汗吐下俱过，则并亡表里之阳。若夫所谓阴阳俱虚者，乃表里之阳俱亡，所以危急也。此条热多寒少句下，当有一日二三度发脉浮紧者可更发汗也若之十六字。

一说云，宜桂枝二越婢一汤八字，宜移至热多寒少句下而看，非有脱简，文法乃尔。余谓此诚然，然而详考全论，凡若此之处，必有分界之可察存焉，桂枝麻黄各半汤条以也字分之，小青龙汤条以服汤字分之，麻黄汤条以服药字分之（四十七条），茯苓桂枝白术甘草汤条以脉沉紧分之（六十八条当云以发汗则三字分之），皆是也，今此条绝无分界之可察，则其为阙文无疑矣。

丹波元坚《伤寒论述义》云：桂枝麻黄各半汤，桂枝二麻黄一汤，桂枝二越婢一汤，皆表虚经日不愈，以致邪郁者也。其证轻重不均，故有三方之设焉。盖桂枝证失汗数日，邪郁肌肉，故热多寒少，其滞稍深，故如疟状，发作有时，但本是表虚，故有嫌麻葛之发，今则郁甚有桂枝之力不能及者，是以酌量麻桂二方。言日二三发者，其邪稍重，言日再发者，其邪稍轻，不言发数者，其邪尤重。且桂枝二越婢一，其力紧，桂二麻一，其力慢，桂麻各半，在紧慢之间矣。此三条，其意互发，各半汤其证特审，他二条则文甚略矣。盖各半汤条，八九日者，约略言之之辞，而二条亦冒之。发热恶寒，热多寒少，三证叠言，而麻一汤省寒热，但言如疟状，越婢一汤言寒热，而省如疟状。其人不呕，清便自可，亦二条所蕴。如疟状，疑于少阳证，故别以不呕，热多疑于阳明证，故别以清便自可。一日二三度发，与脉微缓者，文势一串，故似为愈候，然照麻一汤，实是表郁所致，宜接面色反有热色者看。考面赤证，参二阳并病面色缘缘正赤（四十九条）及阳明病面合赤色（二百一十四条），当是表郁兼里热者使然。今但表郁而有之，故下一反字。不得小汗出者，言得病以来，未曾小小发汗，故致此表郁，且身痒也。桂二麻一汤证，尝经大汗，亦是失治，然幸无亡阳之变，亦不转属阳明，犹缠滞表分，累日不解，但以其既汗，比之二证，则其郁为轻。桂二越婢一汤证，其热最重，犹麻黄之有大青龙，假石膏之力，以越散郁阳。脉微弱者不可发汗者，盖戒此方之不可轻用，与各半汤之脉微而恶寒，大青龙之脉微弱同例，乃系倒笔法。但此条文甚约，故诸家不察及，今以经释经，非敢好异也。

渊雷案：越婢汤之主药麻黄石膏，本为发汗而设，此条既云脉微弱无阳不可发汗，又云宜桂枝二越婢一汤，似自相抵触，旧注或作强解，或以为错误，与不得已。今得山田氏小丹波氏之说，遂觉怡然理顺。合论三复方，小丹波之说自佳。盖太阳上篇，自十二条以下，俱论桂枝汤一类之证，故知三复方皆桂枝证经日不愈所致。桂枝证，本自汗出，今则时时闭汗，故参以麻黄。若不但闭汗，又有热盛烦渴之证者，则用石膏，为桂二越婢一。经文虽略，皆从药测证而可知也。至谓脉微弱三句系倒笔法，则义虽可通，文理终觉不顺。各半汤大青龙汤二条，皆段落分明，文理清顺。此条于不可发汗下，更不著一语，径接宜桂枝二越婢一汤，以文法论，不当如此倒装。山田氏以为有阙文，盖近是。无阳字，又见少阴篇二百八十六条、二百八十九条，无字彼作亡，《脉经》并作无，意皆谓无太阳表证，不可发汗。山田以元气释阳，乃求深反凿。

桂枝二越婢一汤方

桂枝（去皮） 芍药 麻黄 甘草（各十八铢，炙） 大枣（四枚，擘） 生姜（一两二铢，切） 石膏（二十四铢，碎，绵裹）

上七味，以水五升，煮麻黄一二沸，去上沫，内诸药，煮取二升，去滓，温服一升。本云，当裁为越婢汤桂枝汤，合之饮一升，今合为一方，桂枝汤二份，越婢汤一份（臣亿等谨按：桂枝汤方，桂枝、芍药、生姜各三两，甘草二两，大枣十二枚。越婢汤方，麻黄二两，生姜三两，甘草二两，石膏半斤，大枣十五枚。今以算法约之，桂枝汤取四分之一，即得桂枝、芍药、生姜各十八铢，甘草十二铢，大枣三枚。越婢汤取八分之一，即得麻黄十八铢，生姜九铢，甘草六铢，石膏二十四铢，大枣一枚八分之七，弃之。二汤所取相合，即共得桂枝、芍药、甘草、麻黄各十八铢，生姜一两三铢，石膏二十四铢，大枣四枚，合方。旧云：桂枝三，今取四分之一，即当云桂枝二也。越婢汤方，见仲景杂方中。《外台秘要》一云起脾汤）。

《方极》云：桂枝二越婢一汤，治桂枝汤证多，越婢汤证少者。雉间焕云：脚挛急而上冲者，主之。

《类聚方广义》云：风湿痛风初起，寒热休作，肢体疼重，或挛痛，或走注肿起者，以此方发汗后，可与加术附汤（案即越婢汤加术附子也），兼用应钟散（大黄芎劳，本名芎黄散）、蕤宾丸（甘遂芒硝芫花商陆吴茱萸，本名平水丸）等。

柯氏云：考越婢汤，比大青龙无桂枝杏仁，与麻黄杏子石膏汤同为凉解表里之剂。此不用杏仁之苦，而用姜枣之辛甘，可以治太阳阳明合病，热多寒少而无汗者，犹白虎汤证背微恶寒之类，而不可以治脉弱无阳之证也。

渊雷案：越婢汤，见《金匮》水气病篇。《外台》一名起脾汤，见第十六卷肉极门，彼引《千金》，有附子。注云：本方无附子，删繁同。《内经》曰：脾主为胃行其津液。是汤所以谓之越婢者，以发越脾气，通行津液，《外台》方一名起脾汤，即此义也。

服桂枝汤，或下之，仍头项强痛，翕翕发热，无汗，心下满微痛，小便不利者，桂枝去桂加茯苓白术汤主之。

成氏云：头项强痛，翕翕发热，虽经汗下，为邪气仍在表也。心下满微痛，小便利者，则欲成结胸。今外证未罢，无汗，小便不利，则心下满微痛，为停饮也，与桂枝汤以解外，加茯苓白术，利小便，行留饮也。

徐大椿《伤寒类方》云：凡方中有加减法，皆佐使之药，若去其君药，则另立方名，今去桂枝而仍以桂枝为名，所不可解。

《金鉴》云：去桂当是去芍药。此方去桂，将何以治头项强痛，发热无汗之表乎？论中有脉促胸满，汗出恶寒之证，用桂枝去芍药加附子汤主之。去芍药者，为胸满也。此条证虽稍异，而其满则同，为去芍药可知矣。

吉益猷《观证辨疑》云：本作去桂，今从《医宗金鉴》去芍药。历观此证，无去桂之理。此因水气结滞，致心下满微痛而头项强痛，不逐心下之水，则不得外发，故服桂枝汤或下之而不解也，今加茯苓术以逐水气，以桂枝散其满，去芍药者，欲令其力专也。凡逐水气之剂，未尝有芍药，以是知其当去矣。

丹波氏云：成注不及去桂之义，但云桂枝汤以解外，则成所注本，无去桂二字欤。若不去桂，而用此方于此证，或有效验。

尾台榕堂《方伎杂志》云：桂枝去桂加茯苓术汤，去桂二字可疑。太阳篇瓜蒂散条曰"病如桂枝证，头不痛，项不强"，是头痛项强，本桂枝汤证也。今虽已服桂枝汤，或下之，仍头项强痛，翕翕发热不止，是桂枝汤证依然仍在也，何得去桂枝乎。况方剂无去其主药之理，是故桂枝去芍药加附子汤，桂枝去芍药加皂荚汤，桂枝去芍药加蜀漆龙骨牡蛎汤，柴胡去半夏加栝楼汤，木防己去石膏加茯苓芒硝汤，此等诸方，其所去加，皆不过臣佐药，可以证焉。后读徐灵胎之说，与余意如合符契，益信鄙见之不谬。且观成无己注，知其所注本，必无去桂二字也。

渊雷案：此条去桂之义，前贤辩论甚繁，不能备引，综而观之，桂之不当去，诸家无异词。此外有以去桂为去芍药之误者，《金鉴》及小吉益氏等是也。有以心下满微痛为停饮水气者，成氏小吉益氏等是也。今考仲景方，凡苓术并用者，多为逐水之剂，则心下满微痛，为水饮无疑。凡逐水诸方，及汗吐下诸方之骏快者，皆不用芍药，则芍药之当去无疑。逐水方多用桂枝，况有头项强痛、翕翕发热之表证，则桂枝之不当去，亦无疑。由是言之，此条之证，盖其人素有水饮，因卒病太阳而引起宿疾，水停中焦，致令心下满微痛也，治之以桂枝去芍药加茯苓术汤者，盖临时御变，与喘家加厚朴杏子同意。

水饮者，非饮水过多之谓也。生理上，毛细动脉管常漏出液状成分，以渗润组织，而供其营养，是为淋巴，或名生理的滤出液。此液更吸收组织之代谢产物，自组织腔输入淋巴管，经淋巴总管，而入大静脉，还归血液。有时毛细管之漏出较多，则淋巴管之吸收还流，亦从而亢进，借以维持平衡。若毛细管漏出甚多，淋巴管又不能尽量吸收，则停潴于组织或体腔间。此等滤出液所停潴，无论在局部，在全身，在内脏，在肌表，西医统称为水肿。其停潴于体腔内脏器间者，即古人所谓水饮矣。水饮亦有得之出淋巴者，因淋巴管破裂，管内还流之淋巴漏出所致。惟淋巴管中之压力，远不及血压之高，故淋巴管破裂之出淋巴，不若血管破裂时出血之多，破裂处亦较易恢复。

水饮在膈下者，停于骨盆之上，西医谓之腹水。《金匮》所谓水走肠间，沥沥有声者也。在膈上者，因膈膜穿起之故。停于膈上四周，西医谓之胸水，《金匮》所谓水流在胁下咳唾引痛者也。此条云心下满微痛，则是停于膈上也，若水饮之滤出不多，则渐由组织吸收，仍入于淋巴管及毛细血管，其人安然如无病。今无汗而小便不利，则血中水分必充溢，又曾服桂枝汤，则血运畅盛，毛细管之血压高，其滤出必加多，或经下之，则肠蠕动亢进，淋巴管被挤压，管中压力亦增高，设有破裂之处，淋巴即漏出不已，而水饮不能自愈矣。

山田氏云：此证本非中风桂枝之证，盖伤寒麻黄之证，兼停饮者也，称仍无汗者可见矣。而今不取麻黄，又用桂枝者，何也？心下满微痛，小便不利，固虽白术茯苓所得而主，若奋力于发表，则不能专其宣导之功也。

桂枝去桂加茯苓白术汤方

芍药（三两）　甘草（二两，炙）　生姜（切）　白术　茯苓（各三两）　大枣（十二枚，擘）

上六味，以水八升，煮取三升，去滓，温服一升，小便利则愈。本云桂枝汤，今去桂枝，加茯苓白术。

从上文所释，则方名当称桂枝去芍药加茯苓白术汤。方中芍药，当作桂枝，煮服法中今去桂枝，当作今去芍药。《脉经》载此条文，术上无白字。苏颂云：古方云术者，皆白术也。喜多村《伤寒疏义》云：术分赤白，昉见陶弘景《本草经集注》。所谓赤术，即苍术也。盖仲景之时，未曾有苍白之分。《素问·病能论》云：泽泻术各十分。《本草经》亦只称术，不分苍白，此后人所加明矣。渊雷案：依近世通例，本方宜用苍术。

《方极》云：桂枝去桂加苓术汤，治桂枝汤证而悸，小便不利，不上冲者。案吉益氏从药测证，以茯苓主悸，术主小便不利，桂枝主上冲，故云尔，然与本条之证不相对也。

渊雷案：凡西医所称水肿之病，倘不用手术放水，唯有使组织自吸收之，从小便排出体外，然后其病可愈，此本方之所以用苓术也。《别录》云：术消痰水，逐皮间风水结肿。可知术能使组织吸收液体。术以吸收之，茯苓以利其小便，则水饮除，而心下之满痛愈。一面仍用桂枝汤，治头项强痛，翕翕发热之表证。去芍药者，不欲扩张内部之血管也，血管扩张而充血则水饮之漏出不止矣。

伤寒脉浮，自汗出，小便数，心烦，微恶寒，脚挛急，反与桂枝，欲攻其表，此误也，得之便厥。咽中干，烦躁吐逆者，作甘草干姜汤与之，以复其阳。若厥愈足温者，更作芍药甘草汤与之，其脚即伸。若胃气不和，谵语者，少与调胃承气汤。若重发汗，复加烧针者，四逆汤主之。

《金鉴》云：是当与桂枝增桂加附子汤，以温经止汗，今反与桂枝汤，攻发其表，此大误也。

元坚云：此证不啻表疏，其人阳津素少，故虽桂枝本汤，犹过其当。盖与少阴直中，稍相近似，而不比彼之寒盛，故虽经误汗，仅须甘草干姜。而阳回之后，或变胃燥，若其重误治，则变为纯阴证也。此条本证，次条拟以桂枝增桂加附子者，不无可疑，何以言之？夫既为附子所宜，则误汗便厥之际，不得不径与四逆。而仅用单味小方，窃恐万无其理。盖自汗出，小便数，心烦等证，与伤寒二三日，心中悸而烦（百七条小建中汤证），稍同其情。而系从前虚乏，为邪凌虐者，则亦是小建中所主也。渊雷案：喜多村《伤寒论疏义》，说与小丹波略同，以为建中新加（六十三条桂枝加芍药、生姜各一两，人参三两，新加汤也）之属所主。

山田氏云：伤寒二字，泛称疫而言，非太阳伤寒也。脉浮，自汗出，小便数，心烦，微恶寒，脚挛急，即少阴病。当知其汗出恶寒者，乃与附子泻心之恶寒汗出者，同为阳虚之病，故此证虽有脉浮恶寒之似表者，决不可攻表，唯宜以干姜附子扶阳剂以温之也。今乃错认其似表者以发之，故有厥冷咽干，烦躁吐逆之变，因作干姜附子汤，以复其阳气。旧本作甘草干姜汤，大非也。甘草干姜汤，治肺痿多涎唾者之方，安能挽回阳气将尽者乎？

渊雷案：小便数，谓尿意频数，尿量反少，即二十一条之小便难也。厥，手足冷也，下文云厥愈足温，可以知矣。咽中干，阳亡而津不继也。烦躁吐逆，胃中寒也。此条本证，《金鉴》以为桂枝增桂加附子汤者，盖据次条而言。然本宜附子之病，误表之后，其阳益虚，附子在所必用。今仅用甘草干姜，复其胃肠局部之阳，乃必无之理，故小丹波喜多村等，以为本证是建中新加所主。然脉浮，自汗出，小便数，心烦，微恶寒，脚挛急，与二十一条桂枝加附子汤之证，若合符节，何尝似建中新加之证。且厥凉咽干，烦躁吐逆，亦非甘草干姜汤所能胜任，故山田氏改为干姜附子汤。由是言之，此条本证，当主桂枝加附子汤。若上冲不剧者，不须增桂。误表而厥，则与干姜附子汤，其方在太阳中篇。

山田氏云：自胃气不和以下，至四逆汤主之，盖他条错乱而入者，删之可也。何以知之？以上文序证，至脚挛急止，而不及胃气不和等事已。渊雷案：凡阴证叠用干姜附子，阳回之后，往往转为胃燥，此非干姜附子之过，乃《内经》所谓中阴溜府，为阴证获愈之一种出路。胃燥，故用调胃承气汤。谵语本是神志昏蒙之脑病，在热病经过中，往往因胃不和而发，详见阳明篇。然则调胃承气一段，当是原文，不可删。惟四逆汤一段，是后人注语，传抄时误入正文。盖此君亦知误表便厥之际，当用四逆，而不敢质言，故加重发汗复烧针之语。以干翰之尔。

甘草干姜汤方

甘草（四两，炙）　干姜（二两）

上二味，以水三升，煮取一升五合，去滓，分温再服。

成本，干姜下有炮字。

《外台》引《备急》云：疗吐逆，水米不下，甘草干姜汤。

《直指方》云：甘草干姜汤（于本方加大枣一枚），治脾中冷痛，呕吐不食。

又云：甘草干姜汤，治男女诸虚出血，胃寒，不能引气归元；无以收约其血。

朱氏《集验方》云：二神汤（即本方），治吐血极妙，治男子妇人吐红之疾，盖是久病，或作急劳，损其营卫，壅滞气上，血之妄行所致。若投以藕汁生地黄等凉剂治之，必求其死矣。每遇患者，用药甚简，每服二钱，水一中盏，煎至五七沸，带热呷，空心日午进之，和其气血营卫，自然安痊，不可不知。

《证治准绳》引曹氏《必用方》法：吐血，须煎干姜甘草，作汤与服，或四物理中汤亦可，如此无不愈者，若服生地黄竹茹藕汁，去生便远。渊雷案：吐血有宜温者，甘草干姜（须炮黑）汤可也，有宜凉者，朱丹溪葛可久之法可也。今人概用凉润，固失之，然甘草干姜，亦非一切吐血之特效药，不可不知。

《方极》云：甘草干姜汤，治厥而烦躁，多涎唾者。

《方机》云：甘草干姜汤，治足厥，咽中燥，烦躁呕逆者，吐下后厥逆烦躁，不可如何者，吐涎沫，不咳，遗尿，小便数者，兼用南吕（即礞石滚痰丸）。

《类聚方广义云》：甘草干姜汤之厥，只是因误治，一时激动急迫之厥耳，不比四逆汤之下利清谷，四肢拘急，脉微大汗厥冷也。甘草倍干姜者，所以缓其急迫也，观咽干烦躁吐逆之证，可以知其病情矣。

渊雷案：干姜与附子，俱为纯阳大热之药。俱能使机能亢进。惟附子之效，遍于全身，干姜之效，限于局部，其主效在温运消化管，而兼及于肺。故肺寒胃寒肠寒者，用干姜，心脏衰弱，细胞之生活力退减者，用附子。吉益氏《药征》，谓附子主逐水，干姜主结滞水毒。盖心脏衰弱者，往往引起瘀血性水肿，其舌淡胖，如经水浸，用十姜附子以强心，则水肿自退，非干姜附子能逐水也。心脏不衰弱者，虽有水毒，不用干姜附子。陷胸汤丸十枣汤之属，最为逐水峻剂，亦何尝用干姜附子哉。

吴遵程《方注》云：甘草干姜汤，即四逆汤去附子也。辛甘合用，专复胸中之阳气，其夹食夹阴，面赤足冷，发热喘咳，腹痛便滑，外内合邪，难以发散，或寒药伤胃，合用理中，不便参术者，并宜服之。真胃虚挟寒之圣剂也。若夫脉沉畏冷，呕吐自利，虽无厥逆仍属四逆汤。

芍药甘草汤方

白芍药　甘草（各四两，炙）

上二味，以水三升，煮取一升五合，去滓，分温再服。

《玉函》，芍药上无白字。

魏氏《家藏方》云：六半汤（即本方入无灰酒少许再煎服），治热湿脚气，不能行步。

朱氏《集验方》云：去杖汤，治脚弱无力，行步艰难，友人戴明远用之，有验。

《内科摘要》云：芍药甘草汤，治小肠腑咳，发咳而失气，

《医学心悟》云：芍药甘草汤，止腹痛如神，脉迟为寒，加干姜，脉洪为热，加黄连。

《古今医统》云：芍药甘草汤，治小儿热腹痛，小便不通。及痘疹肚痛。

《方极》云：芍药甘草汤，治拘挛急迫者。

《方机》云：治脚挛急者，兼用应钟紫圆（出《千金方》，代赭石、赤石脂、巴豆、杏仁）。

《类聚方广义》云：芍药甘草汤，治腹中挛急而痛者，小儿夜啼不止，腹中挛急甚者，亦奇效。

《建殊录》云：云州医生祝求马，年可二十，一日，忽苦跟痛，如锥刺，如刀刮，不可触近。众医莫能处方者，有一疡医，以为当有脓，刀擘之，亦无效矣。于是迎先生（吉益东洞也，《建殊录》皆记东洞治验）诊之，腹皮挛急，按之不弛，为芍药甘草汤饮之，一服，痛即已。

《生生堂医谈》云：一翁，五十余岁，闲居则安静，聊劳动则身体痛不可忍，家事坐废，殆三十年，医药一无验。来请予，予诊之，周身有青筋，放之，进出毒血甚夥，即与芍药甘草汤，约十次而复常，任耕稼矣。

《麻疹一哈》云：伊势某，丙申夏，患麻疹，疹后经数十日，自舌本左边至牙龈，肿痛如刺，又自耳后连左额，痛楚殆不可耐，呻吟发屋。四邻来进医，更医十一人，与芎黄梅肉（梅肉散也，梅肉霜、栀子霜、巴豆、轻粉）辈，不知。或缓或急，迁延自苦，至戊戌春三月，请予诊治。予就诊之，舌本强直，且肿痛不能言，妻为告其苦楚状，因按其腹，自心下至脐上，腹皮拘急甚，又无它异，乃作芍药甘草汤饮之，下利日二三行（案所饮非下剂而下利乃所谓暝眩也），三日而痛楚减半。二十日所，肿痛痊愈，能言语，再详其腹候，胸腹微满，时或微痛，时以紫圆下之，每服，下利如倾，十日一次，凡五六次，无虑百日所，诸证全治，健食倍故云。

调胃承气汤方

大黄（四两，去皮，清酒洗）　甘草（二两，炙）　芒硝（半升）

上三味，以水三升，煮取一升，去滓，内芒硝，更上火微煮令沸，少少温服之。

阳明篇，大黄下无去皮二字，煮服法云，上三味，切，以水三升，煮二物至一升，去滓，内芒硝，更上微火一二沸，温顿服之，以调胃气。

《医垒元戎》云：调胃承气汤，治实而不满者，腹如仰瓦，腹中转矢气，有燥粪，不大便而谵语，坚实之证，宜用之。

《卫生宝鉴》云：调胃承气汤，治伤寒发狂烦躁，面赤脉实。

《经验良方》云：调胃承气汤，治热留胃中，发斑，及服热药过多，亦发斑，此药主之。

《口齿类要》云：调胃承气汤，治中热，大便不通，咽喉肿痛，或口舌生疮。

《试效方》云：调胃承气汤，治消中，渴而饮食多。

《外科枢要》云：破棺丹（即本方为末炼蜜丸），治疮疡热极汗多，大渴便秘，谵语发狂。

《玉枢微义》云：调胃丸，治齿痛，血出不止，以调胃承气汤为末，蜜丸服。

《方极》云：调胃承气汤，治大黄甘草汤证而实者（大黄甘草汤治秘闭急迫者）。《类聚方》注云：但急迫而大便不通者，主之。

《方机云》：调胃承气汤，治因汗吐下谵语者；发汗后，热而大便不通者；服下剂，下利不止，心烦或谵语者；吐下之后，心下温温欲吐，大便溏，腹微满，郁郁微烦者；吐后腹胀满者。

鼺鼻老人《用方经权》云：调胃承气汤，治膏粱太过之徒。其毒酿于肠胃，升降失政，潮热寝汗，微咳脉数，大便或秘，或作下利状者；形如虚劳，心气迫塞，悲笑无时，胸动而行步难，其腹微满，或里急拘挛者。凡胃府酿成食毒，发诸症，或下流而郁结于肠中，小腹微满，大便不快，月事为之失政者，视其的证施之，则有万全之效。

《类聚方广义》云：痘疮麻疹，痈疽疔毒，内攻冲心，大热谵语，烦躁闷乱，舌上燥裂，不大便，或下利，或大便绿色者，宜调胃承气汤。

又云：牙齿疼痛，齿龈肿痛，龋齿枯折，口臭等，其人平日，多大便秘闭而冲逆，宜调胃承气汤。

又云：反胃膈噎，胸腹痛，或烦满，腹中有块，咽喉燥者，郁热便秘者，消渴，五心烦热，肌肉燥瘠，腹凝闭而二便不利者，皆宜调胃承气汤，或为兼用方，亦良。

渊雷案：大黄系植物性下剂，其作用为刺激肠黏膜，使肠蠕动亢进，且制止结肠首端之逆蠕动，则肠内容物移运迅速，水分未及吸收，已达直肠，故令粪便中富有液体也。芒硝为硫酸钠之含水结晶体，系盐类下剂，内服之后，绝难吸收，故无刺激作用，不过在消化器内，保有其溶解本药之水分，勿令吸收，故能保持小肠内容物之液状形态，直至直肠，粪便即成溏薄。古人谓大黄荡涤，芒硝软坚，信不诬也。由是言之，临诊上之应用，若欲急速排除肠内容物者，宜大黄；若因肠内容干燥而便秘者，宜芒硝。若二者合用，则泻下之力尤大，调胃承气汤是也。又，大黄刺激肠管之结果，能引起腹腔内骨盆腔内之充血，为月经过多、子宫出血等症，在孕妇，或致流产早产。故肠及下腹部有充血炎性机转者，大黄亦须慎用。调胃承气汤合大黄芒硝以攻下，加甘草以治急迫，故能治便秘便难。涤除食毒，其在急慢性肠炎，肠内容物起异常发酵，产生有害物，刺激肠黏膜，使炎症转剧时，用此方以助其排除，则肠炎自止，故又能治下利、大便绿色等证。肠蠕动亢进，使腹腔脏器充血，则以诱导方法，能平远隔脏器之炎症充血，故又能治谵语发狂（脑部充血），发斑面赤，龈肿出血（患部充血），疔疮痈疽（患部炎症）等证。此皆古人所实验，证之今日之药理学而符合者也。于此须注意者，硝黄俱属寒药，宜于阳证，切忌误施于虚寒证耳。承气名义，详阳明篇大承气条下。

户田斋非《药选》云：难曰：古法药用上行以酒，下行以盐，缓寒亦以酒炒，不可谓无其理也。斋答曰：予屡试乎，未尝见其效已。且夫盐酒，固不敌于本味十分之一也，况炒过之本味添味俱减乎。又且中世以上，未有用酒醋人溺盐水姜汁，暨涂酥涂蜜土炒麸炒等制法也。其调胃承气汤抵当汤下，有大黄酒浸酒洗之事者，乃后人之加也明矣。

《十形三疗》云：一小儿，小溲不通，号跳旋转，下则成砂石，大便秘，肛门脱出一两寸。戴人曰：此下焦塞也，不吐不下，则何以开？不令饮水，小溲何以利？以调胃承气汤一两，加牵牛子头末三钱，河水煎服，又用瓜蒂末糊丸，芥子许六十丸吞下。上吐下泻，一时齐出，有脓有血。涌泄既定，令饮新水二三十次，每次饮一盏，其病若失。渊雷案：此即膀胱结石，古人所谓石淋也，调胃承气汤加牵牛能治之，亦足以广异闻。

《漫游日记》云：一老夫，过经十余日不解，手足冷，心下满，口不能食，舌上焦黄，昼间微烦，头汗出，脉沉细无力。余一诊而与调胃承气汤，得燥屎八九枚，脉变洪迟，乃与竹叶石膏汤，数十日而解。

《成绩录》云：一男子，腹胀，脚以下洪肿，小便不利，不大便十余日，舌上黑胎，唇口干燥，心烦呕吐，饮食如故。先生（谓吉益猷也，字南涯，东洞之子，《成绩》皆记南涯之治验）与之以调胃承气汤，大下秽物，小便快利，诸证悉去。

《生生堂治验》云：一妇人，年二十，大便一滴不通者已三年，饮食动止，犹不异常。巴豆大黄芒硝，为之费数斤，皆不应，先生按其腹，虽甚硬，然一无燥屎及块物应手者，即作调胃承飞加葱白汤与之，便利遂不失节。

四逆汤方

甘草（二两，炙）　　干姜（一两半）　　附子（一枚，生用，去皮，破八片）

上三味，以水三升，煮取一升二合，去滓，分温再服。强人可大附子一枚，干姜三两。

《医林集要》云：干姜附子汤（即本方），治伤寒阴证，唇青面黑，身背强痛，四肢厥冷，及诸虚沉寒。

《济生方》云：姜附汤（即本方），治五脏中寒，口噤，四肢强直，失音不语，或卒然晕闷，手足阙冷者。

《万病回春》云：凡阴证，身静而重，语言无声，气少，难以喘息，目睛不了了，口鼻气冷，水浆不下，大小便不禁，面上恶寒如刀刮者，先用艾灸法，次服四逆汤。

《方极》云：四逆汤，治四肢厥逆，身体疼痛，下利清谷，或小便清利者。

《方机》云：四逆汤，治手足厥冷者，下利清谷者，腹拘急，四肢厥冷，下利恶寒者；大汗出，热不去，拘急，四肢厥冷者；下利，腹胀满，身体疼痛者。

《古方便览》云：世医所谓中寒中湿，及伤寒阴证、霍乱等诸证，厥冷恶寒，下利腹痛者，皆可用四逆汤。又虽一年两年下利清谷不止，亦可用。

《类聚方广义》云：四逆汤，治霍乱吐利甚者，及所谓暴泻症。急者死不崇朝，若仓皇失措，拟议误策，毙人于非命，其罪何归。医人当平素讨究讲明，以济急靖难，可参考大汗出热不去云云（本论厥阴篇三百五十六条）以下诸章。又云：四逆汤，救厥之主方也。然伤寒热结在里者，中风卒倒，痰涎沸涌者，霍乱未吐下，内犹有毒者，老人食郁，及诸卒病闭塞不开者，纵令全身厥冷，冷汗脉微，能审其证，以白虎泻心承气紫圆备急走马之类，解其结，通其闭，则厥冷不治自复。若误认为脱证，遽用四逆真武，犹如救经引足，庸工杀人，常当坐此。呜呼，方伎虽小，死生系焉，存亡由焉，自非高才卓识，难探其理致矣。

《方函口诀》云：四逆汤，阴证正面之治方也，以四肢厥冷，下利清谷等为目的，其他有假热证者，别有此方冷服之法，即加猪胆汁之意也（本论三百一十八条三百九十四条）。

渊雷案：四逆者，四肢厥逆也，通常为高度心脏衰弱之征（宜与热厥鉴别然热厥甚少见），故四逆汤为强心主剂。其主药附子，为毛茛科植物双兰菊之球根，化学分析，得其主成分曰乌头碱（阿科涅丁），其构造式虽因产地不同而微异，然皆类似，其性效为麻醉而非兴奋。凡心脏衰弱者，禁麻醉药，或以此疑中医用附子强心之误。然临床实验，干姜附子之效，实不亚于洋地黄樟脑诸剂初。用时，虽不及西药之效速而确，然连续用之，至阳回之后，往往从此遂愈，更无流弊。由是言之，附子不因麻醉而减其强心之效，乃事实也。尝究其所以然之故，约得三端。仲景于亡阳虚脱之证，必用生附子配干姜，甚或依证更配以人参，化验单味药所得之性效，或与配合之复方不能齐一，一也。使用药物之经验，高度之兴奋，常致麻醉，而轻量之麻醉，反见兴奋，彼吗啡酒精皆麻醉品，苟用少量，不但不觉麻醉，常得不可名言之兴奋。仲景于阳虚证，心脏衰弱不甚者，则用炮熟附子，量亦不大，同一理也。至于镇痛，乃用大量炮熟附子，此则用其麻醉之性甚明，然皆不与干姜相配，二也。经化验之附子，皆西洋及日本产，而国产者未经化验，国产附子中容有强心成分，三也。吾以为循此三方向作更进一步之研究，必能得附子所以强心之故。今之生附子，皆用盐渍，饱含水分，一枚重今秤八钱至一两，大者乃至二两许，则四逆汤每服当用生附子四钱至一两，干姜钱半至三钱。时医但用淡附片淡干姜，几经浸淡，等于药滓，用量又仅数分，苟遇四逆证，唯有坐以待毙耳。

《名医类案》云：郭雍治一人，盛年恃健不善养，因极饮冷酒食，内外有所感，初得疾，即便身凉自利，手足厥，额上冷汗不止，遍身痛，呻吟不绝，偃卧不能转侧，心神俱无，昏愦恍惚。郭令服四逆汤，灸关元及三阴交，未知。加服九炼会液丹（硫黄制剂），利厥汗证少止。稍缓药艾，则诸证复出，再急灸治，如此进退者三。凡三日两夜，灸千余壮，服金液丹亦千余粒，四逆汤一二斗，方能住灸汤药。阳气虽复，而汗不出，证复如太阳病，未敢服药，以待汗。二三日，复大烦躁饮水，次则谵语斑出，热甚，无可奈何，复与调胃承气汤，得利，大汗而解。阴阳反复，有如此者。

问曰：证象阳旦，按法治之而增剧，厥逆，咽中干，两胫拘急而谵语。师曰：言夜半手足当温，两脚当伸。后如师言，何以知此？答曰：寸口脉浮而大，浮为风，大为虚，风则生微热，虚则两胫挛，病形象桂枝，因加附子参其间，增桂令汗出，附子温经，亡阳故也。厥逆，咽中干，烦躁，阳明内结，谵语烦乱，更饮甘草干姜汤。夜半阳气还，两足当热，胫尚微拘急，重与芍药甘草汤，尔乃胫伸。以承气汤微溏，则止其谵语，故知病可愈。

阳旦即桂枝汤之别名，《金匮》产后门阳旦汤原注云，即桂枝汤。《千金》《外台》别有阳旦汤，乃桂枝汤加黄芩，名同而实异也。师曰之曰字，《玉函》无。

山田氏云：凡论中设问答而言之者，皆叔和所附托，非仲景氏之言。何以知之？以其言繁衍丛脞，而与本论所说大相乖戾也尔。渊雷案：此条似设为问答，申明上条之义，然语无精要，反觉支离，舒驰远尤在泾等皆以为非仲景原文，柯氏直删去之，皆是也。且如脉大何以知是虚，虚何以知其两胫挛，信如所言，则脉大者，两胫必挛乎？自病形象桂枝以下，序次凌乱，亦与上条不相应，不可从矣。

以上太阳上篇，凡三十一条。自首条至十一条，为太阳纲领，寒热大要。十二条以下，皆中风一类之治法，诸方皆从桂枝汤加减而来。唯二十七条白虎加人参汤，凶桂二麻一汤而连类及之，明大汗后有此一种传变。末两条系救逆法，其病亦从中风来，故以此列于后。

伤寒论今释卷二

辨太阳病脉证并治中

太阳病，项背强几几，无汗恶风，葛根汤主之。

恶风下，可发汗篇及《玉函》《外台》，并有者字，是。

葛根汤为发热头痛脉浮无汗之主方，应用最广，不必见显著之项强也。其异于麻黄汤证者，麻黄证有喘，葛根证无之；麻黄证身疼腰痛骨节疼痛，葛根证纵有骨楚，亦颇轻微；病有汗者，麻黄汤绝对禁用，若有咳嗽，或胃肠证时，虽有小汗，葛根汤尤为可用。若不咳，汗较多者，当然属桂枝加葛根汤。

方有执、钱潢等，意此方是麻黄汤加葛根者，云不喘故去杏仁，而以芍药为后人误入。此乃读书作文，习见骈耦两扇之观念，遂谓麻桂二汤各有加葛根一证，不知疾病不如是整齐也。盖葛根汤证，汗闭如麻黄汤而较轻，而其毒害性物质，则与血液中某种物质相结，津液又不得上升外达，是以需芍药葛根。世既有此种病，医自不可无此种方，岂可削趾适履，求合臆见乎。

汤本氏云：余多年之研究，知项背强几几者，谓自腰部，沿脊柱两侧，上至后头结节，其肌肉有强直性痉挛也。故病者若诉肩凝，或诉腰背挛痛时，可以指头沿上述肌肉之横径而强按压之，倘触知其凝结挛急，同时病人诉疼痛者，即可断为项背强几几，百无一失。然此证之存在，有不自觉者，亦有自觉而难以明确触知者，是当详细问触，参外证脉象以决之。

葛根汤方

葛根（四两）　麻黄（三两，去节）　桂枝（二两，去皮）　生姜（三两，切）甘草（二两，炙）　芍药（二两）　大枣（十二枚，擘）

上七味，以水一斗，先煮麻黄葛根，减二升，去白沫，内诸药，煮取三升，去滓，温服一升，覆取微似汗，余如桂枝法，将息及禁忌。诸汤皆仿此。

白沫，《玉函》《千金翼》《外台》俱作上沫，为是。

《外台秘要》云：《延年秘录》解肌汤（本方去生姜加黄芩二两），主天行两三日，头痛壮热。

《方极》云：葛根汤，治项背强急，发热恶风，或喘，或身疼者。

《方机》云：葛根汤，治项背强而无汗恶寒者，兼用应钟。二阳合病，下利者，痉病无汗，小便反少，气上冲于胸，口噤不能语言者，兼用紫圆。

又云：痘疮自初热至点见，投本方，兼用紫圆下之一度。自起胀至贯脓，葛根加桔梗汤主之，本方内加桔梗。自落痂以后，葛根加大黄汤主之，本方内加大黄。若恶寒剧，起胀甚，而一身肿胀，或疼痛者，葛根加术附汤主之，本方内加术附子，兼用紫圆。若肿胀甚者，兼用桃花散，寒战咬牙而下利者，兼用紫圆，俱加术附汤。

又云：头疮，加大黄汤主之。

又云：小疮，葛根加梓叶汤主之，于本方内加梓叶，兼用桃花散，以蓖麻子擦之。毒剧者，以梅肉攻之。

又云：诸顽肿恶肿，加术附汤主之。

又云：葛根汤，治瘰疬便毒疡疔之类。瘰疬兼用七宝（七宝丸有二方，一用牛膝、轻粉、土茯苓、大黄、丁子，又一方用巴豆、丁子、大黄，名后七宝丸），梅肉日投亦可也。便毒疡疔，兼以梅肉攻之，伯州散（蝮蛇、蟹、鹿角各烧为霜）朝五分，夕五分，酒送下。

又云：治痔疮，兼七宝或梅肉之类选用。

又云：凡诸有脓，则加桔梗，若疼剧，则加术附。

又云：世俗所谓小儿赤游风丹毒类，皆加术附汤主之，兼用紫圆攻之。

《漫游杂记》云：痉病有太阳证，其手足拘挛，类瘫痪者，以葛根汤发汗。表证既去，拘挛瘫痪不休者，与大柴胡汤。

原南阳丛桂亭《医事小言》云：夫达表戴毒温散，桂枝为上，非桂枝，无以达四肢而解肌。或谓桂枝为温补药，主四肢逆冷，则不读古书之误也。若欲解肌发表，葛根汤最佳。世医不识桂枝，惧其实实，乃多不敢用。近者，余治发惊，亦单用葛根汤，又用于下利之初期。义云：治毒痘，无定法。若毒内壅，则表气难达，行且焦枯黑陷，可用黄连解毒汤三黄汤紫圆之类，通其内壅，痘出即快，仍宜频服葛根汤。若用多味之复方，则药力顽钝，无益于治。

渊雷案：凡麻疹猩红热天花等，毒害性物质必须排泄于皮肤者，皆当与汗俱出，故葛根汤为必用之方，惟斑疹伤寒忌发汗，则不用麻黄，而葛根仍所不废。又吉益氏之学派，以桂枝桂心为一物，故有误桂枝为补剂而不敢用者。我国风气，则以桂枝为大热药，亦畏惧不敢用。其见解虽不同，其失则一也。余尝历试荆芥、防风、羌活、独活、苏叶、薄荷等药，皆远不如桂枝之效速而稳，豆卷豆豉，更无论矣。葛根尤极平善，观于葛粉充食饵，可知绝无副作用。而时医读王孟英书者，亦畏忌终身不敢用，何耶？

《类聚方广义》云：葛根汤，治麻疹初起，恶寒发热，头项强痛，无汗，脉浮数，或干呕下利者。若热炽，咽喉刺激，心胸烦闷者，兼用黄连解毒汤。

又云：疫痢初起，发热恶寒脉数者，当先用本方温覆发汗。若呕者，以加半夏汤取汗后，撰用大柴胡汤，厚朴三七物汤，大小承气汤，调胃承气汤，桃核承气汤，大黄牡丹皮汤，大黄附子汤，各随证处之，以疏荡里热宿毒。

又云：咽喉肿痛，时毒痄腮，疫眼掀热肿痛，项背强急，发热恶寒，脉浮数者，择加桔梗大黄石膏，或兼用应钟散、再造散、泻心汤、黄连解毒汤等。

又云：痈疽初起，壮热憎寒，脉数者，以葛根汤发汗后，转用加术附汤，促其酿脓。脓成者。可速入针。若心胸烦闷，郁热便秘者，兼用泻心汤、大柴胡汤。

渊雷案：流行性热病，流行性感冒为最多，其证三类，若发热，若咳嚏，若吐利，葛根汤皆治之。故临床施治，葛根汤之应用最广。

《漫游杂记》云：一衲子，年三十余，来寓于浪华之逆旅，卒感外邪，寒热往来（案当是恶寒发热），头痛如劈，腰背疼痛，四肢困倦，脉洪数，饮食不进，酷似伤寒，急作大剂葛根汤，一日夜进五剂，温覆取汗，如此者三日，恶寒仅减，余证如前。余谓塾生曰，此疫将为大患，慎勿轻视。是夜五更起诊，其脉如转索，来去不自由，余以为受邪太深，殆将不起，益进葛根汤，增其铢两。经五日，塾生来告，病人发红痘，满面见点矣。余抵掌曰，有是哉，此衲生矣。翌日，热去食进，脉亦复常，复二十日而痊愈。可知年长患痘者，透出较难，而葛根桂枝，实拯其死。

《生生堂治验》云：河原街平野屋清右卫门之妻，年六十余，一日，无故觉项背强痛，延及全身，四肢挛蜷，不能自转侧。及暮，迎师诊之，其脉紧急，即举其手指头，皆扎住之，刺取黑血，即效。又有青筋一条，结于喉，旁刺之，血大进，由是四肢得屈伸，因与葛根加大黄汤，三日而复故。汤本氏云：吾于刺络，未尝学问，若论处方，则于葛根加大黄汤中，合用桂枝茯苓丸，或桃核承气汤，为是。

《医事小言》云：一商妇，每至秋间，常苦喘息，动作不自由，无异废人，求治于予。往诊之，见其支臂于炉架而坐，云已数十日不能动，不能睡，若少变其倚息之状，立即喘悸不可耐。问其发时情况，则自脊至头板硬，痛不可回顾，一医劝用八味丸，服之数十两，喘少减云。乃与葛根汤，五帖许，即得起步，再进数帖而痊愈。

太阳与阳明合病者，必自下利。葛根汤主之（一云用后第四方）。

成氏云：伤寒有合病，有并病。本太阳病不解，并于阳明者，谓之并病。二经俱受邪，相合病者，谓之合病。合病者，邪气甚也。

方有执《伤寒条辨》云：必，定然之词。自，谓自然而然也。伤寒无他故，自然而然下利者，太阳阳明合病。经中之邪热甚，胃气弱，不化谷，不分清，杂进而走注，所以谓之必也，但以葛根汤泻经中之寒邪，而以不治治利也。

渊雷案：旧注皆谓有太阳证又有阳明证者，为太阳阳明合病。今验之方药，葛根汤但治太阳证兼下利者，若有阳明证，辄不效。然则合病之说不足据也，辨在阳明篇二百二十七条。本条殆以下利为阳明里证，故谓之合病耳。其实，此证之下利，初非大小肠本身之病，何以知之？治方用葛根之升津，知津液之不上升，不外达。病属表证，知正气抗病之势，固欲祛毒外出肌表，体内积有祛毒之力，欲出而未能竟出，则迫及肠中之津液，下注而为利矣。是此证之下利，正由表证造成，非里证也。葛根汤以芍药破毒害性物质之结，且以缓弛腹内组织血管之挛急，以麻桂开汗腺而祛毒出表，以葛根输达津液，使消化管中之营养液，吸收于血管，灌输于肌表，则项强自除，下利自止。至于麻疹、天花、猩红热等，其毒害性物质必须排泄于肌表者，得葛根汤，则疹点亦随外达之津液而透发。由是言之，东洞创葛根加大黄汤，其未达古人立方之意乎？葛根汤，所以吸收津液，灌输于肌表，大黄所以急速排除肠内容物，使津液不及吸收。仲景方，未有葛根与大黄并用者，亦未有发汗与攻下同方者。贤如东洞，不免小疵，甚矣方伎之难也。

下利有寒有热，葛根汤治热利之有表证而无汗者，不可以治寒利。《明理论》

云：下利家，何以明其寒热耶？且自利不渴属太阴，以其脏寒故也（二百八十条）；下利欲饮水者，以有热也（三百七十七条）；故大便溏，小便自可者，此为有热（似二百三十五条存疑）；自利，小便色白者，少阴病形悉具，此为有寒（二百八十五条）；恶寒脉微，自利清谷，此为有寒；发热后重，泄色黄赤，此为有热，皆可理其寒热也。

原注一云用后第四方者，谓用葛根黄芩黄连汤也。《千金翼》亦注云，一云用后葛根黄芩黄连汤。盖双方皆治热利，无汗恶寒，表热盛者，宜葛根汤，汗出而喘，里热盛者，宜葛根芩连汤。

《漫游杂记》云：一儿年五六岁，病天行痢二日，发惊痫，直视挛急，身冷脉绝，医将用三黄汤。余止之曰，痢发于初病时，腹气坚实，虽危不死。今外证未散，而用三黄汤，则痢毒郁积（案当云表热内陷），将迁延数十日而不愈，彼时腹气虚竭，再发痢，则不可救矣。今日之政，唯须发散耳，乃以葛根汤发之，稍加熊胆，经五日而痢愈，痢不再发。渊雷案：观于此案，有当注意者二事焉。其一，小儿得急性热病，热高者，往往发痉挛，时医谓之急惊风，其实非真正脑病，急解其表热，则痉挛自止。其二，病有表里证者，当先解其表，表解而里未和，然后乃攻其里。此皆治病之大法，学者宜拳拳勿失者也。

太阳与阳明合病，不下利，但呕者，葛根加半夏汤主之。

胃肠为津液之策源地，在肠之津液被迫，则下注而为利，在胃之津液被迫，则上逆而为呕，各从其近窍出也。下利者，得麻桂之启表，葛根之升津，而利自止。呕者，犹恐升津之力助其逆势，故加半夏以镇之，皆非所谓合病也。

葛根加半夏汤方

葛根（四两）　麻黄（三两，去节）　甘草（二两，炙）　芍药（二两）　桂枝（二两，去皮）　生姜（三两，切）　半夏（半升，洗）　大枣（十二枚，擘）

上八味，以水一斗，先煮葛根麻黄，减二升，去白沫，内诸药，煮取三升，去滓，温服一升，覆取微似汗。

赵刻本生姜作二两，今据可发汗篇及成本改。白沫，《玉函》作上沫。

葛根汤虽能运输消化管中之水液，然水在胃而不下降者，因胃无吸收水分之能力，必加半夏以止呕降逆，使水液下达于肠，然后葛根汤能成其运输之功也。《本草经》但言半夏主心下坚，胸胀咳逆，《别录》以下，始言主呕逆，今西医用为镇呕剂，功效大著。或云，有脑病证者不宜用。《本草》谓半夏有毒，得姜则解，故今人皆用姜制半夏，盖半夏之黏液中，有一种苛涩之味，刺激人之喉咽故也。古方既多与生姜同用，又有甘草、大枣等甘味，包摄其苛涩之味，即无刺激咽喉之弊，故不用姜制，但洗去其黏液可矣。

太阳病，桂枝证，医反下之，利遂不止，脉促者，表未解也，喘而汗出者，葛根黄芩黄连汤主之。（促一作纵）

人体之热，与血俱行，血之所至，热亦至焉。太阳病桂枝证，本是肌表充血，热在于表，用发表解肌，刚病毒减而执亦散。今反用下剂，引起腹腔内之充血，则表热随血人里，而作热利，利遂不止也。利虽不止，若脉促者，知正气犹欲上冲（参看二十二条之解释），即表证未解，是当于葛根汤、桂枝加葛根汤、桂枝汤诸方中，择其证候相对者用之。若下利而脉不促，喘而汗出者，则为热陷于里，表证已解，故主葛根芩连汤，清其里热。凡用黄芩黄连之证，病人必自觉心下痞满，泻心诸汤可见也。心下何以痞满？因胸腔充血之故。胸腔何以充血？因误下而表热内陷之故。盖人体对于疾病及有害物，本有抵抗消弭之本能，不当下而误下之，则下药为有害之物，于是正气驱气血向里，以为抵抗。里既充血，则肌表之充血自平，于是表热内陷，表解而里热炽盛。热在腹，则下利愈益不止。热在胸，则心下痞满，喘而汗出。

山田氏云：汗出一证，有属表者，有属里者，此条虽首称桂枝证，今唯言汗出，而不及其他表证，可见此汗非表不解之汗，而实为因喘之汗矣。乃知此证者，桂枝证下之后，余热攻胸中之候也。注家不察，并下利脉促表未解，以为一病而说之，非也。岂有表未解之病，舍桂枝而用芩连之理乎？果其言之是乎，则喘而汗出一句，当在利遂不止句下也，胡以也字别之乎？又胡特下一者字乎？据文绎义，其判为二证者，了然也。论中往往有此文法，不可不察。渊雷案：葛根芩连汤治热利甚效，故知喘而汗出一句，承利遂不止说下。山田氏谓喘而汗出与脉促表未解是两病，是也。谓喘而汗出与下利亦是两病，非也。

葛根黄芩黄连汤方

葛根（半斤）　甘草（二两，炙）　黄芩（三两）　黄连（三两）

上四味，以水八升，先煮葛根，减二升，内诸药，煮取二升，去滓，分温再服。

《方极》云：葛根黄芩黄连汤，治项背强急，心悸而下利者。《方机》云：

治下利，喘而汗出者。项背强，汗出下利者，并兼用紫圆。渊雷案：吉益氏谓葛根主治项背强，故云尔。然本方之重用葛根，乃取其输运津液。减少肠中水分以止利，且令病毒仍向外解，故其量特重，非为项强而用之，固不必有项强证矣。

方舆鞔云：下利初发，用桂枝汤葛根汤之类，表证虽解，脉益促（案当是急促之促），热犹盛者，可用葛根芩连汤。小儿痢疾，热炽而不需下剂者，用此多效。

元坚云：此方移治滞下有表证，而未要攻下者，甚效。

《类聚方广义》云：葛根黄芩黄连汤，治平日项背强急，心胸痞塞，神思悒郁不舒畅者，或加大黄。

又云：项背强急，心下痞塞，胸中冤热，眼目牙齿疼痛，或口舌肿痛腐烂者，加大黄，则其效速。

《方函口诀》云：此方治表邪内陷之下利，有效。尾洲之医师，用于小儿疫痢，屡有效云。余用于小儿之下利，经验亦多。此方之喘，乃热势内壅所致，非主证也。

渊雷案：凡有里热，而病势仍宜外解者皆葛根芩连汤所主。利于喘汗，皆非必具之证。黄芩、黄连，俱为苦寒药，寒能泄热。所谓热者，充血及炎性机转是也。黄连之效，自心下而上及于头面，黄芩之效，自心下而下及于骨盆，其证候皆为心下痞，按之濡而热，或从种种方面，诊知有充血炎性机转者，是也。

太阳病，头痛发热，身疼腰痛，骨节疼痛，恶风，无汗而喘者，麻黄汤主之。

此即上篇第三条太阳伤寒之证治也。正气欲祛毒害性物质出表，故脉浮、头痛、发热、恶寒。毒害性物质则使汗腺闭缩，故脉紧无汗。其身疼腰痛，骨节疼痛，皆是神经痛。西医治神经痛之药，多有退热发汗之效。麻黄汤亦唯发汗退热，而神经痛自愈，故知急性热病之神经痛，可能因汗不出热不退所致（唯阴证不在此例）。恶风即恶寒之互文。无汗而喘，谓此证之喘，由无汗所致也。何以言之？喘者，肺呼吸过大过急之谓。肺之专职，为吸收氧气，呼出碳酸气，而皮肤亦能略营呼吸，唯其量甚小，仅得肺呼吸二百分之一，不能变静脉血为动脉血。然洗沐之后，每觉精神爽慧，则因皮肤之宿垢涤除，皮肤呼吸畅利故也。皮肤之专职，为放散体温，排泄水毒，而肺之吸气，与冷俱人，其呼气与热俱出，故呼吸亦能放泄少量之体温与水毒。由是言之，人身之吸氧排碳，散温泄水，乃肺与皮肤相助为理。吸氧排碳，则肺为主，而皮肤副之，散温泄水，则皮肤为王，而肺副之。古人谓肺合反毛，盖有见十此等机转也。凡相助为理之器官，一方面失职，他方面必起救济代偿。故皮肤之散温泄水失职者，肺则代之，此麻黄证之所以喘也。独不见夏日之犬乎，犬皮唯不能出汗，故散温泄水之量甚小，每至夏日，必张口喘息，吐舌流涎，以助体温之放散，盖以喘息代皮肤之放射，以流涎代汗液之蒸发也。病太阳伤寒者，肌腠固密，浅层动脉收缩，热血不达于肌表，毒害性物质与热，不得从皮肤汗腺以散泄，因而呼吸不得不喘。肺之喘，所以代偿皮肤之失职也，故麻黄证之喘，正因无汗所致。柯氏谓太阳为诸阳主气，阳气郁于内，故喘，此言仅得其仿佛。成氏谓营强卫弱，故气逆而喘，王朴庄谓寒水上逆，不呕即喘，则皆臆测，去实际远矣。

麻黄汤方

麻黄（三两，去节）　桂枝（二两，去皮）　甘草（一两，炙）　杏仁（七十个，去皮尖）

上四味，以水九升，先煮麻黄，减二升，去上沫，内诸药，煮取二升半，去滓，温服八合，覆取微似汗，不须啜粥，余如桂枝法将息。

柯氏云：此方治风寒在表，头痛项强，发热，身痛腰痛，骨节烦疼，恶风恶寒，无汗，胸满而喘，其脉浮紧浮数者，此为开表逐邪发汗之峻剂也。若脉浮弱，汗自出者，或尺脉微迟者，是桂枝所主，非此方所宜也。

又云：予治冷风哮，与风寒湿三气成痹等证，用此辄效，非伤寒一证可拘也。

《方极》云：麻黄汤，治喘而无汗，头痛发热恶寒，身体疼痛者。

《方机》云：头痛发热，身疼腰痛，骨节疼痛，恶风无汗而喘者，是其正证也。又治喘而胸满者，服发汗剂而不汗，却衄者。

《类聚方广义》云：卒中风，痰涎涌盛，不省人事，心下坚，身大热，脉浮大者，以白散或瓜蒂取吐下后，有可用麻黄汤者，宜当参考。

又云：初生儿，有时发热，鼻塞不通，不能哺乳者，用此方即愈。

又云：治痘疮见点时，身热如灼，表郁难发，及大热烦躁而喘，不起胀者。

又云：治哮喘痰潮，声音不出，抬肩滚肚而不得卧，恶寒发热，冷汗如油者，合生姜半夏汤用之，立效。按哮喘症，大抵一年一两发，或五六发，又有每月一两发者，其发必因外感过食。由外感而来者，宜麻黄汤、麻杏甘石汤、大青龙汤等。因饮食或大便不利而发者，先以陷胸丸紫圆等取吐下，疏荡宿滞后，用对证方为佳。汤本氏云：余之经验，由饮食或大便不利而发者，多宜用大柴胡汤、桃仁承气汤、大黄牡丹皮汤之一方乃至三方者。其需陷胸丸紫圆者，乃极稀有。

渊雷案：自古知麻黄为发汗药，张洁古王海藏辈，始以为入手太阴，李东璧遂谓为肺经专药，此因麻黄能兼治喘咳。而金元以后，事事宗尚《内经》，人身百体，必分属于五脏，《内经》有肺合皮毛之语，遂以汗出皮毛为肺所主尔。其实，麻黄之治喘咳，正由发汗之故。盖发汗之目的不一，排除水气，一也；放散体温，二也；有表证而汗闭者，汗出则毒害性物质亦出，三也。病喘咳者，支气管以炎性渗出物之刺激，而助长炎症，炎性渗出物，水气之类也，用麻黄发汗以排除之，使炎症易消，则喘咳自止。麻黄岂肺经专药哉？夫出汗能祛除毒害性物质，放散体温，吾书上文已言之矣。其能排除水气，何谓也？仲景书用麻黄之方，莫简于甘草麻黄汤与麻黄醇酒汤，其证曰里水，曰黄疸。古人以黄疸为湿病，湿正水气之类，则麻黄排水，岂不甚明。丁仲祐化学实验新本草，引三浦之说，谓麻黄冷服，颇得利尿之效，而始终不见发汗。夫尿与汗，皆所以排除水毒，而互为消长者也，温暖则排泄于汗腺而为汗，寒冷则排泄于肾脏而为尿。麻黄冷服则利尿。其为排水，不更明乎？仲景用麻黄，但取其发汗，故药皆温服，而温覆以取汗。然其配伍之药，则视发汗之目的而异。为发表祛毒，则伍桂枝，麻黄汤葛根汤大小青龙汤是也。为发越郁阳，则与石膏为伍，麻杏甘石汤越婢汤是也。为止咳定喘，则与杏仁为伍，麻黄汤、大青龙汤、麻杏甘石汤是也。为排除水气，则不与他药为伍，甘草麻黄汤、麻黄醇酒汤是也。甘草与酒，不足为配药，且汗出则水气无有不泄，不须配药故也。惟放散体温，未见有特配他药以达此目的者，盖麻黄所以发汗，热病宜汗者为太阳，太阳之热，为正气抗毒之表现，而为体力所能堪，不可以抑制或蒸放故也。由是言之，太阳用发汗剂，而体温暂时降低者，特汗剂之副作用，非其主要目的，唯其是副作用，故大青龙汤有汗多亡阳之戒也。又，近日化验麻黄者，得其主成分曰麻黄素，其性效略似肾上腺素（阿特林那灵），能兴奋交感神经之末梢，能鼓舞心脏，收缩血管，亢进血压，能扩张支气管，能散大瞳孔，此皆与古方用麻黄之意不相远，所以不尽同者，无配伍之药故也。

证候之成，约由三途：一为正气之抗病现象，二为毒害性物质所直接造成，三为他证候之结果。药治标准，首重抗病现象，视证候而揣知抗病力之趋势，当扶助者扶助之，当矫正者矫正之，汗下温清，由此其选也，是为治本。其第二第三种证候，视体力能堪者听之，若苦楚甚，体力不能堪，因而障碍抗病力，或且危及生命者，亦须用药轻减排除之，所谓治标也。麻黄汤诸证，头痛发热脉浮恶风，为抗病力所示现之表证，须用药扶助之者也。脉紧无汗，为毒害性物质所直接造成，本可置之不问，然汗不出则毒害性物质无由出表，故须用药发之。身疼腰痛骨节疼痛与喘，皆为发热无汗之结果，汗出而表解热减，则疼痛自止，喘亦自平。故麻黄汤方，以桂枝祛毒出表，助抗病力也，以麻黄发汗，治病证之障碍抗病力者也，杏仁、甘草为之佐使，而无镇痛定喘之味，古方之药不虚设如此。

《万仗杂忑》云：昔十三岁时，病家来请诊，适长兄萝齐他出，王父紫峰君曰：汝可诊之。因往诊而归，王父问其病证，答曰：伤寒头痛如裂，恶寒发热，脉浮数而有力。又问将何以治之。答曰：拟麻黄汤。王父含笑报可，乃作三帖，命使者持归，温覆取汗。翌日又诊之，则大汗已出，疾痛脱然，尚有余热，转用小柴胡汤，不日而复故。此余之初试为医也。

舒氏《女科要诀》云：会医一产妇，发动六日，儿已出胞，头已向下，而竟不产。医用催生诸方，及用催生灵符，又求灵神炉丹，俱无效。延予视之，其身壮热无汗，头项腰背强痛，此太阳寒伤营也，法主麻黄汤。作一大剂投之，令温覆，少顷得汗，热退身安，乃索食，食讫，豁然而生。此治其病而产自顺，上乘法也。

浅田宗伯《橘窗书影》云：室街美笃室正八之妻，临产破浆后，振寒，腰痛如折，不能分娩。前医与破血剂，余诊之曰，脉浮数而肌热，恐是外感，与麻黄汤加附子。温覆令发汗，须臾，腰痛稍宽，而呈腹胀，余以为产期已至，即令坐草，遂产一女。

太阳与阳明合病，喘而胸满者，不可下，宜麻黄汤。

阳明可下，合病则表证未解，故不可下。阳明病，腹满者可下，今合病而胸满，则其满不在肠，故不可下。喘而胸满者，因汗不得出，热毒壅迫于肺脏故也，与麻黄汤发汗，则喘满自除。

太阳病，十日以去，脉浮细而嗜卧者，外已解也。设胸满胁痛者，与小柴胡汤。脉但浮者，与麻黄汤。

以去，《玉函》《千金翼》并作已去。以已，古字通。十日以去，犹言十日以上也。脉虽浮，而已细，则祛毒出表之机能，不复继续亢进。嗜卧，因正气胜邪之后，疲乏故也。表解而不了了者，十二日愈。今十日以去，脉浮细而嗜卧，无其他证候，则知外证已解，不须服药矣。设见胸满胁痛之少阳证，则知浮细是太阳少阳之脉，十日以去，又当少阳时期，故与小柴胡汤，治其少阳。若脉但浮而不细，汗不出，热不退，则是外证未解，虽十日以去，仍宜麻黄汤发汗退热也。山田氏云：脉但浮云云八字，恐是后人所加，否则必有阙文。何者？仲景氏之立论，必参合脉证，而后敢言其方，今此文惟云脉而不云证，若非有阙文，则后人之言已。

《金鉴》云：论中脉浮细，太阳少阳脉也；脉弦细，少阳脉也；脉沉细，少阴脉也；脉浮细，身热嗜卧者，阳也；脉沉细，身无热嗜卧者，阴也；脉缓细，身和嗜卧者，已解也，是皆不可不察也。程氏云：脉浮细而嗜卧者，较之少阴为病之嗜卧（二百八十四条），脉浮则别之，较之阳明中风之嗜卧（二百三十七条），脉细又别之，脉静神恬，解证无疑矣。

渊雷案：赵刻本此条下载小柴胡汤方，今从成氏本删之。小柴胡汤方在后文九十九条。

太阳中风，脉浮紧，发热恶寒，身疼痛，不汗出而烦躁者，大青龙汤主之。若脉微弱，汗出恶风者，不可服之。服之则厥逆，筋惕肉瞤，此为逆也。

成氏云：此中风见寒脉也。浮则为风，风则伤卫，紧则为寒，寒则伤营，营卫俱病，故发热恶寒身疼痛也。风并于卫者，为营弱卫强，寒并于营者，为营强卫弱。今风寒两伤，则营卫俱实，故不汗出而烦躁也。与大青龙汤发汗，以除营卫风寒。

柯氏《附翼》云：盖仲景凭脉辨证，只审虚实，故不论中风伤寒，脉之缓紧，但于指下有力者为实，脉弱无力者为虚，不汗出而烦躁者为实，汗出多而烦躁者为虚。证在太阳而烦躁者为实，证在少阴而烦躁者为虚，实者可服大青龙，虚者便不可服，此最易知也。大青龙汤，为风寒在表，而兼热中者设，不是为有表无里而设，故中风无汗烦躁者，可用，伤寒而无汗烦躁者，亦可用。盖风寒本是一气，故汤剂可以互投。论中有中风伤寒互称者，如大青龙是也，有中风伤寒兼提者，如小柴胡是也（百五条）。仲景但细辨脉证而施治，何尝拘拘于中风伤寒之别其名乎。此既立麻黄汤治寒，桂枝汤治风，而中风见寒，伤寒见风者，曷不用桂枝麻黄各半汤，而更用大青龙为主治耶？妄谓大青龙为风寒两伤营卫而设，不知其为两解表里而设。请问石膏之设，为治风欤？治寒欤？营分药欤？卫分药欤？只为热伤中气，用之治内热也。

丹波氏云：《外台秘要》引《古今录验》，载本条，方后，张仲景《伤寒论》云：中风见伤寒脉者，可服之。《活人书》曰：盖发热恶风，烦躁，手足温，为中风候，脉浮紧，为伤寒脉，是中风见寒脉也。大青龙汤治病，与麻黄汤证相似，但病尤重，而又加烦躁者。大抵感外风者，为中风，感寒冷者为伤寒，故风则伤卫，寒则伤营，桂枝主伤卫，麻黄主伤营，大青龙主营卫俱伤故也，此成氏注解所原，其来久矣。然风寒营卫两伤，尤不可信据，何则？脉浮紧，发热恶寒，身疼痛，不汗出者，伤寒之候，烦躁，亦非中风之候，虽曰太阳中风，并无中风之候证。盖中风二字，诸家纷纭，故姑置之阙疑之例而可已。《活人》云"大青龙汤治病，与麻黄汤相似，但病尤重，而又加烦躁者"，此乃用此汤之指南，宜无复异议也。渊雷案：麻黄汤证加烦躁口渴者，为大青龙汤证。烦躁与否，常因病人之性情而异，不如口渴为确。经文不言口渴者，殆因口渴嫌于温病若阳明，而经意属此证于伤寒太阳软。然温病伤寒之辨，本是无谓纠纷，此证因里热而烦渴，正不妨称为太阳阳明合病也。烦渴里热之证，若由麻黄证经日失汗而致者，则为表热蕴积之故，即所谓郁阳也，若初病即见者，则为毒害性物质剧，病人之体气亦盛，其抗病力特强故也。

注家见本论辨脉法篇及可发汗篇，俱有风则伤卫，寒则伤营之文，遂以桂枝证为风伤卫，麻黄证为寒伤营。又见本条言中风脉浮紧，次条言伤寒脉浮缓，遂以大青龙证为中风见寒脉，伤寒见风脉，谓是风寒两伤，营卫俱病，于是乎论太阳病者，有麻桂青龙三方鼎峙之说。自此说行，而太阳之病理，晦盲而不可晓矣。夫辨脉法可发汗二篇，本系叔和附益，非仲景之文，名为中风，名为伤寒，不过审证用药上借以区别。既不知何者为风，何者为寒，更何从知其伤卫伤营之情状乎？且伤寒中风之辨，只在无汗有汗，本条证既无汗，何从知其兼有风？次条既脉缓，于常例当有汗，既有汗，何得谓之伤寒，更何得用大青龙大发之乎？是故伤营伤卫，本是虚言，中风脉浮紧，伤寒脉浮缓，徒存疑窟，不得据此以立说也。必欲合论三方，则桂枝证因抗病而发热，因发热而自然出汗以散泄之，调节体温之生理机能未失常态，其病为轻；麻黄证亦因抗病而发热，虽发热，而不能出汗以自散泄，毒害性物质之力，使生理失其常态，病斯重矣；大青龙证至表里俱热，而仍不能出汗，则病最重。何以故？出汗散热，为体温过高时之反射动作，体温愈高，则出汗愈多愈易，今至里热，体温甚高矣，而仍不能出汗，则毒害性物质剧烈可知，故大青龙证为三证中最重者，其方亦为三方中最峻者。

脉微弱汗出恶风，是兼少阴之阳虚证，轻者宜桂枝加附子汤，重者宜附子汤。误服大青龙，则虚虚而阳益亡，故有厥逆筋惕肉𥆧之变。筋惕肉𥆧，因筋肉不得煦濡所致，阳亡而津不继故也。筋惕肉𥆧之逆，方氏程氏张氏（张璐《伤寒缵论》）山田氏等，俱主真武汤，惟吉益南涯主茯苓四逆汤。汤本氏云：往年偶遇此证，用茯苓四逆汤，一服即止，则南涯之说优矣。

大青龙汤方

麻黄（六两，去节）　桂枝（二两，去皮）　甘草（二两，炙）　杏仁（四十枚，去皮头）　生姜（三两，切）　大枣（十二枚，擘）　石膏（如鸡子大碎）

上七味，以水九升，先煮麻黄，减二升，去上沫，内诸药，煮取三升，去滓，温服一升，取微似汗。汗出多者，温粉粉之。一服汗者，停后服。若复服，汗多亡阳，遂（一作逆）虚，恶风烦躁不得眠也。

赵刻本大枣作十枚，今据《玉函》成本《金匮》《千金》改。山田氏云：大青龙汤，乃越婢汤加桂枝杏仁减大枣者。麻黄甘草生姜三味，分量无异，由是推之，所谓石膏鸡子大，乃亦半斤已。

吴绶《伤寒蕴要》云：大青龙汤，治伤寒脉浮紧，头痛身疼痛，恶寒发热，不得出汗，烦躁扰乱不安者，以此汗之。古人以伤寒为汗病，其身热烦躁，无奈何者，一汗而凉，斯言是也。

《方极》云：大青龙汤，治喘及咳嗽，渴欲饮水，上冲，或身疼，恶风寒者。

《方机》云：大青龙汤，治发热恶寒，身疼痛，不汗出，烦躁者；脉浮缓，发热身重，乍有轻时者，头痛剧，四肢惰痛，发热而汗不出者。

《类聚方广义》云：大青死汤，治麻疹脉浮紧，寒热头眩，身体疼痛，喘咳咽痛，汗不出而烦躁者。

又云：治眼目疼痛，流泪不止，赤脉怒张，云翳四围，或眉棱骨疼痛，或头疼耳痛者，又治烂睑风，涕泪稠黏，痒痛甚者。俱加苤苢（即车前子）为佳，兼以黄连解毒汤加枯矾，频频洗蒸。每夜临卧，服应钟散。每五日十日，可与紫圆五分或一钱下之。

又云：治雷头风，发热恶寒，头脑剧痛如裂，每夜不能眠者。若心下痞，胸膈烦热者，兼服泻心汤黄连解毒汤。若胸膈有饮，心中满，肩背强急者，当以瓜蒂散吐之。

又云：风眼症（即淋菌性结膜炎角膜炎），暴发剧痛者，不早救治，则眼球破裂进出，尤为极险至急之症，急用紫圆一钱或一钱五分，取峻泻数行。大势已解之后，可用此方。更随其腹诊，兼用大承气汤、大黄硝石汤、泻心汤、桃核承气汤等。

又云：治小儿赤游丹毒，大热烦渴，惊惕，或痰喘壅盛者，兼用紫圆，或龙葵丸（龙葵、巴豆、轻粉）。

又云：急惊风，痰涎沸涌，直视口噤者，当先用熊胆紫圆走马汤等取吐下后，大热烦躁，喘鸣搐搦不止者，宜以此方发汗。

渊雷案：大青龙汤麻石相伍，所以散发郁阳，麻桂相伍，所以出汗祛毒，而其副作用亦能放散体温，故用之不当，则体温低落，心力为之衰弱，是以有厥逆亡阳之戒也。又麻黄之量，三倍桂枝，则排除水气之力亦峻，故《金匮》以治溢饮。方解治验，互详《金匮要略今释》。

山田氏云：温粉者，熬温之米粉也，同温针温汤之温。刘熙《释名》云：粉，分也，研米使分散也。《字汇》粉字注曰：米细末。《说文》：傅面者。古傅面亦用米粉，是也。按《后汉书·华佗传》曰：体有不快，起作一禽之戏，怡而汗出，因以着粉。义与本论同。成无己《明理论》，载《外台》辟温粉方，以为温粉，非也。辟温粉，乃辟温疫之粉，非止汗之设也，无己引而混之，可谓鲁莽矣。渊雷案：汗后着粉，恐其漏风耳，非真能止汗也。今用爽身粉，亦得。

伤寒，脉浮缓，身不疼，但重，乍有轻时，无少阴证者，大青龙汤发之。

《金鉴》云：乍有轻时，谓身重而有轻时也。若但欲寐，身重无轻时，是少阴证也。今无但欲寐，身虽重，乍有轻时，则非少阴证。

山田氏云：此条承前章，论其有异证者，故唯言其异者，而不言同者。虽则不言乎，其发热恶寒不汗出而烦躁者，含蓄其中。古文之简乃尔。少阴证者，前所谓脉微弱汗出恶风，是也。

渊雷案：发热恶寒，不汗出而烦躁口渴者，大青龙之主证也。身疼非必见之证，因汗不出热不减所致，与麻黄证同理。麻黄证亦有身不疼者矣，虽不疼而重，且有发热恶寒不汗出烦躁口渴，则主证已具，仍是大青龙所主。然身重疑于少阳阳明之一身尽重难转侧（百一十二条二百二十七条），故别之曰，乍有轻时，又疑于少阴之四肢沉重（三百一十九条），故别之曰，无少阴证，所以示辨析疑似之法也。论中多有但言副证，不言主证者，盖一方必具一方之主证，举方名则主证可知，故可不言，言副证以辨析疑似而已。前贤或不知此理，以谓病不过脉浮缓身重，何必投大青龙险峻之剂。于是徐大椿疑之，程应旄张璐竟改为小青龙。疑之固非是，改小青龙，亦岂有一证近似哉。

魏氏云：发字诸家多置议，然不过发汗之义耳，不必深言之，反晦也。

伤寒表不解，心下有水气，干呕发热而咳，或渴，或利，或噎，或小便不利，少腹满，或喘者，小青龙汤主之。

不解，《千金》作未解。干呕发热而咳，《玉函》《千金翼》并作咳而发热，无干呕字，是。或喘，《玉函》《脉经》《千金》并作或微喘。

岛寿云：《千金》以此论方为发汗后证，是也。汪昂曰：仲景书中，凡有里证兼表证者，则以表未解三字该之（山田引）。

钱氏云：心下，心之下，胃脘之分也。水气，水饮之属也。

中西惟忠云：干呕咳渴噎喘，皆心下有水气之状也，其云或者，谓有兼证如此者，又否者，亦皆主之也（亦山田引）。

王肯堂《证治准绳》云：小青龙汤证与小柴胡汤证相似，有不同者，小青龙汤无往来寒热胸胁满硬痛之证，但有干呕发热而咳。此则为表不解，水停心下也，虽有或为之证与小柴胡相似，终无半表半里之证为异耳。

渊雷案：小青龙汤，治急性呼吸器病之方也。其主证为发热恶寒头痛，咳而微喘，《玉函》《千金翼》以咳而发热为主证，不举干呕，是也。如急性支气管炎、支气管性肺炎、渗出性胸膜炎等，凡咳喘而有太阳表证者，皆是。此种表证，本非麻桂诸汤所能治，故服麻桂诸汤而仍不解。以其服表药不解，而有咳喘，始知心下水气为病。此因古人概以热病为伤寒，见太阳证辄与表，故有此失耳。仲景书凡言心下者皆指胃，独此条之水气，不在胃而在呼吸器，以其主证为咳喘故也。胃中蓄水，固有致咳喘者，然属苓桂术甘汤真武汤所治，不属小青龙。小青龙之水气，即上述诸病之炎性渗出物，治，不属小青龙。小青龙之水气，即上述诸病之炎性渗出物，以其浸润而非停潴，故不曰饮而曰气。若胸膜炎之胸膜囊中积水者，即属饮，其胸胁满痛者，属柴胡剂，皆非小青龙所治。《准绳》辨本方与小柴胡之异，正以此故。不然，青龙太阳方，柴胡少阳方，人皆知之，安用辨为，诸或然证皆非必见者，惟喘为支气管病，本方证所必见，胸膜病则不必见耳。噫即膈噫，程氏改作噎，山田从之，引生姜泻心汤干噫食臭胁下有水气为证。无论是噫是噎，在小青龙证皆甚稀见。山田亦执定心下为胃耳。

小青龙汤方

麻黄（去节）　芍药　细辛　干姜　甘草（炙）　桂枝（去皮）（各三两）五味子（半升）　半夏（半升，洗）

上八味，以水一斗，先煮麻黄，减二升，去上沫，内诸药，煮取三升，去滓，温服一升。若渴，去半夏，加栝蒌根三两；若微利，去麻黄，加荛花如一鸡子，熬令赤色；若噫者，去麻黄，加附子一枚，炮；若小便不利，少腹满者，去麻黄，加茯苓四两；若喘，去麻黄，加杏仁半升，去皮尖。且荛花不治利，麻黄主喘，今此语反之，疑非仲景意（臣亿等谨按：小青龙汤大要治水。又按《本草》，荛花下十二水，若水去，利则止也。又按《千金》，形肿者应内麻黄，乃内杏仁者，以麻黄发其阳故也。以此证之，岂非仲景意也）。

《方极》云：小青龙汤，治咳喘，上冲头痛，发热恶寒，或干呕者。

《方机》云：治干呕发热而咳，或咳且微喘者，以上兼用南吕。喘息者，兼用南吕，或姑洗（本名控涎丹，甘遂、大戟、白芥子）或太蔟（本名人参大黄丸，大黄、黄芩、人参）。咳唾吐涎沫者，兼用南吕，或时时以紫圆攻之。

柯氏云：此方又主水寒在胃，久咳肺虚。丹波氏云：案《金匮要略》，本方治溢饮。又加石膏，治肺胀咳而上气，烦躁而喘，脉浮者，心下有水气。又本方，治咳逆倚息不得卧。《外台秘要》《古今录验》沃雪汤，即本方去芍药、甘草，治上气不得息，喉中如水鸡声。凡《局方》温肺汤杏子汤之类，从此方增损者颇多。

《御药院方》细辛五味子汤（即本方），治肺气不利，咳嗽喘满，胸膈烦闷，痰涎多，喉中有声，鼻塞清涕，头痛目眩，肢体倦怠，咽嗌不利，呕逆恶心。

渊雷案：小青龙汤为麻桂合方去杏仁、生姜，加细辛、干姜、五味子、半夏。姜杏为麻桂发表之佐使；细辛辛散，五味酸敛，辛味相伍，开阖相济以镇咳；干姜温肺，半夏降逆涤痰，姜夏相伍，温降相借以逐水，故本方发表之力，低于麻黄，胜于桂枝，而镇咳逐水之力则至优。昔贤说二青龙命名之故，方中行谓大青龙与云致雨，小青龙倒海翻江，喻嘉言亦谓大青龙升天而行云雨，小青龙鼓波而奔沧海，意皆谓一主发汗，一主逐水，理或然也。由今日之病理言，急性喘咳之病，多有细菌为病原，水气不过为病变之产出物，然则治法宜以杀菌为主，次则消炎，而逐水为末务。然中医古方之法，如慢性胃肠炎之多黏液者，如胸膜炎胸膜腔积水者，皆以逐水为主，不但小青龙而已，而试用皆极效。盖涤除此等产出物，直接所以免炎症之刺激而增长，间接即所以助正气之消炎。

柯氏云：两青龙俱治有表里证，皆用两解法，大青龙是里热，小青龙是里寒，故发表之药相同，而治里之药则殊也。此与五苓同为治表不解而心下有水气，然五苓治水之蓄而不行，故专渗泻以利水，而微发其汗，使水从下而去也。此方治水之动而不居，故备举辛温以散水，而大发其汗，使水从外而出也。仲景发表利水诸法，精义入神矣。渊雷案：柯氏论两青龙，移以释《金匮》溢饮则恰是，今释《伤寒》，则未尽然。何则？本论之大青龙治无形之热，小青龙治有形之寒。大青龙证是功能上疾患，无病灶可见，小青龙之外证，虽亦是官能疾患，其里证则肺脏或胸膜必有病灶。质言之，大青龙可治发热为主之纯粹伤寒，小青龙但治喘咳为主之类似伤寒也。又，五苓散证是排泄失职，其病变在肾；小青龙证是呼吸器发炎，其病变在肺；五苓散之水，是血中水毒不得排泄，其水不在心下；小青龙之水，是呼吸器之炎性渗出物，故在心下。由今日之病理知识观之，二方为用迥异，不得相提并论矣。

钱氏云：详推后加减法，凡原文中每具诸或有之证者，皆有之，如小青龙汤、小柴胡汤、真武汤、通脉四逆汤、四逆散，皆是也。余窃揆之以理，恐未必皆出于仲景也。惟忠云：加减法，后人补入，不足据矣。

丹波氏云：且荛花以下二十字，盖是叔和语。大柴胡方后云"不加大黄，恐不为大柴胡汤"，许氏《本事方》引为叔和语，此段语气，亦与彼条相类，可以证也。且《玉函》《外台》并有此语，可见不出于后人手。

《建殊录》云：京师河源街，贾人升屋传兵卫女，病，众医皆以为劳瘵，而处方亦皆无效。赢瘦日甚，旦夕且死，贾人素惧古方，然以不得已，来求诊治。先生既往诊之，知其意之不信，即谢归矣。逾月，其女死。其后二年，其妹亦病。贾人谒曰："仆初有五子；其四人者皆已亡，其病皆劳瘵也。盖龄及十七，则其春正月，瘵必发，至秋八月，必皆死矣。向先生所诊，此其一也，亦已死矣。而今者，季子年十七，亦病之。夫仆固非不知古方有奇效，惧其多用峻药也，然顾缓补之剂救之，不见一有其效矣。愿先生瘳之，纵死，无所复悔矣。"先生为诊之，气力沉溺，四肢惫惰，寒热往来，咳嗽殊甚，作小青龙汤及滚痰丸杂进。其岁未至八月，全复常。渊雷案：此条病状，似是传尸劳，乃肺结核之一种。然肺结核，未见有宜麻桂者，存以待考。

伤寒，心下有水气，咳而微喘，发热不渴。服汤已，渴者，此寒去欲解也。小青龙汤主之。

此不待发表表不解，起病即识为小青龙证。然犹冠以伤寒之名，可知古人所谓伤寒，所包者广。又，此条但举主证，不言或然证，但举微喘，不言干呕，盖咳剧者必兼喘，而干呕却非必见之证，与上条合看，则小青龙之证候益明。服汤已，谓服过小青龙汤也。末句小青龙汤主之，即注明服汤已句，非谓寒去欲解之时，复主小青龙也。四十七条云，"此当发其汗，服药已，微除，其人发烦目瞑，剧者必衄，衄乃解，所以然者，阳气重故也，麻黄汤主之"，文法与本条同。盖《伤寒论》本有此等倒笔法，张璐张志聪《金鉴》等，以小青龙汤主之六字，移于发热不渴句下，殆不深考耳。

山田氏云：此条不渴二字，对下文渴字言之，非辨热之浅深也。其服汤已渴者，此寒去欲解故也，勿治之，俟津液回，其渴自止也。寒即所谓水气，指心下停饮而言，理中丸条胃上有寒（四百条），四逆汤条膈上有寒饮（三百二十七条）等皆尔。虽然，论中寒字，又有以痰而言者，如瓜蒂散条胸有寒（百七十三条），即是也。盖饮与痰，俱非温养人身之物也。

渊雷案：以上十一条，俱论麻黄汤一类证治。

太阳病，外证未解，脉浮弱者，当以汗解，宜桂枝汤。

方氏云：外证未解，谓头痛项强恶寒等犹在也，浮弱即阳浮而阴弱，此言太阳中风，凡在未传变者，仍当从于解肌，盖严不得下早之意。山田氏云：此亦论太阳病发汗后，当解而不解者也，故不言不解，而言未解，所以示其经发汗也。浮弱乃浮缓也，对浮紧言之。

渊雷案：此言太阳无汗之证，服麻黄诸方，汗出而表仍未解者，宜桂枝汤以解未尽之表也。赵刻本每篇必重出各方，此条下出桂枝汤方，今从成氏本删之。

太阳病下之，微喘者，表未解故也，桂枝加厚朴杏子汤主之。

成氏云：下后大喘，则为里气大虚，邪气传里，正气将脱也；下后微喘，则为里气上逆，邪不能传里，犹在表也。渊雷案：成说是也。太阳病者，正气上冲，外向之现象也，故误下而表证不变者，则为上冲（十五条），为微喘。上冲与微喘，皆正气抵抗下药，不使表热内陷之故。唯上冲为太阳本有之证，故仍与桂枝汤，不须加药，微喘则下后新加之证，故于桂枝汤中加厚朴杏子以治之。若下后表证骤除而大喘，则是正气暴脱，肺气垂绝之候，法在不治，《内经》所谓下之息高是也。

山田氏云：葛根黄芩黄连汤，治太阳病桂枝证，医反下之之后，喘而汗出，无表证者。麻黄杏仁甘草石膏汤，治太阳病桂枝证发汗后，汗出而喘，无表证者。今此条之证，虽既经误下，其表犹未解，故以桂枝解外，加杏仁厚朴，以治其微喘也。

张志聪《伤寒集注》引燕氏曰：此与喘家作桂枝汤加厚朴杏子，同一义也。渊雷案：喘家之喘是宿疾，下后之喘是新病，原因不同而用药同，可知用药从证，不从原因也。

桂枝加厚朴杏子汤方

桂枝（三两，去皮）　甘草（二两，炙）　生姜（三两，切）　芍药（三两）大枣（十二枚，擘）　厚朴（二两，炙，去皮）　杏仁（五十枚，去皮尖）

上七味，以水七升，微火煮取三升，去滓，温服一升，覆取微似汗。

《方极》云：桂枝加厚朴杏子汤，治桂枝汤证而胸满微喘者。汤本氏云：所以追加胸满二字者，以本方中有厚朴，主治胸腹满故也。惟厚朴之用量少，故止于胸满，而不及腹满。此方之胸满，异于桂枝去芍药汤证者，为比较的实证而恒存的（案去芍药汤不拘挛此方则仍拘挛）。其异于人参证之心下痞硬者，为普遍的膨满，而非局限的也。

《方机》云：喘家，桂枝加厚朴杏子汤主之。若喘而身疼痛者，非此汤之所主也。

《类聚方广义》云：本有喘症者，谓之喘家。喘家见桂枝汤证者，以此方发汗则愈。若喘因邪而其势急，邪乘喘而其威盛者，非此方所得治也，宜参考他方以施治，不可拘于成法。

《伤寒类方》云：《别录》，厚朴主消痰下气。《本经》，杏仁主咳逆上气。《药征》云：厚朴，主治胸腹胀满也，旁治腹痛。

《本事方》云：戊申正月，有一武臣，为寇所执，置舟中艎板下，数日得脱，乘饥恣食，良久，解衣扪虱，次日遂作伤寒，自汗而嗝不利。一医作伤食而下之，一医作解衣中邪而汗之，杂治数日，渐觉昏困，上喘急高，医者仓皇失措。予诊之曰：太阳病下之，表未解，微喘者，桂枝加厚朴杏仁汤，此仲景之法也。指令医者急治药，一啜喘定，再啜絷絷微汗，至晚，身凉而脉已和矣。医曰：某平生未曾用仲景方，不知其神捷如是。予曰：仲景之法，岂诳后人也哉。人自寡学，无以发明耳。

太阳病外证未解，不可下也，下之为逆，欲解外者，宜桂枝汤。

外证谓头痛恶寒等证。《金鉴》云：凡表证未解，无论已汗未汗，虽有可下之证，而非在急下之例者，均不可下。柯氏云：外证初起，有麻黄桂枝之分，如当解未解时，唯桂枝汤可用。故桂枝汤为伤寒中风杂病解外之总方，凡脉浮弱，汗自出，而表不解者，咸得而主之也。即阳明病脉迟汗出多者（二百三十九条）宜之，太阴病脉浮者（二百七十九条）亦宜之，则知诸经外证之虚者，咸得同太阳未解之治法，又可见桂枝汤不专为太阳用矣。

《伤寒选录》引张兼善曰：或问：有言汗不厌早，下不厌迟，斯言何如？予曰：凡汗证固宜早，仲景谓不避晨夜（出"伤寒例"，是叔和语，非仲景语）者，此也。夫下证须从宜定夺，当急则急，当缓则缓，安可一概而治。假如阳明病，已有可下之理，但为面合赤色（二百一十四条），其在经之热犹未敛，又如呕多虽有阳明证（二百一十二条），谓热在上焦，未全入腑，皆言不可攻。凡此之类，固宜迟也。若阳明篇中言急下者（二百五十七至二百五十九条），事不可缓，其可迟乎。所言从宜定夺是也。案张氏说与此条《金鉴》注同意。今人执定伤寒下不厌迟，是执一而无权也。《至真要大论》云：病之从内之外者，调其内；从外之内者，治其外；从内之外而盛于外者，先调其内，而后治其外；从外之内而盛于内者，先治其外，而后调其内（以上《至真要大论》）。从内之外，谓内伤七情也，从外之内，谓外感六淫也。外感之病，虽盛于内，犹当先治其外，故外证未解者，不可下。又，温热家主张伏气，以为温热自里达表，乃谓伤寒下不厌迟，温热下不厌早。不知温热犹是外感，犹当先治其外，且议论则云下不厌早，用则始终豆卷豆豉，斯可异尔。

太阳病，先发汗，不解，而复下之，脉浮者不愈。浮为在外，而反下之，故令不愈。今脉浮，故在外，当须解外则愈，宜桂枝汤。

太阳用汗法，本不误，汗后病不解，脉仍浮者，当再汗之。桂枝汤有服至二三剂者，正为表证仍在故也。若不知审证，唯以药试病，一汗不愈，以为不当汗也，乃改变方针，从而下之。不知脉浮者，病势欲外达之象，今乃下之，则与自然疗能相左，故令不愈。然幸而下后脉仍浮，则桂枝证仍在，不为坏病，故仍宜桂枝汤解外。成氏云：经曰，"柴胡汤证具，而以他药下之，柴胡汤证仍在者，复与柴胡汤，此虽已下之，不为逆（百五十六条）"，则其类矣。

刘栋云：此条承上条，而后人之所记也。山田氏云：刘说甚是，决非仲景氏之言也。晰于文辞者，自能辨之。

太阳病，脉浮紧无汗，发热，身疼痛，八九日不解，表证仍在，此当发其汗。服药已，微除，其人发烦目瞑，剧者必衄，衄乃解。所以然者，阳气重故也。麻黄汤主之。

病虽至于八九日，然麻黄证仍在，则当与麻黄汤发其汗。服汤微除者，病势小作顿挫也。既而反发烦目瞑，甚则鼻衄者，所谓瞑眩，为病势较重，而药中肯綮之现象。日人和田启有"瞑眩论"，节其文如下。

药剂之有效者，曰汗，曰吐，曰下，曰和。药得其效，则随毒之所在，而汗吐下和，各有其所，病以大愈，是曰药之瞑眩。小病小瞑眩，大病大瞑眩。《书》曰：若药不瞑眩，厥疾弗瘳。是千古不灭之论也。或曰：汗剂之效汗，吐剂之效吐，下剂之效下，和剂之效和，此为自然之药效，焉足名药之瞑眩。吾人处方，年不下数百千，然未尝见药之瞑眩。虽有因多用剧药，与误用而瞑眩者，是不能愈病，只能加病，毕竟误治之所致也。《尚书》所言，不过中医之假词耳。余答之曰：汗剂之效汗，吐剂之效吐，和下之效和下，乃西医之对症疗法，所谓期待其应效者是也。然此期待效果不佳，与待病势之自然消退者为同一想法耳。真正中医，依对原症的疗法，所生之应效，汗剂未必为汗，吐剂未必为吐，和下剂未必为和下。易言之，则汗吐下和，非出于医者之所预期，乃毒害性物质潜伏之地，为药力所攻，全身无余地可容，随毒之所在，取最捷之径以外遁也。故瞑眩为病毒遁去间所起之一种反应症状，虽经验丰富者，亦不能知其经过，及从何道而外遁也。东洞先生曰：夫药治病，当随病之所在而治之。药中肯，则或汗或吐或下或和，均治。以余验之，有下剂反吐者，汗剂反下者（以上东洞语），不其然乎？由多用剧药与误治致瞑眩者，是不可言瞑眩，乃中毒也。中毒与瞑眩，全异其性质，免死为幸，尚何治病之足云。故彼等之瞑眩论，根本谬误，中医所谓真正瞑眩者，细胞由药力起强烈反应，以驱逐毒害性物质于体外之现象，非中毒症状也。连用其起瞑眩之药方，使毒害性物质全行驱尽，则瞑眩消散。《尚书》药不瞑眩，厥疾弗瘳之言，洵为千古不磨之论，行医者其奉为圭臬也可。

渊雷案：发烦目瞑鼻衄，虽为瞑眩现象，然其所以致此，亦可得而略言焉。据日人广濑天津久保山等之试验，麻黄能增高血压。据西尾重之报告，服麻黄后温覆，则心脏机能亢进，脉搏增加，全身温暖，颜面及耳边尤甚，次即汗出。然则麻黄之发汗，必先血压亢进而头面充血，故发烦目瞑。充血之甚，则鼻黏膜破裂而为衄。经此瞑眩现象，则知麻黄之效已达，汗已出，而久郁之病毒与体温，已得充分排除，故曰衄乃解。

山田氏云：所以然以下九字，叔和注文。凡论中云所以然者，多尔（五十一条、六十一条、七十六条、九十六条、百三十条）。渊雷案：阳气重，盖谓较高之体温郁积已久，不得放散也。末句麻黄汤主之，乃注明上文服药已句，与四十二条同例。非谓衄后仍主麻黄汤也。

太阳病，脉浮紧，发热，身无汗，自衄者愈。

成氏云：衄则热随血散，故云自衄者愈。方氏云：汗本血之液，北人谓衄为红汗，达此义也。岛寿云：衄而头痛微止者，目愈之衄也，世谓之衄汗；衄而病证依然者，不愈之衄也，可发其汗，麻黄汤主之。内藤希哲云：诸本身字下无疼字，盖脱落也，今补之。山田氏云：希哲补疼字，是也。若无疼字，则与但头汗出证奚择焉。

渊雷案：麻黄证不服药，自衄而愈者，非热随血散之谓也。盖自衄者，头面之充血必甚。头面充血甚者，肌表亦必充血，毒害性物质与体温随血以达肌表，则散泄而病除热退耳。若如成氏之说，将谓涓滴之衄，足以散泄久郁之热毒乎？斯不然矣。何以知充血于头面者，必充血于肌表也？太阳病，正气欲驱毒害性物质外向，而其证候，不但外向，亦且上冲，则知上冲即所以外向，此其一。徐之才云：轻可去实，麻黄葛根之属是也。夫麻葛之发汗解肌，欲其外向也，而其性皆轻，轻者上浮，则知上浮者必能外向，此其二。以此观之，头面充血者，肌表亦必充血，肌表充血，则热毒随血达表以散泄矣。

二阳并病，太阳初得病时发其汗，汗先出不彻，因转属阳明，续自微汗出，不恶寒。若太阳病证不罢者，不可下，下之为逆，如此可小发汗。设面色缘缘正赤者，阳气怫郁在表，当解之熏之。若发汗不彻，不足言阳气怫郁不得越，当汗不汗，其人躁烦，不知痛处，乍在腹中，乍在四肢，按之不可得，其人短气，但坐，以汗出不彻故也，更发汗则愈。何以知汗出不彻？以脉涩故知也。

山田氏云：此条属阳明以上，阳明篇之文（案见百九十二条），续自微汗出以下，叔和敷衍之文。何以知之？以文义全同乎辨脉平脉二篇，而毫不与本论惬也。

渊雷案：此条后半，文繁而理不惬，盖叔和文中，又杂有后人注语故也。怫郁在表以下，当径接更发汗则愈一句，余俱删去，则文理俱适，可读矣。二阳指阳明，亦是《素问》家言。并病，意谓太阳之邪，以渐归并于阳明也。次三句言并病之故，因先在太阳时，发汗未彻，毒害性物质未尽所致。其实，病自有不能径愈于太阳，必至阳明乃愈者，初非尽属汗出不彻之故。转属阳明之后，虽无汗恶寒之病，亦自汗出而不恶寒，此时若从阳明施治，则攻下为大法（大法犹言常例）。若归并未尽，犹有太阳证未罢者，则虽见下证，未可遽下，当用桂枝汤类先解其外。若面色缘缘正赤，则为头面充血而未得汗出，为表证之重者，虽见阳明证，仍须麻黄汤类发其汗也。缘缘，连绵之貌，此条之面色缘缘正赤，各半汤条之面色反有热色，阳明篇之面合赤色，皆同理。热与毒害性物质已随血向外，为阳气怫在表，虽已向外，而未得出汗以散泄，为阳气郁在表，乃可发汗之证也。

原文当解之熏之，解之谓解外，犹可说也，熏则仲景书中他无用之者。若发汗不彻，不足言阳气怫郁不得越，意谓阳气怫郁者病重，故当解且熏。发汗不彻者病轻，故但发汗不熏即可愈，似矣。然烦躁短气，但坐不得眠，岂轻于仅仅面色正赤者？且脉涩何以知为发汗不彻？叔和当不如是粗率，故知是后人注语，当删。

《外台·伤寒门》引崔氏方：疗伤寒阮河南蒸法，薪火烧地良久，扫除去火，可以水小洒，取蚕沙、若桃叶、桑柏叶，诸禾糠及麦麸，皆可取用。易得者牛马粪亦可用，但臭耳。桃叶欲落时，可益收取干之，以此等物着火处，令厚两三寸，布席卧上，温覆，用此发汗，汗皆出。若过热，当细审消息，大热者可重席。汗出周身，辄便止，当以温粉粉身，勿令遇风。又，"天行病发汗门"引张文仲方：支太医桃叶汤熏身法，水一石，煮桃叶，取七斗，以荐席自围，衣被盖上，安桃汤于床簟下，取热自熏。停少时，当雨汗，汗遍去汤。待歇，速粉之，并灸大椎，则愈。此皆隋唐以前所行熏法，施于辛苦之人，感冒风寒而无菌毒者，亦可得效，然非仲景法也。

脉浮数者，法当汗出而愈。若下之，身重心悸者，不可发汗，当自汗出乃解。所以然者，尺中脉微，此里虚，须表里实，津液自和，便自汗出愈。

脉浮数者，病势必外向而发热，当依太阳法发其汗。若误下后，身重心悸，则阴阳俱虚，不可发汗，当选用建中新加之属，待其自汗出而愈也。身重为阳虚，与真武汤证之四肢沉重（三百一十九条）同理。心悸为阴虚，与炙甘草汤证之心动悸（百八十四条）同理。所以然者以下，乃后人注语。何以知之？上文以身重心悸为不可发汗之理由，此又以尺中脉微为不可发汗之理由，自相龃龉故也。脉法以尺中主里，故尺中微为里虚。须，待也。山田氏云：此条云法当，云所以然者，皆叔和家言，且脉分三部，亦仲景氏之所不取。

脉浮紧者，法当身疼痛，宜以汗解之。假令尺中迟者，不可发汗。何以知然？以营气不足，血少故也。

浮紧是伤寒脉，当有身疼痛之伤寒证，宜麻黄汤发汗者也。假令以下，盖后人所沾。营气不足，谓血浆少也。下文八十六条至九十条，皆因血少不可发汗。然彼有显著之原因，可以知其血少，此则但见尺中迟，何由知为血少乎！

《外台》引范汪论：黄帝问于岐伯曰：当发汗而其人适失血，及大下利，如之何？岐伯答曰：数少与桂枝汤，使体润漐漐汗才出，连日如此，自当解也（《千金》同）。渊雷案：脉浮紧，发热汗不出者，不可与桂枝汤（十七条）。范汪之论，殆不可从。余意阴虚血少之甚者，可于麻黄汤中加当归地黄人参生姜等补血之味，与之。其不甚者，径与麻黄汤急发其汗，犹无伤也。

山田氏云：此条言法当，言假令尺中迟，言营气不足，皆非仲景氏辞气。

脉浮者，病在表，可发汗，宜麻黄汤。（法用桂枝汤）

脉浮者，知其病在表，其实非病之本体在表，乃正气驱病于表，欲使从表解耳。正气欲从表解，当因其势而汗之。经文用麻黄，原注用桂枝（《脉经》作桂枝汤），本无定法，要不出于发表解肌已。

山田氏云：此条及次条，唯言脉以附主方，非仲景之言明矣，辨已见上（三十八条）。且夫脉之浮者，多虽届表证哉，主方则随证区别，岂一麻黄之所总耶。

脉浮而数者，可发汗，宜麻黄汤。

以上两条，当是叔和可发汗篇之文。宜麻黄汤四字，又为后人所沾。

病常自汗出者，此为营气和，营气和者，外不谐，以卫气不共营气谐和，故而。以营行脉中，卫行脉外，复发其汗，营卫和则愈。宜桂枝汤。

柯氏云：下条发热汗出，便可用桂枝汤，见不必头痛恶寒具备。此只自汗一证，即不发热者亦用之，更见桂枝方于自汗为亲切耳。丹波氏云：《灵枢·营卫生会篇》云"营在脉中，卫在脉外"，又"卫气篇"云"其浮气之不循经者为卫，其精气之行于经者为营气"，正此段之所根柢也。山田氏云：此条及次条，皆以营卫言之，合于辨脉法中说，而不合于仲景全论之旨，其为叔和明白。

渊雷案：此条但论桂枝汤治自汗耳，乃说出尔许废话。营卫之说，出自《灵枢》，丹波氏所引是也。《灵枢》之书晚出，昔贤或谓依傍皇甫谧《甲乙经》而伪撰，此岂仲景所及见。仲景自序，有撰用《素问》《九卷》之语，说者以谓《九卷》即《灵枢》，想当然而已。今考仲景书，同于《素问》者，十无一二，同于《灵枢》者，百无一二，惟辨脉平脉伤寒例，及可不可诸篇，多出入灵素，则叔和编次之文，非仲景之旧已。何以知之？数篇者，文皆相似，而伤寒例有搜采仲景旧论之语，其为叔和之文甚明。《灵枢》所谓营卫者，营指血浆，卫指体温。体温之来源在内脏（肝脏温度最高），而随血行以温及四末。血之行于脉中也可见，故曰营在脉中。体温之随血运行也不可见，故曰卫在脉外。血之运行，至静脉而还流，故曰精气之行于经者。体温之随血运行，至浅层血管而放散于外，故曰浮气之不循经者。营卫之故，如是而已。病常自汗出者，由于肌腠疏，汗腺分泌过多耳，何有于卫气不共营气谐和哉？桂枝汤之治自汗，由于桂枝收摄浅层血管，芍药弛缓内部组织血管耳，何有于和营卫哉？后世医家，好援引灵素以释经方，其失往往如此，不可从矣。又案，用桂枝汤治不发热之自汗盗汗者，宜用白芍。

病人脏无他病，时发热自汗出而不愈者，此卫气不和也，先其时发汗则愈，宜桂枝汤。

时发热自汗出，则有不发热不汗出时，此则似于疟，非必太阳中风。但以发热汗出，有桂枝证，故桂枝亦治之也。汪氏云：脏无他病者，谓里和能食，二便如常也。

山田氏云：以上七条，叔和补人之语，宜删。

伤寒脉浮紧，不发汗，因致衄者，麻黄汤主之。

不发汗致衄之理，已于四十八条释讫，彼云自衄者愈，谓衄后得汗而病解也，此条乃示虽衄不汗出之治法。下文云，衄家不可发汗，亡血家不可发汗（八十九条、九十条），《内经》亦云，夺血者无汗，盖衄家亡血家云者，皆谓夺血已多，营气不足，血少，故不可汗耳。今因不发汗而衄，非屡夺血大夺血之比也。

江瓘《名医类案》云：陶尚文治一人，伤寒四五日，吐血不止，医以犀角地黄汤等治而反剧。陶切其脉，浮紧而数，若不汗出，邪何由解？遂用麻黄汤，一服汗出而愈。或问：仲景言衄家不可汗，亡血家不可发汗，而此用麻黄汤，何也？瓘曰：久衄之家，亡血已多，故不可汗。今缘当汗不汗，热毒蕴结而成吐血，当分其津液乃愈。故仲景又曰：伤寒脉浮紧，不发汗因致衄者，麻黄汤主之。盖发其汗，则热越而出，血自止也。

伤寒不大便六七日，头痛有热者，与承气汤。其小便清者（一云大便青），知不在里，仍在表也，当须发汗。若头痛者必衄。宜桂枝汤。

与字上，《玉函》有未可二字。山田氏云：若头痛者必衄六字，文义不贯，疑是前条注文，错乱人此，宜删焉。

胃肠病往往引起脑证状，故不大便六七日者，可以致头痛，盖亦自家中毒之一种也。不云发热而云有热，则不但身热，亦含恶热之意，是可与承气汤矣。然此证若小便清者，为里无热。里所以无热，因抗病力尚未向里向下，气血尚未趋集于里故，是则仍须桂枝汤发汗也。

自古相传，小便赤涩为里热（昉见《史记·仓公传》），然病人饮水少而小便少者，殆无有不赤涩。亦有显然为太阳或少阴证，而小便赤涩，得解表药或温经药，小便反清长者。故仅仅小便赤，未可断为里热下证，唯下证则小便必赤耳。

伤寒发汗已解，半日许复烦，脉浮数者，可更发汗，宜桂枝汤。

伤寒发汗，谓服麻黄汤也。已解，谓热退身和。复烦，犹言复发热也。脉浮数，则病势仍欲外解，故可更发汗，宜桂枝汤。以其曾经发汗热退，表已不闭，故不复用麻黄。

以上十六条，申明解表余义，以下至本篇之末，俱论太阳传变之证。

凡病，若发汗，若吐，若下，若亡血，亡津液，阴阳自和者，必自愈。

凡治病，或发汗，或吐或下，或因他故而亡血，皆足以致亡津液，亡津液即伤津，释在二十一条。毒药治病，当汗则汗，当吐下则吐下，虽亡津液，有所不避。

何则？毒害性物质既除，则阴阳自和，无所用其补益也。盖细胞之生活力恢复常态，消化吸收分泌俱无障碍，是为阴阳自和。阴阳自和，则津液自生，弗药自愈。

大下之后，复发汗，小便不利者，亡津液故也。勿治之，得小便利，必自愈、

山田氏云：自此以下数条，承上章，说阴阳不和者也。其得小便利四字，疑是古注文，或叔和语已，宜删。若有此四字，则必自愈三字，果是何等病证乎？按方有执以勿字管下六字看之，其说虽是，文法不稳，不可从矣。《金鉴》云：大下之后，复发其汗，重亡津液，小便当少，以水液内竭故也。勿治之，言勿利其小便也，须俟津液回而小便利，必自愈矣。

下之后，复发汗，必振寒，脉微细。所以然者，以内外俱虚故也。

前两条是津伤而阳不亡，此条是阳亡而津不继，即太阳误治而成少阴也。振寒，谓振掉而恶寒，与真武汤之身振振摇同，非战栗之谓。振寒脉微为阳亡，脉细为津不继。内外俱虚者，下之虚其内，发汗虚其外也。津伤而阳不亡者，其津自能再生，故前两条皆云必自愈。阳亡而津不继者，其津不能自复，故此条不云自愈。然则姜附四逆之辈，当择用矣。山田氏云：必者，十而八九然之谓也。

下之后，复发汗，昼日烦躁不得眠，夜而安静，不呕不渴，无表证，脉沉微，身无大热者，干姜附子汤主之。

程氏云：昼日烦躁不得眠，虚阳扰乱，外见假热也。夜而安静，不呕不渴，无表证，沉微，身无大热，阴气独治，内系真寒也。宜干姜附子汤，直从阴中回阳，不当于昼日烦躁一假证狐疑也。

山田氏云：其所谓昼日烦躁，夜而安静者，乃表里俱虚之候。如其所以然者，则存而不论。非不论也，不可知也。不呕不渴者，示其里无邪热之辞，盖对烦躁之似里热而言，如桂枝附子汤条不呕不渴（百八十一条），桂枝、麻黄各半汤条不呕（二十四条），皆然。烦躁专属阳证，而今无少阳主证之呕，阳明主证之渴，太阳主证之身热，而其脉沉微，其非阳证之烦躁明矣。此条烦躁，与茯苓四逆汤（七十条）、吴茱萸汤（三百一十二条）之烦躁，皆亡阳虚寒之烦躁，大青龙汤方后所谓，汗多亡阳，遂虚，恶风，烦躁不得眠者，是也。与栀子豉汤之虚烦不得眠（七十九条）者，不可误混也。

汤本氏云：昼日烦躁不得眠，夜而安静者，为非瘀血所致也。

渊雷案：通常热病，多日轻夜重，此条昼日烦躁不得眠，夜而安静，则是日

重夜轻。其所以然之故，皆不可知。汤本氏以为非瘀血所致者，因热入血室条，有昼日明了，暮则谵语如见鬼状（百五十二条）之证，故推测言之耳。无大热，又见麻杏甘石汤（六十四条百六十九条）大陷胸汤（百四十二条）白虎加人参汤（百七十六条）诸条，皆谓表热不壮耳。中西惟忠训为大表之大（《扁鹊列传》：病应见于大表），山田氏读如泰，皆求深反凿。

干姜附子汤方

干姜（一两）　附子（一枚，生用，去皮切，八片）

上二味，以水三升，煮取一升，去滓，顿服。

《外台秘要》云：深师干姜丸（即本方以苦酒丸如梧子），疗伤寒病踠不止，兼主天行。《肘后》同。

《和剂局方》云：姜附汤（即本方），治暴中风冷，久积痰水，心腹冷痛，霍乱转筋，一切虚寒，并皆治之。

《三因方》云：干姜附子汤，治中寒猝然晕倒，或吐逆涎沫，状如暗风，手脚挛搐，口噤，四肢厥冷，或复燥热。

《易简方》云：姜附汤，治阴证伤寒，大便自利而发热者，尤宜服之。渊雷案：姜附证之自利，必系清淡如米泔，不甚臭秽者。发热则非姜附主证，或虽热而不高，或真寒假热耳。

《名医方考》云：附子散（即本方为散），治寒痰反胃者。

《痘证宝筏》云：朱子姜附汤，治痘出传风，眼直斜视，牙关紧闭，不可用祛风药，应服此解之。

《方极》云：干姜附子汤，治下利烦躁而厥者。《方机》云：治烦躁不得眠，脉沉微者。

雉间焕云：干姜附子汤，治下利干呕者。又云：当有下利烦躁恶寒证。又云：此方，昼日烦躁，夜则安眠者，实能治之，大奇也。

《类聚方广义》云：干姜附子汤者，因汗下误施，致变此证，与甘草干姜汤之烦躁略似。然彼因误治，病势激动而致急迫，此则为误治而病加重，又无急迫之证，唯精气脱甚。是以此用附子，彼用甘草也。

发汗后，身疼痛，脉沉迟者，桂枝加芍药、生姜各一两，人参三两，新加汤煮之。

《玉函》《脉经》《千金翼》，并无各一两及三两新加七字，是。

《金鉴》云：发汗后，身疼痛，脉浮紧，或浮数，乃发汗未彻，表邪未尽也，仍当汗之，宜桂枝汤。今发汗后，身虽疼痛，脉见沉迟，是营卫虚寒，故宜桂枝新加汤，以温补其营卫也。山田氏云：发汗后，诸证皆去，但身痛未除者，是余邪未尽之候，其脉沉迟者，过汗亡津液也，故与桂枝以解未尽之邪，增芍药、生姜，加人参，以补其津液。其不用附子者，以未至筋惕肉瞤汗出恶风之剧也。张氏《集注》云：曰新加汤者，谓集用上古诸方，治疗表里之证，述而不作，如此汤方，则其新加者也，亦仲祖自谦之意。

渊雷案：身疼痛，脉沉迟，颇似少阴证，少阴非新加汤所能治，即药以测证，知此条乃太阳伤寒发汗太峻，病未解而津已伤也。伤寒本有身疼证，今因大汗伤津，血中液少，血管不得不收缩，以维持血压，于是肌肉不得营养而拘挛，故疼痛益甚。血液少而血管缩，循环系统之机能衰减，故脉沉迟。加芍药者，弛放血管，疏津液之流委也。加生姜、人参者，兴奋胃机能，浚津液之源泉也。用桂枝汤者，治其未解之太阳，即五十八条更发汗宜桂枝汤之义也。不用附子者，津伤而阳不亡也。

桂枝加芍药生姜各一两人参三两新加汤方

桂枝（三两，去皮）　芍药（四两）　甘草（二两，炙）　人参（三两）　大枣（十二枚，擘）　生姜（四两）

上六味，以水一斗二升，煮取三升，去滓，温服一升。本云桂枝汤，今加芍药、生姜、人参。

《方极》云：桂枝加芍药、生姜、人参汤，治桂枝汤证，而心下痞硬，或拘挛，及呕者。

《方机》云：发汗后，疼痛甚，脉沉迟，或痹，或四肢拘挛，心下痞塞者，桂枝加芍药生姜人参汤主之，兼用太蔟或应钟。

《续建殊录》云：一老父，大便不通者数日，上逆目眩，医与备急圆，自若也，因倍加分量投之，乃得利，尔后身体麻痹，上逆益甚，大便复闭。更医，医诊而与之大剂承气汤，一服得下利，复三帖，下利如倾盆，身体冷痛，不能卧，大便复结。又转医，医作地黄剂服之，上逆尤剧，面色如醉，大便益不通。于是请治于先生（吉益南涯），先生诊之，心下痞硬，少腹无力，给予桂枝加芍生姜人参汤，服之三帖，冲气即低，大便快通，经两三日，冷痛止而得卧，二旬之后，诸证悉去而复常。

《麻疹一哈》云：松田薛妻，年三十余，发热两三日，身热顿退，口鼻清冷，四肢皆微厥，脉诊难以摸索，头出冷汗，时或呕逆，按其腹状，心下痞硬，脐腹拘急甚，自言经候不来者两月，因与桂枝加芍药生姜人参汤。其明，蒸蒸发热，偏身汗出，虽疹随汗出，而拘急未安，兼与浮石丸（汤本氏云：方中有芒硝）。三四日所，经信通利倍常。疹收后，前证复旧。

发汗后，不可更行桂枝汤，汗出而喘，无大热者，可与麻黄杏仁甘草石膏汤。

张兼善云：余观仲景凡言发汗后，乃表邪悉解，止余一证而已，故言不可行桂枝汤。今汗出而喘，无大热，乃上焦余邪未解，当用麻黄杏仁甘草石膏汤以散之（《证治准绳》引）。

元坚云：麻黄杏仁甘草石膏汤证，是表既解而饮热迫肺者也，成氏以此条与葛根芩连汤相对，为邪气外甚，非是。盖此汗出，殆里热外熏所致耳。且考其方意，与小青龙加石膏，越婢加半夏，厚朴麻黄（皆《金匮》治水饮之方）等汤，实系一辙，则知是饮热相搏之证矣。注家止为肺热者，亦未是也。盖麻黄与石膏同用，则相借开疏水壅也。

渊雷案：行，用也。发汗后，表未尽者，当用桂枝汤更发之。亦有不可更用桂枝汤者，其证汗出而喘，无大热者是。盖本是呼吸器病，有喘咳为主证，故发汗剂仅能略解表热，不能恰中病情，此与小青龙汤之伤寒表不解同一事理。二方亦同为治呼吸器病之主方，惟彼属寒，此属热，又不治胸膜炎而已。汗出而用麻黄，无大热而用石膏。或疑经文有误，今考本论，麻杏甘石证两条，皆云汗出而喘，无大热，知非传写错误。又，本方即《金匮》越婢汤去姜枣加杏仁。越婢汤证云：续自汗出，无大热。越婢加术汤证云：腠理开，汗大泄。《千金·肉极门》解风痹汤，西州续命汤，皆君麻黄，其证皆云汗大泄。解风痹汤且云：麻黄止汗通肉。《外台》引删繁同。是知汗出者不必禁麻黄，无大热者不必禁石膏矣。凡言汗出禁麻黄者，惧其放散体温，汗多亡阳也；无热禁石膏者，惧其遏制造温也。今考仲景用麻黄诸方，欲兼放散体温者，必合桂枝，不合桂枝，则但治喘咳水气；用石膏诸方，欲抑制造温者，必合知母或麻桂（唯麻黄升麻汤可疑，证亦不具），不合知母麻桂，则但治烦渴。方药之用，因其配合而异，岂可拘拘于一味之宜忌乎。吉益猷《气血水药征》云：麻黄合杏仁，则治疼痛及喘，合桂枝，则治恶寒无汗，合石膏则治汗出。斯言得之。

麻黄杏仁甘草石膏汤方

麻黄（四两，去节）　杏仁（五十个，去皮尖）　甘草（二两，炙）　石膏（半斤，碎，绵裹）

上四味，以水七升，煮麻黄减二升，去上沫，内诸药，煮取二升，去滓，温服一升。本云黄耳杯。

《方极》云：麻黄杏仁甘草石膏汤，治甘草麻黄汤证（喘急迫或自汗或不汗），而咳，烦渴者。

《方机》云：治汗出而喘，热伏者，又治喘息而渴者，兼用南昌或姑洗。

《张氏医通》云：冬月咳嗽，寒痰结于咽喉，语声不出者，此寒气客于会厌，故猝然而暗也，麻杏甘石汤。

方舆輗云：用小青龙汤，表解而喘犹盛者，水热相结也，麻杏甘石汤主之。

《类聚方广义》云：麻黄杏仁甘草石膏汤，治喘咳不止，面目浮肿，咽干口渴，或胸痛者，兼用南昌丸姑洗丸。

又云：哮喘，胸中如火，气逆涎潮，大息呻吟声如拽锯，鼻流清涕，心下聊塞，巨里动加奔马者，宜此方。当须痰融声出后，以陷胸丸紫圆之类疏导之。

又云：治肺痈发热喘咳脉浮数，臭痰脓血，渴欲饮水者，宜加桔梗，时以白散攻之。

《方函口诀》云：此方与麻黄汤，有表里之异（原文云麻黄汤里面之药，今意译之），以汗出而喘为目的，热在肉里，上熏肺部者，非麻石之力不解，故此方与越婢汤，皆云无大热也。

渊雷案：麻杏甘石汤之主证，为烦渴喘咳，凡支气管炎、支气管喘息、百日咳、白喉等，有烦渴喘咳之证者，悉主之。白喉者，西医或称实扶的里，初起时，恶寒发热，烦渴喘咳（或不咳），喉咽肿痛，有苍白色的假膜，用麻杏甘石汤。轻者数小时，重者一昼夜，热退身和，肿病悉去，取效较速。世传白喉忌表之书，托之仙灵乩笔。彼所谓白喉者，盖指少阴咽痛，即西医所谓坏死性咽炎，非实扶的里也。若不鉴别，以其法治真白喉，死者多矣。喉科医或又谓白喉固忌表，烂喉丹痧则当表。所谓烂喉丹痧者，乃指猩红热，此种证候与白喉绝相似，西医以有无白喉杆菌辨之。中医之治疗，证候同，则用药亦同。彼喉科专家者，知烂喉丹痧之当表，不知白喉之不当忌表，可谓知二五而不知一十已。麻杏甘石治白喉，铁樵先生于所著《伤寒研究》中发表，日人野津猛所著《汉法医典》亦载之。

本云黄耳柸，未详。汪氏云：黄耳柸，想系置水器也。元坚云：汪说难信。或曰：此传写有讹脱，当是本云麻黄汤，今去桂枝加石膏。

发汗过多，其人叉手自冒心，心下悸，欲得按者，桂枝甘草汤主之。

丹波氏云：悸，《说文》云，"心动也"，今云心下悸，脐下悸，《活人书》云，"悸气者，动气也"，乃知悸假为动气之总称。《活人指掌》云：悸即怔忡之别名。未允（以上丹波氏）。惟忠云：按之则少安，故欲得按也。

渊雷案：表证为气血上冲，发表剂则借其冲势以取效，故发表过度，则冲势亦剧。气血上冲之唯一方法，为扩张上行动脉，收缩下行动脉，下行动脉收缩不已，心室输来之血，不能柔和容纳，而与脉管壁撞击，则见动悸。故此证之心下悸，发于下行大动脉，由于过度发表，冲势一往不返所致。所以不作衄者，以再三汗出，浅层动脉不甚紧张故也。桂枝虽是表药，用大量，则反不见汗出，特见平冲逆之效，故独任之。

桂枝甘草汤方

桂枝（四两，去皮）　甘草（二两，炙）

上二味，以水三升，煮取一升，去滓，顿服。

《证治大还》云：桂枝汤，治生产不快，或死腹中，桂枝一握，甘草三钱，水煎服。

《方极》云：桂枝甘草汤，治上冲急迫者。

渊雷案：用桂诸方，仲景书皆作桂枝，《千金》《外台》，则或作桂，或作桂心，或作桂枝。细核之，殊无义例。知古人于肉桂桂枝，固通用也，今则温补降纳之剂例用肉桂，若本方，及下文之苓桂甘枣、苓桂术甘诸方，皆宜用肉桂者。又，此证似可用芍药以弛下行大动脉之挛缩，所以不用者，以发汗已多，血浆被泄而血压已降，若更弛张血管，恐血压从此低落，而心脏愈益大张大缩以为救济，则动悸将益甚耳。

发汗后，其人脐下悸者，欲作奔豚，茯苓桂枝甘草大枣汤主之。

此因卒病而引动水饮宿疾也。发汗之剂，本助正气以上冲外向，今发汗后，卒病虽解，冲气未平，值其人下焦素有水饮，水气随冲势上泛，故脐下筑筑然动悸，欲作奔豚也。《金匮》云：奔豚病，从少腹起，上冲咽喉，发作欲死，复还止。巢氏《病源》云：奔豚者，气下上游走，如豚之奔，故曰奔豚。

茯苓桂枝甘草大枣汤方

茯苓（半斤）　桂枝（四两，去皮）　甘草（二两，炙）　大枣（十五枚，擘）

上四味，以甘澜水一斗，先煮茯苓，减二升，内诸药，煮取三升，去滓，温服一升，日三服。作甘澜水法：取水二斗，置大盆内，以杓扬之，水上有珠子五六千颗相逐，取用之。

《方极》云：苓桂甘枣汤，治脐下悸，而挛急上冲者。《方机》云：治脐下悸者，奔豚迫于心胸，短气息迫者，兼用紫圆。

《证治摘要》云：苓桂甘枣汤，治脐下悸者，欲作奔豚。按之腹痛冲胸者，累用累验。

《方函口诀》云：此方主脐下动陲，大枣能治动悸者也。又云：此方主治奔豚之属于水气者，然运用之于僻饮，殊有特效。

《时还读我书续录》云：古方之妙，殆不可思议。苓桂甘枣汤治游囊累年不愈，为余数年所实验，应如桴鼓，妙不可言。渊雷案：僻饮僻囊，皆指胃扩张病，胃内有停水者。

汤本氏云：凡瘀血之上冲，必在左腹部，沿左侧腹直肌而发。气及水毒之上冲，必在右腹部，沿右侧腹直肌而发。所以然之故，至今未明。古人盛倡左气右血，征之实验，乃适相反。本方治奔豚，故腹诊上，右侧腹直肌之挛急甚明显，按之疼痛。但芍药证之挛急，浮于腹表而较硬，本方证，则沉于腹底而较软，触之觉挛引而已。

渊雷案：凡水滞而气不行，水气上攻而气逆（说本《观证辨疑》），致心下悸，或肉瞤筋惕（说本《药征》）者，茯苓主之。苓桂甘枣汤，以茯苓利水，以桂枝降冲，以甘草缓其急迫，以大枣舒其拘挛。就今日所有之药物知识言，可知者止于此而已。若问此等药物何以能治此等证候，则尚待研究。不宁唯是，谓水气随冲势而上泛者，因奔豚起于发汗之后，想当然耳。不过吾之理想，根据生理病理之机转，贤于气化五行等空论而已。然奔豚之病，本有不因发汗，居然而患之者，则其所以上冲，犹未可知。

甘澜水，不知有何效用。《玉函》作甘澜水，《千金翼》作水一斗，不用甘澜水。《灵枢·邪客篇》半夏汤，治目不瞑，不卧出，以流水千里以外者八升，扬之万遍，取其清五升煮之，盖亦甘澜水之意。先煮茯苓者，《伤寒类方》云：凡方中专重之药，法必先煮。

《生生堂治验》云：一男子，年三十，奔豚日发一次或两次，甚则牙关紧急，不省人事，百治无效。先生诊之，脐下悸，按之痛，服苓桂甘枣加大黄汤，兼用反胃丸（方未详）二十九，每日一次，旬余而愈。

《橘窗书影》云：下田之妻，年三十余，少腹有块，时时冲逆于心下，颜色青惨，身微肿，前阴漏下污水，众医疗之，然药汁入口则吐。余诊之曰：病非难治，特药力不达耳，能自誓服药，必可治。病者大悦，因与苓桂甘枣汤加红花，药味淡白，始得纳于胃中，乃连服数日，上冲止，胀气去，兼用龙硫丸（汤本氏云：龙骨硫黄之丸药也），污水减，块大安。

又云：烟田传一郎妹，脐下动悸，任脉拘急，时时冲逆于心下，发则背反张，人事不省，四肢阙冷，呼吸如绝。数医疗之，不验。余诊之曰：奔豚也。与苓桂甘枣汤，服之数旬，病减十之七八，但腹中常拘急，或牵引手足拘挛，因兼用当归建中汤，数月而全治。

发汗后，腹胀满者，厚朴生姜半夏甘草人参汤主之。

发汗后，表证已解，而腹胀满，其病当是胃炎胃扩张之类。急性胃炎初起时，往往恶寒、发热、头痛，形似伤寒，本非发汗所能愈，宜此汤。此等病，舌苔常垢腻，其边尖常红，口涎常多，常作呕吐，大便秘结或自利，以此得与伤寒鉴别。若谓伤寒方，但可用于北地冬日之正伤寒，何其视仲景之隘乎。

元坚云：厚朴生姜半夏甘草人参汤证，汗后胃寒，虚气壅滞者也。渊雷案：胃寒，谓胃机能衰弱。虚气壅滞者，盖残留未消化之物，发酵分解，而生气体，壅滞于胃中也，非宿食燥屎之比，故为虚气。

厚朴生姜半夏甘草人参汤方

厚朴（半斤，炙，去皮）　生姜（半斤，切）　半夏（半升，洗）　甘草（二两，炙）　人参（一两）

上五味，以水一斗，煮取三升，去滓，温服一升，日三服。

甘草下，赵刻本脱炙字，今据成本及《千金翼》补。

《张氏医通》云：厚朴生姜半夏甘草人参汤，治胃虚呕逆，痞满不食。

喻昌《伤寒尚论篇》云：移此治泄后腹胀，果验。

《方极》云：厚朴生姜半夏甘草人参汤，治胸腹满而呕者。

《类聚方广义》云：治霍乱吐泻之后，腹犹满痛，有呕气者。所谓腹满者，非实满也。

《用方经权》云：治平生敦阜之症，或噫气，或吞酸，心下坚满而膨胀者。渊雷案：敦阜之症，谓脾胃病也。噫气吞酸，心下坚满膨胀，皆慢性胃炎及胃扩张之证。

《证治大还》云：孙召治一女子，心腹胀满，色不变。经曰：三焦胀者，气满皮肤，硁硁然石坚。遂以仲景厚朴生姜半夏人参甘草汤，下保和丸，渐愈。

《张氏医通》云：石顽治总戎陈孟庸，泻利腹胀作痛，服黄芩、白芍之类，胀急愈甚，其脉洪盛而数，按之则濡，气口大三倍于人迎，此湿热伤脾胃之气也，予以厚朴生姜甘草半夏人参汤二剂。痛止胀减，而泻利未已，予以干姜黄芩黄连人参汤二剂。泻利止，而饮食不思，与半夏泻心汤二剂而安。

伤寒若吐若下后，心下逆满，气上冲胸，起则头眩，脉沉紧，发汗则动经，身为振振摇者，茯苓桂枝白术甘草汤主之。

若下下，《玉函》有若发汗三字。《脉经》《千金翼》，并云，伤寒发汗吐下后。

尤怡《伤寒贯珠集》云：此伤寒邪解而饮发之证，饮停于中则满，逆于上，则气冲而头眩，入于经，则身振振而动摇（案：振摇因阳虚非因饮人于经）。《金匮》云：膈间支饮，其人喘满，心下痞坚，其脉沉紧。又云：心下有痰饮，胸胁支满，目眩。又云：其人振振身瞤剧，必有伏饮，是也。发汗则动经者，无邪可发，而反动其经气，故与茯苓白术，以蠲饮气，桂枝甘草，以生阳气。所谓病痰饮者，当以温药和之也。

丹波氏云：逆满者，上虚而气逆不降，以为中满。气上冲胸者，时时气撞抢于胸胁间也。二证递别。

元坚云：此条止脉沉紧，即此汤所主，是若吐若下，胃虚饮动致之。倘更发汗，伤其表阳，则变为动经，而身振振摇，是与身瞤动振振欲擗地（八十五条真武汤证）相同，即真武所主也。盖此当为两截看，稍与倒装法类似。其方专取利水以健胃，与甘枣汤有小异。甘枣汤，其病轻，而饮停下焦者也。术甘汤，其病重，而饮停中焦者也。

渊雷案：尤氏及二丹波之说并是也。尤所谓饮，其病非一。于此则指慢性胃炎之蓄水，由所饮汤水之不下降，与胃壁所泌之过量黏液，相合而成，故《金匮》以本方治痰饮。彼自然而发，此因新病乍愈，正虚而发，其病证药法则一也。心下指胃，胃有蓄水，故自觉满闷，按之亦能得其满状。胃肠本以下降为职，不下降而停蓄若上泛，皆为逆，故曰逆满。气上冲胸，即蓄水上泛所致。胃病易发脑证，起动则蓄水震荡，故头眩。沉紧与弦，则水饮之常脉也。四句为苓桂术甘本证，下二句为误治之变，属真武汤证，乃插入之笔也。水饮属寒，本宜温药和之（语出《金匮》），若更发汗，则益虚其阳，而头眩者变为振摇，头重脚轻，欲仆地也。动经字，论中他无所见，疑出后人沾注，解之者以为伤动经脉云。

茯苓桂枝白术甘草汤方

茯苓（四两）　桂枝（三两，去皮）　白术　甘草（各二两，炙）

上四味，以水六升，煮取三升，去滓，分温三服。

白术，《金匮》及《玉函》作三两。三服下，《玉函》有小便即利四字。

《方极》云：苓桂术甘汤，治心下悸，上冲，起则头眩，小水不利者。

《方机》云：苓桂术甘汤，治心下逆满，起则头眩者，兼用应钟或紫圆。眼痛生赤脉，不能开者，兼用应钟或紫圆。耳聋，冲逆甚，头眩者，兼用应钟及七宝。

《类聚方广义》云：苓桂术甘汤，治饮家眼目生云翳，昏暗疼痛，上冲头眩，睑肿，眵泪多者，加苯莒，尤有奇效，当以心胸动悸，胸胁支满，心下逆满等证为目的。治雀目证，亦有奇效。

渊雷案：慢性胃病，世间最多，不必皆有蓄水。其有蓄水者，大半为苓桂术甘证，故本方之应用极多。胃水常引发目疾，赤痛而多眵泪，本方加车前子，奇效。时医治目疾，但晓寒凉滋润，桂之温，术之燥，皆视为禁药，于是经久不得愈，而世俗有眼百帖之口号矣。

《建殊录》云：僧某者，请诊治曰：贫道眼目非有外障碍明，然但望物不能久视，或强之，则无方圆大小，须臾渐杀，最后如锥芒辄射目中，则痛不可忍，如此者凡三年。先生为诊之，上气烦热，体肉瞤动，为桂苓术甘汤及芎黄散服之，数十日，其视稍真，无复锥芒（下文用小柴胡汤）。

又云：服部久左卫门女，初患头疮，瘳后两目生翳，卒以失明。召先生，求诊治。先生诊之，上逆心烦，有时小便不快利，为苓桂术甘汤及芎黄散杂进，时以紫圆攻之，障翳稍退，左目复明。于是其族或以为古方家多用峻药，虽障翳退，恐至有不讳也，久左卫门亦然其言，大惧之，乃谢罢，更召他医，服缓补之剂。久之，更复生翳，漠漠不能见。于是久左卫门复谒曰：向我女赖先生之庇，一目复明，而惑人闲阻，遂复失明，今甚悔之，幸再治之，先生之惠也。请甚恳，先生因复诊之，乃服前方数月，两目复明。

又云：良山和尚，年七十余，其耳聩者数年，尝闻先生之论，百疾生于一毒也，深服其理，因来求诊治。先生诊之，心胸微烦，上气殊甚，作苓桂术甘汤及芎黄散服之，数月而未见其效，乃谢罢。居数日，复谒曰：谢先生来，颇得通听，意者上焦毒颇尽邪？先生诊之曰：未也，设再服汤液，当复不能听，然后更得能听。其毒信尽也。因复服前方数月，果如先生之言。汤本氏云：以上数证，东洞翁俱兼用芎黄散，余则自信黄解丸（黄连、黄芩、大黄、栀子，一方无大黄有黄柏）为优。

义云：丸龟侯臣，胜田八九郎女弟，患痿癖，诸治无效。先生诊之，体肉眴动，上气殊甚，为苓桂术甘汤饮之，须臾，坐尿二十四行，乃忽然起居。渊雷案：本论云，"气上冲咽喉，眩冒，经脉动惕者，久而成痿"（百六十七条），说者多以为苓桂术甘汤证，东洞盖本此以为治也。

《成绩录》云：摄南某氏妻，郁冒上逆，居恒善惊，闻足音登然，则惊悸怵惕。以故不欲见人，常独卧深闺。是家给富，家人咸敷毡以步，俾莫席音。摄养修治，无所不到，一不见寸效，荏苒在床者，数年。于是请先生，先生与以苓桂术甘汤，积年之疴，以渐而愈。汤本氏云：此病乃熏症癔症（即《金匮》之脏躁）也。

《生生堂治验》云：一男子腰痛，大便每下血合余，面色鲜明，立则昏眩，先生处茯苓桂枝白术甘草加五灵脂汤，顿愈。《橘窗书影》云：下总国小见川西云寺，脐下动悸，时时迫于心下，眩冒卒倒，头中常如戴大石，上盛下虚，不得健步，尽国中之医手而无效。出于都下，乞治于余。余与苓桂术甘汤，兼用妙香散，服之数旬，积年之疴，脱然而愈。

发汗病不解，反恶寒者，虚故也，芍药甘草附子汤主之。

山田氏云：病不解，不复常之谓，非谓表不解也，如后章发汗若下之，病仍不解，烦躁者，亦复尔尔。若夫表不解之烦躁，乃大青龙汤所主，岂反用茯苓四逆乎。

吉益氏云：芍药甘草附子汤，其证不具也。为则按其章曰，发汗病不解，反恶寒，是恶寒者附子主之，而芍药甘草则无主证也。故此章之义，以芍药甘草汤脚挛急者，而随此恶寒，则此证始备矣（《药征》甘草条）。

渊雷案：此汤及干姜附子汤，俱是阳虚之证，唯彼则汗下逆施，表里之阳俱虚，故用生附而配以干姜，此则过汗，但虚其表阳，而有肌肉挛急之证，故用炮附而配以芍药。病不解，反恶寒，为阳虚之故。固已，然但以恶寒而用此汤，则证候不备。得吉益氏之说，而后此方可施于实用焉。

芍药　甘草附子汤方

芍药、甘草（各三两，炙）　附子（一枚，炮，去皮，破八片）

上三味，以水五升，煮取一升五合，去滓，分温三服，疑非仲景方。

各三两，《玉函》作各一两，非。《玉函》《千金翼》，水五升，作水三升，无疑非仲景方五字。案叔和以此条药证不甚相对，因疑非仲景方耳。

《张氏医通》云：芍药甘草附子汤，治疮家发汗而成痉。

《方极》云：芍药甘草附子汤，治芍药甘草汤证而恶寒者。

《方机》云：治汗后恶寒者，又治脚挛急疼痛者，兼用应钟紫圆或蕘宾。

《类聚方广义》云：治瘤毒沉滞，四肢挛急难屈伸，或骨节疼痛，寒冷麻痹者，兼用七宝承气丸，或十干承气丸。

又云：此方加大黄，名芍药甘草附子大黄汤，治寒疝，腹中拘急，恶寒甚，腰脚挛痛，睾丸聊肿，二便不利者，奇效。

《方函口诀》云：此方不但治发汗后恶寒，又治芍药甘草汤证而属于阴证者。又以草乌头代附子，妙治虫积痛。又活用于疝及痛风鹤膝风等。由痛风而成鹤膝风者，以绵裹药包足，有效。凡下部之冷，专冷于腰者，宜苓姜术甘汤（《金匮》方也），专冷于脚者，宜此方。又用于湿毒后足大冷者，若有余毒，兼用伯州散。

汤本氏云：本方之适应证，为腰部神经痛、坐骨神经痛、关节强直证等。

发汗若下之，病仍不解，烦躁者，茯苓四逆汤主之。

《金鉴》云：大青龙证不汗出之烦躁，乃未经汗下之烦躁，属实。此条病不解之烦躁，乃汗下后之烦躁，属虚。然脉之浮紧沉微，自当别之。

山田氏云：发汗或下之之后，仍不复常，反生烦躁者，乃亡阳假热之烦躁，与干姜附子汤之烦躁同，而比之干姜附子汤，其证稍异矣。大青龙汤条所谓汗多亡阳遂虚，恶风烦躁者，是也，非实热之烦躁也，宜与茯苓四逆汤，回复阳气。按干姜附子汤条，是汗下俱犯之证，此则或汗或下，犯其一者也，观若字可见矣。成无己以汗下两犯解之，非也，此盖四逆证而兼烦躁者已。

渊雷案：前条但云恶寒，此条但云烦躁，证候皆不完具也。《金鉴》以已汗下未汗下，辨烦躁之虚实，山田氏以或汗或下犯其一，辨成注之非，皆拘执文字。须知仲景著书，不同春秋笔削，非可于一字一句间求其义例者。且已往之治疗经过，但可供诊断上参考，若夫抉择方剂，自当凭其见证。不汗出者，不必皆实，已汗下者，不必皆虚，汗下俱犯与犯其一，又岂得为干姜附子与茯苓四逆之标准哉？

茯苓四逆汤方

茯苓（四两）　人参（一两）　附子（一枚，生用，去皮，破八片）　甘草（二两，炙）　干姜（一两半）

上五味，以水五升，煮取三升，去滓，温服七合，日两服。

《圣济总录》云：治霍乱脐上筑悸，平胃汤（即本方）。

《方极》云：茯苓四逆汤，治四逆加人参汤证（四逆汤证而心下痞硬者）而悸者。

《方机》云：治手足厥冷，烦躁者，肉瞤筋惕，手足厥冷者，心下悸，恶寒，腹拘急，下利者。

《类聚方广义》云：治四逆加人参汤证，而心下悸，小便不利，身酮动，烦躁者。

又云：霍乱重症吐泻后，厥冷筋惕，烦躁，不热不渴，心下痞硬，小便不利，脉微细者，可用此方。服后小便利者得救。

又云：治诸久病精气衰惫，干呕不食，腹痛、溏泄而恶寒，面部四肢微肿者，产后失于调摄者，多有此证。

又云：治慢惊风，搐搦上窜，下利不止，烦躁怵惕，小便不利，脉微数者。

丹波氏云：《千金·方妇人产后》，淡竹茹汤方后云：若有人参，人一两，若无，用茯苓一两半亦佳。盖人参茯苓，皆治心烦闷，及心虚惊悸，安定精神。元坚云：茯苓，前辈称为益阴，余谓渗利之品，恐无其功。盖脾胃喜燥而恶湿，其燥必暖，阳气以旺，其湿必冷，阳气以衰。水谷瘀溜，津液不行，苓之渗利，能去水湿，此所以佐姜附以逐内寒，与理中之术，其理相近矣。《方函口诀》云：此方君茯苓，以烦躁为目的。《本草》云：茯苓主烦满。盖古义也，凡四逆汤证，而汗出烦躁不止者，非此方则不能救。

《橘窗书影》云：尾池治平女，患疫八九日，汗大漏，烦躁不得眠，脉虚数，四肢微冷，众医束手。时藩医员黑岩诚道者，在余塾，其父尚谦，延余诊之。投以茯苓四逆汤，付之一二日，汗止，烦闷去，足微温矣。

又云：汤岛明神下，谷口佐兵卫妻，年四十许，经水漏卜。一日，下血块数个，精神昏愦，四肢厥冷，脉沉微，冷汗如流，众医束手。余与茯苓四逆汤，厥愈，精神复常。

发汗后恶寒者，虚故也。不恶寒但热者，实也，当和胃气，与调胃承气汤。（《玉函》云：与小承气汤）

程氏云：汗后不恶寒反恶热，其人大便必实，由发汗后亡津液所致，病不在营卫，而在胃矣，法当和胃气。丹波氏云：阳明篇，"太阳病三日，发汗不解，蒸蒸发热者，属胃也，调胃承气汤主之"（二百五十三条），正与此条发矣。

渊雷案：发汗后，因虚恶寒者，如干姜附子汤证、芍药甘草附子汤证、茯苓四逆汤证，皆由误治过治而传为少阴者也。若汗后不虚而实，则不恶寒但热，是太阳已罢而传为阳明者也。三阳皆属实，皆为机能亢进，太阳实于肌表，阳明实于胃肠，少阳实于胸胁间。实于肌表者，汗之而愈，实于胃肠者，下之而愈，实于胸胁间者，和解之而愈。今实于胃肠，而为实犹轻，故与调胃承气汤。

以上十三条，皆论太阳之传变。结以调胃承气证者，明太阳传变而虚者，多是误治之逆，其实者，为自然传变，非误治也。

太阳病，发汗后，大汗出，胃中干，烦躁不得眠，欲得饮水者，少少与饮之，令胃气和则愈。若脉浮，小便不利，微热消渴者，五苓散主之（即猪苓散是）。

此下四条，皆论五苓散证治。五苓之主证，为渴而小便不利，其原因为肾脏泌尿障碍。然伤寒卒病之渴，有因于亡津液者，证似五苓，而非五苓所主，故本条前半，特明辨之。盖大汗伤津，则唾腺及口腔黏膜无所分泌，故口渴欲得饮水。津伤而阳不亡，则胃肠自能吸收，所谓阴阳自和者，必自愈，故不须服药。但生理机能不如健康人之畅适，调节机能不如健康人之优豫，故虽渴欲饮水，仍当少少与之，若恣意狂饮，恐生他变也。五苓证则不然，因肾脏泌尿障碍，小便不利，故血液中水毒充积，向既积水，则胃肠中水分不复吸收入血，故胃中亦有积水。液体之代谢既起障碍，则唾腺及口腔黏膜亦不分泌，故口渴。然因胃有积水，故水入则吐（七十七条）。凡霍乱肾脏炎糖尿诸病，小便不利，口渴，而兼表证者，皆五苓证也。由此可知亡津液之渴，由于体内水竭，其皮肤必干燥；五苓证之渴，由于体内水积，其皮肤必鲜明，甚则浮肿。

山田氏云：按先辈（方有执钱潢及《金鉴》等）皆谓太阳是膀胱之经，此证小便不利而渴者，是经邪传入其腑也（案五苓散证是肾脏病，猪苓汤证乃为膀胱病），遂以五苓散为太阳经腑俱病之剂。虽然，仲景氏所立六经之名，非以经脉言也，假以配表里脉证也已。故除五苓之证，及阳明胃实之外，少阳及三阴病，并未有云其脏腑者也。若必以经脉言之，则其云脏腑，何惟太阳阳明已，而不及少阳及三阴病，则其非以经脉言也明矣。再按消渴者，言其所饮之水，徒皆消尽，而渴不为之止，愈饮愈渴也。成无已云：饮水多而小便少者，谓之消渴。此是后世医家俗说，大非古义。若必以小便少而名焉，惟云消渴足矣，何更烦小便不利四字乎？此盖因消渴病之饮多利少，而误来如此。

五苓散方

猪苓（十八铢，去皮）　泽泻（一两六铢）　白术（十八铢）　茯苓（十八铢）桂枝（半两，去皮）

上五味，捣为散，以白饮和服方寸匕，日三服，多饮暖水，汗出愈。如法将息。

《千金方》云：五苓散，主时行热病，但狂言烦躁不安，精采语言，不与人相主当者。

《三因方》云：五苓散，治伏暑饮热，暑气流入经络，壅溢发衄，或胃气虚，血渗入胃，停留不散，吐出一两升许。

渊雷案：以上两条，皆是尿中毒证，否则非五苓之治也。

《伤寒百间经络图》云：五苓散，又治瘴气温疟，不服水土，黄疸或泻；又治中酒恶心，或呕吐痰水，水入便吐，心下痞闷；又治黄疸，如黄橘色，心中烦急，眼睛如金，小便赤涩，或大便自利。若治黄疸，煎山茵陈汤下，日三服。渊雷案：治中酒及黄疸用五苓散，盖引酒毒及胆汁色素从小便出，非谓其肾脏有病也。

《直指方》云：五苓散，治湿症小便不利。经云：治湿之法，不利小便，非其治也。又治伤暑烦渴，引饮过多，小便赤涩，心下水气，又流行水饮，每二钱，沸汤调下。小便更不利，加防己佐之。又治尿血内加辰砂少许，用灯芯一握，新水煎汤调下。又治便毒，疏利小便，以泄败精，用葱二茎，煎汤调下。

吴遵程《方论》云：五苓散，逐内外水饮之首剂。凡太阳表里未解，头痛发热，口燥咽干，烦渴饮水，或水入即吐，或小便不利者，宜服之。又治霍乱吐利，烦渴引饮，及瘦人脐下有动悸，吐涎沫而颠眩者，咸属水饮停蓄，津液固结，便宜取用，但须增损合宜耳。若津液损伤，阴血亏损之人，作渴而小便不利者，再用五苓利水劫阴之药，则祸不旋踵矣。

张杲《医说》云：春夏之交，人病如伤寒，其人汗自出，肢体重痛，转侧难，小便不利，此名风湿，非伤寒也，阴雨之后卑湿，或引饮过多，多有此证。但多服五苓散，小便通利，湿去则愈，切忌转泻发汗，小误必不可救。初虞世云：医者不识，作伤风治之，发汗死，下之死。己未年，京师大疫，正为此。予自得其说，救人甚多。壬辰年，余守官洪州，一同官妻，有此证，因劝其速服五苓散，不信，医投发汗药，一夕而毙，不可不谨也。大抵五苓散能导水去湿耳，胸中有停痰，及小儿吐睨，欲作痫，服五苓散最效。初君之说详矣，予因广此说，以信诸人，出信效方。

《博闻类纂》云：春夏之交，或夏秋之交，霖雨乍歇，地气蒸郁，令人骤病，头疼壮热呕逆，有举家皆病者，谓之风湿气，不知服药，渐成瘟疫，宜用五苓散半帖，入姜钱三片，大枣一枚，同煎，服一碗，立效。渊雷案：以上两条，皆是霍乱病，何以知之？流行于春夏之交，或夏秋之交，一也。其证，汗出，肢体重痛，转侧难，小便不利，呕逆，二也。忌汗下，小误必不可救，若是他种热病，初病时误汗下，必不立毙，三也一有举家皆病者，不知服药，渐成瘟疫，己未年京师大疫正为此，四也。其病宜五苓散，五苓散治霍乱，本论有明文，五也。以是五者，知为霍乱无疑，今乃名其病曰风湿，古人审证用药，经验丰富，足为吾侪法式也。

《方极》云：五苓散，治消渴，小便不利，若渴欲饮水，水入则叶者。

《方机》云：大汗出而烦躁，小便不利，身热消渴者，正证也。发汗而脉浮数烦渴者，亦可用焉。又治发热而烦渴欲饮水，水入口则吐者，兼用紫圆。又治发热小便数（与发汗同意）者，或渴欲饮水者，头痛发热，汗出恶寒，身疼痛，而欲饮水者。又治发热呕吐下利，渴而欲饮水者，心下悸，吐涎沫，头眩者，并兼用紫圆。又治心下痞，烦渴口燥，小便不利者，兼用黄钟丸（本名三黄丸，大黄、黄芩、黄连）。

《类聚方广义》云：霍乱吐下后，厥冷烦躁，渴饮不止，水药共吐者，严禁汤水果物。每欲饮水，辄与五苓散，但一帖服两三次为佳，不过三帖，呕吐烦渴必止。吐渴俱止，则必厥复热发，身体惰痛，仍用五苓散，则漐漐汗出，诸证脱然而愈。是五苓散小半夏汤之别也。

又云：此方治眼患，略似苓桂术甘汤，而彼以心下悸、心下逆满、胸胁支满、上冲等证为目的，此以发热消渴、目多眵泪、小便不利为目的。二方俱以利小便为治也。

渊雷案：此方以猪苓泽泻茯苓利小便，恢复肾脏机能；术以促吸收，排除胃肠之积水；桂枝以降冲逆，使服散不吐，兼解其表。故桂枝为一方之关键，有人畏桂枝如虎，特去此味，谓之四苓，方意尽失。不用汤，而为散，以白饮和服者，因水入则吐故也。多饮暖水者，旧水既去，液体之代谢复常，需新水故也。白饮者，白米饮也，《医垒元戎》作白米饮。《名医别录》云：方寸匕者，作匕正方一寸，抄散取不落为度。

发汗已，脉浮数，烦渴者，五苓散主之。

发汗已，脉仍浮数，则表证未尽，即前条之脉浮微热也。烦之故有二：一因胃中积水，一因排泄失职，起尿中毒症也。但云烦渴，不云小便不利者，承前条而言。省文也。又案：急性肾脏炎，多为他种急性病之续发病，前条云发汗后，此条云发汗已，是也。其病亦自能发热，前条之脉浮发热，此条之脉浮数，或亦肾脏炎之热，未必皆是原发病之热也。

伤寒汗出而渴者，五苓散主之；不渴者，茯苓甘草汤主之。

此条以汗出而渴不渴，辨五苓散茯苓甘草汤之异，二方之证皆不具。然五苓证承前两条而言，省文，从可知，茯苓甘草证，则必有阙文矣。厥阴篇云：伤寒厥而心下悸，宜先治水，当服茯苓甘草汤，却治其厥；不尔，水渍入胃，必作利也（三百五十九条）。据此，知茯苓甘草汤，本是治水饮之方，其证有心下悸，而与苓桂术甘汤、苓桂甘枣汤，皆以一味出入，其用法可推而知焉。顿井柿云：茯苓甘草汤证不具，纯按此方之证，以有茯苓生姜各三两观之，则有悸无呕者，盖属脱误也。故东洞翁曰：当有冲逆而呕证（案见《类聚方》）。余曰：心下悸，上冲而呕者，此方主之，屡试屡验（《续药征》生姜条）。

茯苓甘草汤方

茯苓（三两）　桂枝（二两，去皮）　甘草（一两，炙）　生姜（三两，切）

上四味，以水四升，煮取二升，去滓，分温三服。

赵刻本茯苓作二两，非，今据《玉函》改。

《方极》云：茯苓甘草汤，治心下悸，上冲而呕者。

浅田宗伯《杂病辨要》云：痘疮放点稀朗红润，而心下悸者，急需治其悸，否则小便不利，水气满于皮肤，结痂必迟。治悸宜茯苓甘草汤。

东洞《家配剂钞》云：几右卫门，年五十，自七年前，患世所谓痫症，月四五发，发则颠倒不知人事，与茯苓甘草汤、应钟及紫圆。

方舆輗云：心下悸，大率属痫与饮，此方加龙骨牡蛎绝妙。又，此症有致不寐者，酸枣汤（《金匮》方）归脾汤（后世方）皆不能治，余用此方，屡奏奇效。有一妇人，自心下至膈上，动悸甚剧，有城郭震撼之势，于是眩晕不能起，夜则悸烦目不合，如此者数年，更医而不愈。余最后诊治，谓病家曰：群医方案不一，今我姑置其病因，止投一神方，服之弗急，可以收功起身。即用茯苓甘草汤加龙骨梅花蛎与之，日渐见效，淹久之病，半年而痊愈，病家欣忭不已。夫非奇药异术，能起沉疴痼疾者，其惟汉以上之方药乎。

中风发热，六七日不解而烦，有表里证，渴欲饮水，水入则吐者，名曰水逆，五苓散主之。

魏氏云：表里证，里证何？即所谓烦渴饮水，水入即吐，是也；表证何？即前条所谓头项强痛，而恶寒发热汗出是也。

渊雷案：此亦承前数条而言，故不举主证，但举水入则吐之异证也。肾脏炎糖尿诸病，多并发续发于他种急性传染病，故中风发热六七日不解者，多有五苓散证。

北山友松《医方口诀集》云：予治平野庄一民，伤风发热，口燥而渴，与水则吐，后服汤药亦吐，诸医袖手，请治于予。脉之，浮数，记得《伤寒论》曰：中风六七日不解而烦，有表里证，渴欲饮水，水入则吐者，名曰水逆，五苓散主之。遂以五苓末，白饮和服，一匕知，三匕已。

未持脉时，病人手叉自冒心，师因教试令咳，而不咳者，此必两耳聋无闻也。所以然者，以重发汗虚故如此。

刘栋云：此条，后人之所掺，恐是上文叉手冒心（六十五条）之注，误出于此也。山田氏云：此条，王叔和敷衍桂枝甘草汤条意者，辞气与平脉法相似，决非仲景氏之言也，宜删。

渊雷案：此条文气浅薄，不类汉人。程氏、魏氏、小丹波氏、汤本氏，皆以为桂枝甘草汤证。桂枝甘草汤治耳聋，略似苓桂术甘汤，详苓桂术甘条下。

发汗后，饮水多必喘，以水灌之亦喘。

汗后亡津液而引饮者，当少少与饮之，若恣意狂饮，则肠不及吸收，胃不及下降，水势上侵，故令作喘。凡喘多是水饮病，此则本非水饮，但新水为患耳。发汗之后，体温方在放散，若用冷水渍灌，皮肤得冷而急闭，体温则改从呼吸器放散，亦令作喘。此条，喻氏、张氏、魏氏，并以为麻杏甘石所主，盖从郭雍《补亡论》之说，虽未必的对，要当不离乎麻黄之治已。

发汗后，水药不得入口，为逆，若更发汗，必吐下不止。

发汗后水药不得入口，亦是五苓散证。逆，即七十五条所谓水逆已。水逆当以五苓利小便，若更发汗，当然有变证。然以理推之，不必变为吐下不止，《玉函》无若更以下九字，于义为长。

刘栋云：此两条，后人之所记，恐是上文水逆之注也。山田氏云：前条当是麻黄杏仁甘草石膏汤注，后条乃水逆注已。

伤寒论今释卷三

发汗吐下后，虚烦不得眠，若剧者，必反复颠倒，心中懊侬，栀子豉汤主之；若少气者，栀子甘草豉汤主之；若呕者，栀子生姜豉汤主之。

成氏云：心中懊侬而愦闷，懊侬者，俗谓鹘突是也。刘完素《伤寒直格》云：懊侬者，烦心热燥，闷乱不宁也，甚者如中巴豆草乌头之类毒药状也。丹波氏云：此似后世所谓嘈杂。《医学统旨》曰：嘈者，似饥而甚，似躁而轻，有懊侬不自宁之况，皆因心下有痰火而动，或食郁而有热，故作，是也。

渊雷案：心中懊侬，即虚烦之剧者，反复颠倒，即不得眠之剧者，无论剧易，皆栀子豉汤主之。夫既经发汗吐下，则毒害性物质之在表者，已从汗解，在上者，已从吐解，在下者，已从下解，其虚烦不眠，非因毒害性物质，乃由脑部心脏部之充血，阳证机能亢进之余波也。何以知是充血？以其用栀豉知之。栀豉皆称苦寒药，夫药之寒温，非可以温度计测而知也。能平充血症状，抑制机能之亢进者，斯谓之寒，能治贫血症状，兴奋机能者，斯谓之热。《本草》于栀豉，皆云味苦寒，故知其病为充血也。何以知充血在脑与心脏？因不得眠是脑充血症状，虚烦懊侬是心脏部充血症状也。既是充血，则其病为实，今云虚烦，何也？因吐下之后，胃肠空虚，无痰饮食积相挟为患，异于胃实结胸之硬满，故谓之虚耳。若阴证之虚，岂得用栀豉之苦寒哉？少气，即西医所谓呼吸浅表，亦即东洞所谓急迫，故加甘草。

栀子豉汤方

栀子（十四个，擘） 香豉（四合，绵裹）

上二味，以水四升，先煮栀子，得二升半，内豉，煮取一升半，去滓，分为二服，温进一服，得吐者，止后服。

《千金方》云：栀子豉汤，治少年房多短气。

《肘后方》云：栀子豉汤，治霍乱吐下后，心腹胀满。

《圣济总录》云：豉栀汤（即本方），治蛤蟆黄（黄疸之一种），舌上起青脉，昼夜不睡。

《小儿药证直诀》云：栀子饮子，治小儿蓄热在中，身热狂躁，昏迷不食。大栀子仁七个，槌破，豆豉半两，上共用水三盏，煎至二盏，看多少服之，无时，或吐或不吐，立效。

《方极》云：栀子豉汤，治心中懊侬者。《方机》云：治心中懊侬者；烦热，胸中窒者；身热不去，心中结痛者；下后烦，心下濡者，此烦与桂枝汤发汗后之烦不可混。

《类聚方广义》云：此方，栀子香豉二味而已，然施之其证，其效如响，设非亲试之于病者，焉知其效。

渊雷案：栀子治上部充血，略同黄连，又能利小便，故治发黄，香豉则兼有退热解毒之功，故本方证有身热不去（八十一条），而《金匮》以治六畜鸟兽肝中毒也。《药征》云：栀子，主治心烦也，旁治发黄；香豉，主治心中懊侬也，旁治心中结痛，及心中满而烦。《气血水药征》云：香豉，治肿脓之水，盖栀鼓相伍，专主心中懊侬，热而不实者。

张氏《集注》云：旧本有一服得吐止后服七字，此因瓜蒂散中有香豉，而误传于此也。张锡驹《伤寒直解》云：栀子豉汤，旧说指为吐药，即王好古之高明，亦云。《本草》并不言栀子能吐，奚仲景用为吐药？此皆不能思维经旨，以讹传讹者也。如瓜蒂散两条，本经必曰吐之，栀子豉汤六节，并不言一吐字，且吐下后虚烦，岂有复吐之理乎？此因瓜蒂散内用香豉二合，而误传之也。渊雷案：栀子豉证而呕者，加生姜以止呕，可知栀鼓决非吐剂，煮服法中得吐以下六字，必后人所增也，当删，以下四方仿此。

《名医类案》云：江应宿治都事靳相主，患伤寒十余日，身热无汗，怫郁不得卧，非躁非烦，非寒非痛，时发一声，如叹息之状。医者不知何证，迎予诊治，曰：懊侬怫郁证也。投以栀子豉汤一剂，十减二三，再以大柴胡汤下燥屎，怫郁除而安卧，调理数日而起。

和久田寅叔《腹诊奇览》，载松川世德之治验云：邑民金五郎之妻，年二十五，下血数日，身体倦，心烦微热，服药不见效，予与本方两帖，下血减半。妇人喜，复乞药，与前方数帖而痊愈。

又云：岳母某君，踬而损腰，尔来下血，小腹微痛，服药无效。余以为此病，由颠仆惊惕而致者也，乃进本方数帖而痊愈。

又云：月洞老妃，年七十余，鼻衄过多，止衄诸方无效。予问其状，颇有虚烦之状，因作本方与之，四五日后来谢曰：服良方，衄忽止。

又云：柳田长助，年八十许，一日鼻衄过多，郁冒恍惚，乃与本方而愈。

渊雷案：《本草纲目》，栀子治吐血衄血血痢下血血淋，损散中有香豉，而误传于此也。张锡驹《伤寒直解》云：栀子豉汤，旧说指为吐药，即王好古之高明，亦云。《本草》并不言栀子能吐，奚仲景用为吐药？此皆不能思维经旨，以讹传讹者也。如瓜蒂散二条，本经必曰吐之，栀子豉汤六节，并不言一吐字，且吐下后虚烦，岂有复吐之理乎？此因瓜蒂散内用香豉二合，而误传之也。渊雷案：栀子豉证而呕者，加生姜以止呕，可知栀豉决非吐剂，煮服法中得吐以下六字，必后人所增也，当删，以下四方仿此。

《名医类案》云：江应宿治都事靳相主，患伤寒十余日，身热无汗，怫郁不得卧，非躁非烦，非寒非痛，时发一声，如叹息之状。医者不知何证，迎予诊治，曰：懊侬怫郁证也。投以栀了豉汤一剂，十减二三，再以大柴胡汤下燥屎，怫郁除而安卧，调理数日而起。

和久田寅叔《腹诊奇览》，载松川世德之治验云：邑民金五郎之妻，年二十五，下血数日，身体倦，心烦微热，服药不见效，予与本方两帖，下血减半。妇人喜，复乞药，与前方数帖而痊愈。

又云：岳母某君，踬而损腰，尔来下血，小腹微痛，服药无效。余以为此病，由颠仆惊惕而致者也，乃进本方数帖而痊愈。

又云：月洞老妃，年七十余，鼻衄过多，止衄诸方无效。予问其状，颇有虚烦之状，因作本方与之，四五日后来谢曰：服良方，衄忽止。

又云：柳田长助，年八十许，一日鼻衄过多，郁冒恍惚，乃与本方而愈。

渊雷案：《本草纲目》，栀子治吐血衄血血痢下血血淋，损伤瘀血，松川氏诸案，皆其验也。栀子治血证，世鲜知者，故表而出之。

栀子甘草豉汤方

栀子（十四个，擘）　甘草（二两，炙）　香豉（四合，绵裹）

上三味，以水四升，先煮栀子甘草，取二升半，内豉，煮取一升半，去滓，分二服，温进一服，得吐者，止后服。

《千金方》云：栀子甘草豉汤，治食宿饭陈臭肉，及羹宿菜，发者。

《方极》云：栀子甘草豉汤，治栀子豉汤证而急迫者。

《时还读我书续录》云：栀子甘草豉汤，治膈噎食不下者。

松川世德《治验》云：伴藏之妻，产后下血过多，忽唇舌色白，气陷如眠，脉若有若无，殆将死，乃以栀子甘草豉汤，加芎劳苦酒与之，半时许，尽五六帖，忽如大寐而寤。

栀子生姜豉汤方

栀子（十四个，擘）　生姜（五两）　香豉（四合，绵裹）

上三味，以水四升，先煮栀子生姜，取二升半，内豉，煮取一升半，去滓，分二服，温进一服，得吐者，止后服。

《方极》云：栀子生姜豉汤，治栀子豉汤证而呕者。

松川世德《治验》云：松川村兵藏，便血数月，服药虽渐愈，而色泽不华（原文云身体无色），面上及两脚浮肿，心中烦悸，头微痛，时时呕，寸口脉微，乃与栀子生姜豉汤而愈。

发汗若下之，而烦热，胸中窒者，栀子豉汤主之。

元坚云：烦热，即虚烦不得眠之互词。考烦，本热闷之义，故三阳皆有烦者。又假为苦恼难忍之貌，如疼烦烦疼之烦是已，如少阴厥阴之烦，亦是也。方氏云：窒者，邪热壅滞而窒塞，未至于痛，而比痛较轻也。渊雷案：栀豉诸汤，能治轻证膈噎，可知胸中窒即指膈噎，所谓食管狭窄病也。盖因食管黏膜干燥，咽物不能滑利之故，阳明篇云"心中懊憹，饥不能食"（二百三十四条），亦是此证。

伤寒五六日，大下之后，身热不去，心中结痛者，未欲解也，栀子豉汤主之。

未欲解也，《玉函》作此为不解。

《伤寒类方》云：结痛，更甚于窒矣。按胸中窒结痛，何以不用小陷胸？盖小陷胸证乃心下痛，胸中在心之上，故不得用陷胸。何以不用泻心诸法？盖泻心证乃心下痞，痞为无形，痛为有象，故不得用泻心。古人治病，非但内外不失厘毫，即上下亦不腧分寸也。元坚云：此证最疑于结胸，惟心下硬濡为分。渊雷案：依徐说，心中即胸中，依小丹波说，心中即心下。此结痛，当亦是食管病，发炎肿疡之类。病在上部者，证见于胸中，病在下部近胃者，证见于心下耳。

伤寒下后，心烦腹满，卧起不安者，栀子厚朴汤主之。

山田氏云：此虚烦兼腹满者，故于栀子豉汤内，去香豉，加厚朴枳实以主之。心烦即虚烦，卧起不安，即不得眠已。其致腹满，以下后内虚，气满不通也，与厚朴生姜半夏甘草人参汤，同一虚胀尔，是以虽满而不坚实，此其所以不用大黄芒硝也。

栀子厚朴汤方

栀子（十四个，擘）　厚朴（四两，炙，去皮）　枳实（四枚，水浸，炙令黄）

上三味，以水三升半，煮取一升半，去滓，分两服，温进一服，得吐者，止后服。

《方极》云：栀子厚朴汤，治胸腹烦满者。《方机》云：治心烦腹满，卧起不安者。

《类聚方广义》云：下后心烦腹满，卧起不安者，世医辄谓病不尽，犹有用三承气汤等误治者，长沙氏所以有是等方法也，措治之间，最宜注意。

《药征》云：枳实，主治结实之毒也，旁治胸满胸痹，腹满腹痛。汤本氏云：主治结实之毒者，谓治心下肋骨弓下（似柴胡之胁满而尤甚）及腹直肌之结实也，其作用有似芍药，芍药主结实拘挛，枳实则结实较优，拘挛较劣也。旁治胸满腹满，又似厚朴，而枳实以结实为主，胀满为客，厚朴以胀满为主，结实为客。至于治食毒，或食兼水毒，则枳实与厚朴共之。

某氏云：津久井郡又野村，井上与兵卫，患黄疸数月，东京浅田氏疗之，不验。其证腹硬满，呼吸促迫，遍身黄黑色，昼夜卧起不安，予以栀子厚朴汤加术，与硝黄丸互进，不日而胸腹烦闷减。益投前方，三十余日而病减半，后百余日，与前方不止，遂至痊愈。

伤寒，医以丸药大下之，身热不去，微烦者，栀子干姜汤主之。

丸药，盖汉时俗医习用之剂，有巴豆者，虽制为丸，吐下之力仍剧。伤寒大法，有表证者，当先解其表。今以丸药大下之，里已虚寒，表仍未解，成上热下寒之局，故身热不去而微烦也。栀子豉汤之虚烦，系纯于热者，此条之微烦，乃寒热交错者，故以栀子清上热，干姜温下寒，与泻心黄连等汤同义。

栀子干姜汤方

栀子（十四个，擘）　干姜（二两）

上二味，以水三升半，煮取一升半，去滓，分两服，温进一服，得吐者，止后服。

《杨氏家藏方》云：二气散（即本方用炒栀子），治阴阳痞结，咽膈噎塞，状若梅核，妨碍饮食，久而不愈，即成翻胃。渊雷案：二气散证候，显然为食管狭窄病，其用栀子，盖从栀子豉汤之胸中窒，心中结痛悟出，其用干姜，当有里寒证耳。《圣惠方》云：治赤白痢，无问日数老少，干姜散方，即本方，入薤白七茎，豉半合，煎服。

《成绩录》云：己未之秋，疫痢流行，其证多相似，大抵胸满烦躁，身热殊甚，头汗如流，腹痛下痢，色如尘煤，行数无度，医虽疗之，皆人鬼簿。先生取桃仁承气汤栀子干姜汤，以互相进，无一不救者。

凡用栀子汤，病人旧微溏者，不可与服之。

《玉函》，汤下有证字，病作其，无旧字。

此条为栀子诸汤之禁例，亦为一切寒凉药之禁例。旧微溏者，平日大便微溏也。举微溏，以明其人里虚而下焦寒。里虚而下焦寒者，虽有心烦懊侬之栀豉证，不可与栀豉苦寒药，当先以温药调其里。成氏引《内经》云：先泄而后生他病者，治其本，必且调之，后乃治其他病。是也。本论九十四条急当救里，亦是此意。

以上六条，论栀豉诸汤之证治。阳明篇有栀豉证两条。厥阴篇有栀豉证一条。当参看。

太阳病发汗，汗出不解，其人仍发热，心下悸，头眩，身瞤动，振振欲擗（一作僻）地者，真武汤主之。

山田氏云：瞵擗辟三字通用。所谓擗地，即躃地也。又按《脉经》作仆地，字异而义同。此条言太阳病，以麻黄青龙辈大发其汗，其人充实者，当汗出复度也；若其人虚弱者，汗出表证罢，而病仍不解，发热，心下悸，头眩，身瞤动欲仆地，此以汗出多而亡阳故也。虽有发热，非表不解之发热，乃虚火炎上之发热，后世所谓真寒假热者也。心下悸者，胃阳虚而水饮停蓄也。头眩者，头中之阳虚也，《灵枢·卫气篇》所谓上虚则眩是也。身瞤欲仆者，经中之阳虚也，茯苓桂枝白术甘草汤条所谓发汗则动经，身为振振摇是也。此表里上下俱虚之候具焉，故与真武汤，以复其阳，以行其水也。元坚云：方氏以来，立太阳三纲之说，以诸变证，原其来路，分隶于桂麻青龙三等。然仲景之意，盖不若是其几也，且姑举一证言之。如太阳中篇真武汤证，或自桂枝证汗之如水流漓，或自桂枝证误用麻黄，或自麻黄证误用青龙，诸般过汗，皆能变此，有一定乎？如方氏诸辈，专持偏见，以绳缚圣法，其害殆不为浅，学者宜勿被眩惑焉。汤本氏云：发汗后，其人仍发热，此非表证，乃少阴发热也。心悸头眩，身润欲仆，虽因阳虚，亦由水毒侵袭，故主以真武。真武证与苓桂术甘证相似，而有阴阳虚实之别。

渊雷案：以上三日人之说，皆切当可从，不须赘释。真武汤方为苓芍姜术附五味，《脉经》《千金》及《翼》，俱名玄武汤，赵宋避其先人讳，改玄为真。赵刻本于此出方，然本是少阴方，少阴篇三百一十九条下方证完具，故删此处之方，解释于彼。又案此条，亦是误汗过汗之逆，当次于苓桂术甘汤后，而次于此者。殆因下文诸条，出禁汗之列，故以此发端欤。

《医学纲目》云：孙兆治太乙宫道士周德真，患伤寒，发汗出多，惊悸目眩，身战掉欲倒地，众医有欲发汗者，有作风治者，有用冷药解者，病皆不除。召孙至，曰：太阳经病，得汗早，欲解不解者，因太阳经欲解，复作汗，肾气不足，汗不来，所以心悸目眩身转（案：说理皆不核不可从），遂作真武汤服之，三服，微汗自出，遂愈（此下本有一段议论以其不核删之）。

咽喉干燥者，不可发汗。

咽喉干燥者，上焦津液不足也。肺结核，喉头结核，咽头结核，皆咽喉干燥之例。病结核者，营养不良，津液缺乏，故在禁汗之列。

淋家不可发汗，发汗必便血。

淋家者，患膀胱病尿道病之人也，下焦津干，故在禁汗之列。便血即尿血，《伤寒补亡论》常器之云：宜猪苓汤。案猪苓汤，治淋病尿血之剂，非所以代发汗解表也。

疮家，虽身疼痛，不可发汗，汗出则痉。

疮家有二义：一者，刀剑所伤，失血过多；二者，痈疡之病，流脓已久。此皆血液组织液受到损失，身疼痛虽属麻黄汤证，然因血亏，故在禁汗之列。误汗而益虚其体液，肌肉失于营养，以致项背强直而为痉矣。痉《玉函》作痓，为是，详《金匮要略今释》。

衄家不可发汗，汗出必额上陷，脉急紧，直视不能眴（音唤又胡绢切，下同，一作瞬），不得眠。

《玉函》云：必额上促急而紧。《病源》同，促作菹。《外台》引《病源》，促作脉，皆无陷字。

伤寒不发汗，因致衄者，麻黄汤主之。此则素患衄血之人，血燥于上，故在禁汗之列。陷字盖衍文，额上有颅骨撑持，不致陷也。惟衄家之前额部本少营养，复发汗，则额上筋脉拘急，成局部之痉。额内之动眼神经亦拘急，令直视不能眴。眴，目动也。不得眠者，阴虚生烦躁也。此皆亡失血液体液之故。禁汗七条中，误汗之变，此条最剧，法在不治。常器之拟犀角地黄汤，则是治衄之普通剂，非救逆之方。

亡血家不可发汗，发汗则寒栗而振。

亡血者阴虚，寒栗而振者阳虚。阴阳互根，故阴虚而误汗，则阳亦随虚。六十一条下后复发汗，振寒脉微细，与此同一机转。山田氏云：亡血家者，如呕血下血崩漏产后金疮破伤类是也。亡者失也，非减也。寒栗而振，乃干姜附子汤证。

汗家复发汗，必恍惚心乱，小便已阴疼，与禹余粮丸。（方本阙）

汗家液竭于表，故在禁汗之列。恍惚心乱，亦阴虚阳越之象。小便已阴疼者，小便之后，尿道口作痛，气弱不利故也。伊泽信恬云：此条，考前后诸条，亦系禁汗之列，不须自主一方，与禹余粮丸数字，盖衍文也。

病人有寒，复发汗，胃中冷，必吐蛔（一作逆）。

山田氏云：有寒，谓肠胃虚寒，太阴篇所谓，"自利不渴者属太阴，以其脏有寒故也，当温之，宜服四逆辈"，是也。渊雷案：里寒之人，虽有表证，仍当先温其里（参看九十四条），否则表证虽除，里寒转甚，胃中冷而呕吐作矣。吐蛔，依或本作吐逆为是。蛔系消化器官之寄生虫，健康人不当有之。旧注以为胃冷不能化谷，蛔不得养，因上从口出，非也。吐蛔详厥阴篇。

以上七条，论禁汗之列。

本发汗，而复下之，此为逆也；若先发汗，治不为逆。本先下之，而反汗之，为逆；若先下之，治不为逆。

本当发汗之病，而反下之，此为逆也。若先发其汗，表解后，有里证，然后下之，即不为逆矣。本当先下之病，而反汗之，亦为逆。若先下之，里证既除，表犹未解，然后汗之，即不为逆矣。

惟忠云：虽不及吐，自在其中也。本发之间，脱先字。方氏云：复与覆同，古字通用。复亦反也，犹言误也，与下文反汗之反同意。

汪氏云：治伤寒之法，表证急者即宜汗，里证急者即宜下，不可拘拘于先汗而后下也。汗下得宜，治不为逆。

伤寒，医下之，续得下利，清谷不止，身疼痛者，急当救里；后身疼痛，清便自调者，急当救表。救里宜四逆汤，救表宜桂枝汤。

此条言病有表里证者，当权其轻重，知所缓急，此治病之大法，学者宜细心体味。伤寒误下之后，下剂之药力虽尽，其人仍下利不止，且所下者是完谷，未能消化，则知胃肠虚寒，消化机能全失，斯时虽有表证，急当用温药救里，不可兼解其表。学者须知治病之原则，不过凭借人体之自然疗能，从而辅翼匡赞之尔。阳证之机能亢进，自然疗能祛病之现象也。太阳证之亢进于肌表，自然疗能祛病之趋向也，医者因势利导，助自然疗能祛除毒害性物质于肌表，则有发汗解肌之法。胃肠者，后天水谷之本，胃肠虚寒，自然疗能内顾且不暇，夫何能祛病于外？当此之时，与解表之药，既无所凭借，乃不能祛除毒害性物质，反伤其阳。阳既伤，毒害性物质且内陷而益猖獗，以是急当救里也。及其清便自调，则胃肠之机能已复，内顾无忧，自然疗能必奋起祛病，斯时设仍有身疼痛之表证，自当急解其表矣。救表之救字，盖攻字，传写所讹。太阳上篇云，"反与桂枝，欲攻其表"，厥阴篇云，"攻表宜桂枝汤"，可证也。此条主旨，在于表里缓急，其称四逆桂枝，不过聊举一例，非一成不变之方也。

前条先汗后下，就阳证而言，古人所谓祛邪也。此条先温后表，就阴证而言，古人所谓扶正也。治阳证之法，汗下吐和，无非祛除毒害性物质。治阴证之法，虽有异证，惟务温补，则欲恢复机能也。

濑穆曰：清者，反语，不净之处，即厕也。谷，食不化之谓。自调，言如常调和也。

病发热头痛，脉反沉，若不差，身体疼痛，当救其里，宜四逆汤。

若不差上，当有阙文。身体疼痛，亦未见是急当救里之候。以意推之，当云病发热头痛，脉反沉，可与麻黄附子细辛汤，若不差，身体疼痛，下利呕逆者，当救其里，宜四逆汤。盖发热头痛，是太阳证，其脉当浮，今得少阴之沉脉，故曰反。证则太阳。脉则少阴，此即《内经》所谓两感之病，其实乃正气祛病而力不足之现象，宜发汗温经并行，则麻附细辛为对证之方。且以文势论，亦必有可与一句，然后若不差句有所承接。下文云，"腹中急痛，先与小建中汤，不差者，小柴胡汤主之"，可以为例也。身体疼痛，虽太阳少阴俱有之证，究不得为里，必下利呕逆而脉沉，乃为里寒，合于救里之义也。

以上三条，论表里俱病之治法。

太阳病，先下而不愈，因复发汗，以此表里俱虚，其人因致冒，冒家汗出自愈。所以然者，汗出表和故也。里未和，然后复下之。

元坚云：此条为汗下先后之例而设，以臆测之，此本兼有表里证，医以里为急而先下之，后见表仍在，以发其汗。然被下之际，表邪不陷，亦似表里之热从汗下解，乃知其病俱轻，但以汗下过当，与先后失序，而致表里俱虚也。程氏云：冒者，清阳不彻，昏蔽及头目也（案是脑贫血耳）。张氏《直解》云：然后者，缓词也，如无里证，可不必下也。

渊雷案：此条，文不雅驯，理亦枘凿，非仲景之言也。表里俱虚而冒，为急性病过程中一种证候，不得称冒家，谬一矣。冒家汗出自愈，此必表里已解，惟余冒证，乃能不药自愈。而下文云，"汗出表和"，则是汗未出时，表未解也，又云，"里未和，然后复下之"，则是既冒之后，里亦有未解者。正气则表里俱虚，邪气则表里未解，如此正虚邪盛，岂有汗出自愈之理？谬二矣。若谓汗出自愈是愈其冒，非愈其表里，则表里俱虚而病不解者，急当救里攻表，岂可坐待冒愈，延误病机？谬三矣。以是观之，非仲景之言甚明。小丹波但释表里俱虚，而于冒家汗出云云，不著一语，盖亦心知不妥，特不敢直斥其非耳。

太阳病未解，脉阴阳俱停（一作微），必先振栗，汗出而解。但阳脉微者，先汗出而解，但阴脉微（一作尺脉实）者，下之而解。若欲下之，宜调胃承气汤（一云用大柴胡汤）。

丹波氏云：停脉，成氏为均调之义，方喻张柯魏汪并同。程钱二氏及《金鉴》，为停止之谓。然据下文阴脉微阳脉微推之，宋版注一作微者，极为允当。况停脉，《素》《灵》《难经》及《本经》中，他无所见，必是讹谬。且本条文意，与他条不同，诸注亦未明切。

渊雷案：此条以脉之阴阳，辨病解之由于汗下，无论脉停脉微，其理皆不可通，其事皆无所验，明是迷信脉法之人。凭空臆测，非仲景之文。汤本右卫门乃谓此条辨汗下之歧路，为吃紧之要语，不可不深铭肺肝。噫！此何异于读书不通之人，捧兔园旧册，而盱衡赞叹耶。

太阳病，发热汗出者，此为营弱卫强，故使汗出，欲救邪风者，宜桂枝汤。

此与五十四条五十五条同意，而云欲救邪风，则似真有邪风客于人体者，以是知非仲景之言矣。仲景则云名为中风（第二条），名为者，不可知而强名之之谓也。

山田氏云：上三条，并王叔和所掺入，非仲景氏言也，凡称所以然者。盖叔和家言矣，且脉之分阴阳，及调胃承气本非下剂（案山田以为和胃气），而称欲下之，仲景未尝语营卫，而称营弱卫强者，皆足以发其奸。况文采辞气，本自不同乎。

伤寒五六日中风，往来寒热，胸胁苦满，嘿嘿不欲饮食，心烦喜呕，或胸中烦而不呕，或渴，或腹中痛，或胁下痞硬，或心下悸，小便不利，或不渴，身有微热，或咳者，小柴胡汤主之。

自此以下，论柴胡汤一类证治。柴胡汤主少阳病，大沦列柴胡诸证于太阳篇，而少阳篇仅存空洞之词，何也？曰：仲景之论六经，沿热论之名，而不袭其实故也。热论三阳之次，太阳阳明少阳，谓太阳传阳明，阳明传少阳也。仲景次少阳篇于阳明篇后，沿热论之名也。然仲景之少阳，来自太阳，传诸阳明，故柴胡证不可次于阳明之后，即不可列于少阳篇矣。热论之三阳，皆仲景之太阳，故皆可发汗。仲景之少阳，则为柴胡证，不可发汗。此一证候群，为热论所不言，此皆不袭热论之实也。故柴胡诸证虽在太阳篇，曾不称为太阳病，大柴胡条虽有太阳病过经十余日之文，已过太阳经，即非太阳病，此皆明其病之非太阳也。少阳篇云，"太阳病不解，转入少阳者，与小柴胡汤"，明太阳传少阳，少阳主柴胡也。百一条云，"服柴胡汤已，渴者，属阳明"，明少阳传阳明也。凡此，皆仲景自异于热论之微旨，故列柴胡证于太阳篇。次少阳篇于阳明篇之后者。仲景之不得已，亦仲景之不彻底也。

仲景之三阳，皆视抗病力所在而为之界说。太阳为在表在上，阳明为在里在下，而少阳自昔称为半表半里。所谓半表半里者，非半在表半在里之谓，谓在表里上下之间也。故太阳证在头项，在躯壳，头项为上，躯壳为表也。阳明证在肠在腑，腑为里，肠行大便为下也（阳明之胃实指肠，三泻心汤治胃者，注家犹指为少阳焉）。而少阳证在胸胁在胸膜若膈膜，胸胁与膈膜为上下之间，胸膜为表里之间也。腹膜病不属少阳者，位已近下，虽在表里之间，不在上下之间故也。余常谓表与上，里与下，常相因，以是推之，其事益明。

伤寒五六日中风，系倒句法，谓伤寒或中风，经五六日也。病起五六日，为太阳传人少阳之期。揭五六日，明下文之证候为少阳证也。往来寒热，与恶寒发热不同。恶寒发热者，恶寒之自觉证，与发热之他觉证同时俱见。往来寒热，则恶寒时不知热，发热时不知寒，寒与热间代而见，疟疾其代表型也。胸胁苦满，谓肋骨弓下有困闷之自觉证。满与懑通，懑之音义俱同闷。胸胁之所以苦满，不但肝脾胰三脏肿大，亦因胸胁部之淋巴结肿硬故也。淋巴系即古书所谓三焦，三焦之经为手少阳，故胸胁苦满为少阳证，干性胸膜炎，其代表型也。嘿嘿，即默默。喜呕，犹言屡呕。嘿嘿不欲饮食，心烦喜呕，皆因病毒蓄积于膈膜附近，胸胁部有炎症，影响胃机能故也。自往来寒热至喜呕，为小柴胡之主要证。以下历举或然证，明此汤应用之广，虽有异证，仍可施用也。

山田氏云：其或以下数证，便是所兼之客证，不问其兼与不兼，皆在一小柴胡所得而主也。盖人之为体，有虚有实，有老有少，有宿疾者，有无宿疾者，故邪气之所留虽同也，至于其所兼者，则不能齐，是以有兼证若此者也。

成氏云：病有在表者，有在里者，有在表里之间者，此邪气在表里之间，谓之半表半里。邪气在表者，必渍形以为汗，邪气在里者，必荡涤以取利，其于不外不内，半表半里，是当和解则可也。小柴胡和解表里之剂。

岛寿云：半表半里者，不表不里，正在表里之中间也。又有表里俱见者，不与此同。夫表里俱见者，有头痛寒热之表证，而复有口舌干燥腹满等之里证也，非若所谓半表半里，寒热往来胸胁苦满等证也。后学不察，误者亦多，特表而出之。

小柴胡汤方

柴胡（半斤）　黄芩（三两）　人参（三两）　半夏（半升，洗）　甘草（炙）生姜（各三两，切）　大枣（十二枚，擘）

上七味，以水一斗二升，煮取六升，去滓再煎，取三升，温服一升，日三服。若胸中烦而不呕者，去半夏、人参加栝楼实一枚；若渴，去半夏，加人参，合前成四两半，栝楼根四两；若腹中痛者，去黄芩，加芍药三两；若胁下痞硬，去大枣，加牡蛎四两；若心下悸，小便不利者，去黄芩，加茯苓四两；若不渴，外有微热者，去人参，加桂枝三两，温覆微汗愈；若咳者，去人参大枣生姜，加五味子半升，干姜二两。

《千金方》云：妇人在蓐得风，盖四肢苦烦热，皆自发露所为。若头痛，与小柴胡汤；头不痛，但烦热，与三物黄芩汤（黄芩苦参干地黄）。案此条亦见《金匮·妇人产后篇》，当参看。

又云：黄龙汤，治伤寒瘥后，更头痛壮热烦闷，方，仲景名小柴胡汤。

《苏沈良方》云：此药，伤寒论虽主数十证，大要其间有五证最得当，服之必愈。一者，身热，心中逆，或呕吐者，可服。若因渴饮水而呕者，不可服，身体不温热者，不可服。二者，寒热往来者可服。三者，发潮热者可服。四者，心烦胁下满，或渴或不渴，皆可服。五者，伤寒已差后，更发热者，可服。此五证但有一证，更勿疑，便可服，若有三两证以上，更得当也。世人但知小柴胡汤治伤寒，不问何证，便服之，不徒无效，兼有所害，缘此药差寒故也。元祐二年，时行无少长皆咳。本方去人参、大枣、生姜，加五味子、干姜各半两，服此皆愈。常时上壅痰实，只依本方，食后卧时服，甚妙。赤白痢尤效，痢药中无知此妙，盖痢多因伏暑，此药极解暑毒。渊雷案：胸胁苦满，心下痞硬，时时呕逆，口苦目眩，脉弦细，舌苔薄白，向边渐淡者，小柴胡之的证也。具此证者，无论有热无热，寒热往来与否，亦无论何种病，服小柴胡汤，无不效者。《苏沈良方》所举五证，惟第四证最核，其他四证，不可过信。

《直指方》云：小柴胡汤，治男女诸热出血。血热蕴隆，于本方加乌梅。渊雷案：有人以柴胡为升提发汗之峻烈药，不敢使用，此风盖启自洁古东垣，至于今，天下滔滔皆是矣。夫大论以目眩为少阳证，孙真人以柴胡汤治产后得风头痛，杨仁斋以柴胡汤治诸热出血，诸热出血者，衄血吐血也，由是观之，柴胡岂升提药哉？仲景于少阳禁发汗，而独任柴胡，柴胡岂发汗药哉？耳食盲从，不学不思，良可叹也。

《得效方》云：小柴胡汤治挟岚嶂溪源蒸毒之气，自岭以南，地毒苦炎，燥湿不常，人多患此状，血乘上焦，病欲来时，令人迷困，甚则发躁狂妄，亦有哑不能言者，皆由败毒瘀心，毒涎聚于脾所致，于此药中，加大黄枳壳各五钱。

《名医方考》云：疟发时耳聋胁痛，寒热往来，口苦喜呕，脉弦者，名曰风疟，小柴胡汤主之。

《医方口诀集》云：小柴胡汤，予常用之，其口诀凡六，伤寒半表半里之证，加减而用之，其一也；温疟初发，增减而用夕，其二也；下疳疮，又便毒囊痈等类，凡在前阴之疾，皆用为主剂，其三也（案此说难从）；胸胁痛，寒热往来，因怒为病少类，凡属肝胆者，皆用为主剂，其四也；寡尼室女，寒热往来，头痛，胸胁牵引，口苦，经候失常者，似疟非疟，似伤寒非伤寒，此热入血室也，以此方为主药，随见证作佐使用之，其五也；古书治劳瘵骨蒸，多以本方加秦艽鳖甲等药主之，予虽未试之，知其不为无理，故取为口诀之六。

《方极》云：小柴胡汤，治胸胁苦满，或寒热往来，或呕者。渊雷案：当有心下痞硬证。

《方机》云：小柴胡汤，治往来寒热，胸胁苦满，默默不欲饮食，心烦喜呕者；胸满胁痛者；身热恶风，颈项强，胁下满，或渴，或微呕者。又治胁下逆满，郁郁不欲饮食，或呕者，兼用应钟；发潮热，胸胁满而呕者，兼用消块；寒热发作有时，胸胁苦满，有经水之变者，兼用应钟；产妇四肢苦烦热，头痛，胸胁满者，兼用解毒散；产妇郁冒，寒热往来，呕而不能食，大便坚，或盗汗出者，兼用消块或应钟；发热，大便溏，小便自可，胸满者，兼用消块；发黄色，腹痛而呕，或胸胁满而渴者，兼用应钟；胁下硬满，不大便而呕者，兼用消块。

《古方便览》云：小柴胡汤治疟疾，当随其腹诊，考而用之。古今以此汤为治疟疾之方，一概施用，多不验者，以其但据寒热，不知腹诊故也。东洞先生主腹诊而教弟子，腹诊不精，则不足治病。

又云：治水肿，胸胁苦满，小便不利者，兼用三黄丸平水丸。

汤本氏云：小柴胡汤以胸胁苦满为主证，诊察之法，令病人仰卧，医以指头从其肋骨弓下，沿前胸壁里面，向胸腔按压，触知一种抵抗物，而病人觉压痛，是即小柴胡汤之腹证。然则胸胁苦满云者，当是肝脾胰三脏之肿胀硬结矣。然肝脾胰并无异状，而肋骨弓下仍有抵抗物触知者，临床上所见甚多，是必有他种关系，以理推之，殆该部淋巴结之肿胀硬结也。何则？凡以肋骨弓下抵抗物为主证，而用小柴胡汤，治脑病，五官器病，咽喉病，呼吸器病，胸膜病，心脏病，胃肠病，以及肝脾胰肾子宫等病，其病渐愈，则抵抗物亦从而消缩，据经验之事实，以推其病理，除淋巴系统外，无可说明。盖因上述诸脏器中，一脏乃至数脏之原发病变，其毒害性物质由淋巴及淋巴管之媒介，达于膈膜上下，引起该部淋巴结之续发病变，使之肿胀硬结也。仲师创立小柴胡汤，使原发续发诸病同时俱治，而以续发的胸胁苦满为主证者，取其易于触知故也。

渊雷案：药治之原则，在利用人体之天然抗病力，而顺其趋势，证在上在表者，知抗病力欲外达，故太阳宜发汗；证在下在里者，知抗病力欲下夺，故阳明宜攻下；至于证在表里上下之间，则抗病力之趋势不可知，故汗吐下诸法，皆禁施于少阳（参看少阳篇二百六十八至二百七十条）。夫阳证祛毒之治，除汗吐下，更无他法，汗吐下俱在所禁，则少阳之药法，几于穷矣，独有柴胡一味，专宜此病。征诸实验，若服柴胡剂之当，有汗出而解者，有微利而解者，非柴胡兼有汗下之功，特能扶助少阳之抗病力，以祛除毒害性物质耳。亦有不汗不利，潜然而解者，昔贤因称柴胡为和解剂，意者，柴胡特能产生少阳之抗毒力，与毒害性物质结合，而成无毒之物，故不假祛毒，而病自愈欤。小柴胡汤之主药柴胡，专治胸胁部及胸膜膈膜之病，又能抑制交感神经之兴奋，能疏涤淋巴之壅滞。神经证，古医书称为肝，其兴奋过度者，又称为胆，肝胆之经相为表里，胆又与淋巴系之三焦称少阳经，故柴胡称肝胆药，又称少阳药。主药柴胡，及不足重轻之副药甘草、大枣而外，芩参姜夏皆胃药，胃邻接胸膈，受胸膈病之影响最大故也，然其与柴胡相伍，必有特殊之效，愧余未能探索耳。

张氏《本草选》云：昧者以粗大者为大柴胡，细者名小柴胡，不知仲景大小柴胡，乃汤名也。王氏《古方选注》云：小柴胡汤去滓再煎，恐刚柔不相济，有碍于和也。七味主治在中，不及下焦，故称之曰小。《伤寒类方》云：此汤除大枣，共二十八两（案徐氏作半夏半斤故云尔），较今称，亦五两六钱零，虽分三服，已为重剂，盖少阳介于两阳之间，须兼顾三经，故药不宜轻。去渣再煎者，此方乃和解之剂，再煎则药性和合，能使经气相融，不复往来出入。古圣不但用药之妙，其煎法俱有精义。山田氏云：加减法，后人因或字所加，说见小青龙汤条下。

《医方口诀集》云：坂阳一室女，病疟，热多寒少，一医投药而呕，一医投药反泄。请予诊治时，疟利并作，且呕，脉之但弦，投以本方加芍药，未至五帖，诸证并瘳。

又云：寡妇，不时寒热，脉上鱼际，此血盛之证也，用本方加地黄治之而愈。

又云：一妇人，身颤振，口妄言，诸药不效，以为郁怒所致也。询其故，盖因素嫌其夫，含怒已久。投以本方，稍可，又用加味归脾汤而愈。

又云：一室女，十四岁，天癸未至，身发赤斑而痒痛，左关脉弦数，此因肝火血热也，以本方加生地山栀丹皮治之而愈。

《建殊录》云：山下谒先生曰：有男生五岁，哑而痫，痫日一发或再发，虚尪羸惫，且夕待毙，且其闷苦之状，日甚一日矣。父母之情，不忍坐视，原赖先生之术，幸一见起，虽死不悔。先生因为诊之，心下痞，按之濡，乃作大黄黄连汤饮之。百日所，痞去，而痫不复发，然而胸肋烦胀，胁下支满，哑尚如故，又作小柴胡汤及三黄丸与之，时以大陷胸丸攻之。可半岁，一日，乳母拥儿倚门，适有牵马而过者，儿忽呼曰："乌麻"。父母喜甚，乃襁负俱来，告之先生。先生试拈糖果以挑其呼，儿忽复呼曰："乌麻伊"（日语呼马乌麻，呼甘味乌麻伊）。父母以为过愿，踊跃不自胜，因服前方数月，言语卒如常儿。

又云：一贾人，面色紫润，掌中肉脱，四肢痒痛，众医以为癫疾，处方皆无效。先生诊之，胸胁烦胀，心下痞硬，作小柴胡汤及梅肉丸杂进。数十日，掌肉复故，紫润始退。

又云：京师木屋街鱼店，吉兵卫之男，年十四岁，通身红肿，心胸烦满，小便不利，脚殊濡弱，众医无效。先生诊之，胸胁苦满，心下痞硬，四肢微热，作小柴胡汤饮之，尽三服，小便快利，肿胀随减，未满十服而痊愈。

又云：凡患恶疾者（案谓癫也），多由传继，而其身发之，诟辱及于祖先者也。江州一贾人患之，谒先生，求诊治。先生诊视之，面色紫润，身体处处烂，按其腹，两胁拘急，心下痞硬，先用小柴胡汤和解胸腹，后作七宝丸饮之，半岁所，诸证全退。

《成绩录》云：一男子患疟，他医与药，既一两发之后，一日，大汗出不休，因请先生，先生与小柴胡加石膏汤，乃复故。

又云：一男子，患耳聋，胁下硬，时时短气上冲，发则昏冒不能言，两脚挛急，不能转侧，每月一两发，先生诊之，投小柴胡汤，兼以硫黄丸而愈。

《古方便览》云：一男子，年四十余，初，手背发毒肿，愈后，一日忽然恶寒发热，一身面目浮肿，小便不通。余诊之，心下痞硬，胸胁烦胀，乃以小柴胡汤及平水丸杂进，小便快利而痊愈。

又云：一妇人发黄，心中烦乱，口燥，胸胁苦满，不能食，数日后，两目盲，不得见物，余乃作小柴胡汤及芎黄散与之，目遂复明，一个月余，诸证痊愈。

又云：一男子吐血，数日不止，日益剧，余诊其腹，胸胁烦胀而痛，乃作此方与之，两三剂而奏效。

又云：一男子，年五十余，得一病，常郁郁不乐，独闭户塞牖而处，惕然不欲闻鸡犬之声，上冲目昏，寤寐不安，睡则见梦，或遗沥漏精，饮食无味，百治不愈，绵延三年。余诊视之，胸胁苦满，乃作柴胡加桂汤及三黄丸饮之，时时以紫圆攻之，三个月而病痊愈。

又云：一女年十八，咳嗽吐痰，气上冲，头目昏眩，四肢倦怠，心志不定，寒热往来，饮食无味，日就羸瘦而不愈，一年所，众医皆以为劳瘵。余诊之，胸肋烦胀，乃令服小柴胡加桂汤及滚痰丸，三个月许而收全效。

血弱气尽，腠理开，邪气因入，与正气相搏，结于胁下，正邪纷争，往来寒热，休作有时，嘿嘿不欲饮食，脏腑相连，其痛必下，邪高痛下，故使呕也（一云脏腑相违，其病必下，胁鬲中痛），小柴胡汤主之。

王宇泰《伤寒准绳》云：血弱气尽，至结于胁下，是释胸胁苦满句。正邪纷争三句，是释往来寒热句，倒装法也。默默不欲饮食，兼上文满痛而言，脏腑相连四句，释心烦喜呕也。

刘栋云：此条后人所记，上条注文也。

渊雷案：此条自嘿嘿不欲饮食以上，文意可解，而理不核，自脏腑相违以下，文意且不可解矣，此非仲景旧文，当删。

服柴胡汤已，渴者，属阳明，以法治之。

赵刻本与上条连属为一，今从《玉函》成本析之。

《金鉴》引郑重光云：少阳阳明之病机，在呕渴中分，渴则转属阳明，呕则仍在少阳。如呕多虽有阳明证，不可攻之（二百一十二条），因病未离少阳也。服柴胡汤，渴当止，若服柴胡物已，加渴者，是热入胃腑，耗精消水，此属阳明胃病也。

山田氏云：前条辨太阳之一转而为少阳，此条乃辨少阳之一转而为阳明，可见六经次序，阳明在少阳前者，虽循《素问》之旧，实则不然矣。按以法治之语，亦见阳明五苓散条，及少阳篇内，论中治渴方，种种不同，宜求其全证以与主方。

汤本氏云：此等证，宜小柴胡加石膏汤，或大柴胡加石膏汤者，甚多。后世派医，用小柴胡白虎合方，名柴白汤，不如小柴胡加石膏之简捷矣。

得病六七日，脉迟浮弱，恶风寒，手足温，医两三下之，不能食，而胁下满痛，面目及身黄，颈项强，小便难者，与柴胡汤，后必下重；本渴饮水而呕者，柴胡汤不中与也，食谷者哕。

钱氏云：后谓大便也，下重者，非下体沉重，即大便后重也。

刘栋云：此下伤寒四五日条之注文，后人所掺，误出于此也。

渊雷案：胸胁苦满为柴胡主证，此条示胃肠病之胁下满痛，不可误认为胸胁苦片满，而漫投柴胡也。何以知是胃肠病？以其身面黄，食谷哕，且柴胡证之满痛在躯壳，此证之满痛在胃肠也。脉浮弱，恶风寒，手足温，颈项强，颇似太阳桂枝证。然脉迟而身不热，则表里虚寒，解表且不可，而况两三下之乎。误下至于两三，故胃气大伤而不能食，且引起胃肠炎症也。胃炎，故胁下满痛，饮水而呕，食谷而哕；肠炎故身面俱黄，小便难而下重也。病在胃肠为里，而非半表半里之少阳，故柴胡不适当。

伤寒四五日，身热恶风，颈项强，胁下满，手足温而渴者，小柴胡汤主之。

浅田宗伯《伤寒杂病辨证》云：身热者，大热也，太阳上篇曰，"身大热"，干姜附子汤曰，"身无大热"，可以征焉。其位属阳明，与微热相反，盖微热，潜在于里者也，身热，显发于表者也。大抵身字以表言也，身黄身疼身凉之类，可以见焉。注家或以为表热，或以为里热，纷纷费解，中西惟齐曰，"身热者，胸腹常热，而热在肌肤，使人身重微烦"，此说得之。又云，小柴胡汤曰身热恶风，则是三阳合病，而治取少阳者电，非谓往来寒热之变态。

汤本氏云：此条暗示本方与葛根汤之鉴别法，不可不知。余之实验，柴胡证之颈项强，乃从肩胛关节部，沿锁骨上窝之上缘，向颞颥骨乳突部，此一带肌肉挛急之谓，以此与葛根汤之项背强区别，在临床上非常重要，不可忽略。张氏《集注》引陆氏云：手足温者，手足热也，乃病人自觉其热，非按而得之也。不然，何以本论既云身热，而复云手足温？有谓身发热而手足温和者，非也。凡《灵》《素》中言温者，皆谓热也，非谓不热也。

渊雷案：以上三家之说，均以此条之伤寒四五日恶风是太阳证，身热及病人自觉手足温而渴是阳明证，颈项强，胸胁满，是少阳柴胡证，故知此条，是三阳合病，而治从少阳者也。刘栋以上条为此条之注文，盖后人附注疑似证，以示临床鉴别。今案两条所同者，为恶风，颈项强，胁下满，手足温而渴。此条与上条异者，一则身热，二则身面不黄，三则饮水不呕，四则食谷不哕。此条主柴胡，上条则当于太阴寒湿中求之。又案：以证候言，此条实是三阳合病，而经文不著合病之名，其明称合病者，又皆不具合病之证候，盖合病云者，古医家相传之术语，仲景沿而用之，其义今不可考。注家所释，皆望文生义耳，说详阳明篇中。

伤寒阳脉涩，阴脉弦，法当腹中急痛，先与小建中汤，不差者，小柴胡汤主之。

山田氏云：阳脉以下八字，叔和所掺，何者？脉分阴阳，非仲景氏所拘。法当二字，亦是叔和家言，仲景氏之所不言也。按伤寒二字，承前条，亦指少阳病也。急痛者，拘急而痛也，具证多属虚寒，如《金匮》所载，虚劳里急腹中痛，主小建中汤，可见矣。渊雷案：成本急痛下有者字，与法当字文法龃龉，可见法当等字，后人所沾也。

《发秘》云：伤寒无呕而腹中急痛者，宜先与小建中汤，以缓其急矣。伤寒有呕而腹痛微者，宜小柴胡汤，故曰，呕家不可用建中汤是也。先字有试意，权用之义也。

汪氏云：此条乃少阳病兼挟里虚之证。伤寒脉弦者，弦本少阳之脉，宜与小柴胡汤。兹但阴脉弦，而阳脉则涩，此阴阳以浮沉言，脉浮取之，则涩而不流利，沉取之，亦弦而不和缓。涩主气血虚少，弦又主痛，法当腹中急痛，与建中汤者，以温中补虚，缓其痛而兼散其邪也（案：小建中不能散邪），先温补矣。而弦脉不除，痛犹未止者，为不差，此为少阳经有留邪也。后与小柴胡汤，去黄芩，加芍药（案：此从小柴胡加减法而言然非定法），以和解之。盖腹中痛，亦柴胡证中之一候也。

元坚云：就汪注考之，此条不举少阳证者，盖省文也。因其人胃中虚燥有寒，得病更甚，里寒为少阳之邪所鼓动，故腹中急痛，治先用小建中，亦犹先与四逆之意。而痛未止者，里寒虽散，而邪气犯胃所致，故换以小柴胡乎。渊雷案：胃中虚燥，邪气犯胃，两胃字皆指肠。征之实验，建中证之腹痛，在肠部者多。在胃部者少。

柯氏云：仲景有一证用两方者，如用麻黄汗解，半日复烦，用桂枝更汗（五十八条）同法，然皆设法御病，非必然也。先麻黄，继桂枝，是从外之内法。先建中，继柴胡，是从内之外法（参看四十五条之解释）。

小建中汤方

桂枝（三两，去皮）　甘草（二两，炙）　大枣（十二枚，擘）　芍药（六两）生姜（三两，切）　胶饴（一升）

上六味，以水七升，煮取三升，去滓，内饴，更上微火消解，温服一升，日三服。呕家不可用建中汤，以甜故也。

《千余方》云：治产后苦少腹痛，芍药汤（即本方）。

《苏沈良方》云：此药（谓小建中）治腹痛如神。然腹痛按之便痛，重按却不甚痛，此只是气痛。重按愈痛而坚者，当自有积也。气痛不可下，下之愈甚，此虚寒证也。此药偏治腹中虚寒，补血，尤止腹痛。若作散，即每五钱匕，生姜五片，枣三个，饴一栗大。若疾势甚，须作汤剂，散服恐力不胜病也。

《本事方后集》云：治肠风痔漏（皆谓大便下血），赤芍药，官桂去皮，甘草炙，以上等分，上㕮咀，每服二钱，生姜两片，白糖一块，水一盏，同煎至七分，去滓，空腹服。

《证治准绳》云：治痢，不分赤白久新，但腹中大痛者，神效。其脉弦急，或上浮大，按之空虚，或举按皆无力者，是也。

《方极》云：小建中汤，治里急，腹皮拘急，及急痛者。

《方机》云：腹中急痛，或拘挛者，此其正证也，兼用应钟。若有外闭之证，则非此汤之所主治也。又云：衄失精下血之人，腹中挛急或痛，手足烦热者，衄兼用解毒（黄连解毒丸也），下血兼用应钟（案此药可疑）。又云：产妇手足烦热，咽干口燥，腹中拘挛者，兼用应钟，若有块者，兼用夷则（海浮石丸也，海浮石大黄桃仁）。

《伤寒蕴要》云：胶饴，即饧糖也，其色紫深如琥珀者佳。汪氏《医方集解》云：此汤以饴糖为君，故不名桂枝芍药，而名建中。今人用小建中者，绝不用饴糖，失仲景遗意矣。汤本氏云：胶饴之作用，酷似甘草，其治急迫，二者殆相伯仲。所异者，甘草性平，表里阴阳虚实各证，俱可通用；本药则其性大温，阴虚证可用，阳实阳虚及寒实证不可用，适于里证，不适于表证。又甘草殆无营养成分，本则滋养成分丰富，是亦具别也。渊雷案：饧者正字，糖者俗字。吴氏云饧糖，盖饴糖乙误。胶饴系半流动体之糖质，沪地俗名净糖者是也。古人称脾胃为中州，胃主消化，脾主吸收，其部位在大腹，故药之治腹中急痛者，名曰建中汤。建中者，建立脾胃之谓。然此方，君胶饴之滋养，佐芍药之弛缓，则知病属营养不良，肠腹部神经肌肉挛急，致腹中急痛，非真正脾胃病也。大建中汤（在《金匮》中），药力猛，此则和缓，故曰小。又，此方去胶饴，即是桂枝加芍药汤，可参看太阴篇二百八十二条之解释。

柯氏云：建中汤禁，与酒客不可与桂枝同义。丹波氏云：《外台》载《集验》

黄芪汤，即黄芪建中汤，方后云，呕者倍生姜。又《古今录验》黄芪汤，亦即黄芪建中汤，方后云，呕即除饴糖。《千金》治虚劳内伤，寒热呕逆吐血方，坚中汤，即本方加半夏三两。《总病论》曰：旧有微溏或呕者，不用饴糖也。据以上数条，呕家亦不可全禁建中汤。

伤寒中风，有柴胡证，但见一证便是，不必悉具。

刘栋云：凡柴胡汤正证中，往来寒热，一证也；胸胁苦满，一证也；默默不欲饮食，一证也；心烦喜呕，一证也，病人于此四证中，但见一证者，当服柴胡汤也，不必须其他悉具矣。山田氏云：刘栋此解，于柴胡正证中定焉，可谓的确矣。征之论中用柴胡诸证，有但认胸满胁痛而施者（三十八条），有但认胸胁满不去而施者（二百三十五条），有但认胁下硬满，不大便而呕，而施者（二百三十六条），有但认呕而发热而施者（三百八十三条），有但认寒热如疟而施者（百五十一条），可以见其说之正矣。成无己钱潢诸人，皆以其所兼之客证言之，胸中烦而不呕，为一证；渴为一证；腹中痛为一证；胁下痞硬为一证；心下悸，小便不利，为一证；不渴，身有微热，为一证；咳为一证，非也。程应旄于少阳篇首口苦咽干目眩中求焉，亦非也。此等证候，诸经通有焉，岂足但就一证以定少阳柴胡部位乎？唯前条有认腹中急痛一证用柴胡者，然先与小建中汤而不差，然后用柴胡，其不为柴胡正证可知矣。按所谓伤寒中风，盖指太阳之伤寒中风言之，凡论中伤寒中风兼举者皆然。本节所云柴胡一证，亦宜就太阳病上求焉。若病势已深之后，又或带三阴虚寒候者，纵有似柴胡证者，不可妄与柴胡，况于大柴胡乎。

凡柴胡汤病证而下之，若柴胡证不罢者，复与柴胡汤，必蒸蒸而振，却复发热汗出而解。

《玉函》《千金翼》，无病字若字，及却复之复字。成本亦无复字。

钱氏云：蒸蒸者，热气从内达外，如蒸炊之状也。顾氏《溯源集》云：翕翕者，热在表也；蒸蒸者，热在里也。绎蒸字之义，虽不言有汗，而义在其中矣。方氏云：蒸蒸而振，作战汗也。山田氏云：蒸蒸，内热貌。蒸蒸而振者，其内如蒸，而外则振寒也。凡病人已经数日之后，药能中其膏肓，则问有振寒发热而解者，岂唯下后为然乎，亦岂唯一柴胡汤为然乎？尾台氏云：凡用大小柴胡汤，蒸蒸而振，却发热汗出者，所谓战汗也。伤寒累日，虽已经汗下之后，柴胡证仍在者，可复用柴胡汤，必蒸蒸而战栗，大汗淋漓，所患脱然而解。宜预告喻病家，若发振寒，则重衾温覆以取汗，勿失其期。渊雷案：柴胡汤非汗剂，服汤而汗出病解，乃所谓瞑眩也。凡非汗剂而汗，非吐下剂而吐下者，为瞑眩，瞑眩则病脱然而解。经验所及，柴胡汤之瞑眩，多作战汗，泻心汤之瞑眩，多为下利，诸乌附剂，多为叶水，其他则殊无定例。

《建殊录》云：越中二口誓光寺主僧某者，请诊治云云（详苓桂术甘汤条）。于是僧归期已迫，复竭曰：越去京师也殆千里，且道路艰险，度难再上，病尚有不尽，愿得受方法以归也。因复诊之，前证皆除，但觉胸胁苦满，乃书小柴胡汤之方以与之。僧归后，信服之，虽有他证，不复他药。一日，俄大恶寒，四体战栗，心中烦闷，不能气息，弟子惊愕，谋延医治。病者掩心徐言曰；宁死无他药矣。更复为小柴胡汤，连服数剂，少焉，蒸振烦热，汗溢腹背。至是，旧疴百患，一旦顿除，四体清快，大异于往常。僧乃为之作书，走一介，谢先生云。

附论战汗

《伤寒证治明条》云：凡伤寒疫病战汗者，病人忽身寒鼓颔战栗，急与姜米汤热饮，以助其阳。须臾战定，当发热汗出而解。或有病人恶热，尽去衣被，逆闭其汗，不得出者，当以生姜豆豉紫苏等发之。有正气虚，不能胜邪，作战而无汗者，此为难治。若过半日，或至夜而有汗，又为愈也。如仍无汗而神昏，脉渐脱者，急以人参姜枣煎服以救之。又有老人虚人，发战而汗不行，随即昏闷，不知人事，此正气脱而不复苏矣。又云：余见疫病，有五六次战汗者，不为害也。盖为邪气深，不得发透故耳。又有两三次复举者，亦当两三次作战，汗出而愈。

《医林绳墨》云：应汗而脉虚弱者，汗之必难，战不得汗，不可强助，无汗即死。当战不得用药，用药有祸无功，要助其汗，多用姜汤。

《续医说》引《王止仲文集》云：一人病伤寒期月，体兢兢而振，齿相击不能成语，仲宾以羊肉斤许熟之，取中大臠，别以水煮良久，取汁一升，与病人服，须臾战止，汗大出而愈。

《温疫论》云：应下失下，气消血耗，即下亦作战汗，但战而不汗者危，以中气亏微，但能降陷，不能升发也，次日当期复战。厥回汗出者生，厥不回，汗不出者死，以正气脱，不胜其邪也。战而厥回无汗者，真阳尚在，表气枯涸也，可使渐愈。凡战而不复，忽痉者，必死。痉者，身如尸，牙关紧，目上视。凡战，不可扰动，但可温覆。扰动则战而中止，次日当期复战。又云：狂汗者，伏邪中溃，欲作汗解，因其人禀赋充盛，阳气冲击，不能顿开，故忽然坐卧不安，且狂且躁。少顷，大汗淋漓，狂躁顿止，脉静身凉，霍然而愈。

《证治要诀》云：病六七日候至，寒热作汗之顷，反大躁扰，复得汗而解，盖缘候至之时，汗已成而未彻。或者当其躁扰，误用冷剂，为害非轻，不可不审也。

渊雷案：观以上数则，知战汗之状况，为恶寒战栗，烦闷躁扰，一若病势忽然加剧者，及其汗出，则霍然而解。汗不出者，明日此时当复战，其战而神昏，战而脉微，战而痉厥者，为死证。战时宜温覆，忌扰动，但仍可服药。《建殊录》某僧连服小柴胡汤，遂得汗而解，是也。《绳墨》谓当战不可用药，殆非。然切忌据战时证候以处方，《要诀》所戒是已。若问何故战汗，则因正气欲令从汗解，而病所在之部位较深故也。少阳者，病在半表半里，谓在躯壳之里，脏腑之外也。唯其在脏腑之外，故可从汗解，唯其在躯壳之里，故作汗难，而至于战也。知此，则知柴胡汤之所以战汗矣。

伤寒两三日，心中悸而烦者，小建中汤主之。

《外台》作伤寒一两日。钱氏云：心中，心胸之间，非必心脏之中也。悸，虚病也。刘栋云：胸胁苦满，心烦而呕者，小柴胡之主也。心中悸而烦，无呕者，小建中之主也。

《金鉴》云：伤寒两三日，未经汗下，即心悸而烦，必其人中气素虚，虽有表证，亦不可汗之。盖心悸阳已微，心烦阴已弱，故以小建中汤先建其中，兼调营卫也。

方舆輗云：伤寒里虚时悸，邪扰时烦，故虽初起两三日，有此证候，即不可攻其邪，但与小建中汤，温养中气，中气建，则邪自解。而发表攻里之地，亦自此出矣，是仲景御变之法也。疟疾多有此证，可仿此治之。

太阳病，过经十余日，反两三下之，后四五日，柴胡证仍在者，先与小柴胡汤。呕不止，心下急（一云呕止小安），郁郁微烦者，为未解也，与大柴胡汤下之则愈。

赵刻本脱小柴胡汤之汤字，今据《玉函》成本《脉经》《千金翼》《外台》补。呕不止心下急六字，《玉函》《脉经》《千金翼》并作呕止小安四字。

山田氏云：过经者，邪气过去经脉之表，而既转入乎少阳或阳明之辞，故于少阳及阳明，每每称焉，盖表解之谓也。经者，经脉之经，与茯苓桂枝白术甘草汤条发汗则动经，及太阳下篇经脉动惕久而为痿之经同焉，皆指表之辞，对脏腑之里为言也。本篇调胃承气汤条曰，"过经谵语者，以有热也，当以汤下之"，阳明篇大承气汤条曰，"过经乃下之"，此皆于阳明称之也。若夫本节过经二字，殊指少阳证言之，观下文柴胡证仍在之文，可见矣。心下急，谓心下痞硬。百十一条云，"少腹急结者，宜桃核承气汤"，百三十条云，"少腹硬满，抵当汤主之"，百七十二条云，"心下痞硬，呕吐而下利者，大柴胡汤主之"，合而考之，急与痞硬，同是一证。但急与急结，以病者所自觉而言，痞硬硬满，以医者所诊得言之，略寓其轻重已。元坚云，"心下急，急字无明解"，柯氏曰，"急者满也"，犹不了。考急是缓之对，盖谓有物窘迫之势，非拘急之谓。李氏《脾胃论》曰：里急者，腹中不宽快是也。盖所谓不宽快者，以释里急，则未为当，而于心下急，则其义甚衬。桃核承气汤条少腹急结之急，亦同义也。

程氏云：云柴胡证仍在，可知未下时已有柴胡证，云呕不止，可知未服小柴胡时已有呕证。

渊雷案：太阳病，十余日，虽已过经，无表证，而有少阳柴胡证者，不可下。今乃两三下之，于治为逆，故曰反。又其后四五日，论日期，已入阳明，若柴胡证仍在者，仍当先与小柴胡汤。盖用药凭证，不凭日期也。呕本是小柴胡证之一，服小柴胡，呕当止，今乃不止，且加心下急，郁郁微烦，则知别有症结矣。心下者，胃及横结肠之部位，是必病挟食积为内实，水毒愈不得下降，故令呕不止。呕不止而心下急，郁郁微烦，视小柴胡之嘿嘿不欲饮食，已更进一步。盖少阳未解，胃家已实，特未至大承气证之大实痛耳。少阳未解，则不可用承气，胃家已实，又不得不下，所以有取乎大柴胡也。大柴胡证，最所常见，不必误下后始有之。又案：读此条，可见伤寒传变，必先少阳而后阳明，足证热论及太阳上篇二日阳明，三日少阳之误。

二百一十二条云：伤寒呕多，虽有阳明证，不可攻之。此条呕不止，而用大柴胡，或疑呕不止心下急六字，当从《玉函》作呕止小安四字。此不然矣，凡本论云攻者，专指大承气而言，非泛指一切下剂也。百七十二条云：呕吐而下利者，大柴胡汤主之。亦以呕吐用大柴胡汤，与此条正同。盖阳明胃家已实，而犹有少阳呕证，故消息于承气柴胡之间，立大柴胡汤，为少阳阳明并病之主方。二百一十二条所云，示呕多者不可用大承气耳，此条正与彼互发。

113

大柴胡汤方

柴胡（半斤）　黄芩（三两）　芍药（三两）　半夏（半升，洗）　生姜（五两，切）　枳实（四枚，炙）　大枣（十二枚，擘）

上七味，以水一斗二升，煮取六升，去滓再煎，温服一升，日三服。一方加大黄二两，若不加，恐不为大柴胡汤。

再煎下，《玉函》《外台》并有取三升三字，是。

《直指方附遗》云：大柴胡汤，治下痢，舌黄口燥，胸满作渴，身热腹胀谵语，此必有燥屎，宜下，后服木香黄连苦坚之。

又云：治疟热多寒少，目痛多汗，脉大，以此汤微利为度。

《伤寒绪论》云：伤寒斑发已尽，外势已退，内实不大便，谵语者，小剂凉膈散或大柴胡汤微下之。

《方极》云：大柴胡汤，治小柴胡汤证，而心下不痞硬，腹满拘挛，或呕者。

《方机》云：治呕吐不止，心下急，郁郁微烦者；心下痞硬而痛，呕吐下利者；心下满痛，大便不通者；胸胁苦满，腹拘挛，大便不通者。

《漫游杂记》云：痉病有太阳证，其手足拘挛类瘫痪者，以葛根汤发汗。表证既去，拘挛瘫痪不休者，与大柴胡汤四五十日则愈。

和田东郭《蕉窗杂话》云：应用大柴胡汤大柴胡加芒硝汤之证，若概用承气汤，则泻下虽同，未足宽缓两胁及心下之痞硬，是二证之所以别也。盖承气汤之腹候，心下自宽，而脐上全脐下胀满特甚者也。

又云：俗间所称卒中风之证，虽心下急缩甚，有可治者，宜大柴胡汤。若急缩自心下及于脐下，脉见洪大弦紧，面戴阳（面色浮红虚脱之象）者，不治。

又云：眼疾肝实（即胸胁苦满也）者，可用大柴胡。

方舆輗云：世所谓疝痫留饮，胸腹满急者，大柴胡之的证也。夫柴胡之主治，在于胸胁，而庸医以为寒热药。寒热者，少阳之一证，少阳之位，在于胸胁，故以柴胡治胸胁，则其寒热随治。不然，太阳表热，阳明里热，何以用之而不效耶？此义，非熟读《伤寒论》者不知。凡患在左胸者，用柴胡，若鼓应桴；若在右胸者，与数十剂，如石投水，是长沙所未及论，余数十年来得心应手之诀也。渊雷案：左胸右胸，盖据旧说左肝右肺而言，确否尚待证实，学者勿轻信。

《类聚方广义》云：大柴胡汤，治麻疹，胸胁苦满，心下硬塞，呕吐，腹满痛，脉沉者。

又云：治狂症，胸胁苦满，心下硬塞，膻中动甚者，加铁粉，奇效。

又云：平日心思郁塞，胸满少食，大便两三日或四五日一行。心下时时作痛，吐宿水者，其人多胸肋烦胀，肩项强急，脐旁大筋坚韧，上人胸胁，下连小腹，或痛或不痛，按之必挛痛，或兼吞酸嘈杂等证者，俗称疝积留饮痛，宜常服此方。当隔五日十日，用大陷胸汤十枣汤等攻之。

又云：治梅毒沉滞，头痛耳鸣，眼目云翳，或亦眼疼痛，胸胁苦满，腹拘挛者，时时以梅肉散等攻之。大便燥结者，加芒硝（大柴胡加芒硝也）为佳。

汤本氏云：大柴胡之胸胁苦满，视小柴胡证尤甚，常从肋骨弓下左右相合而连及心下，所谓心下急是也。其余波，左右分歧，沿腹直肌至下腹部，所谓腹直肌之结实拘挛也。方中柴胡治胸胁苦满，而黄芩枳实大黄副之，枳实、芍药治心下急，而大枣、大黄佐之。腹直肌之结实拘挛，则枳实、芍药、大枣所治也，故精究此等药效，即为会意腹诊之捷径。

《本事方》云：大柴胡汤，一方无大黄，一方有大黄。此方用大黄者，以大黄有荡涤蕴热之功，为伤寒中要药。王叔和云：若不加大黄，恐不名大柴胡汤。且经文明言下之则愈，若无大黄，将何以下心下之急乎？应从叔和为是。渊雷案：本方作七味，及煮服法中一方加大黄云云，《肘后》《千金》《千金翼》《外台》，及成本并同，知沿误已久，唯《玉函》及《金匮·腹满篇》所载，有大黄二两，作八味，宜据以改正。本方即小柴胡去参草加芍药枳实大黄，而生姜加多二两，故小柴胡证而里实拘急者宜之。少阳之呕，因水毒上迫所致，水毒宜下降，里实则阻其下降之路，故呕不止，心下急，郁郁微烦，是以去参草之助阳恋胃，加芍药枳实大黄，以舒其拘急，下其里实，加生姜以止呕。

《名医类案》云：傅爱川治一人，脉弦细而沉，天明时发寒热，至晚，两腿汗出，手心热甚，胸满拘急，大便实而能食，似劳怯。询之，因怒而得，用大柴胡汤，但胸背拘急不能除，后用二陈汤加羌活、防风、红花、黄芩煎服，愈。渊雷案：旧说，谓怒伤肝，少阳胆经，与肝为表里，故柴胡能疏肝。傅爱川用大柴胡，必询其因怒而得，盖由于此。其实，脉弦细而沉，寒热有定时，胸满拘急，大便实，已足为大柴胡之的证，必欲装点因怒而得，反觉蛇足。

《漫游杂记》云：某仆，病疫，经十五日不解，请余诊之。面赤微喘，潮热舌强，狂吼，脉数急，胸腹硬满，时有微利，医与麻黄杏仁甘草石膏汤。数日，病益剧。余曰：是受病之始，发汗不彻，邪气郁蕴入里，欲为结胸也。作大柴胡汤与之，其翌，大便再行，胸满浸减，下利自止。乃作小柴胡加枳实汤与之，日进两帖，服之三日，大便秘而不通，复与大柴胡汤，又秘则又与，如此者三十日而得愈。

《续建殊录》云：一男子，卒然气急息迫，心下硬满，腹中挛痛，但坐不得卧，微呕，小便不利，与之以大柴胡汤，诸证悉愈。

《成绩录》云：一男子，每饮食，觉触掠胸上，心下结硬，大便易秘，经久不治，请先生，饮以大柴胡汤而愈。汤本氏云：此证恐系轻度食道狭窄。

又云：滩横田某者，恒怵惕悸怯，凡目之所触，虽书画器物，悉如枭首，或如鬼怪，以故不欲见物。然有客访之，则一见如亲故，其人归去，则恋恋悲哀，瞻望弗止，如此数月，百事咸废，于是求治于先生。先生诊之，胸腹有动，心下硬满，大便不通，剧则胸间如怒涛，其势延及胸肋，筑筑然现于皮外，乃与大柴胡加茯苓牡蛎汤。服数剂之后，屡下秽物，病减十之七八，既而头眩频起，更与苓桂术甘汤，不日而旧疴如洗。

又云：某所患粗同前证，但见诸物，以为人首，始遇人，则必畏怖，稍相识则不然，其人去，则反悲哀，以是虽家人，不得出去，如外出移时，则眷慕不堪，遂乃晕厥。先生诊之，胸腹动高，所未曾见，胸骨随动有声，乃与大柴胡加茯苓牡蛎汤，大下秽物而愈。

《蕉窗杂话》云：桦山某，寄居萨州，病右足将十五年，每骑马步行，未及二里，即麻痹不用。自六月上旬，求治于余。余诊察而与大柴胡汤。病人自云：先是服巴豆甘遂大黄多矣，初则下利，两三日以后即不知，何况单用大黄？今见药中有大黄，是以不欲服也。余解说百端，始勉服之。其月中旬，病人来告，因感风邪而发热。诊之，热虽壮，殊无风邪之候，令仍服原方。自服大柴胡，一日即下利一二行，经两个月，腹大痛，下秽物如败布，长八九寸者，甚多，皆柔韧不可断。如是者半月，热解痛止，而足之麻痹，亦霍然若失。

《古方便览》云：一男子年四十余，卒倒不知人事，醒后半身不遂，舌强不得语，诸医无效。余诊之，胁胸痞硬，腹满甚，且拘挛，按之彻于手足，乃作大柴胡汤饮之。十二三日，身体略能举动，又时时以紫圆攻之，二十日许，乃得痊愈。

又云：一酒客，年五十余，久患左胁下硬满，大如磐，腹皮挛急，时时发痛，烦热喘逆不得卧，面色萎黄，身体羸瘦，丙申之春，发潮热如火，五十余日不愈。余乃作大柴胡汤饮之，凡五十余剂，其热稍退，又时时以紫圆攻之，病者信服前方，一年许，旧疴尽除。

又云：一妇人，年三十四五，患热病十八九日，谵语、烦躁不安，热不减，不欲饮食，诸医以谓必死。余诊之，胸肋烦胀，腹满拘挛，乃与大柴胡汤，六七日而腹满去，思食，出入二十日许而收全效。

《生生堂治验》云：五条高仓之东，松屋甚兵卫，年在知命，卒倒不省人事，半身麻木，先生刺口吻及期门，即苏，而后与大柴胡汤（原注有心下急腹满等证），兼敷遂散（未详），三年后复发，竟死。

《麻疹一哈》云：豚儿年二旬，发热三四日，疹子咸发，稠密干燥，紫黑色，唇焦舌裂，烦渴引饮，烦闷不能眠，谵语如见鬼状，不省人事，安其腹状，热如灼手，胁服微满，大便难，小溲不利，因作白虎汤饮之。尽十帖，诸症渐安，疹子收，身热犹未退，胁腴满闷，大便不通五六日，两目黯然，昼不见物。更作大柴胡汤服之，又兼与芎黄散，时以紫圆攻之，每服下利数行，无虑五十日所，乃全复故。

又云：太夫人之侍婢，年十七岁，疹后患耳聋，用药数十日而不知，乞予诊治。按其腹状，胸胁满闷，小腹有坚块，大便四五日一次，经信不来者两三个月，因作大柴胡汤及承气丸饮之。无虑三十日所，大便日两三行，经信倍常，时或下黑块血数枚，两耳复聪。

《橘窗书影》云：海老原保，年四十余，少腹左旁有坚块，时时冲逆于心下而刺痛，或牵腰股痛，不可屈伸俯仰，大小便不利，医以为寒疝，疗之，益甚。余诊之，脉沉紧，舌上黄苔而干燥，与大柴胡汤加茴香甘草，大小便快利，痛大减，霍然而愈，汤本氏云：寒疝投乌附辛温之剂而益剧者，用此方，屡奏效。盖本《外台·疝门》治腹中卒痛用柴胡桂枝汤之例，其痛轻者柴桂，重者此方。

伤寒十三日不解，胸胁满而呕，日晡所发潮热，已而微利，此本柴胡证，下之以不得利，今反利者，知医以丸药下之，此非其治也。潮热者实也，先宜服小柴胡汤以解外。后以柴胡加芒硝汤主之。

已而之已，《玉函》《脉经》《千金翼》并无之，《外台》作热毕二字。以不之以，成本作而，盖是。

伤寒十三日不解，其证为胸胁满而呕，日晡所发潮热，且微下利，此本大柴胡证，以其潮热，故当下之。伤寒用下剂而适宜，则畅利一两次后，热解而利亦自止。今下之，始则不得利，继乃微利不止者，知前医所用下剂，是丸药而非汤药，下法不适宜故也。下法不适，则热毒自在，故利虽不止，而潮热之实证，依然未除。是当消息复下之，但以其呕多，故先宜小柴胡解外。此外字，指少阳，对潮热为里实而言。又以曾经丸药峻下，不宜再与大柴胡，故用柴胡加芒硝汤主之。经文但云柴胡证，知是大柴胡者，以其本有潮热证，且承前条而言也。

山田氏云：下之二字，衍文，盖下文下之语讹重已。而不得利（山田氏注本以作而），宋版作以不得利，今依成本改之。十三日，当作十余日，其误可见矣。渊雷案：山田氏以十三日为十余日之误，从成本改以为而，皆是也。删下之二字，则非。盖热性丸药不适病情，且丸性较缓，故始则不得利，继则微利不止。不得利，乃指乍用丸药后事，非指大柴胡本证。

元坚云：此证本是少阳阳明并病，以用下失法，徒扰肠胃，而邪与实依然俱存者。此证既是兼里，乃似宜早从大柴胡双解之法，而先用小柴胡者，盖以丸药误下，不欲续以快药，仍姑清和，以待外安也。且其下利，故壅实轻于大柴胡证，而燥结则有甚，是以不借大黄之破实，而殊取芒硝之软坚矣。山田氏云：先宜以下十三字，后人掺入之文，宜删去之，何者？以柴胡非解外之药也。按阳明篇云，"阳明病，发潮热，大便溏，小便自可，胸胁满不去者，小柴胡汤主之"，其证全与本条同。但一则由攻下而致微利，一则不由攻下而自溏，故芒硝犹有所畏，况大黄乎？是以虽有潮热，不敢以攻之也。渊雷案：小丹波之说近是，山田说非也。凡少阳阳明并病，少阳证急者，先与小柴胡，阳明证急者，即与大柴胡。此条胸胁满而呕，阳明条胸胁满不去，虽皆有潮热，而一则微利，一则大便溏，是皆少阳址急，而壅实不甚，故先与小柴胡。阳明条胸胁满既去后，设潮热不去者，亦当消息攻其里，两条互勘，从可知也。若谓大便自溏者不可攻，则呕吐而下利者，何以主大柴胡（百七十二条）？少阴病自利清水者，何以当急下（三百二十四条）？下利谵语有燥屎者，何以宜小承气乎（三百七十八条）？若谓柴胡非解外之药，则尤有说。夫谓柴胡主半表半里者，盖防于成氏。本论于少阳阳明并病，则少阳证亦对阳明而称表称外。百五十五条云：必有表，复有里也。又云：此为半在里半在外也。所谓表与外者，亦指少阳，可以征焉。

山田氏云：日晡所发潮热者，谓申时前后发热也。所字属日晡，大陷胸汤条，日晡所小有潮热语，可以见矣。所，犹言前后也。

《明理论》云：潮热，若潮水之潮，其来不失其时者也。一日一发，指时而发者，谓之潮热。若日三五发者，即是发热，非潮热也。潮热属阳明，必于日晡时发。惟忠云：潮热者，热之发也，必有时矣，犹潮汐之来去以时也，所以名曰潮也。且其于常也必身热，当其发也必恶热，所以使人烦躁也。不但于日晡所，或于午未申之间，亦可以名矣。若必于日晡所而名矣。惟曰潮热足矣。复何烦日晡所字乎。

渊雷案：丸药，盖如《千金》紫圆备急圆之类，用巴豆为主药者，虽为丸剂，而其下迅疾，其性热烈，非伤寒热病所宜。山田氏云：医以丸药迅下之，非其治也。迅下则水虽去而燥屎不去，故凡内有燥屎而发身热者，非汤药下之则不解。今反下之用丸药，所以其热不解，徒动脏腑而致微利也。汤本氏云：凡热性病之用下剂，非为欲得便通而已，欲以驱逐热毒也。故宜用富有消炎性之寒药，如大黄芒硝配合之汤剂，最为合宜。若用富有刺激性之热药，如巴豆等配合之丸剂，极不相宜。

柴胡加芒硝汤方

柴胡（二两十六铢）　黄芩（一两）　人参（一两）　甘草（一两，炙）　生姜（一两，切）　半夏（二十铢，本云五枚，洗）　大枣（四枚，擘）　芒硝（二两）

上八味，以水四升，煮取二升，去滓，内芒硝，更煮微沸，分温再服，不解，更作（臣亿等谨按：《金匮玉函》方中无芒硝。别一方云，以水七升，下芒硝二合，大黄四两，桑螵蛸五枚，煮取一升半，服五合，微下即愈。本云柴胡再服，以解其外，余二升加芒硝、大黄、桑螵蛸也）。

《方极》云：柴胡加芒硝汤，治小柴胡汤证，而苦满难解者。《类聚方》云：小柴胡汤证，而有坚块者，主之。《方机》云：若潮热不去，大便不通者（案承小柴胡证而言），柴胡加芒硝汤主之。

柯氏云：不加大黄者，以地道原通，不用大柴胡者，以中气已虚也。后人有加大黄、桑螵蛸者，大背仲景法矣。

渊雷案：原注所引《金匮玉函》，系伤寒论之别本，文字小有异同，非今之《金匮要略》也。今本《玉函》，本方内仍有芒硝二两，而煮服法中云，上七味，则知原无芒硝，后人所沾也。《玉函》于本方后，又出柴胡加大黄芒硝桑螵蛸汤方，柴胡二两，黄芩、人参、甘草、炙生姜各十八铢，半夏五枚，大枣四枚，芒硝三合，大黄四两，桑螵蛸五枚，上前七味，以水四升，煮取二升，去滓，下芒硝大黄桑螵蛸，煮取一升半，去滓，温服五合，微下即愈。本方，柴胡汤再服以解其外，余一服，加芒硝大黄桑螵蛸，《千金翼》同。

又案：张志聪张锡驹，谓此方乃大柴胡加芒硝。日人和田东郭、吉益猷、刘栋、中西惟忠、浅田宗伯等，亦持此说。要之，病证自有宜大柴胡加芒硝者，然非此条之证所宜。

伤寒十三日，过经谵语者，以有热也，当以汤下之。若小便利者，大便当硬，而反下利，脉调和者，知医以丸药下之，非其治也。若自下利者，脉当微厥，今反和者，此为内实也，调胃承气汤主之。

十三日下，成本有不解二字。以有热也，《玉函》《脉经》《千金翼》并作内有热也。千金翼无调胃二字。

前条言少阳阳明并病之坏证，此条言阳明之坏证，其致坏，皆因丸药误下，明伤寒热病之下法，当用汤，不当用丸也。言伤寒十余日不解，表证已罢而谵语者，以其内有热毒也，当择用诸承气汤下之。若未经下，而小便自利者，则体内水分偏走于肾与膀胱，其肠必燥，故大便当硬而难。今其人反下利，脉又调和，非自利之脉，则知前医以丸药下之，水去而热不除，此非伤寒之治法也。然何以知其非自下利？若虚寒自利者，脉当微厥，则是真武四逆等汤所主，今反调和者，知是阳明内实，其下利乃丸药余毒已。下利谵语者，有燥屎，依法宜小承气（三百七十八条），今用调胃承气者，以误下之后，内实未去，胃气已伤故也。脉调和，谓与证相应，滑数或大是也，非无病脉之谓。脉厥者，不可下篇云，"脉初来大，渐渐小，更来渐大"，是其候也。成氏、汪氏等解脉当微厥，为脉微而手足厥，非也。果尔，则当云当脉微而厥矣。或曰，厥当作结，即结代，抵当汤条脉沉结，是也。

太阳病不解，热结膀胱，其人如狂，血自下，下者愈。其外不解者，尚未可攻，当先解其外；外解已，但少腹急结者，乃可攻之，宜桃核承气汤。（后云解外宜桂枝汤）

山田氏云：下者愈三字，《脉经》作下之则愈四字，宜从而改，否则下文尚未可攻一句，无所照应也。少腹之少，《玉函》及程应旄本作小，是也。盖脐上曰大腹，脐下曰小腹，《素问·脏气法时论》，有明文可征矣（案"脏气法时论"云"大腹小腹痛，清厥"，是山田所据，然《甲乙经》作大肠小肠）。又考《释名》云：自脐以下曰水腹（原注今本作小腹，非也，《格致镜原》引《释名》作水腹），水沟所聚也。又曰少腹，少，小也，比于脐以上为小也。由是观之，小讹为少，其来久矣。又刘完素《伤寒直格》云，"脐上为腹，腹下为小腹，小腹两旁，谓之少腹"，可谓凿矣。热结膀胱者，邪气郁结于下焦膀胱部分之谓，下文所谓小腹急结，便其外候已，非直指膀胱一腑言之也。抵当汤证所谓，其人发狂者，以热在下焦，小腹当硬满，下血乃愈者，可以相征也。言太阳病数日不解，小腹急结，其人如狂，自下血者，此为邪气结下焦膀胱地位也。结乃郁之甚者，邪气郁于头中，则致头痛、项强、衄血；郁于胸中，则致胸闷、心烦、呕吐；结于胃中，则大便不通，秽气上而乘心，令人如狂。今邪结于下焦，而血气不行，停而为瘀，是以瘀气上而乘心，令人如狂。虽则如狂，其血自下，而小腹不急结者，不须药而愈，以血下则邪热随血而解也。如太阳病，脉浮紧，发热，身无汗，自衄者愈（四十八条），及妇人伤寒，经水适来，谵语如见鬼状者，无犯胃气及上二焦，必自愈（百五十二条），皆是也。今此证虽其血自下，然急结不散，故非下之则不愈，犹少阴篇所载，饮食入口则吐，心下温温欲吐复不能吐者，非吐之则不愈（三百二十七条），自利清水，色纯青，心下必痛，口干燥者，非下之则不愈（三百二十四条），故曰下之则愈。虽然，其人外证不解，犹有恶寒、头痛、脉浮等候者，不可妄下之。若然者，当先与桂枝汤，以解其外，外解已，而但热结膀胱之证不去者，乃始可攻之。若外不解而下之，必变作坏病，如结胸痞硬挟热利诸证是也。按此条，上文言热结膀胱，而不言小腹急结，下文言小腹急结，而不言热结膀胱，本论错综之妙如是。再按注家自成无己以下，皆云，太阳病热结膀胱者，此邪自经而入腑也，不知厥阴病冷结在膀胱者（三百四十三条），彼以为伺如乎？若强以经腑论之，则其所下血，亦当自溺道出焉，然未见有伤寒热结，而血自溺道出者。

渊雷案：山田之说，皆翔实可从，唯谓如狂由于秽气瘀气上而乘心，则尚需解释。如狂者，大脑官能病也，验之事实，阳明病谵语者，以承气汤下其燥屎，则谵语自止；热结下焦而血瘀者，以桃核承气汤抵当汤丸下其瘀血，则如狂自止；

妇人热入血室，谵语如见鬼状者，以小柴胡行其经水，则谵语亦止。由是知燥屎结血，皆能影响大脑官能，盖亦自家中毒之一种耳。

又案：**热结膀胱之血自下，与肠窒扶斯之肠出血，不可混为一谈。**肠窒扶斯亦译为伤寒，中医谓之湿温者也。昔有某医，遇肠出血而不识，乃曰：仲景有言，热结膀胱，血自下，下者愈。投桃核承气汤，下咽立毙，于是腾载报章，播为口实。不知桃核承气证，其人如狂，小腹急结，显然为阳证实证；肠出，血则体温骤降，心机衰弱，脉搏细微，显然为阴证虚证。少阴篇云，"少阴病，下利便脓血者，桃花汤主之"，庶几肠出血之主方。某医者，阴阳虚实之不知，其偾事，宜也。然岂中医学之罪，岂伤寒论之罪哉？

桃核承气汤方

桃仁（五十个，去皮尖） 大黄（四两） 桂枝（二两，去皮） 甘草（二两，炙） 芒硝（二两）

上五味，以水七升，煮取二升半，去滓，内芒硝，更上火微沸，下火，先食温服五合，日三服，当微利。

《外台》引《占今录验》云：疗往来寒热，胸胁逆满，桃仁承气汤。渊雷案：胸胁逆满，非柴胡证之胸胁苦满，可参看下文汤本氏所言腹诊。

《总病论》云：桃仁承气汤，又治产后恶露不下，喘胀欲死，服之十差十。

《三因阴门》云：兼金丸，治热入膀胱，脐腹上下兼胁肋疼痛，便燥，欲饮水，按之痛者，本方五味为末，蜜丸梧子大，米饮下五七丸至十九。妇人血闭疼痛，亦宜服之。

《直指方》云：桃仁承气汤，治下焦蓄血，漱水迷妄，小腹急痛，内外有热，加生蒲黄。

《儒门事亲》云：妇人月事沉滞，数月不行，肌肉不减，《内经》曰：此名为瘕为沉也。沉者，月事沉滞不行也，急宜服桃仁承气汤，加当归，大作剂料服，不过三服，立愈，后用四物汤补之。

《伤寒六书》云：伤寒，按之，当心下胀满而不痛者，宜泻心汤加桔梗，是痞满也。以手按之，小腹苦痛，小便自利，大便兼黑，或身黄谵妄燥渴，脉沉实者，为蓄血，桃仁承气尽下黑物则愈。

《传信尤易方》云：治淋血，桃仁承气汤空腹服，效。

《温疫论》云：胃实失下，至夜发热者，热留血分，更加失下，必致瘀血，初则昼夜发热，日晡益甚，既投承气，昼日热减，至夜独热者，瘀血未行也，宜桃仁承气汤。服汤后，热除为愈，或热时前后缩短，再服再短，蓄血尽而热亦尽。大热已去，失血过多，余焰尚存者，宜犀角地黄汤调之。至夜发热，亦有瘅疟，有热入血室，皆非蓄血，并未可下，宜审。

《证治大还》云：吐血势不可遏，胸中气塞，上吐紫黑血，此瘀血，内热盛也，桃仁承气汤加减下之。打扑内损，有瘀血者，必用。

《小青囊》云：桃仁承气汤，治伤寒呃逆，舌强短者；又疟夜发者；又治脏毒，下瘀血；又治痘后失血证，乃余毒热邪迫于经，血妄行，自大便出；又治痘后狐惑证，其人好睡，不欲食，上唇有疮，虫食其腑，下唇有疮，虫食其脏，其声哑嗄，上下不定，故名狐惑，此候最恶，麻疹后尤多，如大便不通，以此下之。

《识病捷法》云：桃仁承气汤，治噎嗝有积血者。

《张氏医通》云：虚人虽有瘀血，其脉亦芤，必有一部带弦，宜兼补以去其血，桃核承气加人参五钱，分三服，缓攻之，可救十之二三。

又云：龋齿数年不愈，当作阳明蓄血治，桃核承气为细末，炼蜜丸如桐子大，服之，好饮者多此，屡服有效。

《柯氏方论》云：此方治女子月事不调，先期作痛，与经闭不行者。最佳。

《方极》云：桃核承气汤，治血证，小腹急结，上冲者。《方机》云：治小腹急结，如狂者；胞衣不下，气急息迫者；产后小腹坚痛，恶露不尽，或不大便而烦躁，或谵语者；痢病，小腹急痛者。

《芳翁医谈》云：齿痛难堪者，宜用桃核承气汤。龋齿，断疽，骨槽，诸种齿痛难堪者，余用之屡有效，盖多属血气冲逆故也。

方舆輗云：桃核承气汤，治产后恶露涩滞，脐腹大痛者，胎死腹中，胞衣不出，血晕等诸证，亦佳。又云：下痢腹痛甚，里急后重，下紫黑色者，瘀血也，非桃核承气汤不为功。又云：痘毒深剧酷烈，庸工不能疗者，此汤可以回生，当用数帖峻攻。不然无效。余初年用凉膈散，及中年，用此方救之，屡奏神验。

《青州治谭》云：妇人久患头痛，诸药不效者，与桃核承气汤，兼用桃花散（桃花、葵子、滑石、槟榔等分为散，葱白汤下）则愈。火患头疮，用前药亦效，又可涂桃仁油。

《类聚方广义》云：桃核承气汤，治痢疾身热，腹中拘急，口干唇燥，舌色殷红，便脓血者。又云：血行不利，上冲心悸，小腹拘急，四肢坚痹或痼冷者。又云：治经血不调，上冲甚，眼中生厚膜，或赤脉怒起，睑胞赤烂，或龋齿疼痛，小腹急结者，又云：治经闭，上逆发狂者。又云：治产后恶露不下，小腹凝结，上冲急迫，心胸不安者，凡产后诸患，多恶露不尽所致，早用此方为佳。又云：淋家，小腹急结，痛连腰腿，茎中疼痛，小便涓滴不通者，非利水剂所能治，用此方，二便快利。痛苦立除。小便癃闭，小腹急结而痛者，打扑疼痛，不能转侧，二便闭涩者，亦良。

汤本氏云：师虽曰热结膀胱，又称少腹急结，以余多年经验，此急结常不在膀胱部位，而在下行结肠部位（案在小腹左边）。以指尖沿下行结肠之横径，向腹底擦过而强按压之，触知坚结物，病人诉急痛，是即少腹急结之正证也。急结之大小广狭长短，种种无定，时或上追于左季胁上，及心下部，致上半身之疾，又或下降于左肠骨窝，及膀胱部，致下半身之疾，诊察之际，必须细腻周到也。

渊雷案：桃核承气汤，即调胃承气汤加桃仁桂枝也。调胃承气汤之分析，已详第一卷中。桃仁主瘀血血闭，有润下杀虫之效，自是方中主药。其用桂枝，似与病情无当，其实治冲逆而已。方喻程汪柯魏诸君，并云：太阳随经之热，原从表分传入，非桂枝不解。然经文明言外解已，乃可攻，则用此方时，已无表证矣。若推溯病邪传入之路，则阳明经腑之热，亦从太阳传入，何以不须桂枝耶？成氏钱氏，又谓桂枝通脉消瘀，然抵当汤丸大黄䗪虫丸，最为通瘀快剂，何以不须桂枝耶？是知桂枝之用，非为解外，非为通瘀，特为冲逆耳。虽然，血瘀则何以致冲逆？盖人体排泄之通例，若所排者为气体，则宜上出，为液体，则可上可下（或发汗或利小便），为固体，则宜下出。古人熟谙此种机转，故有升清降浊之喻。血之为物，固体成分本自不少，及其凝而为瘀，则液体亦成固体矣，是以正气驱瘀之趋向，常欲使其下出。驱之不下，则反而为上冲。下降则瘀去而病除，上冲则瘀不去而病不解。由是言之，桃核承气证之冲逆，瘀血未能下降之候也。至若瘀凝已久，成为栓塞，固着而不动，则不能下降，亦不复上冲，是故抵当汤丸大黄䗪虫丸，治久瘀之方也。久瘀非桃仁所能破，故必用虻虫水蛭，固着而不复上冲，故不用桂枝。桃核承气汤、桂枝茯苓丸，治新瘀之方也。新瘀本有下降之势，故用桃仁而已足，又常有上冲，故桂枝在所必用矣。又考上列诸家之用法，凡血液乍有变坏，或血运失其常度，宜当下降，无虚寒证者，皆得主之。其目的不为通利大便，其下出不必从后阴，故能治月经不通，胞衣不下等证。而服法但取微利，不令快下也。特此等瘀血，以何种机转而达于前后阴，则尚待证明耳。先食者，先服药而后食也。《本草序例》云：病在胸膈以上者，先食后服药，病在心腹以下者，先服药而后食。然药效治病，须经消化吸收，先食后食，无关上下，序例之云，殆属无谓。

《医史撄宁生传》云：马万户妻，体肥而气盛，自以无子，尝多服暖子宫药，积久火甚，迫血上行为衄，衄必数升余，面赤，脉燥疾，神恍恍如痴，医者犹以治上盛下虚丹剂镇坠之。滑寿曰：经云：上者下之。今血气俱盛，溢而上行，法当下导，奈何实实耶？即与桃仁承气汤三四下，积瘀既去，继服既济汤，二十剂而愈。《证治准绳》撄宁生卮言云：血溢血泄诸蓄妄证，其始也，予率以桃仁大黄行血破瘀之剂，折其锐气，而后区别治之，虽往往获中，犹不得其所以然也。后来四明，遇故人苏伊举，问论诸家之术，伊举曰：吾乡有善医者，每治失血蓄妄，必先以快药下之，或问失血复下，虚何以当？则曰：血既妄行，迷失故道，不去蓄利瘀，则以妄为常，曷以御之？且去者自去，生者自生，何虚之有？予闻之愕然曰：名言也，昔者之疑，今释然矣。

《诸证辨疑》云：一妇长夏患痢疾，痛而急迫，其下黄黑色，诸医以薷苓汤倍用枳壳黄连，其患愈剧，因请余治。诊脉，两尺脉紧而涩，知寒伤营也。细问之，妇人答曰：行经之时，渴饮冷水一碗，遂得此症。余方觉悟，血被冷水所凝，瘀血归于大肠，热气所以坠下，遂用桃仁承气汤，内加马鞭草玄胡索。一服，次早下黑血升许，痛止脏清，次用调脾活血之剂，其患遂痊。今后治痢，不可不察，不然，则误人者多矣。

《成绩录》云：一男子，年六十五，喘息咳嗽，不得安卧，既数十年，顷者身热，或休或作，数日不愈，遂吐痰血。一日，齿缝出血，连绵不止，其色黑而如絮，以手引之，或一两尺，或三尺，剧则鼻耳悉出血，大便亦下黑血。如此三日夜，绝谷而好饮，精神似有若无，平日所患喘息顿止，得平卧而不能转侧，乃与桃仁承气汤，不几日而愈。

又云：一男子，恶寒身热，汗出后，卒发腹痛，脐旁殊甚，自少腹至胁下拘急，二便不通，食则吐，舌上白苔，剧则痛至胸中如刀割，头汗流出，先生与以桃仁承气汤，诸证痊愈。

又云：一妇人，常患郁冒，心中烦悸，但欲寐，饮食或进或不进，卒然如眠，不识人事，脉微细，呼吸如绝，而血色不变，手足微冷，齿闭不开。经二时许，神志稍复，呻吟烦闷，自言胸中如有物，胸腹动气甚，胁下挛急。则与桃仁承气汤，一昼夜服汤十二帖，下利数行，诸证渐退，后与茯苓建中汤（小建中汤加茯苓）而痊愈。

又云：一妇人，每好饮酒，一日大醉，忽然妄语如狂人，后卒倒直视，四肢不动，吸吸少气，不识人事。手足温，脉滑疾，不大便十余日，额上微汗出，面部赤，自胸中至少腹硬满，不能食。与桃仁承气汤，服之五六日，瞳子少动，手足得屈伸，至七八日，大便通，呻吟十余日，诸证渐退。

又云：吉田某者，患疫，迎先生请治。诊之，脉微细，身热烦躁，时时谵语，口燥渴，大便秘闭，乃与桃仁承气汤。尔后大下血，家人惊愕，告先生。先生恬然不省，益令服前方，不日而痊愈。

又云：一妇人患疫，身热如灼，口舌糜烂，渴欲热饮，一日，妄语如狂，自胸下至少腹硬痛，手不可近，不大便十余日。先生投以桃仁承气汤，黑便快通，诸证悉法。

又云：一男子，年十五，头痛发热，翌日发谵语，其状如狂。医诊之曰，此痫也，与之药，数日，病益甚。先生诊之，脉洪数，舌上黑苔，身热如灼，胸腹有急迫状，而无成形者，与黄连解毒汤。翌夜，病势益甚，再请先生诊之。眼中带赤色，不能语言，饮食殆绝，热势郁伏，脉益洪数，头汗出，手足不动，乃与桃仁承气汤。至明日，尽五帖，遗尿一行，臭不可近，放屁五六次，言语尚不通，目闭不开，掭而视之，满眼皆赤，手足头面微冷，汗不复出，唇稍焦黑，神气不全昏，呼之则应，心胸下硬，按之则蹙额，手足掰地。经二时许，复诊之，心胸下已无痛状，仍进前方。至明日，大便一行，四肢微冷，不知人事。先生曰：勿怖，所谓瞑眩耳。益用前方，数日而愈。

又云：某之母，年可四十，病疫经三日，舌苔黑，独语绝谷，医与三消饮（槟榔、草果、厚朴、白芍、甘草、知母、黄芩、大黄、葛根、羌活、柴胡），下利十余行。妇人不知其为下剂，惊愕更医。医诊之，与人参养荣汤（人参、麦冬、五味子、地黄、当归、白芍药、知母、陈皮、甘草），服之一日，下利即止，而自汗出，烦渴引饮，病状似尤笃者。因又迎医，医与柴胡、白虎合方，诸证稍差，食亦少进，病妇稍安，以为渐愈也。越几日，险证复发，殆如不可救，又更医诊之。医曰：此为大虚。与以真武加人参汤，尔后下利黑血六七行，余证自若。凡更医十余，无微效。后请先生诊之，腹微满，舌尖赤，微带肿，大便滑而渴，乃与桃仁承气汤。服数帖，下燥屎如漆者数枚。经三日，诸证大差，但心下痞硬，不欲饮食，因与人参汤（理中汤也），数日而复常。

又云：一女子，年九岁，有寒疾，求治于先生。门生某诊之，蒸蒸发热，汗出而渴，先与五苓散。服汤渴稍减，然热汗尚如故，其舌或黄或黑，大便燥结，胸中烦闷，更与调胃承气汤。服后下利数行，烦倍加，食则吐，热益炽，将难救疗。先生曰：调胃承气汤，非其治也，此桃仁承气汤证耳。服汤而全瘳。渊雷案：此案证候，与调胃承气尚不误，乃服汤反剧，改桃仁承气而即瘳。用桃仁承气之标准，案中又未明言，学者得无诧南涯之神奇耶。要知调胃承气主治气，桃仁承气主治血，故调胃承气证，而有血液变坏，血运失常之征者，即桃仁承气所主，固不必拘拘于小腹急结与否。凡药效方意得以确知之方，皆当作如是观。

《续建殊录》云：忠二郎者，其项生疡，医针之而治。其明日，如寒疾状，发热炽盛，或恶寒，尔后疮根亦凸起，自项至缺盆，悉见紫朱色，谵语，大便不通，病状甚危笃。一医以为瘟疫，疗之而不愈，乃请先生。先生曰：此非疫也，其所以似疫者，疮毒上攻耳，乃与葛根加桔梗汤，兼用梅肉散，得汤稍差。后再诊之，转与桃仁承气汤，以梅肉散峻下五六行，热乃退，盖此人谵语烦闷，眼中碧色，是血证也。

又云：今桥贾人升屋某之子，年十七岁，毒发脑户，十余日后针之，脓出肿减，寝食稍复于平日，然疮口不闭，脓水如涌。一日，大战栗，身热殊甚，肿复凸起，施及颜颊，疮头结口，脓滴不出，谵语烦躁，大便秘涩，众医以为伤寒，治之无效，因迎先生请治。其父问曰：儿病，众医皆以为伤寒，不知先生所见亦然否。曰：否，此疮毒所致，非伤寒也。乃与葛根加桔梗汤，及应钟散，下利三四行，诸证顿减。尔后困眠，脉细数，热不去，饮食大减，于是与梅肉散，大便快利，热去肿减。居半日许，渐昏冒，不识人事，唇燥舌干，时时妄言狂语，坐为演戏之状，乃以桃仁承气汤攻之，下利臭秽，而后微觉人事。三日后，下黑血，饮食渐进，神气爽然，服之两月余，后转当归芍药汤（即《金匮》当归芍药散），数日而全瘳。

又云：一妇人小产后，胞衣不下，忽然上攻，喘鸣促迫，止气昏冒，不知人事，自汗如涌，众医以为必死，因迎先生诊视之。心下石硬，而少腹濡，眼中如注蓝，乃与桃仁承气汤，须臾，胞衣得下，至明日，爽快如常。

《古方便览》云：一妇人，阴门肿痛如剜，上冲头痛，日夜号哭而不愈者数日。余诊之，腹硬满，少腹急结，用桃核承气汤三剂。其夜，痛益甚，及晓，忽然出脓血，疾顿愈。

《生生堂医谈》云：与兵卫之妻，初，吐泻如倾盆，状似霍乱，全身如冰，厥冷脉绝者半日，既而烦躁，投去衣被，不食，大渴欲饮水，与水则吐，如此四五日，依然不死。请治于予，见前医所与附子理中汤，炉边尚余一二帖。诊其腹，脐下如石硬，予曰：是血证也，不可与理中汤。遂倾弃其既煎之药汁，别作桃仁承气汤服之，下臭秽之物甚多，三日内厥回，诸证全退而愈。其后经两年，又发如前，予又与桃仁承气汤而愈。当时若思虑不精，必杀人矣。

又云：一人走来叩门曰：急事，请速来。仓皇未告其故而去，至则堂上堂下男女狂躁，一妇人毙于傍。先生怪问之，则曰：有无赖少年，屡来求货财，不知厌足，我今骂之，无赖狂怒奋起，将殴我，余妻惊遮之，无赖描其喉，立毙，遂骇走。今事急矣，幸先生来，愿即救治。先生命人汲冷水盈盘，枕之，以水灌颈半时许，而后刺之，即苏。更令安卧，别以巾浸水围其颈，觉温则易之，使瘀血不得凝结。与桃仁承气汤加五灵脂而去，明日复往视之，妇人喜谢曰：幸蒙神术，得免于死，今咽喉尚无恙，惟胸肋体弯，微觉疼耳，饮食如常，师复以冷水灌巾，围胁肋如初，经两三日而愈。

《生生堂治验》云：近江之妻，周身发斑，大者如钱，小者如豆，色紫黑，日晡所必发痛痒，又牙龈常出血。先生诊之，脐下拘急，彻于腰，与桃核承气汤，兼用坐药，前阴出脓血，数日乃愈。

又云：某女年四十，以周身发黄故，医者妄名为黄疸。先生按之，至脐下，即痛不可堪，与桃核承气汤，十余日而痊愈。

《方伎杂志》云：一妇人请诊，家人云，妊娠已六个月，自前日初，下瘀血，众治无效，经三十日许而流产，惟子胎糜烂，体出而头留腹中，百计不得下，幸施救治。诊之，其人柴瘦，身体无血色，唇舌干燥，脉微弱，按抚其腹，胎头碌碌然，游移旋转，如瓜浮水中。余谓其家人曰：若按抚腹部而强出之，必发血晕，不如用药下之。于是一夜尽桃核承气汤三帖，翌早快利，胎头忽下。病者与家人，皆相庆以为更生。余遇此等症，始知古方之妙，诚堪感戴，是以自十三至七十，信仰古方，更不起他念云。

伤寒八九日，下之，胸满烦惊，小便不利，谵语，一身尽重，不可转侧者，柴胡加龙骨牡蛎汤主之。

尤氏云：伤寒下后，其邪有归并一处者，如结胸下利是也，有散漫一身者，如此条所云诸证是也。元坚云：此证亦是少阳病势加进，兼里实，与大柴胡加芒硝证同。此以误下，邪陷于里，加以诸证错杂，盖坏之甚者矣。一身尽重，与三阳合病身重难以转侧（二百二十七条），其机稍均。

山田氏云：下条云：太阳伤寒者，加温针，必惊也。又云：伤寒脉浮，医以火迫劫之，亡阳，必惊狂，卧起不安者，桂枝去芍药加蜀漆牡蛎龙骨救逆汤主之。又云：火逆下之，因烧针烦躁者，桂枝、甘草、龙骨、牡蛎汤主之。合而考之，此条有烦惊而用龙骨牡蛎者，亦必火逆一证，否则何以发烦惊，亦何以用龙骨牡蛎耶？因详文义，八九日下之之间，必有阙文，今窃以意补之如左：伤寒八九日，下之后，复以火迫劫之，胸满烦惊，小便不利，谵语，一身尽重，不可转侧者，柴胡加龙骨牡蛎汤主之。尝考《素问·玉机真脏论》，火攻之术，本为寒痹不仁等而设，不可以施诸伤寒实热者也。今伤寒柴胡证，医反下之，又以火强发其汗，遂致胸满烦惊、小便不利、谵语身重之变证者，盖火气乘其虚以上冲，心气为之不镇故也，故主小柴胡加龙骨牡蛎，以镇压之也。此条盖柴胡证被火邪，而发烦惊谵语身重者，究竟火毒陷脉乘心，以发痫证也，故以柴胡治本证，加龙骨牡蛎，以治所挟之痫也。但古昔以痫为小儿病名，而不称之大人，故本论无痫名也。叔和论温病火逆证曰：若被火者，微则发黄色，剧则如惊痫，时瘛疭。云如而不云发，亦复以古昔大人不称痫也。盖痫者，心疾也，惊与谵语，皆心气失常之病。《隋书·许智藏传》曰：秦王俊有疾云云，智藏诊脉曰：疾已入心，即当发痫，不可救也。凡病人外无风寒之渐，内无痞满便结之证，卒然见烦惊谵语瘛疭，烦躁闷乱不安之证者，皆痫也。妇人妊娠五六个月，小儿痘疮初热间，往往有此证，谨勿认谵语如狂证为阳明内实病，处下剂。

渊雷案：此条是柴胡证，而兼烦惊谵语者。所以烦惊谵语，依经文，是因误下，依山田氏之说，是不但误下，且因火逆。从病理上推测，则火逆为近之。今之治伤寒，鲜有用温针火劫者。然伤寒病过程中，常有烦惊谵语之证，杂病中尤多，但证候相合，投药亦效，则可暂不问其得病之原因矣。

柴胡加龙骨牡蛎汤方

柴胡（四两）　龙骨　黄芩　生姜（切）　铅丹　人参、桂枝（去皮）、茯苓（各一两半）　半夏（二合半，洗）　大黄（二两）　牡蛎（一两半，熬）大枣（六枚，擘）

上十二味，以水八升，煮取四升，内大黄，切如棋子，更煮一两沸，去滓，温服一升。本云柴胡汤，今加龙骨等。

《伤寒类方》云：此方能下肝胆之惊痰，以之治癫痫，必效。

《经验集录》云：柴胡加龙骨牡蛎汤，治小儿连日壮热，实滞不去，寒热往来，惊悸。

《方机》云：小柴胡汤证而胸腹有动者，失精者（原注俱应钟），胸满烦惊者（原注解毒散或紫圆），柴胡加龙骨牡蛎汤主之。

《类聚方广义》云：柴胡加龙骨牡蛎汤，治狂症，胸腹动甚，惊惧避人，兀坐独语，昼夜不眠，或多猜疑，或欲自死，不安于床者。又治痫症，时时寒热交作，郁郁悲愁，多梦少寐，或恶接人，或屏居暗室，殆如劳瘵者。狂痫二症，亦当以胸胁苦满，上逆，胸腹动悸等为目的。癫痫，居常胸满上逆，胸腹有动，每月及两三发者，常服此方勿懈，则免屡发之患。

《方函口诀》云：此方为镇坠肝胆郁热之主药，故不但治伤寒胸满烦惊，亦治小儿惊痫。大人癫痫，又有一种中风，名热瘫痫者（参看《金匮今释·中风篇》），用此方亦有效。又加铁砂，治妇人发狂。

渊雷案：此方取小柴胡汤之半，而去甘草，加龙骨铅丹桂枝茯苓大黄牡蛎也。今人谓龙骨牡蛎铅丹，能收敛浮越之正气，镇惊坠痰。吉益氏《药征》，谓龙骨主治脐下动，旁治烦惊失精，牡蛎主治胸腹动，旁治惊狂烦躁。今验惊狂癫痫失精诸病人，有正气浮越之象者，其胸腹往往有动，是二说，可以并行不悖也。唯此方既有龙骨牡蛎之收涩，复有大黄茯苓之通利，既有大黄之攻，复有人参之补，方意杂糅，颇有疑其不可用者，然按证施治，得效者多。吉益南涯和田东郭，谓此方是大柴胡加龙骨牡蛎，则不可从矣。

《生生堂治验》云：一妇人，幼患癫痫，长而益剧，立辄晕倒，少时始苏醒者，日一两次，如此三十余年，众医杂疗而无效。其主人偶闻先生之异术，乃来请治。往诊之，脉紧数，心下硬满，乳下悸动，谓先生曰：心神惘惘，虽饮食须臾不得安，数十年如一日也。视其颜色，愁容可怜。先生慰之曰：病可治也。病妇信以为实，乃服柴胡加龙骨牡蛎汤，精神颇旺，又调瓜蒂散五分，吐黏痰数升，臭气冲鼻，毒减过半，或五日六日一发，凡期年而痊愈，其间行吐剂约十六度。

又云：一老妪，有奇疾，见人面每有疣赘，更医治之，不可胜数，然无寸效。先生诊之，脉弦急，心下满，服三圣散（瓜蒂藜芦防风）八分，吐后，与柴胡加龙骨牡蛎汤，自是不复发，时年七十许矣。

又云：一妇年五十余，每恚怒，则少腹有物上冲心，闷绝而倒，牙关紧急，半时许乃自醒，月一发或再发。先生诊之，胸腹动悸，与柴胡加龙骨牡蛎汤，数旬而愈。

又云：一妇年五十，右身不仁，常懒于饮食，月事无定，每行必倍常人。先生以三圣散一钱，吐冷痰黏者两三升，由是食大进，因切其腹，胸满，自心下至少腹，动悸如奔马，与柴胡加龙骨牡蛎汤，数月而痊愈。

渊雷案：以上十四条，论柴胡汤一类证治，其中百七条，上承百四条而类列；百一十条之证，与百九条相似，因以对勘；唯百一十一条桃核承气汤，疑当列于下文抵当汤之前。

伤寒腹满谵语，寸口脉浮而紧，此肝乘脾也，名曰纵。刺期门。

以下两条，论纵横，皆用刺法。"平脉篇"云，水行乘火，金行乘木，名曰纵；火行乘水，木行乘金，名曰横；水行乘金，火行乘木，名曰逆；金行乘水，木行乘火，名曰顺也。然则纵横云者，依五行为说耳，仲景不言五行，不言五脏，亦未有但刺而不药者，钱氏、柯氏、周氏、张氏诸家，并删此二条，是也。姑录旧注二则，学者观其左支右绌，益见此二条非仲景之言矣。

成氏云：腹满谵语者，脾胃疾也，浮而紧者，肝脉也（案肝脉当弦，"辨脉篇"云，"脉浮而紧者名曰弦也"，成说本此），脾病见肝脉，木行乘土也。经曰："水行乘火，木行乘土，名曰纵。"此其类矣，期门者肝之募，刺之以泻肝经盛气。《金鉴》云：伤寒脉浮紧，太阳表寒证也，腹满谵语，太阴阳明里热也。欲从太阳而发汗，则有太阴阳明之里，欲从太阴阳明而下之，又有太阳之表，主治诚为两难，故不药而用刺法也。虽然，太阴论中，太阳表不解，太阴腹满痛，而用桂枝加大黄汤，亦可法也。此肝乘脾名曰纵刺期门，与上文义不属，似有贻误。渊雷案：期门两穴，正当两乳下，肋骨尽处，即第九肋肋软骨之尖端。《甲乙经》云：在第二肋端（案此不计两浮肋而从下向上数也），不容旁各一寸五分，上直两乳。

伤寒发热，啬啬恶寒，大渴欲饮水，其腹必满，自汗出，小便利，其病欲解，此肝乘肺也，名曰横，刺期门。

欲饮水，《玉函》《脉经》并作欲饮酢浆，《千金翼》作欲饮截浆。案皆即今之醋也。

成氏云：伤寒发热，啬啬恶寒，肺病也（案此句颇武断）。大渴欲饮水，肝气胜也，《玉函》曰作大渴欲饮酢浆，是知肝气胜也。伤寒欲饮水者愈，若不愈而腹满者，此肝行乘肺，水不得行也。经曰：木行乘金，名横。刺期门以泻肝之盛气，肝肺气平，水散而津液得通，外作自汗出，内为小便利而解也。《金鉴》云：伤寒发热，啬啬恶寒，无汗之表也。大渴欲饮水，其腹必满，停饮之满也。若自汗出，表可自解，小便利，满可自除，故曰其病欲解也。若不汗出，小便闭，以小青龙汤先解其外，外解已，其满不除，十枣汤下之，亦可愈也。此肝乘肺名曰横刺期门，亦与上文义不属，似有贻误。

太阳病二日，反躁，凡熨其背而大汗出，大热入胃（一作二日内，烧瓦熨背，大汗出，火气入胃），胃中水竭，躁烦，必发谵语。十余日震栗，自下利者，此为欲解也，故其汗从腰以下不得汗，欲小便不得，反呕，欲失溲，足下恶风，大便硬，小便当数，而反不数，及不多。大便已，头卓然而痛，其人足心必热，谷气下流故也。

《玉函》《脉经》，反躁凡三字，并作而反烧瓦四字，大热并作火热，震栗自下利者，并作振而反汗出者，其汗上并无故字，皆是也。案此条及次条，辞气俱不似仲景。

柯氏云：此指火逆之轻者言之。太阳病经二日，不汗出而烦躁，此大青龙证也。

成氏云：太阳病二日，则邪在表，不当发躁，而反躁者，热气行于里也。反熨其背而发汗，大汗出，则胃中干燥，火热入胃，胃中燥热，躁烦而谵语。至十余日，震栗自下利者，火邪势微，阴气复生，津液得复也，故为欲解，火邪去大汗出则愈。若从腰以下不得汗，则津液不得下通，故欲小便不得，热气上逆而反呕也。欲失溲足下恶风者，气不得通于下而虚也。津液偏渗，令大便硬者，小便当数。经曰：小便数者，大便必硬也。此以火热内燥，津液不得下通，故小便不数及不多也。若火热消，津液和，则结硬之便得润，因自大便也。便已头卓然而痛者，先大便硬，则阳气不得下通，既得大便，则阳气下降，头中阳虚，故卓然而痛。谷气者，阳气也，先阳不通于下之时，足下恶风，今阳气得下，故足心热也。丹波氏云：十余日震栗自下利者，《玉函》《脉经》作十余日振而反汗出者，似是。欲解也故之故，《玉函》无之，亦似是。成注云：大汗出则愈，且注文代故以若字，皆与《玉函》符，极觉明畅。

渊雷案：自此以下，论火逆烧针之坏证，然此条文不明畅，亦非仲景语。今从丹波氏所斟，合成注观之，盖当作三段看。自条首至必发谵语，为第一段，言火逆之坏证。自十余日至及不多，为第二段，言火逆欲解之病理。自大便已以下，为第三段，言乍解时之病理。盖太阳病二日而躁，依柯氏说，是表寒里热之证，当与大青龙。大青龙虽是汗剂，有石膏以清里热，则汗出而热解。今乃烧瓦熨背熨以取汗，汗虽出，里热反因火而盛，热盛津伤，脑神经受其影响，故躁烦而谵语。古人以谵语为阳明胃实之证，故曰火热入胃，胃中水竭耳。十余日振而反汗出者，津液自复，里热从战汗而解也。此时欲作汗解，阳气与津液集中于上部，以祛毒害性物质，故腰以上有汗而呕。同时腰以下津液阳气俱少，津液少，故无汗而欲小便不得，阳气少，故失溲而足下恶风。若非此等特异机转，则大便硬者，小便当数。今乃不数及不多，则因津液偏渗于上部故也。及战汗已毕，里热已祛，则津液下达，而得大便，阳气下达，而头卓然而痛，且两足不复恶风，足心反热矣。

太阳病中风，以火劫发汗，邪风被火热，血气流溢，失其常度。两阳相熏灼，其身发黄。阳盛则欲衄，阴虚小便难。阴阳俱虚竭，身体则枯燥，但头汗出，剂颈而还，腹满微喘，口干咽烂，或不大便，久则谵语，甚者至哕，手足躁扰，捻衣摸床。小便利者，其人可治。

《玉函》无病字，发下有其字，捻作寻，《脉经》作循，成本阴虚下有则字，并是。

此条因火攻而成热溶血症也，虽文气烦冗，不似仲景，然论热溶血症之病理证候，委曲详尽，适合今世科学，末可废也。古人以风为阳邪，后世亦有风生热，热生风之论，可知中风病情，本偏于热。更以火劫发汗，则身热愈高，血液被热灼，致红细胞崩坏，血色素游离，分解变化而成一种新物质，溶解于血浆中，所谓血气流溢，失其常度也，凡黄疸病，皆胆汁混入血液所致。热溶血症的患者，肝脏生成过量的胆汁，平时向输胆管分泌的胆汁色素，至此因涌溢而入肝静脉，复经肺循环，以达全身，遂发溶血性黄疸，所谓两阳相熏灼，其身发黄也。两阳者，中风为阳邪，火劫之邪亦为阳也。阳盛谓热毒郁积，盖中风自汗之病，不用桂枝汤，而以火劫发汗，则毒害性物质不去，徒伤津液，津伤则汗闭，表证热盛而汗闭，故欲衄。四十七条麻黄证之衄，云阳气重，此云阳盛，其实一也。阳盛者阴必伤，津液伤，故小便难。阴阳俱虚竭，则肌肤得不到滋润，故身体枯燥。阳邪盛于上，阴津伤于下，故但头汗出，剂颈而还，口干咽烂而不大便也。病至此，则各种生理机转俱受影响，于是胃肠不能消化，残留食物发酵，致胃肠中多气体而腹满，肺脏不能适量交换碳氧气而微喘，神经系统既受热灼，故见谵语躁扰、捻衣摸床之脑症状。火逆之证，此为最危矣。若其人小便利者，则津液未涸，肾脏机能无恙，血中毒害性物质得以排除，故知可治。

钱氏云：上文曰阳盛，似不当言阴阳虚竭，然前所谓阳盛者，盖指阳邪而言，后所谓阳虚者，以正气言也。经所谓壮火食气，以火邪过盛，阳亦为之销铄矣。

渊雷案：壮火食气，气食少火，壮火散气，少火生气，系《素问·阴阳应象大论》之文。壮火谓过高之体温，少火谓适当之体温，气指神经之功用。神经须适当温度之煦煖，始能成其生理作用，所以气食少火，少火生气也。若受高热熏灼，则失其生理作用，而起病理的反射作用，始虽亢进，亢进之极，转为衰弱，所谓壮火食气，壮火散气也。

丹波氏云：剂颈而还，诸家无详释，特喻氏以为剂颈以下之义。盖剂，剂限之谓，而还，犹谓以还，言剂限颈以还而头汗出也。王氏《脉经》，有剂腰而还之文。

刘栋云：上四条，后人之所记也。

伤寒脉浮，医以火迫劫之，亡阳，必惊狂，卧起不安者，桂枝去芍药加蜀漆牡蛎龙骨救逆汤主之。

《脉经》《千金翼》，医上并有而字，无必字，《玉函》亦无必字。

钱氏云：火迫者，或熏，或熨，或烧针，皆是也。劫者，要挟逼胁之称也。以火劫之，而强逼其汗，阳气随汗而泄，致卫阳丧亡，而真阳飞越矣。

方氏云：亡阳者，阳以气言，火能助气，甚则反耗气也。

山田氏云：此条卧起不安，乃前条（谓百一十二条也）胸满之外候，前条论柴胡证而被火攻者，本节论桂枝证而被火攻者也，前言八九日，此言脉浮，其义可见矣。此证虽云亡阳，然而未至汗出恶寒、四肢厥冷之甚，故无取乎姜附剂也。

渊雷案：此条之亡阳，与附子四逆证之亡阳，意义稍异，所亡者是肌表之卫阳，而其人适阳盛者，于是胸腹内脏之阳，上冲以补其厥失，冲气剧而胸腹动甚，有似惊狂者。卧起不安，即惊狂之状也。此条因火劫桂枝证而亡阳惊狂，百一十二条因误下柴胡证而胸满烦惊，表里虽殊，其趣则一，故皆于本证方中加牡蛎龙骨，以治惊狂。本方去芍药者，胸满故也。二十二条云：脉促胸满者，桂枝去芍药汤主之。山田氏云，"卧起不安，乃胸满之外候"，是也。

桂枝去芍药加蜀漆牡蛎龙骨救逆汤方

桂枝（三两，去皮）　甘草（二两，炙）　生姜（三两，切）　大枣（十二枚，擘）　牡蛎（五两，熬）　蜀漆（三两，洗，去腥）　龙骨（四两）

上七味，以水一斗二升，先煮蜀漆，减二升，内诸药，煮取三升，去滓，温服一升。本云桂枝汤，今去芍药，加蜀漆牡蛎龙骨。

《方极》云：桂枝去芍药加蜀漆牡蛎龙骨汤，治桂枝去芍药汤证。而胸腹动剧者。

《方机》云：惊狂，起卧不安者，或火逆烦躁，胸腹动剧者，及疟疾而有上冲者，桂枝去芍药加蜀漆牡蛎龙骨汤主之，俱兼用紫圆。若有胸胁苦满之证，则别有主治矣。

方舆輗云：不寐之人，彻夜不得一瞑目，及五六夜，必发狂，可恐也，当亟服此方，蜀漆能去心腹之邪积也。渊雷案：彻夜不得眠，即所谓卧起不安，故本方治之。须知仲景书所举证候，为用药处方之标准，推而广之，可以泛应变化无方之病情。

《方函口诀》云：此方主火邪（案出《金匮·惊悸吐衄篇》），故汤火伤烦闷疼痛者，又灸疮发热者，皆有效。牡蛎一味为末，麻油调，涂汤火伤，火毒即去，其效可推而知也。

《本草纲目》云：蜀漆乃常山苗，功用相同，今并为一。《续药征》云：蜀漆，主治胸腹及脐下动剧者，故兼治惊狂火逆疟疾。

渊雷案：此证惊狂卧起不安，由于冲气上逆，胸腹脐下动剧，故用桂枝以降冲逆，用龙牡蜀漆以镇动气。《本草》谓蜀漆主胸中痰结吐逆，亦因冲气而痰饮上逆也。

形作伤寒，其脉不弦紧而弱。弱者必渴，被火必谵语。弱者发热，脉浮解之，当汗出愈。

此条文不通顺，非仲景语也。弱者必渴，弱者发热，脉浮解之三句，尤为不顺，于病理事实，亦不可通。喻氏魏氏注本，并删此条。

太阳病，以火熏之，不得汗，其人必躁，到经不解，必清血，名为火邪。

此亦热溶血证而血毒自下者也。百一十五条熨其背而大汗出，则津液外泄，故不大便。此条火熏而不得汗，则津液未伤，大便不硬。及其病传阳明，入于胃肠，则血毒随大便而自下也。

成氏云：此火邪迫血，而血下行者也。太阳病，用火熏之，不得汗，则热无从出，阴虚被火，必发躁也。六日传经尽，至七日再到太阳经，则热气当解，若不解，热气迫血下行，必清血。清，厕也。丹波氏云：到经二字未详，成本无经字，然考注文，乃系遗脱。方氏无经字，注云，"到，反也"（案以为倒字也），反不得解也。喻氏不解，志聪锡驹钱氏汪氏，并从成注，柯氏改为过经。程氏云："到经者，随经入里也。"魏氏云："火邪散到经络之间为害。"数说未知孰是。渊雷案：程氏以为随经入里，于文理虽未允，于病情颇切当。

脉浮热甚，而反灸之，此为实，实以虚治，因火而动，必咽燥吐血。

艾灸所以治阳虚，功效类于姜附。脉浮热甚，乃阳实之病，误用艾灸，则为实实。阳性炎上，故吐血。阳盛津伤，故咽燥也。

张氏《直解》云：上节以火熏发汗，反动其血，血即汗，汗即血，不出于毛窍而为汗，即出于阴窍而清血；此节言阳不下陷，而反以下陷灸之，以致迫血上行而唾血；下节言经脉虚者，又以火攻散其脉中之血，以见火攻同，而致症有上下之异。

微数之脉，慎不可灸，因火为邪，则为烦逆，追虚逐实，血难复中，火气虽微，内攻有力，焦骨伤筋，血难复也。

程氏云：血少阴虚之人，脉见微数，尤不可灸，虚邪因火内入，上攻则为烦为逆。血本虚也，而更加火，则为追虚。热本实也，而更加火，则为逐实。夫行于脉中者，营血也，血少被逐，脉中无复血聚矣。艾火虽微，孤行无御，内攻有力矣。无血可逼，焦燎乃在筋骨，盖气主呴之，血主濡之，筋骨失其所濡，而火所到处，其骨必焦，其筋必损。盖内伤真阴者，未有不流散于经脉者也。虽复滋营养血，终难复旧，此则枯槁之形立见，纵善调护，亦终身为残废之人而已，可不慎欤。

丹波氏云：烦逆者，烦闷上逆之谓。吴遵程云：心胸为之烦逆。是也。钱氏云：令人烦闷而为火逆之证矣。恐不然耳。

渊雷案：脉微为阴虚血少，脉数为热，此热正由阴虚，谓之虚热，与阳盛之热大异。阴虚而热之理，详《金匮要略今释》。凡阴虚之热，当益其阴，景岳滋阴诸方，最宜择用，不可清其热，尤不可误用阳虚法之艾灸。此条言误灸阴虚之祸也。焦骨伤筋，不过极言火毒之害，非谓筋骨真能焦灼，不可以词害意。百一十六条及百一十九条，皆是实热而阴不虚，阴不虚则血不少，实热经火熏，则热邪盛，故成热溶血症，而或发黄疸，或致清血。此条则热邪本微，艾灸之火，又不如熏熨之烈，故不为溶血症，但以阴虚血少，致形骸枯槁，难以救治耳。学者于此等处细心研究，自能通晓阴阳虚实之理。

脉浮，宜以汗解，用火灸之，邪无从出，因火而盛，病从腰以下必重而痹，名火逆也。欲自解者，必当先烦，烦乃有汗而解。何以知之？脉浮，故知汗出解。

赵刻本与上条连属为一，今从《玉函》及成氏以下诸家注本析之。《玉函》成本，从欲自解以下为别一条，方氏诸家，遂移于太阳上篇，以为太阳病自解之总例，非也。

五十二条云：脉浮者，病在表，可发汗。盖正气欲祛毒害性物质于肌表，将汗未汗之际，药力助之，则病随汗解。今乃不用发汗以解表，而用火灸以温里，抑阻正气外趋之势，汗不得出，则水毒壅滞于肌表，故身重而痹，水性流下，故痹在腰以下。痹者，麻木不仁也。若其人正气实者，虽经抑阻，仍能驱水毒以作汗，斯时正邪分争，汗出较难，故必先烦热，然后乃有汗而解。何以知烦热之将汗解？以其脉仍浮，故知正气乃驱毒害性物质向外以作汗也。

刘栋云：上六条，后人之所记也。渊雷案：自百一十八条形作伤寒至此，凡五条，而云六条者，从《玉函》成本析本条为二也。

烧针令其汗，针处被寒，核起而赤者，必发奔豚。气从少腹上冲心者，灸其核上各一壮，与桂枝加桂汤，更加桂二两也。

钱氏云：烧针者，烧热其针而取汗也。"玉机真脏论"曰：风寒客于人，使人毫毛毕直，皮肤闭而为热，当是之时，可汗而发也，或痹不仁肿痛，可汤熨及火灸刺而去之。观此，则风寒本当以汗解，而漫以烧针取汗，虽或不至于因火为邪，而针处孔穴不闭，已被寒邪所侵矣。

《伤寒类方》云：不止一针，故云各一壮。

渊雷案：烧针，即温针也。针处核起而赤，乃是创口发炎，盖消毒不净而受感染。曰被寒者，犹急性热病称为伤寒矣。奔豚，病名，其证候，即是气从小腹上冲心，其病有发作性，详《金匮要略今释》。针处核起而赤，何以必发奔豚，则不可知。《正字通》云：医用艾灸一灼，谓之一壮。陆佃曰：以壮人为法，老幼羸弱，量力减之。

桂枝加桂汤方

桂枝（五两，去皮）　芍药（三两）　生姜（三两，切）　甘草（二两，炙）大枣（十二枚，擘）

上五味，以水七升，煮取三升，去滓，温服一升。本云桂枝汤，今加桂满五两，所以加桂者。以能泄奔豚气也。

成本不载此方，山田氏云：此方及桂枝新加汤，经文既言其所加之分量，则仲景氏原本不载其方，可知矣。后人不识，看以为方名，从而附载其方已。

《方极》云：桂枝加桂汤，治本方证（谓桂枝汤证也）而上冲剧者。《方机》云：上冲甚者，桂枝加桂汤主之，兼用应钟。若有拘急硬满之证者，则桂枝汤不宜与焉。凡上冲者，非上逆之谓，气从少腹上冲于胸，是也。又云：烦，脉浮数，无硬满状者。

雉间焕云：奔豚主剂虽綦多，特加桂汤为最可也。又灸后有发大热不止，是火邪也，今谓之炷热，又称灼热，此方主之。

又云：生平头痛有时发，苦之一两日，或四五日，其甚则昏迷吐逆，绝饮食，恶药气者，每发服此，则速起。或每天阴欲雨头痛者，亦当服之，能免其患也。

渊雷案：奔豚之病，气从小腹上冲心，而主以桂枝加桂汤，故吉益氏《药征》，谓桂枝主治冲逆。余尝博览译本西医书，历询国内西医，欲求奔豚上冲之理，卒不可得。然奔豚服加桂汤，其上冲即止，则事实不可诬也。吾侪著书传后，述其所知，阙所不知，若吉益氏者可也。而有惑于《难经》臆说者，以奔豚为肾之积气（见《难经·五十六难》），遂谓加桂汤为泄肾气、伐肾邪，又以肾居下部，而桂枝气薄上行，不若肉桂之气厚下行，遂谓此汤之加桂，是肉桂而非桂枝（方有执以下多如此），不从事实。而凭臆想，何其诬也。山田氏云：方有执云：所加者桂也，非枝也。果尔，唯当称加。不可云更加也。

火逆下之，因烧针烦躁者，桂枝甘草龙骨牡蛎汤主之。

山田氏云：下之二字，莫所主当，必是衍文，宜删。古昔火功之术，种种不同，有艾火，有温针，有烧瓦，火逆之证，于是多端矣。逆谓误治也。本节所说，比之救逆汤证，一等轻者也。然而烦躁乃惊狂之渐，亦为火热内攻之候，故亦以桂枝甘草龙骨牡蛎四物，以救其逆也。桂枝甘草汤条云：发汗过多，其人又手自冒心，心下悸，欲得按者，桂枝甘草汤主之。由此考之，此条亦为发汗过多之证明矣。

渊雷案：此条旧注，有以为先火复下，又加烧针，凡三误者，成氏、程氏、汪氏、张氏《集注》、张氏《直解》、魏氏、日本和久田氏，是也；有以为烧针取汗，即是火逆，烧针与下之两误者，《金鉴》、吴氏（吴仪洛《伤寒分经》）、钱氏、日本丹波氏，是也。夫伤寒脉浮，以火迫劫，不过一误，犹必惊狂，卧起不安，今两误三误，而变证乃止于烦躁，斯必无之理也，故从山田之说，删下之二字。火逆因烧针烦躁，谓诸火逆证中，有因烧针而烦躁者，盖火逆为提纲，烧针则本条之子目也。又案魏氏云：误治之故有三，而烦躁之变证既一，则惟立一法以救三误，不必更问其致误何由矣（以上魏氏）。此说甚通达，得仲景凭证用药之旨。而山田氏驳之云：果如斯，所谓知犯何逆随证治之（十六条），亦以为无用之言乎？妄甚矣（以上山田）。不知知犯何逆之上，尚有观其脉证四字，正谓观其现在之脉证，不必拘其已往之治法也。山田之书，可博要精核，然刻意指摘前修，时或失之偏颇。

桂枝甘草龙骨牡蛎汤方

桂枝（一两，去皮）　甘草（二两，炙）　牡蛎（二两，熬）　龙骨（二两）

上四味，以水五升，煮取二升半，去滓，温服八合，日三服。

《方极》云：桂枝甘草龙骨牡蛎汤，治桂枝甘草汤证，而（《方极》无此七字，据《类聚方集览》及《方极附言》补）胸腹有动，急迫者。

魏氏云：烦躁，即救逆汤惊狂卧起不安之渐也，故用四物，以扶阳安神为义。不用姜枣之温补，不用蜀漆之辛快，正是病轻则药轻也。柯氏《方论》云：近世治伤寒者，无火熨之法，而病伤寒者，多烦躁惊狂之变，大抵用白虎承气辈，作有余治之。然此证属实热者固多，而属虚寒者间有，则温补安神之法，不可废也。更有阳盛阴虚而见此证者，当用炙甘草加减，用枣仁、远志、茯苓、当归等味，又不可不择。渊雷案：魏云扶阳，柯云温补，意皆指桂枝也。然本方桂枝一两，分为三服，则每服仅得今称七分许，此不足言温，更不足言补。二君能宗师仲景者，而其言如此，无怪有人畏忌桂枝，以为热药也。所以遇此等证时，非但不用柴桂龙蛎诸方，亦不用白虎承气辈，但用羚羊牛黄之剂，药价昂贵，徒增病人担负，而病则未必能愈。

太阳伤寒者，加温针，必惊也。

《玉函》无者字。

钱氏云：温针，即前烧针也。太阳伤寒，当以麻黄汤发汗，乃为正治。若以温针取汗，虽欲以热攻寒，而邪受火迫，不得外泄，而反内走，必致火邪内犯阳神，故震惊摇动也。

山田氏云：此条火逆总纲，本当在于柴胡加龙骨牡蛎汤前也。

渊雷案：以上十一条，皆论火逆一类。

太阳病，当恶寒发热，今自汗出，反不恶寒发热，关上脉细数者，以医吐之过也。一两日吐之者，腹中饥，口不能食；三四日吐之者，不喜糜粥，欲食冷食，朝食暮吐。以医吐之所致也，此为小逆。

刘栋云：后人所掺也。山田氏云：此次条注文，错乱出于此者已，宜删。

渊雷案：此条词句烦冗，且称关上脉，皆非仲景辞气，故二君云尔。然病理有可验者，仍释之。凡病属阳证，而毒害性物质上迫胸咽者，可吐，不尔，即不当吐。太阳病，毒害性物质在肌表，固非吐法所宜，然因吐而得汗，则表证亦随解，故自汗出而不恶寒发热也。关上所以候脾胃（六部脉分配脏腑睢关上候脾胃有验），细则为虚，数则为热，误吐而伤胃中津液，且引起胃机能之兴奋，故关上脉细而数也。腹中饥口不能食，当是食入即吐。凡食入即吐，责其胃热，朝食暮吐，责其胃寒。寒谓贫血，谓机能衰减，热谓充血，谓机能亢进。一两日三四日，谓病之浅深，不可拘泥日数。病尚浅而误吐之，则胃受刺激而为热，故食入即吐，虽饥不能食。病渐深而误吐之，则胃受刺激而充血，故不喜糜粥，欲食冷食，然其机能已衰减，故朝食暮吐也。

汪氏云：《补亡论》常器之云：可与小半夏汤，亦与半夏干善汤。郭白云云：《活人书》大小半夏加茯苓汤、半夏生姜汤，皆可选用。元坚云：此证盖橘皮竹茹汤，或千金竹叶汤之类。所宜取用，如单从驱饮，恐不相对。渊雷案：读仲景书，当药方证候参互推勘，得其活用之法。书中不出方诸条，语焉不详，本不可悬拟方药，后人不知此义，辄为之补方，郭雍遂作《伤寒补亡论》，是犹画蛇而沾足也。又林亿等序，有三百九十七法之语，妄人乃将本论条文，分析删并，凑成三百九十七条，以一条为一法。不知林亿所谓法者，指方药之治法，故原序下文云：除复重，定有一百一十二方。若以不出方诸条，亦各为一法，则方之不存，法于何有，其无知妄作，更甚于补亡矣。此条常器之郭白云所举诸方，皆是镇呕剂，皆主不因饮食而自呕吐者。若食入即吐，朝食暮吐，则小丹波所举两方，近是。橘皮竹茹汤，系《金匮》方，竹叶汤出《千金》第十卷，云治伤寒后虚羸少气呕吐，其方即竹叶石膏汤去甘草也。

太阳病，吐之，但太阳病当恶寒，今反不恶寒，不欲近衣，此为吐之内烦也。

《金鉴》云：太阳病吐之，表解者当不恶寒，里解者亦不恶热，今反不恶寒，不欲近衣者，是恶热也，此由吐之后，表解里不解，内生烦热也。盖无汗烦热，热在表，大青龙证也。有汗烦热，热在里，白虎汤证也。吐下后心中懊侬，无汗烦热，大便虽硬，热犹在内，栀子豉汤证也。有汗烦热，大便已硬，热悉入腑，调胃承气汤证也。今因吐后内生烦热，是为气液已伤之虚烦，非未经汗下之实烦也，已上之法，皆不可施，唯宜用竹叶石膏汤，于益气生津中，清热宁烦可也。

山田氏云：太阳病吐之句下，似有阙文。

病人脉数，数为热，当消谷引食，而反吐者，此以发汗，令阳气微，膈气虚，脉乃数也。数为客热，不能消谷，以胃中虚冷，故吐也。

发汗太过，或不当汗而汗之，体温放散过多，是为阳气微。内脏者，体温之策源地，既以自温，又随血传送，以温肌表。今肌表之体温，因过汗而放散，于是内脏之体温，随汗势以浮越于表，则为表热里寒。表热故脉数，里寒故膈气虚。胃中虚冷，不能消谷而吐也。客热，犹言非固有之热。膈气，指胸膈间脏腑之机能。

刘栋云：此条，后人之所记也。山田氏云：数为热，及令阳气微等语，自有辨脉平脉法中辞气。

太阳病，过经十余日，心下温温欲吐，而胸中痛，大便反溏，腹微满，郁郁微烦。先此时，自极吐下者，与调胃承气汤。若不尔者，不可与。但欲呕，胸中痛，微溏者，此非柴胡汤证。以呕，故知极吐下也。

《千金翼》无若不尔以下三十字。

程氏云：心中温温欲吐而胸中痛，是言欲吐时之象。欲吐则气逆，故痛。著一而字，则知痛从欲呕时见，不尔亦不痛。凡此之故，缘胃有邪蓄，而胃之上口被浊熏也。大便溏，腹微满，郁郁微烦，是言大便时之象。气逆则不下行，故以大便溏为反。大便溏则气得下泄，腹不应满，烦不应郁郁。今仍腹微满，郁郁微烦，凡此之故，缘胃有阻留，而胃于下后仍不快畅也。云先其时者，见未吐下之先，向无此证。缘吐下徒虚其上下二焦，而中焦之气阻升降，遂从津液干燥处涩结成实。胃实则溏，故日进之水谷，只从胃旁溜下，不得胃气坚结之。大便反溏，而屎气之留中者，自搅扰不宁，而见出诸证，其过在胃，故与调胃承气一荡除之。

希哲云：此证欲吐而胸中痛，郁郁微烦者，似于大柴胡汤证之呕不止，心下急，郁郁微烦（百八条），而心下温温，大便溏不同。又，欲吐而胸中痛，大便溏，腹微满者，似于汗出不解，心下痞硬，呕吐而下利（百七十二条大柴胡汤证），而心下温温，郁郁微烦不同，故再辨之也。

山田氏云：温温，读曰愠愠，古字通用，不必改作。《素问·玉机真脏论》曰：秋脉大过，则令人逆气而背痛。愠愠然。《千金方》引《伤寒论》少阴篇文（三百二十七条心中温温欲吐），亦作愠愠，可见温温即愠愠，乃为烦愦愠闷之貌。自当作而，以声近而讹（案以文气言，作而反不如作自之稳贴）。少阴篇真武汤条，自下利之自字，《玉函》《千金翼》俱误作而字，可谓明征矣。以呕当作以溏，应上文反溏语也。过经谓表解也，言太阳病。表证已解十余日，心下愠愠欲吐而胸中痛，大便不溏者，此为邪传少阳，小柴胡汤证也。今其人大便当不溏而反溏，郁郁微烦者，知医先此时而极吐下。极吐下者，必用瓜蒂巴豆类，故伤动肠胃，以致下利也。然是药毒未解之下利，非虚寒下利，又非太阳病外证未除而数下之（百七十条），遂致虚寒之利也，故与调胃承气汤以和其胃则愈。若不尔者，谓不因极吐下而有此证，则虚寒之溏，虚寒之腹满，虚寒之烦也，虽有似柴胡证者，非实热也。其脉当微弱结代，义如前百一十条所述（若自下利者脉当微厥），不可与调胃承气汤，宜以理中四逆辈温之。若但欲呕，胸中痛，大便微溏者，似柴胡证，而非柴胡证。以其大便溏之故，知其极吐下，又知其非柴胡证也。

渊雷案：此条若不尔以下，不似仲景文字。且今世医工，类用平剂待期，瓜蒂巴豆之类，终身不入药笼，故曾经极吐下之病，竟不可见。不敢凭臆妄释，姑举数说如上。

以上四条，论误吐及呕吐之证。

太阳病，六七日，表证仍在，脉微而沉，反不结胸，其人发狂者，以热在下焦，少腹当硬满，小便自利者，下血乃愈。所以然者，以太阳随经，瘀热在里故也。抵当汤主之。

《玉函》，六七作七八，硬满作坚而满。

山田氏云：此辨太阳病有蓄血者，比桃核承气证一等重者也。彼则小腹急结，此则小腹硬满，彼则如狂，此则发狂，彼则汗后，此则下后，自有差别也。桃核承气证其血自下，其为瘀血之病，不俟辨明矣。此则血不下，故因小便利不利，以断其为瘀血也。桃核承气，主治伤寒病中热邪结于下焦，而其血为之不行，滞而为瘀者也。抵当汤丸，主治其人本有瘀血，而热邪乘之者，故阳明篇曰：其人善忘者，本有久瘀血，宜抵当汤（二百四十二条）。其有别如之。此下焦本有积血之人，适病伤寒，而其热乘瘀血，秽气上而乘心，令人发狂者也。由此观之，虽丈夫，亦有积血之疾，自古而然，但不及妇人最多已。言太阳病六七日，下之后，头痛、发热、恶寒等仍在，其脉微而沉者，当变为结胸。大陷胸汤条云，"脉沉而紧"，可见结胸其脉多沉。今反不结胸，其人发狂者，此为热乘其蓄血。试看小腹虽硬满，小便则快利如常，可以决蓄血无疑而下之。何以知其经攻下？以仍在二字，及反不结胸四字，知之也。下篇云，"病发于阳，而反下之，热入，因作结胸"，可见结胸必是下后之病矣。今此证，下后脉沉而不结胸，故曰反也。再按伤寒下法，种种不同，咸待其表解，而后下之。今此条，表证仍在，而用下法者，何也？以其脉既变沉微也。若犹浮大者，未可下之也。下条云，"太阳病，身黄，脉沉结"，亦以脉决其表之假在，而实则既解也。

钱氏云：邪不在阳分气分，故脉微。邪不在上焦胸膈而在下，故脉沉。热在阴分血分，无伤于阳分气分，则三焦之气化仍得运行，故小便自利也。其所以然者，太阳以膀胱为腑，其太阳在经之表邪，随经内入于腑，其郁热之邪，瘀蓄于里故也。热瘀膀胱，逼血妄行，溢入回肠，所以少腹当硬满也。

汤本氏云：误下而表热内陷于下腹部，与素有之瘀血合，而作少腹硬满，其余波波及上部，令人发狂也。其热专迫血，不与水相结，故在上不为结胸，在下不为小便不利也。

刘栋云：所以然以下十五字，后人之注，误入本文也。

渊雷案：此条山田之说最精当，钱氏解脉沉而微，亦佳。惟恶寒（表证仍在）而脉沉微，有似虚寒，以其发狂，且少腹硬满，故知非虚寒证，而为蓄血证也。钱氏所谓气分血分者，盖宋元以后之术语。气分谓官能病，血分谓器质病。官能为阳，器质为阴，故气分为阳分，血分为阴分也。太阳随经瘀热在里，本非仲景语，钱氏之解，亦殊难证实。要之，瘀蓄究在何脏器，又以何种机转而排泄于大肠，皆不可知也。

抵当汤方

水蛭（熬）　䗪虫（各三十个，去翅足，熬）　桃仁（二十个，去皮尖）　大黄（三两，酒洗）

上四味，以水五升，煮取三升，去滓，温服一升，不下更服。

《温疫论》云：案伤寒太阳病不解，从经传腑，热结膀胱，其人如狂，血自下者愈，血结不行者，宜抵当汤。今温疫起无表证，而惟胃实，故肠胃蓄血多，膀胱蓄血少。然抵当汤，行瘀逐蓄之最者，无分前后二便，并可取用。然蓄血结甚者，在桃仁力所不及，宜抵当汤。盖非大毒猛厉之剂，不足以抵当，故名之。然抵当证所遇亦少。渊雷案：吴氏之意，谓蓄血证用桃核承气不效者，宜抵当汤，盖桃核承气主新瘀，抵当汤丸主久瘀，久瘀非桃核承气所能下，其说是也。又谓肠胃蓄血，膀胱蓄血，无分前后二便云云，则非是。凡蓄血，有沉降之性，故证见于少腹，其蓄不在膀胱，亦不必在肠胃，惟用相当药剂下之，其血皆从大便下，不从小便下。若小便带血，则为膀胱尿道之病，宜猪苓汤，非桃核抵当所主矣。

《方极》云：抵当汤抵当丸，治瘀血者，凡有瘀血者二焉：少腹硬满，小便快利者，一也；腹不满，其人言我满者，二也。急则以汤，缓则以丸。

《方机》云：抵当汤，治小腹硬满，小便自利，发狂者，喜忘，大便硬，反易通，色黑者，脉浮数而善饥，大便不通者，经水不利者。

方舆輗云：此方云蓄血（二百四十二条），云少腹硬满，比之桃核承气汤证，其病沉结，根已深，蒂已固，至此，非以水蛭、䗪虫之类，则不能攻破之。

《类聚方广义》云：腹不满，其人言我满者，此不特血块，而瘀血专在于络之证也，验之其证，则自知之。子炳云：心下痞，按之濡，腹不满，其人言我满者，于证则同，于方则异，男子必三黄丸（即黄钟丸，大黄、黄芩、黄连），妇人则海浮石丸（即夷则丸，海浮石、大黄、桃仁）抵当丸。此误也，心下痞，岂与瘀血壅滞同证哉，况二方（谓三黄与抵当也）之所主治不同，而用方亦不可如此拘泥。又云：堕扑折伤，瘀血凝滞，心腹胀满，二便不通者，经闭，少腹硬满，或眼目赤肿疼痛，不能瞻视者，经水闭滞，腹底有癥，腹皮见青筋者，并宜此方。若不能煮服者，为丸，以温酒送下，亦佳。

渊雷案：《本经》，水蛭，味咸平，主逐恶血瘀血，月闭，破血瘕积聚，无子，利水道；䗪虫（即虻虫），味苦微寒，主逐瘀血，破下血积，坚痞癥瘕，寒热，通利血脉及九窍，是二药之效用略同。西人往昔常用活蛭吮血，以消炎症，日本猪子氏试验水蛭之浸出液，谓可缓慢血液之凝固。然则抵当汤用此二药，盖取其溶解凝固之血，以便输送排泄也。柯氏云：蛭，昆虫之巧于饮血者也。虻，飞虫之猛于吮血者也。兹取水陆之善取血者攻之，同气相求耳。更佐桃仁之推陈致新，大黄之苦寒，以荡涤邪热。

太阳病，身黄，脉沉结，少腹硬，小便不利者，为无血也。小便自利，其人如狂者，血证谛也，抵当汤主之。

钱氏云：此又以小便之利与不利，以别血证之是与非是也。身黄，遍身俱黄也。沉为在里，而主下焦，结则脉来动而中止，气血凝滞，不相接续之脉也。成氏云：身黄脉沉结，小便不利者，胃热发黄也，可与茵陈汤；身黄脉沉结，少腹硬，小便自利，其人如狂者，非胃中瘀热，为热结下焦而为蓄血也，与抵当汤，以下蓄血。方氏云：谛审也，言如此则为血证审实，无复可疑也。渊雷案：此与前条脉证悉同，而有身黄为异，因就身黄中辨两种治法也。小便不利者，宜茵陈五苓散。小便自利而其人如狂者，为溶血性黄疸。本论百一十六条，及婴儿初生之黄疸，皆属溶血性，而其治递殊。百一十六条由于热盛阴伤，则宜清热养阴，初生儿黄疸既无热，又无水血之结，但宜茵陈剂助其退黄，此条由于瘀蓄，故宜攻瘀，由此可知病同治异之理。

伤寒有热，少腹满，应小便不利，今反利者，为有血也，当下之，不可余药，宜抵当丸。

此证与抵当汤证同，故用药亦同。不言发狂者，省文也。唯病势稍缓，故丸以缓之。

雉间焕云：阴证伤寒有热，小腹满，应小便不利，反利者，宜兼用此方，或单用，更无余药可救其死者。

抵当丸方

水蛭（二十个，熬） 蝱虫（二十个，去翅足，熬） 桃仁（二十五个，去皮尖）
大黄（三两）

上四味，捣分四丸，以水一升，煮一丸，取七合，服之，晬时当下血，若不下者更服。

《类聚方广义》云：余家用此方，取上四味，为末，炼蜜和，分为八丸，以温酒咀嚼下，日服二丸，四日服尽，不能酒服者，白汤送下。

又云：产后恶露不尽，凝结为块，为宿患者，平素虽用药，难收其效，当须再妊分娩后，用此方，不过十日，其块尽消。

山田氏云：四味分量，宜与抵当汤同，犹理中汤丸半夏散汤例。唯分为四丸，以用其一丸，此其别也已。张氏《缵论》云：煮而连滓服之，与大陷胸同意。渊雷案：《证类本草》陶弘景云：晬时者，周时也，从今旦至明旦。

以上三条，皆论瘀血证治，百一十一条桃核承气汤，当列于此三条之前。

太阳病，小便利者，以饮水多，必心下悸；小便少者，必苦里急也。

山田氏云：小便利，当作小便不利，《病源·伤寒悸候》引此文，小便利作小便不利，宜从而改焉。小柴胡条云：心下悸，小便不利。真武条云：心下悸，头眩。又云：有水气。茯苓甘草汤条云：厥而心下悸，宜先治水。《金匮》云：食少饮多，水停心下，甚者则悸。合而考之，饮水多而悸者，以水停心下，小便不利也。小便少，乃不利之甚者。膀胱为之填满，故苦小腹里急也。里急谓腹里拘急，《外台·虚劳里急篇》，可以参看。按此条，承前章，以辨小便不利之由也，盖茯苓甘草汤证也。

渊雷案：茯苓甘草汤证，盖因肠之吸水机能有障碍，胃中之水，因而不下于肠，胃又不能吸水，故心下悸也。若小便少而里急者，尿积于膀胱而不得出，乃膀胱尿道之病，宜猪苓汤。故猪苓汤证与茯苓甘草汤证，皆与肾脏无关。

前三条，以小便利不利，辨瘀血证。此条连类相及，示小便之利不利，不但可辨蓄血，亦有蓄水证焉。

伤寒论今释卷四

辨太阳病脉证并治下

问曰：病有结胸，有脏结，其状何如？答曰：按之痛，寸脉浮，关脉沉，名曰结胸也。何谓脏结？答曰：如结胸状，饮食如故，时时下利，寸脉浮，关脉小细沉紧，名曰脏结，舌上白胎滑者难治。

何谓脏结以下，赵刻本为别一条，今从成本合之。此条意欲辨结胸脏结之异，然非仲景文字，何以知之？凡《伤寒》《金匮》中，设为问答，及称师曰者，皆辞旨浅薄，与全书不类，一也。王叔和最相信脉法，故名其书曰《脉经》，仲景则详于证而略于脉，此条言脉独详，二也。结胸之病，苦楚殊甚，而轻轻以按之痛三字了之，试问胸部按之痛者，果皆为结胸矣乎？三也。若夫脏结，乃是死证，百七十四条有明文，与结胸无相似处，今与结胸相提并论，辨其异同，且曰如结胸状，四也。假令脏结果如结胸状，亦当苦楚不能食，而曰饮食如故，五也。以是五者，知非仲景之言矣。

元坚云：结胸者何？饮邪相结，以盘踞胸膛，遂及心下是也。盖阳明之类变，而其证更有等差（案谓大陷胸汤丸及小陷胸等轻重不侔也）。脏结者何？阴寒上结，如结胸状是也。此亦太阴之类变，乃与寒实结胸（百四十八条）相似而有异，盖深痼沉着，宗气亦衰，故不任攻下。此证仅两条，难精其义，然既名脏结，则其病深重可知。且以理推之，寒实结胸有痰涎相得，脏结则似无痰涎，唯是寒结，势逼君主者乎。吴氏削饮食如故时时下利八字，盖饮食如故一句难解，待考。渊雷案：小丹波释结胸，是矣。其说脏结，不据百七十四条，而据本条及次条后人沾入之文，多作模棱之语，盖笃守注不破经之例，不敢质言伤寒论中真伪杂糅，遂不恤暧暧其词，亦贤者之一蔽也。

脏结无阳证，不往来寒热（一云寒而不热），其人反静，舌上胎滑者不可攻也。

元坚云：舌上白胎滑者，舌上胎滑者，就二者字视之，则似脏结有胎不白滑而黄涩者，又似有有阳证。往来寒热，其人躁者，寒凝岂有此等症状，然则二者字当虚讲。渊雷案：古人以腑为阳，脏为阴，病名脏结，示阴证也。阴证，故曰无阳证不往来寒热。阴证本静，而曰反静者，盖结胸脏结，皆疼痛甚剧，痛则易致躁扰，脏结虽痛而不躁，故曰反静欤。痞硬疼痛之病，非攻不愈，舌苔滑者，光平无纹，为极虚不能攻下之象，故上条曰难治，此条曰不可攻。

山田氏云：上三条（问曰一条本为两条故也），王叔和敷衍之文，刘栋以为后人之言，是也。

病发于阳，而反下之，热入，因作结胸。病发于阴，而反下之。（一作汗出）因作痞也。所以成结胸者，以下之太早故也。

痞下，《玉函》成本并无也字。原注一作汗出者，《千金翼》作汗之。

钱氏云：发于阳者，邪在阳经之谓也。发于阴者，邪在阴经之谓也。反下之者，不当下而下也。两反下其义迥别，一则以表邪未解，而曰反下，一则以始终不可下，而曰反下也。因者，因误下之虚也。

山田氏云：阳言结胸，阴言痞，互文言之，其实阴阳皆有痞有结胸也。言热人而不言寒人者，以结胸得诸外来之邪，痞得诸心气之结也。言所以成结胸，而不言所以成痞者，以结胸多得诸下早，而痞则不必然也。其所谓病发于阴而反下之因作痞者，如太阴篇首条是也。痞，否也，气结而否塞之名，故无胀无痛，但心下妨烦而不知饥，亦不欲食也，非若结胸之有物而且硬且痛也。按痞与结胸，同是心下之病，唯由其气结与水结，以别之名已，成无己、方有执诸人，皆以胸中心下为之分别，非也。再按：凡伤寒不可下而反下之，热人因作结胸者，是理之常，固不足怪也。其邪自解于外，而内更生痞病者，何也？盖以表邪有盛不盛，下剂有峻不峻，今邪自解于外，而内更生痞病者，以邪气本微，而攻之太峻也。

元坚云：此所谓阴阳，殊为难解。张氏既疑之，秦氏《伤寒大白》以为表热之轻重，亦未畅。轩村（案日人轩村宁熙，字世绪）尝谓此盖虚实已，当时不详其说，今推之意，盖言就太阳中分其人虚实，其人实，有饮，邪激甚，故作结胸；其人虚，有饮，邪激微，故作痞。所释如是，亦颇觉稳帖。

渊雷案：结胸，即浆液性胸膜炎之兼胃实者，本是原发病，下文百四十一条百四十二条皆是，而此条及百四十条、百四十三诸条，以为误下太阳所致。痞即胃炎，亦是原发病，而本论所说，有由于误下太阳者，"脉浮而紧，而复下之，紧反入里，则作痞"（百五十八条），"伤寒中风，医反下之，其人下利日数十行，谷不化，腹中雷鸣，心下痞硬"（百六十五条），"伤寒大下后复发汗心下痞，恶寒"（百七十一条）皆是也；有由于误下少阳者，"伤寒五六日，呕而发热者，柴胡汤证具，而以他药下之"云云，若"但满而不痛者，此为痞"（百五十六条），是也；亦有不因误下，自然而成者，"伤寒汗出解之后，胃中不和，心下痞硬"（百六十四条），是也。然未有由于误下阴证者，阴证误下，当为亡阳虚脱，岂但痞而已乎？此条云：病发于阴，而反下之，因作痞。明明错误，山田氏知痞之多由于误下太阳，是矣，乃云误下阴证亦有结胸与痞，仍误。小丹波知所谓阴阳之难解，而推轩村之意，谓阴是其人虚，岂知虚证伤寒，即是少阴，又何必易阴阳为虚实耶？要之，此条于文字上整然为两扇，于病理上殊不确实，大类叔和文字。小丹波诸君，于论中可疑之处，惯作模棱之解，固无足怪，山田发奸辨伪，最为有识，独于此条不质疑，何也？

结胸者，项亦强，如柔痉状，下之则和，宜大陷胸丸。

痉，《玉函》《脉经》俱作痉，是也。柔痉即桂枝加葛根汤之证，详《金匮要略今释》。元坚云：大陷胸丸证，是饮邪并结，稍轻于大陷胸汤证，然势连甚于上者也，项强殊甚，其状似痉，但非如刚痉之背反张，故云如柔痉状。柯氏云：头不痛而项犹强，不恶寒而头汗出，故如柔痉状。山田氏云：凡结胸有热者，宜用大陷胸汤下之，其无热者，宜用大陷胸丸下之。论云，"过经谵语者，以有热也，当以汤下之，而医以丸药下之，非其治也"（中篇调胃承气汤条），可见丸方本为无热者而设矣。程氏云：从胸上结硬，而势连甚于下者，大陷胸汤。若从胸上结硬，而势连甚于上者，缓急之形既殊，则汤丸之制稍异，大陷陶丸峻治而行以缓，得下行之势，而与邪相当，是其法也。

和久田氏云：胸骨高起，心下亦按之硬，而不痛，常项背强，俗称鸠胸，亦所谓龟胸也，此证多得之胎毒，非一时之剧证（案谓非急性病也），故无伏热，或手不可近之痛。论曰：结胸者，项亦强，如柔痉状，下之则和，宜大陷胸丸。凡攻胎受之病，或血块等陈痼之证，汤药反不能攻其结毒，故以丸药治之。是故所谓龟胸、龟背，及痤痈等胎毒，其毒渐增，致成伛偻，则终身废疾，皆大陷胸丸所治也。然此方攻击之剂，不可日日用之，是当审其外证，每日用小陷胸汤、旋覆花代赭石汤、半夏厚朴汤、厚朴生姜半夏甘草人参汤之类（汤本氏云小陷胸大小柴胡汤之证最多），加以灸灼，隔五日七日，以大陷胸丸攻之。

渊雷案：胸膜炎之痛，有放射至肩颈者，故云项亦强如柔痉状。大陷胸丸比之大陷胸汤，多葶苈杏仁，知其证有痰咳。山田氏以为无热用丸，然抵当丸明言伤寒有热，知汤丸之异，不在有热无热矣。易汤为丸之故，程说近之。和久田以治龟胸龟背，乃不发热之慢性病，意与山田略同，然其病多属虚损，大陷胸之峻烈，亦未可轻用也。

大陷胸丸方

大黄（半斤）　葶苈子（半升，熬）　芒硝（半升）　杏仁（半升，去皮尖，熬黑）

上四味，捣筛二味，内杏仁芒硝，合研如脂，和散，取如弹丸一枚，别捣甘遂末一钱匕，白蜜二合，水二升，煮取一升，温顿服之，一宿乃下，如不下更服，取下为效，禁如药法。

《金鉴》云：大陷胸丸，治水肿肠澼初起，形气俱实者。

《方极》云：大陷胸丸，治结胸，若项背强者。

《类聚方广义》云：东洞先生晚年，以大陷胸汤为丸用之，犹如理中抵当二丸之例，泻下之力颇峻。然至如毒聚胸背，喘鸣咳嗽，项背共痛者，此方为胜（谓大陷胸丸也）。

又云：治痰饮疝症，心胸痞塞结痛，痛连项背臂膊者，或随其宜用汤药，兼用此方，亦良。

渊雷案：葶苈杏仁甘遂，皆为逐水药，而甘遂最峻，其力遍于全身，葶苈较缓，其力限于胸部。浮肿清涕，咳逆喘鸣者，用葶苈之证也。杏仁之效用，略如葶苈，而性则尤缓。胸膜囊中浆液多者，不但硬痛，且压迫心脏，易其位置，故本方合三味以逐水，佐之以硝黄者，引使水毒从大肠排泄，佐之以白蜜者，所以助药毒也。前贤于白蜜甘草，每谓药力太峻，以此缓之，虽然，果嫌药力太峻，何不小其剂，减其味，而乃以他药缓之耶？且如甘草粉蜜汤，草蜜之外，仅有一味粉，亦将谓粉之力太峻，而以草蜜缓之耶？斯不然矣。

结胸证，其脉浮大者，不可下，下之则死。

浮大之脉有二：按之有神者，为热在表，若用大陷胸，恐表热乘虚入里，相结更甚，故不可下，山田氏以为可与小陷胸汤，余谓解表药兼用小陷胸可也；浮大无力者为虚甚，此云下之则死，殆指虚证，方钱程诸家以为虚脉，盖有见也。

结胸证悉具，烦躁者亦死。

山田氏云：悉具者，表证皆去，而脉不浮大，心下硬满而痛，其脉沉紧者，是也。结胸原非轻证，加以烦躁，不死何俟。喻氏云：亦字承上，见结胸全具，更加烦躁，即不下亦主死也。

太阳病，脉浮而动数，浮则为风，数则为热，动则为痛，数则为虚，头痛发热，微盗汗出，而反恶寒者，表未解也。医反下之，动数变迟，膈内剧痛（一云头痛即眩），胃中空虚，客气动膈，短气烦躁，心中懊憹，阳气内陷，心下因硬，则为结胸，大陷胸汤主之。若不结胸，烦头汗出，余处无汗，剂颈而还，小便不利，身必发黄。

膈内剧痛，《玉函》《脉经》《千金翼》并作头痛即眩。

山田氏云：浮则为风云云三十三字，王叔和注文误入者也。按盗汗二字，恐六朝以降之名，非汉时语，《内经》中亦未有之，"六元正纪大论"则谓之寝汗。膈内剧痛云云二十字，甘草泻心汤及栀子豉汤条文，错乱入于此者也，今并删之。阳气者，谓在表之邪气。阳，表也，气，邪也。本篇文蛤散条云，"病在阳，应以汗解之"，上篇各半汤条云，"阴阳俱虚"，皆以表称阳者也，非所谓亡阳之阳也。中篇小青龙汤条云，"心下有水气"，本篇甘草泻心汤条云，"客气上逆"，皆于邪称气者也，非所谓胃气之气也。言太阳病脉浮而动数者，宜发其汗，而医反下之，浮数变为沉迟者，此为表邪乘虚而内陷，必使人心下硬满而痛，名为结胸。所以名之结胸者，以水气为邪所团结，而在于胸胁间也，宜以大陷胸汤陷下以平之。若下后不结胸，但头汗出，剂颈而还，小便不利者，此为热不得发越，壅塞在里，身必发黄也，乃茵陈蒿汤证，其详见阳明篇。

渊雷案：数则为虚，不合脉法，《金鉴》已疑之矣。动则为痛，亦无理，虽应下文之头痛，然动脉不主痛也。上条云，"烦躁者亦死"，今云短气烦躁，似以烦躁为结胸应有之证，其误显然，山田氏并删之，是也。太阳病误下，无引发浆液性胸膜炎之理，盖初时证候未显，下后始见显明之结胸证，遂以为误下所致耳。下文诸痞证，谓由于误下者，亦尔。胸膜腔中浆液，使病人硬痛痞闷，苦楚不可言喻，故汤丸方皆以甘遂逐水为主。若不以下，言误下而不作结胸者。下后热陷，亦成阳明，阳明病遍身汗出者，不致发黄，但头汗出而小便不利者，身必发黄，释在阳明篇茵陈蒿汤条。

又案：结胸既因误下而得，复以大陷胸汤峻下，舒驰远既疑之，铁樵先生亦谓大陷胸不可用。太炎先生云：结胸有恶涩，此有形之物，非徒无形之热也，非更以下救下，将何术哉？然江南浙西，妄下者少，故结胸证不多见，而大陷胸汤之当否，亦无由目验也。吾昔在浙中，见某署携有更夫，其人直隶人也，偶患中风，遽饮皮硝半碗，即大下成结胸，有扬州医，以大陷胸下之，病即良已，此绝无可疑者。

大陷胸汤方

大黄（六两，去皮）　芒硝（一升）　甘遂（一钱匕）

上三味，以水六升，先煮大黄，取二升，去滓，内芒硝，煮一两沸，内甘遂末，温服一升，得快利，止后服。

《千金》《千金翼》，大黄下俱无去皮字，一钱匕上俱有末字。

柯氏《方沦》云：以上二方，比大承气更峻，治水肿痢疾之初起者甚捷，然必视其人之壮实者施之。如平素虚弱，或病后不任攻伐者，当念虚虚之祸。

《方极》云：大陷胸汤，治结胸，若从心下至少腹硬满者。

《方机》云：治结胸心下痛，按之石硬者；短气烦躁，心下硬者；舌上燥而渴，发潮热，不大便，自心下至小腹硬满而痛不可近者；谵语烦躁，心下痛，手不可近者。

《类聚方广义》云：肩背强急，不能言语，忽然而死者，俗称早打肩（当是日语），急以铍针放血，与此方取峻泻，可以回九死于一生。

又云：脚气冲心，心下石硬，胸中大烦，肩背强急，短气不得息者；产后血晕，及小儿急惊风，胸满，心下石硬，咽喉痰潮，直视痉挛，胸动如奔马者；真心痛心下硬满，苦闷欲死者，以上诸证，非治法神速，方剂骏快，则不能救，宜此方，是摧坚应变之兵也。用者贵能得其肯綮，执其枢机耳。

《方函口诀》云：此方为热实结胸之主药，其他胸痛剧者有特效。一士人，胸背彻痛，昼夜苦楚不可忍，百治无效，自分欲死，服大陷胸汤三帖而霍然。又脚气冲心，昏闷欲绝者，服此方而苏。凡医者临死地，又不可无此手段也。又因留饮而肩背凝者，有速效。小儿龟背，可用此方，其轻者宜大陷胸丸。又小儿欲作龟胸，早用此方，则能收效。

成氏云：大黄谓之将军，以苦荡涤；芒硝一名硝石，以其咸以软硬；夫间有遂，以通水也，甘遂若夫间之遂，其气可以直达透结，陷胸三物为允。渊雷案：《玉函》又载大陷胸汤一方，无大黄芒硝，而有桂枝、大枣、栝楼实、人参，《千金翼》第歹乙卷癖积门陷胸汤，无芒硝，而有栝楼甘草黄连（案本草谓甘遂反甘草而古方同用者颇多），《千金》则无甘遂，皆与本论异，故成氏谓三物为允也。

《橘窗书影》云：泽内右内，尝患腹痛，一日大发，腹坚满，自心下至少腹刺痛不可近，舌上黄苔，大小便不利，医以为寒疝，施药反生呕逆，昼夜苦闷不堪。余诊为结胸，与大陷胸汤，为有呕气，不能下利，因以唧筒灌蜜水于谷道，尔后大便快利数十行，呕止，腹满痛顿减，后与建中汤而痊愈。

又云：松屋之子，年十一，腹满而痛，呕吐甚，不能纳药，医以为疝，疗之增剧，胸腹胀痛，烦躁不忍见。余作大陷胸汤，令淡煎冷饮，须臾，吐利如倾，腹中烦躁顿减，后与建中汤，时时兼用大陷胸丸而平复。汤本氏云：此病，胸腹胀痛烦躁为主证，呕吐为客证，故以主证为目的，而处本方，客证亦自治。若误以呕吐为主证，而用小半夏汤等镇吐剂，不特其呕吐不可治，死期可立而待也。故证有主客，不可不知。

伤寒六七日，结胸热实，脉沉而紧，心下痛。按之石硬者，大陷胸汤主之。

脉沉而紧，《玉函》作其脉浮紧。

此大陷胸汤之正证，不言误下，仲景亦知此病有原发者矣。六七日为少阳期，盖以胸膜病为少阳病也。病有水，故脉沉，心下痛，故脉紧。不按自痛，按之石硬，其证视前条稍重。张兼善云：下早结胸事之常，热实结胸事之变，所入之因不同，其证治则一理而已。山田氏云：热实者，有热而实之谓，对寒实言之，实乃胃家实之实，大便不通是也。

伤寒十余日，热结在里，复往来寒热者，与大柴胡汤。但结胸，无大热者，此为水结在胸胁也。但头微汗出者，大陷胸汤主之。

此就胸膜炎兼胃实之证，辨其干湿二性也，干性者属大柴胡，湿性者属大陷胸。然湿性亦有往来寒热者，不妨兼用柴胡。总之，柴胡为干湿二性所通用，陷胸及他逐水剂，为湿性所独用，此则病理药效之无可疑者。

山田氏云：但头微汗出者六字，发黄条内之文误入，当删之。注家成无己诸人，皆谓此是为一种水结胸矣，果尔，其治亦应用别方，岂均以一大陷胸疗之乎？渊雷案：水结在胸胁，正释结胸之病源，而成氏诸家，谓别有一种水结胸，不与热结，《活人书》遂用小半夏加茯苓汤，唯喻氏、钱氏辨其非。

太阳病，重发汗，而复下之，不大便五六日，舌上燥而渴，日晡所小有潮热（一云日晡所发心胸大烦），从心下至少腹硬满而痛不可近者，大陷胸汤主之。

此条兼有胃实，为结胸证中最剧者。喻氏云：不大便，燥渴，日晡潮热，少腹硬满，证与阳明颇同，但小有潮热，则不似阳明大热。从心下至少腹手不可近，则阳明又不似此大痛，因是辨其为太阳结胸兼阳明内实也。缘误汗复误下，重伤津液，不大便而燥渴潮热，虽太阳阳明，亦属下证。但痰饮内结，必用陷胸汤由胸胁以及胃肠，荡涤始无余，若但下肠胃结热，反遗胸上痰饮，则非法矣。钱氏云：日晡，未申之时也。所者，即书云多历年所之所也。

小结胸病，正在心下，按之则痛，脉浮滑者，小陷胸汤主之。

病，《玉函》《千金翼》并作者，是也。浮滑下，《玉函》《千金翼》俱无者字。

王氏云：上文云硬满而痛不可近者，是不待按而亦痛也，此云按之则痛，是手按之然后作痛耳。上文云至少腹，是通一腹而言之，此云正在心下，则少腹不硬痛可知矣。热微于前，故云小结胸也。

喻氏云：其人外邪陷入原微，但痰饮素盛，挟热邪而内结，所以脉见浮滑也。

山田氏云：结胸虽有轻重之异，俱不可下，但其脉浮滑，故与小陷胸以和解之也。盖结胸者，不啻心下，并及两胁下，所谓水结在胸胁（百四十二条），及妇人中风，胸胁下满，如结胸状（百五十条），可见矣。此则不然，正唯在心下，且不按则不痛，实结胸之小者已，故名曰小结胸也。小结胸与痞，其证极相似矣，按之则痛，不欲近手者，小结胸也，按之则痛，虽痛，其人反觉小安，欲得按者，痞也。何者？结胸虽小，其因属水也，痞虽大，其本属气故也。王肯堂以前条兼胃实之证为大结胸，以唯在心下为小结胸，非矣。渊雷案：小结胸与痞，俱是胃炎，故其证极相似，但小结胸多黏液耳。

汤本氏云：正在心下，按之则痛者，谓以指头轻打胸骨剑突之直下部，其人即诉疼痛。此轻打与疼痛，间不容发，非其他压痛之比，故著则字。

小陷胸汤方

黄连（一两）　半夏（半升，洗）　栝楼实（大者一枚）

上三味，以水六升，先煮栝楼实，取三升，去滓，内诸药，煮取二升，去滓，分温三服。

黄连，《玉函》作二两。三服下，《总病论》《活人书》王氏《准绳》，俱有微解下黄涎即愈七字。

《内台方议》云：小陷胸汤，又治心下结痛，气喘而闷者。

《丹溪心法》云：治食积（案即急性胃炎），痰壅滞而喘急，为末和丸服之。

《张氏医通》云：凡咳嗽面赤，胸腹胁常热，惟手足有凉时，其脉洪者，热痰在膈上也，小陷胸汤。

《方极》云：小陷胸汤，治小结胸者。《方机》云：治结胸有痰饮之变者，兼用南吕姑洗或紫圆。龟背，腹中无积聚者，病聚于胸中而呕或吃者，胸膈膨胀而发痫者，俱兼用紫圆。

《方函口诀》云：此方主饮邪结于心下而痛者。栝楼实主痛，《金匮》胸痹诸方，可以征焉。故《名医类案》，孙主簿述以此方治胸痹，《张氏医通》治热痰在膈上者，其他治胸满气塞，或嘈杂，或腹鸣下痢，或食物不进，或胸痛。羽间宗元以此方加芒硝甘遂葶苈山栀子大黄，名中陷胸汤，治惊风，方意却近大陷胸汤。

渊雷案：此方实治胃炎之多黏液者，黄连所以消炎，半夏所以和胃止呕，栝楼实所以涤除黏液。黏液为水饮之一，古书称痰饮水饮，日医称水毒，时医称痰，其实一而已矣。胃多黏液，往往引起脑证状，为痫，为惊风，时医所谓痰迷心窍者也。黄连与栝楼为伍，为胃肠药中峻快之剂，仅亚硝黄，不可不知。《别录》云：栝楼实，味苦寒无毒，主胸痹。《药征》云：栝楼实，主治胸痹也，旁治痰饮。所谓胸痹者，胸膈痞塞是也。《伤寒直格》云：栝楼实惟判其壳，子则不判，或但用其中子者，非也。

医学纲目云：工部郎中郑忠厚，因患伤寒，胸腹满，面黄如金色，诸翰林医官商议，略不定，推让曰：胸满可下，恐脉浮虚。召孙兆至，曰：诸公虽疑，不用下药，郑之福也，下之必死，某有一两服药，服之必瘥。遂下小陷胸汤，寻利，其病遂良愈，明日面色改白，京城人称服。渊雷案：小陷胸治胃炎，胃炎连及十二指肠者，可以致黄疸，然则此案面黄如金色者，黄疸也。黄疸之愈，因血液中胆汁色素之排除，颇需时日，无倏然而退之理，今云明日面色改白，殊可疑，所以用小陷胸之证候，亦未明载。录之，见古方取效之捷而已。

又云：孙主簿述之母，患胸中痞急，不得喘息，按之则痛，脉数且涩，此胸痹也，因与仲景三物小陷胸汤，一剂而和，二剂而愈。

《赤水玄珠》云：徐文学三泉先生令郎，每下午发热，直至天明，夜热更甚，右胁胀痛，咳嗽吊疼，坐卧俱疼，医以疟治，罔效。逆予诊之，左弦大，右滑大搏指。予曰：内经云：左右者，阴阳之道路。据脉，肝胆之火，为痰所凝，必勉强作文，讨思不决，郁而为疼，夜甚者，肝邪实也。乃以仲景小陷胸汤为主，栝楼一两，黄连三钱，半夏二钱，前胡青皮各一钱，水煎饮之，夜服当归龙荟丸（丹溪方，治肝脏实热胁痛，当归龙胆栀子黄连黄芩黄柏大黄芦荟青黛木香麝香），微下之，夜半，痛止热退，两帖全安。渊雷案：左脉弦大为少阳，为柴胡证，右脉滑大为食滞痰实，即胃炎实证，而为小陷胸汤证也。此证或宜小陷胸合小柴胡，或宜小陷胸合四逆散，或宜大柴胡，详其舌胎腹候，必有可辨者。若谓勉强作文，过思不决，郁而为疼，则因病人为文学之子，想当然耳。作文过思。何致发热胁痛哉？引《内经》，无所主当，尤牵强之极。诊脉必兼左右手，脉案将悉引此二句乎。时医脉案，喜引《内经》以自重，其割裂不通，更甚孙氏，慎勿落此科臼。

《建殊录》云：越中小田中村胜乐寺后住（住持僧之子也日，僧亦娶妻生子），年十三，生而病痖，其现住（住持僧也）来谒曰：余后住者，不敢愿言语能通，幸赖先生之术，倘得称佛名，足矣，其剂峻烈，非所畏惧，纵及死，亦无悔矣。先生诊之，胸肋烦张，如有物支之，乃为小陷胸汤及滚痰丸与之，月余，又为七宝丸饮之数日，如此者凡六次，出入二岁所，乃无不言。

《成绩录》云：一男子六十余岁，时时饮食窒于胸膈，不得下，状如膈噎，咳嗽有痰饮，先生与小陷胸汤，兼用南吕丸，即愈。

又云：丹州一猎犬，乘轿来告曰：一日人山逐兽，放鸟铳中之，兽僵，乃投铳欲捕之，兽忽苏，因与之斗，遂克捕之，尔后虽无痛苦，然两肘屈而不伸，普求医治，不得寸效。先生诊之，胸满太甚，异于他所，乃与小陷胸汤，服之而愈。汤本氏云：余亦随腹诊，用本方，治吞酸嘈杂，两脚挛急，行步难者，得速效。

《生生堂治验》云：一妇人，产后呕吐不止，饮食无味，形貌日削，精神困倦，医者皆以为产劳。师诊之，正在心下，酸痛不可按，日水饮也，与小陷胸汤，佐以赫赫圆，乃愈。

《麻疹一哈》云：一步兵，年四十余，发热三四日，发疹未半，心下结痛一日夜，头出冷汗，两足微厥，喉中痰鸣，胸满短气，大便不通，与小陷胸汤及滚痰丸，下利两三行。其翌，发热甚，炎炎如燃，大汗若洗，疹子皆发出而安。

又云：八木氏，年可二十，发热无汗，疹欲出不出，心下结痛，肩背强直，因与小陷胸汤，前证渐安。明日以紫圆下之，下利数行，谵语发热，汗出如流，疹子从汗而出，疹收后，全复故。

《方伎杂志》云：小西之子，年十四五，乞诊，父母曰：伏枕已三年矣，药饵祈请无不至，而病加重，嬴败瘦削，至于如此。余诊之，簿暮发寒热，胸骨呈露，肌肤索泽，身面黧黑，眼胞微肿，腹满，而脐旁之皮，痛不可触，且每夜腹痛而微利，其状，腹胀而四肢柴瘦，恰如干蛤蟆，卧床不能起，饮食不进，舌上黄苔，小溲黄赤，脉沉而微数，仰卧则脐边挛痛。余告其父母曰：是所谓疳劳重证，非余所能治也。父母愀然曰：固不敢望其生，然仅此一子，舐犊之情，不能自已，犹冀其幸万死于一生，故举儿命以托于先生，请垂玉爱恤。恳请不已，余不能辞，乃用小陷胸汤四逆散合方，䗪虫丸每日五分，每日通利两三行，杂以秽物，饮啖稍进，父母大喜。自冬徂春，仍贯前剂，其间数日，用鹧鸪菜汤，下蛔数条，自此腹痛截然而止，腹满挛急亦大和，能自身上厕。用前方半岁余，举动略如意，其父携浴于浑堂，益觉畅快，服药不息，初秋始止药。此儿之得治，真意外也。汤本氏云：此证，恐是结核性腹膜炎之重证也，余亦尝治此等笃疾，于其初期中期，用小陷胸汤四逆散合方，兼用大黄䗪虫丸或起废丸（主陈久瘀血，干漆桃仁反鼻霜大黄，一方无大黄有地黄），其兼肺及淋巴结结核者，用小柴胡汤（或加石膏）小陷胸汤四逆散（或排脓散）合方，兼用前丸及黄解丸（或第二黄解丸），屡得全效。

《橘窗书影》云：菅沼织部正，往年得胸痹痰饮之证，客冬外感后，邪气不解，胸痛更甚，加之项背如负板，不便屈伸，倚息不能卧，饮食减少，脉沉微。众医以为虚候，治之不愈。余诊之曰：虽老惫，邪气未解，脉带数，先解其邪，而后治其本病不迟也，因与柴陷汤（小柴胡小陷胸也）加竹茹，兼用大陷胸丸。服之，邪气渐解，本病亦随以缓和，连服二方数日而痊愈。

又云：鸟井氏之母，外感后热气不解，胸痛短气，咳嗽甚，脉数，舌上白苔，食不进，侍医疗之数日，病益重。因走使招余，余诊之曰：是饮邪并结之证，然以其人虚弱，不致为热结胸也，与柴陷汤加竹菇。服之四五日，胸痛大减，咳嗽亦随安，后以腹拘急，痰饮不除，用四逆散茯苓杏仁甘草汤合方，服之而愈。

太阳病两三日，不能卧，但欲起，心下必结，脉微弱者，此本有寒分也。反下之，若利止，必作结胸；未止者，四日复下之，此作协热利也。

《玉函》《脉经》《千金翼》，但欲起下有者字，此本有寒分也，作此本寒也，四日，作四五日。《外台》，寒分作久寒，《神巧万全方》，寒分作寒故，义并较长。山田氏云：此条，王叔和敷衍之文，刘栋以为仲景氏之言，可谓暗乎文辞矣。

渊雷案：此条盖后人申说误下成结胸之义者，意谓太阳病两三日，乃表邪未解之时，不能卧但欲起，殆即俗所谓竖头伤寒。所以如此者，心下结故也。心下结，是水饮所致，小丹波以为桂枝加茯苓术汤之类证，是也。脉微弱者，因水饮内结，虽有表证，不能浮大也。苓桂术甘证云，"脉沉紧"。《金匮》云，"脉偏弦者饮也"，可征水饮之病，必见阴脉矣。外有表热，内有水饮之病，而反下之，若下利自止者，表热内陷，与水相结，必作结胸。其实，胸膜炎之浆液，乃病后所产生，非先有浆液，而后胸膜发炎也。若下后利遂不止，则内陷之热，直下而不留于胸胁，故不作结胸。医见利不止，以为下之未尽，于四五日复下之，则一误再误，遂作协热利矣。桂枝人参汤条云，"太阳病，外证未除而数下之，遂协热而利，利下不止，心下痞硬，表里不解"，是即协热利之证候。协，《玉函》《脉经》《千金翼》俱作挟。程氏云：里寒挟表热而下利，是曰协热。

太阳病，下之，其脉促（一作纵），不结胸者，此为欲解也。脉浮者，必结胸。脉紧者，必咽痛。脉弦者，必两胁拘急。脉细数者，头痛未止。脉沉紧者，必欲呕。脉沉滑者，协热利。脉浮滑者，必下血。

山田氏云：此条亦叔和所掺，凡由脉以推证，非仲景氏之法也。渊雷案：此条理论不可通，事实无所验，徒乱人意耳。惟下后脉促，则诚有之，语在太阳上篇。

《金鉴》云：脉促当是脉浮，始与不结胸为欲解之文义相属；脉浮当是脉促，始与论中结胸胸满同义；脉紧当是脉细数，脉细数当是脉紧，始合论中二经本脉；脉浮滑当是脉数滑，浮滑是论中白虎汤证之脉，数滑是论中下脓血之脉，细玩诸篇自知。丹波氏云：《金鉴》所改，未知旧文果如是否。然此条以脉断证，文势略与辨平二脉相似，疑非仲景原文，柯氏删之，可谓有所见矣。

病在阳，应以汗解之，反以冷水潠之，若灌之，其热被劫不得去，弥更益烦，肉上粟起，意欲得水，反不渴者，服文蛤散；若不差者，与五苓散。

潠，《全书》《脉经》《千金翼》并作喋，俗字也。《玉函》《脉经》《外台》，并无弥更二字，肉上，并作皮上。此条赵刻及成氏本，并与次条白散小陷胸合为一条，今从张氏周氏柯氏《金鉴》丹波氏山田氏，分为二条。

濑穆云：《说文》，潠，含水喷也，灌，溉也。劫即迫胁之意，以威力恐人，谓之迫胁。

渊雷案：病在太阳者，脉浮而热聚于表，有出汗之倾向，宜因其势而发汗，使热从汗解，是为顺自然疗能而施治。若见其表热甚高，而以冷水潠之或灌之，则肌表之知觉神经感寒冷，遂使肌肤收缩，汗腺闭塞，表热不得放散，体温愈益增高，故弥更益烦也。肉上粟起者，肌肤汗腺收缩而虬结也。意欲得水者，烦热不得散越故也。反不渴者，热仍在肌表，不在胃中故也。冷水潠灌之法，古人以治热郁不得外越之证，乃利用体工之反射力，使郁热达表而汗解也，《千金》《外台》之治石发，华元化之治寒热注，皆用此法。若太阳病，则其热本在肌表，非郁不外越之比，此法乃不适用。由是推之，高热之证，可否用冰，正须考虑。文蛤散当作文蛤汤，说在下文。若不瘥，谓意欲得水反不渴之证不瘥也，此与渴欲饮水水入则吐同理，故与五苓散。

文蛤散方

文蛤（五两）

上一味，为散，以沸汤和一方寸匕服，汤用五合。

柯氏云：文蛤一味为散，以沸汤和方寸匕，服满五合，此等轻剂，恐难散湿热之重邪，弥更益烦者。《金匮要略》云：渴欲得水而贪饮者，文蛤汤主之，兼治微风脉紧头痛。审证用方，则移彼方而补人于此而可也。其方麻黄汤去桂枝，加文蛤石膏姜枣，此亦大青龙之变局也。元坚云：冷水潠灌，水邪郁表，故主以驱散之剂，此条从柯氏作文蛤汤，证方始对。且《金匮》渴欲得水而贪饮者，岂发散所宜，一味文蛤，自似恰当，盖其方互错也（案：柯氏小丹波氏说是也）。文蛤汤方，出《金匮·呕吐哕下利篇》，文蛤五两，麻黄甘草生姜各三两，石膏五两，杏仁五十个，大枣十一枚，盖即大青龙汤去桂枝，加文蛤也，故方后云：汗出即愈。文蛤散方，亦见《金匮·消渴篇》云：渴欲饮水不止者，文蛤散主之。互详《金匮要略今释》。

《方极》云：文蛤汤，治烦渴而喘咳急者，文蛤散，治渴者。

文蛤，《本经》云，"味咸平无毒，主恶疮蚀，五痔"，《别录》云，"咳逆胸痹，腰痛胁急，鼠瘘大孔出血，女人崩中漏下"，此皆与本条之证不合。惟时珍云，"能止烦渴，利小便，化痰软坚"，其下即引《伤寒论》文蛤散，盖据本条之文而为之说也。又，海蛤条，《本经》云，"味苦咸平无毒，主咳逆上气，喘息烦满，胸痛寒热"，苏恭云，"主十二水满急痛，利膀胱大小肠"，甄权云，"治水气浮肿，下小便，治咳逆上气"，萧炳云，"止消渴，润五脏"，乃与文蛤散文蛤汤之证正合。盖海蛤文蛤，治效略同，故方氏云，"文蛤即海蛤之有文理者"，王氏《准绳》云，"文蛤即海蛤粉也，河间丹溪多用之，大能治痰"，是也。《金鉴》袭《三因方》之说，谓文蛤即五倍子者，非是。

寒实结胸，无热证者，与三物小陷胸汤，白散亦可服。（一云与三物小白散）

《玉函》《千金翼》，作与三物小白散，与原注或本同，为是。小陷胸用黄连、栝楼，苦寒之品，与寒实之证不合。白散方亦三味，所服不过半钱匕，谓之三物小白散，亦允。

山田氏云：陷胸汤亦可服六字衍文，宜从《玉函》及宋版注删之。寒实，对热实而言，所谓无热证是也，非有寒证也，如本篇妇人中风热人血室条，热除而身凉，亦唯谓无热耳，非有寒凉也。实乃胃家实之实，大便不通是也，言结胸无热证而不大便者，宜与白散攻下。若有热者，不宜丸散，宜以汤下之。按此证不同大陷胸丸证者，唯大便不通为异，其无热证则一也。

元坚云：寒实结胸，盖系太阴之类变。此膈间素有寒涎，邪气内陷，相化为实，或是有膈痛心下硬等证，其势连及于下，而阳犹持者，故峻利之也。

渊雷案：白散所治，即近世所谓急喉痹，乃白喉及小儿急性喉炎之类，不必无热，亦不必大便不通。其证喘鸣气促，肢冷汗出，窒息欲死，故曰寒实，曰无热证欤。此其所结，上迫咽喉，与大陷胸证绝异，是知结胸之名，所包亦广，凡胸部以上闭塞疼痛者皆是。

白散方

桔梗（三分）　巴豆（一分，去皮心，熬黑，研如脂）　贝母（三分）

上三味，为散，内巴豆，更于臼中杵之，似白饮和服，强人半钱匕，羸者减之。病在膈上必吐，在膈下必利，不利，进热粥一杯，利过不止，进冷粥一杯。身热皮粟不解，欲引衣自覆，若以水撰之洗之，益令热劫不得出，当汗而不汗则烦。假令汗出已，腹中痛，与芍药三两，如上法。

此方，《外台·第十卷·肺痈门》引仲景《伤寒论》，名桔梗白散，《金匮·肺痈篇》载为附方，《玉函》作桔梗贝母各十八铢，巴豆六铢，研下无如脂字。《千金翼》冷粥一杯下注云：一云冷水一杯。《玉函》《外台》并无身热皮粟以下四十八字，钱氏柯氏张锡驹氏山田氏注本并删之。案身热皮粟云云，似是前条文蛤汤下之文，然文义仍不允惬，删之为是。此方，日医以治喉痹肺症，今采其治喉痹者入本篇，治肺痈者人《金匮要略今释》，学者参互观之可也。

《方极》云：桔梗白散，治毒在胸咽，或吐下如脓汁者。

《方机》云：有结毒而浊唾吐脓者，毒在胸咽而不得息者。

汤本氏云：如实扶的里（即白喉）性呼吸困难，此方之适例也。余治一小儿，用本病血清无效，将窒息，与本方，得速效。

渊雷案：桔梗排脓，贝母除痰解结，二者皆治胸咽上焦之药；巴豆吐下最迅烈，合三味以治胸咽闭塞之实证也。《和语本草》云：巴豆生者，有毒甚猛，炒熟则性缓。巴豆须炒熟用之，是纯由经验而得之成绩，颇与当时之学理为一致。汤本氏云：巴豆含有克鲁顿油，泻下作用甚峻烈，西医亦所知悉，唯未知阴阳虚实之法则，不过单用于顽固便秘。本药不当如此狭用，宜熟读玩味师论及本草诸说，以扩充其用途，然其性峻烈，他药无与伦比，初学不可轻用。丹波氏云：《本草》徐之才云：中巴豆毒者，用冷水。

张氏《直解》云：巴豆性大热，进热粥者，助其热性以行之也，进冷粥者，制其热势以止之也。俱用粥者，助胃气也。

《成绩录》云：巽屋之家人，卒然咽痛，自申及酉，四肢厥冷，口不能言，如存如亡（案犹言气息仅属耳），众医以为必死，举家颇骚扰。及戌时，迎先生请治。脉微欲绝，一身尽冷，呼吸不绝如缕，急取桔梗白散二钱，调白汤灌之，下利五六行，咽痛始减，厥复气爽，乃与五物桂枝桔梗加大黄汤（桂枝、地黄、黄芩、桔梗、石膏、大黄）须臾，大下黑血，咽痛尽除，数日而平复。

《古方便览》云：一男子，咽喉肿痛，不能言语，汤水不下，有痰咳，痛不可忍。余饮以白散一撮，吐稠痰数升，痛忽愈，愈后用排脓汤而痊愈。

《橘窗书影》云：野村之子，一夜，咽喉闭塞，不得息，手足微冷，自汗出，烦闷甚，走急使迎余。余诊之曰：急喉痹也，不可忽视。制桔梗白散，以白汤灌入，须臾，发吐泻，气息方安，因与桔梗汤而痊愈。世医不知此证，缓治而急毙者，见数人焉，故记之以为后鉴。

渊雷案：以上十五条，皆论结胸一类。

太阳与少阳并病，头项强痛，或眩冒，时如结胸，心下痞硬者，当刺大椎第一间，肺俞，肝俞，慎不可发汗；发汗则谵语脉弦，五日谵语不止，当刺期门。

五日，《玉函》成本并作五六日。

太阳与少阳并病，柴胡桂枝汤为的对之方，或眩冒，时如结胸，心下痞硬，亦是柴胡桂枝之所主，今云当刺，似非汤药所能治者。又误汗而谵语，无非津伤热结，亦有可用之汤方。今云当刺期门，亦似非汤药所能治者。皇甫谧谓仲景论广汤液，明《伤寒论》用汤为主，今不用汤而用刺，疑非仲景之言也。惟此证宜柴胡桂枝汤，不宜太阳方发汗，则是。《甲乙经》云：大椎在第一椎陷者中，三阳督脉之会，刺人五分；肺俞在第三椎下两旁各一寸五分，刺入三分，留七呼；肝俞在第九椎下两旁各一寸五分，针入三分，留六呼。"气府论"王注云：五脏腧，并足太阳脉之会（脊椎两旁为足太阳脉）。成氏《金鉴》，以大椎第一间即为肺俞，非也。

又案：刺灸之术，以经脉为基础学说。近人研究此术，颇有成就，则废弃经脉，侧重神经纤维矣。

《金鉴》云：太阳与少阳并病，故见头项强痛，或眩冒，时如结胸，心下痞硬之证。而曰或曰时如者，谓两阳归并未定之病状也。病状未定，不可以药，当刺肺俞以泻太阳，以太阳与肺通也，当刺肝俞以泻少阳，以肝与胆合也，故刺而俟之，以待其机也。苟不如此而发其汗，两阳之邪，乘燥入胃，则发谵语。设脉长大，则尤为顺，可以下之。今脉不大而弦，五六日谵语不止，是土病而见木脉也，慎不可下，当刺期门以直泻其肝可也。

山田氏云：此条王叔和敷衍之文，非仲景氏之言矣。渊雷案：论中太阳少阳并病二条，皆用刺法（本条及百七十八条），殆古有此说，而叔和掺入本论也。

妇人中风，发热恶寒，经水适来，得之七八日，热除而脉迟身凉，胸胁下满，如结胸状，谵语者，此为热入血室也，当刺期门，随其实而取之。

汤本氏云：山田正珍谓，经水适来四字，当在得之七八日之下，又随其实而取之，成本《玉函》《脉经》作随其实而泻之（案成本作写，《玉函》《脉经》

作随其虚实而取之），皆是也。言妇人中风，发热恶寒，得之七八日，经水适来，则表热内陷于子宫，故外表热去而身凉。浮数之脉变为迟脉，迟脉即胸胁下满如结胸状之应征也。胸胁下满如结胸状者，自左肋骨弓下，沿同侧腹直肌至下腹部，紧满挛急之谓，所谓其血必结（次条之文）是也。谵语者，血热侵头脑故也。刺期门者，刺期门左穴，随其瘀血充实之所而泻之也。本条之证，依师论，当刺络取效，然余遇此证，用小柴胡汤桂枝茯苓丸合方，或加大黄，或加石膏，随证选用，不兼刺络，犹能实验奏效，此法本诸吴钱二氏。吴氏《温疫论》曰：妇人伤寒时疫，与男子无异，唯经水适断适来，及崩漏产后，与男子稍有不同。夫经水之来，乃诸经血满，归注于血室，下泄为月水。血室者，一名血海，即冲任脉也，为诸经之总任。经水适来，疫邪不入于胃，乘势入于血室，故夜发热谵语。盖卫气昼行于阳，不与阴争，故昼则明了，夜行于阴，与邪相搏，故夜则发热谵语。至夜止发热而不谵语者，亦为热入血室，因有轻重之分，不必拘于谵语也。经曰：无犯胃气及上二焦，必自愈。胸膈并胃无邪，勿以谵语为胃实而妄攻之，但热随血下，则自愈。若有如结胸状者，血因邪结也，当刺期门以通其结。《活人书》治以柴胡汤，然不若刺期门之效捷。按吴氏说月经来潮之由来，及昼日明了，至夜发热谵语之理，不免牵强附会，其他总良说也。然谓小柴胡不若刺期门之效捷，则因但知单用，而不知用合方之故，不可从。钱乙氏曰（案所引系钱潢《伤寒溯源集》，非钱仲阳语，汤本误也）：小柴胡汤中，应量加血药，如牛膝、桃仁、丹皮之类；其脉迟身凉者，或少加姜桂，及酒制大黄少许，取效尤速，所谓随其实而泻之也；若不应用补者，人参亦当去取，尤未可执方以为治也。按小柴胡加牛膝桃仁丹皮之类，不如小柴胡汤合用桂枝茯苓丸为正，其谓脉迟身凉者加姜桂，且大黄以酒制，又小柴胡汤中去取人参，并误，不可从。

山田氏云：血室谓胞，即子宫也。张介宾《类经·三焦命门辨》曰：子户者，即子宫也，俗名子肠，医家以冲任之脉盛于此，则月事以时下，故名之曰血室。明程式《医彀》曰：子宫即血室也。《金匮》曰：妇人少腹满，如敦状，小便微难而不渴，生后者。此为水与血俱结在血室也。可见血室果是子宫矣，不则何以有少腹满小便微难之理乎？成无己方有执喻昌之徒，皆以为冲任之异名，钱潢以为冲任二脉，希哲以为血分，皆非也。

妇人中风，七八日，续得寒热，发作有时，经水适断者，此为热入血室，其血必结，故使如疟状，发作有时，小柴胡汤主之。

元坚云：热入血室者，妇人月事与邪相适，热乘子户是也。有自适来者，有自适断者，适来者，得病之际月事方来也，适断者，未得病前月事已来，而得病方断者也。经水适断四字，当在七八日之上，倘七八日之后适断者，则其来必在得病之初，是与适来何别。唯文势有体，不要错易。适来血不结，适断则结。治之之法，适来则曰刺期门，曰无犯胃气及上二焦，而不示方药，然除小柴胡，他无相当也；适断则虽属血结，而不敢攻之者，以仅是血道为邪涩滞，非有瘀蓄，故小柴胡汤以清其热，则结自散也。《医学读书记》曰：血结亦能作寒热，柴胡亦能去血热，不独和解之谓也。要之，此二证，俱邪遏血而遂拒胸胁，实少阳之类变也。

汤本氏云：治热入血室，如师论，当用小柴胡汤。然《温疫论》曰：经水适断，血室空虚，其邪乘虚传入，邪胜正亏，经气不振，不能鼓散其邪，为难治，且不从血泄，邪气何由即解？与适来者有血虚血实之分。据此，则此病有血虚血实之别，若但用本方，不兼贫血或多血之驱瘀血剂，则难收全效。余之经验，前者当本方加地黄，或本方合当归芍药散，或仍加地黄，后者则本方合桂枝茯苓丸，酌加石膏大黄。

渊雷案：注家多以经水适来为血室空虚，适断为血结，程氏方氏马印麟丹波氏皆如此，惟汤本氏反之，从《温疫论》之说，以适来为实，适断为虚，故于前条移经水适来于七八日下。推其立言之意，盖谓本非经来之时，因病而来，则逼血离经而为虚，本非经断之时，因病而断，则血瘀胞宫而为实，此程氏方氏等之意也。本是经来之时，与病相值，则经必不畅而为实，本是经断之时，与病相值，则胞宫无血而为虚，此吴氏汤本氏之意也。今味经文适字，是经水之来若断，适与病相值，非因病而来若断，则后说为是。然病变万状，非常理所能绳，虽适断适来，俱为热入血室，而血之结否，仍当视其证候，但从适来适断上悬揣，犹执一而无权也。又案：伤寒适值经水而热入血室者，因子宫适营特殊之生理，与平时不同故也，此亦邪之所凑，其气必虚之理。

妇人伤寒，发热，经水适来，昼日明了，暮则谵语，如见鬼状者，此为热入血室，无犯胃气及上二焦，必自愈。

方氏云：无，禁止之辞。犯胃气，言下也。必自愈者，言伺其经行血下，则邪热得以随血而俱出，犹之鼻衄红汗，故自愈也。盖警人勿妄攻以致变乱之意。

程林《金匮直解》云：上章以往来寒热如疟，故用小柴胡以解其邪，下章以胸胁下满如结胸状，故刺期门以泻其实，此章则无上下二证，似待其经行曲去，邪热得以随血出而解也。山田氏云：此条程林所解，千古确论，实先辈之所未尝发也。以经水适来，则血室之热，随血出而解，故不及汤剂也。无犯胃气者，以谵语见鬼之似承气证辨之。期门属上焦之穴，柴胡治上焦之方，故谓之上二焦也。期门刺法与小柴胡汤，并非攻击之术，而谓之犯者，以其攻无辜也。

陈氏《妇人良方》云：无犯胃气者，言不可下也，小柴胡汤主之。若行汤迟，则热入胃，令津燥，中焦上焦不荣，成血结胸状，须当针期门也。《伤寒类方》云：此为中焦营气之疾，汗下二法，皆非所宜，小柴胡汤刺期门，则其治也。汪氏云：此言汗吐下三法皆不可用也，必也与小柴胡汤，以和解邪热，斯不调其经而经血调，谵语等证，可不治自愈。元坚云：病至谵语如见鬼状，未有勿药自愈者，必自愈一句，为无犯胃气及上二焦而发也，方氏以为红汗之类，恐不然。又或曰，二焦之二，衍文也（案《脉经》注云二字疑），犯胃气言下，犯上焦言吐。

渊雷案：谵语如见鬼状，疑于承气证，故戒之曰无犯胃气。无犯胃气，谓不可下，诸家无异说。上二焦，山田以为期门上焦穴，柴胡上焦方，果尔，则当云二上焦，不当云上二焦矣，上二焦当阙疑。至于治法，或主弗药以待经行，或主小柴胡，今考热入血室三条，热除而脉迟身凉，热入最深，其病最重，如疟状最轻，此条谵语如见鬼状，故当重于如疟状者，如疟状犹须小柴胡，而谓谵语可以弗药乎？且说医之书，载诸空言，不如见之行事。尝遇妇人伤寒，起病仅二日，热不甚高，脉不甚数，舌色腹候俱无异征，而谵语不知人，因问其家人，是否适当行经。揭被视之，床席殷红矣。与小柴胡，一啜即愈。中神琴溪亦有治验，则方程山田之说，不可信也。

《生生堂治验》云：京师间街五条之北，近江屋利兵卫之妻，伤寒，经水适来，谵语若见鬼状，且渴而欲水，禁弗与，病势益甚。邀先生诊之，脉浮滑，是热入血室，兼白虎证者也，即与水弗禁，而投小柴胡汤，曰：张氏所谓其人如狂，血自下，下者愈，是也，虽病势如此，犹自从经水而解。果五六日而痊愈。

渊雷案：以上三条，论热入血室，以其证有如结胸状者，故次于结胸之下。

伤寒六七日，发热微恶寒，支节烦疼，微呕，心下支结，外证未去者，柴胡桂枝汤主之。

王氏云：支节，犹云肢节，古字通也。支结，谓支撑而结。南阳云（案见《伤寒百问经络图》）：外证未解，心下烦闷者，非痞也，谓之支结。

山田氏云：味外证未去四字，是即太阳少阳并病也，故不举太阳少阳之名，冠以伤寒已。烦疼，谓疼之甚，与烦渴、烦惊之烦同，与微喘之微反对为文也。支结，乃痞硬之轻者，支撑之解得之。凡心下之病，其硬满而痛不可近者，此为结胸。其硬满而不痛，按之则痛，不欲按之者，此为小结胸。其硬满而不痛，按之则痛，虽痛，其人却欲得按者，此为痞。其硬满甚微，按之不痛者，此为支结，支结乃烦闷之意耳。要之，大小结胸与痞硬支结，俱是一证轻重已。

渊雷案：发热微恶寒，支节烦疼，是桂枝证。微呕，心下支结，是柴胡证。心下支结，即胸胁苦满心下痞硬之轻者，山田氏论大小结胸痞硬支结之异，以按之痛否为辨，可备一说。大小结胸，俱挟水饮，痞硬支结，则无水饮。纵有之，亦不为患也。痞固任人揉按，第不当痛耳。

柴胡桂枝汤方

桂枝（一两半，去皮）　黄芩（一两半）　人参（一两半）　甘草（一两，炙）半夏（二合半，洗）　芍药（一两半）　大枣（六枚，擘）　生姜（一两半，切）柴胡（四两）

上九味，以水七升，煮取三升，去滓，温服一升。本云，人参汤作如桂枝法，加半夏柴胡黄芩，复如柴胡法，今用人参，作半剂。

赵刻本脱桂枝两数，今据《玉函》成本补。山田氏云：本云以下二十九字，《玉函》成本俱无之，全系后人掺入，宜删。盖此方，合柴胡桂枝二汤，以为一方者已，非人参汤变方也。

《外台》云：仲景《伤寒论》，疗寒疝腹中痛者，柴胡桂枝汤（说在《金匮今释》）。

《三因方》云。柴胡加桂汤（即本方），治少阳伤风四五日，身热恶风，颈项强，胁下满，手足温，口苦而渴，自汗，其脉阳浮阴弦（参看百三条）

《伤寒六书》云：阳明病，脉浮而紧者，必潮热，发作有时，但脉浮者，必盗汗出，柴胡桂枝汤。渊雷案：此阳明篇二百九条之文，未可遽信。

《证治准绳》云：柴胡桂枝汤，治疟身热汗多。

《方极》云：柴胡桂枝汤，治小柴胡汤与桂枝汤二方证相合者。《方机》云：发热微恶寒，肢节烦疼，微呕，心下支结者，或腹中急痛，上冲心者，俱兼用应钟。

《类聚方广义》云：发汗失期，胸胁满而呕，头疼身痛，往来寒热，累日不愈，心下支撑，饮食不进者；或汗下之后，病犹不解，又不敢加重，但热气缠绕不去，胸满，微恶寒，呕不欲食，过数日，如愈如不愈者，间亦有之，当先其发热之期，用此方重复取汗。

又云：妇人无故憎寒壮热，头痛眩晕，心下支结，呕吐恶心，肢体酸软或麻痹，郁郁恶对人，或频频欠伸者，俗谓之血道（日本俗名，我国未闻），宜此方，或兼服泻心汤。汤本氏云：此证当用小柴胡汤桂枝茯苓丸合方，或兼用泻心汤黄连解毒汤合方，为正。何则？妇人之病，虽多原因不明，殆来有不因于瘀血者，且合方亦包含柴胡桂枝汤也。

《方函口诀》云：此方，世医无不以为风药之套方，其实乃结胸之类证，心下支结之药也，但有表证之残余，故用桂枝也。《金匮》用于寒疝腹痛，即今所谓疝气者。又肠生痈，腹部一面拘急，胁下强牵，其热状似伤寒而非者，宜此方。又世医用此方之候，当《伤寒蕴要》之柴葛解肌汤，即小柴胡汤加葛根芍药也。又此方加大黄，用于妇人心下支结而经闭者，乃奥道逸法眼之经验。

《温知堂杂著》云：风湿肢节疼痛者，柴桂加苍术多有效，不必拘风湿门诸方，初起多宜葛根加苍术而乌附当麻之类无效者，大抵宜此方。柴胡桂枝汤条云，"支节烦疼，外证未去者"，盖以此为目的也，近来余屡以此方得奇效。

伤寒五六日，已发汗，而复下之，胸胁满，微结，小便不利，渴而不呕，但头汗出，往来寒热，心烦者，此为未解也，柴胡桂枝干姜汤主之。

山田氏云：胸胁满微结，即是胸胁苦满，结谓郁结之结，病人自觉者已，非医之所按而得也，如栀子豉汤条心中结痛之结，亦然。按此条所说，全系小柴胡证，否者一头汗已，然其他证候，无复可疑者，则何更以余药处之。意者，柴胡桂枝干姜汤，盖叔和因小柴胡加减之法而所制，决非仲景氏之方。何以言之？柴胡方后叔和加减法云，"不呕者，去半夏"，今此方因不呕而不用半夏。又云："渴者，加栝楼根"，今此方因渴而用之。又云："胁下痞硬加牡蛎"，今此方因胸胁满微结而用之。又云，"外有微热者，去人参加桂枝"，今此方，因头汗出与为未解二句，不用人参而用桂枝。由是考之，此方必叔和所制，况方名亦不合他方之例乎，一扫除之可也。

元坚云：此病涉太少，而兼饮结，亦冷热并有者也。此条，诸注为津乏解，然今验治饮甚效。因考，曰微结，曰小便不利，曰渴，俱似水气之征。不呕者，以水在胸胁而不犯胃之故。但头汗出，亦邪气上壅之候。盖干姜温散寒饮，牡蛎、栝楼根并逐水饮，牡蛎泽泻散亦有此二味，其理一也。或曰，微结字无着落，盖心下微结之省文也。

渊雷案：柴胡桂枝干姜汤之证候，为胸部疼痛，于咳，肩背强痛，寒热往来，其病古人谓之水饮，盖亦湿性胸膜炎，唯其硬痛不若大陷胸证之甚耳。本条所举，殊与用法不合，盖后人因小柴胡方下之加减法，以意为之，山田氏并其方而删之，则不知此方之确能取效故也。学者姑置本条原文，留意方后所引用法治验可也。

柴胡桂枝干姜汤方

柴胡（半斤）　桂枝（三两，去皮）　干姜（二两）　栝楼根（四两）　黄芩（三两）　牡蛎（二两，熬）　甘草（二两，炙）

上七味，以水一斗二升，煮取六升，去滓再煎，取三升，温服一升，日三服，初服微烦，复服汗出便愈。

干姜牡蛎，《全书》及《外台》俱作三两。《外台》第一卷伤寒日数门引仲景《伤寒论》，名小柴胡汤，其主疗则太阳中篇百三条之文也。《金匮·疟病篇》附方引《外台》，治疟寒多微有热，或但寒不热者，名柴胡姜桂汤，而《外台》疟门不见。

《活人书》云：干姜柴胡汤（即本方无黄芩），妇人伤寒，经脉方来初断，寒热如疟，狂言见鬼。

《方极》云：柴胡桂枝干姜汤，治小柴胡汤证，而不呕不痞，上冲而渴，腹中有动者。《方机》云：治疟疾恶寒甚，胸胁满，胸腹有动而渴者，兼用紫圆或应钟。

方舆輗云：此方所主，虽同在胸胁，而较之大小柴胡之证，则不急不硬，腹中无力而微结，此腹多蓄饮，或带动悸者也。"上古天真论云"，志闲而少欲，心安而不惧，形劳而不倦云云，此养性之要道，延寿之真诀也。而今天下升平，万民形乐志苦，风俗与上古相反，于是乎人多虚怯，而疝瘕留饮，无所不至，故此药自然行世，有故也。

又云：虚劳，其初多为风邪感召，汉土谚云，"伤风不醒变成劳"，即此义也。又，留饮家数被微风，有遂成劳状者，此等证，总宜柴胡姜桂汤。余少时，视世医之治疗，值此证，遽投参芪归地之类，甚则用獭肝紫河车等重药，余亦同之。今则刀圭之道渐辟，虽俗医，亦知用姜桂，道亦与时隆污也。

《类聚方广义》云：劳瘵、肺痿、肺痈、痈疽、瘰疬、痔漏、结毒、梅毒等，经久不愈，渐就衰惫，胸满干呕，寒热交作，动悸烦闷，盗汗自汗，痰嗽干咳，咽干口燥，大便溏泄，小便不利，面无血色，精神困乏，不耐厚药者，宜此方。

《方函口诀》云：此方亦结胸之类证，治水饮微结心下，小便不利，头汗出者。骨蒸初起，因外感而显此证者，甚多，与此方加黄芪鳖甲，有效。高阶（人名也）家加鳖甲芍药，名缓痃汤，用于胁下或脐旁有痃癖，作骨蒸状者。此方以微结为目的，凡津液结聚胸胁，五内不滋，干咳出者，宜之。固非小青龙汤之因心下水饮而痰咳频出者比，又非如小柴胡加五味子干姜汤之胸胁苦满、胸肋引痛者，唯来自表证，身体不疼痛，虽有热，脉不浮，或头汗盗汗干咳者，用之。又用于疟寒多热少者，有效。又水肿证，心下不和，筑筑然动悸者，水气与积聚相持，合而聚于心下也，宜此方加茯苓。又此方证而左胁下痃癖难缓者，或澼饮之证，加吴茱萸茯苓用之。又妇人积聚兼水饮，时时冲逆，肩背强急者，有验。

《建殊录》云：某生徒读书苦学，尝有所发愤，遂倚几废寝七昼夜，已而独语妄笑，指责前儒，骂不绝口，久之，人觉其狂疾。先生诊之，胸肋烦胀，脐上有动，上气不降，为柴胡姜桂汤饮之，时以紫圆攻之，数日，全复常。

又云：京师东洞街贾人大和屋吉五郎，每岁发生之时，头面必热，头上生疮，痒瘙甚，搔之即烂，至凋落之候，则不药自已，如是者数年，来求诊治。先生诊之，心下微动，胸胁支满，上气殊甚，为柴胡姜桂汤，及芎黄散饮之，一月所，诸证全已，尔后不复发。

《古方便览》云：一妇人，平生月经不调，气上冲，两胁急缩，腰痛不可忍，经行时，脐腹疗痛，下如豆汁，或如米泔水，经水才一日半日而止，如此十二三年。余诊之，胸胁苦满，脐上动悸甚，乃作此方及硝石大圆（大黄硝石人参甘草，又名夹钟丸），杂进之，时时泄赤黑脓血，服之数月，前证得痊愈。

《成绩录》云：远州一农夫，三十余岁，去年来，时郁冒，稍吐血，盗汗出，往来寒热，微渴，脐旁动甚，就先生请治，与之柴胡姜桂汤而愈。

又云：一女子，素有痫证，一时患疫，诸医疗之，不瘥。迎先生乞诊治，其腹有动，头汗出，往来寒热，大便燥结，时时上冲，昏不识人，日夜如此两三次，乃与柴胡姜桂汤，及紫圆攻之，不一月，诸证尽除。

又云：备中一村甲，恒易恐惊，胸腹动悸，挛急恶寒，手足微冷，虽夏月，亦复衣，惊后必下利，得大黄剂则利甚，十余年不瘥，就先生请诊治，与之柴胡姜桂汤而愈。

又云：一男子，平居郁郁不娱，喜端坐密室，不欲见人，动辄直视，胸腹有动，不治六年所。先生诊之，与柴胡姜桂汤而愈。

又云：长门一士人，居恒口吃，谒先生曰：仆之吃久矣，自知医治所不及，而亦来叩先生，幸先生勿罪。先生问曰：其吃日日同乎？士曰否，时有剧易，心气不了了，则必甚。先生曰可，乃诊之，心胸下无力，胸腹动甚，因与柴胡姜桂汤，谕之曰：服之勿惰。士受剂而去，后贻书谢曰：积年之病，追日复故。

方舆輗云：信州玄向律师（佛家之律宗也），上京，寓华项山中，病证多端，所最苦者，肩背强痛，日令小沙弥按摩，甚至以铁槌铁尺打之，如此两三年，服药刺络灼艾，千百施治无不至，而无一效。余诊之，其病全是柴胡姜桂汤所主。余谓肩背之患，我无术智，只用姜桂汤治本证，肩背亦或可安者耶。即作剂与之，服仅六七日，诸证十去六七，经久之肩背强痛，不治自愈，其效功实出意表。师大雀跃，赠缯宝以恳谢云。渊雷案：肩背强痛，多由痰饮，往往驱饮而痛止，惟痰饮何以能使肩背痛，则未知其理。据《方函口诀》，肩背强痛，正晕柴胡姜桂汤之一证，非意外之效也。

《麻疹一哈》云：山田仁右卫门之女，年可十八，未嫁，发热蒸蒸，疹子出后，三四日不收，光彩灿烂，两颧赤如朱，两耳蝉鸣，头疼目眩，经水不利者两三个月，按其腹状，胸胁支满，腹中有动，脐边凝结而实，按之则痛达腰脚。因为柴胡姜桂汤及浮石丸服之，大便下利日两三行，经信来倍常，诸证渐减，光彩徐徐而消，疹亦减，无虑二十四五日所，全复故。

《橘窗书影》云：泷内之妻，年四十余，脐旁有块数年，心下时时冲逆动悸，不能行步，腰以下有水气，面色萎黄，经水不调。先行其水，并利其血，与柴胡姜桂汤加吴茱萸、茯苓，兼用铁砂丸（苍术、厚朴、橘皮、甘草、铁砂、干漆莎草）。服之数日，小便夜中快利五六行，脐旁之块次第减，数旬而诸证痊愈。

又云：太田之妻，年二十七八，产后发头眩目痛，一西洋医治之而反甚，胸胁微结，小便不利，腹中动悸，饮食不进，时发寒热，或身振振摇，每头眩而目不能开，夜间惊惕不得眠，或如身在大舟中，风波动摇，片时不得安，每令侍婢二人抱持之。众医杂投滋血镇痉抑肝种种药，凡二岁，依然无寸效。余诊之曰：病已沉痼，非急治之候也，先利其胸胁，镇定动悸，心气得旺，则上下之气得交通，头眩身摇自安矣。主人深诺。因与柴胡姜桂汤加吴茱萸茯苓，夜间服朱砂安神丸（黄连、辰砂、地黄、甘草、当归）。时正严冬，其证虽有动静，主人确乎信服前方，至明春，病自然去，不复卧蓐。

又云：池野新一妻，产后患头眩，身不能动摇，蓐卧恰如坐舟中，身不得维持，令侍婢扶持之，心下动悸，足心冷汗溅溅然，浸渍蓐上。诊之，无血虚之候，饮食如故，脉亦平，经事不失期，因与柴胡姜桂汤加吴茱萸茯苓，兼用妙香散（黄芪、茯苓、茯神、薯蓣、远志、人参、桔梗、甘草、辰砂、麝香、木香）。后头汗止，心下动收，虽目眩未止，但不俟人扶持而起居矣，身体血气枯瘦，头中时如戴百斤石，与联珠饮（苓桂术甘合四物汤），间服辰灵散（茯苓辰砂），头眩日减。一日，右足股间肿起，渐如流注状，余以为头中浊瘀下流，必为肿疡，乃佳兆也，因贴膏，俟脓期，令疡医刺之，后疮口随收，头眩全止，前后历七年而全治。

又云：柳泽光邦，外感后，咳嗽声哑，久而不愈，将为肺痿，余与麦门冬汤加桔梗，兼用六味生津炼（六味地黄丸料加莎草茯苓干姜为膏），病减半。一日，冒雨他行，途中即恶寒甚，归家则壮热大渴，身体酸疼，急驰使延余。越翌朝到，则寒热如失，但脉浮弦，腰以下懈怠耳。余曰：恐成疟疾，当俟明日，乃可定处方。其翌，果振寒，发大热，渴而引水，汗出如流，即与小柴胡加知母石膏。服之四五日，疟邪大解，而头痛，心下支结，小便不利，自汗不止，因转柴胡姜桂汤加黄芪鳖甲，诸证渐安。但隔日少觉恶寒，精气不爽云，乃以拂晓服反鼻霜，疟全止。后以补中益气汤加芍药茯苓调理，咳嗽声哑均复常。

伤寒五六日，头汗出，微恶寒，手足冷，心下满，口不欲食，大便硬，脉细者，此为阳微结，必有表复有里也，脉沉亦在里也。汗出为阳微，假令纯阴结，不得复有外证，悉入在里，此为半在里半在外也。脉虽沉紧，不得为少阴病。所以然者，阴不得有汗，今头汗出，故知非少阴也，可与小柴胡汤。设不了了者，得屎而解。

在里也，《玉函》作为病在里。此条，徐氏《伤寒类方》以为坏病之轻者，非药误即迁延所致，元坚以为亦是太阳少阳并病，盖因其序次而推知之。今案头汗出云云至脉细者，宛然少阴证，惟大便硬稍涉疑似，仲景盖屡遇此证，确知其非少阴，而小柴胡确能取效，故特出此条，昭示后人，曰可与小柴胡汤也。服汤已，设犹不了了者，以其大便本硬，故须得屎而解。得屎而解，郭白云以为实者大柴胡，虚者蜜煎导，程氏以为当斟酌于大柴胡与柴胡加芒硝汤，要当视其证候以选用矣。此为阳微结以下，至非少阴也，理论牵强，文气拙劣，必是后人旁注，传写误人正文。少阴篇二百八十六条云，"病人脉阴阳俱紧，反汗出者，亡阳也"，三百三条云，"汗出不烦"，三百二十八条云，"呕而汗出"，厥阴篇三百五十六条云，"大汗出"，三百五十七条云，"大汗若大下利"，三百六十四条云，"有微热汗出"，三百七十四条云，"汗出而厥者"，又，霍乱篇用四逆汤者两条，皆少阴之类证，而云吐利汗出，云大汗出，是皆阴证汗出之明文。且少阴之关键为亡阳，亡阳由于汗出多，此中工所习知，今谓阴不得有汗，谓头汗非少阴，谬误显然，决当删剟，注家多曲为之说，何不思之甚也。

《本事方》云：有人患伤寒，五六日，头汗出，自颈以下无汗，手足冷，心下痞闷，大便秘结，或者见四肢冷，又汗出满闷，以为阴证。予诊其脉，沉而紧，曰：此证诚可疑，然大便结，非虚结也，安得为阴脉？虽沉紧为少阴，多是自利，未有秘结者。予谓此正半在里半在表，投以小柴胡，得愈。仲景称伤寒五六日，头汗出云云，此疾证候同，故得屎而解也。

《古方便览》云：一男子，年三十，患伤寒，四肢逆冷挛急，恶寒，其脉沉微，已垂毙矣，诸医投参附剂，无效。余诊之，胸胁苦满，乃与小柴胡汤，两三剂而应，其脉复续，服之二十余剂而痊愈。

渊雷案：观以上二案，知伤寒病之经过中，往往有此证候，非偶然一见者，仲景特出此条，所以启发后人者，周且至哉。虽然，头汗出云云至脉细者，无一句是柴胡证，仲景何所据而用柴胡也？曰：用药从主证，小柴胡汤之主证为胸胁苦满，吉益东洞言之谆谆，确不可拔，仲景书有不举主证者，省文耳，抑惟其主证，然后可省。省主证而详他证，所以别嫌疑，定犹豫也，明乎此，然后可读仲景书。不然，《伤寒论》号称三百九十七法，设以熟读强记为事，安能泛应万病而曲当哉？许叔微不知据胸胁苦满之主证，而拘拘于便结之非阴，犹不免为幸中。六角重任诊得胸胁苦满，遂毅然投小柴胡而无疑，此东洞之赐也。嗟乎！仲景往矣，书阙有间，舍东洞，吾谁与归。

以上三条，亦论太阳少阳并病，盖自百四十九条至此，因有如结胸状，心下支结，胸胁满微结，心下满等证，而连类及之也。

伤寒五六日，呕而发热者，柴胡汤证具，而以他药下之，柴胡证仍在者，复与柴胡汤。此虽已下之，不为逆，必蒸蒸而振，却发热汗出而解。若心下满而硬痛者，此为结胸也，大陷胸汤主之。但满而不痛者，此为痞，柴胡不中与之，宜半夏泻心汤。

柯氏云：呕而发热者，小柴胡证也。呕多，虽有阳明证，不可攻之（二百一十二条之文），若有下证，亦宜大柴胡，而以他药下之，误矣。误下后有二证者，少阳为半表半里之经，不全发阳，不全发阴，故误下之变，亦因偏于半表者成结胸，偏于半里者心下痞耳。此条本为半夏泻心而发，故只以痛不痛分结胸与痞，未及他证。

魏氏云：结胸不言柴胡汤不中与，痞证乃言柴胡汤不中与者，何也？结胸证显而易认，痞证甚微难认，且大类于前条所言支结，故明示之，意详哉。

汤本氏云：此条示柴胡剂（胸胁苦满证）大陷胸汤（结胸）半夏泻心汤（痞）三证之鉴别法，心下部膨满而硬，有自他觉的疼痛者，名结胸，大陷陶汤所主治也。但心下部膨满，无他觉的疼痛者，称痞，柴胡剂主治胸胁苦满，不主治心下满，非治痞适中之方，宜用半夏泻心汤。以上鉴别法，临床上甚紧要，更详论之。柴胡剂主胸胁苦满，不主心下，大柴胡汤证虽有心下急，必别有胸胁苦满，若结胸及痞，则与肋骨弓下无关系，可以区别。结胸证，心下部必膨满而硬，有自他觉的疼痛；痞证，心下部膨满，有自发痛，但不坚硬，且无压痛。是三者之别也。

渊雷案：此条论误下少阳者，或不变坏，或变结胸或变痞也，意谓正气充实，脏腑无他种弱点者，虽误下而不变坏。若其人本有水饮者，误下则成结胸，若其人胃不健全者，误下则成痞，痞亦胃炎之一证也。柯氏以偏表偏里分结胸与痞，近似而未尽然。复与柴胡汤一段，已于中篇百六条下释讫。半夏泻心汤，有呕而肠鸣之证，其病在胃肠，说详百六十四条（生姜泻心），及《金匮要略今释》。本条专论误下少阳之变，故半夏泻心汤之证候不具也，云柴胡不中与者，以柴胡证泻心证皆有胸满，故辨之也。柴胡证是胸胁病而胃受影响，泻心证是胃病而胸胁受影响，其雷鸣呕利，亦为柴胡证所无。

半夏泻心汤方

半夏（半升，洗）　黄芩　干姜　人参　甘草（炙，各三两）　黄连（一两）
大枣（十二枚，擘）

上七味，以水一斗，煮取六升，去滓再煎，取三升，温服一升，日三服。须
大陷胸汤者，方用前第二法（一方用半夏一升）。

成本无须以下十二字。

《千金·心虚实门》云：泻心汤，治老少下利，水谷不消，肠中雷鸣，心下
痞满，干呕不安（即本方）。煮法后云：并治霍乱，若寒，加附子一枚，渴加栝
楼根二两，呕加橘皮一两，痛加当归一两，客热以生姜代干姜。《三因方·心实
热门》云。泻心汤（即本方无大枣），治心实热，心下痞满，身重发热，干呕不
安，腹中雷鸣，泾溲不利，水谷不消，欲吐不吐，烦闷喘急。渊雷案：此方虽名
泻心，实非心脏之病，亦非古人所谓君主之心，《千金》列入心脏门，《三因》
以为心实热，皆误也。

《方极》云：半夏泻心汤，治心下痞硬，腹中雷鸣者。《方机》云：治心下
痞硬，腹中雷鸣者，呕而肠鸣，心下痞硬者，俱兼用太蔟；心中烦悸，或怒或悲
伤者，兼用紫圆。

《芳翁医谈》云：休息痢，世皆以为难治，盖亦秽物不尽耳，宜服笃落丸（大
黄一味为丸），兼用半夏泻心汤之类。

又云：下利如休息，而无脓血，唯水泻，时或自止则腹胀，泻则爽然，而日
渐羸惫，面色萎黄，恶心吞酸，时腹自痛者，与半夏泻心汤，兼用笃落丸为佳，
且宜长服。

《类聚方广义》云：痢疾腹痛，呕而心下痞硬，或便脓血者，及饮食汤药下腹，
每辘辘有声而转泄者，可选用以下三方（谓本方及甘草泻心汤生姜泻心汤也）。

又云：半夏泻心汤，治疝瘕积聚，痛浸心胸，心下痞硬，恶心呕吐，肠鸣或
下利者，若大便秘者，兼用消块丸或陷胸丸。

《方函口诀》云：此方主饮邪并结，心下痞硬者，故支饮或澼饮之痞硬者，
不效。因饮邪并结，致呕吐，或哕逆，或下利者，皆运用之，有特效。《千金翼》
加附子，即附子泻心汤之意，乃温散饮邪之成法也。渊雷案：胃炎之富有黏液，
或有停水者，古人谓之痰饮，此方治胃肠之炎症，故浅田氏云尔。惟西医所谓胃

炎者，不皆是痰饮，古人所谓痰饮者，不皆是胃炎，不可不知。痰饮详《金匮要略今释》。

和久田氏云：此方以黄芩解心下之痞，黄连去胸中之热，故名泻心。然其余诸味，多以治水，故主半夏以去水，与干姜为伍以散结，与人参为伍以开胃口，甘草大枣和其挛急，相将以退胸中之热，逐水气，治呕，去心下之痞也。《金匮》云："呕而肠鸣"，其有水气可知，故虽不下利，亦用此方。《伤寒选录》云：凡言泻心者，少阳邪将入太阴，邪在胸中之下，非心经受邪也。《伤寒蕴要》云：泻心非泻心火之热，乃泻心下之痞满也。

《漫游杂记》云：一贾竖，病大便燥结，平生十余日一行，下后肛门刺痛不堪，经数年不愈。余诊之，其脉沉劲，脐左右有结块，结连心下。余曰：此病在腹，不在肛门，服药不能持久则不愈。贾竖曰诺，乃作半夏泻心汤，加大黄三分，与之，令日服二帖。数日之后，便利，肛门不痛。贾竖来曰：病已瘳，可休药否？余按其腹，联结者未解，姑休药以试之。居数日，病又如旧，于是再服前方，凡经三月，腹候渐稳，灸背数百壮，遂全治。

《成绩录》云：平野屋某之子，年十八，尝患痫，发即郁冒，默默不言，但能微笑，恶与人应接，故围屏风，垂蚊帐，避人蒙被而卧，其时方大汗出，渴而引饮，饮汤水数十杯，小便亦称之。先生诊之，心下痞硬，腹中雷鸣，乃与半夏泻心汤，发则与五苓散。大渴顿除，小便复常，续服半夏泻心汤，久之，痫减七八。尔后怠慢不服药，不知其终。

又云：伊州一贾人，中鼠毒，微肿微热，未几而瘳，瘳后诸证杂出，心气不定，手足肿，经年不治。就先生求治，诊之，心下痞硬，腹中雷鸣，与半夏泻心汤，兼用木鳖子大黄甘草三味煎汤，遂愈。

山田业广云：渡边之妻，腹满经闭数月，气宇郁甚。诊之，以为经闭急不得通，不如先泻其心下痞硬，用半夏泻心汤，七八日，经水大利，气力快然而痊愈。

太阳少阳并病，而反下之，成结胸，心下硬，下利不止，水浆不下，其人心烦。

其人下，《玉函》《脉经》《千金翼》，俱有必字，若无必字，则文气似不完。

汪氏云：太阳病在经者不可下，少阳病下之，亦所当禁，故以下之为反也。下之则阳邪乘虚，上结于胸，则心下硬，下入于肠，则利不止，中伤其胃，则水浆不入。其人心烦者，正气已虚，邪热燥极也。《条辨》云：心烦下似有脱简，大抵其候为不治之症。仲景云，"结胸证悉具，烦躁者亦死"，况兼下利水浆不下者耶，其为不治之症宜矣。

山田氏云：大抵结胸之证，大便多硬，或者不通，此之谓常，所谓热实寒实是也，故用大黄芒硝以荡涤之。此则下利不止，水浆不下而烦，亦结胸中之变局也。此为下后肠胃受伤，而其里不得成实，但水结在胸胁之所致，乃十枣汤证也。

渊雷案：前条之中段，言结胸有误下少阳而致者。此条则由误下太阳少阳并病而致也，其证固非大陷胸所主，十枣峻剂，于虚寒证亦未可漫投。唯然，故多死证耳。

脉浮而紧，而复下之，紧反人里，则作痞，按之自濡，但气痞耳。

复，《玉函》作反。《金鉴》云：按之自濡者，谓不硬不痛，但气痞不快耳。山田氏云：此论下后诸证皆解，但觉气痞不快者也。紧反入里四字，盖后人所掺，宜删之矣。脉浮而紧，是邪在表之诊，而反下之，其人有留饮，则成结胸，无饮则作痞。痞者，心气郁结之名，故下文承之云，"但气痞耳"。若其濡云但云，俱是示其非结胸。且无水结之辞，对以上论结胸诸章为言，乃大黄黄连泻心汤证也。渊雷案：紧反人里句，甚为不通，必是后人旁注，传写误入正文。濡，软也。但气痞，言是官能上痞满，非实质上病变，亦无水饮糟粕相结也。心下痞，按之濡，乃大黄黄连泻心汤证，说详百六十一条。前贤有以为生姜半夏甘草三泻心证者，不知三泻心虽治痞，按之则硬，故方中皆有人参，此云按之自濡，非三泻心证也。

太阳中风，下利呕逆，表解者，乃可攻之。其人漐漐汗出，发作有时，头痛，心下痞硬满，引胁下痛，干呕短气，汗出不恶寒者，此表解里未和也，十枣汤主之。

《玉函》，干呕作呕即，无汗出不恶寒者六字。

柯氏云：中风下利呕逆，本葛根加半夏证，若表既解而水气淫溢，不用十枣攻之，胃气大虚，后难为力矣。然下利呕逆，固为里证，而本于中风，不可不细审其表也。若其人漐漐汗出，似乎表证，然发作有时，则病不在表矣。头痛是表证，然既不恶寒，又不发热，但心下痞硬而满，胁下牵引而痛，是心下水气泛溢，上攻于脑而头痛也，与伤寒不大便六七日而头痛与承气汤同。干呕汗出为在表，然而汗出而有时，更不恶寒，干呕而短气，为里证也明矣。此可以见表之风邪已解，而里之水气不和也。然诸水气为患，或喘或渴，或噎或悸，或烦，或利而不吐，或吐而不利，或吐利而无汗，此则外走皮毛而汗出，上走咽喉而呕逆，下走肠胃而下利，浩浩莫御，非得利水之峻剂以直折之，中气不支矣。此十枣之剂，与五苓青龙泻心等法悬殊矣。

山田氏云：下利呕逆，有可攻者，有不可攻者，若其表未解者，四肢厥冷者，脉沉迟微弱者，心下不硬痛者，并不可攻之，急可温之，如四逆汤真武汤吴茱萸汤证是也。今此证漐漐然发热汗出，而发作有时，头痛，心下痞硬满，引胁下痛，干呕短气，不恶寒者，此为其表已解，而里有水结，亦结胸之变局也。但以其肠胃不实，反下利呕逆，故不用大陷胸，只用逐水之品以攻下之。若唯痞硬而不痛，呕逆而不下利（案山田加不字非），乃属大柴胡证，见后百七十二条。又按小青龙汤五苓散，皆治表未解不可攻里之饮证，十枣汤，治表已解而有痞硬满痛之里未和，桂枝去桂加白术茯苓汤，治表未解而有心下满微痛之里未和也，其硬满痛与微满痛，亦自有别矣。

渊雷案：此条言外有表证，里有水饮者，当先解其表，后用十枣汤攻其里水也。十枣汤所治，亦为浆液性胸膜炎，或胸水，而有咳唾引痛之证，与结胸病同而证治异。在此条，则心下痞硬满，引胁下痛，干呕短气，为用方之标准，其余皆辨认表解之法，柯氏所释者是也。急性胸膜炎初起时，恶寒发热头痛，甚似中风，论病理，固因胸膜发炎所致，与伤寒中风之纯由外感者不同，论治法，则仍当先解其表，否则表热入里，为祸更烈。古人分表邪里水为两事，是不明病理之故，今日倘诊明胸膜炎后，不复措意于表证，是又不合中医治法矣。又，十枣汤逐水峻剂，不得名和里，从文字上观察，表解里未和者，似乎小病，不当用此大方。殊不知硬满胁痛，乃胸膜积水之候，古人统称痰饮，《金匮》云，"病痰饮者，当以温药和之"，盖逐水称和，古医家通行之语。里未和，犹言里水未去，非调和之谓也。

《医学纲目》云：昔杜壬问孙兆曰：十枣汤，毕竟治甚病。孙曰：治太阳中风，表解里未和。杜曰：何以知里未和？孙曰：头痛，心下痞满，胁下痛，干呕汗出，此知里未和也。杜曰：公但言病证，而所以里未和之故，要紧总未言。孙曰：某尝于此未决，愿闻开谕。杜曰：里未和者，盖痰与燥气壅于中焦，故头痛干呕，短气汗出，是痰膈也，非十枣汤不治，但此汤不得轻用，恐损人于倏忽，用药者慎之。

177

十枣汤方

芫花（熬）　甘遂　大戟

上三味，等分，各别捣为散，以水一升半，先煮大枣肥者十枚，取八合，去滓，内药末，强人服一钱匕，羸人服半钱，温服之，平旦服。若下少病不除者，明日更服，加半钱，得快下利后，糜粥自养。

《外台》第七卷癖饮门：深师朱雀汤，疗久病癖饮，停痰不消，在胸膈上液液，时头眩痛，苦挛，眼睛身体手足十指甲尽黄，亦疗胁下支满，饮辄引胁下痛。方，甘遂芫花各一分，大戟三分，为散，先煎大枣十二枚，内药三方寸匕，更煎，分再服。

《圣济总录》云：三圣散（即本方），治久病饮癖停痰，及胁满支饮，辄引胁下痛。

汪氏云：陈无择《三因方》，以十枣汤药为末，用枣肉和丸，以治水气四肢浮肿，上气喘急，大小便不通，盖善变通者也。《寅明论》云：此汤兼下水肿腹胀，并酒食积，肠垢积滞，痃癖坚积，蓄热暴痛，疟气久不已。或表之正气与邪热并甚于里，热极似阴，反寒战，表气入里，阳厥极深，脉微而绝，并风热燥甚，结于下焦，大小便不通，实热腰痛，及小儿热结，乳癖积热，作发风潮搐，斑疹热毒，不能了绝者。

《直指方》云：治小瘤方，先用甘草煎膏，笔蘸妆瘤四围，干而复妆，凡三次。后以大戟芫花甘遂，上等为细末，米醋调，别笔妆傅其中，不得近着甘草处。次日缩小，又以甘草膏妆小晕三次，中间仍用大戟芫花甘遂如前，自然焦缩。

《活人书》云：用此汤，合下不下，令人胀满，通身浮肿而死。

《方极》云：十枣汤，治病在胸腹，掣痛者。《方机》云：头痛，心下痞硬，引胁下痛，干呕汗出者，咳烦，胸中痛者，胸背掣痛，不得息者。

《类聚方广义》云：十枣汤，治支饮咳嗽，胸胁掣痛，及肩背手脚走痛者。又云：痛风肢体走注，手足微肿者，与甘草附子汤，兼用此方，则有犄角之功，为丸用之亦佳。

《方函口诀》云：此方主悬饮内痛。悬饮云者，外邪内陷，而胃中之水引举于胸，胸有蓄饮之谓也。又有其势伸张于外表，而兼汗出发热头痛等证者，然里之水气为主，表证为客，故胸下痛，干呕短气，或咳烦，水气浮肿，上气喘急，大小便不利者，此方之目的也。痛引缺盆者亦用之，其脉沉而弦，或紧也。此方虽为峻剂，然咳家之因于水饮者，逡巡失治，则变劳瘵。即无引痛之证，而见水饮之候者，亦可直用此方。前田长庵之经验云：一人手肿，他处不肿，元气饮食如故，用此方得水泻而速愈。可谓得运用之妙。

汤本氏云：用本方，以心下痞硬满之腹诊，弦或沉弦之脉，为主证，频发咳嗽，或牵引痛，为副证。咳嗽之原因，不问其在支气管，抑在胸膜心脏，神经痛不问其在肋间抑在四肢，本方悉主之。其治咳嗽及牵引痛，固由诸药协力之功，亦因君药为大枣故也。

渊雷案：芫花大戟，亦是全身性逐水药，峻烈亚于甘遂，而芫花兼主喘咳咽肿。大枣之用，旧注皆以为培土健脾，惟吉益氏云：主治挛引强急，旁治咳嗽。今验十枣汤证，其腹必挛，则吉益之说是也。余用十枣汤，凡甘遂一钱，芫花、大戟各钱半，共研末，分三服，得快利，则止后服。《方言》云：凡以火而干五谷之类，自山而东，齐楚以往，谓之熬（以上方言）。熬即炒也。元坚云：平旦服，诸家无解，盖阴气未动，饮食未进之时，药力易以溃结也。《本草经》曰：病在四肢血脉者，宜空腹而在旦。陶隐居曰：毒利药皆须空腹。孙真人曰：凡服利汤，欲得清早，并宜参商。

《医学六要》云：一人饮茶过度，且多愤懑，腹中常辘辘有声，秋来发寒热似疟，以十枣汤料黑豆煮，晒干研末，枣肉和丸芥子大，而以枣汤下之。初服五分，不动，又治五分，无何，腹痛甚，以大枣汤饮，大便五六行，皆溏粪无水，时盖晡时也。夜半乃大下数斗积水，而疾平。当其下时，瞑眩特甚，手足厥冷，绝而复苏，举家号泣，咸咎药峻。嗟乎，药可轻哉。

《成绩录》云：一妇人，心胸下硬满而痛不可忍，干呕短气，颠转反侧，手足微冷，其背强急如入板状，先生与之十枣汤，一服而痛顿止，下利五六行，诸证悉愈。

《生生堂治验》云：一妇人，行年三十余，每咳嗽，辄小便涓滴下污裳，医或以为下部虚，或以为蓄血，万般换术数百日。先生诊之，其腹微满，心下急，按之则痛牵两乳及咽，至于咳不自禁，与之十枣汤，每夜五分，五六日而瘳。

太阳病，医发汗，遂发热恶寒，因复下之，心下痞，表里俱虚，阴阳气并竭。无阳则阴独，复加烧针，因胸烦，面色青黄，肤𥆧者，难治；今色微黄，手足温者，易愈。

山田氏云：此条王叔和所掺，今删之。丹波氏云：既云阴阳气并竭，而又云无阳则阴独，义不明切，诸家注说，糊涂不通，特柯氏于此二句不敢解释，岂其遵阙如之圣训耶？渊雷案：太阳病，本是发热恶寒之谓，今云发汗遂发热恶寒，则未发汗前，是何等证候耶？山田氏删之，是也。

心下痞，按之濡，其脉关上浮者，大黄黄连泻心汤主之。

元坚云：此邪热乘误下之势，入而著心下以为痞者，唯其无饮，故按之濡。"脉浮而紧，而复下之，紧反入里，则作痞，按之自濡，但气痞耳"，盖言此证也。痞证因饮结者，必云痞硬，此并云濡，以为其别。且气痞之称，似言但是热结，而非饮结。

山田氏云：其脉关上浮五字，后人所掺。何者？脉分三部，仲景氏之所不言，况浮而用大黄乎？刘栋以为衍，是也。

渊雷案：此胃炎之但痞而不硬，亦无痰饮者，即前条所谓气痞。脉浮当是脉滑，旧说滑为食滞，其实即胃炎之实者，如大黄黄连泻心汤证是也。

大黄黄连泻心汤方

大黄（二两）　黄连（一两）

上二味，以麻沸汤二升渍之，须臾，绞去滓，分温再服（臣亿等看详：大黄黄连泻心汤，诸本皆二味，又后附子泻心汤，用大黄、黄连、黄芩、附子，恐是前方中亦有黄芩，后但加附子也，故后云附子泻心汤，本云加附子也）。

渊雷案：诸泻心汤皆芩连合用，《千金翼注》，亦云此方必有黄芩。《金匮·惊悸吐衄篇》之泻心汤，大黄二两，黄连黄芩各一两，以水三升，煮取一升。东洞《类聚方》：谓煎法当从大黄黄连泻心汤附子泻心汤之法。《药征》谓黄连旁治心下痞，黄芩主治心下痞，然则此方当有黄芩，即《金匮》泻心汤也。下文所引用法治验，皆三味之方，其用二味者，细字注明之。

《肘后方》云：恶疮三十年不愈者，大黄、黄芩、黄连各三两为散，洗疮净，粉之，日三，无不瘥。

《千金方》云：巴郡太守奏三黄圆，治男子五劳七伤，消渴不生肌肉，妇人带下，手足寒热（有四时加减法从略），渊雷案：今验结核病，颇有宜本方者。

《外台秘要》云：《集验》，疗黄疸身体面目皆黄，大黄散，三味各等分，捣筛为散，先食服方寸匕，日三服，亦可为丸服（《千金》同）。

《圣惠方》云：治热蒸在内，不得宣散，先心腹胀满，气急，然后身面悉黄，名为内黄（二味之方）。

《和剂局方》云：三黄圆，治丈夫妇人三焦积热，上焦有热，攻冲眼目赤肿，头项肿痛，口舌生疮，中焦有热，心膈烦躁，不美饮食，下焦有热，小便赤涩，大便秘结，五脏俱热，即生痈疖疮痍，及治五般痔疾，粪门肿痛，或下鲜血，三味各等分，为细末，炼蜜为圆，如梧桐子大，每服三十圆，熟水吞下。小儿积热，亦宜服之（本出《圣惠·热病门》）。

《活人书》云：泻心三黄汤，妇人伤寒六七日，胃中有燥屎，大便难，烦躁谵语目赤，毒气闭塞不得通。渊雷案：胃中有燥屎句误，果尔，当按之不濡，当用承气汤矣。

《圣济总录》云：金花丸，治急劳烦躁羸瘦，面色萎黄，头痛眼涩，困多力少者，三味等分为末，炼蜜丸服。

《方极》云：大黄黄连泻心汤（二味），治心烦，心下痞，按之濡者。泻心汤，治心气不定，心下痞，按之濡者。《方机》云：心下痞，按之濡者，正证也，心气不足（按《方极》从《千金》作定），吐血衄血者，心烦，心下痞者。

《松原家藏方》云：泻心汤，治卒倒不知人事，心下痞坚，痰喘急迫者。

又云：泻心汤，卒倒瘛疭口噤，不知人事，手足逆冷，脉沉迟者，或狂痫癫痫痴痫，皆主之。

《芳翁医谈》云：凡痫家，虽有数百千证，治之莫如三黄泻心汤。其眼胞惰而数瞬，呼吸促迫如唏之类，用之，效最彰。如其欲令长服，宜作丸与之，然其效稍缓。

又云：痫家冲突甚（卒然冲膈似冲心而非者），不见异证者，宜辰砂丸（辰砂、大黄、铁粉疗惊痫）其自汗甚者，亦因冲突而然，宜三黄泻心汤，甚者加牡蛎主之。

又云：发狂，无如三黄泻心汤，兼用瀑布泉为妙。

又云：小儿惊搐，多宜三黄泻心汤，如有表证者，宜葛根汤，痘家宜甘连汤（大黄、黄连、甘草）。

方舆鞔云：泻心汤，治子痫，发则目吊口噤，痰涎壅盛，昏晕不省，时醒时作者。又云：子痫者，孕妇卒发痫也，治方宜泻心汤，或参连与熊胆汁间服。大势既折，然后视证转方可也，此病往时世医通用羚羊角散，不如泻心汤之单捷矣。

又云：经血错出于口鼻，称为逆经，又谓错经（案中医名倒经），先哲说云：此火载血而上也。然龚云林有治验，用四物汤，以大黄代生地黄，加童便，载《万病回春》，甚有理。往年有一女子患此疾，初则吐衄，后眼耳十指头皆出血，至于形体麻木，手足强直，余投以泻心汤，不出十日而血止，后与回生汤调理而复故，此为错经中最剧之证。

又云：此方不但治吐血衄血而已，下血尿血齿衄舌衄耳衄等，一身九窍出血者，无一而不治，真治血之玉液金丹也。

又云：坠打损伤，昏眩不省人事，及血出不已者，大宜此汤。金疮者，唯用此汤可也。

《用方经权》云：大黄黄连泻心汤（二味之方），气火上逆，冲于心胸，呕吐恶心，肩背疼痛，头旋目眩，舌焦口干者；或诸气愤厥，百思辐辏，胸满气塞，神情不安，通宵不寐，默默面壁，独语如见鬼，惴惴然畏光，郁陶避人，洁癖气疾；或狂傲妄言，自智自尊，无忧悲之因，而如遇大故，发狂叫号，欲伏刃投井者；或鼻衄咯血若下血，涉年不愈者，或卒倒口噤，不省人事，汤水不下，半身不遂，手足拘挛，气上冲胸，痰涎壅盛，眼戴口喝，面如涂朱，脉弦而数，甚则直视不响，针灸不觉者。东洋先生（山胁东洋与东洞同时）以此方疗上述诸证，不惑于他药。如其气疾狂痫偏枯，令服此方至一两个月，若两三年，以持重为要。先生于此方，可谓应妙如神。

又云：泻心汤，吐血衄血下血，及气逆血晕，或发狂，或痫癖者，是为的治。能镇心气，理血脉之剂也，故旁治心下郁热上冲至眼，血膜攀睛，或胃火上逆，口臭舌衄牙疳齿痔者，加羌活石膏益妙。余证与大黄黄连泻心汤大同，可以互考。

《治疗杂话》云：此方以心下痞大便秘上气为目的，并治一切上焦蓄热，或口舌生疮，或逆上，眼目赤者，皆以大便秘为目的。亦治痔疾，肛门肿痛，下鲜血者，必效，见《局方》。鲜血之鲜字为眼目。鲜血者，真赤色之血也。大抵血证，色黯淡者为寒，鲜者为热。世医知用此方于吐血证，不知用此方于下血证。亦谦齐（人名）之诀云：过食辛热厚味，足胫痛者，有效。不可不知。

《类聚方广义》云：此方（二味之方）加甘草，名甘连大黄汤，小儿生下时与之，以吐下胸腹之污秽，若血色黯浊者，更加红花。酷毒壅闭，不得吐下者，与紫圆。惊风，直视上窜，口噤搐搦，虚里跳动者，及疟疾，胸满，心下痞，不食或吐食，或好生米炭土等，痞癖作痛者。又治鹅口白烂重舌木舌弄舌，并加栀子柏皮。

又云：疳眼生云翳，或赤脉纵横，或白眼见青色，畏光怕日者，痛家郁郁多顾忌，每夜不睡，膻中跳动，心下痞，急迫者，皆宜甘连大黄汤。

又云：（以下三味之方）中风卒倒，不省人事，身热，牙关紧急，脉洪大，或鼾睡大息，频频欠伸者，及醒后偏枯，瘫痪不遂，缄默不语，或口眼㖞斜，言语蹇涩，流涎泣笑，或神思恍惚，机转如木偶者，宜此方。

又云：此方能解宿醒，甚妙。

又云：酒客郁热下血者，肠痔肿痛下血者，痘疮热气炽盛，七孔出血者，产前后血晕冒郁，或如狂者，眼目焮痛，赤脉怒张，面热如醉者，龋齿疼痛，齿缝出血，口舌糜烂，唇风走马疳喉痹，掀热肿痛，重舌痰胞，不能语言者。此二证，以铍针横割，去恶血，取瘀液，为佳。痛疔内攻，胸膈冤热，心气恍惚者，发狂，眼光茨茨然，倨傲妄语，昼夜不就床者，以上诸症，有心下痞，心中烦悸之证者，用泻心汤，其效如响。

渊雷案：以上诸家用法，病证多端，杂乱难以记忆，其实皆身半以上充血之证也。芩连苦寒，专主上部充血，以心下痞心中烦悸为候。大黄泻下，乃所谓诱导法耳。调胃承气亦治发狂面赤龈肿出血诸证，彼兼胃实，故用芒硝。此则胃家不实，故单用大黄。不煮但汤渍者，以大黄之树胶质护膜质，经高热则分解，此质分解，则大黄之有效成分被胃吸收，肠黏膜之刺激因而减少，肠蠕动不能亢进，即不能达诱导之目的故也。钱氏云：麻沸汤者，言汤沸时泛沫之多，其乱如麻也。《全生集》作麻黄沸汤，谬甚。

《漫游杂记》云：有一妇人，每年一产，悉不育，或死母胎中，或产毕而死，乞治于余。余按其腹，有巨块筑筑然在中脘，乃与泻心汤方（二味），并每月二次，灸七八腧及十八九腧五十壮，坚制房事，日佐薪炊，如此十日。临产腹胀一日，无他故，唯新产儿面色青黄而不啼，于是急取大黄、甘草、黄连三味，下黑使。一日夜，面色变赤，啼声彻四壁，遂为佳儿。

又云：有一赘婿，新婚后数月，病眩晕，隔日而出血，咳嗽潮热，其脉弦数，家人悉以为肾劳。余诊其腹气坚实，决非肾劳也。因审问其病因，平生嗜酒，过于众人，比年来，为舅姑所制，绝杯酒，故致气火郁蒸，乃与大黄黄连泻心汤（二味），三十日而痊愈。

又云：一男子，病下疳疮，服水银而愈。后三年，骨节无故疼痛，肢体有时肿满，喜怒无常，百事悉废。请余诊之，心下硬塞，脉弦而涩，盖驱毒太急，余毒不尽所致也。乃作再造散（治大风梅毒不拘新久，郁金皂角刺大黄牵牛子反鼻）数十剂，兼服大黄黄连泻心汤（二味），徐徐得瘳。

《麻疹一哈》云：大久保要人，年可二十，疹收后，衄血不已，四五日，心下痞闷，身热不退，因与大黄黄连泻心汤（二味），泻下数行。衄止后，两目微疼，黄昏不能见物，如雀目，持前剂十四五日所，即痊愈。

《建殊录》云：泉屋伊兵卫，年二十有余，积年患吐血，大抵每旬必一动。丙午秋，大吐，吐已则气息顿绝。迎众医救之，皆以为不可为也，于是家人环泣，谋丧事。先生适至，亦使视之。则似未定死者，因着纩鼻间，犹蠕蠕动，乃按其腹，有微动，盖气未尽也，急作三黄泻心汤饮之（每帖重十五钱）。须臾，腹中雷鸣，下利数十行，即瘳。出入二十日所，全复故，尔后十余岁不复发。

《芳翁医谈》云：江州多罗尾先侯，患失精数岁，与人并坐，不自知其漏泄，诸医尽其技而不治，因远道延师。师至，将诊之，侯因问曰：我之病可治乎？曰可治，侯乃屈一指，寻又问如初，师曰可治，侯又屈一指，如斯不已，遂尽十指，抱剑径去。师云：是痫也。与三黄泻心汤，乃全治。侯大悦，服之三岁，且学医事于师云。

又云：侯夫人尝患哮喘，平居喜忘，而嫌忌诊治，亦知其为痫也，与同方，至五岁而全已。今侯亦有疾属痫，近顷吐血久不止，自作三黄加地黄汤，服之而不愈，终乃招予。予至，曰此方实适，病岂有他哉，但去地黄加芒硝，乃益佳，虽然，请言方略，作剂法，以芩连各六分，大黄一钱二分，芒硝一钱，为一剂，以水一合半，小便半合，合煮一沸，日服两三剂。三日而全止。

又云：一男子，患齿龈出血，每旦起则出，顷刻而止，虽午睡，寤后亦必出血，无他证可以检校者，但舌上少有褐色，每劳思，更甚。治方百计，不见寸效。一岁余，来请治。曰：此痫也，不畏下则可治。乃与三黄加芒硝汤，三十日许而全治。

《漫游杂记》云：长门府一男子患下疳，修治不顺，如愈如不愈，荏苒经数月。秋间，浴于温泉，二十日，毒气大发，骨节如刺，遍身肿胀，不能起作，遑遽还家。过十余旬，经三医师之手而不治。其兄移居在赤关，就余谋之，于是买舟往访其居。其人不出一室百余日，脉数气促，夜夜不睡，目光莹然，常怀悲愁，发乱面肿，溃烂如桃花之新发，诊其腹，则脓汁涂手。乃作再造散六十钱，三黄汤二十帖，与之曰：此后十日间须服尽。十日后，一价来乞药，且曰：曾下秽物六七行。又经十日，往再诊之，病形半退，寤寐徐静矣，乃作五宝丹（飞白霜、珍珠、滴乳粉、琥珀、朱砂），如法服之，二剂而得愈。余曰：吾子勿太喜，五宝丹能散毒而不能尽毒，今之得愈，非痊愈也，乍散而已，遍身犹有多毒，不日必再发。弗信，居三十日，果再发，于是遽服前方。自秋至冬，连延越春夏，渐得克平，而疮根坚凝者未散，余曰：是余毒未尽也，宜益服前方。服之又一年以上，三十余月而痊愈。噫，湿毒之浸润，难以急除如此。

又云：有一女子，患肿毒，左肘肿起，如傅馒头，遍身无肉，脉数气急，咳嗽潮热，一如传尸。审问其病状比，年骨节疼痛腰背冷，月事不下。盖得之湿毒壅于经脉，干血攻中也，乃与湿漆丸（生漆、大黄）一钱。十余日，大便下臭秽物，遍身发赤疹，阴门突出，痒痛不堪，而脉数气急半减，于是作泻心汤，与湿漆丸并进。三十日，觉肤革生肉，咳嗽潮热徐徐而退，两月许而痊愈。

《古方便览》云：一男子，年三十余，患热病三十日许不愈，背恶寒殊甚，皮肤燥热，不欲饮食，腹内濡，唯心下满，按之不硬，与泻心汤，汗大出，诸证顿退，十五六日而痊愈。

心下痞，而复恶寒汗出者，附子泻心汤主之。

尤氏云：此即上条而引其说，谓心下痞，按之濡，关脉浮者，当与大黄黄连泻心汤，治心下之虚热；若其人复恶寒而汗出，证兼阳虚不足者，又须加附子，以复表阳之气，乃寒热并用，邪正兼治之法也。

渊雷案：心胸部充血而心下痞，故用泻心之苦寒；体温低落而恶寒，机能衰减，不能收摄汗腺而汗出，故用附子之辛热。然体温低落，机能衰减之病，何得同时充血？盖充血必是局部之病，体温低落与机能衰减，多是全身之病，病未至于死，固无全身绝对虚寒者。此证充血在里，而虚寒在表，故用药亦寒温并进而不相悖也。

程氏云：伤寒大下后复发汗，心下痞，恶寒者，表未解也。不可攻痞，当先解表，表解乃可攻痞。解表宜桂枝汤，攻痞宜大黄黄连泻心汤（百七十一条），与此条宜参看。彼条何以主桂枝解表，此条何以主附子回阳？缘彼条发汗汗未出，而原来之恶寒不罢，故属表；此条汗已出，恶寒已罢，而复恶寒汗出，故属虚。凡看论中文字，须于异同处细细参考互勘，方得立法处方之意耳。

附子泻心汤方

大黄（二两）　黄连（一两）　黄芩（一两）　附子（一枚，炮，去皮，破，别煮取汁）

上四味，切三味，以麻沸汤二升渍之，须臾，绞去滓，内附子汁，分温再服。

附子一枚，宋本作"二枚"，今据《玉函》、成本、《全书》《千金翼》改。切，《玉函》作"㕮咀"。

《方极》云：附子泻心汤，治泻心汤证而恶寒者。

《芳翁医谈》云：中风卒倒者，最难治，与附子泻心汤，间得效，然亦多死。

方舆輗云：附子泻心汤，治泻心汤证而但欲寐甚者，可以饮食与药同进而睡。又，手足微冷等证，亦宜此方。

《类聚方广义》云：老人停食，瞀闷晕倒，不省人事，心下满，四肢厥冷，面无血色，额上冷汗，脉伏如绝，其状仿佛中风者，谓之食郁食厥，宜附子泻心汤。渊雷案：急性胃炎，中医名曰伤食，时医例用山楂、鸡内金、神曲、麦芽等药，古方则以芩连为主，诸泻心汤之证是也。用山楂等药，不过防止胃内容物之发酵腐败，必须芩连，方能消除炎症，因发炎部必充血故也。古方时方之优劣，于此可见一斑。

尤氏云：此证邪热有余（局部充血是病理机转，故称邪热），而正阳不足，设治邪而遗正，则恶寒益甚，或补阳而遗热，则痞满愈增。此方寒热补泻，并投互治，诚不得已之苦心，然使无法以制之，鲜不混而无功矣。方以麻沸汤渍寒药，别煮附子取汁，合和与服，则寒热异其气，生熟异其性，药虽同行，而功则各奏，乃先圣之妙用也。

本以下之，故心下痞，与泻心汤。痞不解，其人渴而口燥烦，小便不利者，五苓散主之。一方云：忍之一日乃愈。

丹波氏云：《脉经》无"烦"字，成本无"一方"以下九字，而注中释其义，则系于遗脱。烦字诸家不解，特魏氏及《金鉴》云：渴而口燥心烦；然则烦字当是一字句。山田氏云：烦字当在渴字上，否则文不成语。前第七十三条云：脉浮数烦渴者，五苓散主之。是也。烦渴谓渴之甚，非谓且烦且渴也。泻心汤，盖指大黄黄连泻心汤言之矣。

渊雷案：误下太阳，热陷而成痞，则大黄黄连泻心汤为对证之药。服汤痞不解，且其人渴而小便不利，则是因泌尿障碍而胃中停水，非气痞矣，故主五苓。此条语气，似记临床事实，夫以仲景之圣，犹有投药不中病而易方者，医事之难如此。一方以下九字，系后人校勘之语。小便不利者，不服五苓，殆难自愈。

伤寒汗出解之后，胃中不和，心下痞硬，干噫食臭，胁下有水气，腹中雷鸣，下利者，生姜泻心汤主之。

胃中不和，非起于汗出解之后，当其未解时，胃中固已不和，但为伤寒证候所掩，病者医者皆不措意耳。干，空也，噫，饱食息也，俗作嗳，嗳有吐出酸苦水者，今无之，但嗳出食臭之气，故曰干噫食臭。胁下有水气者，胃中停水也。何以知其水在胃中？本条之证候，皆是消化器病，消化器病之停水必在胃，以肠无停水之理故也。雷鸣者，鸣且走，有若雷也。此条所论，乃胃扩张兼胃肠之卡他性炎症。何以言之？患急性热病者，以正气专力于抗病之故，胃机能常比较衰弱，于是食物停滞，发酵分解而成种种气体，凡固体液体变为气体，必增大其容积，则令胃腔扩张，而为心下痞硬。气体上出于食管，则为干噫食臭。患胃扩张者，常因化学的物理的刺激，引起幽门梗阻，于是胃中水分不得下输于肠，胃又无吸收水分之机能，水遂停而不去，是为胁下有水气。停滞之食物腐败发酵，产生种种有机物，刺激胃壁，引起胃炎，结果益足减退其运动消化机能，而扩张愈益增大。炎症蔓延至于十二指肠小肠，遂为雷鸣下利，由是言之。生姜泻心汤者，治胃扩张及胃肠炎之剂也，惟用法标准，仍当据此条之证候，不能用以治一切胃扩张及胃肠炎也。又百五十六条之半夏泻心汤，证候甚略，学者但记取半夏泻心方中，减干姜二两，加生姜四两，即为生姜泻心汤。方既略同，则半夏泻心之证候，自可知已。

生姜泻心汤方

生姜（四两，切）　甘草（三两，炙）　人参（三两）　干姜（一两）　黄芩（三两）　半夏（半升，洗）　黄连（一两）　大枣（十二枚，擘）

上八味，以水一斗，煮取六升，去滓，再煎取三升，温服一升，日三服。附子泻心汤，本云加附子。半夏泻心汤，甘草泻心汤，同体别名耳。生姜泻心汤，本云理中人参黄芩汤，去桂枝、术，加黄连，并泻肝法。

"附子泻心"以下五十字，《玉函》、成本并无之，盖妄人沾注之语。

施氏《续易简方》云：生姜泻心汤，治大病新瘥，脾胃尚弱，谷气未复，强食过多，停积不化，心下痞硬，干噫食臭，胁下有水，腹中雷鸣，下利发热，名曰食复，最宜服之。

《方极》云：生姜泻心汤，治半夏泻心汤证而呕者。《方机》云：若（承半夏泻心汤而言）干噫食臭，腹中雷鸣，下利或呕吐者，生姜泻心汤主之。

《二神传》云：生姜泻心汤，治卒痛干呕。

《类聚方广义》云：凡患噫气干呕，或嘈杂吞酸，或平日饮食每觉恶心烦闷，水饮升降于胁下者，其人多心下痞硬，或脐上有块，长服此方，灸五椎至十一椎及章门，（穴名在第十二肋软骨尖端之下）日数百壮，兼用消块丸、硝石、大圆等，自然有效。

《医事或问》云：余前治京师祇园町伊势屋长兵卫者，病泄泻，心下痞硬，水泻呕逆，濒死矣。余知其病非大瞑眩不治，乃作生姜泻心汤三剂与之。是日七时，大吐泻，病人气绝。于是家内骚动，集诸医诊之，皆曰已死。因急招余，余又往诊之，则色脉呼吸皆绝，然去死后不足二时，以药灌其口中，仍能通下。其夜九时，病人如梦初醒，开目见族人相集，惊疑莫定，乃言昼间因大吐泻，乏气力，自觉神倦入睡，固不知其他也，既而呼饥，食饭三小碗，脉息如常，病已霍然，翌朝更强健。此人幼年有呕吐癖，常食粥为生，虽至四十余岁，偶食未曾食过之物，必呕吐，自此病愈后，任食何物不吐，享年七十岁。

《成绩录》云：一男子，年三十余岁，心下痞塞，左胁下凝结，腹中雷鸣，过食则必下利，如此者六年，先生用生姜泻心汤而愈。

伤寒中风，医反下之，其人下利日数十行，谷不化，腹中雷鸣，心下痞硬而满，干呕，心烦不得安。医见心下痞，谓病不尽，复下之，其痞益甚。此非结热，但以胃中虚，客气上逆，故使硬也，甘草泻心汤主之。

素患胃扩张或慢性胃肠炎之人，往往舌上苔厚而大便难，值其人新感伤寒中风，医惑于厚苔便难而误下之，则胃机能愈伤，扩张愈甚，内陷之邪热乘之，而下利无度矣。谷不化（《外台》作水谷不化），非谓下利清谷，谓消化力衰弱之甚耳。若下利清谷，即宜四逆汤，非泻心所主矣。误下后，胃肠之炎症愈剧，故下利日数十行，水气流走，故腹中雷鸣，时或上逆，故干呕，表热内陷，故心烦不得安，医以为病不尽而复下之，痞则益甚。此非热结糟粕之硬满，但以胃机能衰弱，邪热挟水饮而上逆，故使痞硬也。治胃扩张胃肠炎之痞硬，宜泻心汤。今下利无度，干呕心烦，则证颇急迫，故于半夏泻心方中增甘草之量，作甘草泻心汤主之。

甘草泻心汤方

甘草（四两，炙）　黄芩（三两）　干姜（三两）　半夏（半升，洗）　大枣（十二枚，擘）　黄连（一两）

上六味。以水一斗，煮取六升，去滓，再煎取三升，温服一升，日三服（臣亿等谨按；上生姜泻心汤法，本云理中人参黄芩汤，今详泻心以疗痞，痞气因发阴而生，是半夏、生姜、甘草泻心三方，皆本于理中也，其方必各有人参，今甘草泻心中无者，脱落之也。又按：《千金》并《外台秘要》，治伤寒䘌食，用此方，皆有人参，知脱落无疑）。

林亿谓本方当有人参，是也。《金匮》狐惑篇有人参三两。《千金》第十卷狐惑门泻心汤，兼治下痢不止，腹中幅坚而呕吐肠鸣者，其方即半夏泻心汤。注云，仲景名半夏泻心，要略用甘草泻心，《千金翼》第九卷太阳用陷胸门引此条。方中云，一方有人参三两。《外台》第二卷伤寒狐惑门泻心汤，兼疗下利不止，心中幅幅坚而呕，肠中鸣者，即本方，而有人参三两。此皆本方有人参之明证，若无人参，无以振起胃机能之衰弱，即无以止心下之痞硬也。

《伤寒六书》云：动气在上，下之则腹满心痞头眩，宜甘草泻心汤。

《张氏医通》云：痢不纳食，俗名噤口，如因邪留胃中，胃气伏而不宣，脾气因而涩滞者，香连枳朴橘红茯苓之属。热毒冲心，头疼心烦，呕而不食，手足温暖者，甘草泻心汤去大枣易生姜。此证胃口有热，不可用温药。

《方极》云：甘草泻心汤，治半夏泻心汤证，而心烦不得安者。《方机》云：下利不止，干呕心烦者，默默欲眠，目不得闭，起卧不安，不欲饮食，恶闻食臭者。

《类聚方广义》云：此方不过于半夏泻心汤方内更加甘草一两，而其所主治大不同，曰下利日数十行，谷不化，曰干呕心烦不得安，曰默默欲眠，目不得闭卧起不安（《金匮》狐惑篇之文），此皆急迫所使然，故以甘草为君药。

又云：慢惊风有宜此方者。

《方函口诀》云：此方主胃中不和之下利，故以谷不化，雷鸣下利为目的。若非谷不化而雷鸣下利者，理中四逆所主也。《外台》作水谷不化，与清谷异文，可从。又用于产后之口糜泻，有奇效。此等处，芩连反有健胃之效。

《温知医谈》云：甘草泻心汤，治走马牙疳，特有奇验。

元坚云：饮邪并结，有结在心下而冷热不调者，此其人胃气素弱，水液不行，而误治更虚。胃冷（谓胃机能衰减也）热搏（谓表热内陷也），以为痞硬者，是也。盖虚实各半（虚谓胃实谓水与热），故病势颇缓，实系少阳之类变，如其治法，温凉并行以调停之。但其证有别，如半夏泻心汤证，是饮盛者也；如生姜泻心汤证，是寒胜者也；如甘草泻心汤证，是虚胜者也。山田氏云：大黄泻心，治心气痞结而不硬者；附子泻心，治大黄泻心证而挟阳虚者；半夏泻心，治大黄泻心证而一等重，按之硬满者；生姜泻心，治半夏泻心证而挟饮食者；甘草泻心，治生姜泻心证而挟胃虚者。证方虽各有异，至其外邪已解，而中气自结者，则一也。

《麻疹一哈》云：青山次郎太夫之妻，年可二十，伤寒愈后十四五日，又发热三四日，疹子欲出不出，心下痞硬，烦躁不得眠，下利日两三行，因作甘草泻心汤服之。明日大发汗，疹子皆出，诸证自安，疹收后，健食如旧。

《橘窗书影》云：某女，年二十五六，产后数月，下利不止，心下痞硬，饮食不进，口糜烂，两眼赤肿，脉虚数，羸瘦甚，乃与甘草泻心汤。服之数十日，下利止，诸证痊愈。

又云：松平妻，年二十五六，妊娠有水气，至产后不去，心下痞硬，雷鸣下利，口中糜烂，不能食盐味，仅啜谊粥，噫气，吐酸水，医多以为不治。余以口糜烂为胃中不和之证，与甘草泻心汤，数日而痞硬去，食少进，益连服之，口中和，酸水止，而水气下利，依然而存，乃与四苓汤（五苓散去桂枝）加车前子，旬余，两证痊愈。

伤寒论今释卷五

伤寒服汤药，下利不止，心下痞硬。服泻心汤已，复以他药下之，利不止。医以理中与之，利益甚。理中者，理中焦，此利在下焦，赤石脂禹余粮汤主之。复不止者，当利其小便。

伤寒服汤药误下之，下利不止，心下痞硬者，乃甘草泻心汤证也。服汤已，病证不尽除者，是药力未足之故。而医者不知，以为泻心不中与，乃复以他药下之，一误再误，肠胃益虚，下利不止。至是，医亦知其虚，乃以理中汤与之，岂知下利益甚。理中者三句，盖后人旁注，误入正文者。谓理中固治心下痞硬而下利，今服汤而利益甚，何也？盖理中所治者，中焦虚寒，小肠吸收障碍之病，此则再三误下，直肠滑脱所致，是利在下焦，非理中所主也。赤石脂禹余粮汤涩滑固脱，乃直肠滑脱之主剂。若服汤仍不止者，必因肾脏机能障碍，水分不得排泄，肠部起代偿性下利之故，故当利其小便。

钱氏云：谓之益甚者，言药不中病，不能止而益甚，非理中有所妨害而使之益甚也。

汪氏云：利其小便，仲景无方。《补亡论》常器之云：可五苓散。尾台氏云：若欲利其小便，可选用猪苓汤真武汤。渊雷案：凡水泻，于对证方中加利小便药，取效尤速，不须固涩不应后用之。又：葛根汤发汗，能治合病下利，盖水泻之病，苦于肠管内水分太多，发汗利小便，皆直接祛水，间接治水泻，是亦一种诱导法，浅显而易知者。

元坚云：此条设法御病，就变示例，言误下之后下利不止者，有冷热不调，宜用泻心者；又有胃气虚寒，宜用理中者；又有下焦滑脱，宜用收涩者；又有泌别不职，宜用渗利者。证有数等，不可一概也。

赤石脂禹余粮汤方

赤石脂（一斤，碎）　太一禹余粮（一斤，碎）

上二味，以水六升，煮取二升，去滓，分温三服。

《幼科发挥》云：下利自大肠来者，则变化尽成屎，但不结聚，所下皆酸臭，宜禹余粮汤（即本方）。

《内科摘要》云：赤石脂禹余粮汤，治大肠腑发咳，咳而遗屎。渊雷案：旧说有五脏六腑之咳，皆以其兼见证而分隶于腑脏，因咳遗屎，可见直肠滑脱。本方治其滑脱，非治其咳也。

《方极》云：赤石脂禹余粮汤，治毒在脐下而利不止者。《方机》云：下利，小便不利者，小腹痛，小便不利，若下利者。

《百疢一贯》云：有滑肠之证，续自下利，肠胃失其常职者，此证非有病毒，以脐下微痛为目的，宜赤石脂禹余粮汤。

《类聚方广义》云：赤石脂禹余粮汤，治肠澼滑脱，脉弱无力，大便黏稠如脓者。若腹痛干呕者，宜桃花汤。又二方合用，亦妙。

成氏云：《本草》云："涩可去脱。"石脂之涩，以收敛之；"重可去怯"。余粮之重，以镇固之。柯氏云：甘姜参术，可以补中宫火气之虚，而不足以固下焦脂膏之脱，此利在下焦，未可以理中之剂收功也。然大肠之不固，仍责在胃，关门之不紧，仍责在脾。此二味皆土之精气所结，能实胃而涩肠，盖急以治下焦之标者，实以培中宫之本也。要之。此证是土虚而非火虚，故不宜于姜附。若水不利而湿甚，复利不止者，则又当利其小便矣。凡下焦虚脱者，以二物为本，（本疑末字之误）参汤调服，最效。渊雷案：《本草》有禹余粮，又有太一禹余粮，各为一种，而治效略同。本方方名无太一字，方中有之，《玉函》成本方中亦无太一字，盖用禹余粮为是。

伤寒吐下后发汗，虚烦，脉甚微，八九日心下痞硬，胁下痛，气上冲咽喉，眩冒，经脉动惕者，久而成痿。

元坚云：此条亦是苓桂术甘汤证，而经日失治者也。盖虚烦是阳虚所致，与建中之烦相近，而与栀豉之虚烦不同。

方氏云：此申苓桂术甘汤，而复言失于不治则致痿之意。彼条脉沉紧，以未发汗言也，此条脉甚微，以已发汗言也。经脉动，即"动经"之变文，惕即"振振摇"也，大抵两相更互发明之词。

尤氏云：心下痞硬胁下痛，气上冲咽喉，眩冒者，邪气搏饮，内聚而上逆也。内聚者不能四布，上逆者无以逮下。夫经脉者，资血液以为用者也。汗吐下后，血液所存几何，而复搏结为饮，不能布散诸经，今经脉既失浸润于前，又不能长养于后，必将筋膜干急而挛，或枢折胫纵而不任地，如《内经》所云脉痿、筋痿之证也，故曰久而成痿。

张氏《集注》云：痿者，如委弃而不为我用之意。

魏氏云：此条证，仍用茯苓桂枝白术甘草汤，或加附子倍加桂枝为对也。

渊雷案：八九日以下十五字，《金鉴》以为与上下文义不属，必是错简。山田氏以为十枣汤及瓜蒂散条文，错乱入此。夫心下痞硬（宜与人参证有辨），胁下痛，即《金匮》痰饮篇之胸胁支满，气上冲咽喉，即六十八条之气上冲胸，为胃有蓄水而上逆之候，而苓桂术甘所主也。《金鉴》及山田氏疑之，过矣。又，此条之证，经脉动惕者，宜从魏氏之说，用苓桂术甘倍桂枝加附子。若既成痿者，则宜从《补亡论》郭白云之说，用振痿汤。

伤寒发汗，若吐若下，解后，心下痞硬，噫气不除者，旋覆代赭汤主之。

刘栋云：伤寒发汗，若吐若下，其证解后，心下痞硬而噫气者。生姜泻心汤之主也。虽服汤，噫气仍不除者，旋覆代赭石汤主之。

渊雷案：本方及半夏生姜甘草三泻心汤之证，皆非外感卒病。本条云"解后"，生姜泻心条云"汗出解之后"，可见也。故伤寒方非专为伤寒而设，亦有杂病方存焉。本方与三泻心，同主痞硬，而三泻心重在雷鸣，本方则重在噫气。三泻心为急性胃肠炎，故用芩连，本方为慢性，故不用芩连。昔贤谓泻心虚实各半，本方纯乎虚，有以也。旋覆花、代赭石，今人用以治痰，可知此证亦多黏液。凡有黏膜器官之炎症，西医名卡他，谓渗出黏液，他器官有黏液时，不致甚苦，胃多黏液，则大碍消化，故药治必先涤除之。

旋覆代赭汤方

旋覆花（三两）　人参（二两）　生姜（五两）　代赭（一两）　甘草（三两，炙）　半夏（半升，洗）　大枣（十二枚，擘）

上七味，以水一斗，煮取六升，去滓，再煎取三升，温服一升，日三服。

《方极》云：旋覆花代赭石汤，治心下痞硬，噫气不除者。

《治疗杂话》云：此方亦治心下痞硬，大便秘，噫气不除者。然三黄泻心汤治热秘，此方治虚秘，须当切记。至于反胃噎膈，则属不治之症，当及其元气尚未大虚时，用顺气和中加牡蛎。若因大便久秘，用大黄甘草汤通之，虽一时宽快，反伤元气，其大便秘而吐食者，脾胃大虚，虚气聚于心下也，此时不宜与大黄剂，若取快一时，反促命期，宜用此方。以代赭石镇坠虚气之逆，半夏、旋覆花逐饮，为妙。此非余之创论，周扬俊曰："此方治反胃噎食，气逆不降者，神效。"余历试数人，果得小效，然毕竟不治。《伤寒论》云："噫气不除。""不除"字妙，意谓已用生姜泻心汤，而噫气不除者，为虚气之逆，宜用此方镇坠之。古人用字，一字不苟如此。

《方函口诀》云：此方治生姜泻心汤证而一等重者。《医学纲目》云：病解后，痞硬噫气，不下利者此方，下利者生姜泻心汤。今用于呕吐诸证，大便秘结者效。下利不止，呕吐宿水者亦效。既宜于秘结，又宜于下利，妙在不拘表里（案此句义不明了），又治哕逆属水饮者。

《活人书》云：有旋覆代赭石证，其人或咳逆气虚者，先服四逆汤，胃寒者先服理中丸，次服旋覆代赭汤为良。

周扬俊《伤寒论三注》云：旋覆花，能消痰结，软痞，治噫气，代赭石，止反胃，除五脏血脉中热，健脾，乃痞而噫气者用之，谁曰不宜？于是佐以生姜之辛，可以开结也，半夏，逐饮也，人参补正也，甘草大枣，益胃也。予每借之以治反胃噎食，气逆不降者，靡不神效。

《寓意草》云：治一人膈气，粒食不入，始吐清水，次吐绿水，次吐黑水，次吐臭水（案当是肠梗阻），呼吸将绝。一昼夜，先服理中汤六剂，不令其绝，来早转方，一剂而安。《金匮》有云："噫气不除者，旋覆代赭石汤主之。"吾于此病分别用之者，有二道：一者，以黑水为胃底之水，此水且出，则胃中之津久已不存，不敢用半夏以燥其胃也；一者，以将绝之气止存一系，以代赭坠之，恐其立断，必先以理中分理阴阳，使气易于降下，然后代赭得以建奇奏勋。乃用旋覆花一味煎汤，调代赭石末二匙与之，才入口，即觉其转入丹田矣，但困倦之极，服补药二十剂，将息二月而愈。

下后，不可更行桂枝汤，若汗出而喘，无大热者，司与麻黄杏子甘草石膏汤。

《玉函》下后作"大下以后"，杏子作"杏仁"。此条释在太阳中篇六十四条，彼云发汗后，此云下后者，明用药从当前之证候，不拘汗后下后也。

山田氏云：此与前六十四条全同，唯下后作发汗后为异已。张志聪以为重出衍文，其说极是，今从之，何者？本篇自前百三十六条，至后百七十四条，率以属痞之证骈列而谕，而此条独不及此，兹知重出无疑，当删之。渊雷案：前后诸条皆论误下，因类及之耳。

太阳病，外证未除而数下之，遂协热而利，利下不止，心下痞硬，表里不解者，桂枝人参汤主之。

程氏云：太阳病，外证未除而数下之，表热不去，而里虚作利，是曰协热。桂枝行阳于外以解表，理中（即人参汤）助阳于内以止利，阴阳两治，总是补正，令邪自却。协热而利，向来俱作阳邪陷入下焦，果尔，安得用理中耶？利有寒热二证，但表热不罢者，皆为协热利也。

钱氏云：表不解者，以外证未除而言也，里不解者，以协热下利心下痞硬而言也。

山田氏云：协，《玉函》《脉经》俱作"挟"，"挟"为正字。挟热者，乃内寒挟外热之谓。其谓之挟者，示寒之为急也。先辈不知，皆以协字本义解之。协乃互相和同之谓，寒热冰炭，岂有互相和同之理乎，可谓安矣。

渊雷案：此条是太阳误下，表热不陷亦不解，徒令肠胃虚寒，而加下利者也。虚寒下利为太阴证，人参汤为太阴主方，里有太阴证，外有太阳证，故主桂枝人参汤。协热之义，程氏山田氏所释是也。

桂枝人参汤方

桂枝（四两，别切）　甘草（四两，炙）　白术（三两）　人参（三两）　干姜（三两）

上五味，以水九升，先煮四味，取五升，内桂更煮，取三升，去滓，温服一升，日再，夜一服。

别切，《玉函》、成本、《全书》并作"去皮"。取五升下，《玉函》亦有"去滓"二字。

《方极》云：桂枝人参汤，治人参汤证（心下痞硬小便不利或急迫或胸中痹者）而上冲急迫剧者。

《方机》云：表里有热（案此句可商），下利，心下痞硬者，兼用太蔟，痢病，发热恶寒，心下痞硬者，兼用紫圆。

方舆輗云：初起泄泻痢疾混同者，或泄泻一两日，脓血下，遂为痢者，宜用此方，是试用之方也。

《类聚方广义》云：头痛发热，汗出恶风，肢体倦怠，心下支撑，水泻如倾者，夏秋之间多有之，宜此方。按人参汤主吐利，此方主下利有表证者。

又云：素有之里寒，挟表热而下利不止，主以桂枝人参汤者，以桂枝解表，术干姜蠲寒饮，止下利，人参解心下痞硬，甘草缓其急，加损一味不得，古方之简约而得其妙如此。

吴氏云：桂枝辛香，经火久煎，则气散而力有不及矣，故须迟入，凡用桂枝诸方，俱当依此为例。用肉桂，亦当临用去粗皮，切碎，俟群药煎好，方入，煎两三沸即服。渊雷案：凡芳香之药，其主要成分为各种挥发油，故贮藏须密，煎煮不可过久，否则有效成分挥散尽矣。时人用薄荷，犹知迟入，独于桂枝细辛等药，一律久煮，此亦须改革者。

《发秘》云：此方也，即人参汤增甘草一两加桂枝四两者，故名曰桂枝人参汤，其不云人参加桂枝者，以其所加不啻桂枝也，犹四逆加茯苓、人参，名曰茯苓四逆也。一说云，桂枝人参汤、茯苓四逆汤类，亦是古方，非仲景氏所新加者，故不称桂枝加人参汤、四逆加茯苓汤，以示其为古方也，亦颇有理。

伤寒大下后，复发汗，心下痞，恶寒者，表未解也。不可攻痞，当先解表，表解乃可攻痞。解表宜桂枝汤，攻痞宜大黄黄连泻心汤。

《活人书》云：大氏结胸与痞皆应下，然表未解者，不可攻也。柯氏云：心下痞，是误下后里证，恶寒是汗后未解证，里实表虚，内外俱病，皆因汗下倒施所致。表里交持，仍当遵先表后里，先汗后下正法。盖恶寒之表，甚于身疼，心下之痞，轻于清谷，与救急之法不同。渊雷案：伤寒之传变，由表入里，故治法当先解表，后攻里，惟中气虚寒，不能抵抗毒害性物质者，则当先温里，后解表，中篇九十四条，下利清谷身疼痛，是四逆证与桂枝证并发，四逆为急，桂枝为缓，故先以四逆温里，后用桂枝解表。此条是泻心证与桂枝证并发，其缓急不殊，而表未解者不可攻里，故先用桂枝，后用泻心也。

尾台氏云：此条心下痞之下，疑脱头痛发热身疼痛等一二证，否则与附子泻心证，似无差别。惟忠云：附子泻心证云："心下痞，而复恶寒汗出"。此证只同，唯无"汗出"字已。按例云：发热恶寒者，外未解也，此证疑脱发热二字也，不然，则附子泻心证何别？渊雷案：二君之说并是也，发热而恶寒，故用桂枝解表，无热而恶寒，故用附子温里，是此条证与附子泻心证之所以异也。庞氏《总病论》及钱氏《溯源集》等，并谓此条证无汗，附子泻心证汗出，抑思汗出恶风，是桂枝本证，今以无汗为桂枝之候，非也。

伤寒发热，汗出不解，心下痞硬，呕吐而下利者，大柴胡汤主之。

心下，赵刻本作"心中"，今据《玉函》、成本改。

钱氏云：此条亦不由误下，乃自表传里之痞也。

山田氏云：此章下利之上，似脱"不"字，当补之。此章特称不下利者，盖对前条桂枝人参汤、甘草泻心汤、生姜泻心汤、赤石脂禹余粮汤诸证，皆有痞硬且下利言之。言伤寒发汗后，唯恶寒罢，而发热不为汗解，心下痞硬，呕吐而不下利者，此为热邪内攻为实，盖少阳阳明并病也，故与大柴胡汤下之则愈。大抵痞证，率属心气自结，而不关外来之邪，但此一条，是为外邪入里，心气为之郁结，故不用泻心，而取大柴胡，其因不同也。又按：此证既有痞硬，而不作结胸者，以其人原无停饮故也。又按：《金鉴》指"伤寒发热汗出不解"八字，以为表仍未已，非也。汗出者，谓发之得汗，非自汗之谓，生姜泻心条"伤寒汗出解"之语，可见矣；不解者，谓病之不解，非表不解之谓，芍药甘草附子汤及茯苓四逆汤条"病不解"之语，可见矣。

汤本氏云：呕吐而下利，明呕吐为主，下利为客也。伤寒传变，经缓慢之次序者，则由表证而小柴胡，而大柴胡。本条证则不然，乃由表证直转入大柴胡证，故为本方证之最剧者。余之经验，凡因暴饮暴食，而致急性胃肠卡他大肠卡他赤痢等证者，应用本方之机会极多。

渊雷案：《金鉴》改"下利"为"不利"，考之本论通例，凡云"不利"者，皆以小便言之，且必冠小便二字，未有单云不利者，《金鉴》之改，文例不合，山田反驳之，是矣。其谓下利之上当补不字，则仍未是，何以言之？若谓不下利为下证，则下证当为不大便，或大便难，今仅云不下利，犹之清便自调耳，未得为下证也。若谓下利为禁下之证，大柴胡下剂而云下利，故知脱"不"字，则尤不然。下利尽多可下者，但当辨其寒热虚实耳，且本条不举不大便而举下利，亦自有故。夫不大便之用下剂，粗工所优为，无须诏告，惟下利之可下者，往往迟疑失下，故仲景于此叮咛也。虽然，下利之寒热虚实，于何辨之？一曰辨之于腹证，腹硬满拒按，脐下热者，阳证可下，腹不满，或虽满而软，不拒按，脐下清冷者，阴证不可下；二曰辨之于屎，屎色焦黄而热臭，或于稀薄水中杂小结块，或下利清水，色纯青者，皆阳证，可下，屎色淡黄，或白，或青黑，或完谷不化，或如米泔汁，其气不甚臭，或臭如鱼腥者，皆阴证，不可下；三曰辨之于小便，小便赤涩者，阳证可下，清白不涩者，阴证不可下。更参以脉舌气息好恶，虽不能洞垣一方，亦可以十得八九。

《芳翁医谈》云：一妇人，妊娠数月，适当夏月，下利呕哕，嗳气不已，诸医踟蹰，家人狼狈，无以救疗，寻发晕昏睡，乃以熨斗盛炭火，以酽醋注火上，熏患妇之鼻，别作大柴胡汤服之，晕即止，熟睡而安。

病如桂枝证，头不痛，项不强，寸脉微浮，胸中痞硬，气上冲喉咽，不得息者，此为胸有寒也。当吐之，宜瓜蒂散。

寸脉微浮，《巢源》作"其脉微"。喉咽，《玉函》、成本并作"咽喉"，此为胸有寒，《千金》作"此以内有久痰"。

病如桂枝证，谓发热汗出恶风而上冲也，然头不痛，项不强，脉不阴阳俱浮，而但寸脉微浮，则非真桂枝证矣。胸中痞硬者，毒害性物质在上，为上实之证也。气上冲喉咽不得息者，痰涎涌逆，亦知正气欲驱毒害性物质使上出，故宜瓜蒂散因其势而吐之。胸有寒，谓痰也，《千金》可证。古者无痰字，《本论》或谓之寒，或谓之邪（厥阴篇三百五十八条），《金匮》或谓之浊（皂荚丸条），或谓之浊唾（桔梗汤条桔梗白散条），或谓之涎沫（桂枝去芍药加皂荚汤条），皆今之所谓痰也。至《金匮》之痰饮，乃淡饮之讹，今人以饮为痰，非也。详《金匮要略今释》。

汗吐下为攻病三大法，仲景书中，汗下之方至多，吐法惟瓜蒂散一首。善用吐法者，戴人而后，亦少嗣响。盖吐法之不讲久矣，今略举可吐不可吐，及吐后调理诸法如下，虽不能尽吐法之要，亦可当三隅之助。

张子和云：咳嗽痰厥，涎潮痞塞，口眼㖞斜，半身不遂者，当吐之。又云：上喘中满，酸心腹胀，时时作声，痞气上下不宣畅者，当吐之。又云：赤白带下（加古坎云古谓肠垢痢为带下，乃后世所谓痢疾者是也），或白物如脂，独圣散（瓜蒂一味）主之，妇人污浊水不止者，亦同此方。又云：小儿三五岁，或自七八岁至十四岁，发惊搐搦，涎潮如拽锯，不省人事，目瞪喘急将死者，可吐之。又云：所谓癫痫者，可数吐之。

永富独啸庵云，古人谓病在膈上者吐之，是为用吐方之大表，然其变不可胜数，若非沉研久而经事多，则难得而穷诘。约而言之，胸中有停痰宿水，为诸证者，噤口痢，水药不得入口者，五十以里，偏枯痰涎，胸满而腹气坚实者，龟胸龟背者，黄疸烦喘欲吐者，皆可吐之。狂痫者可数吐之，淋疾诸药不效者，宜详其证而吐之，反胃诸呕最宜吐，诸气疾，诸积聚，心下痞硬，脏腑上逼者，问其生平，无吐血、咯血、衄血之患者，悉可吐之。后服泻心方数十日，喘息初发暨未发者，按其腹脉，知腹气坚实，则吐之。后服泻心汤、小承气汤之类数十日，灸数千壮，伤寒用承气汤不下者，吐了再下。月事积年不下，心下痞硬，抵当诸药不验者，吐了再服。口吐大便者（案当是肠梗阻西医须用外科手术），先吐之，后服附子泻心、生姜泻心、半夏泻心之类数日，瘿癧初发暨欲发者，按其心下，痞则吐之，后视所宜服药。伤寒用吐法，不可过两三回，得一快吐即止。用瓜蒂不过三分五分，其治一逆，则急者促命期，缓者为坏证。凡用吐方之法，先令病人服吐剂，安卧二时间许，勿令动摇，若动摇而吐速，则但吐药汁，药气不及透彻病毒也。待胸中温温，上迫咽喉，乃令病人跛足蹲坐（坐椅张膝亦可），前置吐盆，一人自后抱持之，以鸟羽探咽中，则得快吐，如此三四回或五六回。凡须数吐之证，每隔五六日或七八日，如法吐之，终则吐黏胶污秽之物，而后其病乃尽。凡服吐剂至欲吐时，先饮沸汤一碗，则易吐，既吐后，暂令安卧休息，更饮沸汤取吐，数次而后，与冷粥或冷水一碗，以止之。诸缓慢证宜吐者，先用乌头附子之剂，以运动其瘀滞之毒，时时用瓜蒂散吐之。

铁樵先生云：凡为病日浅，正气未虚，邪热内攻，胃不能容，生理起反应而呕者，皆可吐也。其要点在病须阳证，正气未虚，否则禁吐。此为鄙人历数十次经验，无一或误者，用以治婴儿之病，奏效尤捷，而无流弊。

以上可用吐法。

永富独啸庵云：病者在床蓐者（案犹言病人困顿者），不可吐，凡腹气虚者，决不可用吐方，凡危急短气太甚者，平居患吐血者，或其证候有血证者，决不可用吐方。若犯之，则促其命期。初学遇妊娠、产后、痰血、咯血、梅毒、血崩、亡血虚家，暨年过六十者，不可吐。

以上不可用吐法。

又云：论曰："伤寒吐后，腹胀满者，与调胃承气汤"。夫古今用吐方之人，吐后必用通和之剂。戴人用舟车丸（河间方黑牵牛、大黄、甘遂、大戟、芫花、青皮、橘红、木香、槟榔、轻粉），奥村氏用泻心汤，我国于吐后，虽无腹胀之证，必用调胃承气汤，以通和其逆气。凡用吐方后，精神昏冒者，宜服泻心汤，吐中或吐后，烦躁脉绝，不知人事，四肢厥逆者，勿骇，是乃瞑眩也，以冷水溅面，或饮之，则醒，或以冷水和麝香饮之，亦佳，吐中有死黑血者佳。若有真生血者危，急宜用麝香，以消其药毒。语曰：瓜苗闻麝香即死。吐后三五日内，当调饮食，省思虑，不可风，不可内，不可劳动。

以上吐后调理。

瓜蒂散方

瓜蒂（一分，熬黄）　赤小豆（一分）

上二味，各别捣筛为散已，合治之，取一钱匕，以香豉一合，用热汤七合，煮作稀糜，去滓，取汁和散，温顿服之。不吐者，少少加，得快吐乃止。诸亡血虚家，不可与瓜蒂散。

《外台秘要》云：张文仲瓜蒂散，主伤寒胸中痞塞，宜吐之。方，瓜蒂、赤小豆各一两，上二味捣散，白汤服一钱匕，取得吐去病差止。

又云：范汪疗伤寒及天行瓜蒂散吐方（即文仲方），上二味，捣作散，温汤二合，服一钱匕，药下便卧，若吐，便且急忍也，候食顷不吐者，取钱五匕散，二合汤和服之，便吐矣。不吐，复稍增，以吐为度，吐出青黄如菜汁者，五升以上，为佳。若吐少，病不除者，明日如前法复服之，可至再三，不令人虚也。药力过时不吐，服汤一升，助药力也，吐出便可食，无复余毒。若服药过多者，益饮冷水解之。

《古今医统》引丹溪云：小儿急惊，风热口疮，手心伏热，痰嗽痰喘，并用涌法，重则用瓜蒂散，轻则用赤小豆苦参末。

《奇效良方》云：瓜蒂散，治风癫，宜服此药吐之。

《方极》云：瓜蒂散，治温温欲吐者（案说本少阴篇三百二十七条）。

《方机》云：治胸中痞塞，上冲咽喉不得息者，手足厥冷，心中烦满，饥不能食者，心中温温欲吐，又不能吐，手足厥冷者。

雉间焕云：瓜蒂散，真心痛，真头痛，及产后郁冒，忽晕厥者，并胸痹，皆主之。或舌疽，或结毒入眼，及黄疸耳鸣，又疟疾，骨蒸。若一切痼疾，结在上部而胸中满者，皆宜此方。又大头痛有时发者，发时即服之，有效。

渊雷案：据日人猪子氏之说，瓜蒂虽为有毒之药，然服后并不吸收，只刺激胃肠黏膜，故无中毒之患，惟服之过量，则引起急性胃肠炎，使吐痢不止，故一次所服，不得逾六分五厘云。采集之法，须于瓜未熟时采之，新采味苦者良，若瓜熟而采，或陈久失味者，不效。又案：大观《政和本草》，但称瓜蒂，寇宗奭始指为甜瓜蒂，李时珍从之。甜瓜种类至多，黄金瓜之类皆是。而吉益氏自云，试甜瓜蒂无寸效，须柿瓜青瓜，疑吉益氏所试者，是熟瓜之蒂，故味不苦而无效耳。瓜蒂须生采，而采蒂弃瓜，莳瓜人所不愿，故今之卖药者多不备，代以南瓜蒂，亦效。赤小豆，《本草》所载及今人用法，皆以为利水消肿，排脓散血之药，不能催吐。仲景书中用赤小豆之方，麻黄连轺赤小豆汤，治伤寒瘀热在里，身必发黄，赤小豆当归散，治狐惑脓已成者，又治下血先血后便，皆取其利水散血，瓜蒂散用之者，殆以所吐病毒，必有水血相结欤。用香豉者，胸中懊侬结痛故也。张子和不用豉，加人参甘草，齑汁调下，吐不止者，用煎麝香汤，瓜苗闻麝香即死，所以立解云。

《生生堂医谈》云：大津布施町净宗寺之妹，年二十许，状如癫痫，卒倒不省人事，少顷自苏，年发四五次，病起幼年，百治不效。予用瓜蒂末五分，以齑汁送下，吐黏痰一升余，臭不可言，病顿愈，尔后不复发。

又云：予妹患喘多年，与吐剂，一次而愈，不复发。

又云：城州梅端真休寺住持，有痫症，发则乱言，或欲自缢，且足挛急，难以行步。来请治，予晓以非吐剂莫治，而僧侣沮之，不肯服，乃请治于他医。医与四逆散加吴茱萸牡蛎，半年，无寸效。于是再来请治，予则用瓜蒂赤小豆末，以齑汁服之，吐黏痰许多，痫不复发，足挛急顿治，住持甚悦，行歌相赠。

《生生堂治验》云：井筒屋喜兵卫之妻，发狂痫，发则把刀欲自杀，或欲投井，终夜狂躁不眠，间则脱然谨厚，勤于女红。先生与瓜蒂散一钱二分，涌吐两三升，更服白虎加人参汤，遂不再发。

又云：丹波屋九兵卫，年三十，遍身麻木，目不能视，口不能言，其人肥大而好酒。先生诊之，脉涩不结，心下急，喜呕。即令饮三圣散（瓜蒂、防风、藜芦）六分，不吐，反暴泻五六次，越三日又服，吐出可三升许，自是目得见，口得言，两手亦渐得动，后与桃花汤百余帖而全已。

又云：桔梗屋某，年二十，晚饭后可半时，卒然腹痛，入于阴囊，阴囊挺胀（案当是赫尔尼亚），其痛如刿，身为之不得屈伸，阒阒闷乱，叫喊振伏。急迎先生诊之，其脉弦，三五动必有一止，四肢微冷，腹热如燔，囊大如瓜，按之石硬，病者昏愦中愀然告曰："心下有物，如欲上冲咽者。"先生闻之，释然拊掌谓之曰："病可救也。"以瓜蒂散一钱，吐出寒痰一升余，次与紫圆三分，泻五六行，至夜半，得熟睡，明日，病若失。

又云：北野屋太兵卫之妻，年五十，胸痛引小腹，蜷卧支持，犹不堪其苦。初，一医与药，反呕逆，遂药食不下，又以为脾虚，与归脾汤及参附之类，疾愈笃。师即与瓜蒂散五分吐之，翌日，与栀子豉加茯苓汤，数旬而痊。

又云：一男子，胸膈痞满，恶闻食气，动作甚懒，好坐卧暗所，百方不验者半岁。先生诊之，心下石硬，脉沉而数，即以瓜蒂散吐两升余，乃痊。

又云：绵屋弥三郎之妻，善笑，凡视听所及，悉成笑料，笑必捧腹绝倒，甚则胁腹吊痛，为之不得息，常自以为患。请师治之，即与瓜蒂散，吐两升余，遂不再发。

又云：一妇人，年三十余，每交接则小腹急痛，甚则阴门出血，而月事无常，腹诊脉象，亦无他异，医药万方，一不见效。先生曰："所谓病在下者，当吐之于上。"乃与瓜蒂散六分，吐黏痰升许讫，更与大柴胡汤缓缓下之，后全差。

病胁下素有痞，连在脐旁，痛引少腹，入阴筋者，此名脏结，死。

《玉函》《脉经》，病下并有"者若"二字，入阴筋，并作"人阴侠阴筋"。

《漫游杂记》云：一男子，病腹痛，苦楚不可堪，四肢厥冷，额上生汗，脉沉迟，食饮则吐，按其腹，痛连胸胁，绕脐入阴筋，硬满难近手，诸医畏缩而归。余曰："是寒疝，应不死。"作附子泻心与之，夜死。余不知其故，沉思数日，偶读《伤寒论》，其所谓脏结也，余当时泛然不精思，误鉴如此，噫呼，读《伤寒论》十五年，甚哉事实难周。

渊雷案：胁下之痞，连在脐旁，盖所谓积聚（参看《金匮》五脏风寒积聚篇）之类，乃素有之宿疾也。痛引小腹，下入阴筋，则新起之卒病。阴筋，谓睾丸之系也。程氏以为新得伤寒，误行攻下，邪气入里，与宿积互结所致。要是新病引动宿疾而成，不必因误下伤寒矣。名为脏结者，谓其脏气结塞而不通也，脏结之病，余未尝经验。据《漫游杂记》所载，乃与厥阴篇冷结在膀胱关元（三百四十三条）相类。此非急性热病之兼变证，但以胁下有痞，故类列于此耳。丹波氏云：

案脏结，《补亡论》王朝奉刺关元穴，非也。汪氏云：宜用艾灸之。《蕴要》曰：灸气海关元穴，宜人参三白汤加干姜，寒甚者加附子。《全生集》曰：灸关元，与茱萸四逆加附子汤。以上宜选用。

渊雷案：以上十九条，皆论痞硬一类。

伤寒若吐若下后，七八日不解，热结在里，表里俱热，时时恶风，大渴，舌上干燥而烦，欲饮水数升者，白虎加人参汤主之。

汪氏云：时时恶风者，乃热极汗多，不能收摄，腠理疏，以故时时恶风也。

山田氏云：此条阳明病浅证，未至胃实者，所谓阳明者，汗出多而渴，是也，本当在阳明篇中，以下二章及百八十三条皆然矣。"热结在里，表里俱热"八字，是因，"时时恶风"以下，是证也。此伤寒表邪炽盛，不为发汗若吐若下解，入里而结（案此句颇有语病）者也。虽然，未至成胃实，故其热熏蒸于表里，使人且热且渴也，其致时时恶风者，亦复以未成结实故也。盖此条时时恶风，与次条背微恶寒，皆因内热熏蒸，汗出肌疏所致，是以不常而时时，不显然于全身而微于背，其非表不解之恶风寒，可知也，亦犹阳明之腹满常痛，与太阴之腹满时痛之异也。成无己、方有执诸人，皆指时时恶风以为表未除，非也。后百七十七条云："其表不解者，不可与白虎汤。渴欲饮水，无表证者，白虎加人参汤主之。"可见其非表不解之恶风寒矣。

渊雷案：白虎汤之证，为毒害性物质与抗毒力两皆亢进，故发高热，热过高则体力不能堪，故须寒凉剂清之。说在太阳上篇，人参之加，前注皆以为伤津液之故，盖以发汗若吐下为伤津液之原因，以烦渴引饮为伤津液之证候也。然白虎加人参汤证，本论中共四条，其二条并无汗吐下之因，一条但言大汗出，《金匮》喝病篇一条，亦未经汗吐下，且烦渴引饮，本是白虎汤证，未可以此为用人参之标准也。今考仲景之用人参，凡有三种目的：其一为胃机能衰弱，理中、泻心之类是也；其二为强心复脉，茯苓四逆、炙甘草之类是也；其三为伤津液，人参白虎、竹叶石膏之类是也。三者皆以心下痞硬为候，故吉益氏《方极》云："白虎加人参汤，治白虎汤证而心下痞硬者"，自有此说。而人参白虎之用法，有一定标准矣。又案：此条及下两条，《脉经》《千金》《千金翼》《外台》，并作白虎汤，不加人参，然此三条承上文痞硬而来，其证当脱痞硬，其方当有人也。

白虎加人参汤方

知母（六两）　石膏（一斤，碎）　甘草（二两，炙）　人参（二两）　粳米（六合）

上五味，以水一斗，煮米熟，汤成去滓，温服一升，日三服。此方立夏后立秋前乃可服，立秋后不可服。正月、二月、三月尚凛冷，亦不可与服之，与之则呕利而腹痛。诸亡血虚家，亦不可与，得之则腹痛利者，但可温之当愈。

方及方解用法，已见第一卷中，人参作三两，《玉函》同。彼无"此方立夏"以下六十二字，此六十二字，非仲景原文，而《玉函》《千金》《千金翼》《外台》并载之，故姑存弗删。《内台方议》问曰："《活人书》云：白虎汤惟夏至发可用，何耶？"答曰："非也。古人一方对一证，若严冬之时，果有白虎汤证，安得不用石膏？盛夏之时，果有真武汤证，安得不用附子？若老人可下，岂得不用硝黄？壮人可温，岂得不用姜附？此乃合用者必需之，若是不合用者，强而用之，不问四时，皆能为害也。"

伤寒无大热，口燥渴，心烦，背微恶寒者，白虎加人参汤主之。

白虎证本表里壮热，汗出，不恶寒，反恶热，然因皮肤尽量蒸散之故，其肌表之热，有时反不如麻黄证大青龙证之盛。此条与麻杏甘石汤条皆云无大热，盖谓肌表之热不甚壮，非谓病之性质无大热也。故身热汗出烦渴，脉洪大浮滑，不恶寒反恶热者，白虎之正证。其有时时恶风，或背微恶寒者，则为例外之证。所以然者，汗出肌疏，且体温与气温相差过远，故时或洒然而寒，与太阳之恶寒自异也。此条所云，乃不完具之白虎证，若津液过伤，心下痞硬者，则加人参。

《伤寒类方》云：此亦虚燥之证，微恶寒，谓虽恶寒而甚微，又周身不寒，寒独在背，知外邪已解，若大恶寒，则不得用此汤矣。

《金鉴》云：伤寒身无大热，不烦不渴，口中和，背恶寒，附子汤主之（少阴篇三百七条）者，属少阴病也。今伤寒身无大热，知热渐去表入里也，口燥渴心烦，知热已入阳明也，虽有背微恶寒一证似乎少阴，但少阴证口中和疏，今口燥渴，是口中不和也，背恶寒非阳虚恶寒，乃阳明内热熏蒸于背，汗出肌疏，故微恶之也。

伤寒脉浮，发热无汗，其表不解者，不可与白虎汤。渴欲饮水，无表证者，白虎加人参汤主之。

其表不解者，赵刻本脱"者"字，今据《玉函》、成本、《外台》补。

脉浮发热而无汗，则未至可清之候，故不可与白虎汤，所以不可清，恐其抑阻抗毒力之产生也。表不解，谓有恶寒头痛身疼等证也，此处戒人不可与白虎汤，必有疑似白虎证而误与者，殆以其人烦渴之故，然烦渴无汗，表不解者，是大青龙证，非白虎证，必也渴欲饮水而无表证者，然后可与白虎，又加心下痞硬者，然后可与白虎加人参汤。

《伤寒类方》云：无汗二字，最为白虎所忌。

以上三条，论白虎加人参汤之证，承上文痞硬诸证而来，可见本证必有心下痞硬也。

太阳少阳并病，心下硬，颈项强而眩者，当刺大椎、肺俞、肝俞，慎勿下之。

《玉函》太阳下有"与"字，硬作"痞坚"二字（凡本论硬字《玉函》俱作坚），大椎下有"一间"二字。

此与百四十九条，皆论太阳少阳并病，而用刺法者，盖古有此法，叔和以掺入本论，非仲景法也。百四十九条所举诸证，有太阳，有少阳，此条所举，则皆少阳证。少阳柴胡证之颈项强，与太阳葛根证之头项强痛异，说在中篇百三条。成氏方氏皆以颈项强为太阳证，非也。又，百四十九条戒发汗，云发汗则谵语脉弦，此条戒下，而不言误下之变证。考百五十七条云："太阳少阳并病，而反下之，成结胸，心下硬，下利不止，水浆不下，其人心烦。"即误下之变证矣。太阳少阳并病两条，皆用刺法，不出主方，实皆柴胡桂枝所主，不刺亦堪取效，余详百四十九条。

太阳与少阳合病，自下利者，与黄芩汤；若呕者，黄芩加半夏生姜汤主之。

成氏云：太阳阳明合病自下利，为在表，当与葛根汤发汗；阳明少阳合病自下利，为在里，可与承气汤下之（二百六十一条）；此太阳少阳合病自下利，为在半表半里，非汗下所宜，故与黄芩汤，以和解半表半里之邪。呕者，胃气逆也，故加半夏生姜，以散逆气。

山田氏云：并病则兼解二经，合病则独解其一经。大柴胡汤之于少阳阳明并病，柴胡桂枝汤之于太阳少阳并病，桂枝加芍药汤之于太阳太阴并病，皆尔。若夫葛根汤及麻黄汤之于太阳阳明合病，黄芩汤之于太阳少阳合病，白虎汤之于三阳合病，皆独解其一经者也。盖以并病者邪势缓，而合病则邪势急也耳。按厥阴篇云："伤寒脉迟，六七日，而反与黄芩汤彻其热，脉迟为寒。"由兹观之，黄芩汤证，其不恶寒而恶热脉数者可知矣。小柴胡、大柴胡、甘草泻心、黄连阿胶四方，皆有心烦，而用黄芩，乃知黄芩汤证亦有心烦矣，况心烦少阳一证，而此条为太阳少阳合病乎。若夫不用柴胡汤而用黄芩汤者，其病在一两日之间，而未至往来寒热、胸胁苦满等证故也。盖受病之始，已有心烦、恶热、脉数等候，而兼带太阳头痛、项强、脉浮等证者，黄芩汤主之。如其下利与呕，不必问有无。

渊雷案：此条见证，惟下利与呕，方药亦但治胃肠，可知其病是急性胃肠炎赤痢之类。虽或发热，其毒害性物质在胃肠而不在血，非发汗所能祛除，故不用解表之药。此本非伤寒六经之病，然本论既以六经标名，黄芩加半夏生姜汤，又即柴胡桂枝汤去柴胡人参桂枝，就其近似者而命之名，姑谓之太阳少阳合病耳。下利不谓之阳明太阴者，以阳明胃实，此则不实，太阴肠寒，此则不寒故也，呕不谓之少阳者，以少阳主胸胁，此则胸胁不满故也。盖六经名义，本由药证推溯而得，急性热病，亦非六经所能概括，后人谓人身本有六经之气，百病不离乎六经，捕风捉影，徒令中医学多生荆棘而已。本条旧注，执定太阳少阳合病之文，以为必有发热、头痛、口苦、咽干、目眩等证，余特揭开翳障，自谓有功学者不浅。山田氏谓并病兼解二经，合病独解一经，其说自辨，然黄芩汤所治，将谓解太阳乎，解少阳乎？又谓黄芩汤之证，不过头痛项强脉浮数心烦恶热，其下利与呕，为所兼客证，不必问其有无，试问病人不利不呕，而用此方于此等证，果能有效乎？呕可不问，则半夏生姜之去取，将以何者为标准乎？弗思甚矣。

黄芩汤方

黄芩（三两）　芍药（二两）　甘草（二两，炙）　大枣（十二枚，擘）

上四味，以水一斗，煮取三升，去滓，温服一升，日再，夜一服。

黄芩，《玉函》作"二两"，盖非。

《伤寒六书》云：黄芩汤，治发热口干鼻燥，能食者。渊雷案：此说太廓落，难从。

《拔萃方》云：芍药黄芩汤（即本方），治泄利腹痛，或里急后重，身热，久不愈，脉洪疾，及下痢脓血稠黏。

《医方集解》云：仲景之书，一字不苟，此证单言下利，故此方亦单治下利，《机要》（案谓丹溪《活法机要》）用之治热利腹痛，更名黄芩芍药汤，洁古因之（案：洁古在丹溪前此言误），加木香、槟榔、大黄、黄连、当归、官桂，更名芍药汤，治下痢。仲景此方，遂为万世治痢之祖矣。本方除大枣，名黄芩芍药汤，治火升鼻衄，及热痢（出《活人书》）。

《方极》云：黄芩汤，治下利腹拘急者。《类聚方》云：当有心下痞（案因君黄芩也），腹强急证（案因佐芍药大枣也）。

《方机》云：黄芩汤，治心下痞，自下利者，口苦咽燥目眩，自下利者。

《类聚方广义》云：黄芩汤，治痢疾，发热腹痛，心下痞，里急后重，便脓血者，宜加大黄，若呕者，黄芩加半夏生姜汤中加大黄。渊雷案：里急后重便脓血之痢疾，或为传染性赤痢，或为大肠发炎，而延及直肠，则病人觉里急后重。此证始起属实热者，通常用大黄，汤本氏亦以里急后重为大黄去取之候。然病人本苦腹痛，大黄促进肠之蠕动，则痛必加剧，余之治痢，非大实者，不轻用大黄，但于本方中加木香、枳实、槟榔、桔梗（取其排脓）、白头翁等味，取效甚速。又有久痢虚衰，宜破故纸、诃子肉、干姜、白术、党参等温补收摄之剂者，余所经验，亦复甚多。其证始终下脓血而后重，不得以后重而用大黄也。

黄芩加半夏生姜汤方

黄芩（三两）　芍药（二两）　甘草（二两，炙）　大枣（十二枚，擘）　半夏（半升，洗）　生姜（一两半，一方三两，切）

上六味，以水一斗，煮取三升，去滓，温服一升，日再，夜一服。

《证治要诀》云：黄芩加半夏生姜汤，治太阳与少阳合病，头痛腰痛，往来寒热，胸胁疼痛而呕。渊雷案：此亦拘泥太阳少阳合病之文，推想其证候当如是耳，施之实验，恐不效。

《医方集解》云：黄芩加半夏生姜汤，亦治胆腑发咳，呕苦水如胆汁。渊雷案：咳呕胆汁，故名胆咳，此方治呕胆汁，当有效。方中芍药大枣，亦有平咳之用，然非治咳之主方也。胆咳之名，出《素问·咳论》，而《巢源》《千金》，别有十咳之候，其胆咳，谓咳而引头痛口苦，与《素问》异。

《方极》云：黄芩加半夏生姜汤，治本方（谓黄芩汤）证而呕逆者。

伤寒胸中有热，胃中有邪气，腹中痛，欲呕吐者，黄连汤主之。

成氏云：此伤寒邪气传里，而为下寒上热也。

程氏云：此等证，皆本气所生之寒热，无关干（案干疑"于"字之误）表，故著二有字。

《金鉴》云：伤寒未解，欲呕吐者，胸中有热邪上逆也；腹中痛者，胃中有寒邪内攻也。此热邪在胸，寒邪在胃，阴阳之气不和，失其升降之常，故用黄连汤，寒温互用，甘苦并施，以调理阴阳而和解之也。伤寒邪气入里，因人脏气素有之寒热而化，此则随胃中有寒，胸中有热，而化腹中痛欲呕吐，故以是方主之。

丹波氏云：《宣明论》曰："腹痛欲呕吐者，上热下寒也。"以阳不得降，而胸热欲呕，阴不得升，而下寒腹痛，是升降失常也。

渊雷案：凡病变机转，上部易以热，下部易以寒，胃在上，肠在下，故胃多热而肠多寒。是以胃肠之病，热者为阳明，寒者为太阴，而阳明称燥金，太阴称湿土焉，阳明病之重心固在肠，然以其届热，故责之胃，太阴病之重心亦在肠，本非脾病（说详太阴篇），古人谓之脾者，以脾指小肠之吸收机能故也，此条即胃热肠寒之病。胃热故呕吐，肠寒故腹中痛，不云胃热而云胸中有热，不云肠寒而云胃中有邪气者，古人于内脏之部位犹未能确知故也。

黄连汤方

黄连（三两）　甘草（三两，炙）　干姜（三两）　桂枝（三两，去皮）　人参（二两）　半夏（半斤，洗）　大枣（十二枚，擘）

上七味，以水一斗，煮取六升，去滓，温服，昼三夜二。疑非仲景方。

《玉函》黄连桂枝并作"二两"，甘草干姜并作"一两"《千金翼》人参作"三两"成本作"温服一升，日三服，夜二服"，《玉函》、成本并无"疑非仲景方"句。

《保赤全书》云：黄连汤，治痘疮热毒在胃中，以致腹痛，甚则欲呕吐。

《方极》云：黄连汤，治心烦，心下痞，欲呕吐，上冲者。

《方机》云：黄连汤，治胸中有热，腹中痛，欲呕吐者，心烦呕逆者，以上兼用紫圆。

方舆輗云，此方治腹痛恶心而有呕气者，其痛自心下至脐上，诊治之际，察其痛之所在而处方焉可也。

《类聚方广义》云：黄连汤，治霍乱疝瘕，攻心腹痛，发热上逆，心悸欲呕吐，及妇人血气痛，呕而心烦，发热头痛者。

《方函口诀》云：此方本文，虽云胸中有热，胃中有邪气，然喻嘉言谓："湿家下之，舌上如苔者，丹田有热，胸中有寒"（《金匮》痉湿暍篇）。仲景亦用此汤治之，舌上如苔四字，信而有征。盖此证，虽舌根苔厚，而鲜带黄色，故杂病干呕，舌上有滑润之苔，诸治不效者，虽无腹痛，用此必效，若有腹痛，则其效如神。又此方即半夏泻心汤去黄芩代桂枝，而其用大异，以甘草、干姜、桂枝、人参相伍，方意近桂枝人参汤故也。但彼用于协热利，此用于上热下寒，故以黄连为主药。又按：此桂枝主腹痛，与千金生地黄汤（地黄桂枝治小儿寒热进退啼叫）之桂枝同旨。

元坚云：此方自半夏泻心变来，然彼冷热在一位而相结，此冷热异其位，故彼则要药性温凉混合，所以再煎，此则要温凉各别立功，所以淡煮而不再煎。此方余常用治霍乱吐泻腹痛，应效如神，盖以其逐邪安正，能和阴阳也。

《橘窗书影》云：芝三岛街书肆和泉屋市兵卫妻，年四十余，感暑邪，呕吐腹痛，心下烦闷，与黄连汤加茯苓，病大安。

渊雷案：以上三条，论太阳少阳合并，并及下热上冷之证。

伤寒八九日，风湿相搏，身体疼烦，不能自转侧，不呕不渴，脉浮虚而濇者，桂枝附子汤主之。若其人大便硬（一云脐下心下硬），小便自利者，去桂加白术汤主之。

山田氏云：此与次条，俱系中湿之病，非伤寒也，考之《金匮》，果在痉湿喝篇内。由此观之，"伤寒八九日"五字，殊无着落，当删之，"疼烦"二字颠倒，当作"烦疼"，次条"骨节烦疼"之语，及柴胡桂枝汤证"支节烦疼"之文，皆可征也。烦疼谓疼之甚，犹烦渴烦惊之烦。湿乃山岚瘴气，雨湿气，雾露气，卑湿气，皆是也。但湿不能独伤人，必也随风寒之气，然后敢中之。故有寒湿风湿之称，其谓之风湿者，以汗出恶风故也，犹中风伤寒之义。搏与薄，借音通用，逼迫也。《周易·说卦传》有阴阳相搏，雷风相搏之文，《灵枢》决气篇有两神相搏，合而成形之言，又迫晚日薄暮，皆逼迫之义也。凡湿之伤人，必与风寒之气相逼迫而后中之，是以谓之风湿相搏。

元坚云：风湿者，太阳病而兼湿邪是也，风非中风之风，盖总括风寒之词。得病之初，两邪相合，以湿性濡滞，故数日之间犹淹留骨节，而其卫虚，其寒亦甚，治宜温发。"八九日"三字，当与风湿相搏句易位看，"伤寒五六日中风"，及"妇人中风七八日云云经水适断者"，俱同例也。桂枝附子汤证举不呕不渴者，盖以既经数日，人疑其邪陷，然病犹在表，故揭此二候，以为里无邪之征矣。如里素有热者，有去桂加术之法。盖里有湿者，大便滑泄，小便不利，此其常也，今大便坚，小便自利者，知是湿唯在表，而里素有热，因去桂不用。然既无桂，则殊少外散之能，故易之以术。方后曰："附子术并走皮内"，则此方之术，是为发表湿而不为燥脾，明矣。仲景之时，术无苍白之分，未知其所用为何，然在今世，则二术随宜为妙，如此方及甘草附子汤，并用苍术，正见其效。

雉间焕云：不呕不渴者，身疼外无所患之谓也，去桂加术汤者，即白术附子汤也（即本方之异名，见《金匮》）。日大便硬小便自利者去桂加术，大似不可解者，且用附子方多，而独称服后身痹如冒状，则瞑眩为甚，亦可怪。因屡试附子，瞑眩则效速，而合蜜则如神，人皆知之。又用此方，其人大便硬，则瞑眩大奏功，粗似合蜜者，若以桂苓芍药类加此方以用之，或用之大便不硬之人，则瞑眩稍少，得效亦微。然则大便硬者。附子成功之机也，病解而大便亦通，此是附子余力所及也。盖桂苓芍，有降冲逆，解拘挛，压动悸之力，故胸腹开爽，瞑眩直差，此无他，药气走而下，以不暇止而攻而故也。甘草大枣之甘，则缓其急而停壅于药气，令不得走，故术附逞力以逐水气，此所以瞑眩也。小便自利者，水之积，甚于不利，故溢出者也。

尾台氏云：小便自利，犹言小便不禁，术附子茯苓，皆治小便不利自利，犹麻桂之治无汗自汗也。

渊雷案：湿为六淫之一，此下二条，皆论肌表之湿，即西医所谓风湿病，是为外湿一。外湿者，因空气中水蒸气饱和，汗液不得蒸发，停积于肌腠所致。健康人之排汗量，平均一昼夜有二磅之多，劳力之人，及夏日，犹不止此。然皮肤上不常见汗滴者，以其一出汗腺。即蒸发成气，飞散于空气中故也。黄梅时节，或潮湿之地，空气中水蒸气常有饱和状态，于是汗液之已出汗腺者，不得蒸发，流离于肌表，未出汗腺者，阻于腺外未蒸发之汗，不得复出，则成湿病。湿病因汗积于肌腠，故身重，因汗液不得适量排泄，酸毒壅积，故烦疼。身重烦疼，肌表湿润，为湿病之证候。湿虽紧之外感，其实，外界水分，决不能透皮肤而客于人体，不然，篙工没人，沤麻浒瀹，日渍水中，奈何不见其病湿耶？风湿之风，山田说是，然风寒之邪，究不知其情实，唯汗出之证，姑谓之风，故小丹波以谓总括风寒之词矣，小丹波谓去桂加术证，是里素有热，大有语病。以里热而去桂枝，乃可独任附子耶，当云外湿里燥，于义始稳。去桂加术证，甚难理解，惟雉间、尾台二氏，得之实验，故录其说。

桂枝附子汤方

桂枝（四两，去皮）　附子（三枚，炮，去皮，破）　生姜（三两，切）　大枣（十二枚，擘）　甘草（二两，炙）

上五味，以水六升，煮取二升，去滓，分温三服。

《方极》云：桂枝附子汤，治桂枝去芍药汤证，而身体疼烦，不能自转侧者。《类聚方》云：当有上冲证，此方与桂枝去芍药加附子汤同，而治与方名异，彼方下曰微恶寒，此方下曰身体疼烦，恶寒轻，疼繁重，独在附子之多少也已。

《方机》云：治身体疼烦，不能自转侧者，兼用应钟或七宝。

雉间焕云：桂枝附子汤，今称痛风者，及上冲难降者，主之，皆宜加术。渊雷案：术附相配，为治风湿流注、梅毒、痛风等病之特效药，吾故曰治杂病为机械者也。

《兰轩医谈》云：清川玄道家有中风（谓脑出血也）奇药，方为桂枝附子汤或乌头桂枝汤（《金匮》方）加大黄、棕叶用之，初发不论虚实，皆可用，有奇效。

去桂加白术汤方

附子（三枚，炮，去皮，破）　白术（四两）　生姜（三两，切）　甘草（二两，炙）　大枣（十二枚，擘）

上五味，以水六升，煮取二升，去滓，分温三服。初一服，其人身如痹，半日许复服之，三服都尽，其人如冒状，勿怪，此以附子、术并走皮内，逐水气未得除，故使之耳，法当加桂四两。此本一方二法，以大便硬，小便自利，去桂也；以大便不硬，小便不利，当加桂，附子三枚恐多也，虚弱家及产妇，宜减服之。

此方，《金匮》名白术附子汤，《玉函》名术附汤，《千金翼》名术附子汤，《外台》名附子白术汤，法当以下五十二字，《金匮》无，盖后人所增。

《方极》云：去桂加术汤，治前方证而大便硬，小便自利，不上冲者。《方机》云：兼用应钟。

风湿相搏，骨节疼烦，掣痛不得屈伸，近之则痛剧，汗出短气，小便不利，恶风不欲去衣，或身微肿者，甘草附子汤主之。

疼烦，成本、《全书》作"烦疼"，为是。

和久田氏云：风湿相搏者，其人素有湿气，因感冒风邪，以风邪与湿气相搏为名也。骨节疼烦者，关节皆疼也；掣，引也，自后引痛，谓惊恐与疼痛交并也；不得屈伸句，与骨节疼烦相应；近之，谓手近痛处也；汗出者，风湿相搏也；短气者，呼吸急迫也；小便不利者，气冲逆而不下降也；恶风欲示其重于寻常，故著不欲去衣句，此皆风湿相搏之证也。

山田氏云：此比前条一等重而兼水气者，故小便不利，或身微肿，方中有术，为是故也。

甘草附子汤方

甘草（二两，炙）　附子（二枚，炮，去皮，破）　白术（二两）　桂枝（四两，去皮）

上四味，以水六升，煮取三升，去滓，温服一升，日三服。初服得微汗则解，能食汗止复烦者，将服五合，恐一升多者，宜服六七合为始。

甘草，《玉函》《外台》并作"三两"，白术，《玉函》亦作"三两"，成本及《金匮》，汗止并作"汗出"，无"将"字，为始作"为妙"。山田氏云："能食汗止复烦者将服五合"十一字，古注文掺入，当削之，为始二字，成本作"为妙"，是也。

《方极》云：桂枝甘草附子汤（即本方），治桂枝甘草汤证，而骨节烦疼，小便不利者《类聚方》云：当有冲逆之证。

《方机》云：治骨节烦疼，掣痛，不得屈伸，近之则痛剧者，兼用七宝或紫圆。

雄间焕云：治后世所谓痛风历节风，手近之则痛剧者。

和久田氏云：汗出短气，乃表证而冲逆急迫，故用桂枝、甘草，又有恶风、骨节疼烦、小便不利等证，故用术附，附子分量多者，以其外证剧，且有内寒也，凡有内寒者，右小腹结聚，腹皮必软弱。

渊雷案：《外台》第十九卷风湿门，引《古今录验》附子汤，即本方，主疗亦同。方后云："骠骑使吴谐，以建元元年八月二十六日，始觉如风，至七日，卒起便顿倒，髀及手皆不随，通引腰背疼痛，通身肿，心多满，至九月四日，服此汤一剂，通身流汗，即从来所患悉愈。"本方不用生姜，既有附子，今加生姜三两。

以上两条，论风湿相搏，乃杂病，非伤寒，故亦在《金匮》痉湿暍篇中，互详《金匮要略今释》。

伤寒脉浮滑，此以表有热，里有寒，白虎汤主之。

《玉函》此条云：伤寒脉浮滑，而表热里寒者，白通汤主之。旧云白通汤，一云白虎者恐非。注云：旧云以下出叔和。案：《玉函》之主疗文，本是，特表里二字互讹，故以为白通汤证耳。《千金翼》仍作白虎汤，成本、《全书》无"以"字。

程氏云：读厥阴篇中，"脉滑而厥者，里有热也，白虎汤主之"（三百五十三条）。则知此处表里二字为错简，里有热，表有寒，亦是热结在里，郁住表气于外，但较之时时恶风背微恶寒者，少倏忽零星之状。

山田氏云：林亿（案即方后原注）、程应旄二说，考证明备，引援详确，宜拳拳服膺。表有寒，以时时恶风（百七十五条），背微寒（百七十六条），及厥冷（三百五十三条）等证言，里有热，以脉滑大（本条及人参白虎诸条），谵语腹满（二百二十七条），发热汗出（二十七条及金匮中热），身重（二百二十七条）而喘（无明文），咽燥（百七十五至百七十七条）口苦（无明文）等证言，盖举因略证者也。

渊雷案：此条主疗文，当从《玉函》，而互易表里二字。浮滑是白虎本脉，表寒里热，即所谓热厥，亦即所谓真热假寒，其人肤冷，而脉滑口渴，欲得冷饮者，是也。厥阴篇云："伤寒脉滑而厥者，里有热也，白虎汤主之。"正是此证，但热厥者，脉当沉伏而滑，此云浮，为可疑耳。

白虎汤方

知母（六两）　石膏（一斤，碎）　甘草（二两，炙）　粳米（六合）

上四味，以水一斗，煮米熟，汤成去滓，温服一升，日三服（臣亿等谨按：前篇云，热结在里，表里俱热者，白虎汤主之。又云其表不解，不可与白虎汤。此云脉浮滑，表有热，里有寒者，必表里字差矣。又阳明一证云，脉浮迟，表热里寒，四逆汤主之。又少阴一证云，里寒外热，通脉四逆汤主之，以此表里自差明矣。《千金翼》云白通汤，非也）。

煮法疑有阙文，《外台》第一卷引《千金翼》云：上四味，切，以水一斗二升，煮取米热，去米纳药，煮取六升，去滓，分六服，日三服。又，原注谓《千金翼》作白通汤，疑《千金翼》乃《玉函经》之误。

《和剂局方》云：白虎汤，治伤寒大汗出后，表证已解，心胸大烦渴，欲饮水，及吐或下后，七八日邪毒不解，热结在里，表里俱热，时时恶风，大渴，舌上干燥而烦，欲饮水数升者，宜服之。又治夏月中暑毒，汗出恶寒，身热而渴。

《集验良方》云：白虎汤，治中暑口渴欲饮水，身热头晕昏昏等证。

《医学入门》云：白虎汤，治一切时气瘟疫杂病，胃热咳嗽，发斑，及小儿庖疮隐疹伏热等证。

《痘证宝筏》云：痘已发未发，或胃火偏盛，面红齿燥，口臭、唇干、烦渴，龋齿咬牙，夹斑夹疹，均宜白虎汤，或独用，或兼用。

《方极》云：白虎汤，治大渴引饮，烦躁者。

《方机》云：白虎汤，治手足厥冷或恶寒，而自汗出谵语者；手足厥冷，胸腹热剧者；大烦渴，舌上干燥，欲饮水数升者；无大热，心烦，背微恶寒者；暑病，汗出恶寒，身热而渴者；胸腹热剧，或渴，如狂者，本方内加黄连六分。

雉间焕云：诊腹以决白虎证者，不可不知，**按腹稍久稍用力而指头热者**，是里热也。

方舆輗云：白虎汤，治赤斑口渴烦躁。

又云：白虎汤，主痘纯红，脸赤眼赤，口气热，唇口肿痛，烦躁闷乱，循衣摸床，小便赤，大便秘，身如火，发斑谵语实热等证，并治口气臭。

《类聚方广义》云：伤寒脉滑而厥者，及无大热，心烦，背微恶寒等证，世医不用白虎，遂至令病者不起，可胜叹哉，呜呼！仲景谆谆垂跻寿之法，后人从不能奉行，反骋私见，妄造方剂，流弊至今，洵堪慨叹。

又云：治麻疹大热谵语，烦渴引饮，唇舌燥裂，脉洪大者。

又云：治齿牙疼痛，口舌干渴者。

又云：治眼目热痛如灼，赤脉怒张，或头脑眉棱骨痛，烦渴者，俱加黄连为良，兼用应钟散，时以紫圆攻之。

又云：治狂症眼中如火，大声妄语，放歌高笑，登屋跐垣，狂走不已，大渴引饮，昼夜不眠者，亦加黄连。隔三日五日，用紫圆自一钱至一钱五分，取峻泻数行，又日用灌水法，必效。若难用下药者，唯用灌水法可也。

《方函口诀》云：此方治邪热散漫于肌肉之间，发大热大渴，脉洪大或滑数者，是故白虎与承气为表里之剂，同属阳明之位，表里俱热，与三阳合病，皆用此方，皆胃不实而近于表者也。柯氏云："虽内外大热而未实，终非苦寒之味所宜也。石膏辛寒，辛能解肌热，寒能胜胃火，寒能沉内，辛能走外，此味两擅内外之能，故以为君；知母苦润，苦以泻火，润以滋燥，故用为臣；甘草粳米，调和于中宫，且能土中泻火，稼穑作甘，寒剂得之缓其寒，苦剂得之平其苦，使二味为佐，庶大寒大苦之品，无伤损脾胃之虑也。"白虎为西方金神，取以名汤者，秋金得令而炎暑自解。

《医学纲目》云：孙兆治一人，自汗，两足逆冷至膝下，腹满，不省人事。孙诊六脉，小弱而急，问其所服药，取视，皆阴病药也。孙曰："此非受病重，药能重病耳？"遂用五苓散白虎汤，十余帖，病少苏，再服，痊愈。或问治法，孙曰："病人伤暑也，始则阳微厥而脉小无力，医谓阴病，遂误药，其病厥，用五苓散利小便则腹减，白虎解利邪热则病愈。凡阴病，胫冷则臂亦冷，汝今胫冷臂不冷，则非下厥上行，所以知是阳微厥也。"渊雷案：孙所治，即后世所谓湿温病也，五苓白虎合剂，亦与苍术、白虎同意。其云阳微厥者，盖本于本论百五十五条阳微结之文，其实，弦细芤迟为暑病本脉，虽白虎证，脉亦不长洪而虚微（参看《金匮要略今释》暍病篇），非所谓阳微厥也。《活人书》云："问两胫逆冷，胸腹满，多汗，头目痛，苦妄言，此名湿温病。苦两胫逆冷，腹满，又胸多汗，头目痛，苦妄言，其脉阳濡而弱，阴小而急，治在太阴（案谓脾家湿非本论所谓太阴），不可发汗，汗出必不能言，耳聋不知痛所在，身青面色变，名曰重暍。如此死者，医杀之耳，白虎加苍术汤。"观此，知孙兆所治，即所谓湿温矣。

《成绩录》云：一人患疫二十余日，谵语不识人，舌上黑苔，遗尿，不大便，午后烦热闷乱，绝食数日，两脚痿弱，足微肿。先生诊之，与以白虎汤，兼用黄连解毒散，不日而痊愈，以有遗尿微肿，故不与承气汤也。渊雷案：遗尿微肿不用承气汤者，阳明篇二百二十七条云："三阳合病云云，谵语遗尿，下之则额上生汗，手足逆冷，若自汗出者，白虎汤主之。"

《麻疹一哈》云：豚几年二旬，发热三四日，疹子咸发，稠密干燥，紫黑色，舌焦唇裂，烦渴引饮，烦闷不能眠，谵语如见鬼状，不省人事，按其腹状，热如灼手，胁腹微满，大便难，小溲不利，因作白虎汤服之，尽十帖，诸证渐安，疹子收。身热犹未退，胸腹满闷，大便不通者五六日，两目黯然，昼不见物，更作大柴胡汤服之，又兼与芎黄散，时以紫圆攻之，每服下利数行，无虑五十日所，乃全复故。

渊雷案：此条疑当列于人参白虎诸条之前后。

伤寒脉结代，心动悸，炙甘草汤主之。

心动悸，《玉函》作"心中惊悸"。

脉有歇止者，名结代，说在下条，心动悸，即西医所谓心悸亢进也。心悸亢进之原因不一，本条证，则因血液虚少，血压有低落之可能，心脏起代偿性搏动兴奋，故一方面自觉心悸亢进，一方面因血液不能充盈其脉管，心房虽大起大落，其搏动不能依次传达于桡骨动脉，故脉有结代也。

《金鉴》云：心动悸者，谓心下筑筑惕惕然，动而不自安也。若因汗下者多虚，不因汗下者多热，欲饮水，小便不利者，属饮，厥而下利者属寒。今病伤寒，不因汗下，而心动悸，又无饮热寒虚之证，但据结代不足之阴脉，即主以炙甘草汤者，以其人平日血气衰微，不任寒邪，故脉不能续行也。此时虽有伤寒之表未罢，亦在所不顾，总以补中生血复脉为急，通行营卫为主也。

元坚云：脉结代，不是二脉兼见，要不过歇止之谓。成氏曰："心中悸动，知真气内虚也。"汪氏曰："悸，心动也，心中动悸，则知营血内虚，真气已馁，而藏神不宁也。"并是以悸为心动之悸，与《金鉴》不同，《金鉴》心下筑筑云云，心下字不妥，当是虚里膻中动筑。张氏《类经》论虚里跳动，以纯甘壮水之剂填补真阴，其说甚精，足以发此方之理，宜参。渊雷案：本论及《要略》凡称心下者，皆指胸骨剑突下胃及肝之部位，炙甘草汤证之心动悸，则在肋骨内左乳下，是当曰虚里膻中，不当曰心下也。虚里者，胃之大络，贯膈络肺，出于左乳下，其动应衣，见《素问·平人气象论》，正是心尖冲动之处，膻中，本两乳中间之穴名，通常以指胸中，虚里膻中动筑，乃心脏及大动脉之搏动显著于外，若同时有结代之脉，即为炙甘草汤之腹候也。

炙甘草汤方

甘草（四两，炙）　生姜（三两，切）　人参（二两）　生地黄（一斤）　桂枝（三两，去皮）　阿胶（二两）　麦门冬（半升，去心）　麻仁（半升）　大枣（三十枚，擘）

上九味，以清酒七升，水八升，先煮八味，取三升，去滓，内胶烊消尽，温服一升，日三服。一名复脉汤。

麻仁，成本作"麻子仁"，盖古本如此，大枣，《玉函》、成本作"十二枚"。

雉间焕云：炙甘草汤，治行动如常，而其脉结代，心中动悸，如有惊惕者，非此方不能治之。

方舆輗云：此仲景治伤寒脉结代心动悸之圣方也，孙真人用之以治虚劳，王刺史用之以治肺痿，凡仲景诸方，通变如此，然此方之妙用，在于脉结代，故一名复脉汤，不论何病，但脉结代者，当先用此方。析言之，则脉来缓，时一止复来者，结脉也，结者，止而即还，不失至数，但稍有间歇耳，代者，止而不还，断而复动，此绝彼来，相代之义也，二者相似而少异，然治方则唯此一方，故结代连称。此脉，大病得之，可畏殊甚，又平人有时时见此脉者，此则无害，亦不须服药也。昔人有曰："有病见之难治，若气逆得之则无忧。"确言也，此汤，《金匮》引《千金翼》，今阅《翼》，标复脉汤。注云：仲景名炙甘草汤，盖后世调血气，补虚劳不足诸方，似多出于此方也。

《餐英馆治疗杂话》炙甘草汤诀云：治痫症，此方主之，老人虚人，津液枯，大便秘者，此汤主之。

《方函口诀》云：此方以心动悸为目的，凡心脏之血不足，则气管（案实非气管乃心尖或大动脉耳）动摇而悸，心脏之血不能激动血脉，时或间歇，则脉结代。此方滋养心脏之血，润流脉路，是以不但治动悸，即人迎边血脉凝滞，气急促迫者，亦效，是余数年之经验也。

汤本氏云：脉结代心动悸者，有阴阳虚实之别，故非确认为阳虚证（案谓阳证虚证也依中土通例则当云阴虚证），则不得妄用本方。余屡用桃核承气汤治此证，当注意焉。本方系桂枝去芍药汤加味故腹诊亦颇相似，唯此方以地黄为主药，故有脐下不仁烦热之证，且心尖及腹部大动脉之悸动亢进，与彼为异耳。

柯氏《方论》云：仲景凡于不足之脉，阴弱者用芍药以益阴，阳虚者用桂枝以通阳，甚则加人参以生脉。此以中虚脉结代，用生地黄为君，麦冬为臣，峻补真阴者，然地黄麦冬，味虽甘而气则寒，非发陈蕃秀之品，必得人参桂枝，以通阳脉，生姜大枣，以和营卫，阿胶补血，甘草之缓，不使速下，清酒之猛，捷于上行，内外调和，悸可宁而脉可复矣。酒七升，水八升，只取三升者，久煎之则气不峻，此虚家用酒之法，且知地黄麦冬，得酒则良，此证当用酸枣仁，肺痿用麻子仁可也，如无真阿胶，以龟板胶代之。

丹波氏云：案《名医别录》，甘草，通经脉，利血气。《证类本草》、《伤寒类要》治伤寒心悸脉结代者，甘草二两，水三升，煮一半，服七合，日一服。由是观之，心悸脉结代专主甘草，乃是取乎通经脉利血气，此所以命方曰炙甘草汤也，诸家厝而不释者，何？

元坚云：素常上焦液乏而不能任邪者，主炙甘草汤以滋养之，此方，《金匮》

附方载治虚劳，又治肺痿，俱足见其润养之功，且经中药之浓煮者，莫如本汤及桂枝加芍药生姜人参新加汤，岂陶氏所谓补汤欲熟之义欤？

《卫生宝鉴》云：许伯威五旬有四，中气本衰，病伤寒八九日，医者见其热甚，以凉剂下之，又食梨三四枚，伤脾胃，四肢冷，时昏愦，请予治之。诊其脉，动而中止，有时自还，乃结脉也，亦心动悸，吃噫不绝，色青黄，精神减少，目不欲开，蜷卧恶人语，予以炙甘草汤治之。减生地黄，恐损阳气，到一两，服之不效，再于市铺选尝气味厚者，再煎服之，其病减半，再服而愈。凡药，昆虫草木，生之有地，根叶花实，采之有时，失其地，性味少异，失其时，气味不全，又况新陈不同，精粗不等，倘不择用，用之不效，医之过也。

《橘窗书影》云：御金改役后藤吉次郎母，年四十余，伤寒后，心中动悸甚，时时迫咽喉而少气（案：元坚云"上焦液乏"、浅田云"人迎边血脉凝滞"与此合参自能会悟），咽喉之外，臃肿如肉瘤，脉虚数，身体羸瘦如枯柴，腹内虚软，如欲贴背，饮食不进。其父龟山医员上月元琇，延余议方，余曰："舍炙甘草汤加桔梗，无适方也。"元琇大服，连服其方，数旬而动悸渐安，肌肉大生，咽喉臃肿自然减除，气息宽快，得闲步，后舆去奥州弘前，其体更健云。

脉按之来缓，时一止复来者，名曰结。又脉来动而中止，更来小数，中有还者反动，名曰结阴也。脉来动而中止，不能自还，因而复动者，名曰代阴也。得此脉者必难治。

《玉函》无此条，此后人注释前条之语，传抄误入正文耳。注盖引古说二则，以释前条之结代脉，前一则有结无代，后一则称结阴代阴，引者以为结阴即结，代阴即代也，中有还者反动句，义不甚晰，聊可意会。今考诸家旧注，及论脉诸书，知所谓结代者，皆是歇止之脉。唯结之歇止，一止后有若干搏动特别加速，以补偿歇止之至数，此即本条所谓更来小数，亦即前条有持氏所谓不失至数也。代之歇止，则一止后无加速之补偿，即本条所谓不能自还也。结代之外，又能促脉，本谓寸口独躁盛，已详上篇二十二条。而后世脉说，往往与结代并论，亦为歇止，谓歇止见于数脉者为促，见于迟脉者为结，然脉之歇止，本与迟数不相涉，舍迟数而但论歇止，则促结不当目为两种脉。本论促与结代两不相蒙，盖古义也，若夫脉之所以有歇止，或因心肌衰弱，其张缩自有歇止，或因张缩力微弱，血液不能逐步输送于桡骨动脉，或因大动脉口之瓣膜闭锁不全，心张时有少量血液逆流人左心室，因影响于脉搏，或因动脉管失去弹力性，致心缩时脉管受血液之撞赤力大，大则脉数，心张时脉管中血行缓，缓则脉迟，迟数相间，一若真有歇止者，若此者皆为结脉。至于代脉，多起于代偿机能已障碍之心脏病，其脉或二至而一歇，或三至四至而一歇，秩然不乱，西医所谓二连脉、三连脉、四连脉者是也。

《脉经》云：代脉来数，中止不能自还，因而复动，脉结者生，代者死。

《诊家正眼》云：结脉之止，一止即来，代脉之止，良久方至。《内经》以代脉之见，为脏气衰微，脾气脱绝之诊也，惟伤寒心悸，怀胎三月，或七情太过，或跌仆重伤，及风家痛家，俱不忌代脉，未可断其必死。

伤寒论今释卷六

辨阳明病脉证并治

问曰：病有太阳阳明，有正阳阳明，有少阳阳明，何谓也？答曰：太阳阳明者，脾约（一云络）是也；正阳阳明者，胃家实是也；少阳阳明者，发汗利小便已，胃中燥烦实，大便难，是也。

《玉函》《千金翼》，少阳并作"微阳"，无"烦实"字，此条盖别一派古医家之旧说，非仲景意。仲景沿用六经旧名，以分表里部位，与《素问·热论》，名同而实异，殆所谓无以名之而强名之者，故六经之名，有名而无义。注家望文生训，纷纷疏解，可发一笑。此条于阳明之中，又分太阳正阳少阳，则歧路之中，又有歧焉，且所分三种阳明，义不明确，与篇中诸条，亦不相照应，今录旧注二则而辨正之，可以明此条之无谓矣。

元坚云：阳明病者，里热实证是也，邪热陷胃，燥屎搏结，即所谓胃家实者也。如其来路，或自太阳，或自少阳，而其等不一，病之轻重，亦随而异。有其人胃素有热，邪势亦盛，相借遽实者，其病为重，即正阳阳明也，本篇大承气第一条（二百一十六条），玩语气，似曾不经误治，而邪气自实者；有自太阳桂枝证发汗过多，胃液为燥者，其病最轻，即太阳阳明也，脉阳微而汗出少者（二百五十条），脉浮而芤（二百五十一条）及麻子仁丸（二百五十二条）三条，可以征焉；有自少阳病误发汗利小便，以为胃燥者，其病颇轻，即少阳阳明也，然误治之后，抑或为正阳阳明；有自太阳病误汗下利小便者，如问曰何缘得阳明病条（百八十八条）是也；有自太阳病失汗者，如本太阳初得病时发其汗，汗先出不彻（百九十二条）是也，次条（百九十三条）相承，亦谓失汗胃实；有自少阳病误汗者，如少阳篇发汗则谵语（二百六十一条）是也。然则轻证所由，亦不止一端也。仲景先区三等，以示轻重，更出以上诸条，以尽其变，学者宜密察。案：此以自成胃实者为正阳阳明，以太阳少阳伤津而胃燥者，为太阳阳明少阳阳明，然原文于太阳阳明但言脾约，小丹波则以桂枝证过汗，附会太阳字面，原文于少阳阳明但言发汗利小便，小丹波则以误治少阳，附会少阳字面，所引脉阳微等三条，俱非仲景原文，亦未必是桂枝证发汗过多所致，且其结果既皆为胃燥，则一律从胃燥施治可矣，又何必分太阳少阳耶？又，自太阳病误汗下利小便者，何以不为太阳阳明，自太阳病失汗者，何以不为正阳阳明，自少阳病误汗者，何以不为少阳阳明，岂三种阳明之外，复有无数种轻证阳明耶？治丝而棼之，吾见其愈乱耳。

九芝先生《阳明病释》云：其人未病时，因津液之素亏而阳旺者，为巨阳，因病中发汗利小便，亏其津液而致阳旺者，为微阳，若其津液既非素亏，又非误治所亏，而病邪入胃，以致胃燥者，为正阳。故所谓太阳者，巨阳也，所谓少阳者，微阳也，非三阳经之太阳少阳也。案：此以液亏为巨阳，以伤津为微阳，撤去三阳经之太阳少阳，其说优于小丹波矣。然液亏与伤津，其程度各有浅深，安知液亏之程度必深而为巨阳，安知伤津之程度必浅而为微阳耶？且阳明之液亏伤津，正因阳旺所致。非因液亏伤津而致阳旺也。若因液亏伤津而致阳旺，则是阴虚而热。王太仆所谓寒之不寒，责其无水者，岂承气所主之阳明乎？必欲强解不可解之文，宜其左支右绌如此，六经诸证，阳明篇文最杂糅，编次亦最凌乱。

阳明之为病，胃家实（一作寒）是也。

成本无"是"字，《玉函》冠此条于篇首。

山田氏云：阳明，指里而言，盖邪之中人，始于太阳，中于少阳，终于阳明，自表而里，自轻而重，势之必然也。此阳明宜在少阳后，今置之少阳前者，何也？尝考《素问·热论》，其所谓阳明者，亦以表病言之，乃仲景氏大青龙汤证也，故继太阳以阳明，乃是《素问》之说，非仲景氏之说也。虽然，太阳阳明少阳之次序，古来医家相传之定说，不可遽易者也，故姑从其旧说以次第之，备论其传变于内，俾人思而得焉而已。实为邪实，乃腹满便结之病，故曰胃家实，凡平人肠胃素虚，有邪陷之，则成三阴下利呕吐诸虚寒证；肠胃素实，有邪陷之，则成阳明腹满便结，谵言妄语，身热自汗，诸实热证。是非邪之有寒热，皆从其人固有之虚实而化也。譬诸练丝之可以黄，可以黑，其本虽同，末则大异也。再按《素问》三阴，即本论阳明病，盖《素问》单以实热病分属于六经，仲景则并举虚寒实热，以配三阴三阳也。

渊雷案：阳明为热病之最高峰，过此即入恢复期。此中自分两级，毒害性物质与抗毒力之产生两者俱盛，为正当峰极期，抗毒力已充足，毒害性物质已被消灭，但当抗病之际；营特殊之新陈代谢，产生特殊之代谢废料，囤积于肠，须排泄者，为峰极期之终，亦为恢复期之始。前者即白虎汤证，旧称经病，后者即承气汤证，旧称腑病。阳明既有经腑两级，何不分立两经？曰："是亦有故，《伤寒论》以热病之正型为三阳经，其变型为三阴经，正型以证候有抗病现象，用药须祛病者为主，变型以证候属机能衰减（尤以心脏衰弱为主），用药须温补者为主。热病恢复期之不见机能衰减者，不得属阴经，抗病已毕，又不得属阳经，故恢复期之方证，如后世所谓病后调理者，《伤寒论》所不言，为其无所隶属也。既不言恢复期，则将入恢复期之证，更不能独立一经，今以附于峰极期之经中，殆最为适当。"由前所说，则阳明病当以白虎证为主体，以承气证为附庸，然阳明之提纲胃家实，指承气证而不及白虎证，篇中论列，又详于承气而略于白虎，则又何也？曰："《伤寒论》为药治书，详于方药证候，而略于病理者也。论病理，则峰极期为正病，才入恢复期即为无病；论证候，则承气证危于白虎证；论方药，则承气汤峻于白虎汤。此本论所以侧重承气证也，然古人又以大热属胃，热与实混言又不别，则胃家实亦可以包白虎证矣。"

问曰：何缘得阳明病？答曰：太阳病，若发汗，若下，若利小便，此亡津液，胃中干燥，因转属阳明。不更衣，内实，大便难者，此名阳明也。

此亦非仲景语。问何缘得阳明病，则是论阳明病之原因也。阳明病之原因，当如上条所述，若亡津液而胃燥便难，不过调胃承气证，以此概括阳明，举其细而遗其大矣。且发汗利小便而胃燥者，依本篇首条，即是少阳阳明，为三种阳明之一，今以少阳阳明之原因为原因，又与首条自相抵触。虽然，阳明有起病即成者，有传变而来者，其传，有自太阳来者，有自少阳来者，此条言传自太阳之阳明，犹有一义可取。

成氏云：古人登厕必更衣，不更衣者，通为不大便。

问曰：阳明病外证云何？答曰：身热，汗自出，不恶寒，反恶热也。

汪氏云：上言阳明病系胃家内实，其外见证从未言及，故此条又设为问答。夫身热与发热异，以其热在肌肉之分，非若发热之翕翕然仅在皮肤以外也。汗自出者，胃中实热，则津液受其蒸迫，故其汗自出，与太阳中风汗虽出而不能透故其出甚少，亦有异，此条病，则汗由内热蒸出，其出必多而不能止也。不恶寒者，邪不在表也，反恶热者，明其热在里也，伤寒当恶寒，故以恶热为反。夫恶热虽在内之证，其状必见于外，或扬手掷足，进去覆盖，势所必至，因外以征内，其为阳明胃实证无疑矣。

汤本氏云：凡恶寒者，毒害性物质欲从汗腺逃遁之机也，表即汗腺所在，故太阳病必恶寒，或恶寒发热；少阳病则位置距表稍远，在于表里之间，例当和解，不必由汗解，而犹有汗解之机，则往来寒热是也；阳明病之位置，距汗腺尤远，乃反接近肛门，绝无汗解之望，舍攻下无他法。篇中有用桂枝麻黄柴胡等汤者，是皆所谓合病、并病、系例外也，故恶热与恶寒，可以鉴别三阳病焉。

渊雷案：此条亦设为问答，故刘栋、山田之伦，概以为后人所记，然其文虽不类，其说则良是，不可废也。身热汗出不恶寒反恶热，经病腑病皆然，唯经病热高汗多，腑病之热，往往不甚高，汗亦较少，或身无汗而手足汗，然其不恶寒反恶热，则一也。又，身热汗出，为阳明太阳共有之证，鉴别之法，唯在恶寒与恶热，其次则脉，太阳之脉浮，阳明经病之脉洪大，腑病之脉迟实，如此而已。或以身热为阳明证，发热为太阳证，如百三条浅田氏释身热为大热，本条汪氏释身热为肌热，异于太阳之翕翕发热，此皆以身热发热辨阳明太阳者。然太阳之麻黄证、大青龙证，有热度甚高者，则与身热无异，至于翕翕之状，虽言之成理，临床诊察上亦难辨认，此则理论上可以壮观瞻，事实上不足以资应用也。汪氏又以汗之多少辨阳明太阳，然太阳上篇之遂漏不止（二十一条），大汗出（二十六条），皆太阳病而汗多者，阳明腑病，汗则不多，即非腑病，亦有无汗而发黄者（二百七条），况多少云者，不过比较之词，殊无定量为准，斯亦不足以资鉴别矣。

问曰：病有得之一日，不发热而恶寒者，何也？答曰：虽得之一日恶寒，将自罢，即自汗出而恶热也。

不发热，《玉函》作"不恶热"，于义为长，《千金翼》无"不"字。

问曰：恶寒何故自罢？答曰：阳明居中，主土也，万物所归，无所复传，始虽恶寒，两日自止，此为阳明病也。

《玉函》、成本、《千金翼》，并无"主"字。

此两条亦非仲景文字，一日恶寒，两日自止，盖出自《热论》一日太阳、二日阳明之意。不发热，当从《玉函》作不恶热为是，盖谓阳明外证，当不恶寒，反恶热，今始得病时虽有不恶热而恶寒者，然恶寒不若太阳之持久，旋即自汗出而恶热矣。此言病之始起即属阳明者，实即首篇第六条之温病风温尔。

次条承前条，问恶寒何故自罢，答意则谓恶寒之自罢，由于无所复传之故，所以不传，则因阳明居中主土，万物所归之故，其词已甚支离。若进而问阳明何故居中主土，答语将益而不可究矣，且前条语气，是初病即属阳明，本条云无所复传，又似从他经传来者，两条本相承接，而抵触如此，非仲景之言明矣。虽然，阳明无所复传，故是事实，不妨断章取义，盖病在太阳少阳时，虽施治不误，犹不能必其即愈，苟用药不逆，自然传变而至阳明，则或清或下，即可痊愈，阴证回阳之后，亦多转为阳明胃实，然后微下之而愈，是故阳明者，疾病获愈之机。九芝先生谓阳明无死证，正以其无所复传也，唯阳明易愈之故。由于燥实，不燥实则不可清下，不可清下，即无由得愈。时医有以舌干为液涸，用药辄加入鲜铁皮石斛、鲜南沙参、鲜生地、鲜大青等，使病久不获化燥，此非妥善之法也。

本太阳初得病时，发其汗，汗先出不彻，因转属阳明也。

山田氏云：太阳中篇亦有此文，本一字作二阳并病四字（四十九条），彻，除也。厥阴篇曰："伤寒脉迟，六七日，而反与黄芩汤彻其热。"义与此同，凡伤寒中风，既离于太阳，而纯于阳明或少阳，此之为转入（案无明文）也。既转而未纯，此之为转属（本条次条及二百四十九条）转系（百九十六条）也，转属转系。皆并病也。

渊雷案：此亦论传自太阳之阳明，依四十九条所言，则为二阳并病。汗先出不彻，非汗出不及彀之谓，验之事实，有太阳病发汗后，热退身和，而一日半日许复发热，转属阳明者，此非汗之不当，亦非汗不及彀。病势本盛，不能即愈于太阳也，惟不发汗，则其转属阳明也缓，发汗，则其转属阳明也捷。既属阳明，则无所复传，愈期可计日而待矣。由是言之，汗出虽不彻，足以缩短经过，其汗不为无功。山田氏以转入为传变，转属转系为并病，殆失之穿凿，以转入字无明文可征也。

伤寒发热无汗，呕不能食，而反汗出濈濈然者，是转属阳明也。

赵刻本连属上条，今从《玉函》、成本，析为两条。

方氏云：濈濈，热而汗出貌。程氏云：濈濈，连绵之意。山田氏云：伤寒无汗，呕不能食者，此为少阳病小柴胡汤证也，若其人反汗出濈濈然者，此为转属阳明，乃少阳阳明并病也，当与大柴胡加芒硝等汤以润下焉。汤本氏云：此示小柴胡汤证转属阳明证之径路也，此证最所常见，余之经验，多宜大柴胡加石膏汤。渊雷案：此论阳明有传自少阳者，可知先阳明后少阳之篇次，非仲景本意。

伤寒三日，阳明脉大。

自此至二百十一条，皆非仲景文字，此条盖热论家言，三日盖两日之误。少阳篇云："伤寒三日，少阳脉小。"可以互证。

伤寒脉浮而缓，手足自温者，是为系在太阴。太阴者身当发黄，若小便自利者，不能发黄。至七八日，大便硬者，为阳明病也。

太阴篇二百八十一条亦有此文，文虽不似仲景，读之可以知三事焉：太阴阳明，部位本同，所异惟在寒热，昔人以太阴为脾，阳明为胃，乃沿袭《内经》之误，此其一；黄疸病之治愈，黄色素必以小便为依归，此其二；同一脉象有数种病，故诊病不得仅凭脉，此其三。此条盖有阴寒证候，而手足不冷，大便微利者，故不系少阴而系太阴。手足自温者，言不逆冷也，至七八日大便硬，明七八日之内本微利也，寒证微利者，例称太阴，其实是小肠发炎，蠕动过速，肠内容物不及吸收之故，若炎症延及十二指肠者，常发黄疸，以十二指肠为容受胆汁之处也，故曰太阴身当发黄。排除血液中之有害物质，职在肾脏，观乎黄疸病人之小便奇黄，而茵陈以利小便治疸，可以知矣。若使胆汁混入血液之始，其小便本自通利，则胆汁随入随泄，不致淤滞于肌肉而发黄，故曰小便自利者不能发黄。七八日后，或由药力，或正气自复，寒证化热，大便因硬，病虽仍在小肠，然寒则太阴，热则阳明，故为阳明病，脉浮而缓者，《金匮》黄疸病篇亦以寸口脉浮而缓为瘀热发黄之脉，与此条契合，是知浮缓之脉，或属太阴，或属太阳桂枝证，不凭外证，何由识别？自叔和作俑于前，俗师盲从于后，相矜以三指识病，可叹也。

伤寒转系阳明者，其人濈然微汗出也。

承上条而言，谓太阴转系阳明者，不但利止而大便硬，亦且濈然汗出而恶热也。

阳明中风，口苦咽干，腹满微喘，发热恶寒，脉浮而紧，若下之，则腹满小便难也。

口苦咽干，据少阳篇提纲，当为少阳证，腹满微喘，为阳明证，发热恶寒，脉浮而紧，为太阳证，然则是三阳合病而太阳证重者。太阳证重，故不可下，下而邪陷，则腹益满，津伤，则小便难矣。三阳合病而云阳明中风，不可解，阳明中风见下条。合病之治法，太阳与少阳合病者，虽太阳极重，仍用柴胡，不用麻桂；少阳与阳明合病者，虽阳明极重，仍用白虎，不用承气，以少阳禁汗下故也。此条三阳合病之轻证，仍是小柴胡所主。

阳明病，若能食，名中风；不能食，名中寒。

此亦言起病即成阳明者，曰名中风名中寒，意谓风寒直中阳明之病也。以能食不能食分辨风寒，犹太阳以有汗无汗分辨风寒尔。风主动而近于热，故能食者属风，寒则静而不消谷，故不能食者属寒，然皆姑取为名，非绝对的病原。此条亦别派古医家之言，既无裨于药法，其名遂不复行用。

阳明病，若中寒者，不能食，小便不利，手足濈然汗出，此欲作固瘕，必大便初硬后溏。所以然者，以胃中冷，水谷不别故也。

承前条，言阳明中寒之证治，虽非仲景语，意犹可取。既云阳明病，知是胃家实之便秘，便秘本主承气，若是寒秘，则宜理中汤之类，后世亦有半硫丸之类，而承气反在所禁。固瘕，盖即《内经》所谓大瘕泄，以其深锢不易愈，故曰固瘕。始本便秘，继而初硬后溏，是为欲作固瘕，此时若误用承气，则竟成固瘕，至难救治。胃中冷水谷不别，即小便不利与初硬后溏之原因，胃肠寒而消化吸收俱退减，则营养液与粪便并入结肠，于是大便溏，小便少，即所谓水谷不别也。胃肠寒，当属太阴而非阳明，注家以首句有阳明字，遂多曲说。余向疑前条及本条，皆误以太阴为阳明者，及读元坚述义，乃知前人已先吾言之。元坚云："太阴篇不过仅仅数条，而阳明篇中反多本病证候，此以其病虽有寒热之异，而部位与壅实则同，故恐人错认，对举明之也。"曰不能食名中寒（前条），曰欲作固瘕（本条），曰攻其热必哕（二百二条），曰欲作谷疸（二百三条），曰饮水则哕（二百三十二条），曰食谷欲呕（二百四十八条），曰寒湿在里（二百六十三条），皆是已，然于此条犹冠以阳明二字，故诸家未之察。

阳明病，初欲食，小便反不利，大便自调，其人骨节疼，翕翕如有热状，奄然发狂，濈然汗出而解者，此水不胜谷气，与汗共并，脉紧则愈。

亦承前条，而论阳明中风症也。骨节疼，翕翕如有热状，皆是表证，奄，忽也，忽然发狂，濈然汗出而解者，正气战胜毒害性物质，自然汗解也。发狂而汗出，盖与战汗同理，而有阴阳静躁之异。水不胜谷气两句，难以理解，言此者，所以系于胃家，谓其病为阳明也。何以谓为阳明？为其不恶寒而恶热也。末句脉紧则愈，尤不可解，《千金翼》作"坚者即愈"。

阳明病欲解时，从申至戌上。

辨在首卷第九条。

阳明病不能食，攻其热必哕。所以然者，胃中虚冷故也。以其人本虚，攻其热必哕。

不能食者名中寒，中寒乃太阴而非阳明，太阴为肠胃有寒，故误攻其热则哕。攻热，兼泻下及寒凉而言，哕者呃逆也。《金匮》湿病篇云："若下之早则哕。"黄疸病篇云："不可除热，热除必哕。"误用寒凉攻下之哕，盖难治之逆证，汪氏以为宜附子理中汤者，是也。

阳明病脉迟，食难用饱，饱则微烦头眩，必小便难，此欲作谷瘅。虽下之，腹满如故。所以然者，脉迟故也。

瘅，成本作"疸"，同。此条亦见《金匮》黄疸病篇，盖杂病，非急性热病也。其证不过脉迟腹满，食难用饱而小便难，乃太阴寒湿之病，故下之不效。何以知其腹满？下文云："虽下之，腹满如故。"知未下之前，固已腹满矣，柯氏于脉迟下补腹满二字，然古文本有互文见义之例，不必补矣。食难用饱者，非不能饱，但饱食后苦微烦头眩耳，此因消化力衰减，胃有积水之故，与苓桂术甘证真武证之头眩同理。小便难，即前百九十九条所谓水谷不别，因肠不吸收，非肾不分泌也。末二句，意谓脉迟者，虽腹满，不可下，然大承气证正多脉迟者，不可执一而论。

阳明病，法多汗，反无汗，其身如虫行皮中状者，此以久虚故也。

《玉函》《千金翼》，条首更有"阳明病久久而坚者"八字。身如虫行皮中，谓身痒也，桂枝麻黄各半证云："以其不能得小汗出，身必痒。"彼因表郁，此因表气久虚，其为汗不得出则一也。大病恢复期中，往往有此证，果尔，实不当目为阳明矣。

阳明病，反无汗而小便利，两三日，呕而咳，手足厥者，必苦头痛。若不咳不呕，手足不厥者，头不痛（一云冬阳明）。

阳明病，但头眩，不恶寒，故能食而咳，其人咽必痛。若不咳者，咽不痛（一云冬阳明）。

此两条，盖亦分论中寒中风，而理不可解，于审证用药上皆无裨益，《玉函》

并作"各阳明病"，《千金翼》并作"冬阳明病"即原注所云矣。

阳明病，无汗，小便不利，心中懊憹者，身必发黄。

无汗，则热不得外越，小便不利，则水不得外泄，水毒热毒相借而郁蒸，故令心中懊憹而发黄，西医所谓中毒性黄疸也。柯氏云：口不渴，腹不满，非茵陈汤所宜，与栀子柏皮汤，黄自解矣。

阳明病，被火，额上微汗出而小便不利者，必发黄。

阳明被火，则热愈炽而津益伤，热炽，故额上微汗，津伤，故身无汗而小便不利，发黄乃溶血性黄疸也，柯氏亦主栀子柏皮汤。

喻氏云：阳明病湿停热郁而烦渴有加，势必发黄，然汗出，热从外越，则黄可免，小便多，热从下泄，则黄可免。若误下之，其热邪愈陷，清液愈伤，而汗与小便愈不可得矣，误火之，则热邪愈炽，津液上奔，额虽微汗，而周身之汗与小便愈不可得矣，发黄之变，安能免乎？

阳明病，脉浮而紧者，必潮热发作有时，但浮者，必盗汗出。

此条凭脉测证，盖脉经家言，理亦不可解。盗汗者，张氏《直解》云："睡中汗也。"如盗贼乘人之不觉而窃去也。

阳明病，口燥，但欲漱水，不欲咽者，此必衄。

上部充血而热炽，口鼻黏膜干燥，故欲漱水，胃中不燥，故不欲咽，干燥之鼻黏膜不胜充血之高压，则破裂而衄。案：气血上涌而上部充血，是毒害性物质有上溢外越之势，乃表证也。太阳中篇四十七条五十六条，皆因气血上涌致衄，皆用麻黄汤，今阳明病有表证，故周氏拟葛根汤汗之，柯氏则拟桃仁承气、犀角地黄（小品方：芍药、地黄、丹皮、犀角屑）辈，此当视其证之缓急。若未衄而太阳证急者，葛根汤，若已衄而血证急者，桃仁承气、犀角地黄择用。又，血热证多唇口干燥，临病者宜知之。

阳明病，本自汗出，医更重发汗，病已差，尚微烦不了了者，此必大便硬故也。以亡津液，胃中干燥，故令大便硬。当问其小便日几行，若本小便日三四行，今日再行，故知大便不久出。今为小便数少，以津液当还入胃中，故知不久必大便也。

水分排泄过多，肠为之燥，而大便硬，便硬则微烦，乃生理常态，不独病后为然也。今病已瘥，则调节机能足以自起救济，使肠黏膜增加分泌以润下之，此时血中水分为留供肠黏膜之分泌，则小便自少。医者观于小便之次数少，即知大便之不久出。下文二百四十九条云："小便数者，大便必硬"，二百五十六条云："小便少者，但初头硬，后必溏，须小便利，屎定硬，乃可攻之。"皆与此条互发。此条文气冗长，以亡津液以下，当更出后人沾注。汪氏云：病家如欲用药，宜少与麻仁丸。

山田氏云：上十八条，并叔和所掺入，刘栋以为后人之言，是也。

伤寒呕多，虽有阳明证，不可攻之。

成氏云：呕者，热在上焦，未全入腑，故不可下。

山田氏云：此条接前百八十三条（伤寒发热无汗呕不能食云云）发之，可见前十八个条，固是撰次之文矣。呕多为少阳未解，少阳者汗吐下皆所禁，故不可攻之。后二百三十六条云："阳明病，胁下硬满，不大便而呕，舌上白胎者，可与小柴胡汤。"是也。

渊雷案：呕，多不可攻，固因呕为少阳证，少阳禁下之故，亦以正气有驱病向上之势，不可逆正气以为治也。然本论所谓攻者，专指大承气而言，其他硝黄之剂，则称下，不称攻。下文二百一十七条云："少与小承气汤，汤入腹中，转矢气者，此有燥屎也，乃可攻之。若不转矢气者，此但初头硬，后必溏，不可攻之。"夫既与小承气汤矣，犹商量其可攻不可攻，是知小承气非攻剂也，小承气犹非攻剂，则调胃承气、大柴胡之类，亦非攻剂可知。故本条所谓不可攻者，禁大承气，非禁一切硝黄之剂也。太阳中篇百八条云："呕不止，心下急，郁郁微烦者，为未解也，与大柴胡汤下之则愈。"此呕多有阳明证，用大柴胡下之之例，正与此条互发。成氏云不可下，山田主小柴胡，皆坐不知本论字例。混攻下而一之。

阳明病，心下硬满者，不可攻之，攻之利遂不止者死，利止者愈。

魏氏云：若胃实者，硬满在中焦，今心下硬满，非胃实可知矣。虽阳明，亦可以痞论也，主治者仍当察其虚实寒热，于泻心诸方中求治法。汪氏云：结胸证心下硬满而痛，此为胃中实，故可下，此证不痛，当是虚硬虚满，故云不可攻也。常器之云：未攻者可与生姜泻心汤，利不止者四逆汤，余以须理中汤救之。

渊雷案：大承气证硬满在腹，即绕脐之部，此硬满在心下，不可用之。魏氏知中焦心下之部位不同，其说既是矣，犹以心下硬满为痞，而主以泻心，不知泻心所治之痞，满而不硬也。汪氏知心下硬满有陷胸汤丸之下证，乃以此条为虚硬虚满（程氏、张氏、《直解》说略同），然虚硬虚满之病，当属太阴，不属阳明。

总之，不知攻字专属大承气，故曲说如此，心下硬满，或属陷胸，或属大柴胡，皆非大承气所主，故云不可攻耳。

　　阳明病，面合色赤，不可攻之，必发热色黄者，小便不利也。

　　《玉函》成本，色赤并作"赤色"，色黄下并无"者"字，《玉函》必上更有"攻之"二字，皆是。

　　成氏云：合，通也，阳明病面色通赤者，热在经也，不可下之，下之虚其胃气，耗其津液，经中之热乘虚入胃，必发热色黄，小便不利也。柯氏云：面色正赤者，阳气怫郁在表，当以汗解（太阳中篇四十九条），而反下之，热不得越，故复发热而赤转为黄也。总因津液枯涸，不能通调水道而然，须栀子柏皮，滋化源而致津液，非渗泄之剂所宜矣。

　　渊雷案：经病不可攻，其理易知，误攻而发热色黄，其理难晓，成柯之说，皆不了了。以上两条，刘栋、山田亦以为后人所记，余谓不可攻之以上，盖是仲景旧文，后半则后人所沾注耳。

　　上三条皆诚不可攻，盖将论阳明攻下法，以攻剂峻烈，禁忌滋多，故叮咛郑重之也。阳明所以须攻，旧说皆谓热邪与宿食结为燥屎之故，夫燥屎固为所攻之目的物，宿食即莫须有，论中仅两见而已（二百四十六条、二百六十一条）。热邪则大承气证热殊不高，曰日晡时发潮热（二百二十条），曰但发潮热（二百二十八条），曰日晡所发热（二百四十五条），明余时无热也；曰时有微热（二百四十七条），曰身微热（二百五十七条），明热本不高也。宿食与热邪，皆非所攻之主目的。又，吸鸦片人十日半月不大便，燥屎大如拳，磊磊应手者，为常事，从未见重笃脑证，谵语不识人，循衣摸床，直视睛不和，如大承气证者。是知大承气证之燥屎，必有剧毒之质，非热邪与诱导法所能说明者已。今研索之，其主要毒质，当是病中营特殊代谢，所生之代谢废料，亦有若干种病原菌，与大便俱排泄者。如伤寒副伤寒，虽痊愈后，粪便中犹日久可得病菌，是也。至于高热熏灼宿食所成之燥屎，无毒质相结者，不过属小承气、调胃承气证，非大承气所治也。人体废料之排泄，气体则由呼吸，液体则由小便与汗，固体则由大便，而医事上所常见者，厥为血液中之固体废料，瘀血之病，所瘀多不在肠，然其排泄必由大便，大论要略中诸瘀血方证可见也。婴儿初生，未尝食饮，辄先下特种粪便，色褐而黏腻，气味亦与普通粪便大异，俗名"胞屎"，授乳后，仍继续排泄，至四五日，方得正式粪便，夫胎儿在母腹中，未尝运用消化器，知胞屎决非饮食物之渣滓，而是代谢废料之不能由胎静脉排泄者。又，婴儿产生时，必破坏大量红细胞，有因此发黄疸者，血细胞既坏，其固体物必由大便排泄，此亦胞屎之主要成分也。故知大便所排泄之代谢废料，多由血液中来，唯如何导入于肠，则为未能解答之问题耳。虽然，大承气所攻之特殊废料，果何物乎？免疫学有所谓噬菌细胞说与侧锁说者：噬菌细胞说，谓动物体内若干种细胞，能吞噬病菌而消化之，夫既吞噬消化，必须排泄，此中若有固体物，即吾所谓特殊代谢废料一也；侧锁说，谓动物体内某种细胞，与某种毒害性物质有特异之化合力，是曰侧锁，细胞既因侧锁而与毒害性物质化合，则停止其机能，或致死亡，死亡细胞必须排泄，即吾所谓特殊代谢废料二也；血液中若有游离之侧锁循环时，则毒害性物质先与结合，不直接侵害细胞，故侧锁，一方面为受病力，一方面又为免疫力，与毒害性物质结合之游离侧锁，于体内既无他用，亦须排泄，即吾所谓特殊代谢废料三也。三者皆出自血液，知其排泄，当与瘀血胞屎同道，此外尚有今日所未及知者。要之，此种废料囤积之时，即抗病之效已成之时，故曰承气证为峰极期之终，恢复期之始也。

阳明病，不吐不下，心烦者，可与调胃承气汤。

《金鉴》云：不吐不下心烦者，谓未经吐下而心烦也，其为热盛实烦可知，故与调胃承气汤，泻热而烦自除也。柯氏云：若吐下后而烦，为虚邪，宜栀子豉汤。

山田氏云：病人呕吐而心烦者，少阳柴胡证也，下利而心烦者，少阴猪肤汤证也，今不吐不下而心烦，乃阳明热烦，但未至潮热谵语，便秘腹满，大渴引饮诸候，故先与调胃承气汤，以解内热也，盖一时权用之方耳。成无己诸人皆谓未经吐下而心烦也，其说颇凿，不可从矣。

渊雷案：不吐不下句，山田以为无呕吐下利之证，举柴胡猪肤证对勘，其说甚辨。然经文凡曰下者，皆谓用药下之，其自下利者，则曰自利下利，或但曰利，若如山田之说，经文当云不呕不利，今云不吐不下，明是未经用药吐下，旧注实不凿。又，吐下后心烦，亦有宜调胃承气者，仲景举不吐不下，所以示心烦之属实不属虚，非谓吐下后禁用调胃承气也。

阳明病脉迟，虽汗出，不恶寒者，其身必重，短气腹满而喘，有潮热者，此外欲解，可攻里也。手足濈然汗出者，此大便已硬也，大承气汤主之。若汗多，微发热恶寒者，外未解也（一法与桂枝汤），其热不潮，未可与承气汤。若腹大满不通者，可与小承气汤，微和胃气，勿令至大泄下。

外未解也下，《千金》《外台》并有"桂枝汤主之"五字，勿令下，成本无"至"字，《外台》作"致"，《千金》此句作"勿令大下"。

山田氏云：本节虽字，当在阳明病下，否则文法不稳，前第八十八条曰："疮家虽身疼痛，不可发汗。"同一文法。言此条虽脉迟汗出，而不恶寒，是以知为阳明病也，且其身必重，短气腹满而喘，则其非太阳表邪可知矣。若虽脉迟汗出，而恶寒发热者，表未解也，不可攻之，脉迟汗出而恶寒，乃桂枝证。二百三十九条云："阳明病，脉迟，汗出多，微恶寒者，表未解也，可发汗，宜桂枝汤。"今乃虽脉迟汗出，然不恶寒，故识其为阳明病也。

元坚云：大承气条曰脉迟，小承气条曰脉滑而疾（二百二十二条），是两相对待之词，而迟脉实为应下之正候。《千金方》以脉朝夕驶为实癖可下，可疑。溅然汗出有两端，有遍身溅溅者，为里热蒸迫之故，有手足溅溅者，为邪热内结之征，《巢源》《活人书》并有掌心汗湿之说。

渊雷案：阳明病有身重谵语，似神经麻痹者，又有弃衣狂走，登屋逾垣，似神经兴奋者，虽未知其所以然，要是高热持久，神经受灼，及废料内蕴，自家中毒所致。潮热，详百九条。无病人之体温，亦有一度半度之上下，日晡时最高，夜间亦高于昼日，病则按时比例增高，故通常热病，多昼轻夜剧，而潮热亦于日晡时发也。盖病至承气时期，毒害性物质已制伏，不复需抗病力，故不复发热，惟久热之后，司热中枢甚易兴奋，体内犹有特殊代谢废料未排除，故于日晡时发潮热，而余时热已甚微。二百四十七条云"时有微热"，二百五十七条云"身微热"，是也。承气证亦有高热无间昼夜者，则须知医说但据多数常例而言，而人体之微妙，时有例外故，又须知逆定理与反定理多不真故。何谓逆定理反定理？如谓有积结而潮热者，为承气证，此定理而不误者也，逆定理曰："承气证必潮热"，其反定理曰："不潮热者非承气证"，此皆不能真确矣。承气证既在抗病已竟时期，则知所攻下者，非毒害性物质，近人或目攻下为排除毒素疗法，与发表相等，此误也。盖急性热病之毒素，或为溶解性物，或为极微小之物，多数在血液中，则其排除，自以出汗为近便，利下反远绕，若夫病毒窟宅肠中诸病，如肠窒扶斯赤痢者，排之自以利下为便。然赤痢属杂病范围，不可以概伤寒法，本论所论，又多属流行性感冒等病，方证似肠窒扶斯者较少，且承气证约在起病半月之顷，肠窒扶斯至此，最惧肠出血肠穿孔，岂可用承气汤以取祸。由是言之，本论之用大承气，非为排除毒害性物质也明矣。

大承气汤方

大黄（四两，酒洗）　厚朴（半斤，炙，去皮）　枳实（五枚，炙）　芒硝（三合）

上四味，以水一斗，先煮二物，取五升，去滓，内大黄，更煮取二升，去滓，内芒硝，更上微火一两沸，分温再服，得下，余勿服。

《外台》大黄下无"酒洗"字，是。

本论可下篇云：病腹中满痛者，此为实也，当下之，宜大承气大柴胡汤。

《总病论》云：凡脉沉细数，为热在里，又兼腹满咽干，或口燥舌干而渴者；或六七日不大便，小便自如，或目中瞳子不明，无外证者；或汗后脉沉实者；或下利三部脉皆平，心下坚者；或连发汗已，不恶寒者；或已经下，其脉浮沉按之有力者，宜大承气汤。

《医垒元戎》云：大承气证，治大实大满，满则胸腹胀满，状若合瓦，大实则不大便也，痞满燥实四证俱备则用之，杂病则进退用之。

《内台方议》云：仲景所用大承气者，二十五证，虽曰各异，然即下泄之法也，其法虽多，不出大满大热大实，其脉沉实滑者之所当用也。

《伤寒蕴要》云：大抵下药，必切脉沉实，或沉滑沉疾有力者，可下也，再以手按脐腹，硬者，或叫痛不可按者，则下之无疑也。凡下后不解者，再按脐腹，有无硬处，如有手不可按，下未尽也，复再下之；若下后腹中虚软，脉无力者，此为虚也。渊雷案：初学但知腹痛拒按为实证可下，然肠窒扶斯将出血穿孔时，亦腹痛拒按，腹膜炎附子粳米汤证，痛至手不可触近，皆禁下者，故拒按可下之说，大可商榷。

《古今医统》云：大承气汤，治癫狂热壅，大便秘结。

《伤寒绪论》云：治病人热甚，脉来数实，欲登高弃衣，狂言骂詈，不避亲疏，盖阳盛则四肢实，实则能登高也，大承气汤。

《直指方》云：热厥者，初病身热，然后发厥，其人畏热，扬手掷足，烦躁饮水，头汗，大便秘，小便赤，怫郁昏愦。盖当下失下，气血不通，故四肢逆冷，所谓热深则厥深，所谓下证悉具见厥逆者，此也，与大承气汤。

《小青囊》云：大承气汤，治舌四边微红，中央见灰黑色，此由失下所致，用本方退之。又治舌见黄苔，黑点乱生者，其证必渴而谵语。又治舌见灰黑色，有黑纹，脉实者。

《痘证宝筏》云：承气汤，痘色赤紫，形塌顶焦，齿燥唇裂，腹胀闷拒按，舌刺谵语，睡卧不稳，不能起坐者，皆因燥屎闭结，用此去之，则毒火泄，痘自起，色转红活。但须认清实热，不可妄用误投，误下则虚其元气，反致内陷，祸如反掌。

吴又可最善用承气汤，学者当取《温疫论》读之，今录其应下诸证如次：曰舌白苔渐变黄苔，曰舌黑苔，曰舌芒刺，曰舌裂，曰舌短、舌硬、舌卷，曰白砂苔，曰唇燥裂，唇焦色，唇口皮起，口臭，鼻孔如烟煤，曰口燥渴，曰目赤，咽干，气喷如火，小便赤黑，涓滴作痛，小便极臭，扬手掷足，脉沉而数，曰潮热，曰善太息，曰心下满，心下高起如块，心下痛，腹胀满，腹痛按之愈痛，心下胀痛，曰头胀痛，曰小便闭，曰大便闭，转屎气极臭曰大肠胶闭（谓大便如黏胶极臭），曰协热下利，热结旁流，曰四逆，脉厥，体厥，曰发狂。案以上诸证，非谓皆宜大承气，亦有宜小承气调胃承气者，学者当临事参酌。

《方极》云：大承气汤，治腹坚满，若下利臭秽，若有燥屎者，凡有燥屎者，脐下必磊石可也，肌肤必枯燥也。雉间焕云："以手按腹，病人两手护之，眉皱作楚。"是也。

《方机》云：大承气汤，治发潮热，大便硬者，腹满难解者；腹满胀而喘，两便不通，一身面目水肿者；潮热谵语，大便硬，或有燥屎者；腹满痛，大便不通者；大便不通，烦而腹满者；目中不了了，睛不和，大便硬者；自利清水，心下痛，口干燥者；胸满口噤，卧不著席，脚挛急，咬牙者；腹中有坚块，大便不通者；痘疮，腹大满，两便不通，或谵语口干咽燥者；痢疾谵语，或腹中痛而不能食者；食滞腹急痛，大便不通，或呕利者。

《类聚方广义》云：大承气汤，凡痼毒壅滞症，其人腹中坚实，或硬满大便难，胸腹动悸，或喜怒无常，或不寐惊惕，健忘怔忡，或身体不仁，或战曳瘫痪，筋挛骨痛，或言语謇涩，缄默如偶人，饮啖倍常，或数十月不食不饥等，变怪百出，不可名状，世或称狂，或称痫，或称中气中风，或称心脾虚者。能审其脉状腹证，以此方与真武汤、附子汤、桂枝加苓术附汤、桂枝去芍药加蜀漆龙骨牡蛎汤等交用，更间服七宝丸、十干丸之类，宽猛并行，犄角以攻，则可回罢癃于安全，救横夭于垂绝。

又云：脚气，胸腹硬满，一身浮肿，胸动如怒涛，短气而呕，二便闭涩者，冲心之基也，非此方，则不能折冲其迅剧之势，荡涤其结辖之毒也。

又云：脚气症，其人胸中跳动，心下硬，短气腹满，便秘脉数者，其状虽似缓症，决不可轻视，必有不测之变，早用此方，逐除郁毒，则不至大患。

又云：痘疮麻疹，恶热腹满，烦躁谵语，黑苔燥裂，不大便而渴，或自利臭秽者，死在须臾，宜此方。

又云：痿躄，腹中有坚块，便秘口燥，脉实有力者，非此方则不能治，与附子汤、真武汤等交替互用，亦佳。渊雷案：痿论有治痿独取阳明之语，此言针刺宜取阳明经穴，故下文云："各补其荥，而通其俞。"是也。针刺所取经脉，与本论六经之病，其名虽同，其实则异，后人因痿病多可清可下之证，遂附会痿论以议方药，谓即治痿独取阳明之义，误矣。夫按穴下针，则谓之取，未闻取药而曰取者，且与附于真武诸汤互用，将谓治痿兼取少阴乎？弗思甚也。

又云：治痢疾大热腹满，痛如锥刺，口舌干燥或破裂，大便日数十百行，或便脓血者。

又云：治狂症大言骂詈，昼夜不眠，饮啖过常，胸腹满，大便不通者。

又云：治疝积留饮，痛不可忍，胸腹烦满，心下坚硬，二便不利，或时吐下黑物者。

又云：急惊风心下坚，腹满口噤，肢体强急，脉数实者，宜此方。

又云：破伤风，其暴剧者，举体强直，直视不语，胸腹硬满，二便不利，其死不旋踵，此方或可侥幸一生，若不能服者，宜紫园。

又云：平居便秘，腹满上逆者，或冒酷暑祁寒，或为鲸饮过食，则眼目昏暗，赤脉四起，有忽然失瞻视者，急与此方下之，可以速愈。

又云：病者饮食无味，或食中食后频吐白沫，或嘈杂刺胸，或食物停触，胸膈为痛，或食后恶心，懊憹不安，或得吐反快，腹里坚韧，有癥块者，膈噎之渐也。若迨其精气未衰，疾苦未深，严绝世事，慎酒色，专为静养调摄，以此方柔和弦韧，削平癥结，灸五椎至十四五椎弗怠，则不至大患而获治，硝石大圆、大黄硝石汤，亦可选用。

浅田氏云：亡友尾台良作，屡称治脚气肿满冲心，莫若大承气汤。余壮年时，未信其说，其后中桥大锯街一商夫，年二十四五许，患脚气，两脚麻痹，微肿，服药四五日，脚疾如失，其人大喜，慢于食禁，动作五六日，忽腹满如鼓，大小便不利，气急促迫，两脚满肿，脉洪数，余诊而惊骇，以为冲心在瞬息间也，欲与降气利水之剂，继思此人适恣饮啖，或当有停滞胃实之证，须先去宿滞而后治冲心，乃急命服大承气汤，二帖而小便稍利，腹满稍减，连服五六帖，大便渐通，诸证皆安，十余帖，大患霍然而愈。据是，余始服良作之说。又阅三位中将所著书名《琉璃壶》者云："若见必死之病，可用承气，勿令人知"，其语甚趣。庞安常《总病论》云："营卫不通，耳聋囊缩，昏不知人，速用承气汤下之，则五死可保一生，从容救溺，勿令病人水浆不入，汤液不下，无可奈何云云"，亦同意也。又有用此方于小便闭者，《治疗杂话》云："小便闭之证，宋朝方书，多用猪苓、泽泻或萹蓄、木通等利水药，然小便闭，涓滴不通，小腹硬满，有闷乱证者，非寻常利水药所能通，若大便秘而坚者，可用大承气，大便通，则小便亦通，是屡所经验者也。"又云："病后小便闭，虽属例外，若无病之人，壮实之人，小便急闭，则莫善于大承气，要知急闭为实证，所谓欲得南风，须开北牖，欲导潴水，须开支流。"由此理也，医者不可无此活法。

汤本氏云：本方证之腹满，以脐部为中心，其坚满在脐之上下左右，而心下及下腹部多无变化（少腹坚痛者为例外）。若心下硬者，疑似大柴胡汤之心下痞硬，然彼必有胸胁苦满，而本方无之，以此可以判别。若此二方之证并发时，当权其剧易缓急，定其孰先投，孰后投，或两方并用之。又大黄牡丹皮汤证之剧者，或与大柴胡汤证并发者，往往酷似本方证，甚难鉴别。复次，本方虽能除燥屎，然除燥屎非本方之特能，调胃承气汤亦能除之，不可据燥屎一证而漫投本方也。

《明理论》云：承，顺也，伤寒邪气人胃者，谓之入腑，腑之为言聚也。胃为水谷之海，营卫之源，水谷会聚于胃，变化而为营卫，邪气入于胃也，胃中气瘀滞，糟粕秘结，壅而为实，是正气不得舒顺也。《本草》曰：通可去滞，泄可去邪，塞而不利，闭而不通，以汤荡涤。使塞者利而闭者通，正气得以舒顺，是以承气名之。山田氏云：承气汤四方，以大承气为主，成无己所解甚是也，后世诸家亦皆遵奉之，无敢问言者。

《金鉴》云：诸积热结于里，而成满痞燥实者，均以大承气汤下之也。满者，腹胁满急膜胀，故用厚朴以消气壅；痞者，心下痞塞硬坚，故用枳实以破气结；燥者，肠中燥屎干结，故用芒硝润燥软坚；实者，腹痛大便不通，故用大黄攻积泻热。渊雷案：大黄久煮，则所含树脂质溶解，入肠即被吸收，不能刺激肠黏膜而促其蠕动，故峻下之剂，大黄须后入轻煮，冷浸尤佳。诸承气煮法，唯大承气大黄后入，深合药理，芒硝则久煮轻煮，其效无异，取溶尽为度可矣。

舒氏云：吾家有时宗者，三月病热，予与仲远同往视之，身壮热而谵语，胎刺满口，秽气逼人，少腹硬满，大便闭，小便短，脉实大而迟。仲远谓热结在里，其人发狂，小腹硬满，胃实而兼畜血也，法以救胃为急，但此人年已六旬，证兼畜血，下药中宜重重加生地黄，一以保护元阴，一以破瘀行血。予然其言，主大承气汤，硝黄各用八钱，加生地一两，捣如泥，先炊数十沸，乃纳诸药同煎，连进五剂，得大下数次，人事贴然。少进米饮，一两口辄不食，呼之不应，欲言不言，但见舌苔干燥异常，口内喷热如火，则知里燥尚未衰减，复用犀角地黄汤加大黄，三剂，又下胶滞两次，色如败酱，臭恶无状，于是口臭乃除，里燥仍盛，三四日无小便，忽自取夜壶小便一回，予令其子取出视之，半壶鲜血，观者骇然，经言"血自下，下者愈"，亦生地之功也。复诊之，脉转浮矣，此溃邪有向表之机，合以柴胡汤迎其机而导之，但此时表里俱还热极，阴津所存无几，柴胡亦非所宜，唯宜白虎汤加生地黄芩以救里，倍用石膏之质重气轻，专达肌表而兼解外也，如是二剂，得微汗而脉静身凉，舌苔退而人事清矣，再用清燥养荣汤（知母、天花粉、当归、白芍、地黄、陈皮、甘草）二十剂而痊愈。

《医学正传》云：治一人，六月投渊取鱼，至深秋雨凉，半夜小腹痛甚，大汗，脉沉弦细实，重取如循刀啧啧然。夫腹痛，脉沉弦细实如循刀啧啧然，阴邪固结之象，便不当有汗，今大汗出，此必瘀血留结，营气不能内守，而渗泄于外也，且弦脉亦肝血受伤之候，与大承气加桂，两服，微利痛减，连日于未申时，复坚硬不可近，与前药加桃仁泥，下紫血升余，痛止，脉虽稍减，而啧啧然犹在，又以前药加川附子，下大便四五行，有紫黑血如破絮者二升，而愈。渊雷案：此案初诊时，盖因腹痛用承气，因自汗加桂枝（以桂枝汤之主疗为桂枝之主疗可商），再诊则试加桃仁而下血，事后思之，乃有瘀血留结，肝血受伤等议论耳。古人医案，皆记其得效者，不记其不效者，得效之案，又必冠以见微知著之诊断，使后之读者，徒惊其神奇，莫知其操何术以致此，夸张炫鬻之习，吾疑之久矣。即如此案，脉弦主痛，痛在小腹，即是小腹急结之重证，本非大承气所主，大汗而脉弦兼细，则证兼阴寒，当径用桃核承气加附子，与大黄附子汤同义，方为对证。不然，既知瘀血留结，何不即用桃仁耶？吾人治医，往往平时了了，临病茫然，岂敢妄诋古人？薄其方技，特载笔传后，不当以试效为先知耳。

小承气汤方

大黄（四两，酒洗）　厚朴（二两，炙，去皮）　枳实（三枚，大者，炙）

上三味，以水四升，煮取一升二合，去滓，分温二服。初服汤，当更衣，不尔者，尽饮之，若更衣者，勿服之。

两服以下，《外台》作"若一服得利谵语止，勿服之。"当是，《千金翼》作"初服谵语即止，服汤当更衣，不尔尽服之。"

《医垒元戎》云：小承气汤，治痞实而微满，状若饥人食饱，腹中无转矢气，即大承气只去芒硝，心下痞，大便或通，热甚，宜此方。

《保命集》云：顺气散（即本方），治中热在胃而能食，小便赤黄，微利，至不欲食为效，不可多利。

《拔萃方》云：顺气散（即本方），消中者，热在胃而能饮食，小便赤黄，以此下之，不可多利，微微利，至不欲食而愈。

《入门良方》云：小承气汤，治痢初发，积气甚盛，腹痛难忍，或作胀闷，里急后重，数至圊而不能通，窘迫甚者。

《伤寒绪论》云：少阴病，手足厥冷，大便秘，小便赤，脉沉而滑者，小承气物。

《幼科发挥》云：三化丸（即本方），去胸中宿食，菀蕴之热。

《小青囊》云：小承气汤，治痘饮冷伤食，腹痛甚者。

《方极》云：小承气汤，治腹满而大便硬者。

《方机》云：小承气汤，治腹满大便不通者；汗多，大便硬，谵语者；发潮热，大便初头硬，后必溏者；微烦，小便数，大便硬者；下利谵语者；大便不通，哕而谵语者。

《类聚方广义》云：伤寒哕逆症，有属热闭邪实者，有属寒饮精虚者，又有因蛔虫者，宜精诊甄别以措方。世医皆惧吃逆，故一见哕症，则概为胃寒虚脱，而用治哕之剂，可谓粗矣。王宇泰用泻心汤、小承气汤、调胃承气汤、桃仁承气汤，龚廷贤用黄连解毒汤、白虎汤，可谓独具只眼。

《温疫论》云：三承气汤功用仿佛，热邪传里，但上焦痞满者，宜小承气汤，中有坚结者，加芒硝软坚而润燥，病久失下，虽无结粪，然多黏腻结臭恶物，得芒硝则大黄有荡涤之能，设无痞满，唯存宿结，而有瘀热者，调胃承气宜之。三承气功效俱在大黄，余皆治标之品也。不耐药汤者，或呕或畏，当为细末，蜜丸汤下。渊雷案：吴氏论三承气之异，精核可法，盖调胃承气结实而腹不满，小承气腹满而不结实，大承气结实且满，此腹诊之大较也。又《金匮》腹满篇有厚朴三物汤，痰饮篇有厚朴大黄汤，药味俱同小承气，而分量颇异，学者当互考之。

阳明病，潮热，大便微硬者，可与大承气汤，不硬者不可与之。若不大便六七日，恐有燥屎，欲知之法，少与小承气汤，汤入腹中，转矢气者此有燥屎也，乃可攻之。若不转矢气者，此但初头硬，后必溏，不可攻之，攻之必胀满不能食也。欲饮水者，与水则哕。其后发热者，必大便复硬而少也，以小承气汤和之。不转失气者，慎不可攻也。

《玉函》，转失气并作"转矢气"，非，其后发热作"其后发潮热"。

成氏云：潮热者实，得大便微硬者，便可攻之，若不硬者，则热未成实，虽有潮热，亦未可攻。若不大便六七日，恐有燥屎，当先与小承气汤渍之。如有燥屎，小承气汤药势缓，不能宣泄，必转气下失。若不转矢气，是胃中无燥屎，但肠间少硬耳，止初头硬，后必溏，攻之则虚其胃气，致腹胀满不能食也。渊雷案：成氏所谓胃中，乃指肠中，所谓肠间，乃指直肠之中，其余顺文注释，皆平允可从。惟不大便六七日，当指未潮热者而言，不然，微硬者已可与大承气汤，不大便者反不可与耶？以其未潮热，故不敢遽攻，姑以小承气试之耳，此说本之小丹波，可补成注之未备。又，凡误攻而愈胀满者为难治，以其既无燥屎，则徒伤肠胃，且令下腹部充血，故愈觉胀满也。救之之法，不外四逆理中诸汤已，若误攻而喘急者，死不治。《内经》谓之下之息高，因体内仅有之血液，悉聚于下腹部，支气管不得营养而痉挛故也。章太炎先生云：矢气即今言"放屁"，此乃汉人常语耳。《太平御览》八百四十六引《风俗通》。巴郡宋迁母，往阿奴家饮酒，迁母坐上矢气，奴谓迁曰："汝母在坐上，何无宜适？"迁曰："肠痛误耳。"此语传至宋时尚在，有戏作矢气赋者云："视之不见名曰夷，听之不闻名曰希，不啻若自其口出，人皆掩鼻而过之。"明以来语言变迁，遂有欲改失气为矢气者，今所见《玉函》，亦康熙时刻本，妄改失为矢，不可从也。渊雷谨案：霍乱篇三百八十八条云："欲似大便，而反失气。"《玉函》亦作"失"，失气上无"转"字，与应劭语同。若读为矢，则不词矣，此条云转矢气者，谓腹中转动，且失气也。

舒氏云：此条原文，止在攻之必胀满不能食也，文意已毕，其下数句，平空插入，亦后人之误。山田氏云：欲饮水以下三十八字，系王叔和之掺，当削之。钱潢不知为叔和之言，苦其难通，终以其后发热以下之文，移在不转矢气句下。虽然，业既曰慎不可攻，则岂更曰不可攻之乎？渊雷案：此三十八字，盖后人遇误攻之病，有饮水而哕，其后复发潮热者，遂记注于本条之下，复经传写，遂误入正文耳，非必叔和所掺也。饮水而哕，非误攻后必见之证，不足为学者法式，削之为是。

夫实则谵语，虚则郑声，郑声者重语也。直视谵语，喘满者死，下利者亦死。

郑声者重语也六字，《外台》作细注，是，直视以下，《玉函》、成氏诸本多分为别条。

成氏云：《内经》曰："邪气盛则实，精气夺则虚"（案见通评虚实论）。谵语由邪气盛而神识昏也，郑声由精气夺而声不全也。张氏《直解》云：实则谵语者，阳明燥热甚而神昏气乱，故不避亲疏，妄言骂詈也；虚则郑声者，神气虚而不能自主，故声音不正而语言重复，即《素问》所谓言而微，终日，乃复言者是也，直视者，精不灌目，目系急而不转也。喻氏云：此条当会意读，谓谵语之人，直视者死，喘满者死，下利者死，其义始明。程氏云：直视谵语，尚非死证，即带微喘，亦有脉弦者生一条（二百二十条），唯兼喘满兼下利，则真气脱而难回矣。山田氏云：此条主谵语立论，所谓下利者，亦谵语而下利也，大抵病人谵语而下利者，多属死证，然间亦有得而治者。厥阴篇所载："下利谵语者，有燥屎也，宜小承气汤。"是也。故曰下利者亦死，亦字有味。喘满即喘潻，因喘而潻也，后二百二十五条云："若下之早，语言必乱。"乃谓郑声也，再按此条，恐是叔和掺入之言。

渊雷案：此条因谵语而辨死证，不知是否仲景文字，其言颇未惬当，故喻程山田诸氏，见解各异。今所当知者，凡重笃之病，皆有死之可能，而直接致人于死者，实为心若肺若脑之机能停息。吾侪既知生理病理之大概，则临床视疾，自知何者为心病之证，何者为肺病脑病之证，三者见其一，病则难治，见其二，病则危急，三者俱见，其病乃百无一生，此为辨别死生之有系统方法。凡谵语郑声，直视岐视戴眼，痉挛搐搦，以及循衣摸床之等，皆脑证也。脉微细欲绝，各种特异之脉搏，以及唇爪青紫，瘀血浮肿，皆心证，而亦容有脑证掺杂其间，盖血管神经或迷走神经有病，亦能致瘀血及特异脉搏，欲辨其是否纯心证，当用西法听诊也。喘鸣息迫（亦有心脏性喘息），各种特异之呼吸，肺证也。此条直视谵语而喘满，是脑证与肺证兼见，故当十死七八，若下利，则甚有出入，未可概以为死证矣。又，谵语不过官能上疾患，多数因肠有燥屎而起，下其燥屎，谵语自止，直视则因视神经、动眼神经、滑车神经等之麻痹，常因脑底有病灶而起，乃实质上病变，故均是脑证，直视尤危于谵语。又案谵语郑声，皆指意识丧失之妄言，而谵语属阳明，郑声属少阴，故以虚实分之。成氏直以郑声不正为解，然卧病妄言，岂有作淫靡之声以自娱者？故王肯堂娄全善诸氏，据重语也之注文，谓为郑重频繁，重叠殷勤之意，验之病者，亦殊不尔。盖阳明谵语，其声充实有力，常与昏睡之鼾声俱起，呼之难醒，或竟不醒，既醒亦不遽昏；少阴郑声，则低弱无力，断续不成词句，呼之遽醒，可以应答无讹，而转瞬即复昏蒙，此谵语郑声之大概也。然鉴别阳明少阴，总当脉证互参，必欲斤斤于谵语郑声，隘矣。

发汗多，若重发汗者，亡其阳，谵语。脉短者死，脉自和者不死。

《玉函》作"发汗多，重发其汗，若已下复发其汗，亡其阳"云云。

汪氏云：此系太阳病转属阳明谵语之证，本太阳经得病时，发汗多，转属阳明，重发其汗，汗多亡阳，汗本血之液，阳亡则阴亦亏，津血耗竭，胃中燥实而谵语。谵语者，脉当弦实或洪滑，为自和，自和者，言脉与病不相背也，是病虽甚，不死；若谵语脉短者，为邪热盛，正气衰，为阳证见阴脉也，以故主死。

柯氏云：亡阳，即津液越出之互辞。渊雷案：今人所谓亡阳，即西医所谓虚脱，乃至危极急之证，两三小时可以毕命，非大剂姜附，莫能挽救。本论所谓亡阳，多非姜附证，如本条及救逆汤条是也，唯大青龙汤方后云："若复服，汗多亡阳，遂虚，恶风烦躁不得眠。"乃即虚脱之证耳。

伤寒若吐若下后不解，不大便五六日，上至十余日，日晡所发潮热，不恶寒，独语如见鬼状。若剧者，发则不识人，循衣摸床，惕而不安（一云顺衣妄撮，怵惕不安），微喘直视，脉弦者生，涩者死。微者但发热谵语者，大承气汤主之。若一服利，则止后服。

《玉函》日晡所作"日晡时"，摸床作"撮空"，惕而作"怵惕"，《脉经》

谵语下无"者"字，案"者"字衍。

此论阳明病脑证状之剧者。若吐上，疑脱"若发汗"三字。发汗吐下而病犹不解，乃病势自重，传变而为阳明，非发汗吐下之过。何以知之？若误汗误吐下，其变证当为亡阳，为朝食暮吐，为结胸，为痞，今不尔，故知非误治之逆，乃自然传变也。传为阳明而潮热不大便，则里已燥实，先曾发汗吐下，则津液已伤，燥实而津伤，故脑证特剧，以其既失濡养，复中燥屎之毒故也。独语如见鬼状，即谵语也，谵语不识人，循衣摸床直视，皆脑证状。弦脉因血管之神经紧张所致，脑证见弦脉，为脉证符合，故可生。脉涩则因血少而循环不利，血既少矣，下之则惧其液脱，不下则毒害性物质无由得去，故主死。此指重剧之证而言，若其证比较的轻微者，但发潮热谵语而已，证之微剧虽殊，既是潮热谵语，则皆主大承气汤。山田氏以为剧者宜大承气，微者宜小承气，亦可备一说。医者既知大小承气之用法，更察病人邪正之盛衰，则随宜处治，活法在人，读书正不必死煞句下也。

《金鉴》云：循衣摸床，危恶之候也，大抵此证多生于汗吐下后，阳气大虚，精神失守。经曰："四肢，诸阳之本也。"阳虚，故四肢扰乱，失所倚也，以独参汤救之，汗多者以参芪汤，厥冷者以参附汤治之，愈者不少，不可概谓阳极阴竭也。

《本事方》云：有人病伤寒，大便不利，日晡发潮热，手循衣缝，两手撮空，直视喘急，更数医矣，见之皆走，此诚恶候，得之者十中九死，仲景虽有证而无法，但云脉弦者生，涩者死。已经吐下，难以下药，谩且救之，若大便得通而脉弦者，庶可治也，与小承气汤，一服而大便利，诸疾渐退，脉且微弦，半月愈。予尝观钱仲阳《小儿直诀》云："手循衣领及捻物者，肝热也。"此证在《玉函》列于阳明部，盖阳明者胃也，肝有热邪，淫于胃经，故以承气泻之，且得弦脉，则肝平而胃不受克，此所谓有生之理。读仲景论，不能博通诸医书，以发明其隐奥，吾未之见也。渊雷案：本条大承气汤主之，赅剧微二者而言，许氏误以为但主微者一证，乃谓仲景有证无法耳。仲阳以循衣捻物为肝热，肝指神经，其说固是，承气证有此，则因中燥屎之毒故，初非神经系统之原发病，是为胃热淫肝，故承气泻胃而肝自愈。许氏以为肝热淫胃，因果倒置矣，其言下后脉且微弦，若非心理作用之幻觉，则装点以自神其说耳，不然，大便未通时脉果何似耶？叔微虽能用仲景法，其见解错误多类此。

张氏《直解》云：丁巳秋，予治一妇人，伤寒九日，发狂面白，谵语不识人，循衣摸床，口目瞤动，肌肉抽搐，遍身手足尽冷，六脉皆脱，死证悉具，诸医皆辞不治。予因审视良久，闻其声重而且长，句句有力，乃曰："此阳明内实，热郁于内，故令脉道不通，非脱也，若真元败绝而脉脱，必气息奄奄，不久即死，安得有如许气力，大声疾呼，久而不绝乎？"遂用大承气汤，启齿而下，夜间解黑粪满床，脉出身热神清，舌燥而黑，更服小陷胸汤两剂而愈。因思此症大类四逆，若误投之，立死，硝黄固不可以误投，参附又岂可以轻试也哉？渊雷案：此证因是谵语而非郑声，故毅然投承气，可谓卓然不惑者矣，若参以腹诊，当尤易辨。

《古方便览》云：一贾人年六十，患热病，诸药杂投，日以增剧，至十七八日，耳聋目瞑，不知人，唇焦舌黑，谵妄燥渴，唯索冷水，水入则呕哕，扬手舞足，病势危甚，家人待毙而已。余按其腹，硬满而有疼痛之状，乃作大承气汤三剂饮之，其夜下硬屎五六枚，明早，得目明耳闻，始知人事。然口渴未止，犹欲饮冷水，余弗禁，恣饮之，至三日，不复欲饮，仍与前方，服十余剂，诸证日除。复诊时，心下痞硬，腹中雷鸣，更作半夏泻心汤及三黄丸饮之，病痊愈。

又云：一男子年四十有余，热病十八九日，口不能言，目不得正视，身体不动，手足清冷，诸医以为阴证，与参附辈，不得寸效。余诊之，两脉如蜘蛛丝将绝，候其腹，脐下有物磊砢，乃作大承气汤饮之，通燥屎五六枚，诸证顿退。

又云：一老人患偏头痛，其痛如刀劙，历四十余日，诸医不能疗。余诊之，腹硬满，大便不通十四日，舌上黄苔，面目黧黑，乃与此方五剂，下利五六行，诸证顿退，六七日而全治。

《方伎杂志》云：一人患伤寒请治，病人妄言，时欲起走，家人恒抱持之，按卧床上，其证腹满大渴，舌上干燥，齿龈黑色，错语不已，二便不利，脉沉微。因与大承气汤三帖，下臭秽黑便甚多，至第三日，精神颇爽，但夜间惊恐，不得安眠，因与柴胡加龙骨牡蛎汤，凡三十余日而瘳。问其病中情形，则云觉诸道商船云集应付极忙，不自觉其病苦，病中常欲起走，即由于此。医谓此病当服人参，服之遂剧云，班孟坚有言，有病不治，常得中医，洵不诬也。

又云：某妇以大疫乞诊，夜漏将残，急往诊之。年三十许，病过十日，大热大渴，虽谵言错语，而口舌干燥卷缩，所言殊不分明，神气昏冒，脉洪数，眼中吒吒，便闭已八九日。余与大承气汤，秽物杂下，每日七八行，经四五日，神气稍复，自言尻痛，看护人以为褥疮，令侧卧视之，则鹳口疽已成脓矣。盖瘀血留滞于长强边，欲成肿疡，以邪热蒸灼发动酿脓也，初起必甚痛，以人事不省，反不知痛，亦不幸中之大幸矣。时邪热尚盛，故犹与大承气汤，疽上贴左突膏，溃后，疽口陷下五六分，径及一寸两三分，于是以破敌膏遍涂疮口，上盖中黄膏，日易三次，以取脓，内服大黄牡丹皮汤及伯州散，三十余日，疫与疽俱愈。

阳明病，其人多汗，以津液外出，胃中燥，大便必硬，硬则谵语，小承气汤主之，若一服谵语止者，更莫复服。

柯氏云：多汗是胃燥之因，便硬是谵语之根。一服谵语止，大便虽未利，而胃濡可知矣。渊雷案：胃肠结实者，常致脑证，故小儿恣食，甚则发食厥，而本论言谵语，必推原于便硬若燥屎，谵语止莫复服者，惧益伤其津也。

阳明病，谵语，发潮热，脉滑而疾者，小承气汤主之。因与承气汤一升腹中转矢气者，更服一升，若不转矢气者，勿更与之。明日又不大便，脉反微涩者，里虚也，为难治，不可更与承气汤也。

《脉经》《千金翼》并作"承气汤主之"，无"小字"，赵刻本，转矢气并作"转气"，今从成本补，《玉函》作"转矢气"。

尾台氏云：阳明病云云，脉滑而疾者，是大承气汤证也。《脉经》《千金》俱无"小"字，为是。"因与承气汤"以下，后人之注文，当删。山田氏云：小字衍文，当从《脉经》《千金翼》删之。"腹中"上，脱"汤人"二字，当从前二百十七条文补之。"明日"已下十七字，别是一章，承前文发之。"明日又"三字当作"阳明病"，盖以阳字省文作阳，一讹为"日明病"，再讹为"明日又"已。"不可更与承气汤也"八字，古注文掺入，亦当删之。承气汤不言大小者，要在随证辨用也。言阳明病谵语发潮热，不大便，脉滑而疾者，此为里实，承气汤主之，本文虽不及不大便，脉证既已若斯，则其不大便者，可从而知也。因与承气汤一升，汤入腹中，转矢气者，是有燥屎，可更与一升以下之，若其不转矢气者，是无燥屎，不可更与之，如是者，宜与柴胡加芒硝汤辈以和之也。阳明病不大便者，其脉当滑疾，今反微涩者，此为里虚，故为难治也。前举谵语潮热而略不大便，后举不大便而略谵语潮热，本论错综之妙若斯，尝考古今诸注传，并皆随文作解，而不知其有错误，是其所以愈辨而愈不明也。渊雷案：因与承气以下二十七字，毕竟后人注文，删之为是。若如山田所释，服汤不转矢气，当与柴胡加芒硝汤辈，则潮热谵语，脉滑而疾者，不必是承气证，胸胁不满者，亦可服柴湖汤。如是则仲景审证用药之法，根本动摇，无往而非以药试病矣。其改明日又三字为阳明病三字，以为别是一条，识见甚是。脉微涩者里虚难治，即二百二十条之脉涩者死也，若如原文不改，则服承气汤，不大便，脉之滑疾者转为微涩，此种病变，虽非绝无，亦属仅有，义反隘矣。

阳明病，谵语，有潮热，反不能食者，胃中必有燥屎五六枚也。若能食者，但硬耳，宜大承气汤下之。

《玉函》作"大承气汤主之"，无"宜"字，是，《脉经》作"宜承气汤下之"，无"大"字。

山田氏云：反当作"烦"。因声近而误。所谓心中懊侬而烦，胃中有燥屎者可攻（二百四十三条）及烦躁发作有时者，此有燥屎（二百四十四条）及烦不解，腹满痛者，此有燥屎（二百四十六条）皆可以征矣。凡伤寒谵语有潮热者，固应不能食，岂得谓反乎？《金匮》产后病篇曰："病解能食，七八日更发热者，此为胃实，大承气汤主之。"可见病之未解，乃不能食，此为其法也。成无己谓胃热当消谷引食，殊不知胃热消谷，本以内因之病言之，而与伤寒外邪人胃者毫不关涉，可谓牵强矣。燥屎五六枚者，以腹诊言之，此证诊其腹，则必有粪块五六枚应于手也，如是者，宜以大承气汤下之，若其不烦且能食者，但硬而已，与小承气汤可也。大承气汤一句，当在也字下，而在于此者，乃本论属辞之法也耳，《金鉴》以为错置，非也。渊雷案：能食但硬之证，纵有谵语，当无潮热，故著但字耳字，以示勿用大承气之意。不然，潮热大便微硬，本可与大承气者也（二百一十七条），此证山田与小承气，周氏同，汪氏主调胃承气，当随证择用。又案：小承气、调胃承气，亦能去燥屎，止谵语，而仲景谆谆辨其与大承气异用，可知大承气之燥屎，必别有毒烈之质，若非特殊代谢废料，无可说明。

《方伎杂志》云：一妇人病时疫，恶热谵语，舌黑干缩，不知人事，余用大承气汤。至八九日，忽不能食，勺饮不入，但服药如故，余以事曾经验，知不能食非服药之过，始终与大承气汤。家人亲戚，心滋疑惧，日促祛除邪毒，凡服承气半月余，精神稍复，少进米饮，渐以能食，其后与柴胡姜桂汤，四十余日而复原。病人之母，告以粒米不进者十七日，颇滋虑惧，今竟平复，喜出望外。病人则云，十数日间，但知游览诸名刹，恣食麦面，更不知饥，真奇症也，是年怀孕。

阳明病，下血谵语者，此为热入血室，但头汗出者，刺期门，随其实而写之，濈然汗出则愈。

《玉函》《脉经》《千金翼》刺上并有"当"字，成本写作"泻"。此条亦见《金匮》妇人杂病篇，盖专指妇人之病。血室即子宫也，言妇人阳明病，前阴下血而谵语者，为热入血室之故，非有燥屎，不可下，血净则谵语自止矣。若血止热不去，郁蒸而为头汗者，可刺期门，若不用刺法，则服小柴胡汤取效，可参看太阳下篇热入血室诸条。

汗（汗一作卧）出谵语者，以有燥屎在胃中，此为风也，须下之，过经乃可下之。下之若早，语言必乱，以表虚里实故也。下之则愈，宜大承气汤（一云大柴胡汤）。

赵刻本，须下之，作"须下者"，下之则愈，作"下之愈"，今据《玉函》、成本改补。

成氏云：胃中有燥屎则谵语，以汗出为表未罢，故云风也。燥屎在胃则当下，以表未和，则未可下，须过太阳经，无表证，乃可下之。若下之早，燥屎虽除，则表邪乘虚复陷于里，为表虚里实，胃虚热甚，语言必乱，与大承气汤却下胃中邪热，则止。

徐氏《伤寒类方》云：阳明本自汗出，然亦有不汗出者，此指明汗出之为风，则知汗出乃表邪尚在，不汗出者为火邪内结也。下早则引表邪入里，故有虚而里实，虽已误下，然见谵语等证，则更下之，亦不因误下而遂不复下也。

山田氏云：风当作实，传写之误也。本篇有之，"大便难，身微热者，此为实也，急下之，宜大承气汤"（二百五十七条）。辨可下篇亦言，"病腹中满痛者，此为实也，当下之，宜大承气汤。"是也。"下之若早语言必乱"八字，错简也，当在宜大承气汤句下始合。言汗出谵语者，此燥屎在胃中，为实也，须下之。虽然，表证未尽解者，不可下之，过经，谓表解也，邪气去表入里，是以表虚里实也，唯其表虚里实，故下之则愈，宜大承气汤。下之若早语言必乱，以表未虚里未实故也，虚实二字，当作邪气之去来看焉。

渊雷案："此为"至"故也"二十八字，盖后人旁注，传写误入正文，当删。汗出不恶寒，为阳明证，谵语，为胃有燥屎之证。言阳明病，有燥屎，下之则愈，宜大承气汤。经文本自明白晓畅，成氏徐氏辈顺文训说，乃以汗出为表证，牵合此为风也之句。夫中风风温，固以汗出得名，然本篇云："阳明病，脉迟，虽汗出，不恶寒者"云云，可攻里也（二百一十六条）；"阳明病，发热汗多者，急下之"（二百五十八条）。今以汗出为表证之风，未可下，则可攻之汗出，急下之汗多，与表证之汗出，将何以异乎？山田改风为实，于义固胜，然风之与实，形音俱远，何致传写遽误，不宁唯是。证既谵语矣，又云下之若早语言必乱，不知语言之乱，与谵语又何以异乎？魏荔彤以《内经》胃风、肠风为说，则愈穿凿不可为训，山田、丹波，俱已辨之。

《方伎杂志》云：安政二年乙卯，冬十月，锻冶町相模屋之妇，大疫乞治，余与大青龙汤取汗，然热势不挫，渐致妄言错语，如狂人，因用大承气汤。其夜大地震，居宅被毁，家人仓皇舁病人逃出，近地无所棲止，遂远之麻布戚串家，至则其家亦毁，又舁之至小网町，始得片席地安卧，天已拂晓，而相模屋成灰烬矣。翌晨，延余复诊，稍感风寒外，不见他证，因尚与大承气汤（案真感风寒当进而退表），不过六七日，精神渐爽，愕问何故居此，告以地震毁屋，则大惊异，居半月而返，服药三十余日而痊愈。

伤寒四五日，脉沉而喘满，沉为在里，而反发其汗，津液越出，大便为难，表虚里实，久则，谵语。

山田氏云：满同"懑"，闷也，越犹言"发"，言伤寒四五日，脉沉而喘懑，此为邪气在里，以脉沉故也。合次条及后二百二十九条考之，此证宜以白虎汤以解其里热，而反发汗，津液发出，则胃中干燥，大便因为难。难者，求而不得之辞，以屎既为硬故也。此为表虚里实，至其久，则发谵语，宜用大小承气下之。

舒氏云：久则谵语者，自宜大承气汤，此因夺液而成燥者，原非大热入胃者比，故仲景不出方，尚有微甚之斟酌耳。渊雷案：大便难，谵语，无大实大满之证者，小承气所主，实而不满者，调胃承气所主，谓久则二字，当不致有大承气证，若其本证，脉沉喘满，盖宜大柴胡汤。山田拟白虎，未必对矣。

三阳合病，腹满身重，难以转侧，口不仁，面垢（又作枯，一云向经），谵语遗尿，发汗则谵语甚，下之则额上生汗，手足逆冷。若自汗出者，白虎汤主之。

面垢上，《玉函》成本并有"而"字，面垢二字，《千金翼》作"言语向经"四字，赵刻本无"甚"字，今据《玉函》补。

山田氏云：此证虽以三阳命焉，腹满身重谵语，皆属阳明内热之病，故不发汗，不和解，唯用大寒以挫其壮热也。若其发汗则谵语甚者，由津液越出，大便燥结也，如斯者，当议大小承气汤也。若其下之则额上生汗，手足逆冷，或自汗出者（案此句误辨见拙案），大便未硬，其里未实，而下之颇早故也，如是者，急可救之，宜通脉四逆汤。厥阴篇曰："大汗若大下利而厥冷者，四逆汤主之。下利清谷，里寒外热，汗出而厥者，通脉四逆汤主之。"痉湿喝篇曰："湿家下之，额上汗出，微喘，小便不利者死。"可见下后额上汗出者，果为虚寒危急之证矣。按病证曰不仁，寒热痛痒并不知觉之名，辟诸不仁人，路视人之患难，恝然无介于心，是以谓之不仁。《素问·痹论》云："皮肤不营，故为不仁。"巢氏《病源》云："搔之如隔衣不觉知，是名为不仁也。"程氏《遗书》云："医家以不认痛痒，谓之不仁。"人以不知觉不识义理为不仁，譬最近，是也。

柯氏云：里热而非里实，故当用白虎，而不当用承气。若妄汗，则津竭而谵语，误下，则亡阳而额汗出手足厥也。此自汗出，为内热甚者言耳，接遗尿句来（案此说是足正山田之误）。若自汗而无大烦大渴证，无洪大浮滑脉，当从虚治，不得妄用白虎。若额上汗出，手足冷者，见烦渴谵语等证与洪滑之脉，亦可用白虎汤。

雉间焕云：口不仁者，渴而舌上干燥生苔，故言语不利，且不知食味是也，加之以谵语遗尿，自汗身重，乃白虎证也明矣，为非白虎证者，余未得其说。

渊雷案：诸家释口不仁甚析，而不及面垢，惟《金鉴》以为阳明主面，热邪蒸郁，故面垢，则亦言其因而不言其状。面垢者，皮脂腺分泌亢进，故面色垢晦，即后世所谓油妆也。温热家以面色之光洁垢晦，辨伤寒温热，而不知面垢之本是伤寒阳明证，可谓疏矣。此证腹满谵语而不可下者，必因表热炽盛，正气犹有祛病外向之势，故不主承气而主白虎。白虎虽清热之剂，其效尤偏于走表，昔贤谓石膏质重气轻，专达肌表，有以也。身重遗尿，皆因神经受热灼而麻痹之故，自汗出为本条证用白虎汤之标准，故冠以若字。此句当接遗尿句看，柯氏说是。山田与手足逆冷句连读，以为误下后之或然证，则句末者字不可通矣。此证若无汗者，可择用葛根芩连汤黄连解毒汤之类。又，"发汗"以下十七字，尾台氏以为后人注文。

本论言合病者，为科四，为条七：曰太阳与阳明合病，主葛根汤者两条（三十三条三十四条），主麻黄汤者一条（三十七条）；曰太阳与少阳合病，主黄芩汤者一条（百七十九条）；曰阳明少阳合病，主大承气者一条（二百六十一条）；曰三阳合病，主白虎汤者一条，不出主方者一条（二百七十一条）。合而考之，所以名为合病之故，殊无显明之证候，前贤注释，辄云："太阳阳明合病者，太阳之脉浮发热头痛恶寒，与阳明之喘渴胸满烦热不得眠等证，同时均病"（程氏、《金鉴》等）。"太阳少阳合病者，谓有太阳之发热头痛项强脉浮，又有少阳之口苦咽干目眩耳聋胁痛胸满也"（《金鉴》、汪昂、山田等）。"阳明少阳合病者，阳明病目痛鼻干不得卧，少阳病胸胁痛耳聋，两经病证各见一二证便是"（张兼善、《金鉴》）。虽然，考之经文，则葛根汤但云自下利，葛根加半夏汤但云呕，麻黄汤但云喘而胸满，黄芩汤黄芩加半夏生姜汤但云自下利若呕，大承气汤但云下利脉滑数有宿食，而无两经相合之证。如旧注所云者，征之实验，则葛根汤但治表闭项强，其兼下利者，表解则利减，麻黄汤但治表闭，黄芩汤但治下利，大承气汤但治痞满燥实。苟施之两经相合之证，如旧注所云者，曾无一验也。且如本条所举，壹是皆阳明证，其主白虎汤，尤足征表证已罢，百七十七条云："伤寒其表不解，不可与白虎汤。"可以见也。而《金鉴》犹云："三阳合病者，太阳之头痛发热，阳明之恶热不眠，少阳之耳聋寒热等证皆具也。"斯真不念思求经旨者已。又如百三条、百九十七条、二百二十九条、二百三十七条，皆具三阳之证，而经文皆不称三阳合病，更征之方药：柴胡桂枝汤当治太少合病，大柴胡汤当治阳明少阳合病，大青龙汤当治太阳阳明合病，桂枝加附子汤麻附甘草汤麻附细辛汤，当治太阳少阴合病，桂枝人参汤，当治太阳太阴合病。而经文用以上诸方者，皆不称合病。由是言之，有合病之证者，不称合病，称合病者，乃无合病之证，是知合病云者，古医家相传有此名目，仲景沿而用之，其本义已不可知。注家取六经病证为释，徒乱人意，无益于治，甚无谓也。惟吉益氏《类聚方》，一切域去不取，吾以是佩其卓识。

二阳并病，太阳证罢，但发潮热，手足漐漐汗出，大便难而谵语者，下之则愈，宜大承气汤。

成氏云：本太阳病，并于阳明，名曰并病。太阳证罢，是无表证，但发潮热，是热并阳明，一身汗出为热越，今手足漐漐汗出，是热聚于胃也必大便难而谵语。经曰："手足漐然而汗出者，必大便已硬也"（二百一十六条）。与承气汤，以下胃中实热。柯氏云：太阳证罢，是全属阳明矣。先揭二阳并病者，见未罢时便有可下之证，今太阳一罢，则种种皆下证。惟忠云：此俟其表之已除，而后攻其里者也。

阳明病，脉浮而紧，咽燥口苦，腹满而喘，发热汗出，不恶寒，反恶热，身重。若发汗则躁，心愦愦（公对切），反谵语；若加温针，必怵惕烦躁不得眠；若下之，则胃中空虚，客气动膈，心中懊憹，舌上胎者，栀子豉汤主之。若渴欲饮水，口干舌燥者，白虎加人参汤主之。若脉浮发热，渴欲饮水，小便不利者，猪苓汤主之。

赵刻本自若渴以下，及若脉以下，析为别条，盖因复出栀豉方人参白虎方之故，成本亦作三条，而注则连贯说之，今从《玉函》及《金鉴》、山田、丹波诸注本，合为一条。温针，成本作"烧针"，《玉函》《千金翼》，并无"加人参"三字。

尾台氏云：此章凡四段，若拟其治法，则自阳明至身重，白虎汤证也；若发汗以下，可与大承气汤；若加烧针以下，可与桂枝甘草龙骨牡蛎汤；若下之以下，栀子豉汤证也。山田氏云："阳明病"至"身重"二十七字，乃热结在里而无燥屎之证，与前三阳合病条同焉，宜与白虎汤，以挫其热。若认其脉之浮，以为表未解而发其汗，则津液越出，大便为硬，令人烦躁心乱而反谵语，乃承气证也。谓之反者，及其发汗非徒无益，反使增剧也。若加温针，则致火逆，怵惕烦躁不得眠，所谓太阳伤寒者加温针必惊，是也，乃桂枝去芍药加蜀漆牡蛎龙骨汤、桂枝甘草龙骨牡蛎汤等证也。若认其腹满汗出恶热，以为有燥屎而下之，则胃中空虚，客气动膈，令人心下痞硬，所以然者，以本无燥屎也，乃甘草泻心汤证也。

成氏云：愦愦者，心乱。方氏云：怵惕，恐惧貌。

渊雷案：此条甚难读。白虎猪苓二段，《脉经》《千金翼》俱为别条，且不与栀子豉段相接，而注家自成氏以下，皆作一串解之，谓下后热客上焦者栀子豉汤，下后热客中焦者人参白虎汤，下后热客下焦者猪苓汤。惟尾台、山田，见解独异。今案本条本证，咽燥（即口不仁之微者）腹满身重，与前二百二十七条三阳合病如出一辙，显然为白虎证，误汗谵语之变，亦与合病条无异，然则人参白虎汤所以治本证，非所以救误下，明矣。中间汗下温针，为插入之笔，文法亦同三阳合病条，由此推之，误下之变证，盖止于心中懊憹句。原文本无救逆之方，后人因懊憹证似栀子豉汤，故傍注舌上苔者两句，传抄误入正文，注家不辨，遂以为三方皆救误下者。尾台、山田之识，自是不凡。末段猪苓汤，与本证本不相涉，因与人参白虎汤有渴欲饮水一证相似，故牵连辨之耳。至于汗下温针之救逆，则二君所举诸方，皆可择用。

本论于宜用清剂之证，辄详汗下温针之逆，盖汉时清法未备，不识宜清之证，故误施汗下温针耳。近世温热之说出，清法乃大备，温热书惟清法可采用。然误清过清之病，至今日而特多，医术与时隆污，苟或过正，病人即受其祸。医称仁术，而无形中往往祸人，每一念及，不寒而栗。

本论中猪苓汤证二条（本条及三百二十二条），猪苓汤禁一条（次条），证候殊不析，本条云脉浮发热，渴欲饮水，小便不利，乃与五苓散证无异，注家或以为太阳阳明之辨，或以为气分血分之差，皆徒托空言，未有确指其证候者。若非怀宝迷邦，则是不知用法耳。唯日本医谓猪苓汤治淋病脓血，殆因《金匮》载之淋病篇中，遂尔悟出，今所试效，则五苓证病在肾脏，虽小便不利，而小腹不满，决不见脓血，猪苓证病在膀胱尿道，其小腹必满，又多带脓血，苟熟知乎肾脏病与膀胱尿道病症状之异？则二方决不致误施，朱肱谓五苓脉浮，猪苓脉沉，王宇泰因谓本条若脉字下脱一不字，当作若脉不浮，皆捕风捉影之谈，不可从矣。

猪苓汤方

猪苓（去皮）　茯苓　泽泻　阿胶　滑石（碎，各一两）

上五味，以水四升，先煮四味，取二升，去滓，内阿胶烊消，温服七合，日三服。

《方极》云：猪苓汤，治小便不利，若淋漓，若渴欲饮水者。《类聚方》云：当有便脓血证。

《方机》云：脉浮发热，渴欲饮水者，此其正证也。又治下利咳呕，渴而心烦，不得眠者，小便淋沥，或便脓血（原注便者小便也）者，兼用滑石矾甘散（滑石、矾石各二分甘草一分）或应钟。

和田东郭《导水琐言》云：满身洪肿，虽力按之，放手即胀起如故，其肿如是之甚，曾不碍其呼吸，气息如常者，是猪苓汤证也。又一种，肿势如前，虽腰以下满肿，而肩臂胸背绝不肿，呼吸如常者，亦可用猪苓汤，不必问渴之有无。渊雷案：肿而呼吸如常，谓非瘀血性水肿也，身半以下肿，身半以上不肿，殆因膀胱积尿过多，致胀大稀松，水气渗透于邻接组织之故，此等病变机转，中医观察亦得其大体。

《类聚方广义》云：猪苓汤，治淋病点滴不通，阴头肿痛，少腹膨胀作痛者。

若茎中痛，出脓血者，兼用滑石矾甘散。又云：孕妇七八月以后，有阴户掀热肿痛，不能卧起，小便淋漓者，以三棱针轻刺肿处，放出瘀水，后用此方，则肿痛立消，小便快利。若一身悉肿，发前症者，宜越婢加术汤。

《方函口诀》云：此方为下焦蓄热，利尿之专剂。若邪在上焦，或有表热者，为五苓散证。凡利尿之品，皆主泌别津液，故二方俱能治下痢（是指泄泻不是痢疾），但其病位有异耳。此方专主下焦，故治淋病或尿血，其他，水肿之属实者，及下部有水气，而呼吸如常者，用之皆能奏功，或加车前子、大黄，治尿血之重证，兼用黄连解毒汤。

渊雷案：本方虽以猪苓名汤，实以滑石为君，阿胶为臣，余三味不过佐使耳。苏颂谓古方治淋病，多单使滑石，殆以其能滑利尿道，故得名欤；阿胶则专为止血，旧注以为育阴，盖以本方冠以阳明少阴字样，想当然耳；猪苓、茯苓、泽泻三味，同五苓散，所以促肾脏之分泌，盖下流不通，则上源亦塞，膀胱积尿不去，则肾脏之泌尿亦阻也。

《古方便览》云：一男子，患血淋两三年，一日，血大出，痛不可忍，顷刻两三升（案：夸辞也），目眩不知人事，余即与此方，渐收效，不再发。

东郭《医谈》云：一男子下血，大小便不通，腹满欲死，医与四物汤加山栀、黄柏之方，腹满仍甚，余与猪苓汤加大黄，小便始渐通。

阳明病，汗出多而渴者，不可与猪苓汤，以汗多胃中燥，猪苓汤复利其小便故也。

成氏云：《针经》曰："水谷入于口，输于肠胃，其液别为五，天寒衣薄则为溺，天热衣厚则为汗"（案：出《灵枢·五癃津液别》篇）。是汗溺一液也，汗多为津液外泄，胃中干燥，故不可与猪苓汤利小便也。柯氏云：汗多而渴当白虎汤，胃中燥当承气汤，具在言外。

渊雷案：经文渴者下，当有"虽小便不利"五字，言小便不利之由于汗多胃燥者，不可与猪苓汤。盖猪苓汤之主证为小便不利或淋漓，虽不渴。亦可用，若无此五字，似渴为猪苓汤之主证矣。

脉浮而迟，表热里寒，下利清谷者，四逆汤主之。

云脉浮，示发热也，虽脉浮发热，然下利清谷，脉浮不数而迟，故知是虚性兴奋，里真寒而外假热，宜四逆汤急救其里。此条承猪苓汤之脉浮，承气汤之脉迟而言，其病当届少阴，不属阳明，虽脉浮发热似太阳，衡以表里旧说，犹与少阴为近。

若胃中虚冷，不能食者，饮水则哕。

《脉经》冠以"阳明病"三字，《千金翼》无"若"字，似是。

此明不能食之非因胃有燥屎者（二百二十三条），胃中虚冷，则亦太阴病混入阳明篇者，说在百九十九条。饮水则哕，本论及《金匮》中屡见之，大概是胃寒不能运水下降，水液澹荡，激动横膈膜之故。汪氏云：武陵陈氏云："法当大温，上节已用四逆，故不更言治法。"余案常器之云宜温中汤，然不若用茯苓四逆汤，即四逆汤中加人参以补虚，茯苓以利水也（以上汪氏）。《金鉴》云：宜理中汤加丁香吴茱萸，温而降之可也。

脉浮发热，口干鼻燥，能食者则衄。

魏氏云：脉浮发热，太阳病尚有存者，而口干鼻燥能食，虽阳明里证未全成，阳明内热已大盛，热盛则上逆，上逆则引血，血上则衄，此又气足阳亢之故，热邪亦随之而泄。渊雷案：魏说虽平允，吾犹有疑，何则，热病之衄，因气血上冲，鼻黏膜复脆薄之故，是脉浮发热，口干鼻燥者，已足致衄，不关能食与否也。今云能食者衄，则不能食者必不衄乎？又，此条之意，将教人先知其将衄而已乎，则徒知何益，将教人预防其衄，既衄而治衄乎，又何以不出方治，进退不得其主旨，则又何贵乎有此文。

山田氏云：能食当作不能食，上两条，通计二十七字（旧二十六字今补不字合二十七字），当在下条栀子豉汤句下，合为一章，盖承上文不能食，触类长之者也。案：山田亦不得其主旨，故云尔，然沾字移次，颇嫌牵强，姑备一说。

阳明病，下之，其外有热，手足温，不结胸，心中懊憹，饥不能食，但头汗出者，栀子豉汤主之。

山田氏云：此阳明病下后，大邪已去，而余热少伏于内而不得越者，与栀子豉汤以解余热则愈。手足温乃手足热，已见前一百二条。汪氏云：饥不能食者，言懊憹之甚，则似饥非饥，嘈杂不能食也。成氏云：热自胸中熏蒸于上，故但头汗出。渊雷案：此下之过早之小逆，实去而热未尽，故用栀子豉汤善其后，以其云外有热，云不结胸，故知小逆。栀子豉汤本是发汗吐下后肃清胸中余热之方，若以栀子豉为退热之主方，则避重就轻矣。

阳明病，发潮热，大便溏，小便自可，胸胁满不去者，与小柴胡汤。

《玉函》、成本、《全书》并作"小柴胡汤主之"，盖非。

钱氏云：此阳明兼少阳之证也，邪在阳明而发潮热，为胃实可下之候矣，而大便反溏，则知邪虽入而胃未实也，小便自可，尤知热邪未深，胸胁满者，邪在少阳之经也。盖阳明虽属主病，而仲景已云："伤寒中风，有柴胡证，但见一证便是，不必悉具"（百五条）。故凡见少阳一证，便不可汗下，惟宜以小柴胡汤和解之也。山田氏云：凡云与者，皆权用之义，与主字不同也。渊雷案：此证虽云阳明，而胸胁满不去，则少阳未解，且大便溏，小便自可，故虽有潮热而不攻。二百五十六条云："须小便利，屎定硬，乃可攻之。"是也。此证若大便不溏，则柴胡加芒硝汤大柴胡汤，亦为对证。

阳明病，胁下硬满，不大便而呕，舌上白苔者，可与小柴胡汤。上焦得通，津液得下，胃气因和，身濈然汗出而解。

钱氏云：此亦阳明兼少阳之证也。上文虽潮热，而大便反溏，小便自可也，此虽不大便，而未见潮热，皆为阳明热邪未实于胃之证。不大便为阳明里热，然呕则又少阳证也，若热邪实干胃，则舌苔非黄即黑，或干硬，或芒刺矣。舌上白苔，为舌苔之初现，若夫邪初在表，舌尚无苔。既有白苔，邪虽未必全在于表，然犹未尽入于里，故仍为半表半里之证。程氏云：胁下硬满，不大便而呕，自是大柴胡汤证也。其用小柴胡汤者，以舌上白苔，犹带表寒故也。

尾台氏云：阳明胃实证，舌色多黑，若未至于黑，则必煤黄色。此条虽称阳明病，实为阳明少阳并病，是以有白苔。苔本以黑为义，故加一白字也。《素问·五藏生成篇》云："黑如炲者死。"此虽非论舌色，亦可借发胎字之义。又云：阳明病发潮热云云，阳明病胁下硬满云云二章，盖所谓少阳阳明并病也，此等证，多有宜柴胡加芒硝汤、大柴胡汤者，临处之际，宜注意焉。

刘栋云：上焦得通以下，后人之注，误混本文也。渊雷案：上焦得通四句，谓小柴胡通上焦之药，三焦决水道之官，上焦通利，水道无阻，则胃府自润，大便自通。其病亦取柴胡汤通常之瞑眩，以汗出而解（参看百六条之解释），证虽不大便，无须用大柴胡也。盖手少阳之府为三焦，本论六经，虽与素灵之经脉不同科，犹时有相似处。譬之高曾云扔，性情面貌虽异，其遗传痕迹，固有存焉者耳。太炎先生及祝君味菊，皆谓三焦即淋巴系，今观柴胡汤少阳专药，而云上焦得通，津液得下，则其说良信。虽然，胸胁为上焦部位，胸胁部之淋巴管肿硬而苦满，谓小柴胡通利上焦，是也。若谓胃气之和因津液得下，则恐未必。淋巴液还流虽畅，无下入胃肠之理，盖胁下硬满未解时，正气竭全力以救胸胁，故内则不大便，外则不汗出，胁满既解，则大便自通，汗亦自出。旧说谓少阳为枢，柴胡转枢，正是此理。

《麻疹一哈》云：太夫人龄四旬有五，夏四月，患麻疹，其证或发热，或不发热，时或头目疼，项背强而疼烦（案：即百三条之颈项强也），或如疟状而无汗，郁陶不怡，饮食渐减，如是者六七日。初进葛根汤，不知，按其腹状，胸肋烦闷，胁下微痛，痼癖如盘，应指而痛，大便秘结，小便短少，更进小柴胡汤及三黄丸，大便快利，汗出如流，疹子随汗而出。疹收后，唯治痼癖，诸证全退，健履倍故云。

阳明中风，脉弦浮大，而短气，腹都满，胁下及心痛，久按之气不通，鼻干不得汗，嗜卧，一身及目悉黄，小便难，有潮热，时时哕，耳前后肿，刺之小差，外不解，病过十日，脉续浮者，与小柴胡汤。脉但浮，无余证者，与麻黄汤。若不尿，腹满加哕者，不治。

《玉函》、成本目上并有"面"字，赵刻本，脉但浮以下为别条，今从《玉函》、成本合之。《金鉴》云：续浮之"浮"字，当是"弦"字，始与文义相属，则可与小柴胡汤，若俱是浮字，则上之浮既宜用小柴胡汤，下之浮又如何用麻黄汤耶？案：柯氏径改为弦浮。

刘栋云：此条，后人之所记也。因太阳中篇太阳病十日以去脉浮细之条（三十八条），又论柴胡汤麻黄汤之别也。

渊雷案：脉弦属少阳，浮属太阳，大属阳明。脉既浮大，必然发热，发热不得汗，为太阳证；短气，腹满，鼻干，嗜卧，身目黄，小便难，潮热，皆阳明证；胁下及心痛，为少阳证；耳前后肿，为阳明少阳共有之证。今乃不日三阳合病，而日阳明中风，可知合病与阳明中风之名，皆不可理解。耳前后肿，即并发流行性腮腺炎，《内经》所谓发颐，世俗所谓痄腮也，其肿在耳前耳下，余势及于耳后，耳轮或为之撑起。旧说以为阳明之脉出大迎（鼻旁穴名），循颊车，上耳前，少阳之脉下耳后，其支者，从耳后入耳中，出走耳前，故耳前后肿为阳明少阳证云。脉但浮无余证，谓无短气腹满以下诸证，盖言阳明中风之轻者，若不尿以下，言阳明中风之重者，非病过十日以后事，乃并举轻重三等耳。

钱氏云：久按之气不通者，言不按已自短气，若久按之，则气愈不通，盖言其邪气充斥也；嗜卧，阳明里邪也；小便难者，邪热闭塞，三焦气化不行也；若小便利，则不能发黄矣。柯氏云：本条不言发热，看中风二字，便藏表热在内，外不解，即指表热而言，即暗伏内已解句。病过十日，是内已解之互文也，当在外不解句上。刺之，是刺足阳明，随其实而泻之。少差句，言内病俱减，但外证未解耳，非刺耳前后其肿小差之谓也。若不尿腹满加哕，是接耳前后肿来，此是内不解，故小便难者竟不尿，腹部满者竟不减，时时哕者更加哕矣，非刺后所致，亦非用柴胡麻黄后变证也。渊雷案：柯氏以小柴胡汤但治外不解，则解内之功，当在于刺，内为阳明，故云刺足阳明，然未知所据，姑备一说。

吉益猷云：小柴胡加石膏汤，治耳前耳后肿者。

《方伎杂志》云：鹿岛源藏之家人，年五十余，患大疫，恶热谵语，腹满便闭，渴而舌黑，脉沉实。余用大承气汤，下利日七八行，热渐解，十余日而精神复常。一日，又发大热，谵言妄语如前，无端耳前发肿，所谓发颐是也，隆起约一寸，根脚及二寸余，于是用小柴胡加石膏汤，三四日，见赤色，因贴破敌膏，两三日后溃破，流脓甚夥，疮口深及四五分，于是以干绵丝蘸破敌膏，押入疮口，昼夜易三次，耳中破溃，脓汁淋漓，热随脓出，食亦渐进，精神渐复，三十余日而痊愈。伤寒发颐，为稀有之症，余所疗治，仅数人耳，然皆全治，此其一也。

阳明病，自汗出，若发汗，小便自利者，此为津液内竭，虽硬不可攻之，当须自欲大便，宜蜜煎导而通之。若土瓜根及大猪胆汁，皆可为导。

《玉函》《脉经》猪胆上并无"大"字。山田氏云：小便自利，当作小便不利，传写之误也，故下文承之云，此为津液内竭，乃前第六十条所谓："大下之后复发汗，小便不利者，亡津液。"是也。盖小便以自利为常，以不利为病，唯其常，则津液内竭四字无所照应也，且也，论中云小便自利者，每于其当不利而反快利如常者而言，太阳中篇抵当汤诸条可见矣。今此条突然言之，益知其误写无疑焉。先辈诸家，未有一言及此者，鸣呼！读书若斯疏漏，岂足窥古人精微之训哉？渊雷案：津液内竭者，当留液自救而小便不利，山田说自通。惟蜜煎之用法，所以润直肠之枯燥，自汗出四句，举例以言直肠枯燥之因，而非蜜煎之证候。若因小便自利而致直肠枯燥者，蜜煎仍所宜用，勿拘可也。今之甘油锭，义同蜜煎导，灌肠法，意同猪胆汁。

成氏云：津液内竭，肠胃干燥，大便因硬，此非结热，故不可攻，宜以药外治而导引之。《金鉴》云：虽大便硬，而无满痛之苦，不可攻之，当待津液还胃，自欲大便，燥屎已至直肠，难出肛门之时，则用蜜煎润窍滋燥，导而利之。或土瓜根宣气通燥，或猪胆汁清热润燥，皆可为引导法，择而用之可也。渊雷案：此证但肠燥便难耳，非因胃家实也，大病恢复期中往往见之。云阳明病者，盖追溯已往之病，非谓当前之证。今用甘油锭，颇简便，视蜜煎诸法为优。须，待也，字当作顁，须本须冉字，经典假"须"为"顁"而"顁"字废，后人乃复制"鬚"字为须冉字，"顁"字仅于《汉书·翟方进传》见之。

蜜煎方

食蜜（七合）

上一味，于铜器内微火煎之，稍凝如饴状，搅之勿令焦著，俟可丸，并手捻作挺，令头锐，大如指，长二寸许，当热时急作，冷则硬。以内谷道中，以手急抱，欲大便时乃去之。疑非仲景意，已试甚良。

食蜜，《玉函》、成本、《千金翼》并作"蜜"一字，赵刻本，之稍二字作"当须"，俟作"欲"，今依《玉函》、成本改。疑非以下九字，《玉函》、成本并无之。

又，大猪胆一枚，泻汁，和少许法醋，以灌谷道内，如一食顷，当大便，出宿食恶物，甚效。

和少许法醋，《玉函》、成本并作"和醋少许"，内并作"中"，成本无"宿食以下"六字。

《伤寒准绳》云：凡多汗伤津，或屡汗不解，或尺中脉迟弱，元气素虚人，便欲下而不能出者，并宜导法。但须分津液枯者用蜜导，邪热盛者用胆导，湿热痰饮固结，姜汁麻油浸栝楼根导，惟下傍流水者，导之无益，非诸承气汤攻之不效，以实结在内而不在下也，至于阴结便秘者，宜于蜜煎中加姜汁生附子末，或削陈酱姜导之。

《外台》引崔氏云：胃中有燥粪，令人错语，正热盛，令人错语，宜服承气汤，亦应外用生姜兑（读曰锐下同），使必去燥粪。姜兑法，削生姜如小指，长二寸，盐涂之，内下部中，立通。

《三因方》云：蜜兑法，蜜三合，盐少许，煎如饧，出冷水中，捏如指大，长三寸许，纳下部，立通。

《得效方》云：蜜兑法，蜜三合，人猪胆汁两枚在内，煎如饴，以井水出冷，候凝，捻如指大，长三寸许，纳下部，立通。《活人书》单用蜜，一法入皂角末，在人斟酌用。一法入薄荷末代皂角用，尤好。又或偶无蜜，只嚼薄荷，以津液调，作挺用之，亦妙。

《丹溪心法》云：凡诸秘服药不通，或兼他证，又或老弱虚极不可用药者，用蜜熬，入皂角末少许，作兑以导之。冷秘，生姜兑亦可。

《医学入门》云：白蜜半盏，于铜杓内微火熬，令滴水不散，入皂角末二钱，搅匀，捻成小枣大，长寸，两头锐，蘸香油，推入谷道中，大便即急而去。如不通，再易一条，外以布掩肛门，须忍住蜜，待粪至，方放开布（案：以上皆蜜煎猪胆汁之活变法）。

《外台》引《古今录验》云：疗大小便不通方，取生土瓜根，取汁，以水解之，于筒中吹内下部，立通。

《证类本草》引《肘后方》云：治小便不通及关格方，生土瓜根，捣取汁，以少水解之，筒中吹下部取通，二便不通，前后吹之取通（案本论阙土瓜根方补以以上两则）。

《方极》云：蜜煎导，治肛中干燥，大便涩者（大猪胆汁主治同）。

雉间焕云：蜜皂荚末相和，灌谷道中，却胜于蜜煎猪胆汁法。若急，则用蜡油，其法如蜜导，且不及煎成之，即用人家常用之腊挺。又云：土瓜根末海萝汁和为挺，用之，亦如蜜煎法，且别服土瓜根末佳。又治难产，用土瓜根内产门以为导，且服之，皆如上法，和海萝汁。

《类聚方广义》云：伤寒热气炽盛，汗出多，小便自利，津液耗竭，肛中干燥，便硬不得通者，及诸病大便不通，呕吐而药汁不入者。老人血液枯燥，大便每秘闭，小腹满痛者，共宜此方。蜜一合，温之，以唧筒射入肛中，尤为简捷。

阳明病，脉迟，汗出多，微恶寒者，表未解也，可发汗，宜桂枝汤。

此下两条，实为二阳并病，以表未解者不可攻里，故先与桂枝麻黄解表，以为承气攻里之地也。脉迟为阳明大承气证，汗出多为二阳共有之证，微恶寒为太阳未解，不言发热者，省文也。

阳明病，脉浮，无汗而喘者，发汗则愈，宜麻黄汤。

《玉函》《千金翼》并云："脉浮无汗，其人必喘。"无"而"字"者"字。

山田氏云：不恶寒，恶热，大便硬，皆阳明证也，故有此等证者，每以阳明称之。汪琥云："无汗而喘，但浮不紧，何以定其为阳明病？必其人目痛鼻干身热不得眠，故云阳明病也"（以上山田引汪氏语）。虽然，此是《素问》阳明病之证，即仲景氏大青龙汤所主，安在其为阳明乎？渊雷案：此条，乃并病之来自太阳伤寒者，故先用麻黄汤解表，其有里证当下，与上条同，从可知也。观此两条，知麻桂之解表，虽热证有所不忌，有人以为于本草有辛温苦温之说，始则不敢用于恶热之阳明病，竟至不敢用于恶寒之太阳病，延误病机，可为浩叹！夫伤寒阳证，岂无一二热候，有热候而用麻桂，每以为误药，嗟乎，必待纯寒阴证，则姜附犹虞不及，尚可麻桂攻表耶？亦有执桂枝下咽阳盛则毙之文，妄相左祖，不知此语出于叔和，原非仲景本意。且考叔和所谓阳盛，乃指热高汗不出之证，所谓桂枝，乃指桂枝汤，非桂枝一味。本论四十七条云："所以然者，阳气重故也，麻黄汤主之。"四十九条云："阳气怫郁在表，当解之熏之。"此皆叔和之语气，所谓阳气重阳气怫郁，即阳盛之谓，其病皆不可与桂枝汤，当与麻黄大青龙发汗者，岂谓一二热候，即禁桂枝哉？

阳明病，发热汗出者，此为热越，不能发黄也。但头汗出，身无汗，剂颈而还，小便不利，渴引水浆者，此为瘀热在里，身必发黄，茵陈蒿汤主之。

《玉函》《千金翼》剂并作"齐"，并无"蒿"字，成本亦无"蒿"字。

山田氏云：阳明病，发热汗出而渴者，白虎加人参汤证也，若发热汗多而不渴者，此为有燥屎，大承气汤证也，二证俱不能发黄，以其热发扬也。越犹言"发"，剂犹言限，瘀盖与菸通用，衣虚切，音于，《说文》云："菸郁也。"瘀热即郁热也已。若其但头汗出者，郁热不越，上蒸攻头也，其身发黄者，其热外薄肌肤而郁蒸也。茵陈蒿汤以通大便，则郁从而解矣。

元坚云：瘀热唯于发黄及蓄血称之，钱说可信（案：钱云，"瘀留蓄壅滞也，饮食之坘浊留滞于内，壅阏而作热"）。徐氏亦曰："凡言瘀字，有挟湿之义焉。"考"瘀"，系淤字从疒《说文》曰："淤，淀滓浊泥，从水，于声。"盖其人州都不通，内蓄水湿，而得病之后，胃热相酿，以为重浊，殆如淤泥黏泞，是所以郁甚成黄，故以茵陈蒿汤逐除湿热也。其不言腹满不大便者，省文也。

渊雷案：此条言急性热病并发之黄疸也。凡发黄，皆因胆汁混入血液，其色素染著于全身诸组织所致。旧说以为热甚郁蒸，未免模糊影响。胆汁混入血液，必因胆囊胆管十二指肠等部有炎症或肿疡，或肝脏细胞发生障碍之故，此病理学所证明，已无疑义者也。此条云，发热汗出者不能发黄，头汗身无汗者必发黄，其说似与今日之病理相左，然所言故是事实，非若宋元人之凭空臆测。则汗之与黄，必有因果关系。余谓阳明发热，本较太阳少阳之热为高，身无汗，则其热无从蒸散，所谓瘀热在里也，肝脏又是体温最高之处，肝脏瘀热，则发急性炎症，肿大而障碍其细胞机能，自可想见。由是言之，阳明发黄，实因汗不出所致也。又，阳明病从燥化，独此证从湿化，谓之湿热，别有寒湿发黄，非此汤所主，当用理中辈。

茵陈蒿汤方

茵陈蒿（六两）　　栀子（十四枚，擘）　　大黄（二两，去皮）

上三味，以水一斗二升，先煮茵陈，减六升，内二味，煎取三升，去滓，分温三服。小便当利，尿如皂荚汁状，色正赤，一宿腹减，黄从小便去也。

一斗二升，《金匮》《玉函》、成本、《全书》并作《一斗》，六升下，《肘后》《千金》《外台》并有"去滓"二字，三服上，赵刻本脱"温"字，今依《金匮》《玉函》、成本补。

《方极》云：茵陈蒿汤，治一身发黄，大便难者。《方机》云：治发黄色，小便不利，渴而欲饮水，大便不通者；发黄色，小便不利，腹微满者，寒热不食，头眩，心胸不安者。

《方函口诀》云：此方，治发黄之圣剂也。世医于黄疸初发，辄用茵陈五苓散，非也，宜先用此方取下，后与茵陈五苓散。茵陈以治发黄为专长，盖有解热利水之效，故《兰室秘藏》之拈痛汤（白术、人参、苦参、升麻、葛根、苍术、防风、知母、泽泻、黄柏、猪苓、归身、炙草、黄芩、茵陈、羌活，治湿热为病，肩背沉重，肢节疼痛，胸膈不利），《医学纲目》之犀角汤（犀角、茵、陈、茯苓、地黄、麦冬、栀子、竹叶、生姜，治伤寒后伏热在心、怔忡惊悸，不得眠睡）亦用此品，不拘发黄也。栀子与大黄伍，则有利水之效。方后云："尿如皂角汁状。"是也。后世加味逍遥散、龙胆泻肝汤等之栀子，皆主清热利水，但此方治发黄当以阳明部位之腹满小便不利为主，若心下有郁结者，不如大柴胡加茵陈，反效。

《温疫论》云：发黄疸，是腑病，非经病也。疫邪传里，遗热下焦，小便不利，邪无输泄，经气郁滞，其传为疸，身目如金者，宜茵陈汤（案：吴方茵陈一钱，山栀二钱，大黄五钱）。按茵陈为治疸退黄之专药，今以病证较之，黄因小便不利，故用山栀除小肠屈曲之火，瘀热既除，小便自利，当以发黄为标，小便不利为本，及论小便不利，病原不在膀胱，乃系胃家移热，又当以小便不利为标，胃实为本，是以大黄为专功，山栀次之，茵陈又其次也。设去大黄而服山栀茵陈，是忘本治标，鲜有效矣。或用茵陈五苓，不唯不能退黄，小便间亦难利。渊雷案：吴氏生当明末，见崇祯辛巳岁（一六四一年）山东浙省南北两直（江南及河北也）之大疫，其病起于少阳，不数日，即转为阳明胃实，因著《温疫论》。以善用大黄名于世，即如茵陈蒿汤原方，茵陈最重，大黄较轻，吴氏增大黄，减茵陈，故其言云尔。其实，茵陈利尿，排除组织中之胆汁色素，而栀子佐之，大黄通涤肠管，开输胆管下流之壅滞，不得质言胃实为本也，唯药味铢两，自可随证增损，不必执古方为此例耳。又，吴氏谓栀子除小肠屈曲之火，若以附会十二指肠之炎肿，恰甚合理，惟吴意实以小肠为造尿器官，且栀子亦非清小肠之药，则其说不足取也。

山田氏云：小便当利以下二十三字，后人所掺，当删之。何则？此证小便不利者，因瘀热熬津液，而不因停饮，故方中无一品之主利水者，则小便当利之语，颇失主当，征一也；夫服大黄者，虽无病之人，其尿皆赤，岂惟黄病而然耶？又其黄从小便去一语，尤为无谓，盖黄之解于此汤，病根已去也，岂在从小便去乎？果是，则表病面赤，发汗而去，亦谓赤从其汗去乎？征二也；一宿腹减之语，依后之茵陈蒿汤腹微满（二百六十四条）文而言，然诸治腹满方，俱未见方后有腹减之文者，岂独于其微满者而言乎？征三也。三征既得，掺其可掩耶。一说云，黄从小便去之黄，指大黄而言，凿矣。渊雷案：小便当利以下二十三字，例以他方之文，当是后人所沾，然黄从小便去，却甚精当。盖黄疸病之色素，必混于小便及汗液中，以排出体外。此证身既无汗，方中又无发汗药，则黄色素悉从小便而出，自无疑义。若夫表证面赤，不过充血现象，初无色素须排泄，不得以彼例此。又，此证属湿热，旧说不误，其小便不利，不得谓热熬津液，当是小肠之蠕动吸收俱起障碍，因水液停瘀肠中，血中水少，故小便不利，用大黄以促其蠕动，则吸收亦从而恢复，小便自利矣。且茵陈栀子，俱有利尿之效，山田谓方中无利水药，亦非。

《生生堂治验》云：伏见屋重兵卫，年三十，心中懊侬，水药入口辄吐，经日益甚。先生视之，眼中成黄，心下满，按之痛，乳下扇动，紊乱不定。先生为言曰："此瘀热在里也，盖不日当发黄色。"乃以食盐三匙调白汤吞之，大吐冷水，更与茵陈蒿汤，身果发黄色，圊黑粪，仍服前方，十有五日而复常。

阳明证，其人喜忘者，必有畜血。所以然者，本有久瘀血，故令喜忘。屎虽硬，大便反易，其色必黑，宜抵当汤下之。

喜忘，《外台》作"善忘"，赵刻本黑下有"者"字，今从《玉函》、成本《全书》删之，《玉函》无"宜"字，下之作"主之"。

钱氏云：喜忘者，语言动静，随过随忘也。《素问·调经论》云："血气未并，五脏安定，血并于下，气并于上。"乱而喜忘者，是也。

山田氏云：喜忘谓"数忘"，畜蓄同。《韵会小补》蓄字注云："敕六切。"《说文》："积也，通作畜。"是也。所以然以下二十五字，王叔和释文，当删之（案：屎虽硬以下是证候不可删）。此论阳明证下焦有蓄血之证，凡论中称少阴证阳明证者（少阴证见四十条阳明证见二百一十二条），皆于章中言之，其以为冒首，特斯一条已。阳明二字，以其久不大便而言，言病人久不大便，喜忘前言往事者，以下焦有久瘀血也，抵当汤下之则愈也。程氏云：病属阳明，故屎硬，血与粪并，故易而黑。王氏《准绳》云：邪热燥结，色未尝不黑，但瘀血则溏而黑黏如漆，燥结则硬而黑晦如煤，此为明辨也。又《海藏》云：初便褐色者重，再便深褐色者愈重，三便黑色者为尤重，色变者，以其火燥也，如羊血在日色中，须臾变褐色，久则渐变而为黑色，即此意也。

渊雷案：喜忘与发狂（百三十条）如狂（百一十一条百三十一条），皆是知觉神经之病症，瘀血而致此，殆因自家中毒，及大脑血管之栓塞，瘀血有沉降之性，其入于肠也，常在结肠下端，附近直肠之处，此处已无吸收能力，故瘀血中之脂肪蛋白质纤维素血球等，附着于粪便之外，遂令大便胶黏而黑色。山田氏并删大便反易数句，非也。

阳明病，下之，心中懊侬而烦，胃中有燥屎者，可攻。腹微满，初头硬，后必溏，不可攻之。若有燥屎者，宜大承气汤。

成氏云：下后心中懊侬而烦者，虚烦也，当与栀子豉汤，若胃中有燥屎者，非虚烦也，可与大承气汤下之。《金鉴》云：阳明病下之后，心中懊憹而烦者，若腹大满，不大便，小便数，知胃中未尽之燥屎复硬也，乃可攻之。和久田氏云：栀子豉汤证，心下濡而不实满，此证则腹实满，故心中懊憹，而按其腹实满者，为胃中有燥屎之候，可用大承气攻之。若腹虽实满，而其满微者，为未有燥屎，是宜小承气和之，不宜大承气攻之也。柯氏云：腹微满，犹是栀子厚朴汤证。

病人不大便五六日，绕脐痛，烦躁，发作有时者，此有燥屎，故使不大便也。

钱氏云：不大便五六日而绕脐痛者，燥屎在肠胃也，烦躁，实热郁闷之所致也，发作有时者，日晡潮热之类也。渊雷案：此承上条，言胃中有燥屎之证候也。绕脐痛，燥屎在横结肠也，发作有时，当指绕脐痛烦躁而言，若夫潮热，虽属燥屎之证，不当上无所承，但称发作也。

《橘窗书影》云：山本藤兵卫母，以痔疾，不大便一月余，燥结不能通，肛门如火，痛甚。余令服大承气汤，加黄芩、乳香，以猪胆汁和醋灌肛门，且涂肿处，越一昼夜，下燥屎七八枚，痔痛亦安，数年之患，脱然如洗云。

病人烦热，汗出则解，又如疟状，日晡所发热者，属阳明也。脉实者宜下之，脉浮虚者宜发汗。下之与大承气汤，发汗宜桂枝汤。

《玉函》又作"复"，宜下之宜发汗，作"当下之当发汗"，与作"宜"。

《金鉴》云：病人，谓病太阳经中风伤寒之人也。方氏云：烦热，太阳也，故脉浮虚而宜汗散。张氏《缵论》云：日晡所发热，则邪入阳明审矣，发热即潮热，乃阳明之本候也。钱氏云：脉浮虚者，即浮缓之义，谓之浮虚者，言浮脉按之本空，非虚弱之虚也。

山田氏云：又字，《玉函》作"复"，是也。如疟状，即是潮热，但以其斯时而发言之，非寒热交作也。八十条曰："发汗若下之，而烦热胸中窒者，栀子豉汤主之。"论中烦热仅二条，犹烦疼、烦渴、烦惊、烦满、烦乱之烦，带说之辞也已。言太阳病烦热者，发汗汗出则解（百六十四条云："伤寒汗出解之后"，亦以发汗言也），汗后不瘥不解，反如疟状潮热者，转属阳明也，其脉沉实者，转而纯也，故承气下之，若脉浮缓者，转而未纯也，当先与桂枝，以发太阳未尽之表也。

渊雷案：此条亦是二阳上病，先表后里之法，设以脉浮虚，用桂枝汤解表后，表去而里实存，仍当承气下之矣。又，山田氏原文辨汗出为发汗而汗出，其文甚繁，未免刻意立异，转失穿凿，今删之。试问桂枝汤条云头痛发热汗出恶风，亦以为发汗而汗出乎？

大下后，六七日不大便，烦不解，腹满痛者，此有燥屎也。所以然者，本有宿食故也，宜大承气汤。

方氏云：烦不解则热未退可知，腹满痛则胃实可诊，故曰有燥屎。《金鉴》云：下之未尽，仍当下之。山田氏云：所以然十字，叔和释文，当删之。

渊雷案：下后邪热复结，须再三下，而后病悉解者，世固有之，吴氏《温疫论》言之详矣。程应旄、张锡驹辈惑于本有宿食之句，以为宿食挡住去路，六七日内所食之物相与共作满痛，不知大下后烦不解，则六七日不当能食，即使能食而作食复，轻者损谷即愈，重者稍与消导亦愈，岂宜大承气峻攻乎？本条之解，当从方氏、《金鉴》为正。然余诊病以来，所遇大承气证绝少，其须再三下者，竟未一遇，不知时会使然，抑上海人之体质使然也？

舒氏云：此证虽经大下，而宿燥隐匿未去，是以大便复闭，热邪复集，则烦不解而腹为满为痛也。所言有宿食者，即胃家实之互辞，乃正阳阳明之根因也。若其人本有宿食，下后隐匿不去者，固有此证，且三阴寒证，胃中隐匿宿燥，温散之后而传实者，乃为转属阳明也。予内弟以采者，患腹痛作泄，逾月不愈，姜附药服过无数。其人禀素盛，善啖肉，因自恃强壮，病中不节饮食，而酿胃实之变，则大便转闭，自汗出，昏愦不省人事，谵语狂乱，心腹胀满，舌苔焦黄，干燥开裂，反通身冰冷，脉微如丝，寸脉更微，殊为可疑。予细察之，见其声音烈烈，扬手掷足，渴欲饮冷，而且夜不寐，参诸腹满舌苔等证，则胃实确无疑矣。于是更察其通身冰冷者，厥热亢极，隔阴于外也，脉微者，结热阻截中焦，营气不达于四末也，正所谓阳极似阴之候，宜急下之，作大承气汤一剂投之，无效，再投一剂，又无效，服至四剂，竟无效矣。予因忖道，此证原从三阴而来，想有阴邪未尽，观其寸脉，其事著矣，竟于大承气汤中加附子三钱，以破其阴，使各行其用，而共成其功，服一剂，得大下，寸脉即出，狂反大发。予知其阴已去矣，附子可以不用，乃单投承气一剂，病势略杀，复连进四剂，共前计十剂矣，硝黄各服过半斤，诸证以渐而愈。可见三阴寒证，因有宿食，转属阳明而反结燥者，有如是之可畏也。

《温疫论》云：温疫下后，两三日或一两日，舌上复生苔刺，邪未尽也，更下之。苔刺虽未去也，无锋芒而软，然热渴未除，更下之，热渴减，苔刺脱，日后更复热，又生苔刺，更宜下之。余里周因之者，患疫月余，苔刺凡三换，计服大黄二十两，始得热不复作，其余脉证方退也。所以凡下不以数计，有是证则投是药，医家见理不透，经历未到，中道生疑，往往遇此证反致耽搁。

又云：朱海畴者，年四十五岁，患疫得下证，四肢不举，身卧如塑，目闭口张，舌上苔刺，问其所苦，不能答。因问其子两三日所服何药，云进承气汤三剂，每剂投大黄两许，不效，更无他策，惟待日而已，但不忍坐视，更祈一诊。余诊得脉尚有神，下证悉具，药浅病深也，先投大黄一两五钱，目有时而小动，再投，舌刺无芒，口渐开，能言，三剂，舌苔少去，神思稍爽，四日服柴胡清燥汤（柴胡、黄芩、花粉、知母、陈皮、甘草），五日复生芒刺，烦热又加，再下之，七日又投承气养荣汤（知母、当归、芍药、生地、大黄、枳实、厚朴），热少退，八日仍用大承气，肢体自能少动，计半月，共服大黄十二两而愈。又数日，始进糜粥，调理两月平复。凡治千人，所遇此等，不过三四人而已，姑存案，以备参酌耳。

病人小便不利，大便乍难乍易，时有微热，喘冒（一作息）不能卧者，有燥屎也，宜大承气汤。

尾台氏云：此里热结成燥屎也，故虽小便不利，大便乍难乍易，而不至溏泄，其时有微热者，里热隐然见于表也，喘冒不能卧者，里热上撞使然也，此证脉多沉滑，或沉迟，舌色赤而光亮，或起焙刺而渴。山田氏云：燥屎乃日外所食之糟粕，牢结而干著肠内者，大便乃现今所食之糟粕，润软而顺下肛门者。今病人小便不利，大便乍难乍易者，燥屎横道，为之障碍也。况微热喘冒不能卧，是烦躁谵狂之渐乎，虽无满痛，亦必有燥屎，故宜大承气汤下之。渊雷案：此条惟喘冒不能卧是里热之证，然亦未必即宜大承气者。尾台氏以其经验，补出脉舌，方便学者不少，山田释燥屎及乍难乍易之故，自佳，然以大便为现今所食之糟粕，殊失本意。考论中云不大便，云屎虽硬，大便反易，皆以大便为动作之词，犹言更衣如厕，非与燥屎相对为名词也。

食谷欲呕，属阳明也，吴茱萸汤主之。得汤反剧者，属上焦也。

《玉函》、成本呕下并有"者"字。

山田氏云：阳明二字，本当作中焦，乃对下文上焦之句，王叔和不知文法若斯，妄谓中焦即阳明胃腑所位，遂改作阳明者已。食谷欲呕者，胃中虚寒而饮水淤蓄故也，吴茱萸之温中，生姜之逐饮，为是之故也。按太阳下篇云："伤寒胸中有热，胃中有邪气，腹中痛，欲呕吐者，黄连汤主之。"由是观之，属上焦者，乃胸中有热之谓，当与小柴胡汤者也，前百五十二条指小柴胡汤以为治上焦之方。亦可以征矣。

渊雷案：食谷欲呕，谓食下乃呕，异于小柴胡证之不食自呕，此是慢性胃炎，胃中多水与黏液者，所谓痰饮是也。病在胃而属寒，当属太阴，此云属阳明，显然有讹，山田以为阳明当作中焦，理或然矣。属上焦之证，《准绳》拟葛根加半夏汤，常器之拟橘皮汤（橘皮、甘草、生姜、人参），魏氏拟黄连炒吴茱萸，生姜易干姜，或以猪胆为引，钱氏拟栀子豉汤涌之，雉间焕拟厚朴生姜半夏甘草人参汤，程氏、尾台氏仍与吴茱萸，柯氏以为痰饮在上焦为患，呕尽自愈，诸家纷无定论。上焦之呕，小柴胡似为的对，二百三十六条云："可与小柴胡汤，上焦得通，津液得下。"亦是小柴胡治上焦之征。山田以上焦得通数句为后人之注，故远引妇人伤寒条为征耳。

吴茱萸汤方

吴茱萸（一升，洗）　人参（三两）　生姜（六两，切）　大枣（十二枚，擘）

上四味，以水七升，煮取二升，去滓，温服七合，日三服。

七升，《金匮》及《外台》并作"五升"，是。

《肘后方》云：一方，治人食毕噫醋，及醋心（即本方）。

《圣济总录》云：人参汤（即本方），治心痛。

《医方集解》云：吴茱萸为厥阴本药，故又治肝气上逆，呕涎头痛。本方加附子，名吴茱萸加附子汤，治寒疝腰痛，牵引睾丸，尺脉沉迟。

《方极》云：吴茱萸汤，治胸满，心下痞硬，呕者。《方机》云：治食谷欲呕者，方意以气逆为主证。又治吐利，手足厥冷，烦躁者，干呕，吐涎沫，头痛者，兼用南吕；呕而胸满者，兼用紫圆，脚气上攻而呕者，兼用紫圆。若水肿而呕者，非此汤之所知也。

雉间焕云：心下痞硬，呕而胸满，腹拘急者，专主之。又治小儿平生频吐白沫者。

《类聚方广义》云：哕逆，有宜此方者，按《外台》曰："疗食后醋咽多噫。"

又云：霍乱不吐不下，心腹剧痛欲死者，先用备急圆或紫圆，继投此方，则无不吐者，吐则无不下者，已得快吐下，则苦楚脱然而除，其效至速，不可不知。

《方函口诀》云：此方主下降浊饮，故治吐涎沫，治头痛，治食谷欲呕，治烦躁吐逆。《肘后》治吐酸嘈杂，后世治哕逆。凡危笃之症，审系浊饮上溢，处此方时，其效不可举数。吴崑加乌头，用于疝，此症自阴囊上攻，有刺痛而作呕者，要以上迫为目的也。又，久腹痛，吐水谷者，此方加沉香，有效。又，霍乱后之转筋，加木瓜，大效。

渊雷案：观以上用法，知吴茱萸汤实治胃炎胃多酸，人参姜枣，盖与生姜泻心汤同意，但以胃酸与胃中积水上逆，故君以吴茱萸之辛温降逆耳。陶隐居云：吴茱萸一升者，五两为正。

《续建殊录》云：天崎侯臣，堀氏某，卒然发干呕，医与小半夏汤，七日而不差，其声动四邻，于是迎先生请治。诊之，心下痞硬，四肢厥冷，乃与吴茱萸汤，饮之三帖，而疾全治。

《橘窗书影》云：姬路侯老臣，内藤平右卫门，往年在京都，患梅毒，差后，头痛，肩背强急，眼睛时复朦胧，医概以为遗毒，连服仙遗粮并汞剂，血液枯燥，胃中空虚。一日，发大呕吐，绝食，心下痞塞，烦躁欲死，众医惊辞去。余诊之曰："体本无深毒，其人自惧有病，为医过攻，至生斯变，所谓割鸡用牛刀也。先平其胃，下其呕逆，或可得活路。"因作吴茱萸汤加半夏、黄连，用官参三分，服之两日，呕吐止，食稍进，余仍持前方，他医或笑其顽固，弗动也，连服数句，头痛肩背强亦随愈。

太阳病，寸缓关浮尺弱，其人发热汗出复恶寒，不呕，但心下痞者，此以医下之也。如其不下者，病人不恶寒而渴者，此转属阳明也。小便数者，大便必硬，不更衣十日，无所苦也。渴欲饮水，少少与之，但以法救之，渴者宜五苓散。

如其以下十三字，《玉函》作"若不下，其人复不恶寒而渴者"十二字。山田氏云："寸缓关浮尺弱其人"八字，叔和所掺，当删之。"小便数"以下，似有阙文，不可强解，姑存疑云。汪氏云："渴欲饮水"至"救之"十三字，当在小便数者之前，不恶寒而渴者，"者"字可删。吴氏《伤寒分经》，删"渴欲"以下十九字，注云："旧本多衍文，今删之。"《金鉴》云："但以法救之"五字，当是"若小便不利"，方与上文"小便数"，下文"渴者"之义相合。此条病势不急，救之之文，殊觉无谓，必有贻误。王三阳《伤寒纲目》云：此处五苓散难用，当有缺文也。渊雷案：寸缓关浮尺弱，表证仍在也，不呕，未传少阳也，若是而心下痞，知是前医误下所致，当先与桂枝汤解表，继与大黄黄连泻心汤攻痞（百七十一条）。若未经误下，病人复不恶寒而渴者，为转属阳明，阳明发热汗出而渴，心下痞而硬者，人参白虎证也。本条之文可解者，止此。小便数大便硬，乃小肠吸收亢进，水分偏走前阴之故，若无病之人，固有不更衣十日无所苦者，在伤寒病程中，恐不如此。渴欲以下，与上文更不连属，要之，此条多沾注误入之文耳。

脉阳微而汗出少者，为自和（一作如）也，汗出多者，为太过。阳脉实，因发其汗，出多者，亦为太过。太过者，为阳绝于里，亡津液，大便因硬也。

阳脉以下，成本为别条，此条亦非仲景文字。《金鉴》以脉阳微为脉浮无力而微，阳脉实为脉浮有力而盛，自和为欲解，文意固当如此。今案病之当从汗解者，无论自汗发汗，皆取遍身漐漐，不宜大汗如水流漓，不关脉之微实也。过汗之变，为伤津亡阳，说在太阳上篇。今云亡津液，大便因硬，则是伤津而已，阳绝于里一句，无所主当，盖从上文脉阳阳脉说下，其义本自渺茫也。魏氏以为阳盛阻绝其阴，说亦牵强。

脉浮而芤，浮为阳，芤为阴，浮芤相搏，胃气生热，其阳则绝。

浮为病在表，浮而洪大者，为热盛，芤为血少之反应，详《金匮要略今释》。浮芤相搏以下，鹘突无理，凡《伤寒》《金匮》中，两种脉象相搏，以成某病者，皆不可解，皆非仲景文字也。合前后二条观之，大抵论津伤便硬，麻仁丸之证耳。

趺阳脉浮而涩，浮则胃气强，涩则小便数，浮涩相搏，大便则硬，其脾为约，麻子仁丸主之。

成本仁作"人"。古本当如是作。柯氏删此条，及麻仁丸方。山田氏云：上四条（从成本析二百五十条为二故云四条），叔和所掺，当删之。

趺阳，即冲阳穴所在，在足背上，去陷谷（穴名在足大指次指之间）三寸，脉动应手，属足阳明胃经，古人以候脾胃。成氏云：趺阳者，脾胃之脉，诊浮为阳，知胃气强，涩为阴，知脾为约。约者，俭约之约，又约束之约，《内经》曰："饮入于胃，游溢精气，上输于脾，脾气散精，上归于肺，通调水道，下输于膀胱，水精四布，五经并行"（经脉别论）。是脾主为胃行其津液者也。今胃强脾弱，约束津液，不得四布，但输膀胱，致小便数，大便难，与脾约丸通肠润燥。

汪氏云：成注以胃强脾弱为脾约作解，推其意，以胃中之邪热盛为阳强，故见脉浮，脾家之津液少为阴弱，故见脉涩。渊雷案：细绎古书所谓脾，本指小肠之吸收作用，推而广之，一切脏器组织之吸收毛细动脉血以自养，淋巴管之吸收组织液，莫不谓之脾焉。脾约云者，肠部吸收肠管中水分之力强，故小便数而大便硬，然其吸收动脉血以自养之力弱，故肠管之自身，无液为养，有似乎俭约，于是肠黏膜不能分泌黏液，以滑润其大便，又有似乎约束也。以今日之科学知识，推成氏、汪氏之意，义当如此。然其曰相搏，曰脾约，固非仲景辞气尔。

麻子仁丸方

麻子仁（二升）　芍药（半斤）　枳实（半斤，炙）　大黄（一斤，去皮）厚朴（一尺，炙，去皮）　杏仁（一升，去皮尖，熬，别作脂）

上六味，蜜和丸如梧桐子大，饮服十丸，日三服，渐加，以知为度。

《玉函》、成本六味下，并有"为末炼"三字，和并"作为"。

《外台》引《古今录验》云：麻子仁丸，疗大便难，小便利，而反不渴者脾约。

《方极》云：麻子仁丸，治平日大便秘者。雉间焕云：宜痔病。

尾台氏云：谨案此章，非仲景氏之辞气，方意亦不明，疑非仲景方也。《外台》引《古今录验》，而不引《伤寒论》，亦可以证。虽然，赋质脆薄之人，或久病虚羸，及老人血液枯燥者，以此方令缓缓转泄，亦佳。渊雷案：《外台》之例，本是仲景方，却引晋以后书者，不可胜数，不得以其不引仲景，决其方之不出仲景也。且《外台》于此方后明注云："此本仲景伤寒论方。"则王氏所见十八卷之《伤寒论》，已载本方矣。又案，尾台氏以本方治体弱虚羸老人之便秘，《方函口诀》亦引《闲斋》云："治老人之秘结最佳。"然本方虽和缓，究属攻破之剂，尝见有误用致死者。老人血液枯燥而便秘者，得大剂肉苁蓉，辄通利，若用本方，虽取快一时，不旋踵而秘结益甚，不可不知。惟体弱人病肠窒扶斯，于初期见下证。不堪承气之峻者，可用此丸人煎剂。

丹波氏云：案《本草》序例，厚朴一尺无考。《医心方》引《小品方》云：厚朴一尺，及数寸者厚三分广一寸半为准。

太阳病，三日发汗不解，蒸蒸发热者，属胃也，调胃承气汤主之。

《脉经》无"调胃"二字。

山田氏云：三日发汗不解，谓发汗及乎三日，仍未解也。不解者，邪气之不解也，非表之不解也。钱氏云：蒸蒸发热，犹釜甑之蒸物，热气蒸腾，从内达外，气蒸湿润（案：暗指汗出也）之状，非若翕翕发热之在皮肤也。程氏云：此即大便已硬之征，故曰属胃也。热虽聚于胃，而未见潮热谵语等证，主以调胃承气汤者，于下法内从乎中治，以其为日未深故也。

伤寒吐后，腹胀满者，与调胃承气汤。

伤寒汗吐下三法，汗下皆顺生理之自然，不过于时间质量上有所更改增益，初不令其营特殊机转，故汗下后，不须善后之药。若夫吐，及令胃及食管作逆蠕动，故较为蹈险而难用，用后诸证皆去，胃中逆气未和，因自觉胀满者，须调胃承气汤微下，以演安其气也。胀满是自觉证，而无他觉证，故不须枳朴。吐法善后诸方，详瓜蒂散条。

山田氏云：成无己以吐为呕吐，以胀满为热邪入胃，皆非矣。凡论中云后者，皆以施治之后言之，如发汗后下后，皆尔。若夫邪热入胃而胀满者，内必有燥屎，攻之不暇，岂取乎调胃缓弱之将耶？

太阳病，若吐若下若发汗后，微烦，小便数，大便因硬者，与小承气汤和之愈。

吐下发汗，皆足伤津，微烦，是太阳传入阳明之征，小便数，则肠中益干，故大便硬，此非代谢废料囤积之燥屎，故与小承气汤和之而已。

得病两三日，脉弱，无太阳柴胡证，烦躁，心下硬，至四五日，虽能食，以小承气汤，少少与微和之，令小安，至六日，与承气汤一升。若不大便六七日，小便少者，虽不能食（一云不大便），但初头硬，后必溏，未定成硬，攻之必溏。须小便利，屎定硬，乃可攻之，宜大承气汤。

不能食，赵刻本作"不受食"，今据《玉函》、成本。《全书》改，《千金翼》作"不大便"，无大承气之"大"字。

丹波氏云：脉弱，非微弱虚弱之弱，盖谓不浮盛实大也。汪氏云：无太阳柴胡证，谓无恶寒发热或往来寒热，在表及半表半里之证也。烦躁心下硬者，全是阳明府热邪实。刘栋云：六日，当作"五六日"。山田氏云：承气汤上脱"小"字，当补之。四五日、五六日，皆不大便之日数也，故下文承之云，不大便六七日，古文错综之妙乃尔，否则至字无所承当。前二百二十条云："不大便五六日，上至十余日。"可见"至"字暗寓不大便之义焉。不大便而能食，其屎才硬而未燥之候，若不大便而不能食，乃定硬为燥之诊，宜与前二百二十三条互相参考矣。

得病两三日脉弱者，其热不炽盛可知也，无太阳柴胡证，烦躁心下硬者，其邪已入里可知也，不大便至四五日者，其人虽能食，当以小承气汤少少与微和之，令小安也。少少者，不过三四合之谓，对一升而言也。若少少与之而不得屎，延至五六日者，乃与小承气汤一升。虽然，若其小便少者，则虽不大便至六七日，且不能食哉，攻之则令人溏，必待其小便数，屎为定硬，始可攻之，宜大承气汤。

渊雷案：得病两三日脉弱，无太阳柴胡证，烦躁心下硬者，由时医视之，亦是所谓温热，而非伤寒，以为仲景所不论也，岂知正是仲景所谓伤寒耶。本条示大承气之施用，当斟酌审慎，可参看二百一十六条、二百一十七条、二百四十三条，中间用小承气微和，令小安，通大便，盖如西医所谓对症处置，非攻病之法也。

方氏云：太阳不言药，以有桂枝麻黄之不同也，柴胡不言证，以专少阳也，凡似此为文者，皆互发也。

伤寒六七日，目中不了了，睛不和，无表里证，大便难，身微热者，此为实也，急下之，宜大承气汤。

汪氏云：不了了者，病人之目视物不明了也。睛不和者，乃医者视病人之睛光，或昏暗，或散乱，是为不和。钱氏云：六七日，邪气在里之时也，外既无发热恶寒之表证，内又无谵语腹满等里邪，且非不大便，而曰大便难，又非发大热，而身仅微热，势非甚亟也，然目中不了了，是邪热伏于里，而耗竭其津液也。经云："五脏六腑之精，皆上注于目。"热邪内烁，津液枯燥，则精神不得上注于目，故目中不了了，睛不和也。《金鉴》云：目中不了了而睛和者，阴证也，睛不和者，阳证也，此结热神昏之渐，危恶之候，急以大承气汤下之，泻阳救阴，以全未竭之水可也。

渊雷案：病有脑症状者，为危候，由脑症状而引起植物性神经之症状性反射，常紊乱心脏机能，或竟令停息也。目中不了了，睛不和者，脑病之外候。脑神经纤维出于后脑之下面者，十有两对，其系于目睛者，四对，曰视神经、曰动眼神经、曰滑车神经、曰外展神经，故脑病之外候常见于目。古人不知神经系统病，但见睛不和之多为危候，推想其故，乃谓五脏六腑之精，皆上注于目耳。脑病由于热铄津伤者，宜大承气急下存阴。《金匮》以本方治痉，亦此意也。

无表里证，盖谓无少阳半表半里之证，不禁攻者。

吴勉学《汇聚单方》云：余治一少年，腹痛，目不见人，阴茎缩入，喊声彻天，医方灸脐，愈痛，欲得附子理中汤。余偶过其门，诸亲友邀入，余曰："非阴证也。"主人曰："晚于他处有失，已审侍儿矣。"余曰："阴证声低少，止呻吟耳，今高厉有力，非也。"脉之，伏而数且弦，肝为甚，外肾为筋之会，肝主筋，肝火盛也，肝脉绕阴茎，肝开窍于目，故目不明，用承气汤，一服立止，知有结粪在下故也。凡痛，须审察实，诸症皆然，久腹痛，多有积，宜消之。渊雷案：腹痛，目不见人，喊声彻天，脉伏，灸脐愈痛，已足据以投大承气矣。吴氏徒见其阴茎缩入，忆《内经》有肝脉绕阴，肝窍开目之说，遂附会以为肝火盛，心有所过信，则幻觉见于指端，遂觉数且弦，肝为甚耳。此等旧说，言伪而辨，最易惑人，不知大承气非泻肝之药，脉既伏矣，何由诊其弦数乎？

阳明病，发热汗多者，急下之，宜大承气汤（一云大柴胡汤）。

阳明病，谓胃实可下之证也，否则发热汗多，与白虎证何别？程氏、《金鉴》等，谓虽无内实，亦宜急下救阴，非也。本有可下之证，复发热汗多，则胃愈燥，津愈竭，故宜急下。二百二十一条云："阳明病，其人多汗，以津液外出，胃中燥，大便必硬。"可以互参。尾台氏云：虽发热汗多，若仍恶寒者，可更发汗。

发汗不解，腹满痛者，急下之，宜大承气汤。

成氏云：发汗不解，邪热传人腑，而成腹满痛者，传之迅也，是须急下之。

尾台氏云：凡曰急下之，急温之，急救之者，皆救一时之急也。本论云急下之者，凡六条（余三条在少阴篇），虽其见证皆不过一二，然斯之不制，则必危险竟起，灾出不测，而至无可如何也，故曰急下，以示其不可缓治，所以用大承气汤也，应机制变，医之要务，可不慎哉？渊雷案：急下诸条，皆指本有下证者而言，非但各条本证也。

《漫游杂记》云：阿波贾人，泊船尾道，食章鱼中毒，累日不解，经二旬，至赤马关，易医者三，病势益猛烈，命在旦夕，客舍主人某，造余庐请治，余往诊之。满腔如盛石，自心下至少腹，绞痛不可触，药食并吐，不留些子，其脉紧数，唇舌焦黑。余呼主人问曰："斯人平生苦积块耶？"曰有之。余曰："是滞食激发积痛也，先下其滞食，随调其积痛，则犹或可解，唯连延须数日耳。"乃作大剂大承气汤，下之数十行，腹胀悉除，绞痛益剧，当其心下，有一巨块，状如活动者，于是与附子粳米汤，调之三个月，腹痛减半，舌苔皆去，日啖薄粥二盏，与粳米汤一百日，荏苒得愈。舶主之滞食，不以瓜蒂取吐者，察其声气，知不堪瓜蒂之毒也，既下而后，不进芩连者，腹气竭乏，以苦寒攻之，则痛益激也。

腹满不减，减不足言，当下之，宜大承气汤。

和久田氏云：腹满下之而不减，及虽减不足言者，下之相当，则腹满可消，宜用大承气汤，此承前条腹满痛而言也。

钱氏云：然有下之而脉证不为少减者，死证也。

喻氏云："减不足言"四字，形容腹满如绘，见满至十分，即减去一二分，不足杀其势也。成氏云：若腹满时减，非内实也，则不可下。《金匮要略》曰：腹满时减，复如故，此为寒，当与温药。

《建殊录》云：坍屋治兵卫妻，积病五年，首疾腹痛，诸证杂出，无复定证，其族有医某者，久疗之，未见其效，最后腹肚烦胀，倍于平日，医以为必死，因谢退，于是召先生。先生为大承气汤与之，其人未服，某医复至，闻先生之主方，因谓其夫曰："嗟乎！如此殆速其死也。夫承气之峻烈，譬犹发火铳于腹内。"惧之不已。而其夫以其初久无效，竟不听，医退，连服数剂，坐厕之后，心腹顿安，而胸中尚觉喘满之状，先生又为控涎丹与之，其人未服，医复至，谓其夫曰："承气尚恐其不胜也，况此甚于彼者乎？必勿服。"再三叮嘱而去，其夫复不听，其夜辄服之。翌早，吐下如倾，胸腹愈安，医复至，见其如此，叹服去，后数日，痊愈。

尾路屋传兵卫女，患腹满，浪华医尽其术救之，一无其效，于是就先生于京师。先生诊之，为大承气汤饮之。二月所，腹全减如平人，而按之，脐旁有块尚未解，以故与前方不已。其父乃以为无所病，托事故谢罢。居六月所，大便渐燥结，饮食颇减，一日，忽腹痛，连呕吐，于是始服先生之明，更求诊治，为大半夏汤饮之。数日，痛止，不复吐，乃复为大承气汤下之，十日五口仅一行，块尚如故，久之，阴中下臭秽，下利日十余行，如此者三日所，利止块解，顿如平日。

渊雷案：此下，《金匮》《玉函经》复有一条云："伤寒腹满，按之不痛者为虚，痛者为实，当下之。舌黄未下者，下之黄自去，宜大承气汤。"《要略》腹满篇亦载之，释在《金匮要略今释》。

阳明少阳合病，必下利，其脉不负者，为顺也。负者，失也，互相克贼，名为负也。脉滑而数者，有宿食也，当下之，宜大承气汤。

负也之也，玉函作"若"，属下句读，此以下三条，山田氏以为叔和所掺。

和久田氏云：其脉不负者云云二十字，后人掺入，故删之。阳明少阳合病，不恶寒但热，心下痞硬，下利，其脉滑而有力且数者，虽下利，仍有宿食停滞也，当下而去之。丹波氏云：《金匮要略》曰："脉数而滑者，实也，此有宿食也，当下之，宜大承气汤。"乃知脉滑以下，正是别条，与阳明少阳合病不相干。渊雷案：二氏之言，皆近是。此条但有下利一证，其所以称合病之故不可知。其脉负不负者，成氏云："阳明土，少阳木，少阳不胜，阳明不负，是不相克，为顺也；若少阳脉胜，阳明脉负者，是鬼贼相克，为正气失也。"程氏申之云："见滑数之脉，为不负为顺；见弦直之脉，为负为失。"然五行克贼，仲景所不言，且脉弦者生（三百二十条），则弦直亦非克贼，其说不足据也。

病人无表里证，发热七八日，虽脉浮数者，可下之。假令已下，脉数不解，合热则消谷喜饥至六七日，不大便者，有瘀血，宜抵当汤。若脉数不解，而下不止，必协热便脓血也。

喜，玉函作"善"，若脉以下，赵刻本为别条，今依《玉函》、《千金翼》合之，协，《玉函》作"挟"。案此条，后人掺入，纰缪之尤者。无表里证，发热七八日，脉浮数，何所见而可下？脉数善饥，六七日不大便，何以知有瘀血？脉数，下不止，继而便脓血，当是水泻转为痢疾者，此种病，固所常见。下不止之"下"字，文意明指自下利（旧注皆作自下利解），然本论文例，凡曰下者，皆谓用药下之，其曰利，曰下利，曰自利者，乃谓自下利。然则此条施治失据，文例不符，岂非纰缪之尤？

伤寒发汗已，身目为黄，所以然者，以寒湿（一作温）在里不解故也，以为不可下也，于寒湿中求之。

《玉函》寒湿下，有"相搏"二字，以为下，有"非瘀热而"四字，于上有"当"字。

此黄疸病之初起有表证者，卡他性黄疸皆如此。别有黄热病，则蒙古人种无感受性，本论所不言也。寒湿在里不可下，即后世所谓阴黄。上二种黄疸病，阴证阳证俱有之，盖汗出热越者不能发黄，今发汗已身目黄，知非瘀热，乃寒湿也，不可下，指茵陈蒿汤。王海藏云：阴黄，其证身冷汗出，脉沉，身如熏黄，色黯，终不如阳黄之明如橘子色。治法，小便利者术附汤，小便不利，大便反快者，五苓散。

山田氏云：上四条（二百六十二条依宋本析为二故，云四条），叔和所掺，当删之。

伤寒七八日，身黄如橘子色，小便不利，腹微满者，茵陈蒿汤主之。

《千金》七八日下，有"内实瘀热结"五字，《玉函》腹上有"少"字此是阳黄兼胃实者，故云腹微满，与二百四十一条互发。

《续建殊录》云：一男子，胸中烦闷，反复颠倒，温温不能食，腹微满，小便不利，一身微发黄色，与以茵陈蒿汤，两便快利，诸证顿愈。

伤寒身黄发热，栀子柏皮汤主之。

汪引武陵陈氏云：发热身黄者，乃黄证中之发热，而非麻黄桂枝证之发热也。热既郁而为黄，虽表而非纯乎表证，但当清其疸以退其黄，则发热自愈。

《金鉴》云：伤寒身黄发热者，设有无汗之表，宜用麻黄连轺赤小豆汗之可也；若有成实之里，宜用茵陈蒿汤下之亦可也；今外无可汗之表证，内无可下之里证，故惟宜以栀子柏皮汤清之也。

栀子柏皮汤方

肥栀子（十五个，擘）　甘草（一两，炙）　黄柏（二两）

上三味，以水四升，煮取一升半，去滓，分温再服。

《玉函》、成本、《全书》并无"肥"字，《玉函》作十四枚，《千金翼》作"煮取二升"。

《宣明论》云：栀子柏皮汤，头微汗出，小便利而微发黄者，宜服之。

《全婴方论》云：柏皮汤（即本方）治小儿衄血至一两胜（疑升字误），闷绝。渊雷案：黄疸病多兼内脏出血者，故黄疸方亦兼止血之效，可以移治鼻衄。此等治法，中外古今一贯，真有玉合子底盖相合之妙，近人多谓，中西医根本不同，多见其局隘不通而已。栀子治血证，详第三卷栀子豉诸汤用法中。

《方极》云：栀子柏皮汤，治身黄发热心烦者。《方机》云：治身黄发热者，身黄心烦者，兼用解毒散。

方舆輗云：此云发热，乃蒸蒸发热，非翕翕发热，此方专以解热为治也。

《类聚方广义》云：栀子柏皮汤，洗眼球黄赤热痛甚者效。又，胞睑糜烂痒痛，及痘疮落痂以后，眼犹不开者，加枯矾少许洗之，皆妙。

渊雷案：化验分析所得，黄柏之主要成分，与黄连同，而中医相承之用法，黄柏专主湿热，及下部之病，与黄连颇异，今仍从《本草》用法。

伤寒瘀热在里，身必发黄，麻黄连轺赤小豆汤主之。

赵刻本脱"发"字，今依《玉函》、成本、《全书》补，轺，《千金》及《翼》并作"翘"，方中同。此黄疸之有表证，里不实者，故以发表为治。西仲潜云：此两条，证方互错，瘀热在里，理不宜发表，必是栀柏汤证。身黄发热，即为表候，殆即赤小豆汤证（元坚《述义》引）。案：此说似是而非，瘀热在里，谓湿热郁遏在里，未得从表解也。发热亦不必是表候，治黄三方之异，前条《金鉴》注为允。浅田氏云：今试之伤寒累日，或疮疡湿毒之人，浮肿发黄，或小便不利而瘀热在里者，其应如神。

麻黄连轺赤小豆汤方

麻黄（二两，去节）　连轺（二两，连翘根是）　杏仁（四十个，去皮尖）赤小豆（一升）　大枣（十二枚，擘）　生梓白皮（切，一升）　生姜（二两，切）甘草（二两，炙）

上八味，以潦水一斗，先煮麻黄再沸，去上沫，内诸药，煮取三升，去滓分温三服，半日服尽。

甘草二两，成本作"一两"，再沸，《玉函》作"一二沸"。

《类聚方广义》云：麻黄连轺赤小豆汤，治疥癣内陷，一身瘙痒，发热喘咳，肿满者，加反鼻，奇效。生梓白皮不易采用，今权以干梓叶或桑白皮代之。汤本氏云：余曾以本方，兼用伯州散，治湿疹内攻性肾炎。

伊泽信恬云：连轺，即连翘，《本草经》所载之物，而非其根也。《千金》及《翼》，并作"连翘"。渊雷案：连翘为诸疮疡消肿排脓之药，兼利小便，本方用连翘者，一以消胃肠之炎症，一以排除黄色素也，日本医生有用以镇呕者。《牛山活套》云：大人小儿呕吐不止，于对证方中加连翘，此予家不传之秘也。《生生堂治验》亦以连翘三钱，治小儿惊风后吐乳，一服即止。梓白皮清热杀虫，为皮肤病外治药，今药肆多不备，生者尤难得。元坚云：《金鉴》曰："无梓皮，以茵陈代之。"愚意不如李中梓之以桑白皮代之。案桑皮泻肺药，有利水消肿之效，故可代梓皮入黄疸方，非谓二物同功也。钱氏云：李时珍云："潦水乃雨水所积。"韩退之诗云："潢潦无根源，朝灌夕已除。"盖谓其无根而易涸，故成氏谓其味薄不助湿气，而利热也。

辨少阳病脉证并治

少阳之为病，口苦咽干目眩也。

六经病篇之首，各有之为病一条，说者相承，以为本经病之提纲。今复考之，惟太阳太阴二条，足以赅括本经病状，堪当提纲之名，其余四经，颇不然矣。阳明之提纲胃家实，是但举承气腑病，遗却白虎经病也；少阴之提纲，脉微细，但欲寐亦不足尽少阴之病状；观其本篇，及论中用姜附诸证，可以见也。厥阴病自分两种，其一上热下寒，其一寒热胜复（说本小丹波）。提纲亦举其一，遗其一。本条少阳之提纲，则举其近似之细者，遗其正证之大者，于诸提纲中为尤无理。夫柴胡汤为少阳正证，说者无异辞，论中用柴胡诸条，一不及口苦咽干目眩等证，验之事实，柴胡证固有兼此等证者，然阳明篇云："阳明中风，口苦咽干"（百九十七条）。又云："阳明病，脉浮而紧，咽燥口苦"（二百二十九条）。苓桂术甘证云："起则头眩。"真武证云："头眩身瞤动。"是口苦咽干目眩者，非少阳所独，安得为少阳之提纲？又况"目眩"字，论中他无所见乎？山田氏云：少阳篇纲领，本亡而不传矣。王叔和患其阙典，补以"口苦咽干目眩也"七字者已，固非仲景氏之旧也。

少阳中风，两耳无所闻，目赤，胸中满而烦者，不可吐下，吐下则悸而惊。

山田氏云：中风二字，系外邪总称，非伤寒中风之中风也。耳聋目赤，热攻上焦也，乃少阳兼证，犹小柴胡条或以下诸证也。此证宜以小柴胡汤以和解之不可吐下，若误吐下，则有变证若斯者。汪氏云：《补亡论》庞安时云："可小柴胡汤，吐下悸而惊者。"郭白云云："当服柴胡加龙骨牡蛎汤。"渊雷案：耳聋为少阳少阴共有之证，人犹知之，目赤则无有不以为热证者，然余所经验，亦有少阴，要之，目赤耳聋，皆兼见证，不可据以分经用药，胸中满而烦，即胸胁苦满而心烦也。

伤寒脉弦细，头痛发热者，属少阳。少阳不可发汗，发汗则谵语，此属胃，胃和则愈，胃不和，烦而悸（一云躁）。

《玉函》、成本烦上并有"则"字。

《王氏准绳》云：凡头痛发热，俱为在表，唯此头痛发热为少阳者，何也？以其脉弦细，故知邪入少阳之界也。山田氏云：悸作躁为是，若烦而悸，乃小建中汤证，非胃实之候也。属者，太阳转属少阳而未纯之辞，故仍有头痛发热之表也。如是者，宜与柴胡桂枝汤。盖以其为并病也，若以麻黄汤以发其汗，则津液内竭，大便燥结，令人谵语，此为属胃，宜与小承气，以和胃气，胃和则愈。若其胃不和，则不但谵语，又令人烦而躁也，如此，则当与大承气汤也。渊雷案：和胃之治，成氏与调胃承气汤，汪氏用大柴胡汤，临证抉择可也。

以上两条，明少阳病禁汗吐下。所以然者，汗吐下所以祛除毒害性物质，荡涤积结，而必凭借正气抗病之趋势以施之。少阳病位，在表里上下之间，正气抗病之趋势不可知，故汗吐下俱不可用也，惟柴胡能助少阳之抗病力，使自择适宜径路以祛毒，故独任之。少阳禁汗而独任柴胡，可知世俗目柴胡为发汗药之非。

本太阳病不解，转入少阳者，胁下硬满，干呕，不能食，往来寒热，尚未吐下，脉沉紧者，与小柴胡汤。若已吐下发汗温针，谵语，柴胡汤证罢，此为坏病。知犯何逆，以法治之。

《玉函》《千金翼》并无“本”字，不能食，并作“不欲食饮”，若已以下，赵刻本为别条，今据《玉函》《千金翼》合之。

《金鉴》云：脉沉紧，当是脉沉弦，若是沉紧是寒实在胸，当吐之诊也，惟脉沉弦，始与上文之义相属，故可与小柴胡汤。

山田氏云：谵语二字衍文，当删之。《病源候论》引此条文，无谵语二字，为是矣。坏病，谓正证自败，不可以少阳阳明等目名焉，以法治之，乃随证治之之谓。

三阳合病，脉浮大，上关上，但欲眠睡，目合则汗。

眠睡二字，《玉函》《千金翼》并作“瘱”一字。此条但言脉浮大嗜卧盗汗，既无方治，又不足为三阳合病之特征，诚不得其主旨。吴仪洛与阳明篇第二百二十七条合为一条，刘栋以为后人之所掺也。程氏云：上关上，从关部连上寸口也。

伤寒六七日，无大热其人躁烦者，此为阳去入阴故也。

山田氏云：无大热，无翕翕之热也，阴阳乃表里之别称，阳去入阴者，谓其邪去表入里。丹波氏云：表邪入于里阴而躁烦者，盖此阳明胃家实而已。渊雷案：

《素问·热论》，以胃家实为三阴，本论则未有称阳明为阴者。此条亦沿袭热论而自乱其例者，山田乃不云叔和所掺，何耶？钱氏、汪氏、《金鉴》，以阴为本论之三阴，其说更误。

伤寒三日，三阳为尽，三阴当受邪，其人反能食而不呕，此为三阴不受邪也。

此条亦沿热论之说，与太阳上篇第四、第五条，同为不合实际之驳文。三日三阳尽者，热论以为一日传一经也，三阴，即本论之阳明。阳明胃家实，则不能食，故以能食为三阴不受邪，不呕，盖言少阳已解也。

伤寒三日，少阳脉小者，欲已也。

成氏云：《内经》曰："大则邪至，小则平。"伤寒三日，邪传少阳，脉当弦紧，今脉小者，邪气微而欲已也。丹波氏云：案：此语，《内经》中无所考，《脉要精微》云："大则病进。"渊雷案：此条，冠以三日字，盖亦热论家言，而非本论之例也。《玉函》无此条，为是。

少阳病欲解时，从寅至辰上。

辨见太阳上篇。

刘栋云：上三条，后人之所掺也。

渊雷案：少阳正方，柴胡诸证，已详太阳篇中，故本篇文特简。盖少阳在阳明后者，自古相传，热论之次，仲景不敢移易也。热论以少阳为表证之一，以三阴为下证，故其所论，仅当《伤寒论》太阳阳明二病。医术进步，知表里二证之间，更有不可汗下之一种证候群，而仲景名之少阳，治以柴胡，又以阳明当热论之三阴，则少阳当次阳明之前，故论其方证于太阳篇中，而于本篇但存空洞之词，等诸告朔之饩羊，此仲景之不得已也。

伤寒论今释卷七

辨太阴病脉证并治

太阴之为病，腹满而吐，食不下，自利益甚，时腹自痛。若下之，必胸下结硬。

《脉经》《千金翼》自利作"下之"，而无"若下之必"四字，盖是。结，《玉函》作"痞"，亦是。

凡病证，属于正气抵抗疾病之现象者，为药治之标准，此义已于太阳篇第十五条第三十六条发之。人之气禀有强弱，饮食服御操作，亦有丰俭劳逸，因此之故，毒害性物质中人而正气起抵抗。正气之力有余，则显机能亢进之现象，是为阳证，正气之力不足，则显机能衰减之现象，是为阴证。更就阳证阴证之中，揣其病位所在，以类相从，各分三种，以为用药攻救之大纲，此三阴三阳之所由分也。昔贤震于《内经》、岐黄之圣，盲从热论传经之说，以为本论之太阴病，必从少阳传来，不知热论所谓三阴，即本论阳明胃家实之病。本论之三阴，乃热论所未言，根本不同，不得以彼释此。且传经之次，虽如太阳上篇第四第五条所释，然非谓流行性热病必如是传变也。事实上有起病不从太阳者，有始终属一经不传者。至于太阴，虽有误治少阳而致者，然大多数为独立之原发病，此则当属杂病，根本不属伤寒，今论于伤寒篇者，以太阴抑或有身热故也。

太阴之证，腹满吐利，食不下，时腹自痛，明其病为胃肠虚寒，与阳明腑病，部位正同，而性质相反。盖胃肠虚寒，消化失职，残余之水谷，发酵为气体，故令腹满；腹虽满，按之则软，不若腑病之满，因内有燥屎，按之坚实也；吐利食不下，为胃肠病寒热通有之证，当于脉舌腹候辨之；时腹自痛者，得寒则肠蠕动亢进而作痛（参看《金匮》大建中汤），得暖则肠蠕动缓静而痛止，不若腑病因燥屎撑柱而痛，痛无已时也。病属虚寒，自当温补而不当下，误下而胸下痞硬，非人参不可救矣。

本论六经之病，本非脏腑经络之谓，然注家以脾病释太阴，特为巧合。脾者古人以指小肠之吸收机能，吸收退减，则粪便中富有滋养液而下利，若蠕动亢进，亦令小肠不及吸收而下利，皆所谓脾不转输也。前贤又以理中汤丸为太阴主方，亦是，人参振其机能，术促其吸收，干姜温其寒冷，非太阴方而何？夫脾不转输之胃肠病，《金匮要略》中腹满吐利诸证之属寒者皆是，是皆所谓太阴病，故曰太阴当属杂病，不属伤寒也。伤寒阴证，实际惟少阴一种，因拘牵六经之数，必欲分阴证为三，故有此舛错耳。然则阳明何以不属杂病？曰：阳明之为胃肠，因代谢废料必须由肠排泄之故，非胃肠本身之病，废料之产生由于伤寒，则其病属伤寒，而非杂病矣。太阴篇文甚简略，少阴厥阴，亦皆有吐利之病，理中汤丸又不在本篇，而在霍乱篇，故本论三阴之界说，颇不明晰。小丹波见篇中有桂枝加芍药加大黄之方，遂以太阴为寒实证，山田见本条自利益甚之语，遂以太阴为少阴之邪入里，云："自利益甚，承少阴之自利不甚言之。"皆非也。丹波氏云："自利益甚四字不允当，且《脉经》《千金翼》文有异同，可知此条固有差错也。"

《伤寒蕴要》云：凡自利者，不因攻下而自泻利，俗言漏底伤寒者也。大抵泻利，小便清白不涩，完谷不化，其色不变，有如鹜溏，或吐利腥秽，小便澄澈清冷，口无燥渴，其脉多沉，或细或迟，或微而无力，或身虽发热，手足逆冷，或恶寒蜷卧，此皆属寒也；凡热症，则口中燥渴，小便或赤或黄，或涩而不利，且所下之物，皆如垢腻之状，或黄或赤，所去皆热臭气，其脉多数，或浮或滑或弦或大或洪也；亦有邪热不杀谷，其物不消化者，但脉数而热，口燥渴，小便赤黄，以此别之矣。

太阴中风，四肢烦疼，阳微阴涩而长者，为欲愈。

此条与太阴病例不合，非仲景意也。太阴中风。张锡驹以为风邪直中太阴，然太阴既是胃肠病，其证当不止于四肢烦疼。钱潢据《素问·阳明脉解》，以为脾病，四肢不得禀水谷气，故令烦疼。然胃肠病，影响及于四肢之营养，则非一朝一夕之故，又不得为太阴直中，阳微阴涩而长，说者皆谓微涩阴脉，长为阳脉，阴中见阳，阳将回而阴病欲愈，说固娓娓动听，特未经实验，犹是纸上空谈耳。小丹波以为太阴之从外而愈者，然胃肠虚寒，由于正气之不济，非阳证祛病外达之比，岂有太阴而外愈者乎？愚谓此条盖指桂枝汤证之第四日，从热论，故曰太阴中风也。

太阴病，欲解时，从亥至丑上。

刘栋云：上两条，后人之所掺，故不采用。

太阴病，脉浮者，可发汗，宜桂枝汤。

《金鉴》云：即有吐利不食腹满时痛一二证，其脉不沉而浮，便可以桂枝发汗，先解其外，俟外解已，再调其内可也。于此又可知论中身痛腹满下利，急先救里者，脉必不浮矣。山田氏云：此太阳太阴合病，以内寒不甚，故先治其表，若至于下利清谷，宜先救其里，而后解其表也。

渊雷案：既称太阴病，必有腹痛吐利诸证，尤以下利为主。下利兼表证者，治法当辨寒热：三阳热利，则先解其表，葛根汤是也；三阴寒利，则先温其里，四逆汤（九十四条三百七十六条）是也。本条寒利，而先解表，于治为逆。《金鉴》但据脉浮为说，既属空言。山田以谓内寒不甚，盖亦知寒利不当先解表，故吞吐其词也。舒氏主理中加桂枝（即桂枝人参汤耳），所见独是。程氏谓桂枝胎建中之体，无碍于温，则回护之说，不敢破经文耳。又案：此条殆亦热论家之遗文耶，热论之太阴即本论之阳明，本论阳明病有表证，用桂枝汤，为正法，阳明篇二百三十九条二百四十五条是也。

自利不渴者，属太阴，以其脏有寒故也，当温之，宜服四逆辈。

《玉函》《千金翼》并无"服"字。辈，《脉经》作"汤"。

《金鉴》云：凡自利而渴者，里有热，属阳也；若自利不渴，则为里有寒，属阴也。今自利不渴，知为太阴本脏有寒也，故当温之。四逆辈者，指四逆、理中、附子等汤而言也。成氏云：自利而渴者，属少阴（二百八十五条），为寒在下焦；自利不渴者，属太阴，为寒在中焦，与四逆等汤，以温其脏。山田氏云：自利而渴一证，间有津液内亡而然者，唯其人小便不利，亦属虚寒也。余尝疗下利烦渴，小便不利者，每用四逆辈，屡收全功。若徒以渴为热，以不渴为寒，则未为尽善矣。所谓自利不渴为有寒者，殊语其常已，若至其变证，则未必尽然也。

汤本氏云：以其脏有寒，"寒"字有二义，其一即指寒冷，其一乃指水毒。水性本寒，其归一也，当温之。"温"字亦有二义，其一如其本义，其一则指除水毒。水毒去则自温暖，其归亦一也。言自然下利而不渴者，属太阴病，所以然者，以内脏有水毒而寒冷也，当选用四逆汤类似诸方，去水毒以温暖内脏，乃为适当处置。

渊雷案：阳明病热铄津液则渴，少阴病阳亡而津不继则渴，厥阴病上热下寒则渴，五苓、猪苓诸证，水积而不行，则渴。渴之故于是多端，然皆无关于自利也。自利为势不暴，为日不多者，例皆不渴，若崩注洞泄，或久利不止，则未有不渴者。崩注洞泄，其人必骤瘠，久利不止，亦必有营养障碍之证，此皆明白易晓之理。成氏、《金鉴》、山田，不过各举一端，惟汤本之说，独为可取。何以言之本条辞气，似就自利证中，辨其不渴者属太阴？此但就阴证而言，若兼及三阳，则葛根汤黄芩汤等所治之自下利，亦多不渴，不得为太阴也。即太阴自利，其势暴迫，或日久者，亦当渴，今不渴，则是里有水毒之故，汤本说之所以可取也。本条主四逆，而药征以附子主逐水，干姜主结滞水毒，此汤本之说所本。虽然太阴局部虚寒，乃干姜之任，当用理中，今用四逆辈，则兼少阴，非纯乎太阴矣，吾故曰三阴之界说不明晰。

伤寒脉浮而缓，手足自温者，系在太阴。太阴当发身黄，若小便自利者，不能发黄。至七八日，虽暴烦，下利日十余行，必自止，以脾家实，腐秽当去故也。

此条前半，已于阳明篇中（百九十五条）释讫，彼云至七八日大便硬，是太阴转为阳明而愈也，此云七八日暴烦下利，是自愈于太阴也。太阴本是小肠发炎之寒证，肠内容物及炎性渗出物停留不去，则刺激肠黏膜，助长其炎症。故令微利不止，今暴烦下利，乃正气奋起驱除肠中之有害物，故云脾家实，腐秽去，实，谓正气恢复也。此条本后人之言，末二句又为旁注，传抄误入正文者。

汪氏云：成注云："下利烦躁者死"（引成止此成说，本少阴篇文）。此为先利而后烦，是正气脱而邪气扰也，兹则先烦后利，是脾家之正气实，故不受邪而与之争，因暴发烦热也。

刘栋云：此条后人之所加也，故不采用。

本太阳病，医反下之，因而腹满时痛者，属太阴也，桂枝加芍药汤主之。大实痛者，桂枝加大黄汤主之。

大实痛以下，成氏诸本为别条，非是。

此由误下太阳而传为太阴者。太阳误下，腹部之神经肌肉起挛缩，以抵抗下药，故令腹满时痛，然此等挛缩，未必能中和下药之毒，徒令满痛而已，故与桂枝汤以解表，倍加芍药，以治其挛痛也。若误下之后大实痛者，则不但挛缩，其人胃肠本有食毒，一部分表邪因误下而内陷，与食毒相结，故于前方加大黄以再下之。本条系误下后两种变证，非太阴本病。加芍药汤因腹满时痛，有似太阴，故谓之属太阴，加大黄汤则绝非太阴矣。小丹波乃据此条之文，谓太阴为寒实之证，非也。山田氏云：前证腹满时痛，表证误下所生之病，而非表邪入里而然，故惟满而不实，时痛而不常痛。后证则表邪传人之所致，非太阴之证，故"属太阴"三字，在前证下，不在后证下。虽然，二证俱有表之未解，故皆以桂枝为主，惟后证虽实，非太阴证，然以其同得之下后，而同有表之未解，同有腹满痛，不得不附以辨其异。诸家不察，总二证以为太阴，合前后以为传入之邪，不思之甚。

《内台方议》云：表邪未罢，若便下之，则虚其中，邪气反入里。若脉虚弱，因而腹满时痛者，乃脾虚也，不可再下，与桂枝加芍药汤，以止其痛。若脉沉实，大实满痛，以手按之不止者，乃胃实也，宜再下，与桂枝汤以和表，加芍药、大黄，以攻其里。

桂枝加芍药汤方

桂枝（三两，去皮）　芍药（六两）　甘草（二两，炙）　大枣（十二枚，擘）生姜（三两，切）

上五味，以水七升，煮取三升，去滓，温分三服。本云桂枝汤，今加芍药。

温分，《千金翼》作"分温"。

《方极》云：桂枝加芍药汤，治桂枝汤证，而腹拘挛剧者。雉间焕云：此方治腹拘挛剧者，诚然，然遍身拘挛皆治之，则腹字恐衍文。又云：治奔豚拘挛剧者。

《方机》云：烦，脉浮数，无硬满状者，腹满寒下（案：谓寒性下利也），脉浮，或恶寒，或腹时痛者，桂枝加芍药汤主之。

方舆辑云：其人宿有癥瘕痼癖，因痢疾引起固有之毒，作腹痛者，此方为之主剂。假令因宿食而腹痛，吐泻以后，腹痛尚不止者，此固有之毒所为也，盖桂枝加芍药汤，不仅治痢毒，只痛甚，或痢毒既解而痛不止之类，皆由固有之毒也，此方主之。若其人有固有之毒，其腹拘挛，或有块，又毒剧痛不止者，桂枝加芍药大黄汤所主也。渊雷案：《本草经》谓芍药主邪气腹痛，除血痹，破坚积，寒热疝瘕，有持之说，可作注脚。

《麻疹一哈》云：东洞南涯二翁，及其流裔，以此二方（本方及加大黄汤），加用附子或术附子，治梅毒、风湿病（历节痛风）、脚气等病云。

又云：予尝治一妇人，发热两三日所，疹子已出，卒尔而隐。诊之，腹满拘挛甚脐边有结块，自言经信不利，因作桂枝加芍药汤饮之，又以海浮石丸（海浮石、消石、大黄、赤石脂）杂进，其夜发热甚，疹子从汗而出，经信利，诸证自安。

桂枝加大黄汤方

桂枝（三两，去皮） 大黄（二两） 芍药（六两） 生姜（三两，切） 甘草（二两，炙） 大枣（十二枚，擘）

上六味，以水七升，煮取三升，去滓，温服一升，日三服。

大黄二两，《玉函》作"三两"，成本作"一两"。案：方名当作桂枝加芍药大黄汤。

《方极》云：桂枝加芍药大黄汤，治桂枝加芍药汤证，而有停滞者。《方机》云：寒下已止，而大实痛者，桂枝加芍药大黄汤主之。

雉间焕云：治小儿宿食不化而腹痛者，若呕者，倍大黄，凡用此方，宜倍加大黄。渊雷案：吉益氏《类聚方》《方极》诸书，据成本，作"大黄一两"，故子炳云尔。

方舆輗云：此方，痢疾初起有表证，腹痛而里急后重不甚者，用之，此表证，比葛根汤证为轻。又，痢疾初起，用桂枝汤，而腹痛稍剧者，宜用此方。又用于痢中之调理，其痛剧时，先用以和痛也。

又云：曾治一人病痢，用桂枝加芍药大黄汤，其人于左横骨上，约径二寸之际，痛极不堪，始终以手按之，用此方，痢止而痛亦治，是痢毒也。

《麻疹一哈》云：渡边荻之进，年二十有五，发热如燃而无汗，经四五日，疹子不出，腹满拘挛，二便不利，时或腰痛甚（案：王好古云芍药治带脉病，苦腹痛满腰，溶溶如坐水中），因作桂枝加芍药大黄汤饮之。微利两三行，拘痛渐安，其翌，以紫圆下之，水下五六行，其夜熟眠，发汗如洗，疹子从汗而出，疹收后，全复旧。

太阴为病，脉弱，其人续自便利，设当行大黄芍药者，宜减之，以其人胃气弱易动故也（下利者，先煎芍药三沸）。

注文九字，成本无之。

刘栋云：上条之注文，后人之所加也，故亦不采用。

程氏云：前条之行大黄、芍药者，以其病为太阳误下之病，自有浮脉验之，非太阴为病也。若太阴自家为病，则脉不浮而弱矣。纵有腹满大实痛等证，其来路自是不同，中气虚寒，必无阳结之虑。目前虽不便利，续自便利，只好静以俟之，大黄、芍药之宜行者减之，况其不宜行者乎？诚恐胃阳伤动，则洞泄不止，而心下痞硬之证成，虽复从事于温，所失良多矣。胃气弱，对脉弱言，易动，对续自便利言，太阴者，至阴也，全凭胃气鼓动，为之生化，胃阳不衰，脾阴自无邪入，故从太阴为病，指出胃气弱来。渊雷案：阳明太阴，皆是肠病，古人每指肠曰胃，故阳明燥结为胃家实，太阴自利为胃气弱，本自直截了当，程氏拘牵《内经》之经络脏腑，必欲凿分胃阳脾阴，可谓作茧自缚。

张氏《直解》云：曰便利，其非大实痛可知也，曰设当行，其不当行可知也。渊雷案：前条行大黄、芍药者，本非太阴，而蒙太阴之名，后人沾注本条者，知太阴之不当行大黄、芍药，不知前条之本非太阴，故嗫嚅其词，曰设当行，曰宜减之耳。

又案：太阴篇文简而方证少，非太阴病证本少也，其主方理中汤丸在霍乱篇中，而《金匮要略》腹满寒疝呕吐哕下利诸篇中之虚寒证，皆太阴也。盖伤寒阴证，本只少阴一种，必欲成六经之数而分为三阴，故勉强足之以厥阴之牵凑，太阴之杂病，太阴既是杂病，则伤寒之部不得不略耳。

辨少阴病脉证并治

少阴之为病，脉微细，但欲寐也。

山田氏云：但字下，脱"恶寒"二字，当补之。何则？但者，示无他事之辞，但头汗出余处无汗，不恶寒但热，及温疟身无寒但热（《金匮》疟病篇）等语，可见矣。少阴病，岂但欲寐一证得以尽之乎？若以其但欲寐，谓之少阴病，则所谓太阳病十日以去，脉浮细而嗜卧者，亦名为少阴病乎？阙文明矣。但恶寒者，所谓无热恶寒即是也，故麻黄附子细辛汤条云："少阴病始得之，反发热。"通脉四逆汤条云："少阴病，反不恶寒。"可见无热恶寒，乃为少阴本证矣。凡外邪之中人，其人素属实热者，则发为太阳，其人素属虚寒者，则发为少阴，寒热虽不同，均是外感初证也已。故太阳篇辨之云："发热恶寒者，发于阳也，无热恶寒者，发于阴也。"二"发"字，示其为初证也。今邪从其虚寒而化，故其脉微细，但恶寒而欲寐也，宜与麻黄附子甘草汤微发其汗也。成无己谓："脉微细为邪气传里深也。"非矣，按六经纲领诸条，脉证兼说者，唯太阳少阴，而其他四经，唯言证而不及脉，可见太阳乃三阳之始，而少阴果为三阴之首矣，古人未有此说，因赘于兹。

丹波氏云：案太阳中篇三十八条云："太阳病，十日以去，脉浮细而嗜卧者，外已解也。"此当以脉浮沉而别阴阳也。

程氏云：前太阴，后厥阴，俱不出脉象，以少阴一经可以该之也。少阴病六七日前，多与人以不觉，但起病喜厚衣近火，善瞌睡，凡后面亡阳发躁诸剧证，便伏于此处矣，最要提防。

渊雷案：少阴病者，心力不振，全身机能衰减之病也，有抵抗外感而起者，有衰老虚弱，自然而成者。在抵抗外感之伤寒病中，有初起即属少阴者，有阳证误治过治而传变者，亦有虽不误治，日久自变者。其病理证候，体温不足则恶寒，心脏衰弱则脉微细，脑神经贫血，则但欲寐，四肢之神经肌肉失其煦濡，则身疼蜷卧，胃肠虚寒，则自利清谷，其人常静卧畏光，其舌苔常淡白，其腹常软而清，此其大较也。本条以脉微细但欲寐为提纲，太简略，不足包举少阴之证候，故山田补"恶寒"二字，谓但恶寒不发热，然少阴固多发热者，但恶寒句，仍有语病，而其恶寒发热，又当与太阳有分别尔。盖太阳之恶寒，常与头痛同时发作，少阴则头不痛，太阳有恶寒甚而战栗者，少阴则不战栗。盖太阳恶寒，由于毒害性物质刺激，少阴恶寒，由于体温不足也。又案：旧注多牵引经络脏腑为说，而谓伤寒传足不传手，足少阴为肾经，乃谓少阴肾病。然仲景所谓少阴者，既非内生殖器、内分泌之病，亦非泌尿器病。考诸古书，征诸科学，皆不得为肾病。太炎先生则谓少阴心疾，虽非完全心疾，其心脏无有不衰弱者，必欲牵引经络脏腑，与其指为足经，毋宁指为手经矣。

少阴病，欲吐不吐，心烦，但欲寐，五六日，自利而渴者，属少阴也，虚故引水自救。若小便色白者，少阴病形悉具。小便白者，以下焦虚有寒，不能制水，故令色白也。

此条辞气不似仲景，自此已下十九条，山田氏皆以为叔和所掺也。欲吐，心烦，但欲寐，自利而渴皆少阴之或然证，然欲吐心烦者，多苦不得寐，但欲寐者，其欲吐心烦必不剧，渴因阳亡而津不继之故，虽渴，仍不能多饮，且喜热饮者，是也。小便色白最可疑，医书论小便，皆以赤为热，清为寒，病之常例固尔，然征之实验，亦有少阴病小便短赤，服姜附而转清者，以臆测之，当是液少，不敷溶解尿素诸酸之故，与渴同理。若小便白如米泔者，多见于小儿之食积，成人除淋浊糖尿诸病外，不多见，且皆非少阴也。设执定小便色白为少阴，则真少阴病必致失机，淋浊糖尿小儿食积诸病，必致误作少阴治，为害多矣。下焦虚有寒不能制水，尤荒诞，不合理。

病人脉阴阳俱紧，反汗出者，亡阳也，此属少阴，法当咽痛而复吐利。

亡，《脉经》作"无"。脉阴阳俱紧为伤寒，病本头痛发热而无汗，今乃头不痛不发热，又汗出不止，则为转属少阴，为无阳，无阳谓无表证，示不可发汗也。汗出无阳，固属少阴，然与转属阳明者当有辨，又不必吐利，不必咽痛耳。少阴咽痛，详下文三百一十三至三百一十六条。

柯氏云：上焦从火化而咽痛呕吐，下焦从阴虚而下利不止也，宜八味肾气丸主之。丹波氏云：柯氏所论，于杂病往往有如此者，此条证，决非肾气丸所主也。

少阴病，咳而下利，谵语者，被火气劫故也，小便必难，以强责少阴汗也。

程氏云：少阴病咳而下利，真武中有此证。张氏《直解》引蒋宾侯云：少阴下利极多，何曾皆是被火，且被火未必下利，惟谵语乃是被火。经云："被火者必谵语。"（百一十八条）故咳而下利，谵语者，当分看为是。方氏云：强责，谓过求也。渊雷案：谓少阴咳而下利之真武证，若谵语小便难，则因火劫强汗所致也。咳而下利句，当读断。

丹波氏云：汪引《补亡论》云："常器之用救逆汤猪苓汤五苓散，以通小便。"《金鉴》云："白虎猪苓二汤，择而用之可耳。"并误也，盖因喻氏热邪挟火力之解，而袭其弊耳，当是茯苓四逆证矣。

少阴病，脉细沉数，病为在里，不可发汗。

病为在里，谓不能祛病向表，是正气虚于里，故不可发汗。程氏引薛慎庵云：人知数为热，不知沉细中见数为寒甚。真阴寒证，脉常有一息七八至者，尽概此一数字中，但按之无力而散耳，宜深察之。丹波氏云：此条，方喻诸家以热邪入里为解，乃与经旨乖矣。

少阴病，脉微，不可发汗，亡阳故也。阳已虚，尺脉弱涩者，复不可下之。

亡，《脉经》《千金翼》并作"无"。少阴本无汗下法，篇中麻黄附子微发汗二方，乃太阳少阴参半之证，急下三条，乃阳明证，皆非纯乎少阴也。今云脉微不可发汗，脉弱涩不可下，乃似脉不微不弱涩有可汗下者，此古文倒装之故也。其意盖云：少阴病，不可发汗，脉微亡阳故也，复不可下之，尺脉弱涩故也。盖脉微为阳虚，尺脉弱涩为阴虚血少，阴阳俱虚，故汗下并禁尔。

少阴病，脉紧，至七八日，自下利，脉暴微，手足反温，脉紧反去者，为欲解也，虽烦下利，必自愈。

旧注多以脉紧为寒邪盛，紧去为阳回寒解，而于下利不能自圆其说。今案急性热性病之病毒，常直接作用于动脉管壁，使暂时硬化，动脉硬化则脉紧。七八日自下利，乃正气恢复，抗病所生之代谢废料，积于肠间者，因以排除，是为阴证回阳之机，与太阴篇暴烦下利同理。病毒去，则动脉硬化之原因除，脉管恢复其弹力性，惟心脏尚弱，故紧去而脉微。少阴病脉暴微，疑于病进，故以手足反温决其欲解，若病进之脉微，手足必更厥逆矣，此云手足反温，知七八日脉紧时，手足已不温，故为少阴也，必自愈。谓下利能自愈耳，非谓弗药可以痊愈。

少阴病下利，若利自止，恶寒而蜷卧，手足温者，可治。

《活人书释音》云：蜷，巨员切，蜷踠不伸也。钱氏云：大凡热者，偃卧而手足四散，寒则蜷卧而手足敛缩，下文恶寒蜷卧而手足逆冷者（二百九十八条），即为真阳败绝，而成不治矣。若手足温，则知阳气未败，尚能温暖四肢，故曰可治。渊雷案：下利恶寒蜷卧，为少阴本证，此条可治之机，乃在利自止而手足温。此条利止手足温，而云可治，知上条云必自愈，非弗药而自痊愈之谓。

少阴病，恶寒而蜷，时自烦，欲去衣被者，可治。

可治，《千金翼》作"不可治"。案此条不足据以决预后，何则？恶寒而蜷，为少阴本证，所以决预后者，乃在自烦欲去衣被。欲去衣被，即躁扰见于外者，下文屡言烦躁者死，决其不可治可也。少阴获愈之机，在于阳回，谓自烦欲去衣被，为阳势尚肯力争（程氏如此说），决其可治亦可也。征之实验，则少阴病烦躁者，苟用药中肯，看护得宜，十亦可救四五，故此条所云，不足以决预后也。

少阴中风，脉阳微阴浮者，为欲愈。

但云少阴中风，而无证候，将少阴直中之病俱为中风欤？抑别有少阴中风之病欤？不可知也。六经病皆有中风一条，皆与本论条例不合，说在厥阴篇中。钱氏以为阴阳指尺中寸口，阳脉已微，则风邪欲解，阴脉反浮，则邪不入里，故为欲愈云。

少阴病欲解时，从子至寅上。

《玉函》作"从子尽寅"，辨见太阳上篇。

少阴病，吐利，手足不逆冷，反发热者，不死。脉不至者（至一作足），灸少阴七壮。

至，《千金翼》作"足"，与原注或本同。病至三阴，正气衰弱，即无外感之毒，亦虞虚脱，况有外感之毒，将何以抵抗而祛病乎？惟太阴为胃肠局部虚寒，救治尚易，故不言死证，少阴厥阴，则死证綦多矣。此条云不死，正以见少阴多死证也。吐利，手足不逆冷，反发热，盖犹是太阴病（旧说谓太阴不能发热，今验殊不尔），特脉不至为异耳。太阴吐利，固可不死，用相当汤方温之可也，灸少阴七壮，盖专治其脉不至。《补亡论》常器之云：是少阴太溪二穴，在内踝后，跟骨动脉陷中。庞安常云：经曰："肾之原出于太溪，药方尚缓，唯急灸其原，以温其脏，犹可挽其危也。"丹波氏云：《活人书》亦云太溪穴。

少阴病，八九日，一身手足尽热者，以热在膀胱，必便血也。

元坚云：热在膀胱，即热结下焦之义，不是斥言净府，桃核承气、抵当二条可征也，然则便血亦大便血明矣。渊雷案：少阴病八九日后，一身手足尽热者，阴证阳回，转为阳证也。此种转归，临床上往往见之，唯不必热在膀胱而便血耳。今云热在膀胱必便血，似少阴病阳回之后必便血者，非也。便血属桃核承气证，即所谓中阴溜府之类，若小腹不急结，下鲜血者，则宜黄连阿胶汤、芍药地黄汤。又案：喻氏《尚论篇》，有传经热邪之说，夫果有热邪，当属阳证，尚得谓之少阴乎？考其致误之由，盖有三端：《内经》有少阴君火之目，一也；少阴肾经，肾属下焦，本条热在膀胱，不啻热在下焦，二也；少阴篇方证，时有寒药热证，三也。不知六气本自渺茫，经络施于刺灸，与仲景专论汤液者，门户各异，至于本篇中寒药热证，或系阴证转阳，或系他家旧文，偶蒙少阴之名，少阴无所谓热邪也。喻氏放言高论，最易耸人听闻，传经热邪之说，钱氏、丹波氏已辨其非，世仍多迷惑，故为探本言之。

少阴病，但厥无汗，而强发之，必动其血，未知从何道出，或从口鼻，或从目出者，是名下厥上竭，为难治。

成本无"者"字。少阴病汗出肤冷者，为亡阳急证，但厥无汗者，阳亡而津不继，血燥无以作汗也，其势虽较缓，其病则尤重。少阴本无汗法，篇中麻附二汤，皆兼太阳者，非纯少阴也。今于阴阳两竭之证，强发其汗，必激动血行而出血，出血在内脏者，无由目验，惟口鼻腔等黏膜脆薄之处出血，乃得见之。下厥上竭，谓阳厥于下，阴竭于上，盖以真阳出于下焦肾中，故云下厥。此亦后人之论，非仲景意也。程氏云：难治者，下厥非温不可，而上竭则不能用温，故为逆中之逆耳。丹波氏云：下厥上竭，唯景岳六味回阳饮（人参、附子、干姜、甘草、熟地、当归），滋阴回阳两全，以为合剂矣。

少阴病，恶寒身蜷而利，手足逆冷者，不治。

钱氏云：前恶寒而蜷，因有烦而欲去衣被之证，为阳气犹在，故为可治（二百九十二条）。又下利自止，恶寒而蜷，以手足温者，亦为阳气未败，而亦曰可治（二百九十一条）。此条恶寒身蜷而利，且手足逆冷，则四肢之阳气已败，故不温，又无烦与欲去衣被之阳气尚存，况下利又不能止，是为阳气已竭，故为不治。虽有附子汤及四逆、白通等法，恐亦不能挽回既绝之阳矣。

舒氏云：案此证尚未至汗出息高，尤为可治，急投四逆汤加人参，或者不死。

少阴病，吐利躁烦，四逆者，死。

张氏《缵论》云：此条与吴茱萸汤一条（三百一十二条）不殊，何彼可治，而此不可治耶？必是已用温中诸汤不愈，转加躁烦，故主死耳。舒氏云：案此条，与后吴茱萸汤证无异，彼证未言死，此证胡为乎不主吴茱萸汤而断之曰死，是何理也？于中疑有阙文。《总病论》云：与吴茱萸汤，宜细审其死生也。

渊雷案：吴茱萸汤主呕吐烦躁，其证本非纯乎少阴者。少阴之主证厥逆而利，乃四逆白通等汤所主。三百一十二条吴茱萸汤证，虽云吐利手足逆冷，从药测证，知吐是主证，利与逆冷是副证，否则必须附子干姜矣。本条则吐是副证，利与躁烦逆冷是主证，否则不至遽死也。古文简略，当以意逆旨而得之，此条当与前二百九十五条对看。

少阴病，下利止，而头眩，时时自冒者，死。

此非病解而利止，乃肠内容竭涸，无所复利之故。头眩自冒，冒谓昏冒，脑贫血故也。肠内容竭涸者，必有缺乏营养之阴虚证，少阴本是阳虚，今复阴虚，阴阳两竭，不死何俟。虽有六味回阳饮，犹恐胃肠衰弱，不能消化腻药，反致胀满，必欲尽人事以施救，可服茯苓四逆汤，而注射西药补血剂。

少阴病，四逆恶寒而身蜷，脉不至，不烦而躁者，此（一作吐利而躁逆者死）。

钱氏云：恶寒身蜷而利，手足逆冷者，固为不治，此条但不利耳。上文吐利烦躁四逆者死，此虽不吐利，而已不见阳烦，但见阴躁，则有阴无阳矣，其为死证无疑，况又脉不至乎。前已有脉不至者，因反发热，故云不死（二百九十五条），又有脉不出者，虽里寒而犹有外热，身反不恶寒而面赤，其阳气未绝，故有通脉四逆汤之治（三百二十条）。此则皆现阴极无阳之证，且不烦而躁，并虚阳上逆之烦，亦不可得矣，宁有不死者乎。

渊雷案：烦是自觉证，躁则扰动见于外者也。病人呻吟者，多是烦（亦与其人素性有关，不可一概），静卧中时时转侧；手足擗床有声者，多是躁。旧说烦属阳，躁属阴，故不烦而躁者，其病尤危。经验所及，幼小脉细肢冷，两目无神，持脉时挺身咬牙而噭呼者，躁也，其病死者多，亦间有得救者。若成年病人，则诊察时自能安忍，医者不易见其躁状矣。

少阴病，六七日，息高者，死。

凡呼吸之动作但见于胸咽部，不及胁腹部者，呼吸高大而不深长者，呼气多，吸气少者，皆息高之类，而为虚脱之征。少阴本心脏衰弱，至六七日而息高，则心脏之陷于极度衰弱矣。

少阴病，脉微细沉，但欲卧，汗出不烦，自欲吐，至五六日，自利，复烦躁不得卧寐者死。

《金鉴》引程氏（原文烦冗，《金鉴》删其要）云：今时论治者，不至于恶寒蜷卧，四肢逆冷等证叠见，则不敢温，不知证已到此，温之何及？况诸证有至死不一见者，则盍于本论中之要旨，一一申详之。少阴病，脉必沉而微细，论中首揭此，盖已示人以可温之脉矣；少阴病，但欲卧，论中又已示人以可温之证矣；汗出在阳经不可温，在少阴宜急温，论中又切示人以亡阳之故矣。况复有不烦自欲吐，阴邪上逆之证乎？则真武四逆，诚不啻三年之艾矣，乃不知预绸缪，延缓至五六日，前欲吐，今且利矣，前不烦，今烦且躁矣，前欲卧，今不得卧矣，阳虚扰乱，阴盛转加，焉有不死者乎？渊雷案：焦头烂额，不如曲突徙薪，少阴病已至四逆脉微，虽用大剂姜附，亦已死生相半，幸而获愈，所损已多，苟能乍见阳虚，即与温药，则保全必多。然温药难用，不若凉药易于苟安，盖温药苟不中病，则下咽即烦躁不适，人皆知为药误，然挽救甚易，凉药虽反病情，犹能镇静一时　不易发觉药误，逮其发觉，辄已无可挽救。故为病人计，宁误服温药，为医者逃咎徼功计，宁误投凉药，过去少数医生，避温取凉，职由此故。若谓阳虚难识，则熟玩少阴诸证，自能洞见无遗。若略读科学书，知循环系生理病理之大概，略解西法诊断，参以听诊，则尤确然易知，以少阴之关键，为心脏衰弱故也。

山田氏云：上十九条，王叔和所掺，当删之。渊雷案：十九条中，惟二百八十五条、二百八十六条、二百九十三条、二百九十四条、二百九十六条，无理致，不可从，其余诸条，要有参考之价值，山田一概删之，过矣。又案：中医之治疗，无非凭借正气，少阴正气虚衰，故死证特多。然篇中所举诸条，尽有可救者，但不敢决其必愈耳。医者遇此等病，当悉屏死生之念，毁誉之虞，潜心察证，以求处方之至当，处方至当而不获治，然后死者无憾，吾心无愧也。东洞有言：方证相对，其毒盛死者，是其命也，岂拘毁誉而变吾操乎？缺乏经验者，一遇危证，则掉首径去，不肯处方，独喜治寻常小病，犹必于方案中危词恫吓，预为透过地步，非医者所应采之态度也。

少阴病，始得之，反发热，脉沉者，麻黄附子细辛汤主之。

赵刻本作"麻黄细辛附子汤"，今据《玉函》、成本、《全书》改。

此正气虚弱之人，因抵抗外感而见少阴证也。抵抗外感而发热，与太阳伤寒同理，但以正气虚弱，故脉不能浮而沉，不言恶寒者，省文也。太阳上篇云："无热恶寒者发于阴。"是纯少阴证不发热，今兼太阳而发热，故曰反。太阳发热当汗，麻黄主之，少阴恶寒脉沉当温，附子主之，细辛则兼温散之效，麻黄细辛相伍，又治喘咳痰饮，故本方又治寒咳头顶痛，及咽痛音喑。

麻黄附子细辛汤方

麻黄（二两，去节）　　细辛（二两）　　附子（一枚，炮，去皮，破八片）

上三味，以水一斗，先煮麻黄，减二升，去上沫，内诸药，煮取三升，去滓，温服一升，日三服。

《医贯》云：有头痛连脑者，此系少阴伤寒，宜本方，不可不知。渊雷案：头痛连顶，有胃证者，吴茱萸主之，无胃证，或有支气管证者，细辛主之。

《医经会解》云：若少阴证脉沉欲寐，始得之，发热肢厥，无汗，为表病里和当用正方，缓以汗之。若见二便闭涩，或泻赤水，谓之有表复有里，宜去麻黄，名附子细辛汤，仍随各脏见证加药。房欲后伤寒者，多患前证。

《张氏医通》云：暴哑声不出，咽痛异常，猝然而起，或欲咳而不能咳，或无痰，或清痰上溢，脉多弦紧，或数疾无伦，此大寒犯肾也，麻黄附子细辛汤温之，并以蜜制附子含之，慎不可轻用寒凉之剂。又云：脚气冷痹恶风者，非术附麻黄并用，必不能开，麻黄附子细辛汤加桂枝、白术。

《十便良方》云：《指迷方》附子细辛汤（于本方加川芎、生姜），头痛者，谓痛连脑户，或但额阁与眉相引，如风所吹，如水所湿，遇风寒则极，常欲得热物熨。此由风寒客于足太阳之经，随经入脑，搏于正气，其脉微弦而紧，谓之风冷头痛。

《方极》云：麻黄附子细辛汤，治麻黄附子甘草汤证，而不急迫，有痰饮之变者。《方机》云：手足冷，发热脉沉者，或脉微细而恶寒甚者。

方舆輗云：余壮年时，四条街越后屋利兵卫男，年甫五岁，病痘，初发，与葛根加大黄汤，自第三日放点，至第四日，痘皆没，但欲寝，绝饮食，脉沉，热如除，宛然有少阴病状，因劝转他医。病家不听，强请治，于是潜心细诊，觉沉脉中神气犹存，乃作麻黄附子细辛汤服之。翌日，痘再透发，脉复，气力稍振，起胀灌脓，皆顺利，结痂而愈。因思此儿本无热毒，不过寻常之痘，以多用葛根加大黄汤，发汗过多，大便微溏，致有此变，此皆余初年未熟之咎也。

《方函口诀》云：此方解少阴表热。一老人咳嗽吐痰，午后背洒淅恶寒，后发微似汗不止，一医以为阳虚恶寒（案：阳虚不误，特方不中耳），与医王汤（即补中益气汤：芪、草、参、升、柴、橘、归、术）不效，服此方五帖而愈。

少阴病，得之两三日，麻黄附子甘草汤微发汗，以两三日无里证，故微发汗也。

赵刻本夺"里"字，今据《玉函》、成本、《全书》补。

周氏云：案此条，当与前条合看，补出"无里证"三字，知前条原无吐利躁渴里证也。前条已有"反发热"三字，而此条专言无里证，知此条亦有发热表证也。柯氏云：要知此条是微恶寒微发热，故微发汗也。

山田氏云：无里证者，以其未见自利呕吐等证言之。少阴病得之两三日，寒邪在肌表，而未入于里，故微发汗。若其两三日与此汤不愈，延至四五日，则必带里证。真武汤条曰："少阴病两三日不已，至四五日，腹痛，小便不利，四肢沉重疼痛，自下利者，此为有水气，其人或咳，或小便利，或下利，或呕者，真武汤主之。"是也。渊雷案：日人喜多村直宽论六经病，以三阴三阳各自相对为言，虚则少阴，实则太阳，铁樵先生亟称之。然太阳但有表证，少阴则多有里证，其说实未当也。少阴里证，谓腹痛吐利清谷之等，盖少阴证本谓全身虚寒，其见于表者，为厥冷恶寒自汗，见于里者，为腹痛吐利清谷，有表证无里证者，仍为少阴，有里证无表证者，则为太阴，如此而已。又案：少阴证虽多由抵抗外感而起，其恶寒由于体温不足，非寒邪在表，其吐利由于胃肠自寒，亦非寒邪入里。山田说未核，又引真武汤条，谓四五日必见里证，不免附会文字，验之病者，殊不尔矣。

赵嗣真云：（《仲景全书》引）少阴发汗二汤，其第一证，以附子温经，麻黄散寒，而热须汗解，故加细辛，是汗剂之重者；第二证得之两三日。病尚浅，比之前证亦稍轻，所以去细辛加甘草，是汗剂之轻者。徐氏云：此较加细辛者，易甘草为调停，其药势之缓多矣。因细详立方之意，言少阴病两三日，比初得之略多一两日矣，日数多而无里证，寒邪所入尚浅，是以阴象不能骤发，故将此汤微发汗。微云者，因病情不即内入，而轻为外引也。渊雷案：此较前条病势轻缓，旧注是也，若有头中掣痛（山田云：用细辛代桂枝，意亦谓有头痛也），或咳痰之证，则仍用细辛为宜。

麻黄附子甘草汤方

麻黄（二两，去节）　甘草（二两，炙）　附子（一枚，炮，去皮，破八片）

上三味，以水七升，先煮麻黄一两沸，去上沫，内诸药，煮取三升，去滓，温服一升，日三服。

《方极》云：麻黄附子甘草汤，治麻黄甘草汤证，而恶寒，或身微痛者。

《方机》云：脉微细，但欲寐，恶寒者，兼用黄连解毒散；水肿脉沉微瘀滞者（参看《金匮》水气病篇），兼用桃花散或蜒宾，时时以紫圆攻之而可也。

少阴病，得之二三日以上，心中烦，不得卧，黄连阿胶汤主之。

山田氏云：少阴病得之二三日以上十字，宜从《肘后方》改作"大病差后"四字，卧字下当补"者"字（案：《千金翼》《外台》并有"者"字）。盖栀子豉汤证之轻者，大病差后，胸中有余热而烦也，唯病后血液未充，不可徒解其热，故以芍药、鸡子黄、阿胶三物，复其血液，芩连以治胸中热烦也。

元坚云：少阴之极，有下利亡阴，而孤阳上燔者，如心中烦不得卧（本条），咽痛咽疮（三百一十三至一十六条），并系上焦燥热，故黄连阿胶、猪肤、苦酒诸汤，皆为润法。盖病既涉厥阴者也，此实悬料之言，然此诸方证，皆以润为主，不似变阳诸证之必要清凉者，知是亡阴虚燥，稍近厥阴矣。《医学读书记》曰：少阴阳虚，汗出而厥者，不足虑也。若并伤其阴，则危矣。是以少阴厥逆，舌不干者生，干者死（以上引尤），斯言稍是。然似不知少阴之变为厥阴者矣。黄连阿胶汤与栀豉一类，然此以润为主，盖以非邪热壅郁故耳。

渊雷案：黄连阿胶汤证，非少阴病也，少阴为阳虚，本方证为阴虚。阳虚有急性，有慢性，急性者，死亡最速，用药得当，则病愈亦速，伤寒少阴证是也。阴虚则但有慢性，无急性者，服药亦不能速效，要须美食将养者也。本论以伤寒名书，伤寒以六经分类，本方证无所附丽，姑附于少阴篇，姑谓之少阴病耳。然得病两三日，不当便见阴虚，故山田据肘后改之。又，本方证虽属阴虚，其胸膈则烦热（此非阴虚而热之热），小丹波以为病涉厥阴，尤为近似，我国注家，多以为少阴热邪，则非是。

黄连阿胶汤方

黄连（四两）　黄芩（二两）　芍药（二两）　鸡子黄（二枚）　阿胶（三两，一云三挺）

上五味，以水六升，先煮三物，取二升，去滓，内胶烊尽，小冷，内鸡子黄，搅令相得，温服七合，日三服。

黄芩二两，《玉函》、成本、《千金翼》《外台》并作"一两"，当是。阿胶三两，《千金翼》作"三挺"，《外台》作"三片"。水六升，《玉函》、成本并作"五升"。

《肘后方》云：时气差后，虚烦不得眠，眼中痏疼，懊恼，黄连四两，芍药二两，黄芩一两，阿胶三小挺，水六升，煮取三升，分三服，亦可纳鸡子黄两枚。

《医宗必读》云：黄连阿胶汤，一名黄连鸡子汤，治温毒下利脓血，少阴烦躁不得卧。

《方极》云：黄连阿胶汤，治心中悸而烦，不得眠者。《方机》云：心中烦而不能卧者，胸中有热，心下痞，烦而不能眠者。

《类聚方广义》云：黄连阿胶汤，治久痢，腹中热痛，心中烦而不得眠，或便脓血者。渊雷案：久痢之"久"字，当着眼，否则不致阴虚，即不宜本方，便血为阿胶所主。

又云：治痘疮内陷，热气炽盛，咽燥口渴，心悸烦躁，清血者。

又云：治诸失血证，胸悸身热，腹痛微利，舌干唇燥，烦悸不能寐，身体困惫，面无血色，或面热潮红者。

《榕堂疗指示录》云：淋漓证，小便如热汤，茎中掀痛而血多者，黄连阿胶汤奇效。

《方函口诀》云：此方，柯韵伯所谓少阴之泻心汤，治病陷阴分，上热犹不去，心烦或虚躁者，故治吐血咯血，心烦不眠，五心热，渐渐肉脱者。凡诸病人，热气浸淫于血分，为诸症者，毒利腹痛，脓血不止，口舌干者，皆有验。又用于少阴下利脓血，而与桃花汤有上下之辨（案：本方心烦为上，桃花汤肠出血为下也）。又活用于痧泻不止者，痘疮烦渴不寐者，有特效。

渊雷案：芩连合用，与诸泻心汤同意，故治心烦心下痞；芩芍合用，又与黄芩汤同意；且鸡子黄治利，见《日华本草》《本草纲目》，故又治腹痛下利；阿胶止血，故又治血痢血淋，方意明白，非所以治阳虚之少阴也。

少阴病，得之一两日，口中和，其背恶寒者，当灸之，附子汤主之。

成氏云：口中和者，不苦不燥，是无热也。背为阳，背恶寒者，阳气弱，阴气胜也。经曰："无热恶寒者，发于阴也。"《金鉴》云："背恶寒，为阴阳俱有之证，如阳明病，无大热，口燥渴，心烦，背微恶寒者，乃白虎加人参证也。"（百七十六条）今少阴病，但欲寐，得之两三日，口中不燥而和，其背恶寒者，乃少阴阳虚之背恶寒，非阳明热蒸之背恶寒也，故当灸之，更主以附子汤。

丹波氏云：《补亡论》常器之云："当灸膈俞、关元穴，背俞第三行。"案：第三行者，当是膈关，非膈俞也。图经云："膈关二穴，在第七椎下两旁相去各三寸陷中，正坐取之，足太阳气脉所发，专治背恶寒，脊强俛仰难，可灸五壮。"盖少阴中寒，必由太阳而入，故宜灸其穴也。又，关元一穴，在腹部中行脐下三寸，足三阴任脉之会，灸之者，是温其里以助其元气也。

山田氏云：《脉经》无"附子汤主之"五字，此盖前条麻黄附子甘草汤证所谓无里证者也，故以艾火扶其阳气，而逐外寒耳。"口中和"三字，承无里证文发之，"附子汤主之"五字，宜从《脉经》删去。

渊雷案：少阴病，口中和，背恶寒者，未必即宜附子汤，且据《铜人图经》，膈关穴专治背恶寒，是背恶寒之证，灸之已足，故山田氏删"附子汤主之"五字，而移其方于次条下。然谓此证竟不宜附子汤，则又不然，附子汤证之口和背恶寒，自是意中事，要之，文略证不具耳。吉益氏云：附子汤证不具也，此方之于真武汤，倍加术附，以参代姜者也。而真武汤证有小便不利，或疼痛，或下利，此方倍加术附，则岂可无若证乎（参看方后元坚之说）？其证阙也明矣。

附子汤方

附子（二枚，炮，去皮，破八片）　茯苓（三两）　人参（二两）　白术（四两）　芍药（三两）

上五味，以水八升，煮取三升，去滓，温服一升，日三服。

《千金方》云：附子汤（于本方加桂心、甘草），治湿痹缓风，身体疼痛，如欲折，肉如锥刺刀割。丹波氏云：此据下条证转用者。

《方极》云：附子汤，治身体挛痛，小便不利，心下痞硬，若腹痛者。

《方机》云：脉微细，其背恶寒者，身体痛，手足冷，骨节痛，脉沉者，兼用应钟；身体痛，小便不利，心下悸，或痞硬者，兼用仲吕（即如神丸也，大黄、甘遂、牵牛子）。

《类聚方广义》云：附子汤，治水病遍身肿满，小便不利，心下痞硬，下利腹痛，身体痛，或麻痹，或恶风寒者。

元坚云：附子汤两条，传变亦有如此证（案：本条云得之一两日，似专指始发故云尔）。其方亦在传变所必须，故注家未敢谓为直中。但成氏引无热恶寒以解之，似有所见，今详其文，曰背恶寒，曰身体痛，手足寒，骨节痛，俱为表寒之候。盖阳气素亏，筋骨乏液，寒邪因以浸渍所致，故不似麻附证之有发热，设自非里虚，何以至此寒盛乎？然则其兼见里寒证者（案谓腹痛下利之等），亦可推知也。其方与真武相近，而彼主在内湿，此主在外寒，何则？此附子倍用，所以走外，术亦倍用，所以散表。盖仲景用术，多取治表，用人参者，固以救素弱之阳，并制术附之燥也。《千金》用此方治湿痹缓风，及《指迷方》于本方加甘草用苍术，名术附汤，以治寒湿，俱足互征此证之为表寒矣。先兄曰："附子之性，雄悍燥热，散沉寒，壮元阳，生则其力特猛，救里阳乎垂脱之际，炮则其性稍缓，走表分以温经逐寒。"前辈所辨，殊属乖舛错杂，此言能发未逮之秘，但率意论之，似治表宜力猛，治里宜性缓，此殊不然。盖里虚骤脱，非急救则不可，所以用生附，寒湿缠绵，过发则无功，所以用炮附也。

山田氏云：仲景氏之用附子，其与干姜配者皆生用，四逆、通脉四逆、白通加猪胆汁、茯苓四逆、干姜附子诸剂是也。其与他药配者，皆炮用，附子汤、真武汤、麻黄附子细辛汤、麻黄附子甘草汤、甘草附子汤、桂枝附子汤、桂枝加附子汤、桂枝去芍药加附子汤、芍药甘草附子汤、附子泻心汤是也。生用者其证皆急，炮用者其证皆缓，可见生则峻烈，炮则和缓，疗体本自有别矣。

《成绩录》云：一男子，两脚疼痛，不得屈伸，手足寒，腹拘挛，食颇减，羸瘦尤甚，时时痔血两三升，他无所苦。先生令服附子汤，疼痛退，拘挛缓，食亦进，能行步，唯余痔血，乃投黄连解毒散而止。

《古方便览》云：一僧，年三十六，请余诊治，曰："贫道二十前后，尝患淋浊两三年，愈后诸证杂出，既而腰已下冷，如在冰雪中，虽盛夏，必重絮衣覆其上，每发时，心腹疗痛，不可近手，腰脊痉痛，不得反侧，甚则不能息，又忽忽少气，终夜卧不安席，大抵每夜必发，且自幼龄有痔漏，每遇寒暄乃发，自初患至今，经十四年。"余诊之，心下悸而痞硬，腹皮拘挛，乃饮以附子汤及平水丸，时时以紫圆攻之，服之半岁许，诸证痊瘳。

又云：一妇人，年五十有余，患胸痹，饮食无味，身体尪羸，半岁许不愈。余诊之，心下痞硬，心悸，小便少，即作人参汤及三黄丸饮之，服之二十余日，未见其效，病者欲其速愈也，乃召他医。医视之，率尔灸脐旁，忽心腹切痛，下利数十行，臭秽不可近，殆至于死。于是复召余，乃以大承气汤下之，五六日，诸证顿退，饮食倍于前日，居七八日，小便不利，遍身洪肿，心下痞硬，腹皮拘挛，余又用附子汤及平水丸，服之三十日，诸证痊愈。

又云：一男儿十岁，脊梁曲而伛偻，两脚挛急不能起，已两年，余作此方及紫圆饮之，两月而痊愈。

少阴病，身体痛，手足寒，骨节痛，脉沉者，附子汤主之。

《王函》注云：沉一作"微"。

《金鉴》云：身体痛，表里俱有之证也，如太阳病，脉浮发热恶寒，身痛，手足热，骨节痛，是为表寒，当主麻黄汤发表以散其寒。今少阴病，脉沉无热恶寒，身痛，手足寒，骨节痛，乃是里寒，故主附子汤温里以散寒。渊雷案：表寒里寒，未析，当云外感之寒，阳虚之寒。盖太阴乃为里寒，少阴则表里俱寒，且为正气自寒，非若太阳之祛病向外，可以目为外寒也。

少阴病，下利便脓血者，桃花汤主之。

汪氏云：下利便脓血，协热者多，今言少阴病下利，必脉微细但欲寐，而复下利也。下利日久，至便脓血，乃里寒而滑脱也。

钱氏云：见少阴证而下利，为阴寒之邪在里，湿滞下焦，大肠受伤，故皮拆（案当是坼字）血滞，变为脓血，滑利下脱，故以温中固脱之桃花汤主之。

元坚云：便脓血，非真有如肠痈之脓血杂下，盖肠垢与血同出者。《巢源》痢候，有脓涕及白脓如涕语，可征。

渊雷案：此条似痢疾，又似伤寒，注家不敢质言，惟山田谓便脓血三条，并系今之痢疾，绝非伤寒。余谓桃花汤既治痢病，亦治伤寒，山田说非是。其证候为虚寒而带血，多滑脱失禁，少里急后重。盖传染性赤痢，虽属杂病，亦是急性热性病，其药法亦不离伤寒矩矱，故其虚寒者，亦得称少阴，而伤寒之寒利，滑脱带血者，亦得称脓血也。利至滑脱，则所下者非复稀粪，多胶黏之物，故谓之脓，此即后人所谓肠垢，乃黏液及肠黏膜之上皮细胞等混合而成。亦有下真脓者，作秽褐色，其臭如鱼腥刺鼻，所谓坏疽性粪便是也。桃花汤治肠窒扶斯之肠出血，余早有此理想，一九三〇年之秋，得实验而效。盖肠窒扶斯病人，患肠出血者，以西医所统计，不过百分之四，乃至百分之七，本不多见，故自来治伤寒者，皆不论列。而桃花汤之一部分效用，为之湮没不彰，可慨也。肠出血多见于肠窒扶斯之第二第三星期，正值阳明时期，肠将出血，则突变为少阴证，颜面失色，四肢厥冷，脉数疾而弱，罹此者多不救，甚则血未及排出而死，亦有绝无外证，猝然而死，死后解剖，始知其死于肠出血者。余所治，系三十余岁妇人，先服单方签方等不愈，往诊时，腹微痛，下溏粪及黏液，杂以鲜红血星，舌苔非常垢腻，脉非常沉数，手足微冷，胸腹有白色小水泡，细视始见，俗所谓白㾦也，与桃花汤加附子、阿胶，增干姜至三钱，两服血止，调治十日，杖而后起。此病虽无细菌诊断，以证明其为肠窒扶斯，然询其经过证候，全是中医所谓湿温证，知是肠窒扶斯无疑，肠出血少见。余所治，迄今（一九四〇）不足十人，故附记于此。

又案：铁樵先生谓："钱注大肠受伤，皮拆血滞，与肠穿孔无别，足以误入。又谓黑粪中有星星血点者，即是肠穿孔，其有非胶黏之鲜血并下者，尤其是肠穿孔确证。"今案肠穿孔与肠出血，是两事，不过穿孔者无有不出血，出血者不必皆穿孔耳。先生所说肠穿孔之征候，实是肠出血，其虚寒滑脱者，正是桃花汤所主，不审先生何以致误也。出血间或可救，穿孔无有不死。据统计，出血者甚少，穿孔则尤少，不过百分之三，余所遇，迄今不过三数例。

桃花汤方

赤石脂（一斤，一半全用，一半筛末）　干姜（一两）　粳米　（一升）

上三味，以水七升，煮米令熟，去滓，温服七合，内赤石脂末方寸匕，日三服。若一服愈，余勿服。

尾台氏云：按干姜分量甚少，可疑。《外台》载阮氏桃花汤，作赤石脂八两，粳米一升，干姜四两，余多用此方。

《肘后方》云：疗伤寒若下脓血者，赤石脂汤方。赤石脂二两，碎，干姜二两，切，附子一两，炮，破。上三味，以水五升，煮取三升，去滓，温分三服，脐下痛者，加当归一两，芍药二两，用水六升。渊雷案：此明言伤寒，当即肠窒扶斯之肠出血矣。肠出血之证候，必亡阳虚脱，故必用附子。

《外台秘要》云：崔氏疗伤寒后赤白滞下无数，阮氏桃花汤方，赤石脂八两，冷多白滞者，加四两，粳米一升，干姜四两，冷多白滞者，加四两，切。上三味，以水一斗，煮米熟，汤成去滓，服一升，不差复作，热多则带赤，冷多则带白。

《方极》云：桃花汤，治腹痛下利（四字据《类聚方集览》补，《全集》无），便脓血者。《方机》云：下利便脓血者，腹痛，小便不利，下利不止者。

方舆輗云：脓血痢久不止者，便脓血，痛在小腹者，用此方良。盖脓血痢，有阴证阳证之别，阳则柏皮汤，白头翁加甘草阿胶汤，阴则桃花汤。凡痢疾，痛在小腹者，纵里有热，亦宜赤石脂阿片之类止之为良（汤本氏云：诚有里热，虽痛在小腹，亦不宜石脂阿片）；若热势大减，不渴，只脓血甚者，用桃花汤；其脓血不甚，而下利尚不止者，宜赤石脂禹余粮汤（案辨桃花赤禹二汤之异极是）。若柏皮汤证误用桃花赤禹，则更增腹满，而或为肿气，或为块，或为痿躄鹤膝，宜细审无错，是余所经验也。后阅《本事方》，亦载此事，宜参看之。《本事方》用丸，余试之，其效钝，当从大论用汤。

又云：痢疾经久入阴证者，若痛在大腹，是理中、四逆、白通等汤所主，不可用赤禹之类。又，经久而肠不滑，只下真脓血者，桃花汤之正证也。平常下血，无脓无痛，以此为辨，下重一证，亦有里寒者，不可概以为热证（案：此说极是。若见后重，必与通利药，误人多矣）。盖痢有始终无痛者，此当决其宜驱毒，抑宜止利。其宜止者，后重而遗尿者也，大概阳证，赤物多，白物少；里寒之赤石脂证，则多带白物，是所谓肠滑而不后重者也。

《类聚方广义》云：痢疾累日之后，热气已退，脉迟弱或微细，腹痛下利不止，便脓血者，宜此方。若身热脉实，呕渴里急后重等证犹存者，当先随其证，以疏利之剂，驱逐热毒，荡涤肠胃，若执腹痛下利便脓血之证，以用此方及禹余粮汤等，譬犹扃门养盗，其变宁可测乎？学者思之。

《方函口诀》云：此方《千金》为丸用之（案：《千金》治下冷脐下搅痛，以其不用粳米不录），极便利，脓血下利，非此方不治。若有后重者，非此方所主，宜用白头翁汤（案此言其大概耳）。后重而痛在大腹者，用之为害更甚。

张志聪《伤寒宗印》云：石脂色如桃花，故名桃花汤，或曰即桃花石。成氏云：涩可去脱，赤石脂之涩，以固肠胃，辛以散之，干姜之辛，以散里寒，粳米之甘，以补正气。吴仪洛《伤寒分经》云：服时又必加末方寸匕，留滞以固肠胃也。

渊雷案：观诸家用法，皆不过曰下利脓血，似不知有伤寒肠出血者，惟《肘后》揭出伤寒，葛仙翁自是不凡。盖肠出血本属罕见之证，我国人病伤寒者，多便难，不若欧西人之多下利，中医之治法，又兢兢戒下早，不若西医之动辄通便，故我国人患肠出血者尤少，遂致肠出血之治方，无人讨索。近人业西医者，以肠出血必在伤寒之第二第三星期，适当阳明之候，因谓大论下法，不适于肠窒扶斯，其言固可资借镜，然大论汗下诸法，视证候，不视日期，阳明下证，与肠出血之少阴证，阴阳迥别，无庸葸葸过虑也。西医治肠出血，药物则阿片以制止肠蠕动，副肾精以止血，看护则绝对静卧，且令绝食爹法虽不同，然欲令肠部安静，则与桃花汤无异。余之臆测，肠得寒药则蠕动盛，得温药则蠕动减，干姜之温，所以抑制肠蠕动，石脂不但止血，《本草》亦言气味大温，则亦有抑制肠蠕动之效，以此二味治肠出血，谁曰不宜？余初用时虽出尝试，自谓非幸中也。

少阴病，两三日至四五日，腹痛，小便不利，下利不止，便脓血者，桃花汤主之。

腹痛，小便不利，下利不止，便脓血，为痢疾通常证候，故注家多以为痢疾，冠以少阴病者，明其病属虚寒也。腹痛，因肠管内壁糜烂，又受痢毒刺激之故，其痛不剧，若按其腹，至糜烂处辄拒按，然无坚块应手，与实痛异。小便不利，因下利频数之故，未必是伤津矣。两三日至四五日，似无深意，两三日以下二十字，与下文真武汤证同，然真武不治脓血，本方不治咳，易知其辨。山田氏以为叔和剽窃真武汤条，加以便脓血三字，殆非笃论矣。

少阴病，下利便脓血者，可刺。

钱氏云：不曰刺何经穴者，盖刺少阴之井荥俞经合也。汪氏云：《外亡论》常器之云："可刺幽门交信"。渊雷案：刺灸之法，通治诸病，病必有可刺之穴，犹之病必有可服之方也。今云下利便脓血者可刺，似他证不可刺者，且大论专用方药之书，而特出一条云可刺，又不言刺某穴，疑是后人所搀，非仲景语也。

少阴病，吐利，手足逆冷，烦躁欲死者，吴茱萸汤主之。

逆冷，成本作"厥冷"。

山田氏云：少阴病，以无热恶寒脉微细言之（案：此说太拘少阴，盖谓手足逆冷耳）。吐利逆冷，烦躁欲死，已见里证也。盖少阴兼厥阴者，如不合病，则是并病已。阳明篇云："食谷欲呕者，吴茱萸汤主之。"厥阴篇云："干呕吐涎沫头痛者，吴茱萸汤主之。"此条以呕为主者，谛矣。若原其因，则胃中虚寒，而饮水瘀蓄，阳气为是被闭，因乃厥逆者也。渊雷案：吴茱萸汤证，为胃肠局部之寒，非全身虚寒，当属太阴，非少阴也。

尾台氏云：吐利，手足厥冷，烦躁欲死者，与四逆汤证相似而不同。四逆汤主下利厥冷，此方主呕吐烦躁，是其别也。又治脚气冲心，烦愦呕逆闷乱者。

餐英馆《治疗杂话》云：吐利，手足厥冷，烦躁欲死者，吴茱萸汤主之。其证似与四逆汤证无异，然四逆汤证，元气飞腾，元阳欲绝，故内外彻冷，腹软而心下不痞塞；吴茱萸汤证，虽足手厥冷，而不甚恶寒，心下必有痞塞之物，二证固不同也。夏月霍乱吐泻之症，有吐利后手足厥冷烦躁者，世医辄以为虚寒，连进四逆、附子理中等药，烦躁益甚，不知心下膨满痞塞者，非虚寒证，宜用吴茱萸汤。盖吴茱萸之苦味，压心下之痞塞，则阴阳通泰，烦躁已，厥冷回，此余新得之法。但以心下痞塞，手足指表寒冷为标准，可也。此证黏汗出者，为脱阳，非附子不治。若夏月通常之薄汗，仍是吴茱萸证。服汤后，烦躁除，厥回，心下之痞亦十开七八，而痞未尽除者，宜《活人书》枳实理中汤。凡吐泻后心下痞者，枳实理中汤为妙，即理中汤加枳实也。

《续建殊录》记一病人初患头痛，次日，腹痛而呕，手足厥冷，大汗如流，正气昏冒，时或上攻，气急息迫，不能言语。先生与吴茱萸汤，诸证顿除，既而困倦甚，四肢掷席，乃更与当归四逆加吴茱萸生姜汤，经数日而瘳。

《成绩录》云：一男子，卒然如狂，捧头踊跃，如头痛状，不能言语，干呕，手足微冷，目闭，面无血色，旋转室中，不得少安，先生与吴茱萸汤，五六帖而痊愈。

少阴病，下利咽痛，胸满心烦，猪肤汤主之。

心烦下，成本有"者"字。山田氏云：满，懑也，胸满心烦，谓胸中忧忧而困，心中郁郁而热也，皆上焦有热之候，权与猪肤汤，以治其标也。此是少阴异证，而胸中有假热者，非芩连苦寒所宜，是以用猪肤白蜜白粉等，其性平而能解热者，以调中解热也。下利咽痛，通脉四逆汤亦有之证，宜参考。

猪肤汤方

猪肤（一斤）

上一味，以水一斗，煮取五升，去滓，加白蜜一升，白粉五合，熬香，和令相得，温分六服。

山田氏云：猪肤即猪肉，《本草》明称性平解热毒，白粉即米粉，"熬香"二字，特于白粉言之。渊雷案：猪肤汤，即是猪肉汤拌炒米粉，和以白蜜者，特粉少汤多，仅如稀糊耳，滑润而甘，以治阴虚咽痛，其咽当不肿，其病虽虚而不甚寒，非亡阳之少阴也。

《张氏医通》云：徐君育，素禀阴虚多火，且有脾约便血证，十月间患冬温，发热咽痛，里医用麻仁、杏仁、半夏、枳、橘之属，遂喘逆倚息不得卧，声飒如哑，头面赤热，手足逆冷，右手寸关虚大微数，此热伤手太阴气分也（案：此等案断有如梦呓，而有人最喜套用，观其用药，不应便知无谓）。与葳蕤、甘草等药，不应，为制猪肤汤一瓯，令隔汤顿热，不时挑服，三日声清，终剂而痛如失。

少阴病，两三日，咽痛者，可与甘草汤，不差者，与桔梗汤。

赵刻本不差下夺"者"字，今据《玉函》、成本补。二汤所治，盖急性喉炎，其主证为声音之变化，语音钝浊粗糙，甚则嘶哑，喉头自觉灼热干燥而痒痛，初时干咳，继乃出白色溷浊痰，终则黄厚若脓。在小儿，则夜间突发重剧证状，喘鸣息迫，咳声如犬吠，极似白喉风，然饮以温汤热乳，少顷即轻快，次夜复发。此病以喉镜检视，喉头黏膜红肿特甚，常有黏液脓汁附着其上，或凝固而成所谓义膜，则外表颇似白喉（实扶的里），其异于白喉者，为不发热（发热者甚少），为声喑咳剧，为小儿危险证候之易消散，及复发，用甘草者，缓其急迫痒痛，用桔梗者，排其黏液脓汁也。此非真少阴病，故不用少阴药。又案：俗传白喉忌表，即指此种喉炎，非指实扶的里，铁樵先生等力持白喉当表，则指实扶的里，非指少阴咽痛，中医以病名不统一之故，腐鼠为璞，常令闻者眩惑，余谓整理中医学，当从事于古方主疗之证候，而弃置其病名理论，诚不得已也。白喉忌表之书，误毙实扶的里甚多，不可不察，由病理以论治法，实扶的里之菌毒漫延全身，故宜麻杏甘石取汗。喉炎不过局部病变，故但取甘桔之缓急排脓，心知其故，自然不惑群言。又本方及麻杏甘石汤之甘草，皆可用甘中黄。

甘草汤方

甘草（二两）

上一味，以水三升，煮取一升半，去滓，温服七合，日两服。

丹波氏云：单味甘草汤，功用颇多。《玉函》经：治小儿撮口发噤，用生甘草二钱半，水一盏，煎六分，温服，令吐痰涎，后以乳汁点儿口中（案：此治小儿急性喉炎，与西法正合）。《千金方》：甘草汤，治肺痿涎唾多，心中温温液液者（参看《金匮要略》今释肺痿篇）。又，凡服汤呕逆不入腹者，先以甘草三两，水三升，煮取二升，服之得吐，但服之不吐，益佳，消息定，然后服余汤，即流利，更不吐也，此类不遑枚举也。

《得效方》云：独胜散（即本方），解药毒蛊毒，虫蛇诸毒。

《外台秘要》云：近效一方（即本方），疗赤白痢日数十行，无问日数老少。

《锦囊秘录》云：国老膏（甘草一味熬膏），一切痈疽将发，预期服之，能消肿逐毒，不令毒气内攻，功效不可具述。

《圣济总录》云：甘草汤，治热毒肿，或身生瘑浆，又治舌卒肿起，满口塞喉，气息不通，顷刻杀人。

《方极》云：甘草汤，治病逼迫，及咽急痛者。《方机》云：治急迫而咽痛者。

《类聚方广义》云：凡用紫圆、备急圆、梅肉丸、白散等，未得快吐下，恶心腹痛，苦楚闷乱者，用甘草汤，则吐泻俱快，腹痛顿安。

《青囊琐探》云：甘草主治缓急和胃，协和诸药，解百药毒，人所知也，但未有知以此一味治他病者。凡小儿啼哭，逾时不止，以二钱许浸热汤，绞去滓，与之，即止。又，初生牙小儿，咽喉痰壅，声不出者，频与生甘草，如前法。又，伤寒经日，不省人事，谵语烦躁，不能眠者，每服五六钱，煎汤，昼夜陆续与之，有神效，此取《本经》所谓主治五脏六腑寒热邪气者也。其他，发癫疾搐搦上窜，角弓反张者，及呕吐不止，汤药入口即吐，用半夏、生姜、竹茹、伏龙肝之类而益剧者，用之有奇效，不可不知也。

桔梗汤方

桔梗（一两）　甘草（二两）

上二味，以水三升，煮取一升，去滓，分温再服。

赵刻本分温作"温分"，今依《玉函》、成本、《千金翼》改。

《肘后方》云：喉痹传用神效方，桔梗，甘草炙（案：当生用）各一两，上二味，切，以水一升，煮取服，即消，有脓即出。

《圣惠方》云：治喉痹肿痛，饮食不下，宜服此方。桔梗一两，去芦头，甘草一两，生用，上件药，都判，以水两大盏，煎至一大盏，去滓，分为两服，服后有脓出即消。

《和剂局方》云：如圣汤（即本方），治风热毒气，上攻咽喉，咽痛喉痹，肿塞烦闷，及肺壅咳嗽，咯唾脓血，胸满振寒，咽干不渴，时出浊沫，气息腥臭，久久吐脓，状如米粥，又治伤寒咽痛。

《圣济总录》云：散毒汤（用桔梗、甘草各二两），治喉痹肿塞。

《备预百要方》云：喉闭，饮食不通，欲死，方（即本方）兼治马喉痹，马项长，故凡痹在项内不见处，深肿连颊，壮热，吐气数者，是也。

《医垒元戎》云：仲景甘桔汤例，仁宗御名如圣汤，治少阴咽痛。炙甘草一两，桔梗三两，上粗末，水煎，加生姜煎亦可，一法加诃子皮二钱煎，去渣饮清，名诃子散，治失音无声。渊雷案：失音无声，急性喉炎之特征也，原文有加味法，文繁而不切要，故不录。

《证治准绳》云：痘疮初出咳嗽，到今未愈者，是肺中余邪未尽也，宜甘桔汤（即本方）。

《方极》云：桔梗汤，治甘草汤证而有脓，或黏痰者。《类聚方》云：黏痰如脓者，主之。

《方机》云：桔梗汤，治咽痛者，咽中肿，不能饮食者（应钟），肺痈（应钟），痈疽（伯州或梅肉初发宜灸），诸肿有脓者（伯州梅肉）。

山田氏云：二方甘草皆生用而不炙，宜熟察焉，《外台》甘草汤方，亦无炙字。按甘草汤以下治咽喉五方，盖杂病论中之方，不可独属少阴病也，想因前条有咽痛一证，叔和氏遂以咽痛为少阴一候，妄冠少阴病三字，以附载于此已，非谓不为仲景氏方也。

少阴病，咽中伤生疮，不能语言，声不出者，苦酒汤主之。

此似比前条重一等，咽喉腐烂者，故云咽中伤生疮欤，声不出，亦是喉炎耳。余尝试用于猩红热咽痛不可忍者，得意外奇效。

苦酒汤方

半夏（洗，破如枣核大，十四枚）　鸡子（一枚，去黄，内上苦酒，著鸡子壳中）

上二味，内半夏，著苦酒中，以鸡子壳置刀环中，安火上，令三沸，去滓，少少含咽之，不差，更作三剂。

枣核大，赵刻本夺"大"字，今依《玉函》、成本补。上苦酒，《玉函》无"上"字，《千金翼》作"上好苦酒"。著，《玉函》作"于"。煮服法中"著"字，《玉函》无，又无"三剂"二字。

丹波氏云：案《活人书》，苦酒，米醋是也（案：《圣惠》作"醋"），盖原于《本草》陶注。考《本草》，醋也，醯也，苦酒也，并为一物。陶云：以有苦味，俗呼苦酒。元坚云：刀环，刀即古钱，今犹传世，其形狭长，柄端有环，以安鸡卵，甚适好。渊雷案：《圣济总录》云，放剪刀环中，盖宋时古刀币已难得，故用剪刀环，此不过持鸡子壳以就火，初不拘刀币剪刀也。又案：《外台》《圣惠》《圣济》，并载此方。《圣济》云：鸡子去黄留白，留白则鸡子所中空，但有一卵黄子地位，安能容半夏十四枚，更安能容苦酒耶？《外台》云："去中黄白。"《圣济》云："出黄白。"当是，盖但用空鸡子壳也。然一壳之中，仍不能容半夏十四枚，如枣核大十四枚，疑是已破之半夏细粒十四枚，非整个半夏十四枚。《外台》作"半夏末方寸匕"，《圣济》作"半夏一七枚，破如棋子大"皆近是。此方用鸡子壳煮，不知何所取义，方意亦难解。《金鉴》谓蛋清敛疮，钱氏谓优人啖生鸡子，声音即出，亦此方之遗意。不知蛋清已去，实无敛疮之效，假令不去，已煮之三沸，亦不得与生鸡子等视矣。

少阴病，咽中痛，半夏散及汤主之。

浅田氏云：咽痛者，谓或左或右一处痛也，咽中痛者，谓咽中皆痛也（案：此说本《金鉴》，然《外台》此条作咽喉痛），甚则痰涎缠于咽中，不得息，或咽中伤，生疮，滴水不下，不急治，则必死，即俗所谓急喉痹、走马喉风，皆言其速也。其证属少阴，盖少阴者，里之本源，咽喉者，里之窍口，其位深且急也，是故虽有一二表证，见咽痛一候，直以救其里为法。若徒攻其表，则愈攻愈剧，遂令咽喉密闭腐烂，谷气绝而毙。本论不载之太阳，而载之少阴，抑亦有深意存焉。渊雷案：此方所治，当是急性咽炎，腭扁桃及周围炎等病。急性咽炎之外证，与白喉（实扶的里）绝相似，唯预后佳良，不若白喉之危险。浅田氏谓不急治则必死者，乃白喉耳，白喉似非本方所主，然浅田为日本学验俱优之良工，记之以俟试效。

又云：甘草汤、桔梗汤曰咽痛，半夏散及汤曰咽中痛，半夏苦酒汤曰咽中伤生疮，则皆主咽痛者也。盖咽痛有轻重，轻者不必肿，重者必大肿。是以咽痛不肿之轻者，为甘草汤，其大肿之重者，为桔梗汤；不但肿，或涎缠咽中，痛楚不堪者，为半夏散及汤、苦酒汤。

半夏散及汤方

半夏（洗）　桂枝（去皮）　甘草（炙）

上三味，等分，各别捣筛已，合治之，白饮和服方寸匕，日三服。若不能散服者，以水一升，煎七沸，内散两方寸匕，更煮三沸，下火令小冷，少少咽之。半夏有毒，不当散服。

半夏有毒不当散服八字，《玉函》、成本并无之，是。

《活人书》云：半夏桂枝甘草汤（即本方作汤入生姜四片煎服），治伏气之病，谓非时有暴寒中人，伏气于少阴经（案：温热家谬说所由来也），始不觉病，旬月乃发，脉便微弱，法先咽痛，似伤寒，非咽痹之病，次必下利，始用半夏桂枝甘草汤主之，次四逆散主之，此病只两日便差，古方谓之肾伤寒也。渊雷案：咽痛，似伤寒，两日便差，显然为急性咽炎，唯下利一证可疑耳。

《方极》云：半夏散及汤，治咽喉痛，上冲急迫者。

雉间焕云：喉痹，肿痛甚而汤药不下，语言不能，或为痰涎壅盛之状者，主之。渊雷案：合观雉间、浅田之说，则喉痹痰壅之证，正气衰，不堪白散者，宜此方，此所以系之少阴欤。

《方函口诀》云：此方宜冬时中寒，咽喉肿痛者，亦治发热恶寒，此证冬时多有之，又后世所云阴火喉癣之证（汤本云喉头结核也）。上焦虚热，喉头糜烂，痛不可堪，饮食不下咽，甘桔汤及其他诸咽痛药不效者，用此辄效。古本草载桂枝治咽痛之效，合半夏之签（疑辛字之误）辣，甘草之和缓，其效尤捷。渊雷案：一般医生治咽痛，例用玄参、生地等甘寒药，若半夏之燥，桂枝之温，视为大禁。语以仲景方，则云古今人体质不同，古方不合今病也，然浅田氏近时人，而其言如此，岂谓我国有古今之变，而日本独不变耶？

少阴病，下利，白通汤主之。

此证似四逆汤证，而有头痛癫疾者，其方即四逆汤以葱白易甘草也，葱白治面目浮肿，伤寒头痛，见《本经》《别录》。

山田氏云：由下条考之，此条下利下，脱"脉微者"三字，其方亦脱"人尿五合"四字，俱当补之。按三阴病下利，有大同小异数证，不可不详也。凡三阴病，寒邪纵肆，阳气为是所郁闭，下利脉微者，乃白通汤所主也，其剧者，白通加猪胆汤所主也；寒邪太盛，阳气虚脱，下利清谷者，四逆汤所主也，其剧者，通脉四逆汤所主也；若夫真武汤，则有水气而下利者，乃用之。白通之用葱白，加猪胆，而不取甘草，岂非为闭之故乎？四逆之一主扶阳，岂非为脱之故乎？真武之用苓术，岂非为水之故乎？

白通汤方

葱白（四茎）　干姜（二两）　附子（一枚，生，去皮，破八片）

上三味，以水三升，煮取一升，去滓，分温再服。

附子一枚生，《玉函》、成本，生下并有"用"字。

《肘后方》云：白诵汤，疗伤寒泄利不已，口渴，不得下食，虚而烦。方，即本方用葱白十四茎，干姜半两，更有甘草半两，炙。

《方极》云：白通汤，治下利腹痛，厥而头痛者（据汤本氏所引）。《类聚方》云：当有气逆证。

《山田氏》云：白通即人尿之别称，此方以人尿为主，故云白通汤也。渊雷案：下条之方，但云白通加猪胆汁，而方中有人尿，故山田谓本方亦有人尿。然白通汤用人尿者，惟山田、浅田（《勿误药室方函》）二人，且加猪胆汁汤方后云，若无胆亦可用，则彼方但加人尿，知此方本无人尿也。又案：人尿秽物，西医常持以致诮，雉间焕代以水银或黄金水，《发秘》代以竹沥，渡边熙代以化学制成之尿素，汤本竟不用人尿，然病笃危急之际，苟有益于救疗，岂可以其臭秽而忌之，但须注意供尿之人无传染病及肾脏病耳。呕血盈盆者，饮人尿则立止，他药莫能及。知人尿治厥逆独优，白通汤加之，盖治头痛干呕也。

少阴病，下利脉微者，与白通汤。利不止，厥逆无脉，干呕烦者，白通加猪胆汁汤主之。服汤脉暴出者死，微续者生。

此是阳亡而津不继者，胃中无黏液以自濡，故干呕而烦也。人尿、猪胆，所以润燥降逆，旧注以为反治反佐，盖非是。

《伤寒类方》云：暴出乃药力所迫，药力尽则气仍绝，微续乃正气自复，故可生也。前云其脉即出者愈（后通脉四逆汤下之文类方次在前，故曰前云），此云暴出者死，盖暴出与即出不同。暴出，一时出尽，即出，言服药后少顷即徐徐微续也，须善会之。山田氏云：其脉暴出者，尤油尽将灭之灯，一被挑剔，忽明而终灭，故为死征。若其微续渐出者，尤为霜雪所抑屈之草，得春阳之气，徐徐甲坼，故为生也。雉间焕云：服汤脉暴出者死，实尔实尔，不独此方尔，诸厥逆脉伏者，服汤后微续渐出者，嘉兆也。

白通加猪胆汁汤方

葱白（四茎）　干姜（二两）　附子（一枚，生，去皮，破八片）　人尿（五合）　猪胆汁（一合）

上五味，以水三升，煮取一升，去滓，内胆汁、人尿，和令相得，分温再服。若无胆，亦可用。

《名医方考》云：白通加人尿猪胆汁汤，久坐湿地伤肾，肾伤则短气腰痛，厥逆下冷，阴脉微者，宜此方。

《方极》云：白通加猪胆汁汤，治白通汤证而厥逆干呕烦躁者（据汤本氏引）。

《餐英馆治疗杂话》云：大吐泻后，面目无神，虚寒厥冷，其冷发自指里，心下膨满烦躁，夏月霍乱，亦间有此等证。脉微欲绝，或全绝，世医虽知用附子、理中等回阳之药，而忘治其心下之膨满，故投药不效。此时用此方，胜参附理中十倍。大吐泻后，心下所以痞塞者，以脾胃暴虚，虚气与余邪搏结，聚于心下故也。用此方，以附子、干姜回阳，猪胆压痞塞，葱白温下元，人尿之镇坠下行，引肾中欲飞腾之阳气归源。一方而四能备，仲景制方之精如此。此方不但治霍乱吐泻，凡中风卒倒，小儿慢惊，其他一切暴卒之病，脱阳之证，皆建奇效，要以心下痞塞为标准耳。

少阴病，两三日不已，至四五日，腹痛，小便不利，四肢沉重疼痛，自下利者，此为有水气，其人或咳，或小便利，或下利，或呕者真武汤主之。

《千金》及《翼》作"玄武汤"。尾台氏云：《玉函》，或小便利，作"或小便自利"。按：或下利，当作"或不下利"，否则与上文自下利之语不相应（惟忠、山田说同），且或以下四证，亦皆本方所治也（案：此暗驳方后加减法无理也）。

山田氏云：不已者，谓其病不瘥，示前药无效之辞。腹痛以下，皆属有停水之证，或以下，皆是兼证，言或如是者与否者，皆在一真武汤所得而疗也。按太阳病有水气者，桂枝加白术茯苓汤、五苓散、小青龙汤所主也。今此证少阴病而有水气，故附子为主，以疗少阴证，芍药以止腹痛，白术、茯苓、生姜三味，以利停水也。此方亦治太阳病发汗后仍发热，心下悸，头眩身瞤动，振振欲擗地者（太阳中篇八十七条），亦以汗后中虚而饮水停蓄故也。此方名真武者，以附子色黑也，方名本曰玄武汤，宋版改作真武，避讳也。

真武汤方

茯苓（三两）　芍药（三两）　白术（二两）　生姜（三两，切）　附于（一枚，炮，去皮，破八片）

上五味，以水八升，煮取三升，去滓，温服七合，日三服。若咳者，加五味子半升，细辛一两，干姜一两；若小便利者，去茯苓；若下利者，去芍药，加干姜二两；若呕者，去附子，加生姜，足前为半斤。

白术，《外台》作"三两"，为半斤下。《千金翼》更有十一字云：利不止，便脓血者，宜桃花汤。钱氏：汪引武陵陈氏，皆谓加减法非仲景原文，是也。咳加五味辛姜，尚无不可，若去苓芍附，即无以去少阴水气，不得为真武汤矣。

《伤寒绪论》云：不得眠，皆为阳盛，切禁温剂，惟汗吐下后虚脉浮弱者，因津液内竭，则当从权用真武汤温之。渊雷案：亦有干姜附子汤等证，非真武之专主，真武不过举例耳。

《王氏易简方》云：此药不惟阴证伤寒可服，若虚劳人憎寒壮热，咳嗽下利，皆宜服之，因易名固阳汤，增损一如前法。今人每见寒热，多用地黄、当归、鹿茸辈，补益精血，殊不知此等药味多甘，却欲恋膈，若脾胃大段充实，服之方能滋养，然犹恐因时致伤胃气。胃为仓廪之官，受纳水谷之所，五脏皆取气于胃，所谓精气血气，皆由谷气而生，若用地黄等药，未见其生血，谷气已先有所损矣。孙兆谓补肾不如补脾，正谓是也。故莫若以固阳汤调其寒热，不致伤脾，饮食不减，则气血自生矣。渊雷案：王氏说真武汤之用法，函胡不析，其论甘凉药之败事，则切中时弊。王氏所谓未见生血，谷气已损者也，若以甘凉药治急性热病，小则延长经过，大则横致夭札，其祸尤烈。王氏谓脾胃大段充实，服之方能滋养者，盖消化吸收分泌诸作用，须赖各脏器之力，所谓阴生于阳也。病中消化力大衰，奚能胜滋腻之品，可参看太阳上篇桂枝加附子汤条之解释。

《方极》云：真武汤，治心中躁（一作心下悸），身𥆧动，振振欲擗地，小便不利，或呕，若下利，若拘痛者。雉间焕云：宜疝家，附子汤同，又治一食一行者（案：谓下利也），附子汤同。

《方机》云：真武汤，治腹痛，小便不利，四肢沉重疼痛，下利或咳或呕者，兼用消块；心下悸，头眩，身𥆧动，振振欲擗地者，兼用应钟；舌上干燥，黑苔生，口中有津液，身热头眩，手足振振，或下利者，兼用紫圆。

《类聚方广义》云：真武汤，治痿躄病，腹拘挛，脚冷不仁，小便不利，或不禁者。

又云：腰疼腹痛恶寒，下利日数行，夜间尤甚者，称为疝痢，宜此方。又久痢见浮肿，或咳或呕者亦良。

又云：产后下利，肠鸣腹痛，小便不利，肢体酸软，或麻痹，有水气，恶寒发热，咳嗽不止，渐为劳状者，尤为难治，宜此方。

《方函口诀》云：此方以内有水气为目的，与他附子剂异。水饮之变，为心下悸，身𥆧动，振振欲倒地；或觉麻痹不仁，手足引痛；或水肿，小便不利，其肿虚濡无力；或腹以下肿，臂肩胸背羸瘦，其脉微细；或浮虚而大，心下痞闷，饮食不美者；或四肢沉重疼痛，下利者，用之有效。方名当从《千金》及《翼》，作玄武。

《医史·撄宁生传》云：宋可与妾，暑月身冷自汗，口干烦躁，欲卧泥水中。伯仁诊其脉，浮而数，沉之，豁然虚散。曰："此为阴盛隔阳，得之饮食生冷，坐卧风露。"煎真武汤冷饮之，一进汗止，再进烦躁去，三进平复如初。

又云：余子元病恶寒战栗，持捉不定，两手皆冷汗浸淫，虽厚衣炽火不能解。伯仁即与真武汤，凡用附子六枚，一日，病者忽出，人怪之，病者曰："吾不恶寒，即无事矣。"

《成绩录》云：京师寺町一僧，年可三十，胸中烦闷，数日，吐下黑血。诊之，脉沉微，腹满小便难，手足浮肿，不仁沉重，大便日两三行，默默不欲饮食，食则停滞胸间，入腹则气急而腹满殊甚，其状如世所谓黄胖病。先生与真武汤，百患悉治。

又云：一妇人，腹痛硬满挛急，时时发热，小便不利，手足微肿，微咳目眩。患之百余日，一医投大柴胡汤，诸证日甚，热亦益炽。先生诊之，与以真武汤，一两日，热退利止，经五六日，小便快利，肿随去，食亦进，腹不痛，目不眩，但硬满挛急如故，兼以当归芍药散，诸证痊愈。

《古方便览》云：一男子，年四十二岁，患下疳炌，后左半身不遂，手足颤掉欲掷地，且兼痫，十日五日必发，食则须人代哺，仰卧蓐上，已三年矣。余诊之，自少腹至心下硬满，心悸拘挛，乃作此方及三黄丸与之，时时以备急圆攻之，服之一月所，痫不复发，又作七宝丸，每月服一次，凡七次而痊愈。

《方伎杂志》云：屋张屋某，年四十，乞诊云："两三年来，气分不常，饮食无味，夜不安寐。"诊之，面色青黑，一身无滋润之气，稍有水气，舌色刷白，声嘶气促，脉不浮不沉，但无力如绵，形如游魂行尸，真重患也。余告以病重，使知必死（病人当安慰，不当恫吓），先与真武汤，半岁许，气力稍复，呼吸渐平，声亦渐出，至冬月，觉腰痛，自脚至少腹麻痹，呼吸又急，乃转用八味丸料，通计一年而痊愈。因思病证虽危，尽力治疗，抑或可愈（此论极是，但不可以语持盈保泰之名医耳），医之于术，可不勉乎。

《橘窗书影》云：三窈屋兼吉，行旅后，得温疫，医疗之数十日，不解，微热，有水气，脉沉微，四肢微冷，精神恍惚，但欲寐。余以为病在少阴，因与真武汤加人参（案：即真武附子合方也），两三日，精气大复，微热解，食大进，调理数旬而愈。余每遇如此之证，不论热之有无，与真武加人参，每每奏效。或以为异乎仲师之旨（古方派拘成方之论），余曰："唯其认为少阴，故与真武汤、附子汤少阴之正方耳，况发热一证，俱载真武汤中乎。"（八十五条云其人仍发热）又云：小笠原长信之母，年垂七十，自春至夏，头眩不止，甚则呕逆欲绝，脉沉微，两足微肿，医两三疗之而不愈，余与真武汤，兼用妙香散（《局方》治神经衰弱、盗汗、头眩等证。黄芪、茯苓、茯神、薯蓣、远志、人参、桔梗、甘草、辰砂、麝香、木香）。数日，目眩大减，起居得安。

少阴病，下利清谷，里寒外热，手足厥逆，脉微欲绝，身反不恶寒，其人面色赤，或腹痛，或干呕，或咽痛，或利止脉不出者，通脉四逆汤主之。

成氏云：下利清谷，手足厥逆，脉微欲绝，为里寒，身热不恶寒，面色赤，为外热，此阴甚于内，格阳于外，不相通也，与通脉四逆汤散阴通阳。《金鉴》引林澜云：格，拒格也，亦曰隔阳，阴阳隔离也，又曰戴阳，浮于上如戴也。夫真寒入里，阴气未有不盛者，然其剧，不过阳愈微，阴愈盛耳。

渊雷案：四逆汤为少阴主方，本方即四逆汤倍干姜，故下利清谷，手足厥逆，与四逆证同，更有不恶寒面赤等格阳证，比四逆尤重耳，其或然诸证，亦皆本方所主。腹痛者，肠寒而蠕动亢进也；干呕者，胃中枯燥之故；咽痛者，咽喉枯燥之故，皆阳亡而津不继也；利止脉不出者，因腹痛下利时，肠蠕动亢进而腹腔充血，上肢为之贫血故也。格阳之证，大汗出，手足冷，面赤头热，顷刻毙命，然用药得当，恢复亦易，说详《金匮要略今释》。旧注以为真寒入里，阳微阴盛者，非是。盖体温散尽，机能停息，唯体魄独存耳，非有所谓真寒，亦非所谓阴盛也。夫人身所实，唯在阳气，自丹溪倡滋阴，明清二代医生，相沿畏忌温药，流风所扇，病家知医与否，必自诉内热，愿得凉剂，宁死不悔。陈修园虽沉迷运气，独知回阳为急务，君子不以人废言可也。

通脉四逆汤方

甘草（二两，炙）　附子（大者一枚，生用，去皮，破八片）　干姜（三两，强人可四两）

上三味，以水三升，煮取一升二合，去滓，分温再服，其脉即出者愈。面色赤者，加葱九茎；腹中痛者，去葱，加芍药二两；呕者，加生姜二两；咽痛者，去芍药，加桔梗一两；利止脉不出者，去桔梗，加人参二两。病皆与方相应者，乃服之。

《玉函》无"去葱、去芍药、去桔梗"字，桔梗作"二两"，无"病皆"以下十字，成本同。案：加味法，本是俗师沾附，去葱、去芍药、去桔梗，更出后人所掺。

《方极》云：通脉四逆汤，治四逆汤证，而吐痢厥冷甚者（据汤本氏引）。

《方机》云：吐利汗出，发热恶寒，四肢厥冷，脉微欲绝，或腹痛，或干呕，或咽痛者，通脉四逆汤主之。

雉间焕云：此方，干姜君药也，干呕不止者，加粳米。又云：加葱白大有验，不拘面色。

渊雷案：方氏、汪氏、钱氏，皆谓本方当有葱白，如白通之义，惟子炳之言，出于实验，故从之。本方用葱白，不过引通阳气，其续脉之效，当在干姜，干姜温里而收缩肠管，则腹腔之血液，被压以入于浅层动脉，故其脉即出矣。

钱氏云：加减法，揣其词义浅陋，料非仲景本意，何也？原文中已先具诸或有之证，然后出方立治，则一通脉四逆汤，其证皆可该矣，岂庸续用加减耶？况其立意，庸恶陋劣，要皆出于鄙俗之辈，未敢竞削，姑存之，以备识者之鉴云。

少阴病，四逆，其人或咳或悸，或小便不利，或腹中痛，或泄利下重者，四逆散主之。

四逆散，即大柴胡汤去大黄、黄芩、半夏、姜枣，加甘草，其病盖少阳之类证，决非少阴。本条云四逆，旧注以为热厥，然热厥又非本方所能开，本方实治后世所谓肝郁之病，亦治腹痛泄利下重，经文以腹痛泄利下重为或然证，以四逆为正证，复冒以少阴之名，学者注意其用法治验可也。

四逆散方

甘草（炙）　枳实（破，水渍，炙干）　柴胡　芍药

上四味，各十分，捣筛，白饮和服方寸匕，日三服。咳者，加五味子、干姜各五分，并主下利；悸者，加桂枝五分；小便不利者，加茯苓五分；腹中痛者，加附子一枚，炮令坼；泄利下重者，先以水五升，煮薤白三升，煮取三升，去滓，以散三方寸匕内汤中，煮取一升半，温分再服。

各十分，当作"等分"，盖后人沾入加味法，俱用五分，因改等分为"各十分"耳。柯氏云：加味俱用五分，而附子一枚，薤白三升，何多寡不同若是，不能不疑于叔和编集之误耳。案：加味法，不合仲景药例，本不足信，岂但多寡不侔而已。

和田东郭《蕉窗方意解》云：是亦大柴胡汤之变方也，其腹形专结于心下及两胁下，其凝及于胸中，而两胁亦甚拘急，然少热实，故不用大黄黄芩，唯主缓和心下两胁下之药也，至本论之证，今殊不详，恐是后人之作也。苟能体会全体之腹形，心下肋下之证候，如上文所述者，则四逆厥亦可以此药治之，但与真少阴之四逆厥，脉状腹候大异耳。又，疫病兼痢，甚则谵语烦躁，发呃逆等证，用陶氏散火汤（人参、当归、芍药、黄芩、麦冬、白术、柴胡、陈皮、茯苓、甘草、生姜）之类，无寸效者，用本方即验，固不必用呃逆之药也。唯心下肋下胸中拘急甚，除上述诸证外，有发种种异证者，切勿眩惑，余用此药于疫证及杂病多年，

治种种异证，不可胜计，真稀世之灵方也。

《类聚方广义》云：四逆散，治痢疾累日，下利不止，胸胁苦满，心下痞塞，腹中结实而痛，里急后重者。

渊雷案：柴胡芍药，俱能镇静交感神经，本方治神经衰弱之证见于胸胁部（枳实可随证改枳壳），其人不虚者。后世平肝诸方，以此为祖，《局方》逍遥散，其嫡裔也，此亦杂病方耳。

《医学入门》云：祝仲宁，号橘泉，四明人，始周身百节痛，及胸腹胀满，目闭肢厥，爪甲青黑，医以伤寒治之，七日昏沉，弗效。公曰："此得之怒火与痰相搏。"与四逆散加芩连，泻三焦火而愈。丹波氏云：此案本出程篁墩《交集·橘泉翁传》，但不著四逆散之名，云与柴胡、枳壳、芍药、芩、连泻三焦火，明日而省，久之愈。

《蕉窗杂话》云：一贵妇，四十岁，得病十八年，向唯服一医之药，其方皆轻浮之气剂也，其证头痛头眩，郁冒艰于行步，因之面貌细长瘦皱，失其血色，两胫骨立，十年来经水不行，右脐旁有疝块，胁下甚拘挛。予即用四逆散加良姜、牡蛎、刘寄奴，于风市、三里、三阴交诸穴，日施灸火，其间虽有小故，始终不转方，未及期年，胁腹大宽，肌肉充盈，如无病时，头眩郁冒诸证悉除，至冬初，月信亦渐通。

又云：某者，患鼻渊三年，诸医以为肺虚，百治不效，其后于役东武，过京师，求治于予。其人两鼻流浊涕甚多，自言官书甚急，不能久留，予答云："凡疗病，本不能限期日，今此证不然，可径往东武。"与四逆散加吴茱萸、牡蛎，令途中日服三帖，未抵品川，鼻水自止。此证自古以为肺家之病，多用白芷、辛夷之类，又谓风邪后余邪所成，皆无稽之谈也，实由肝火上熏肺部，上下之气隔塞所成耳。

《橘窗书影》云：久留岛伊豫守侯，年十四，气宇闭塞，颜色青惨，身体羸瘦，医以为劳瘵。余诊之，任脉拘急，胸中动悸，自左胁下至鸠尾烦闷，余以为癖疾所为，与四逆散加鳖甲、茯苓。数日，烦闷去，拘急解，气宇大开，惟四肢无力，对物倦怠，因与千金茯苓汤（茯苓、人参、柴胡、麦冬、地黄、桂枝、芍药），数旬而全治。

又云：参政远山信浓守侯，年年患脚气，今年不发，但心下痞塞，任脉拘急，郁闭不堪职事，余与四逆散加吴茱萸、茯苓。数日，腹里大和，然饮食不美，元气颇馁，与柴芍六君子汤（柴芍参夏橘苓术草），元气颇旺，时已免职，恬然静养，不药而愈。

又云：黑田老侯自笑庵，心下痞塞，任脉全拘急，有动气，不得酣寐，时时吐血，医与滋补剂，无效。余诊之曰："非虚证，此肝火所为也，宜和开腹中，清凉肝火。"与四逆散加黄连、茯苓，兼用黄连解毒散，数旬而宿疾渐愈。

又云：唐津侯次女，春来，脊骨六七椎上突起，状如覆杯，胸膈亦高张，气分郁塞，不能作事，腹里拘急，背亦觉强。余与四逆散加钩藤、羚羊角，兼用大陷胸丸，经旬日，胸腹宽快，气色大旺，益进前方，脊骨凹没，身体复故。

少阴病，下利六七日，咳而呕渴，心烦不得眠者，猪苓汤主之。

丹波氏云：此条，视之黄连阿胶汤证，乃有咳呕渴，及小便不利，而大便下利之诸证，所以不同也。又案前条云："少阴病，欲吐不吐，心烦但欲寐，五六日自利而渴者，属少阴也，虚故引水自救，若小便色白者，少阴病形悉具。"小便白者，以下焦虚有寒，不能制水，故令色白也。可知此条下利呕渴心烦同证，而有不得眠及不白之异，乃是寒热分别处。

渊雷案：猪苓汤所治，系湿热证，其病变在膀胱尿道，本是阳明方，谓之少阴者，殆《内经》、热论家之少阴，即仲景之阳明故欤。丹波引黄连阿胶汤及二百八十五条，证其为少阴，然黄连阿胶汤所治，本非真少阴病，二百八十五条亦非仲景辞气，且既有寒热之异，热者更非少阴明甚。此等体例不纯处，苟非后人掺入，殆仲景撰用旧说耳。山田以猪苓汤为猪肤汤之误，未知是否，存以待考。

少阴病，得之两三日，口燥咽干者，急下之，宜大承气汤。

少阴篇用大承气急下者三条，其病皆是阳明，盖亦热论家之旧文，故称少阴耳。热论五日始入少阴，今两三日已见下证而口燥咽干，故不待日而急下也。三条旧注多以为少阴复转阳明，盖即所谓中阴溜府之病，然既转阳明，则径称阳明可矣。若以其自少阴转来而仍称少阴，则太阳少阳之转入阳明者，仍称之太阳少阳可乎？其为热论家之文可知。又阳明下证。有酷似少阴者，医者遇此，常迷惑失措，今参以腹诊，则确然易知。口燥咽干一证，未可据以急下，必别有可下之脉证腹候，兼见口燥咽干，则津液将竭，当急下存阴耳，以下二条仿此。

舒氏云：少阴挟火之证，复转阳明，而口燥咽干之外，必更有阳明胃实诸证兼见，否则大承气汤不可用也。

少阴病，自利清水，色纯青，心下必痛，口干燥者，急下之，宜大承气汤。（一法用大柴胡）

急，赵刻本作"可"，今据《玉函》、成本改。宜大承气汤，《脉经》作"属大柴胡汤、大承气汤证"。

山田氏云：清，圊也，清水犹言下水，与清谷、清便、清血、清脓血之清同，非清浊之清也。若是清浊之清，则其色当清白，而不当纯青也，注家皆为清浊之清，非矣。心下痛，似结胸而非结胸，盖彼有硬满，而此无硬满，其别可知也。《金鉴》云：自利清水，谓下利无糟粕也，色纯青，谓所下者皆污水也。渊雷案：自利清水，即后人所谓热结旁流也，因肠中有燥屎，刺激肠黏膜，使肠液分泌异常亢进所致。色纯青，则胆汁之分泌亦亢进矣，体液之分泌及排除两皆过速，大伤阴液，急下所以存阴也。

《名医类案》云：孙兆治东华门窦太郎，患伤寒经十余日，口燥舌干而渴，心中疼，自利清水，众医皆相守，但调理耳，汗下皆所不敢。窦氏亲故相谓曰："伤寒邪气，害人性命甚速，安可以不次之疾，投不明之医乎？"召孙至，曰："明日即已不可下，今日正当下。"遂投以小承气汤，大便通，得睡，明日平复。众人皆曰："此证因何下之而愈？"孙曰："读书不精，徒有书尔。口燥舌干而渴，岂非少阴证耶？少阴证固不可下，岂不闻少阴一证，自利清水，心下痛，下之而愈，仲景之书，明有此说也。"众皆钦服。

《古方便览》云：一妇人患伤寒，谵语狂笑，下利清水，日数十行，诸医不能疗。余诊之，腹硬满，按之痛甚，乃作此方，（大承气汤）连进三剂，利即止，诸证并治。

少阴病，六七日，腹胀不大便者，急下之，宜大承气汤。

胀，《脉经》《千金》《千金翼》，并作"满"。

山田氏云：胃中有燥屎也。舒氏云：少阴复转阳明之证，腹胀不大便者，然必兼见舌苔干燥，恶热饮冷，方为实证。

渊雷案：论中急下六条，皆属阳明证，其云少阴者，热论家之驳文也。盖有胃实可下之证，而复有其本条所言之证者，乃当急下，非谓据其本条之证，即当急下也。此乃古人经验之谈，斯时不急下，其变即不可测，学者察焉。又案：阳明篇论大承气之用法，既十分审慎，至急下诸条，又十分明决，此所谓胆欲大而心欲细，不如是不足以为医也。

少阴病，脉沉者，急温之，宜四逆汤。

少阴宜急温，四逆汤为少阴正方，急温自宜四逆汤，是皆理所当然者。然本条主旨，似急温之故在于脉沉，则有可疑者，何则？少阴急证，莫如厥逆下利，及身热面赤之格阳，白通、通脉四逆诸条是也。然其脉微细欲绝，或浮数而虚散（由实验而知），皆不言脉沉，言脉沉者两条，始得发热者，麻附细辛汤，肢厥体痛者，附子汤，其证皆不甚急，今云脉沉宜四逆汤急温，反觉肤廓矣。成氏以为初头脉沉，未有形证，不知邪气所之，将发何病，是急与四逆汤温之，信如所言，则以四逆汤为少阴权用之方，似乎小题大做，又与急温之旨不合。山田以为急温对上三条急下而言，若如上三条之证而脉沉者，不可下，当急温，明急下三条，脉皆滑数（以上隐括山田之说），信如所言，则同一证候，有承气四逆之异，而其鉴别，唯在于脉，然大承气证之脉，固多沉迟者，误与四逆，祸不旋踵，斯皆不足为训。唯吉益氏《类聚方》域去本条，诚有所见，非专辄也。

少阴病，饮食入口则吐，心中温温欲吐，复不能吐。始得之，手足寒，脉弦迟者，此胸中实，不可下也，当吐之。若膈上有寒饮，干呕者，不可吐也，当温之，宜四逆汤。

心中，《玉函》作心下。温温，《玉函》作"嗢嗢"，《千金》作"愠愠"。

山田氏云：温温即愠愠，古字通用也，当以愠愠为正字。少阴病三字，以始得之无热恶寒言之，言少阴病，饮食入口，则心下愠愠，欲吐反不能吐，自始得之，手足寒而其脉弦迟者，此为邪气实于胸中。盖邪实于胸中，则阳气为是所闭，而不能通达四末，是以令人手足厥寒，其脉弦迟，如是者，当与瓜蒂散吐之。《素问》所谓："其高者因而越之。"是也。若下之，则于治为逆，故曰不可下也。厥阴篇三百五十八条云："病人手足厥冷，脉乍紧者，邪结在胸中，心下满而烦，饥不能食者，病在胸中，当须吐之，宜瓜蒂散。"盖与本节同因而殊证者耳。若其人手足厥冷，饮食不吐，而唯干呕者，此为膈下（山田改作膈下）有寒饮，盖脾胃虚冷，不能转化水浆之所致，故不可吐，宜以四逆汤急温之，中焦得温而寒饮自散也。

尾台氏云：少阴病，饮食入口则吐云云，疑于调胃承气汤证，故曰不可下也。

渊雷案：此条证候，手足寒，脉弦迟，欲吐干呕，瓜蒂散四逆汤所同也。其异者，瓜蒂证饮食入口则吐，四逆汤不因饮食而自吐，或干呕，然腹候之虚实，亦自可辨，四逆证固是少阴，瓜蒂证本非少阴，而亦谓之少阴者，殆亦热论五日少阴之谓欤。胸中实而手足寒，旧注皆以为阳气被阻，不得宣越，理固可通，余谓气血抵抗病毒，集中于胸际，故令四肢不温耳。膈上有寒饮，山田据不可吐篇，改为膈下，然寒饮所在，究未能确知。其外证为干呕，则不离膈膜附近耳，正气虚衰，体液之分泌吸收失其平衡，故停为寒饮，用四逆汤恢复正气，则寒饮自散。服姜附剂之证，多瞑眩而吐水，此其验也。尾台氏谓饮食入口则吐云云疑于调胃承气证者，百二十九条云："太阳病过经十余日，心下温温欲吐，而胸中痛，大便反溏，腹微满，郁郁微烦，先此时自极吐下者，与调胃承气汤。"是也。

又案：若膈上五句，疑是后人注文，此君知少阴之不可用吐法，乃不悟热论家之少阴即是阳明，故附注以明少阴之干呕属四逆证尔，理既不谬，不妨存以互勘。

少阴病，下利脉微涩，呕而汗出，必数更衣，反少者，当温其上，灸之（《脉经》云，灸厥阴，可五十壮）。

刘栋云：此寒邪在上焦也，当须灸之以温其上焦。钱氏云：必数更衣反少者，即里急后重之谓也，当温其上，前注皆谓灸顶上之百会穴，以升其阳。或曰：仲景无明文，未可强解，以意测之，非必巅顶，然后谓之上也。盖胃在肾之上，当以补暖升阳之药温其胃，且灸之，则清阳升而浊阴降，水谷分消，而下利自止矣。灸之者，灸少阴之脉穴，或更灸胃之三脘也，即前所谓当灸之附子汤主之之法。

丹波氏云：温其上灸之，义未详。方氏云：上谓顶百会是也。汪氏云：百会治小儿脱肛久不差，此证亦灸之者，升举其阳也。喻氏、程氏、柯氏、《金鉴》，皆从方说为解。特志聪、锡驹并云：温其上，助上焦之阳，与钱所援或日之说略同，汪氏又引常器之云灸太冲，郭白云云灸太溪，脉经云灸厥阴俞，俱误也。

舒氏云：此证阳虚气坠，阴弱津衰，故数更衣而出弓反少也（更衣者，古人如厕，大便必更衣，出弓者，矢去也）。曾医一妇人，腹中急痛，恶寒厥逆，呕而下利，脉见微涩，予以四逆汤投之，无效。其夫告曰："昨夜依然作泄无度，然多空坐，醇胀异常，尤可奇者，前阴醉出一物，大如柚子，想是尿脬，老妇尚可生乎？"予即商之仲远，仲远踌躇曰："是证不可温其下以逼迫其阴，当用灸法，温其上以升其阳，而病自愈。"予然其言而依其法，用生姜一片，贴头顶百会穴上，灸艾火三壮，其脬即收，仍服四逆汤加芪术，一剂而愈。

伤寒论今释卷八

辨厥阴病脉证并治

厥阴之为病,消渴,气上撞心,心中疼热,饥而不欲食,食则吐蛔。下之利不止。

食则上,《玉函》有"甚者"二字。利不止,《玉函》《脉经》《千金翼》,并作"不肯止"。

舒氏云:此条,阴阳杂错之证也,消渴者,膈有热也,厥阴邪气上逆,故上撞心,疼热者,热甚也,心中疼热,阳热在上也,饥而不欲食者,阴寒在胃也,强与之食,亦不能纳,必与饥蛔俱出,故食则吐蛔也。此证上热下寒,若因上热误下之,则上热未必即去,而下寒必更加甚,故利不止也。张氏《缵论》引张卿子云:尝见厥阴消渴数证,舌尽红赤,厥冷脉微,渴甚,服白虎、黄连等汤,皆不救,盖厥阴消渴,皆是寒热错杂之邪,非纯阳亢热之证,岂白虎、黄连等药所能治乎?

元坚云:厥阴病者,里虚而寒热相错证,是也。其类有二:曰上热下寒,曰寒热胜复。其热俱非有相结,而以上热下寒为之正证,盖物穷则变,是以少阴之寒极,而为此病矣。然亦有自阳变者,少阳病误治,最多致之,以其位稍同耳,更有自阳明病过下者,其为证也。消渴,气上撞心,心中疼热,饥而不欲食者,上热之征也,食则吐蛔,下之利不止者,下寒之征也,是寒热二证一时并见者,故治法以温凉兼施为主,如乌梅丸,实为其对方,干姜黄芩黄连人参汤,亦宜适用矣。寒热胜复者,其来路大约与前证相均,而所以有胜复者,在人身阴阳之消长,与邪气之弛张耳。其证厥热各发,不一时相兼,故治法,方其发热,则用凉药,方其发厥,则用温药,调停审酌,始为合辙,倘失其机,必为偏害矣,此厥阴病要领也。要之,上热下寒,与寒热胜复,均无所传,其唯阴阳和平,病当快瘳焉。

渊雷案:伤寒厥阴篇,竟是千古疑案,篇中明称厥阴病者仅四条,除首条提纲有证候外,余三条文略而理不清,无可研索,以下诸条,皆不称厥阴病,《玉函》且别为一篇，题曰辨厥利呕哕病形证治第十，然其论意与序次，则厘然可辨。首论厥与发热，次专论厥，次论吐利，次专论下利，次专论呕，末两条与发热，次专论厥，次论吐利，次专论下利，次专论呕，两条论哕。夫下利呕哕，为诸经通有之证，无由辨为厥阴，易辨者惟乌梅丸条吐蛔一证，与厥阴提纲偶同耳。且下利呕哕诸条，皆《金匮》杂病之文，惟厥热诸条，为《金匮》所不载，故小丹波但取厥热诸条为寒热胜复，与提纲一条为上热下寒，合为厥阴病，以符旧注寒热错杂之定义焉。今案上热下寒之证，伤寒杂病俱有之，伤寒为尤难治，特其证候，不能悉如提纲所云耳。寒热胜复之证，太炎先生谓即今之回归热，虽不无疑义，舍此亦无他病可以当之，说详三百三十九条。然回归热与上热下寒之证，尤不相及，凑合而俱称厥阴，仲景之志荒矣。盖尝思之，六经之名，始见《素问》，其原或出《素问》之前，本义已不可知。《素问·热论》，以病势出表者为阳，病势内结者为阴，仲景撰用《素问》，同其名而异其实，以机能亢进者为阳，机能衰减者为阴。阴证变态本少（杜清碧、王安道、丹波元坚、俱云尔见述义），既以全身虚寒证为少阴，胃肠虚寒证为太阴，更无他种虚寒证堪当厥阴者，乃不得不出于凑合，此拘牵六经名数，削趾适履之过也。就本论原文以释厥阴病者，小丹波最为近是，山田氏以为阴证之极，至深至急者，如吴茱萸汤（案：吴茱萸汤证并不至深至急）、通脉四逆汤等证，信如所言，则是少阴之剧者尔，其说难从。铁樵先生以为肠胃病之兼风化者，盖沪上习见之慢性肠胃病，多兼神经衰弱，因忧郁而起，又多兼梅毒，先生臆称梅毒为内风，又以神经为肝，厥阴为肝之经脉，于六气为风木，辗转牵连，以成其说，此实先生心目中之厥阴病，非《伤寒论》之厥阴病矣。又旧说，皆以舌卷囊缩为厥阴证，而本论无明文可征，验之病者，多是大承气汤之重证，乃阳明，非厥阴也。盖因《热论》有六日厥阴，烦满囊缩之文，而不知《热论》之厥阴，即仲景之阳明胃家实，故沿误如此，读书不能辨别异同，使施治者贻误无穷，不可不正也。

厥阴中风，脉微浮为欲愈，不浮为未愈。

六经篇各有中风一条，惟太阳中风桂枝汤证，义最明晰；若夫阳明中风，实具三阳之证，当是三阳合病（本论称合病者，义不可解说，详二百二十七条）；少阳中风，仍是柴胡汤证，其所以名中风之故，皆不可知；至三阴中风，惟太阴有四肢烦疼一证，余两条无证候。其主旨，皆以脉法预决愈否，此亦别一派古医家之传说，与本论条例自异，不知是仲景漫而录之，抑叔和所撰入也。旧注必循文曲解，不验诸事实，徒令学者迷惑失据而已。

厥阴病欲解时，从丑至卯上。

下文三百三十五条云：期之旦日夜半愈。夜半是子上，既非丑，更非卯，矛盾若斯，不足为法明矣。

厥阴病，渴欲饮水者，少少与之愈。

丹波氏云：消渴乃厥阴中之一证，曰愈者，非厥阴病愈之义，仅是渴之一证，得水而愈也。渊雷案：渴得水而愈，犹饥得食而饱，寒得衣而温，人皆所知之，何劳告语？厥阴病四条，其三条皆无理，非仲景意也，凡渴欲饮水者，惟白虎证可以恣饮，他证皆宜少少与之，又不独厥阴为然也。

诸四逆厥者，不可下之，虚家亦然。

丹波氏云：《玉函》，从此条以下至篇末，别为一篇，题曰辨厥利呕哕病形证治第十。

渊雷案：假定本篇首条为仲景原文，为厥阴提纲，则厥阴本无厥证，下文厥热诸条，虽若连类相及，实是望文生义耳。因病名厥阴，遂连类论厥，因证有心中疼热，食则吐蛔，下之利不止，遂连类论发热吐利，复因吐而论哕，此等凑合，不知是仲景原文，抑后人所补缀。《玉函》以不称厥阴诸条别为一篇，颇有见，《玉函》之文字及编次，胜《伤寒论》，类如此矣。

四逆厥是外证，论治当揣其病情，所谓病情者，亦参合他种证候以决之耳。有四逆厥证者，多属虚寒，虚寒固不可下，然白虎承气证亦有四逆厥者，不可执一而论，故曰当揣其病情也。虚家有下证者，不可径用承气汤，然如河间之当归承气汤（小承气加当归、姜、枣），又可之承气养荣汤（小承气加知归芍地），节庵之黄龙汤（大承气加参草归桔姜枣）等，不妨择用。盖不下则毒害性物质不去，固非甘寒滋补所能济也，此条似为下文厥热诸条发施治之例，然病情太不相应，阙知是凑合无疑。

伤寒先厥后发热而利者，必自止，见厥复利。

厥利并作，其后厥止而发热者，利必自止，热止复厥，则又下利，旧注皆如此解，盖据次条及三百三十七条而言，然于原文而字者字，颇不稳贴，且厥热互发之病，实未之见也，故本篇厥热诸条，皆不可强解。

伤寒始发热六日，厥反九日而利。凡厥利者，当不能食，今反能食者，恐为除中（一云消中）。食以索饼，不发热者，知胃气尚在，必愈，恐暴热来出而复去也。后日脉之，其热续在者，期之旦日夜半愈。所以然者，本发热六日，厥反九日，复发热三日，并前六日亦为九日，与厥相应，故期之旦日夜半愈。后三日脉之而脉数，其热不罢者，此为热气有余，必发痈脓也。

后日脉之，《玉函》、成本并作"后三日脉之"，所以然至夜半愈三十八字，《玉函》无之。

此条大旨，谓热与厥利互发之病，其热与厥利之日数相当者，必自愈，若热多于厥，必发痈脓。条文自凡厥利者，至胃气尚在必愈，为插入之笔。自所以然者，至夜半愈，盖后人之傍注，传抄者混入正文也。言伤寒初起发热仅六日，继之以厥利九日，较发热多三日，似是病进，后三百四十五条云："伤寒厥四日，热反三日，复厥五日，其病为进。"是热少厥多者为病进也。既似病进，则九日厥利止而发热，恐是暴热来出，须臾复去，暴热来出，犹白通加猪胆汁汤之脉暴出，俗所谓回光返照，乃垂死之象，故于后日脉之，后日谓发热之第二日，脉谓诊察也，此时热若仍在，则非暴出之热，仍是厥去热复之热，而病有向愈之象矣。先是发热六日，厥九日，今又发热两日，并前共八日，若继热一日，即热亦九日，与厥相当而病愈，故期之旦日夜半愈。期，预期也，旦日，明日也。若于发热之第三日后脉之，其脉数，热犹不罢者，则为热气有余，将发痈脓，此病当厥利时，多不能食，今反能食，恐是除中。次条云："除中必死。"欲知之法，可试食以索饼，若除中者，食饼当发热，今不发热，则是胃气尚在而能食，非除中，知其可愈也。索饼者，钱氏云："疑即今之条子面，及馓子之类。"热气有余必发痈脓者，成氏引经曰："数脉不时，则生恶疮。"柯氏云："是阳邪外溢于形身，俗所云伤寒留毒者是也。"

寻文绎义，当如上文所释，然吾终不敢自信者，未尝目验此种病，古人医案中亦未有此种病，犹是纸上空谈耳。山田氏云：上三条，系后人之言，当删之。

伤寒脉迟六七日，而反与黄芩汤彻其热。脉迟为寒，今与黄芩汤复除其热，腹中应冷，当不能食，今反能食，此名除中，必死。

汪氏云：脉迟为寒，不待智者而后知也。六七日反与黄芩汤者，必其病初起，便发厥而利，至六七日，阳气回复，乃乍发热而利未止之时。粗工不知，但见其发热下利，误认以为太阳少阳合病，因与黄芩汤彻其热，彻即除也，又脉迟云云者，是申明除其热之误也。成氏云，除，去也，中，胃气也，言邪气太甚，除去胃气，胃欲引食自救，故暴能食也。

山田氏云：伤寒脉迟句下，当有发热二字，应下文反与黄芩汤彻其热之语。盖黄芩汤，本治太阳少阳合病之方，岂用之于无发热者乎？彻与撤通，除中者，谓中气被剪除，除中反能食者，胃气将绝，引食以自救故也，不祥莫大焉，不死何待？《易》曰："枯杨生华，何可久也。"

渊雷案：此条主旨，谓胃气虚寒之极，而反能食者，为除中死证，此固事之所有，理之当然也。脉迟与黄芩汤，不过言胃虚寒之原因，胃虚寒之原因甚多，不必拘矣。与黄芩汤时，病人当发热，汪氏、山田说并是，汪补出下利，亦是，山田但云发热，意谓下利非黄芩汤之主证，非也。汪因此条列于厥热诸条中，故云初起发厥下利，山田删前后诸条，故注义不及发厥，厥阴病之真际虽不可知，推撰次之意，则汪注为得。

伤寒先厥后发热，下利必自止，而反汗出，咽中痛者，其喉为痹。发热无汗而利，必自止，若不止，必便脓血，便脓血者，其喉不痹。

此与阳明篇二百五条二百六条同一辞气，殆非仲景语也。大旨谓先厥后发热者，有两种不同之病情：汗出喉痹者，为热盛于上（汗出为向表，表与上常互关，说详太阳篇）；无汗便脓血者，为热盛于下。合三百三十四条三百三十五条观之，凡厥热互发之病，厥时必下利，发热则利止。三百三十四条云："先厥后发热而利者，必自止，发热则利止。三百三十四条必自止。"句法正同，皆谓下利自止，其利与厥同起，非与热同起也。咽与喉，古人通称不别，于痛必称咽，于痹必称喉，此因习惯使然，无义例也。汪氏云：余疑此条证，或于发厥之时过用热药，而至于此，学者临证，宜细辨之。

伤寒一二日至四五日而厥者，必发热。前热者后必厥，厥深者热亦深，厥微者热亦微。厥应下之，而反发汗者，必口伤烂赤。

赵刻本四五日下无"而"字，今从《玉函》、成本补。

成氏云：前厥后发热者，寒极生热也，前热后厥者，阳气内陷也，厥深热深，厥微热微，随阳气陷之深浅也。热之伏深，必须下去之，反发汗者，引热上行，必口伤烂赤。《内经》曰："火气内发，上为口糜。"

程氏云：伤寒毋论一二日至四五日，而见厥者，必从发热得之。热在前，厥在后，此为热厥，不但此也，他证发热时不复厥，发厥时不复热，盖阴阳互为胜复也。唯此证孤阳（案：当云亢阳义较稳）操其胜势，厥自厥，热仍热，厥微则发热亦深，厥微则发热亦微，而发热中兼夹烦渴不下利之里证，总由阳陷于内，菀其阴于外而不相接也。

元坚云：厥者必发热，程氏曰厥必从发热得之，恐不然。轩熙曰本经"必"字，多预决定日后之辞，此言为是。盖此章言热伏于内而厥见于外之证，或有前厥者，是热先郁里，后日必热闭于外；或有前热者，是热先外达，后日必热闭于内而厥矣。必发热后必厥二句，是双关法，且既言厥当下之，则此厥明属热郁所致，实以外厥之微甚，卜里热之浅深也。

渊雷案：此条为里热外厥之证，与前后诸条寒热胜复者异。所以知者，以云厥应下之，则为里热之厥，非虚寒之厥，若虚寒之厥，则诸四逆厥者不可下之（三百三十三条）矣。诸家注释，大体粗同，而小节互异。成氏以先热后厥者为热闭于里，先厥后热者为寒胜热复，程意亦然，盖谓始初一两日至四五日皆发热之日也，成于"必发热"三字无解释，意仍指热闭于里耳。然热闭于里，不得云发，故程氏易之，谓厥自厥热仍热，盖谓手足厥冷，同时身面发热也。因之，热亦深热亦微二"热"字，亦作发热解。小丹波与成程异，从宋本，四五日下无而字，谓一两日至四五日皆发热之日，且谓热闭于里之厥，有先厥后热者，亦有先热后厥者，热闭于里之厥与寒热胜复之厥，其情虽异，其热厥互发则同，当其厥时，身面亦不甚热，当其热时，手足亦不复冷，非手足厥而身面热者，故特举程注而难之也。以文法论，小丹波之说较允，若论病情，则热盛之证，其热既已显越于外，日后不当复厥，其热闭于里而厥者，若不服药，亦绝难自越于外而为发热，则此条终竟不可解耳。又案：热闭于里而厥，乃阳明胃家实之证，故云厥应下之，此与后三百五十三条之白虎汤，皆不得为厥阴病。今以厥证入于厥阴篇，显然牵凑，益知太阴少阴之外，更无所谓厥阴病也。又案：热闭于里之厥证，与里寒外热之四逆汤证，实际上所见甚少，故四肢厥冷者，阴证为多，有人畏惧温药，见四逆证不敢用姜附，乃以热深厥深为借口，恣用寒凉，虽死无悔。想古人下笔时，初不料千百年后流弊至此也。

伤寒病厥五日，热亦五日，设六日当复厥，不厥者自愈。厥终不过五日，以热五日，故知自愈。

魏氏云：厥热各五日，皆设以为验之辞，俱不可以日拘，如算法设为问答，以明其数，使人得较量其亏盈也。喻氏云：厥终不过五日以下三句，即上句之注脚。

渊雷案：此条大旨，谓先厥后热之病，热之日数与厥相当而不再厥者，为病愈，若再厥，则厥之日数不超过第一次也。厥热之日数逐渐减少，颇似西医所谓回归热，太炎先生因谓厥阴即回归热矣。回归热者，类似疟疾之传染病，病原为一种螺旋体，病发时，骤起寒战，热亦骤高至40℃，乃至41℃，其他证候，与常见之急性传染病略同，如是持续至四日乃至十一日，汗出热退，恢复健康状态，尔后经四日乃至十四日，复寒战发热如前，故曰回归，惟日数渐缩，热亦渐低，如是回归三次乃至五次，而病痊愈。此病，中国北方及腹地多有之，南方少见，以与厥阴（当云厥热互发之病，为文便姑称厥阴）相较，惟往复发热相似，其他则不似，何则？回归热热退时，虽有骤降至常温下者，少顷自复，并不厥冷，厥阴则热退时厥冷。次条云："厥者手足逆冷。"是也。且有先厥后发热者（三百三十七条），若仅仅无热，何云先厥？此不相似者一也；厥阴厥时多下利，回归热发热时虽有下利者，热退则利亦止，与厥阴正相反，此不相似者二也；厥阴诸兼证，如发痈脓、便脓血、喉痹等，回归热俱无之（回归热之脾脓疡病在腹里，不便脓血，古人无由知之），回归热最常见之衄血、肾炎、耳下腺炎等，厥阴亦无之，此不相似者三也；厥阴能食则恐为除中，厥去热复则恐为暴热来出，下文更有死证三条，其病之危笃可知，回归热则预后概良，苟无并发病，死者不过百分之四，此不相似者四也。即非回归热，而但依旧注寒热胜复之说，犹有不可通者。厥阴之厥，唯三百三十八条之热厥为可下，其余诸条，厥时当温，热时当清（见提纲小丹波注），是其厥为真寒。热亦真热也。夫病至真寒而厥，厥已发热，则所谓暴热来出耳，死不旋踵，尚可清之乎？今乃厥热往复，至三数次而不已，血肉之躯，岂能如此坚韧？吾固谓太阴少阴之外，更无所谓厥阴病，若厥热互发之病，则匪特未之闻见，亦且太不合理矣。又案：经文末两句，似后人注文。

凡厥者，阴阳气不相顺接，便为厥。厥者，手足逆冷是也。

赵刻本逆冷下更有"者"字，今从《玉函》、成本删之。

手足逆冷之故，有因生温机能低减，不能传达四末者；有因体温放散过速，不及补充者；有因血中水分被夺，血液浓厚，循环不利，体温因而不得传达者，此皆寒厥之因，其因仍互相关联，故寒厥多非单纯一因所致。若夫热厥，则因腹里有某种急剧病变，气血内趋，以事救济，血不外行，因见厥冷耳。此云阴阳气不相顺接，语颇浮泛，山田氏以阴阳为动脉、静脉，谓循环有一所否塞，则出者不入，人者不出，厥冷于是乎生，脉动于是乎绝，以此释不相顺接，虽似稳帖，然血管非属平行状，而为网状，一所否塞，固不至厥冷脉绝，若厥冷之故由于循环否塞，则厥冷无有不死者矣。

伤寒脉微而厥，至七八日肤冷，其人躁无暂安时者，此为脏厥，非蛔厥也。蛔厥者，其人当吐蛔。今病者静，而复时烦者，此为脏寒。蛔上入其膈，故烦，须臾复止，得食而呕，又烦者，蛔闻食臭出，其人当自吐蛔。蛔厥者，乌梅丸主之，又主久利。

今，赵刻本作"令"，今从《玉函》改。又主久利四字，《玉函》无之，《千金翼》作细注。

喻氏云：脉微而厥，则阳气衰微可知，然未定其为脏厥蛔厥也，惟肤冷而躁无暂安时，乃为脏厥，用四逆汤及灸法，其厥不回者死。张氏《缵论》云：脏厥用附子理中汤及灸法，其厥不同者死。

希哲云：此为脏寒蛔上入其膈故烦，十一字为一句，为字去声，脏寒者，胃寒也，古书有指腑为脏者，不可拘泥也。

柯氏云：脏厥蛔厥，细辨在烦躁，脏寒（案：此指脏厥之里寒，非斥经文之脏寒）则躁而不烦，内热则烦而不躁，其人静而时烦，与躁而无暂安者迥殊矣，此与气上撞心，心中疼热，饥不能食，食即吐蛔者，互文以见意也。看厥阴诸证，与本方相符，下之利不止，与又主久利句合，则乌梅丸为厥阴主方，非只为蛔厥之剂矣。

渊雷案：此条以脏厥蛔厥相对为说而辨其异，乌梅丸但治蛔厥，则蛔厥为主，脏厥为宾。脏厥犹是少阴病之剧者，蛔厥则是消化器之寄生虫病，二病迥殊，而经旨似皆以为厥阴，然则所谓厥阴病者，明是杂凑成篇，吾故曰："少阴太阴之外，更无厥阴也。"蛔为人体内最大之寄生虫，患者，通常无显著之证候，唯小儿多显胃肠病证，或痉挛惊厥，疑蛔厥亦小儿之病也。蛔卵杂入屎中，农圃作为肥料，卵遂附着于蔬菜茎叶间，人误食之，卵入小肠而被吸收，经循环系统而入于肺泡，上出气管，白喉入咽，复至小肠，乃渐发育成虫，成虫后居于小肠上段，自一两条，至数十百条不等，至其游走，则无定处。若肠壁穿孔，有穿至腹膜腔者，在消化管中，或集于输胆管附近，令人发黄疸，或大群成团，充塞肠管，令人吐粪，或上入胃中，更上出咽头，入耳咽管而至外耳道，或栖喉中，令人气塞，或人支气管，令发肺坏疽，若是者，皆足致命，但较少发生耳。其在胃，或被呕出，在咽头，或被取出，此即所谓蛔上入其膈而吐蛔者也。唯蛔之上入其膈，未必是胃寒，烦而吐蛔，亦未必是蛔闻食臭出，特因蛔而厥，其胃肠固无有不寒耳。

乌梅丸方

乌梅（三百枚）　细辛（六两）　干姜（十两）　黄连（十六两）　当归（四两）附子（六两，炮，去皮）　蜀椒（四两，出汗）　桂枝（去皮，六两）　人参（六两）　黄柏（六两）

上十味，异捣筛，合治之，以苦酒渍乌梅一宿，去核，蒸之五斗米下，饭熟，捣成泥，和药令相得，内臼中，与蜜杵二千下，丸如梧桐子大，先食饮服十丸，日三服，稍加至二十九，禁生冷滑物臭食等。

附子六两，方周魏吴本并作"六枚"。

《千金方》云：治冷痢久下，乌梅丸，即本方，黄连作十两，黄柏下注云："一方用麦柏"。

《圣济总录》云：乌梅丸，治产后冷热利，久下不止。

《内科摘要》云：乌梅丸，治胃腑发咳，咳甚而呕，呕甚则长虫出。

雉间焕云：反胃之症，世医杂其治，此方速治之，实奇剂也。

《百疚一贯》云：乌梅圆煎剂亦效，蛔或因脏寒，或因热病，病至末传吐蛔者，多死。此证后世用理中安蛔汤（理中汤去甘草加茯苓、蜀椒、乌梅），古方则用乌梅圆。

《方函口诀》云：厥阴多寒热错杂之证，除茯苓四逆汤、吴茱萸汤外，泛用此方而奏效者多，故别无蛔虫之候。但胸际略痛者，亦用之，又反胃之坏证，以半夏干姜人参丸料送下此方，奇效。又能治久下利。

《内台方议》云：蛔厥者乃多死也，若病者时烦时静，得食而呕，或口常吐苦水，时又吐蛔者，乃蛔证也，又腹痛脉反浮大者，亦蛔证也（案：此是经验之谈）。有此当急治，不治杀人，故用乌梅为君，其味酸，能胜蛔，以川椒、细辛为臣，辛以杀虫，以干姜、桂枝、附子为佐，以胜寒气而温其中，以黄连、黄柏之苦，以安蛔，以人参、当归之甘而补，缓其中，各为使，且此蛔虫为患，为难比寸白等剧用下杀之剂，故得胜制之方也。

渊雷案：此方用药繁杂，附子作"两"不作枚，故刘栋、山田谓非仲景方，然试用辄效，未可废矣。古方有极繁杂者，《千金》所载甚多，疑其故作周详，以求中病，未必每味皆对主证，后人辄以君臣佐使为解，如许氏之说本方，殆未必得立方之意也。寸白即蛲虫，细长如线，其主证为肛门作痒，或入妇人阴道中，治寸白，多用黑锡、灰胡粉、狼牙等有毒之品，故许氏云尔。

伤寒热少厥微，指（一作稍）头寒，嘿嘿不欲食，烦躁数日，小便利，色白者，此热除也，欲得食，其病为愈。若厥而呕，胸胁烦满者，其后必便血。

厥微，赵刻本作"微厥"，今从《玉函》、成本改。指，《千金翼》作"稍"。

程氏云：热既少，厥微而仅指头寒，虽属热厥之轻者，然热与厥并现，实与厥微热亦微者同为热厥之例，故阴阳胜复，难以揣摩，但以嘿嘿不欲食烦躁，定为阳胜（不欲食似属寒、以烦躁知其热），小便利色白，欲得食，定为阴复。盖阴阳不甚在热厥上显出者。如此证热虽少而厥则不仅指头寒，且不但嘿嘿不欲食，而加之呕，不但烦躁，而加之胸胁满，则自是厥深热亦深之证也。微阴当不能自复，必须下之，而以破阳行阴为事矣。苟不知此，而议救于便血之后，不已晚乎？此条下半截曰小便利色白，则上半截小便短色赤可知，是题中二眼目：嘿嘿不欲食，欲得食，是二眼目；胸胁满烦躁，与热除，是二眼目。热字包有烦躁等证，非专指发热之热也。

渊雷案：此条亦非仲景文字，程注虽顺文稳帖，然病不经见，终不能无疑。

病者手足厥冷，言我不结胸，小腹满，按之痛者，此冷结在膀胱关元也。

《金鉴》云：论中有小腹满，按之痛，小便自利者，是血结膀胱证（百三十至百三十二条）；小便不利者，是水结膀胱证（同上）；手足热，小便赤涩者，是热结膀胱证（无明文）；此则手足冷，小便数而白，知是冷结膀胱证也。

程氏云：发厥虽不结胸，而小腹满实作痛结，则似乎可下，然下焦之结多冷，不比上焦之结多热也。况手足厥，上焦不结，惟结膀胱关元之处，故曰冷结也。

钱氏云：关元者，任脉穴也，在脐下三寸，亦穴之在小腹者，总指小腹满痛而言，故谓冷结在膀胱关元也。

渊雷案：言我不结胸一句，颇突兀，山田改为言我不厥冷，引《金匮》

"病人腹不满，其人言我满"，为征，此于文法虽顺，于事实仍未核。盖腹满，有自觉而不形诸外者，厥冷则不当不自觉。太阳篇身大寒反不欲近衣，乃厥冷与恶热同见，亦非不自觉也。《总病论》删此句，似是。山田又谓关元上当有"当灸"二字，云：后三百五十二条云："伤寒脉促，手足厥逆者，可灸之。"三百六十五条亦云："下利手足厥冷，无脉者，灸之。"《甲乙经》云："关元在脐下三寸，刺人二寸，留七呼，灸七壮。"又云："胞转小腹满，关元主之。"又云："奔豚寒气入小腹，时欲呕，关元主之。"合而考之，脱简无疑。又《金匮》云："妇人怀娠六七月，小腹如扇，子脏开故也，当以附子汤温其脏。"此证亦当用附子四逆辈。

伤寒发热四日，厥反三日，复热四日，厥少热多者，其病当愈。四日至七日，热不除者，必便脓血。

成本，必上有"其后"二字。此以热多于厥仅一日，两次皆尔，明阳气稍胜，为欲愈，若热之日过多，则便脓血，与三百三十五条发痈脓同意。

伤寒厥四日，热反三日，复厥五日，其病为进。寒多热少，阳气退，故为进也。

此与前条相对为说，明阳缩而阴渐胜者为病进，故喻氏、程氏、魏氏、《金鉴》，皆接前条为一条矣。世固未必有此等病，然可见阳气之消长，疾病之进退系焉，死生之本根别焉。若不识病之寒热，专用寒凉攻伐，唯恐阳气之不消，诚不知其可也。

伤寒六七日，脉微，手足厥冷，烦躁，灸厥阴，厥不还者死。脉微，《千金翼》作"其脉数"。

《金鉴》云：此详申厥阴脏厥之重证也。虽用茱萸、附子、四逆等汤，恐缓不及事，唯当灸厥阴，以通其阳，如手足厥冷过时不还，是阳已亡也，故死。

汪引常器之云：可灸太冲穴，以太冲二穴为足厥阴脉之所注，穴在足大指下后二寸或一寸半陷中，可灸三壮。又引武陵陈氏云：灸厥阴，此关元气海之类。丹波氏云：今验气海、关元为得矣。

渊雷案：脉微厥冷烦躁，乃亡阳急证，汤药常不及救，灸法或可济急，固不必问其是否厥阴也。气海在脐下一寸五分，关元在脐下三寸，皆中行任脉之穴。

伤寒发热，下利厥逆，躁不得卧者死。

山田氏云：此即阴证之极，里寒外热之证。渊雷案：谓身面热，手足冷，下利而躁者，是所谓阳离于上，阴决于下，故不可生也。

伤寒发热，下利至甚，厥不止者死。

《玉函》无此条。山田氏云：不止者，以服药无效言。渊雷案：此与前条同，但下利更甚而不言躁耳，以臆测之，此等病殆无有不躁者。

伤寒六七日不利，便发热而利，其人汗出不止者死，有阴无阳故也。

《玉函》，不利作"不便利"，便作"忽"。

六七日不利，盖手足厥冷而不下利也。六七日后，忽发热下利，汗出不止，则为急变亡阳，故死。山田氏云：不利便，当作小便不利，有阴无阳故也六字，系后人之言。案：不利二字不恰当，《玉函》作"不便利"，亦未见通顺，故山田破读以改之，然此证小便不利，似无关弘旨，其说难从。

张氏《直解》引王元成云：厥阴病发热不死，此三节发热亦死者，首节在躁不得卧，次节在厥不止，三节在汗出不止。渊雷案：前辈以为篇中皆论厥热互发之病，则王氏之说自佳。然世无厥热互发之病，断章取义，则此三条者，皆头面热手足冷之格阳证，故山田以厥阴为阴证之极，至深至急者矣。

伤寒五六日，不结胸，腹濡脉虚，复厥者，不可下，此为亡血，下之死。

赵刻本夺"为"字，今据《玉函》、成本补。

轩村宁熙云：照前病者手足厥冷条（三百四十三条有小腹满之文），濡当作满，字之误也。果是腹濡，则其不可下，诚不俟言。此证使人疑误处，正在虚燥腹满，所以致禁也（元坚《述义》引）。渊雷案：程氏亦改濡作满，是也。此指血燥津伤，便秘且厥者，宜地黄、苁蓉、附子同用。

发热而厥，七日下利者，为难治。

《玉函》《千金翼》，条首并有"伤寒"二字。案此条亦非仲景语，若谓先发热后厥七日，当无此种病，若谓身热肢厥七日，则不下利已难治，今加下利，有死而已，尚何难治之足云？

伤寒脉促，手足厥逆者，可灸之。（促一作纵）

赵刻本夺"者"字，今据《玉函》、成本《全书》补。

喻氏云：伤寒脉促，则阳气局蹐可知，更加手足厥逆，其阳必为阴所格拒而不能返，故宜灸以通其阳也。丹波氏云：汪引常器之云灸太冲穴，未知是否。渊雷案：此脉促由于格阳，乃虚阳上越所致，阳极虚，故脉促而手足仍冷。

伤寒脉滑而厥者，里有热也，白虎汤主之。

赵刻本无"也"字，今据《玉函》、成本《全书》补。《发秘》云：厥逆，脉沉微者为寒，用四逆；脉滑大者为热，用白虎。《金鉴》云：伤寒脉微细，身无热，小便清白而厥者，是寒虚厥也，当温之。脉乍紧，身无热，胸满而烦，厥者，是寒实厥也，当吐之。脉实，大小便闭，腹满硬痛而厥者，热实厥也，当下之。今脉滑而厥，滑为阳脉，里热可知，是热厥也，然内无腹满痛不大便之证，是虽有热而里未实，不可下而可清，故以白虎汤主之。

张氏《宗印》云：此章因厥故。复列于厥阴篇中、亦非厥阴之本病也。

《活人书》云：热厥者，初中病必身热头痛，外别有阳证，至两三日乃至四五日，方发厥。其热厥者，厥至半日却身热，盖热气深则方能发厥，须在两三日后也。若微厥即发热者，热微故也，其脉虽沉伏，按之而滑，为里有热。其人或畏热，或饮水，或扬手掷足，烦躁不得眠，大便秘，小便赤，外证多昏愦者，知其热厥，白虎汤。又有下证悉具而见四逆者，是失下后血气不通，四肢便厥，医人不识，却疑是阴厥，复进热药，祸如反掌。大抵热厥，须脉沉伏而滑，头上有汗，其手虽冷，时复指爪温，便须用承气汤下之，不可拘忌也。渊雷案：脉滑者，浅层动脉之血行甚畅，例不当厥，朱氏补出沉伏，始合病理，此非经验者不能道也。

手足厥寒，脉细欲绝者，当归四逆汤主之。

脉细欲绝者，《玉函》《千金翼》并作"脉为之细绝"。

手足厥寒，脉细欲绝，则四逆汤为正方。今当归四逆汤虽以四逆名，其方乃桂枝汤去生姜，加当归、细辛、通草，故前贤多疑之。钱氏、柯氏以为四逆汤中加当归，如茯苓四逆汤之例。今案本方方意，实为肌表活血之剂，血被外寒凝束，令手足厥寒，脉细欲绝，初非阳虚所致，日本医以本方治冻疮，大得效验，可以见其活血之功焉。

和久田氏云：此平素气虚之人，外邪袭入，在于心胸，正气为之抑压，四肢厥逆，脉细欲绝者，以此方排心胸间之寒邪，导下水气，舒畅正气，则厥寒复温，脉带阳气而愈矣。其与三味四逆汤之别，彼既在内，有下利清谷之证，故于四肢称厥冷，冷者属内之词，此云厥寒，寒者外来之气，属外之词，此证在心胸间，而腹内无变，故变文书厥寒，示其异也。渊雷案：邪袭心胸，意盖谓心力不足以抵抗外寒之束血欤。厥冷与厥寒，字例不必尔，然以释本方与三味四逆汤之异，恰甚稳帖。

当归四逆汤方

当归（二两）　桂枝（二两，去皮）　芍药（二两）　细辛（二两）　甘草（二两，炙）　通草（二两）　大枣（二十五枚，擘，一法十二枚）

上七味，以水八升，煮取三升，去滓，温服一升，日三服。

细辛三两，《玉函》作"一两"。

本论不可下篇云：下利脉大者，虚也，以其强下之故也。设脉浮革，因尔肠鸣者，属当归四逆汤主之。

《伤寒六书》云：少阴病但厥无汗而强发之，必动其血，或从口鼻耳目中出，名下厥上竭，为难治（二百九十七条）。又咽喉闭塞者，不可发汗，发汗则吐血，气欲绝，手足厥冷，蜷卧不能自温。又脉弱者，不可发汗，发之则寒栗不能自还（并不可发汗篇），并当归四逆汤主之。渊雷案：陶氏之主疗未必对，然以本方为理血之剂，固有所见矣。

方舆輗云：当归四逆汤，用于纯血痢，但下血便者。伤寒下血，虽为恶候（案：盖指肠出血也），然痢疾下血则不同，以此汤愈之。

《百疢一贯》云：休息痢来自疝者，当归四逆汤所主也。黑便与血交下者，当归四逆汤有效。五更泻，当归四逆、真武所主也，用此二方不效者，死证也。

《餐英馆治疗杂话》云：此方证，以热手按其腹，则发蛙鸣。又，病人自觉腹中或左或右有冷处，或自腰至股，或一体一足，觉冷者，用此方之标准也。此等病，有历五年十年之久而不愈者，时发时止，虽形体起居不衰，已难操业谋生矣。

《类聚方广义》云：当归四逆汤，治疝家发热恶寒，腰腹挛痛，腰脚拘急，手足寒，小便不利者，兼用消块。

又云：治妇人血气痛，腰腹拘挛者。

又云：治经水不调，腹中挛急，四肢酸痛，或一身习习如虫行，每日头痛者。

《方函口诀》云：此方虽为治厥阴表寒厥冷之药，然本是桂枝汤之变方，凡桂枝汤证而血分闭塞者，用之有效，故先哲不仅治厥阴，凡寒热胜复之手足冷，亦用之云。又加吴茱萸生姜汤，为后世疝积之套剂，阴癫（汤本云：鼠蹊赫尼亚也）之轻者，亦用此方。

和久田氏云：本方证，腹皮拘挛，似桂枝加芍药汤、小建中汤之腹状，且有左脐旁天枢（穴名在脐旁各二寸）上下挛痛者，又似当归芍药散、当归建中汤之证。凡于上述之少腹腰间有结聚，而手足冷，脉微细无力者，当归四逆汤证也。案此方，即桂枝汤方中去生姜代细辛，更加当归、通草，增大枣。盖下焦寒气上迫心下，正气为之抑塞，不充肌表，不及四肢，故血脉涩滞，不复作驶流之势。细辛能散中焦冷气，排除抑塞胃口之水气，通草能引其水，利小便而通关节以导阳气，余则和血脉而滋达正气，观于桂枝汤而可知也，但以当归为主，和以芍甘二味，亦能解腹中之结血挛引。

《续建殊录》云：病者，年十余岁，有寒疾，初服药两三日，发汗不解，热反倍于前日，眼中赤，短气躁烦，手足厥冷，大便秘涩，众医皆以为元气虚，曰："非参附白术等，无以补其虚也。"因与理中汤。得汤，疾弥进，因求治于先生。诊之曰："此所谓厥阴证，血气内迫所致也。"乃与桃仁承气汤，其翌，下利如倾盆，续服数帖，尔后厥冷甚，殆如将死者，更与当归四逆汤，厥冷即愈，再用前方，疾痊愈。

清川玄道（《温知医谈》作织田贯）云：冻疮（原书作冻风）治法，未见有神效者。余壮年西游时，访古田玄道翁于远州见付驿，翁笃信仲景氏之方法，伤寒无论已，至于杂病，亦但以《金匮》《伤寒论》为规矩。见翁治冻疮，用当归四逆汤，奏效奇速。余寻其所以，翁曰：《伤寒论》厥阴篇云："手足厥寒，脉细欲绝者，当归四逆汤主之。"余因大有所得。别后殆三十余年，每于冻疮用此方，必见效。庚辰二月，数寄屋町绸布商上总屋吉兵卫之妻，年三十许，左足拇指中指紫黑溃烂，肿自跗上及脚膝，寒热烦疼，昼夜苦楚，不得寝食，一医误认为脱疽之类症，种种施治而无效，主人仓皇邀余。余问旧年曾患冻疮否，曰："多年有之。"余曰："是决非脱疽之类，即冻疮也，全由误治而致此。"乃与当归四逆汤，外贴破敌中黄膏等，一月余而痊愈。此冻疮之最重者，若平常紫斑痒痛，前方四五帖，即时奏效，捷于桴鼓，真神方也。渊雷案：古田诚深思妙悟，然药证互参，不难得之于言外。盖当归四逆汤明是肌表调血之剂，于是知手足厥寒脉细欲绝云者，谓手足因寒冷所迫，使血脉细涩欲绝，脉盖通指血脉，不必斥寸口脉搏也，冻疮多在手足，其原因无非外寒凝血，治以本方，诚心安理得哉。

若其人内有久寒者，宜当归四逆加吴茱萸生姜汤。

此承上条而言，谓手足厥寒，脉细欲绝，其人腹内有久寒也。久寒，指停痰宿水之类。论中称水饮为寒者，不一而足。久寒，言其因，其证则呕吐上逆，从吴萸生姜之药效，可知也。

当归四逆加吴茱萸生姜汤方

当归（三两）　芍药（三两）　甘草（二两，炙）　通草（二两）　桂枝（三两，去皮）　细辛（三两）　生姜（半斤，切）　吴茱萸（二升）　大枣（二十五枚，擘）

上九味，以水六升，清酒六升，和煮取五升，去滓，温分五服。一方，水酒各四升。

《玉函》《千金翼》，吴茱萸并作"二两"，并作"水酒各四升"。

《千金方》云：四逆汤（即本方），主霍乱多寒，手足厥冷，脉绝。

严氏《济生方》云：通脉四逆汤（即本方加附子），治霍乱多寒，肉冷脉绝。

方舆輗云：内有久寒者，在男子为疝瘕，在妇人为带下之类是也。此病痛引脐腹腰胯者，此汤甚良。戴氏《证治要诀》载此方曰："治阴癫大如斗，诸药不能效者。"余谓此可以疗一应疝瘕耳，若癫既大，犹蚍蜉撼大树，岂此方所能敌哉？

《类聚方广义》云：治当归四逆汤证，而胸满呕吐，腹痛剧者。

又云：治产妇恶露绵延不止，身热头痛，腹中冷痛，呕而微利，腰脚酸麻，或微肿者。

和久田氏云：此条但言久寒，不详其证。或指吐利为说，今余之实验，或宿饮滞于中焦，成吐酸吞酸等证，或冷气冲逆，迫心下，攻胸胁，令干呕吐涎沫，或腹痛，或吐利，或转筋，妇人积冷血滞，经水短少，腹中拘挛，时迫心下胁下，肩背强急，头项重痛之类，概为久寒所致。苟审其脉证，得手足寒脉微细者，用本方无有不效，不仅吐利一证已也。盖吴茱萸、生姜、细辛，有排除胸膈停饮宿水之力，豁胃口，散冷气，下冲逆，以成其利用也。

又云：湖南老翁侨居浪华堂州之日，一夕患转筋，其证胸腹拘急，背膊强，头脑痛，口舌干燥，试弄舌濡唇，则忽转筋脉直（案：谓舌强也）欲死。令门生旁侍者处方，作桂枝加芍药汤或栝楼桂枝汤以进，无寸效，因服鸡屎白二钱，亦无效。近邻有汤村生者，招令来诊。生曰："脉涩转筋，可用当归四逆加吴茱萸生姜汤。"其口舌干燥者，因舌筋转戾，血分动而津液少，不可以为热候也，乃作本剂服之，且加针治，病势颇减，续服一昼夜，翌夕竟病愈复常。翁大称汤村生之伟效，以语予，因附记共事，备参考云。

《续建殊录》云：病人一日患头痛，如感冒状，及次日，谵语烦躁不得眠，其翌周身厥冷，于是求治于先生。诊之，脉微细欲绝，眼中赤，四肢强直，口不能语言而呕，乃与当归四逆加吴茱萸生姜汤，食顷呕止，诸证稍差，但心下如石硬，按之则痛，不欲触手，因更与桃仁承气汤二帖，大便快通，硬痛顿除。于是复与前方，数日而全瘥。

又云：一丈夫，恶寒身热而呕，腰痛，口干燥，一日，振寒发热，汗出而渴，如疟状，朝发，夕发，夜又发，脉缓而恶寒，尔后呕止，身热腰痛口干燥如故，五六日，振寒再发，其状如初。则与当归四逆加吴茱萸生姜汤，诸证少退，经八九日，发悬痈，痛不可忍，与大黄牡丹皮汤，脓溃，数日而愈。

又云：一男子，初患头痛恶寒，手足惰痛，干呕不能食，至四五日，手足寒，喘急息迫，一身冷汗出，下利日四五行，脉微细而欲寐，则与当归四逆加吴茱萸生姜汤，服之旬余，诸证悉愈。

又云：一男子，恶寒身热头痛，四肢惰痛，恍惚如梦，微渴微呕，胸肋挛急，胸下引痛，咳嗽，吐痰血，则处之以当归四逆加吴茱萸生姜汤，兼用解毒散，服之，诸证得痊愈。

《成绩录》云：一男子，寒热六七日，谵语不大便，至八九日，昏冒不能言，舌上黑，腹硬满，按之痛不可忍，干呕食不下，四肢疼痛，不得屈伸。先生诊之，与以当归四逆加吴茱萸生姜汤，兼用桃仁承气汤，大便快利，大下黑物，黑苔去，神气复，诸证乃已。

又云：一丈夫患疫，四肢惰痛，身热恶风，干呕不能食，头汗出，腹挛急，按之痛。先生与当归四逆加吴茱萸生姜汤，经五六日，不大便，小便日夜仅一行，三四合许，谵语烦闷，喘咳潮热，心下硬满，舌上黑苔，于是与大柴胡加芒硝汤，遂得全治。

《橘窗书影》云：御书院番清野助右卫门之女，年十九，患伤寒，尾崎医员高井玄益疗之。十余日，精神恍惚，舌上无苔而干燥，绝食五六日，四肢微冷，脉沉细，按其腹，自心下至脐旁左边拘急，重按如有痛者，血气枯燥，宛如死人。余以为厥阴久寒之证，与当归四逆加吴茱萸生姜附子汤，服之一日夜，心下大缓，始啜粥饮，三日而精神明了，始终服一方，其人痊愈。玄益他日会余，询问此治法，余笑曰："是即本之《时还读我书》录小川雄斋之案，非别有所发明也。"

又云：川路之妻，数年患头痛，发则吐苦清水，药食不下咽，苦恼两三日，头痛自止，饮啖忽如故，如此者一月两三次，青木春岱与伊藤玄朴交治，更无验。余诊之曰："浊饮上逆之头痛也，饮畜则发，饮涌（案：谓吐出也）则止，所以有休作，宜制其饮。"与当归四逆加吴茱萸生姜汤，兼用半硫丸，服之一个月，病不复发，迄今两三年间，积年之头痛竟瘥，川路氏深服余说。

大汗出，热不去，内拘急，四肢疼，又下利厥逆而恶寒者，四逆汤主之。

《千金翼》无"内"字，又作"若"。《脉经》无"又"字。

大汗出则体温放散，身热当去，今热不去，明其热是格阳之热，热在头面，下文云厥逆，知手足不热也。内拘急，旧注皆谓腹内拘急，验之病者，四逆证腹内拘急者甚少，唯方氏谓亡津液而骨节不利，意指四肢拘急，则霍乱四逆证常见之，所谓转筋者是也。山田氏云："此证而脉微欲绝者，通脉四逆汤所主。"

大汗若大下利而厥冷者，四逆汤主之。

成氏云：大汗大下利，内外虽殊，其亡津液损阳气则一也。阳虚阴胜，故生厥逆，与四逆汤固阳退阴。

《玉函经》此下复有两条，一条云："表热里寒者，脉虽沉而迟，手足微厥，下利清谷，此里寒也；所以阴证亦有发热者，此表热也。"又一条云："表寒里热者，脉必滑，身厥舌干也，所以少阴恶寒而倦（案：蜷误倦），此表寒也；时时自烦，不欲厚衣，此里热也。"案两条皆非仲景辞气。

病人手足厥冷，脉乍紧者，邪结在胸中，心下满而烦，饥不能食者，病在胸中，当须吐之，宜瓜蒂散。

辨可吐篇，乍紧作"乍结"，《千金翼》同。

此条一方两证，邪结在胸中以上为一证。胸中盖指胃，毒害性物质骤结于胃，气血奔集胸中，不复达于四末，故手足为之厥冷。旧说所谓，胸中阳气为邪所遏，不能外达四肢（《金鉴》、山田）者也。乍紧作"乍结"为是（参看第五卷瓜蒂散条《生生堂治验》第三案），亦因血循环偏集于胸中，故桡骨动脉为之歇止，平素不结，忽然而结，故曰乍结，与炙甘草汤之渐结久结者不同。厥冷脉结，皆病势急骤所致，邪结之结字可味，此证与少阴篇三百二十七条颇同，但较急耳。心下满以下为又一证，其病颇缓，而寒实则一。所谓寒实者，痰饮也，胃中黏液过多，故满而烦。胃有消化之功能，当其需要食物时，非单纯因为饥饿或营养缺乏，乃胃之习惯使然，故平人饥时，吞咽非营养物，如纸团土块等，亦能止饥。此证胃中既有黏液而仍饥者，以黏液非纸团土块之比，不足以疗饥故也，然黏液既充满胃腔，则虽饥不能食矣。

张氏《宗印》云：曰病人者，非厥阴之为病，而亦非外受之寒邪也，以手足厥冷，故列于厥阴篇中。

伤寒厥而心下悸者，宜先治水，当服茯苓甘草汤，却治其厥；不尔，水渍入胃，必作利也。

赵刻本夺"者"字，今据《玉函》、成本、《全书》补。服，《玉函》作"与"。

《金鉴》云：此先水后厥之治也。盖停水者必小便不利，若不如是治之，则所停之水渍人胃中，必作利也。此证虽不日小便不利，而小便不利之意自在，若小便利，则水不停，而厥悸属阴寒矣。岂宜发表利水耶？

山田氏云：悸乃停水所致，其人小便必不利，观小柴胡条，可以见矣（案：九十九条云：或心下悸，小便不利）。是以不先与茯苓甘草汤以治其水，则停水渍人大肠中，必作下利。水渍入胃之"胃"字，当为"肠"字解之，如胃中有燥屎，亦然。其实肠胃一腑，唯就其广狭大细，以殊其名已。

渊雷案：却治其厥，《补亡论》郭雍用四逆汤。此盖寒厥之轻者，故先治水，后治厥耳。若四逆证急，殆无先与茯苓甘草之理。山田以为此条承上条而言，治厥当用瓜蒂散，此殆不然，瓜蒂涌吐，则心下之水与黏液俱去，何必先用茯苓甘草耶？

伤寒六七日，大下后，寸脉沉而迟，手足厥逆，下部脉不至，喉咽不利，唾脓血，泄利不止者，为难治，麻黄升麻汤主之。

《千金翼》无"寸"字，《玉函》无"而"字，喉咽作"咽喉"，成本同。

麻黄升麻汤方

麻黄（二两半，去节）　升麻（一两一分）　当归（一两一分）　知母（十八铢）　黄芩（十八铢）　葳蕤（十八铢，一作菖蒲）　芍药（六铢）　天门冬（六铢，去心）　桂枝（六铢）　茯苓（六铢）　甘草（六铢，炙）　石膏（六铢，碎，绵裹）　白术（六铢）　干姜（六铢）

上十四味，以水一斗，先煮麻黄一两沸，去上沫，内诸药，煮取三升，去滓，分温三服，相去如炊三斗米顷，令尽，汗出愈。

《玉函》《千金翼》，升麻当归并作"一两六铢"，天门冬并作"麦门冬"。案汉晋以二十四铢为两，唐人以四分为两，故唐之一分，即汉晋之六铢，其量本同。然一方之中，有铢有分，掺改之迹显然矣。

柯氏云：麻黄升麻汤，其方味数多，而分两轻，重汗散而畏温补。乃后世粗工之伎，必非仲景方也。此证此脉，急用参附以回阳，尚恐不救。以治阳实之品，治亡阳之证，是操戈下石矣，敢望其汗出而愈哉？绝汗出而死，是为可必，仍附其方，以俟识者。丹波氏云：此条证方不对，注家皆以为阴阳错杂之证，回护调停，为之诠释。而柯氏断然为非仲景真方，可谓千古卓见矣。山田氏云：此条论与方，俱后人之所掺，非乎仲景氏之言，故今删之。

《伤寒选录》云：此药之大者，若瘟毒瘴利，表里不分，毒邪沉炽，或咳或脓或血者，宜前药。渊雷案：此不过依附本条之证而为之说，非经效之事实，未可信据。又案《外台》第一卷亦载此方，引《小品》，注云："此张仲景《伤寒论》方，是此方出于六朝以前。"

伤寒四五日，腹中痛，若转气下趣少腹者，此欲自利也。

趣，成本作"趋"。案："趋"者正字，"趣"者假借字，趋走也，趣之本义，疾也。

山田氏云：俚语有之"腹鸣者必下"，盖喻之于事之必有前兆而言，乃此条之意。百六十四条生姜泻心证曰："胁下有水气，腹中雷鸣。"下利，同是有水而雷鸣也，《金匮》曰："腹中寒气，雷鸣切痛，附子粳米汤主之。"此条证亦宜用粳米汤，不可用生姜泻心汤，何也水则一也，证则有痛不痛之别也。渊雷案：腹痛，转气下趣，欲自利，亦有理中汤黄连汤等证，不必悉属附子粳米汤。附子粳米汤方，附子、半夏、粳米、甘草、大枣，出《金匮·腹满寒疝宿食篇》。又案此条似无深意，腹痛而转气下趣，其将自利，不问可知，何待告语耶。

伤寒本自寒下，医复吐下之，寒格更逆吐下，若食入口即吐，干姜黄芩黄连人参汤主之。

医复吐下之，《玉函》、成本《全书》、《千金翼》，并作"医复吐之"，无"下"字。《玉函》即吐下有"者"字。此条"寒下"字（王肯堂以为吐下），"寒格更逆"字，皆不可解，必有讹夺，唯食入口即吐一句，为本方之证候。凡朝食暮吐者，责其胃寒，食入即吐者，责其胃热。胃热，故用芩连，本方证，胃虽热而肠则寒，故芩连与干姜并用，以其上热下寒，故入之厥阴篇。然自来注家，皆不敢指本证为厥阴病，盖自昔唯以乌梅丸为厥阴主方，本方得泻心之半，目为少阳方故也。惟小丹波谓厥阴亦适用本方，引见本篇首条，证候用法，当从方所引诸家之说。

干姜黄芩黄连人参汤方

干姜 黄芩 黄连 人参（各三两）

上四味，以水六升，煮取二升，去滓，分温再服。

《保幼大全》去：四味人参汤（即本方），治伤寒脉迟，胃冷呕吐。

黄仲理云：翻胃之初，亦可用，止逆而和中也。

柯氏《附翼》云：凡呕家夹热者，不利于香砂桔半，服此方而晏如。

《方极》云：干姜黄连黄芩人参汤，治心烦，心下痞硬，呕吐者。《类聚方》去：此方主心中烦悸，及心下痞硬而吐下者也。

《方机》云：治下利心烦，食入口即吐者，下利心下痞硬，干呕者，俱兼用紫圆。

雉间焕云：胃反者主之。

《类聚方广义》云：治胃反心胸郁热，心下痞硬，或嘈杂者，兼用消块丸。

又云：骨蒸劳热，心胸烦闷，咳嗽干呕，或下利者，宜此方。

《方函口诀》云：此方治隔有热，吐逆不受食者，与半夏、生姜诸止呕吐药无寸效者，有特效。又治禁口痢。

柯氏又云：伤寒吐下后，食入口即吐，此寒邪格热于上焦也，虽不痞硬（案：用人参当有痞硬），而病本于心（案：谓心下实即胃也），故用泻心之半，调其寒热，以至和平。去生姜、半夏者，心下无水气也，不用甘草大枣者，呕不宜甘也。

《成绩录》云：道修街一贾人之儿，年甫七岁，恍然失人事，烦闷不语，急请先生，往诊之，直视胸满，心下痞硬，身热殊甚。先生曰："此俗所谓虫热者，血气聚于心胸故也。"乃作干姜黄连黄芩人参汤，及黄连解毒散，一日夜迭进六帖，儿能服之，两日而病愈。

又云：一小儿十余岁，夏月不大便十余日，终则烦闷不语，一医以为喝病，与白虎汤，一医以为外邪，与发表剂，皆无效。请先生诊之，胸满太甚，腹中虚软，但胸腹热如烙，他处无热，舌上微黄而无苔，问曰："胸满几日矣？"家人曰："不过三日。"先生曰："此病非有外袭，乃血气由内上迫使然。凡内发之病，初多吐下。"家人曰："实然。"乃与干姜黄连黄芩人参汤，兼用解毒散，服之两日，大便一行，烦闷止，更与紫圆少许，复与前方如故，遂痊愈。

下利有微热而渴，脉弱者，今自愈。

《玉函》无"今"字，是。此条殆非仲景语，揣其意，盖谓病轻而脉证不乖张，有自愈之趋势耳，然未可断其不药必愈也。

王履《溯洄集》云：六经病篇，必非叔和所能赞辞也，但厥阴经中下利呕哕诸条，却是叔和因其有厥逆而附，遂并无厥逆而同类者，亦附之耳。

下利脉数，有微热汗出，今自愈，设复紧，为未解（一云设脉浮复紧）。

今，《玉函》《千金翼》并作"者"，属上句读，是。此条当是葛根汤证，故微热汗出者愈。若复紧，则汗不得出，仍须服葛根汤，故为未解。

山田氏云：上二条，系后人之言，当删之。

下利，手足厥冷，无脉者，灸之，不温，若脉不还，反微喘者死。

汪氏云：此条仲景不言当灸何穴。常器之云：当灸关元、气海二穴。钱氏云：微喘乃阳气已绝，其未尽之虚阳，随呼吸而上脱，其气有出无入，故似喘非喘而死矣。山田氏云：此乃白通加猪胆汁汤证。渊雷案：读当灸之句绝，灸后若手足温而脉还者，病尚可治，意在言外。钱氏谓真阳已竭，已成死证，故虽灸之亦不温，则是死证已定，灸之为多事矣，非也。此证当外灸关元、气海，内服白通加猪胆汁，间有可救者。

少阴负趺阳者，为顺也。

赵刻本接前条为一，《千金翼》同，今据《玉函》、成本、《全书》析为两条。此条不特理不足，文气亦不完，柯氏删之，是也。

下利，寸脉反浮数，尺中自涩者，必清脓血。

此是热利清脓血者，王肯堂主黄连阿胶汤，既清脓血时可用，柯氏主白头翁汤，汪氏主黄芩汤，未清脓血时可择用。唯凭脉测病，非仲景法，旧注以为热利故脉数，热邪盛故寸浮，血散阴虚故尺涩，热盛血散而下利，故必清脓血云。

山田氏云：上二条，亦系后人之言，当删之。

下利清谷，不可攻表，汗出必胀满。

山田氏云：下利清谷，里寒为甚，可与四逆汤温之。虽有表证，不可发汗，汗出则表里俱虚，而中气不能宣通，故令人胀满，亦四逆汤证也，宜与后三百七十六条参考。渊雷案：胀满多实证，间有虚者，旧说多从脉上分辨，较为困难。今以按腹辨之，则坚软判然，此条由里寒证误汗而致，则原因自明。虚胀之故，营养液停潴而不被吸收，所谓脾不健运，一也；胃肠之内容物不消化不下降，发酵而生气体，二也。此条证，郭白云主通脉四逆汤，亦得。

下利脉沉弦者，下重也；脉大者，为未止；脉微弱数者，为欲自止，虽发热不死。

此条文气虽不似仲景，然于里急后重之痢疾，却甚合事实。病在罩，故脉沉，肠神经及腹直肌皆挛急而痛，故脉应之而弦。脉大者，病势方进，正气方大起抵抗，故为未止。脉微弱而数者，邪去而正亦惫，心脏亦因而稍弱，故为欲自止。欲自止，则虽发热而不死也。

汪氏云：下利一候，大忌发热，兹者脉微弱而带数，所存邪气有限，故虽发热，不至死耳。《金鉴》云：由此可知滞下脉大身热者，必死也。

舒氏云：按厥阴下利，法当分辨阴阳，确有所据，对证用药，无不立应。但言脉者，玄渺难凭，吾不敢从。渊雷案：岂特厥阴下利为然哉，凡不言证而言脉者，皆玄渺难凭。

下利脉沉而迟，其人面少赤，身有微热，下利清谷者，必郁冒汗出而解，病人必微厥。所以然者，其面戴阳，下虚故也。

此条亦非仲景文字。下利清谷，身微热戴阳者，其人微厥，固不待言，若云初本不厥，郁冒汗出时厥，则亡阳虚脱而死耳，尚望其病解耶？且此病之解，当手足温，面热退，方是阳回，今云郁冒汗出，则是阳证热不得越之解，非阴证戴阳之解矣。又少阴篇三百条云："少阴病，下利止，而头眩时时自冒者死。"理既甚通，今云必郁冒而解，则矛盾不可信矣。所以然三句，虽无刺谬，而浅率已甚。

《伤寒绪论》云：戴阳者，面赤如微酣之状，阴证冷极，发躁面赤，脉沉细，为浮火上冲，水极似火也，凡下元虚惫之人，阳浮于上，与在表之邪相合，则为戴阳，阳已戴于头面，而不知者更行发散，则孤阳飞越，危殆立至矣。大抵阳邪在表之怫郁，必面合赤色而手足自温，若阴证虚阳上泛而戴阳，面虽赤，足胫必冷，不可但见面赤，便以为热也。

下利脉数而渴者，今自愈。设不差，必清脓血，以有热故也。

此条亦非仲景辞气，旧注以寒利为解，谓脉数而渴者，寒去而利当止，设不止，则为热气有余，故便脓血，盖与三百三十五条发痈脓同义。

山田氏云：上三条，亦系后人之言，当删之。

下利后脉绝，手足寒冷，晬时脉还，手足温者生，脉不还者死。

《玉函》《千金翼》，不还下，并有"不温"二字。

成氏云：晬时，周时也。山田氏云：此条盖以通脉四逆汤服后言之。柯氏云：此不呕不烦，不须反佐而服白通，外灸少阴及丹田、气海，或可救于万一。渊雷案：此指洞泄暴利而言，霍乱多如此证，若久利后脉绝厥冷者，即无可生之理。

伤寒下利日十余行，脉反实者死。

成氏云：下利者，里虚也，脉当微弱，反实者，病胜脏也，故死。《难经》曰：脉不应病，病不应脉，是为死病。钱氏云：所谓实者，乃阴寒下利，真阳已败，中气已伤，胃阳绝而真脏脉现也。

渊雷案：凡病，脉证不相应者，难治，事实上诚有之。旧说谓阴证见阳脉者生，阳证见阴脉者死，则迷信脉法之言，殊非事实。即如此条，下利脉实，非阴证见阳脉乎，何以主死？暑病人参白虎证，其脉弦细芤迟（《金匮·痉湿喝篇》），非阳证见阴脉乎，何以可治？其不足信明矣。下利脉实，乃心脏起虚性兴奋，以图背城借一，卒之心脏愈益疲敝以死。余所经验，但觉血液在血管中劲疾直前，不复有波动起落，盖脉管已失弹力，而心脏之虚性兴奋未已也。若是者，其死不出一周时。所谓真脏脉见者，盖亦不外此理，若《内经》所言真脏之象，竟未一遇，殆古人相当然之说，非纪实也。

下利清谷，里寒外热，汗出而厥者，通脉四逆汤主之。

外热者，身有微热也。三百二十条之面色赤，本条之汗出，皆虚阳欲脱，外显假热之候。本条不言脉微欲绝者，省文，从可知也。

丹波氏云：案吴人驹云，有协热下利者，亦完谷不化，乃邪热不杀谷，其别在脉之阴阳虚实之不同（以上引吴），今验之，小儿患此者最多。

热利下重者，白头翁汤主之。

岛寿曰：热利下重者，有热致利，下焦重滞也。山田氏云：此亦系今之痢病，下重谓下部沉重，又谓之后重。身热下利，腹里拘急，下部沉重，后世所谓热毒痢也，白头翁汤可以解其热毒。按：痢字盖后世俗字，《素》《灵》谓之肠澼，《病源》《千金》《外台》诸书又谓之滞下。卢和《丹溪纂要》云：仲景以泻利滞下滚同论治，殊不知肠澼滞下及痢，皆属病名，而仲景氏所论，唯以病证而言矣。

再按白头翁汤主热痢，桃花汤主冷痢（此说不尽然，详桃花汤条），俱是治痢之方，本在杂病论中者，而非伤寒之方也。视《金匮》二方接在一处，可以见矣。

渊雷案：热利，谓下利之属于热者，不必指身热，但脉舌腹候有热象者皆是。下重即里急后重也。热言其性质，利言其所病，下重言其证候。凡热利下重之病，今世科学分为两种，一为传染性赤痢，一为肠炎。赤痢之病灶常在大肠，而直肠为甚，直肠有病灶，肛门之括约肌挛缩，则令下重；肠炎症侵及直肠者，亦令下重。赤痢又分两种，一为细菌性，一为阿米巴性（或称拟足虫性），二者证候略同。鉴别惟恃验菌，唯阿米巴性者，多为慢性，或初起急剧，而转归亦成慢性，此外又有小儿之疫痢。中医之治疗，不唯其因而唯其证，故不论肠炎赤痢，苟有热象而下重者，白头翁汤悉主之。最近科学家之实验，谓白头翁治阿米巴性赤痢有特效。

白头翁汤方

白头翁（二两）　黄柏（三两）　黄连（三两）　秦皮（三两）

上四味，以水七升，煮取二升，去滓，温服一升，不愈，更服一升。

白头翁二两，《玉函》《全书》及徐镕本《金匮》并作"三两"，是。

《方极》云：白头翁汤，治热利下重而心悸者。

《方机》云：治热利下重者，下利欲饮水者，胸中热而心烦下利者，以上兼用紫圆。

方舆輗云：热利下重，即后世所谓痢症也，此方用于痢之热炽而渴甚者。白头翁以解痢热著，盖痢热与伤寒之热大异，非白虎辈所能治，唯黄连、黄柏、白头翁之类能治之。他家用黄连解毒汤，或三黄汤加芒硝，虽能治此，予用此汤，数奏奇功,是由于白头翁治痢热之殊效也。此汤之要点,在热虽盛而不需下剂之际。

《类聚方广义》云：热利下重，渴欲饮水，心悸腹痛者，此方之主治也。又云：貉邱岑先生曰："尝在甲斐，时痢疾流行，无不患此者，其证，每大便，肛门灼热如火（案：此真赤痢，因肠炎无此重笃故也），用此方，多有效。"余奉此说，数得效。

又云：治眼目郁热，赤肿阵痛，风泪不止者，又为洗蒸剂，亦效。渊雷案：细菌性赤痢常并发眼病。

钱氏云：白头翁，《神农本经》言其能逐血止腹痛，陶弘景谓其能止毒痢，故以治厥阴热痢（案：此非厥阴病）。黄连苦寒，能清湿热，厚肠胃，黄柏泻下焦之火，秦皮亦属苦寒，治下痢崩带，取其收涩也。渊雷案：有人认积滞不消化为痢疾之重大原因，有无积不成痢之口号，故治痢之方，无有不用大队消导药者。殊不知消化作用，在胃与小肠，果有积滞，其病当在消化管之上部，决不及直肠。痢疾以里急后重为主证，病位明在直肠，用消导药，则攻伐无过而已。白头翁汤无一味消导药，但与清热排毒，恰合赤痢与直肠炎之病理。盖古方多由实验，后世方多由理想，故古方多暗合病理，后世方多肤廓不中病也。

下利腹胀满，身体疼痛者，先温其里，乃攻其表。温里宜四逆汤，攻表宜桂枝汤。

喻氏云：此与太阳中篇下利身疼，用先里后表之法大同（九十四条）。彼因误下而致下利，此因下利而致腹胀，总以温里为急者。见睍曰消之义也，身疼痛，有里有表，必清便已调，其痛仍不减，方属于表。太阳条中已悉，故此不赘。渊雷案：此虚寒胀满，故温之而消。见睍曰消者，《小雅角弓篇》文，引之，明得温而消之意也。《毛传》云：睍，日气也。韩诗作《燕睍聿消》。云：燕睍，日出也。《广雅释诂》云：燕燃，暖也。毛韩张三义互相足，《荀子非相篇》，又引作"晏然聿消"。见观，燕睍，燕燃，晏然，皆同声通借。

下利欲饮水者，以有热故也，白头翁汤主之。

以有热故也五字，《玉函》《千金翼》并作"为有热也"四字。

前条云热利下重，此条举欲饮水一例，以申明热证，然热证不止于渴，渴亦不皆属于热耳。刘栋云：此条当在上白头翁条之下也。

钱氏云：渴与不渴，乃有热无热之大分别也。里无热邪，口必不渴，设或口干，乃下焦无火，气液不得蒸腾，致口无津液耳。然虽渴亦不能多饮，若胃果热燥，自当渴欲饮水，此必然之理也。

山田氏云：下利饮水，多是内有热邪所致，间亦有津液内竭而然者，或大汗后，或大下若大吐后，或痘疮灌脓后，往往有之，概为热邪所致，非也。又因所饮之冷热，以辨其虚实，亦非也。

下利谵语者，有燥屎也，宜小承气汤。

《金鉴》云：下利里虚，谵语里实，若脉滑大，证兼里急，知其中必有宿食也。其下利之物，又必稠黏臭秽，知热与宿食合而为之也，此可决其有燥屎也，宜以小承气汤下之。于此推之，可知燥屎不在大便硬与不硬，而在里之急与不急，便之臭与不臭也。渊雷案：此小承气亦可去屎之明文，参看阳明篇二百二十三条之说。

丹波氏云：案少阴篇云："少阴病，自利清水，色纯青，心下必痛，口干燥者，急下之，宜大承气汤。"辨可下篇云："下利心下硬者，急下之，宜大承气汤。""下利脉迟而滑者，内实也，宜大承气汤。""下利不欲食者，有宿食故也，当下之，宜大承气汤。"并与此条证同。渊雷案：引此者，示下利尽有宜下之证，且有宜大承气者，不必疑惧小承气也。下利可下之证，不特痢疾，通常泻利亦有之，要在辨其虚实耳。此条以谵语为实证，故用小承气。然谵语之实，与郑声之虚，极难辨认，未可据信。辨下利虚实之法，详第二卷三十三条，第七卷二百七十六条，又下利之所以可下，不必皆因燥屎，盖肠中之炎性渗出物，与肠内容物混合而腐败发酵，足以助长炎症，下去此等有害物，则肠炎易于恢复尔。

下利后更烦，按之心下濡者，为虚烦也，宜栀子豉汤。

方氏云：更烦，言本有烦，不为利除而转甚也。柯氏云：虚烦，对实热而言，是空虚之虚，不是虚弱之虚。山田氏云：凡伤寒发汗吐下后，诸证皆去，但心烦者，是大邪已去，正气暴虚，而余热内伏故也。心下濡者，下后无物也，是虽言虚烦，其实非真虚，亦唯一时假虚已，栀子豉汤以解余热则愈。

呕家有痈脓者，不可治呕，脓尽自愈。

呕本是病理机转，其人甚困苦，本当以法止之。若呕出痈脓者，则其呕为排除有害物之天然作用，当与排脓汤散（皆《金匮》方）等助其祛脓，脓尽则呕自止。若强止其呕，则脓不得出，生他变矣。此条旧注多以为肺痈，余谓是胃或食道之溃疡，当云胃痈，若肺痈则其脓略出，非呕出者。

呕而脉弱，小便复利，身有微热，见厥者，难治，四逆汤主之。

成氏云：呕而脉弱，为邪气传里，呕则气上逆，而小便当不利，小便复利者，里虚也。身有微热见厥者，阴胜阳也，为难治，与四逆汤温里助阳。

雉间焕云：此条皆举证之相反者也，其为难治，实然，然空论也，不足以为据。山田氏云：既云难治，又处以四逆汤，论中断无此例，疑非仲景之言。

干呕，吐涎沫，头痛者，吴茱萸汤主之。

钱氏云。涎沫者，黏饮白沫也。山田氏云：此胃虚寒而饮水瘀蓄者，与少阴篇膈下有寒饮，干呕，与四逆汤，差后病篇大病瘥后喜唾，久不了了，胃上有寒，宜理中丸者，同胃寒有饮之证，故与吴茱萸汤，以温胃逐水也。吐涎沫乃是吐痰，此证也，今世所谓痰厥头痛者，《外台》第八卷载痰厥头痛方八首，至于后世，则有元人李杲半夏白术天麻汤方（半夏、白术、苍术、天麻、干姜、人参、黄芪、陈皮、麦芽、神曲、黄柏、茯苓、泽泻），载在《兰室秘藏》，盖皆吴茱萸汤之支流余裔耳。

渊雷案：干呕者，呕而无物吐出之谓。既吐涎沫，则不得为干呕，故舒氏谓此条多一"干"字，柯氏谓干呕吐涎是二证，不是并见，唯张氏《直解》谓涎沫随呕而吐出。今案此证之吐涎沫，非从胃中翻出，乃干呕之际，口中自出酸冷之涎，不吐去则不快，故曰干呕吐涎沫也。此证显然为慢性胃炎，胃中多酸性黏液有微毒，其头痛乃自家中毒也。吴茱萸汤为胃药，无论已，后世虽名痰厥头痛，而东垣方用夏术姜参橘皮麦芽神曲，犹是专治其胃，余故曰中医之理论病名可能有误，其用药施治固不误也。由是言之，研究中医学者，致力于药方与证候，已无余蕴矣。

呕而发热者，小柴胡汤主之。

成氏云：经曰，呕而发热者，柴胡证具（百五十六条）。

渊雷案：本篇下利呕哕诸条，皆非所谓厥阴病，撰次者连类相及耳，注家不知此义，强附厥阴为说。如本条，以为厥阴少阳相表里，厥阴之邪还出少阳，前条之头痛，以为厥阴经脉与督脉会于巅，要之，取《素》《灵》之单辞只义为论据，虽颠倒白黑，必有可持之说，苟知经脉表里之不可信，则承讹之说不攻自破。

伤寒大吐大下之，极虚，复极汗出者，以其人外气怫郁，复与之水，以发其汗，因得哕。所以然者，胃中寒冷故也。

赵刻本，极汗下无"出"字，其人上无"以"字，今据《玉函》、成本补。

此条大旨，谓表里俱虚之人，得水则哕，哕者，呃逆也。外气怫郁者，表闭不得汗之谓。太阳中篇四十九条云："阳气怫郁在表，当解之熏之。"是也。夫大吐下而极虚者，因留液自救，故不汗出，此不须发汗，亦不可发汗者。医者不省，徒见其外气怫郁，妄与冷水以发汗，遂致极汗出，而其副作用又为哕也。极汗出为冷水发汗所致，故著复字，以别于极虚之由于大吐下者。辨脉篇云："寸口脉浮大，而医反下之，此为大逆，浮则无血，大则为寒，寒气相搏，则为肠鸣，医乃不知，而反饮冷水，令汗大出，水得寒气，冷必相搏，其人即噎。"此即冷水发汗之法。阳明篇二百一十七条云："欲饮水者，与水则哕。"二百三十二条云："若胃中虚冷，不能食者，饮水则哕。"此皆胃寒饮水多而致哕之事。然此等条文，皆非仲景辞气，疑冷水发汗，乃魏晋间法，饮水致哕之戒，亦是叔和撰入，后世既不行用，遂并其法而不知。钱氏注此条，以为与暖水以发汗，殆未考辨脉篇耳。山田氏云：此条系后人之言，当删之。

伤寒哕而腹满，视其前后，知何部不利，利之即愈。

视，《玉函》作"问"，即，成本作"则"。

《金鉴》云：伤寒哕而不腹满者，为正气虚，吴茱萸汤证也；哕而腹满者，为邪气实，视其二便，何部不利，利之则愈也。

张氏《直解》云：伤寒至哕，非中土败绝，即胃中寒冷，然亦有里实不通，气不得下泄，反上逆而为哕者。《玉机真脏论》曰："脉盛，皮热，腹胀，前后不通，闷瞀，此谓五实，身汗得后利，则实者活。"今哕而腹满，前后不利，五实中之二实也。实者泻之，前后，大小便也，视其前后二部之中，何部不利，利之则气得通，下泄而不上逆，哕即愈矣。

汪氏云：常器之云："前部不利猪苓汤，后部不利调胃承气汤。"余以须小承气汤利之。丹波氏云：案常氏原于《活人》，盖前部不利，五苓散、猪苓汤，后部不利，宜三承气选而用之。仲景不载主方，意在于此耶。

渊雷案：病至末传而哕者，为危候，痢疾得此，尤百无一生，此皆虚寒之哕，其腹不满。若腹满之实哕，则宜攻利，本条所言是也。若见哕，即用蒂丁香，匪特病不得愈，哕亦不能得止，须知病哕而死者，非死于哕，死于致哕之原发病也。不治其原发病而治其哕，譬如扬汤止沸，徒劳无功，治其原发病，则病减而哕自止。虚证如此，实证亦然，本条利其前后，即治其原发病也。

辨霍乱病脉证并治

问曰：病有霍乱者何？答曰：呕吐而利，此名霍乱。

此篇当是杂病篇之文，今不在《金匮要略》而在《伤寒论》，其撰次之意不可知。霍乱之名，西医书或音译为虎列拉，Cholera 其语来自希腊，有吐利之意，故呕吐而利，为霍乱之主证。亦有不吐不利，但腹满烦乱，绞痛短气者，其死尤速，不过数小时，名干霍乱。古方用盐汤备急圆等取吐利，往往获救。又有并无昭著之证候，但眠食不健，消瘦甚速，经细菌诊断，始知为霍乱者，此则非但不吐利，即干霍乱之状亦无之。故呕吐而利，言霍乱之通常证候而已。霍乱之原因，细菌专家科嘘氏发现为霍乱弧菌，今以死菌制为预防注射剂，又以抗菌血清疗病，皆有效验，是弧菌之为霍乱病原，已无可疑。顾古人不知细菌，乃以饮食露卧等助因为原因，征之事实，助因亦未可忽视，今引其说如下，并以见本论未言之证候焉。

《肘后方》云：凡所以得霍乱者，多起于饮食，或饱食生冷物，杂以肥鲜酒脍，而当风履湿，薄衣露坐，或夜卧失覆之所致也。

《病源候论》云：霍乱者，由人温凉不调，阴阳清浊二气有相干乱之时（案：此语出《内经》，然太涵浑），其乱在于肠胃之间者，因遇饮食而变，发则心腹绞痛。其有先心痛者，则先吐，先腹痛者，则先利，心腹并痛者，则吐利俱发。挟风而实者，身发热，头疼体痛，而复吐利，虚者，但吐利，心腹拉痛而已，亦有饮酒食肉，腥脍生冷过度，因居处不节，或露卧湿地，或当风取凉，而风冷之气归于三焦，传于脾胃，脾胃得冷则不磨，不磨则水谷不消化，亦令清浊二气相干，脾胃虚弱则吐利，水谷不消则心腹胀满，皆成霍乱。霍乱，言其病挥霍之间便致缭乱也。渊雷案：腹痛者当非真性霍乱。又案：近人考据，谓真霍乱至清代道光间始传入中国，则道光以前中医书所论，皆非真霍乱矣。

又云：干霍乱者，是冷气搏于肠胃，致饮食不消，但腹满烦乱，绞痛短气，其肠胃先挟实，故不吐利，名为干霍乱也。《医心方》引《极要方》云：得吐利者，名湿霍乱，不吐利者，名干霍乱。干霍乱多煞人，往往有，湿霍乱不有性命之忧（案：此句文不通顺，且湿霍乱亦多死者）。

《千金方》云：原夫霍乱之为病也，皆因食饮，非关鬼神。夫饱食肫脍，复餐乳酪，海陆百品，无所不啖，眠卧冷席，多饮寒浆，胃中诸食，结而不消，阴阳二气，拥而反戾，阳气欲升，阴气欲降，阴阳乖隔，变成吐痢，头痛如破，百节如解，遍体诸筋，皆为回转。论时虽小，卒病之中，最为可畏，虽临深履危，不足以谕之也。

渊雷案：以上诸论，皆推原于饮食不节，盖以起病时胃肠证最剧故也，验之于病，起于暴饮恣食者，十常七八。今案霍乱菌畏酸性而喜碱性，其传染又从饮食吞入，若胃腑健全，则胃液之强酸性自能杀之，必因胃酸减弱，病菌通过胃囊而入于碱性之肠液中，乃能发病。饮食不节最能引起胃病，则旧说自不可易也。然仅伤饮食，不染病菌，其极不过为伤食而已。日人香川太仲及山田氏，竟以霍乱为伤食，则不可从矣。

伊泽信恬云：《易说》："谷雨气当至不至，则多霍乱。"《春秋考异邮》："襄公朝荆，士卒度岁，愁悲失时，泥雨暑湿，多霍乱之病。"（并《太平御览》引）《汉书·严助传》："夏月暑时，呕泄霍乱之病，相随属也。"此霍乱之名见古书者，亦可以资霍乱所因之考证焉。

问曰：病发热头痛，身疼恶寒，吐利者，此属何病？答曰：此名霍乱。霍乱自吐下，又利止，复更发热也。

恶寒下，《玉函》有"不复"二字，是。《千金翼》作"而复"，字之误也，案自吐下，当作自吐利。

霍乱初起，但有胃肠证候，吐利而不发热，其后转为全身症状，乃发热谵妄，颇似伤寒，全身症状，或谓因肠中吸收菌毒所致，或谓因尿中毒所致。盖霍乱病者，小便多不利也。此条明霍乱之初，但作吐利，其后吐痢止，乃见全身证，故云不复吐利。又云利止复更发热也，然此亦言其大概，验之事实，有始终不发热者，有虽已发热，而吐利仍不止者，不可拘矣。张氏《直解》云：但曰利止，而不曰吐止者，省文也。

伤寒，其脉微涩者，本是霍乱，今是伤寒，却四五日，至阴经上，转入阴必利，本呕下利者，不可治也。欲似大便，而反失气，仍不利者，此属阳明也，便必硬，十三日愈。所以然者，经尽故也。下利后当便硬，硬则能食者愈。今反不能食，到后经中，颇能食，复过一经能食，过之一日当愈，不愈者，不属阳明也。

《玉函》、成本，析下利后以下为别条。此条非仲景语，盖后人因前条而附记者。伤寒，指前条之发热头痛身疼恶寒而言。言有此等伤寒证者，其脉当浮紧，今微涩者，以其本是霍乱，今转为全身症状，作伤寒状故也。于此可见古人名一切发热为伤寒，初无暑湿风诸温之名，却四五日以下，词理俱不可通，不可强解。

恶寒脉微（一作口）而复利，利止，亡血也，四逆加人参汤主之。

原注"或作"字，原本失刻。

恶寒脉微而复利，霍乱之通常证候也，其有利自止者，乃因亡血而无所复利之故，非病之欲解。此其病，视利不止者尤急，故主四逆加人参汤。盖霍乱所下，多为血清，由肠管倒吸血液而出，故曰亡血，非谓见红之失血证也。《金鉴》改利止为利不止，改亡血为亡阳，乃不知病理之误。

四逆加人参汤方

甘草（二两，炙）　附子（一枚，生，去皮，破八片）　干姜（一两半）　人参（一两）

上四味，以水三升，煮取一升二合，去滓，分温再服。

丹波氏云：《千金》《外台》用人参三两，利甚者加龙骨二两，《小品》名四顺汤。

《景岳全书》云：四味回阳饮（即本方），治元阳虚脱，危在顷刻者。

《卫生宝鉴补遗》云：四逆加人参汤，治伤寒阴证，身凉而额上手背有冷汗者。

《方极》云：四逆加人参汤，治四逆汤证而心下痞硬者。

《方机》云：下利恶寒脉微，手足厥冷，或心下痞硬者，四逆加人参汤主之。

方舆輗云：血脱及手足厥冷者，亟与四逆加人参汤，迟延则不可救。

《类聚方广义》云：此方主自下利脱证，茯苓四逆汤主汗下脱证。虽然，执匕家不必拘泥，唯操纵自在为得，诸方皆然，按此条疑有脱误。

《方函口诀》云：此方以亡血亡津液为目的，后世家虽参附同称，仲景则阴虚主附子，阳虚主人参，与后世所云，参人脾胃，温养脾元之气，附入下元，壮命门火源者，正相违异。渊雷案：此说可疑，待考。

徐氏云：利虽止，而恶寒脉微如故，则知其非阳回而利止，乃津液内竭而利止也，故曰亡血，又当加人参，以生津益血矣。

霍乱，头痛发热，身疼痛，热多欲饮水者，五苓散主之；寒多不用水者，理中丸主之。

丸，《玉函》《千金翼》并作“汤”，成本作“员”。

此条言霍乱既转全身症状时，分热多寒多二种治法。热多寒多，是言其因，非言其证，从欲饮水与不用水上勘出。病虽转属全身症状，其吐利仍未止，何以知之？以五苓散主水入则吐，理中丸亦主吐利故也。五苓散必小便不利，此条不言者，省文也。凡霍乱小便不利者，预后多恶，故五苓为霍乱要药。由药效以测病理，知头痛发热身疼，皆尿中毒所致，其证颇近于表，理中则专治胃肠，其证仍在于里，虽有全身证状，自较百苓为少也。

汤本氏云：上古无亚细亚霍乱，日本于德川幕府之末叶（当我国清代雍乾之际），始渐传来，则古代之治方，似不适用，然尾台榕堂今村了庵二氏，于其初期，用葛根加术汤，颇能顿挫之，至其下利发热，口舌干燥，烦渴引冷，或有水逆证时，用五苓散或茯苓泽泻汤，亦能收效。由此见师之方法，可谓八面玲珑，圆满无碍。渊雷案：霍乱之名，见于《易说》《春秋考异邮》《内经》诸书，是我国秦汉以前已有之。仲景方书，成于汉末，初非以上古之方，治后世新出之病也。汤本以霍乱于德川时代传入日本，遂若德川以前并无霍乱者，又若仲景方出于日本上古者，真可笑之至。又案葛根加术汤所治者，乃夏日流行之胃肠炎，与霍乱相似，而非真性霍乱也。葛根汤治下利，本论有明文，加术者，以有湿证故也，唯其有湿，故误诊为霍乱矣。霍乱有湿证，可看第二卷五苓散下所引张杲《医说》及《博闻类纂》。

理中丸方（下有作汤加减法）

人参　干姜　甘草（炙）　白术（各三两）

上四味，捣筛，蜜和为丸，如鸡子黄许大，以沸汤数合，和一丸，研碎温服之，日三服，夜两服。腹中未热，益至三四丸，然不及汤。汤法，以四物依两数切，用水八升，煮取三升，去滓，温服一升，日三服。若脐上筑者，肾气动也，去术，加桂四两；吐多者，去术，加生姜三两；下多者，还用术；悸者，加茯苓二两；渴欲得水者，加术，足前成四两半；腹中痛者，加人参，足前成四两半；寒者，加干姜，足前成四两半；腹满者，去术，加附子一枚。服汤后如食顷，饮热粥一升许，微自温，勿发揭衣被。

丸《玉函》作"圆"，捣筛下，《玉函》、成本并有"为末"二字，日三服夜二服，上服字，赵刻本误作"四"，今据《玉函》、成本改。钱氏云：后加减法，文理悖谬，量非仲景之法。山田氏云：腹中未热以下，至汤法及加减方，皆王叔和所掺，可删矣。理中者，丸剂之名也，非汤剂之名，故药味分量虽同，于其作汤者名曰人参汤，见于《金匮要略》，至其加桂枝者，则谓之桂枝人参汤况标理中丸方，而不标理中丸及汤法乎（案：少阴篇有半夏散及汤方）？又况言汤法以四物依两数切，而不言汤法以四物依两数日父咀乎？后人不察，妄指人参汤以为理中汤，虽无害于大义，终非立方之本旨也。又至如其处理中丸证以人参汤，则以牛易马之类，驮重致远虽同也，迟疾利钝则殊异，不可不择矣。渊雷案：丸法，盖本云上四味等分，而无两数，今云各三两者，后人掺入汤法，以一剂之量易之也。

《千金方》云：治中汤，治霍乱吐下，胀满，食不消化，心腹痛（即本方）。

四味口父咀，以水八升，煮取三升，分三服，不瘥，频服三剂，远行防霍乱。依前作丸，如梧子大，服三十丸，如作散，服方寸匕，酒服亦得。若转筋者，加石膏三两。

又云：四顺理中圆（即本方），已产讫，可服此方，新生脏虚，此所以养脏气也。

《三因方》云：病者因饮食过度，伤胃，或胃虚不能消化，致翻呕吐逆，物与气上冲，蹙胃口决裂，所伤吐出，其色鲜红，腹绞痛，白汗自流，名曰伤胃吐血。理中汤能止伤胃吐血者，以其功最理中脘，分利阴阳，安定血脉，方证广如局方，但不出吐血证，学者自知之。

《医方选要》云：理中汤，治五脏中寒，口噤失音，四肢强直，兼治胃脘停痰，冷气拉痛。渊雷案：前一证加附子为佳。

《卫生宝鉴补遗》云：仲景理中汤，治伤寒阴证，寒毒下利，脐下寒，腹胀满，大便或黄或白，或青黑，或清谷，及寒蛔上入膈，吐蛔，此胃寒，而非实寒也。

《妇人良方》云：人参理中汤（即本方），治产后阳气虚弱，小腹作痛，或脾胃虚弱，少思饮，或后去无度（当指下利），或呕吐腹痛，或饮食难化，胸膈不利者。

《直指方附遗》云：理中汤，治柔痉厥冷自汗。渊雷案：此非脑脊髓病，乃四逆汤证之四肢拘急也（三百九十二条），当于本方加附子，或用四逆汤。

《圣济总录》云：白术丸（即本方），治小儿躯啼，脾胃伤风冷，心下虚痞，腹中疼痛，胸胁逆满。又云：理中汤，治风入腹，心腹疠痛，痰逆恶心，或时呕吐，隔塞不通。

《赤水玄珠》云：理中汤，治小儿吐泻后，脾胃虚弱，四肢渐冷，或面有浮气，四肢虚肿，眼合不开。

《小青囊》云：理中汤，治恶心干呕，欲吐不吐，心下映漾，如人畏船。又治小儿慢惊，脾胃虚寒，泄泻，及受寒腰痛。

《外科正宗》云：理中汤，治中气不足，虚火上攻，以致咽间干燥作痛，妨碍吐咽，及脾胃不健，食少作呕，肚腹阴疼等证。

《疡医大全》云：理中汤，治痈疽溃疡，脏腑中寒，四肢强直。

《痘疹金镜录》云：理中汤，治痘里虚寒泄泻。方后云：手足厥冷，泄泻甚者，加附子，名附子理中汤。

《方极》云：人参汤，治心下痞硬，小便不利，或急痛，或胸中痹者。

《方机》云：治心下痞硬者，兼用太蔟；心下痞，喜唾，不了了者，兼用南吕；暑病（所谓霍乱），呕吐下利，心下痞硬者，兼用紫圆。

《证治摘要》云：人参汤加附子，治腹平满，大便滑者。

《类聚方广义》云：产后续得下利，干呕不食，心下痞硬，腹痛，小便不利者；诸病久不愈，心下痞硬，干呕不食，时时腹痛，大便濡泻，见微肿等证者；老人每至寒暑下利，腹中冷痛，沥沥有声，小便不禁，心下痞硬，干呕者，俱为难治，宜此方。若恶寒或四肢冷者，加附子。

《方函口诀》云：此方治胸痹之虚证（案：详《金匮要略今释》），亦理中丸为汤之意，宜用于中寒霍乱，太阴吐利之证。厥冷者，从《局方》加附子，术附相伍，即附子汤、真武汤之意，有驱内湿之效。与四逆汤，其意稍异，四逆汤即以下利清谷为第一目的，此方则以吐利为目的也。

渊雷案：理中丸人参汤为太阴病主方，其证心下痞硬，腹痛吐利，心下痞硬且吐者，胃机能衰弱也。人参干姜主之，腹痛者，肠寒而蠕动亢进也，干姜主之，下利者，小肠有卡他性炎症，肠内容物不被吸收，反有炎性渗出物流于肠管也，术主之，吐利腹痛，则急迫可知，甘草主之。学者参看太阴篇首条之解释，则其理益明。今以治霍乱者，以霍乱之吐利，由胃肠感寒而起，补救本体之弱点，即所以抵抗毒害性物质也。《简易方》云：其圆者，得蜜而润，入脾为快，温补为宜，若以荡涤寒邪，祛逐冷积，则汤为捷，且免蜜之困脾也。

《医史·戴良撰吕沧洲翁传》云：内子王，病伤寒，乃阴隔阳，面赤足蜷而下利，躁扰不得眠。论者有主寒主温之不一，余不能决，翁以紫雪匮理中丸进，徐以水渍甘草干姜汤饮之，愈。且告之曰："下利足蜷，四逆证也，苟用常法，则上焦之热弥甚。今以紫雪折之，徐引辛甘以温里，此热因寒用也。"闻者皆叹服。

《古方便览》云：一男子，一身悉肿，小便不通，心下痞硬，郁郁不欲饮食，与此方，兼用三黄丸，二十剂而愈。

《橘窗书影》云：太田生女，向患痔疾，脱肛不止，灸之数十壮，忽发热衄血，心下痞硬，呕吐下利，一医以寒凉剂攻之，增剧，余与理中汤，渐愈。痞有虚实，邪气为痞，宜用疏剂，若胃中空虚，客气冲逆而为痞者，攻之有害，古方泻后膈痞用理中汤，又以理中汤治吐血，洵有故也。

元坚云：按《外台》引仲景论云：霍乱脐上筑者，肾气动也。先疗气，理中汤去术加桂。凡方加术者，以内虚也，加桂者，恐作奔豚也。理中汤方，人参二两，余并三两，煮服加减法，文有少异，今不具录。次有一条及附子粳米汤方，并系本经所佚。云："又霍乱脐上筑者，以吐多故也。若吐多者，理中汤主之，方如前法加减。霍乱四逆，吐少呕多者，附子粳米汤主之。方：附子一枚，炮，去皮，破六片，半夏半升，洗，完用，甘草一两，炙，大枣十枚，擘，粳米半升。上五味，切，以水八升，煮米熟，去滓，温服一升，日三。"《小品》《千金》同。出第十七卷中，一方有干姜一两，今详《千金》有干姜，云仲景方无。渊雷案：雉间焕标人参汤云，药入则吐者，宜加铁秀水粳米，用粳米治吐，盖本于《外台》附子粳米汤。

吐痢止，而身痛不休者，当消息和解其外，宜桂枝汤小和之。

身痛不休，承前条身疼痛而言。此云吐痢止，明前条之证吐利未止矣。身痛为表证，乃毒害性物质由血循环而出于肌表之故，旧注以为霍乱之兼风寒者，非是。然既是表证，即宜解表，所以然者，正气欲祛毒害性物质出表，以药力助之也。利用正气以治病，为中医治疗法之大本，执此义以寻古方之药证，触处可通，学者其验诸。消息，犹斟酌也，小和，盖谓少少与之，不必尽剂之意，以霍乱阳虚里寒，不宜过表也。

吐利汗出，发热恶寒，四肢拘急，手足厥冷者，四逆汤主之。

此霍乱极期之正治法，四肢拘急，盖即所谓转筋，俗称吊脚痧者是也。凡真性霍乱，于极期五有不作四逆证者。俗传霍乱有寒热两种，热者宜黄连剂，热多寒少，因议四逆汤之不可用，不知所谓热霍乱者，不过急性胃肠炎症，服泻心汤，病即良已，不若真霍乱之危急。中医于病名无明确之定义，医书执病名以论治，不细察其证候者，常多无谓之争执，滋可笑也。

既吐且利，小便复利，而大汗出，下利清谷，内寒外热，脉微欲绝者，四逆汤主之。

丹波氏云：据少阴篇厥阴篇之例，此条所主，当是通脉四逆汤。山田氏云：此是虚寒盛于内，而阳气脱去也，四逆上脱"通脉"二字也。一说云，复利，当作不利，是也。渊雷案：此条属通脉四逆汤证，二君之说并是，刘栋尾台说并同。复利，当作不利，验之霍乱病者，小便皆不利，若小便利，病已向愈矣。

吐已下断，汗出而厥，四肢拘急不解，脉微欲绝者，通脉四逆加猪胆汁汤主之。

吐已下断，《千金》作"吐下已断"。赵刻本夺"汁"字，今据《玉函》、成本补。《千金》《外台》不用猪胆汁，案下字当作"利"，始合本论字例。

吐利已断，非病差也，体液已竭，无可复吐，无可复利故也，与四逆加人参汤之利止亡血同理。观其汗出而厥，四肢拘急不解，脉微欲绝，则病之危急可知。吴氏云：固为阳之欲亡，亦兼阴气亏损，故用通脉四逆以回阳，而加猪胆汁以益阴，庶几将绝之阴，不致为阳药所劫夺也。注认阳极虚，阴极盛，故用反佐之法，以通其格拒，误矣（丹波氏云，成氏、方氏、钱氏、《金鉴》并同）。

丹波氏云：案志聪、锡驹注，本方更加人尿，然原文中无所考，盖据白通加猪胆汁汤而有此说耳。锡驹云：每见夏月霍乱之证，四肢厥逆，脉微欲绝，投以理中四逆，不能取效，反以明矾少许，和凉水服之而即愈，亦即胆汁人尿之意。先贤立法，可谓周遍详明矣（以上锡驹本高世拭说）。霍乱用矾石，原见于华佗危病方，与胆汁人尿，盖其意迥别。

通脉四逆加猪胆汁汤方

甘草（二两，炙）　干姜（三两，强人可四两）　附子（大者一枚，生，去皮，破八片）　猪胆汁（半合）

上四味，以水三升，煮取一升二合，去滓，内猪胆汁，分温再服，其脉即来，无猪胆，以羊胆代之。

猪胆汁半合，《玉函》作"四合"，《肘后》作"一合"，盖非。

《方极》云：通脉四逆加猪胆汁汤，治通脉四逆汤证，而干呕烦躁不安者（据汤本氏引，《全集》无）。

雉间焕云：慢惊风危笃者主之。又云：以上数方中（谓四逆：通脉四逆、四逆加人参茯苓、四逆及本方也），此方最如神，笃志者记之。又云：若无猪胆，代之以水银，或铅丹，或黄金水，却有效。

《类聚方广义》云：霍乱吐下大甚之后，脱汗如珠，气息微微，厥冷转筋，干呕不止，烦愦躁扰，脉微欲绝者，死生系于一综，非此方则不能挽回。服后脱汗烦躁俱止，小便利者，为佳兆。若无猪胆，以熊胆代之。又云：诸四逆汤；其证皆无不危笃，而此为最重极困之证，宜查照参究，以了其义。又云：子炳曰："慢惊风危笃者，此方有效。"斯言信矣。但曰："代猪胆以水银铅丹金汁等，反效。"则误也。

《方函口诀》云：二方（谓通脉四逆及本方）共治四逆汤之重证，后世但用姜附汤、参附汤等单方，然甘草之设，有妙旨存焉。以其混合姜附之多量，故名通脉，以其分布地麦之滋润，故名复脉（谓炙甘草汤也），非漫然也。

吐利发汗，脉平，小烦者，以新虚不胜谷气故也。

发汗下，发汗吐下后病篇有"后"字，是。

吐利汗出之后，脉已平，是病已瘥也，而复小烦者，以霍乱后胃气暴虚，遽尔食谷，胃虚不胜谷气之故，损谷则愈，不须服药。《千金方》云：霍乱务在温和将息，若冷，即遍体转筋，凡此病定，一日不食为佳。仲景法虽不必久饥，然乍愈辄进饮食，往往复作，故一日不食为佳。

霍乱危急之病，治法实不出篇内诸方。尾台氏《霍乱治略》，综括诸方而明辨其异，最便实用。又干霍乱，篇中无治法，《外台》引许仁则之论方致佳，今并录之。

《霍乱治略》云：下利甚，呕而腹中水鸣，或腹痛，小便不利，四肢冷，或挛痛者，真武加半夏汤（真武汤小半夏汤合方也）。下利不止，厥冷烦躁，四肢转筋，腹拘急，面青肉脱，眼凹声嘶者，四逆汤，亦可随证用四逆加人参汤。下利转筋益甚，厥冷过臂膝，精神衰弱，脱汗缀珠，脉微细，又沉伏不见者，通脉四逆汤。前证心胸气闭，干呕甚，或发呃逆者，宜通脉四逆加猪胆汁汤，此证多死。若下利干呕共止，厥冷烦躁，转筋自汗，呃逆不止，小便不利者，宜茯苓四逆汤，此证亦多死。然用此方至小便通利，大便之色带黄者，亦有诸证渐退，得回生者。

许仁则云：此病有两种，一名干霍，一名湿霍。干霍死者多，湿霍死者少。俱由饮食不节，将息失宜。干霍之状，心腹胀满，搅刺疼痛，烦闷不可忍，手足逆冷，甚者流汗如水，大小便不通，求吐不出，求痢不下，须臾不救，便有性命之虑。湿霍之状，心腹亦搅痛，诸候有与干同，但吐痢无限，此病始得，有与天行相似者，亦令头痛，骨肉酸楚，手足厥冷，四体发热。干霍大小便不通，烦宽欲死，宜急与巴豆等三味丸服之，服取快利。方，巴豆一百枚，熬，去心皮，干姜三两，崔氏以芒硝五两代，与《千金》同（案此十二字当是王氏之注本，方用干姜为是），大黄五两，上药先捣干姜大黄为散，后别捣巴豆如膏，和前两味同捣令调，细细下蜜丸，以饮下。初服三丸，如梧子大，服讫，数授肚，令转动速下利，良久不觉，则以热饮投之，又良久不利，更服一九，须臾当利，利后好将息，食饮寒温，以意取适。如渴者，煮浆水粥，少少啜之，忌野猪肉、芦笋等物。案此即备急圆也，用法详《金匮要略今释》。

辨阴阳易差后劳复病脉证并治

伤寒阴阳易之为病，其人身体重，少气，少腹里急，或引阴中拘挛，热上冲胸，头重不欲举措，眼中生花（花一作眵），膝胫拘急者，烧挥散主之。

生花下，《玉函》有"眼胞赤"三字，《巢源》作"眼内生眯"。

山田氏云：按阴阳易一条，论之与方，其非仲景氏固矣。虽然，验之今日，往往有焉，因兹录愚见，以备后贤采择。盖阴阳易病，便是伤寒变证，故冠以伤寒二字也。阴阳二字，斥房事言之，易者，变易也，此平素好淫人，伤寒病中，更犯房事，夺精血，以致此变易者，是以谓之阴阳易。其证身体重，少气，小腹里急或引阴中拘急，热上冲胸，头重不欲举，眼中生花，膝胫拘急。——与暑中注夏之病不殊，盖彼则精血素虚，不能耐暑热而病，此则体先有邪热，更夺精血而病，虽有前后（案盖谓前虚后热与前热后虚）之异也，其因乃一而已矣。治法宜以小建中汤为主焉，古人用烧裈散治之者，何也？裈之近隐处，乃男女精血所流漓熏染，取以用之，直是以精补精已。按巢元方《病源论》则曰："阴阳易者，男子病新瘥，未平复，而妇人与之交接得病者，名曰阳易；妇人得病新瘥，未平复，而男子与之交接得病者，名曰阴易。"后世注家，皆遵守此说，无有异论。虽然，平素壮实无病之人，一夕与病后之人交接，安得有病证如此者乎？又按方后男妇二字，以夫妇言之，易所谓男女媾精，万物化生，可以见也。亦各取不病人之裈也，如《病源》所言，则取先病伤寒人之裈，以与新传染之人，岂不戾乎？

渊雷案：阴阳易之病，旧注皆从《巢源》为说，以为因交接而传染之病。然交接传染之病，以淋毒梅毒为最，其证与本条自异。若他种接触传染，则不必因于交接，其病亦各有本证，决不能画一如本条所言也。且以临床实验言，病新瘥未平复而交接，先病之人复病者多，无病之人传染者少，故姑用山田之说，作瘥后交接劳复解（《巢源》别有瘥后交接劳复候，当参考）。然吾终有疑者，原文并不斥言交接，巢氏及诸注家，盖以病名有阴阳字，药方用烧裈散，遂以交接为说，皆想当然耳。又案：山田谓与暑中注夏之病不殊，今验注夏，无少腹里急，阴中拘挛之证，小建中不中与之，阴阳易有此证，则小建中胜烧裈散多矣。裈音昆，字亦作棍，亵衣也。

烧裈散方

妇人中裈近隐处，取烧作灰。

上一味，水服方寸匕，日三服，小便即利，阴头微肿，此为愈矣。妇人病，取男子裈烧服。

《伤寒蕴要》云：阴阳易，仲景治以烧裈散，《活人书》以猳鼠屎汤、栝楼根竹茹汤、竹皮汤、当归白术散之类主之，易老分寒热而治。若伤在少阴肾经，有寒无热者，以附子汤调下烧裈散；若伤在厥阴肝经者，以当归四逆汤加吴茱萸附子，送下烧裈散主之；如有热者，以鼠屎竹茹汤之类，送下烧裈散主之。要在审察脉证，分其冷热而治矣。

《阴证略例》云：若阴阳易果得阴脉，当随证用之，若脉在厥阴，当归四逆汤送下烧裈散，若脉在少阴，通脉四逆汤送下烧裈散，若脉在太阴，四顺理中丸送下烧裈散。

《证治准绳》云：尝治伤寒病未平复犯房室，命在须臾，用独参汤调烧裈散，凡服参一二斤余，得愈者三四人，信哉用药不可执一也。

渊雷案：以上三家之论，皆不独任烧裈散，盖取效在调散之方，不在散也。王肯堂所治，正是交接劳复，而非《巢源》所谓阴阳易，亦可见王氏不从《巢源》之说。

大病差后劳复者，枳实栀子汤主之。

《巢源》云：大病者，中风伤寒热劳温疟之类是也。又云：伤寒病新瘥，津液未复，血气尚虚，若劳动早，更复成病，故云复也。若言语思虑则劳神，梳头澡洗则劳力，劳则生热，热气乘虚，还入经络，故复病也。

山田氏云：差者，言病瘥解而未复常也，与愈不同。

元坚云：差后劳复者，大邪既解，阴阳未谐，早有劳动，余热复集是也，热必自内发，故枳实栀子汤为其对治。此条不举其证，想心烦不眠等，为所必有也。

徐大椿曰：劳复，因病后气虚，邪气又结于上焦，其证不一，故不著其病形，惟散其上焦之邪足矣。后人以峻补之剂治劳复，则病变百出矣，此说与汪氏同（汪说引于方后方解），而似得当，盖此方属栀子厚朴汤之类，则亦不外乎清膈利滞也。

枳实栀子汤方

枳实（三枚，炙）　栀子（十四个，擘）　豉（一升，绵裹）

上三味，以清浆水七升，空煮取四升，内枳实栀子，煮取二升，下豉，更煮五六沸，去滓，温分再服，覆令微似汗。若有宿食者，内大黄如博棋子五六枚，服之愈。

方名，《玉函》、成本并作"枳实栀子豉汤"。清浆水，《千金》及《翼》并作"酢浆"。五六枚，《千金》《外台》并作"一枚"。

《伤寒蕴要》云：枳实栀子汤，治食复劳复，身热，心下痞闷，如有宿食不下，大便秘实，脉中有力者，可加大黄。

《内外伤辨惑论》云：食膏粱之物过多，烦热闷乱者，亦宜服之。

《方极》云：枳实栀子豉汤，治栀子豉汤证而胸满者，栀子大黄汤，治前方证而闭者，

《方机》云：若胸满烦热者（承栀子豉汤而言），枳实栀子豉汤主之。若大便不通，胸胁满痛者，黄疸心中懊侬，或热痛者，栀子大黄豉汤主之。

雉间焕云：以上四方（栀子豉汤、栀子甘草豉汤、栀子生姜豉汤及本方），粗无大异，大概皆主差后宿食，而独此方为最胜，然不加大黄者，不足以立功。

《类聚方广义》云：凡大病新差，血气未复，劳动饮啖过度，则或作心胸满闷，或作烦热，与此方将养则愈。若大便不利，有宿食者，宜枳实栀子大黄豉汤。

《伤寒类方云》：浆水，即淘米泔水，久贮味酸为佳。吴氏云：清浆水，一名酸浆水，炊粟米熟，投冷水中，浸五六日，味酢，生白花，色类浆，故名，若浸至败者，害人，其性凉，善走，能调中宣气，通关开胃，解烦渴，化滞物。元坚云：《说文》，浆，酢浆也，从水，将省声。《本草》玉石部下品新补云：浆水，味甘酸，微温无毒。又云：粟米新熟白花者佳，煎令醋，止呕哕。

《千金方》羊脂煎方后云：棋子，大小如方寸匕。又服食门云：博棋子，长二寸，方一寸。《医心方》引《经心方》云：胡粉十二棋，博棋者，大小方寸是也。

汪氏云：劳复证，以劳则气上，热气浮越于胸中也，故用枳实为君，以宽中下气，栀子为臣，以除虚烦，香豉为佐，以解劳热，煮以清浆水者，以瘥后复病，宜助胃气也。周氏云：如多食停滞，因生热者，必按之痛，宜加大黄，去之快，

愈之速，使不大耗胃液也。设不知者，以病后不可用，所损多矣。

刘栋云：上二条，后人之所记也，故不采用。山田氏云：阴阳易瘥后劳复，其论之与方，但亡而不传，王叔和乃以意补之已。渊雷案：前条方证不对，本条有方无证，故二君云尔，虽然，烧裈散固可疑，枳实栀子汤则有验，未可废矣。

伤寒差以后更发热者，小柴胡汤主之。脉浮者，以汗解之，脉沉实（一作紧）者，以下解之。

赵刻本发热下夺"者"字，今据《玉函》、成本补。

元坚云：小柴胡汤，亦瘥后劳复之正治也。此与上方证，病位不同，然其热自内发则一也。方氏云：脉浮，有所重感也，脉沉，饮食失节也。山田氏云：此条与阳明篇二百四十五条同一义例，下以承气言之，汗以桂枝言之，此条瘥后因劳动失节而复者，脉不浮不沉者，因动作，余烬复然者也。浮者，因劳动再感者也，沉实者，饮食失节者也。发热二字，兼浮沉二病言之。

尾台氏云：按差已后更发热者有三：死灰欲再燃者，与小柴胡汤；其热新因外感而发者，选用麻桂二汤以发汗；因过食宿滞者，宜审其证，以枳实栀子大黄豉汤、大柴胡汤、调胃承气汤、大承气汤下之。

渊雷案：差后劳复作小柴胡汤证者，往往有之，唯因于御内者，即《巢源》所谓瘥后交接劳复（后世亦名女劳复），服汤不效。尝治一壮年男子劳复，其病胸胁苦满而呕，但稍疲惫，无他恶候，与小柴胡汤，许其可治，乃服汤半日而死。余闻而疑讶，按问之，则女劳复也。然诊视之际，病人病家俱不以实告，持脉按腹，亦无他异，记此以识吾过，凡女劳复者多死。《巢源》再三言之，医者不可不知。《三国志华佗传》云：故督邮顿子献，得病已差，诣佗视脉，曰："尚虚，未得复，勿为劳事，御内即死，临死当吐舌数寸。"其妻闻其病除，从百余里来省之，止宿交接，中间三日发病，一如佗言。

大病差后，从腰以下有水气者，牡蛎泽泻散主之。

喻氏云：腰以下有水气者，水渍为肿也。《金匮》曰："腰以下肿，当利小便。"此定法矣。

钱氏云：大病后若气虚，则头面皆浮，脾虚，则胸腹胀满，此因大病之后下焦之气化失常，湿热壅滞，膀胱不泻，水性下流，故但从腰以下水气壅积，膝胫足跗皆肿重也。以未犯中上二焦，中气未虚，为有余之邪，脉必沉数有力，故但用排决之法，而以牡蛎泽泻散主之。

渊雷案：牡蛎泽泻散，治实肿阳水，大验，不必腰以下肿，尤不必大病瘥后也，大病瘥后多虚肿，宜参苓术附之类，故钱氏辨之。

牡蛎泽泻散方

牡蛎（熬）　泽泻　蜀漆（暖水洗，去腥）　葶苈子（熬）　商陆根（熬）
海藻（洗，去成）　栝楼根（各等分）

上七味，异捣，下筛为散，更于臼中治之，白饮和服方寸匕，日三服。小便利，止后服。

于臼，成本《全书》并作"人臼"。

《方极》云：牡蛎泽泻散，治身体水肿，腹中有动，渴而小便不利者。

《方机》云：治胸腹有动而渴，腰以下水肿者，兼用蕤宾。

雉间焕云：脚气肿满，小便不利者，宜以八味丸煎汁，服此方。又云：加赤小豆等分，尤妙，若无葶苈，宜以甘遂代之。

《类聚方广义》云：后世称虚肿者，有宜此方者，宜审其证以与之。渊雷案：虚肿非本方所主，若肿盛者，先以此方排决其水，衰其六七，从而补益之可也。

《方函口诀》云：此方虽治腰以下水气，用于腰以上水气，亦效。其病在虚实之间，若实者，可加大黄，此刘教谕莒庭（即丹波元简）之经验也。

渊雷案：商陆根治水肿，最为峻快，服之二便畅行，肿亦随消，铃医常以此取一时之效。海藻，今人用治瘰疬，而《本经》亦有下十二水肿之文，盖催促淋巴还流之药也。泽泻、葶苈诸味，皆逐在里之水，本方表里俱治，故为水肿快药。元坚云：此方栝楼根，盖取之淡渗，不取其生津。《金匮》治小便不利者有水气，用栝蒌瞿麦丸，可以相证。而《本草》则曰止小便利，未审何谓（案：盖言治消渴糖尿病也）。《金鉴》云：此方施之于形气实者，其肿可随愈也。若病后土虚不能制水，肾虚不能行水，则又当别论，慎不可服也。

大病差后，喜唾，久不了了，胸上有寒，当以丸药温之，宜理中丸。

胸上，《玉函》、成本并作"胃上"，《玉函》无"以丸药"三字。

方氏云：唾，口液也，寒以饮言，不了了，谓无已时也。山田氏云：按论中寒字，有对热而言者，有指留饮而言者，有指痰而言者，此条与小青龙汤条四逆汤条（三百二十七条），皆以留饮言者也。元坚云：理中丸证，胃虚而上焦有饮者也，胸上，诸注多作胃上，然他无此称。余意喜唾不了了，是胸上有寒所致，而胸寒必生于胃寒，故用理中温胃，以达上焦也，膈上有寒饮用四逆。《金匮》，肺中冷多涎唾，用甘草干姜汤，并是一理。金匮又曰："上焦有寒，其口多涎。"又曰："色黄者胸上有寒。"此二证者（前条与本条），盖不过以其系病后隶之，实不必劳复也。渊雷案：此亦慢性胃炎之多黏液者，与吴茱萸汤之唾涎沫同理，唯彼有头痛干呕，而此无之，故主方不同矣。此证不必由于大病瘥后，尤不必由于劳复，其由于大病瘥后者，即西医所谓后遗病也。

《成绩录》云：一男子，项背强急，或腰痛，饮食停滞，时时胸痛，心下痞硬，噫气喜唾，先生与人参汤，兼用当归芍药散而愈。

伤寒解后，虚羸少气，气逆欲吐者，竹叶石膏汤主之。

赵刻本夺"者"字，今据成本、《全书》补。

方氏云：羸，病而瘦也，少气，谓短气不足以息。《金鉴》云：是治病后虚热也。钱氏云：仲景虽未言脉，若察其脉虚数而渴者，当以竹叶石膏汤主之，虚寒者别当消息也。汤本氏云：余之经验，本方证，病者常肉脱羸瘦，有疲劳困惫之状，脉概虚数无力，皮肤及口唇口腔黏膜多干燥，舌干燥有白苔。诉烦渴，呼吸浅表，屡发喘咳，腹部凹陷，甚则如舟底状，食机不振，常恶心，然属阳虚证（案：谓阳证而虚者下仿此），而非阴虚证。故有热状而无寒状，呼气及其他排泄物，辄有臭气，尿亦浓稠而赤浊，有此等内热情状可征焉。渊雷案：汤本所言证候，盖从方药揣测而得，颇觉显明，惟本方证当有身热，无热者难用，不可不知。

元坚云：此条，成氏谓津液不足而虚羸，余热未尽，热则伤气，故少气气逆欲吐，诸家概从之。然余窃疑虚羸少气气逆欲吐，似无些热，何以主以清凉，又疑《玉函》所载劳复发热者麦门冬汤主之（引见卷末），亦似证方不协，因以为恐是两条其方互错，此条虚羸少气诸证，盖麦门冬汤所主，即与《金匮》大逆上气咽喉不利止逆下气相类，彼所谓劳复发热者，却是竹叶石膏汤证，然实系臆揣，姑录俟识者。

竹叶石膏汤方

竹叶（二把）　石膏（一斤）　半夏（半升，洗）　麦门冬（一升去心）

人参（三两）　甘草（二两，炙）　粳米（半升）

上七味，以水一斗，煮取六升，去滓，内粳米，煮米熟，汤成去米，温服一升，日三服。

人参，赵刻本用"二两"，今据《玉函》、成本、《全书》改。

《外台秘要》云：文仲疗天行表里虚烦，不可攻者，竹叶汤，即本方。方后云，此仲景方。

《和剂局方》云：竹叶石膏汤，治伤寒时气表里俱虚，遍身发热，心胸烦闷，或得汗已解，内无津液，虚羸少气，胸中烦满，气逆欲吐，及诸虚烦热，并宜服之。诸虚烦热与伤寒相似，但不恶寒，身不疼痛，头亦不痛，脉不紧数，即不可汗下，宜服此药。

《总病论》云：竹叶汤（即本方），治虚烦病，兼治中暍，渴，吐逆，而脉滑数者。

《直指方》云：竹叶石膏汤，治伏暑内外热炽，烦躁大渴。

《伤寒选录》云：竹叶汤，阳明汗多而渴，衄而渴欲水，水入即瘥，复渴，即本方，汤成去滓，入生姜自然汁三匙，再煎一沸服，神效。

《张氏医通》云：上半日嗽多，属胃中有火，竹叶石膏汤降泄之。

又云：唇青有二，若唇与爪甲俱青而烦渴引饮者，为热伏厥阴，竹叶石膏汤；若唇青厥冷而畏寒，振振欲擗地者，为寒犯少阴，真武汤。渊雷案：竹叶石膏汤能治烦渴引饮耳，若唇与爪甲俱青，乃体内缺少氧气所致，或有气喘证，或为白血病，竹叶石膏汤无能为力矣。

又云：夏月感冒，吐泻霍乱，甚则手足厥逆，少气，唇面爪甲皆青，六脉俱伏，而吐出酸秽，泻下臭恶，便溺黄赤者，此火伏于厥阴也，为热极似阴之候。急作地浆，煎竹叶石膏汤，误作寒治，必死。渊雷案：此唇面爪甲皆青由于少气，即气喘，而少气由于火伏厥阴，火伏厥阴谓体内深处有热耳，无他深意。

《伤寒绪论》云：太阳证下之，头痛未除，唇寒面青，指头微厥，复发热者，为表邪内陷于阴分，虽头痛发热，不可用表药，宜竹叶石膏汤，瘥后虚烦不得眠，竹叶石膏汤。

雉间焕云：竹叶石膏汤，治枯燥气逆，或欲吐者。

《类聚方广义》云：竹叶石膏汤，治伤寒余热不退，烦冤咳嗽，渴而心下痞硬，或呕或哕者，麻疹痘疮亦同。

又云：治骨蒸劳热，咳而上气，衄血唾血，燥渴烦闷，不能眠者。

又云：治消渴贪饮不止，口舌干燥，身热不食，多梦寝汗，身体枯槁者，若大便不通，腹微满，舌上黑苔者，兼用调胃承气汤。

《方函口诀》云：此方治麦门冬汤之热候较甚（参看上文元坚之说），烦闷少气，或呕渴咳嗽者，同一石膏剂也。而此方与竹皮大丸（《金匮》方）专治上焦，白虎汤专治中焦，麻杏甘石、越婢加半夏关系肺部，大青龙特专表热，皆参照其方而可知也。又张璐玉之经验，宜病后虚渴而小便赤者云。

《先哲医话》云：福井枫亭曰：禁口痢虚烦，宜用竹叶石膏汤，或用百一选方之人参黄连陈皮莲子四味，亦佳。此证发哕逆者不治。

《发秘》云：竹叶宜用生者，若夫淡苦，不必拘焉。山田氏云：《证类本草》引梁陶弘景《名医别录》云：凡云一把者，二两为正。又云：《外台》引《集验》，有生姜四两，是当从矣。钱氏云：竹叶性寒而止烦热，石膏入阳明而清胃热，半夏蠲饮而止呕吐，人参补病后之虚，同麦冬而大添胃中之津液，又恐寒凉损胃，故用甘草和之，而又以粳米助其胃气也。《金鉴》云：是方也，即白虎汤去知母，加人参、麦冬、半夏、竹叶，以大寒之剂，易为清补之方，此仲景白虎变方也。

夷坚志云：袁州天庆观主首王自正，病伤寒旬余，四肢乍冷乍热，头重气塞，唇寒面青，累日不能食，势已甚殆。医徐生诊之曰："脉极虚，是为阴证，必服桂枝汤乃可。"（信是阴证，岂有服桂枝汤者，恐记者之误）留药而归，未及煮，若有语之曰："何故不服竹叶石膏汤？"王回顾不见，如是者三，遂买见成药两帖，付童使煎，即尽其半，先时头不能举，若戴物千斤，倏尔轻清，唇亦渐暖，咽膈通畅，无所碍，悉服之少，顷，汗出如洗，径就睡，及平旦，脱然如常时。

《治瘟编》云：一妇人，发热微恶寒，心下苦闷，下利呕逆，舌上白苔，脐上动悸高，脉弦紧，与大柴胡汤，下利稍止，呕逆益剧，胸腹热炽，烦渴欲饮水，四肢微冷，脉沉紧，与竹叶石膏汤，服七剂而愈。

又云：席工为吉，年十二，下利日两三行，略无所苦，日日出游，一日，洞泄如注，凡六行，而眼陷鼻尖，身热炽盛，心下苦闷，呕逆，舌上白苔，渴欲饮水，脉沉紧，与竹叶石膏汤，五日而愈。

《橘窗书影》云：中川左右卫门弟，年二十有余，患暑疫，数十日不解，虚羸，脉细数，舌上无苔而干燥，好冷水，绝谷数日，烦冤极。余与竹叶石膏汤，服之两三日，烦渴解，食少进，后脉数不解，气血枯燥，大便难，与参胡芍药汤（人参、柴胡、芍药、枳实、黄芩、知母、地黄、甘草、麦冬、生姜），徐徐恢复，遂免危笃。

又云：今井左右橘女，外感后，寒热数日不解，咳嗽吐痰，不食，渐渐虚羸，殆将成劳。服柴胡剂数百帖，无效，余诊之曰："此暑邪内伏不得解也，宜讲伏暑之策。"与竹叶石膏汤加杏仁，五六日，热大解，咳嗽随止，食进，后与人参当归散（人参、当归、麦冬、地黄、桂枝、芍药、竹叶、粳米），虚羸复常。

又云：一老医曰，有一女子，年三十余，晚春感微邪，发作如疟，至季夏，尚未解，医三四辈杂治而不愈。一日，心下迫塞，如将气绝，余因有经验，与竹叶石膏汤，十余日而寒热去，食进，盗汗亦减。此全由心下有水气，不下利而发此症也。其他胸膈有水气之病，有吐水者，有眩晕者，有动悸者，皆以小半夏加茯苓石膏汤、半夏泻心加石膏汤等而取效，此说颇有理，而与余之治验颇暗合，因附于此。

又云：吉田秀贞妻，年三十，伤寒数月，热不解，脉虚数，舌上黄苔，不欲食，咳嗽甚，痰喘壅盛。余与竹叶石膏汤，两三日，热稍解，舌上湿润，小便色减，因与竹茹温胆汤（柴胡、橘皮、半夏、竹茹、茯苓、莎草、枳实、黄连、人参、桔梗、麦冬、甘草、生姜），痰退咳安，食大进，不日全快。

渊雷案：以上诸案，皆发热者，足征元坚说不误，若如原文伤寒解后，则不发热矣。

病人脉已解，而日暮微烦，以病新差，人强与谷，脾胃气尚弱，不能消谷，故今微烦，损谷则愈。

病人，《玉函》作"伤寒"。脉已解，谓更无病苦也，强与谷，劝令多食也，损谷，节减食饮也，此即食复之轻证。微烦必于日暮时，其理未明，平人体温，一日间亦有高下，日暮时最高。意者，新差胃弱而多食，故于体温最高时自觉微烦欤。

元坚云：病邪解除，既至勿药，则唯任调养，医之能事，于是毕矣。是故结以损谷则愈，亦所以例百病也矣。

《玉函经》此下复有一条云：病后劳复发热者，麦门冬汤主之。其方即《金匮要略咳嗽上气篇》之方也。案麦门冬汤不治发热，竹叶石膏汤乃治发热，故元坚以为两条证方互错矣。麦门冬汤之用法治验，详《金匮要略今释》。

金匱要略今释

金匮要略今释卷一

第一　脏腑经络先后病脉证

论十三首　脉证二条

此篇非仲景旧文也。《伤寒》论篇首，有"辨脉"平脉"伤寒例"，人皆知出于王叔和。《玉函经》篇首，有"证治总例"，太炎先生辨为出于六朝人。此篇之文，亦与全书不类，盖仲景书经汉末丧乱，即便散佚，后之编次者不止叔和一人，各以己意作为篇首耳。今从赵氏以下注本之例，存而释之。每篇所标论若干首，脉证若干条，数之不能悉合，无关弘旨，略而弗斠。

问曰：上工治未病，何也？师曰：夫治未病者，见肝之病，知肝传脾，当先实脾，四季脾王不受邪，即勿补之。中工不晓相传，见肝之病，不解实脾，唯治肝也。夫肝之病，补用酸，助用焦苦，益用甘味之药调之。酸入肝，焦苦入心，甘入脾。脾能伤肾，肾气微弱则水不行，水不行则心火气盛，心火气盛则伤肺，肺被伤则金气不行，金气不行则肝气盛，故实脾则肝自愈。此治肝补脾之要妙也。肝虚则用此法，实则不在用之。经曰：虚虚实实，补不足，损有余，是其义也。余脏准此。

此条当分三段，自问日至唯治肝也为一段，举例以明上工治未病之理，且示肝实之治法。自夫肝至调之为一段，言肝虚之治法。自酸入肝至要妙也十一句似以后人注释语掺入正文，当删。肝虚以下为又一段，总结上两段，今分释之。

今上工治未病一段，意谓治病须先知其传变而预防之也。肝病传脾者，所谓木王侮土也。先实脾者，补脾气，使不受肝之克贼也。难经七十七难亦持此说。然上工治未病之文，喵见《灵枢逆顺篇》，其文曰：上工刺其未生者也，其次刺其未盛者也，其次刺其已衰者也；下工刺其方袭者也，与其形之盛者也，与其病之与脉相逆者也。故曰，方其盛也，勿敢毁伤，刺其已衰，事必大昌。故曰，上工治未病不治已病，此之谓也。灵枢所云，不过言各种疾病，当及其未生与其方衰而刺之，非谓预防传变，义与金匮难经自异。意者，上工治未病，盖医家自古相传之语，后贤见仁见智，解释遂有不同耳（脾王不受邪之王字，读如旺）。

于此须研究者，肝病是何种病，脾病是何种病，肝病又何以必传脾。若谓肝木脾土，木能克土，则语甚空泛，殊难令人理解。按《内经》之法，以愉悦舒畅为肝德，以忧愁郁怒为肝病，是则古医书所谓肝，乃大半指神经。愉悦则神经舒缓，忧怒则神经刺激也，太阴阳明论及厥论，皆言脾主为胃行其津液，是则古医书所谓脾，乃指胃肠之吸收作用也。然细绎古书，又多包括消化器官之全体而混称脾，故肝传脾者，乃谓忧愁郁怒足以阻滞消化耳。忧愁郁怒何以能阻滞消化，则交感神经之刺激也。交感神经者，自主神经之一部，但有定型的反射，不能以意识指挥，其分布至广。外而瞳孔汗腺毛发，内而血管脏腑，皆属交感神经之领域。上古之人，浑浑噩噩，与鸷鸟猛兽相搏食，胜负之际，生死系之。故恐惧忿怒，常所不免，恐惧则逃遁，忿怒则斗争，皆须剧劳其肌肉，然人体一切器官，不能同时并用，肌肉剧劳，则内脏之消化作用必须完全停止。唯心房须供给多量血液于肌肉，肺脏须为肌肉加增吸氧排碳作用，大脑须量度敌我情势以为应付，故心肺脑之作用，与肌肉同时加剧。交感神经之分布与其作用，适合于逃遁斗争时之需要，故当恐惧忿怒之际，交感神经传出刺激，则胃肠停止其分泌蠕动，心脏加增其张缩，肺脏加增其呼吸。他若瞳孔放大，毛发森立，须髯戟张，则又显于外而张其威武者也。人体赖有此种本能，始得生存于洪荒世界。其后社会进化，人类无须与鸟兽搏食，则恐惧忿怒之刺激日少，而欲望渐多。生活程度日趋复杂，有所求而不得，则忧愁郁怒起焉。然人体之有交感神经也如故，忧愁郁怒之足以刺激交感神经也如故，交感神经受刺激而行其反射也如故。忧愁郁怒，非逃遁斗争所能解决，则无所用其肌肉，于是肌肉有余力，则经脉奋张。大脑有余力，则夜不能寐。心肺有余力，则心悸而喘。若是者，古人谓之肝病。胃肠常日受制，则消化不良，或干呕，或便闭，或胃脘痛。若是者，古人谓之肝传脾，西医书载神经性胃病多种，但知其原因为精神过劳，忧郁过度，神经衰弱，而不能言其所以然。又言慢性肠炎之病人，每因心志抑郁，而成疑病。Hypochondria（译言忧思病）以为因肠炎而致心志抑郁，其言实倒果为因。近时有生理学教授卡侬氏者（Walter B, Cannon）费四年之实验，证明痛楚恐惧忿怒时，皆因交感神经之刺激。消化为之阻滞，正可为肝传脾之说下一确解。是故古人能知忧怒之阻滞消化，此事实之极精当者也。而《内经》云，邪气之客于身也，以胜相加，肝应木而胜脾土，以是知肝病当传脾，则似乎不大合理。惟内经之时，科学尚未萌芽，以五行解说病变，本无足怪。今之医家，生当科学昌明之世，殊不宜墨守风木湿土之说。著书教学，导学者于迷途。至于国人之习西医者，对于中医学说，应认识其精当之事实，理解古义，交流新知，取其菁华，去其糟粕是则团结中西，发扬医学之正轨也。

夫肝之病一段，言肝虚之治法。肝虚之病，实际上不经见。补用酸，亦与藏气法时论辛补酸泻之法不同。灵枢五味篇言肝病宜食麻犬肉李韭，又言麻犬肉李韭皆酸，则与此正合。然其言五谷、五果、五畜、五菜之味，颇与一般味觉不同，当别研考。

酸入肝至要妙也六十九字，迂谬不可为训。上文言补用酸，助用焦苦，益用甘味，可知补为主，助益为辅。此处专从甘入脾立论，置补与助于不问，一误也；治肝而伤肾伤肺，五脏俱受牵动，是为诛伐无过，二误也；此段当是后人旁注，传写并入正文，故以为当删。

末段明虚实异治，辨寒热虚实，本是中医之特长。《灵枢九针十二原》云：无实无虚，损不足而益有余"，《难经八十一难》亦申其说。

夫人禀五常，因风气而生长，风气虽能生万物，亦能害万物。如水能浮舟，亦能覆舟。若五脏元真通畅，人即安和，客气邪风，中人多死。千般疢难，不越三条：一者，经络受邪入脏腑，为内所因也；二者，四肢九窍，血脉相传，壅塞不通，为外皮肤所中也；三者，房室金刃，虫兽所伤，以此详之，病由都尽。若人能养慎，不令邪风干忤经络，适中经络，未流传脏腑，即医治之。四肢才觉重滞，即导引吐纳，针灸膏摩，勿令九窍闭塞。更能无犯王法，禽兽灾伤，房室勿令竭乏，服食节其冷热苦酸辛甘，不遗形体有衰，病则无由人其腠理。腠者是三焦通会元真之处，为血气所注；理者是皮肤脏腑之纹理也。

此条言一切疾病之原因，且示人以卫生之道也。五常即五行，风气包括自然界之气候变化而言。凡气候之变化，皆所以生长万物，然有时亦足以害万物，是以有浮舟覆舟之喻。动植物有宜于春夏不宜于秋冬者，入冬即枯死。人及高等动物，能历数十寒暑而不死者，以其身体有一种调节机能，能适应气候之变化故也。

惟调节机能之力量有限度，若气候变化过于急剧，调节机能力不足应付，则生活状态起异常变化，是为疾病。故疾病者，系身体自起之变化，而邪风实为引起病变之原因。调节机能之说，出于英人斯宾塞氏。其实即《金匮》所谓元真，亦即所谓真气，诃节机能不能应付气候之剧变而病。乃所谓邪之所凑，其气必虚也。故曰"五脏元真通畅，人即安和，客气邪风，中人多死"。可知真理所在，中西本自一贯。

病由三条，第一条即伤寒卒病，第二条乃拘挛痹疾风痹之病，第三条文意自明。陈无择有言百病不外乎三因，以六淫所感为外因，七情所伤为内因，房室金刃虫兽之等为不内外因，意义较金匮更为完密。一切经音义云，凡人自摩自捏，伸缩手足，除劳去烦，名为导引。若使别人握搦身体，或摩或捏，即名按摩。吐纳谓口吐浊气，鼻纳清气。膏摩即摩膏，见《千金方》。

《素问·灵兰秘典论》云：三焦者，决渎之官，水道出焉。《灵枢·营卫生会篇》又著其出入之路。后世所言三焦，不过将躯壳分成上中下三部分而已。三焦究属何物，迄无确解。唐宗海以三焦为油网，则指三焦为胸膜肠系膜及腹膜矣。然诸膜所以衬贴躯壳脏腑，免除摩擦损伤，固定肠之位置，绝无决渎行水之用。其为病不过发炎，亦与古书所言三焦病不合，可知三焦绝非油网。太炎先生及祝君味菊并以为即淋巴管，殆得其真。盖淋巴液自血浆中渗出，浸润于各组织之罅隙中，淋巴管吸收之，以回入静脉，此与决渎行水之义正合。《金匮》所言腠者三焦通会元真之处，为血气所注，乃谓血浆渗出淋巴于组织。腠即组织之罅隙也，然腠者以下二十七字，亦似后人注语，误入正文。

问曰：病人有气色见于面部，愿闻其说。师曰：鼻头色青，腹中痛，苦冷者死。（一云腹中冷苦痛者死）鼻头色微黑者，有水气；色黄者，胸上有寒；色白者，亡血也。设微赤非时者死。其目正圆者痉，不治。又色青为痛，色黑为劳，色赤为风。色黄者便难，色鲜明者有留饮。

此条是四诊中之望法，古人以鼻头为脾之部位，故望色莫重于鼻。其实望色当包括颜额面部唇舌爪甲，不可专主鼻也。色青是瘀血，若兼见腹中痛而苦冷，则是阴寒内盛，体温不能上达，致令面部瘀血，故当死。色微黑者水气，据痰饮篇支饮木防己汤证亦云面色黧黑，盖出自五色配五行之说，不必过信。色黄者胸上有寒，未详。色白亡血，验之唇舌爪甲，尤为明显。微赤非时，未详。尤怡金匮心典以此句从亡血说下，谓亡血而面色反微赤，又非火令之时，则是虚阳上泛，故死，亦通。目正圆谓直视也，凡直视歧视戴眼，皆为病人脑。病入脑则十九不治。痓字当作痉，详次篇。色青为痛，亦是瘀血。色黑为劳，注家以为劳力伤肾，其事至确。盖古医书所谓肾，多指无管腺之内分泌，而于肾上腺关系尤切。肾上腺之分泌物，为量甚少，为效甚大。其作用与交感神经相似，能使肝脏放出肝糖，以供肌肉之需要，能使肌肉增加伸缩力，能消除肌肉疲劳时所生有害物质，能增加动脉血压，能加速血液之凝结，以防失血。凡此种种作用，大有利于肌肉之剧劳。《内经》云：肾者，作强之官，伎巧出焉。犹言肾上腺分泌能使肌肉作强，成其技巧也。由此推之，若肌肉剧劳不已，则肾上腺分泌必致竭涸，而肾上腺必病。肾上腺有病，始则衰弱倦怠，恶心便闭，骨节腰痛，继则头晕眼花，失神贫血，其人面色，始则黄浊，继则暗滞如青铜，如黑铅。然则古人谓剧劳伤肾，肾病色黑，其事乃至确。特所谓肾者，不必指睾丸卵巢，亦不必指泌尿之内肾耳。色赤为风，指风热，酒齇鼻是其例。亦有得之遗传者，病深则为神经变性。色黄便难，未详。及门赵锡庠云：十二指肠病发黄疸者，大便多秘结。又贫血者，胃肠必不健，亦多便难，殆所谓色黄者便难欤？色鲜明者有留饮，尤氏引经云：水病人，目下有卧蚕面目鲜泽。是为肾脏病之水肿，与中医古书所谓水气不同。留饮与水气之别，一则在躯壳内脏腑间，一则在躯壳外肌肉中。

师曰：病人语声寂然，喜惊呼者，骨节间病；语声喑喑然不彻者，心膈间病；语声啾啾然细而长者头中病（一作痛）。

语声寂然，时喜惊呼，是骨节作阵痛之故。喑喑，声气低微也。盖因心膈间窒塞，不能鼓动气息，故使尔。头中病，依或本作头中痛为是，亦有作腹中病者。凡头中痛者，作大声则头痛愈甚，故发声不得不细。然胸中不病，则气息自盛，故声虽细而气则长也。凡此所言，不过言某种病可以致某种声息耳，非可据以诊断，学者勿拘泥，他皆仿此。

师曰：息摇肩者，心中坚，息引胸中上气者咳，息张口短气者，肺痿唾沫。

息摇肩，谓呼吸时肩部摇动。心中坚，谓胸部窒闷也。肺叶虽有弹力，然不能自行张缩，故呼吸动作非肺叶所自营。吸气时腹部季肋向外扩张，使膈膜下压，而胸部容积增大，呼气时反是，腹部季肋收缩，膈膜上推，使胸部容积减小，于是肺中之气一入一出而呼吸成。若胸部窒闷，则膈膜之上下推动不利，而腹部季肋之张缩，不能增减胸部之容积，呼吸受其障碍，于是两肩起救济代偿，承代腹部季肋之张缩，两肩上抬，虽膈膜不动，而胸部之容积亦增。两肩下压，虽膈膜不动，而胸部之容积亦减。肩部抬压不已，以营呼吸，故息摇肩者，知其心中坚也。

气管发炎，则渗出物令喉头作痒，于是引起咳嗽，以驱除作痒之物。喉痒而咳，与鼻痒而嚏同一作用。盖在吸气未毕之际，因空气通过喉管之发炎部时，冲动渗出物而作痒，不得不急迫作咳也，故曰息引胸中上气者咳。

肺痿，《巢源》作"肺萎"，谓若草木之枯萎不荣也。肺叶失其弹力，则碳氧气之交换，不足供身体之需要，故张口以助呼吸。但虽然口张而气之出入仍短，所谓呼吸困难，亦即气喘也。据外台所引苏游许仁则之论，肺痿即今之肺结核。而《金匮》所论，殊不似结核病，此条似肺气肿。第七篇中甘草干姜汤证则似支气管哮喘。

师曰：吸而微数，其病在中焦，实也，当下之，即愈，虚者不治。在上焦者其吸促，在下焦者其吸远。此皆难治，呼吸动摇振振者不治。

中焦有病，阻碍膈膜之下压，则吸不得深，而入气少。入气少，故济之以微数，数犹促也。如其中焦之病为实，则当下之而愈。其虚者，乃因膈膜无力鼓动之故，是以不治。病在上焦者，胸腔不能扩张，入气之少，更甚于中焦，故其吸促，促则甚于微数也。病在下焦者，不致障碍呼吸之路，故其吸深远如常人。从上文虚字说来，凡病属虚，而见呼吸障碍者，多难、治。若呼吸时全身振振动摇，则虚弱已甚，故不治。此条所言，亦属理所或然，而不必尽然。以此为例，作临床诊察之一助则可，拘泥执着则不可。

师曰：寸口脉动者，因其王时而动，假令肝王色青，四时各随其色。肝色青，而反色白，非其时色脉，皆当病。

此条脉经家言，殊无理致。脉之应用于诊断，不过察心脏之强弱，血液之多寡，血压之高低，血管之张缩，及血管壁神经之作用而已。凡病之无关于心脏血液血管者，脉即不变。四时气候，有显然之变化，生理机能固不能不随四时以俱变，若谓四时之变心形见于色脉，吾未能信，今姑随文释之。

古书凡寸口与关上尺中对举者，指两手寸部也。单举寸口，或与人迎趺阳对举者，即包括寸关尺三部而言。《内经》举四时之平脉，春弦夏钩秋毛冬石，假令春时肝王，其脉当弦，其色当青。若得毛脉白色，是为克贼，故当病。

问曰：有未至而至，有至而不至，有至而不去，有至而太过，何谓也？师曰：冬至之后，甲子夜半，少阳起，少阳之时，阳始生，天得温和。以未得甲子，天因温和，此为未至而至也；以得甲子，而天未温和，为至而不至也；以得甲子，而天大寒不解，此为至而不去也；以得甲子，而天温如盛夏五六月时，此为至而太过也。

上至字谓时之至，下至字谓气之至。汉之太初历法，先上推至某年之十一月甲子朔夜半冬至，其时日月五星皆在黄经二百七十度。所谓日月若合璧，五星如贯珠者，以为历元，为推步所从起。既以甲子日为冬至，则冬至后之甲子，正当雨水节，气候当温和，是为少阳起。然自冬至至明岁冬至，即地球绕日一周，约为三百六十五日五小时四十七分四十八秒，则冬至不能常当甲子日。此云冬至后甲子夜半少阳起，据历元而言也，且日月五星之行度，时时有小盈缩，所谓合璧贯珠之甲子冬至，乃亘古无此时日。故太初历法不久即废。

《素问·六节藏象论》云：五气更立，各有所胜。春胜长夏，长夏胜冬，冬胜夏，夏胜秋，秋胜春，求其至也，皆归始春。未至而至，此谓太过，则薄所不胜，而乘所胜也，命曰气淫。至而不至，此谓不及，则所胜妄行，而所生受病，所不胜薄之也，命曰气迫。此即本条所蓝本，其意盖谓六气运行，各以六十日一交替，故一岁则六气一周。六气之太过与不及，影响人身，则生种种疾病。换言之，即疾病随节气为转移也。夫六气者，气候变化之代名词耳。地球绕日而行，其轨道即所谓黄道，地轴与黄道面斜交，成六十六度三十三分之角。故四季之昼夜有长短，因昼夜之长短，日光射于地面之斜正，故气候有温凉之变。地球之绕日无时或息，即气候之变化亦无时或息。节气之日，与平常之日，同在变化之中。则节气与疾病，宜无何等关系。春分秋分为昼夜平均之日，冬至夏至为昼夜长短之极，皆气候变化之大关键，谓其能转移疾病，犹可说也。若其他节气，不过人为的分黄道为二十四段，每段十五度，地球每至各个十五度交界之处，名为节气。节气日之气候变化，与平日无异，岂能影响人身？然年老之人，遇节气则筋骨每感酸楚，大病之起，及其死亡，常在二分二至。尤以冬至前之大雪，冬至后之小寒占多数。一若历验可征者，天下事不可索解者甚多，医学其一也。

师曰：病人脉浮者在前，其病在表；浮者在后，其病在里。腰痛背强不能行，必短气而极也。

前谓寸口，后谓尺中。征之实验，病在上在表者，脉变见于寸口。在下在里者，见于尺中。在表者其脉浮，在里者其脉沉。此条所云，似以浮为病脉，指寸口为表位，尺中为里位，殊与实际不符。腰痛以下十三字，文不联属，未便强释。沈明宗《金匮编注》虽有说，亦附会而已。《方言》云："极，疲也"。

问曰：经云：厥阳独行，何谓也？师曰：此为有阳无阴，故称厥阳。

厥阳独行。盖古医经之文，今《内经》《难经》无考。有阳无阴，语意浑涵，亦难强解。程林《金匮直解》及《医宗金鉴》引李彣注，皆以厥阳为阳厥，而引《素问·厥论》为说。案厥论但有寒厥热厥，病能论则以怒狂为阳厥，程李盖谓阳厥即热厥耳。然古医家派别不同，此条所引经，不知何出。后人一切依《内经》之说，既以厥阳为阳厥，又以阳厥为热厥，转相牵附，岂谓得真？今既不知《金匮》原意，姑论《内经》之厥。《内经》之所谓厥，乃眩仆猝倒，状如假死之病，故"大奇论"曰：暴厥者，不知与人言。"调经论"曰：血之与气，并走于上，则为大厥，厥则暴死，气复反则生，不反则死。是也，厥论以厥而手足寒者为寒厥，厥而手足热者为热厥。后人专以手足寒热为厥，而以大厥为中风，则误解《内经》矣。谓之厥者，古人以此病为气逆所致。本字作厥，说文云：厥，气逆也。诸书多假为厥。《史记·扁鹊传》又作蹷，蹷之原因，大抵由大脑及交感神经受急剧刺激所致。古人通指内脏之神经作用为气，故曰气逆。

又案：大失血之后，有猝然昏倒者，产妇去血过多而运闷（参看二十一篇产妇郁冒条丹波氏注），是其例。此时血液之存者极少，而交感神经之兴奋特甚。血为阴，神经之作用为气为阳，殆所谓有阳无阴，厥阳独行欤。

问曰：寸脉沉大而滑，沉则为实，滑则为气，实气相搏，血气入脏即死，入腑即愈，此为卒厥。何谓也？师曰：唇口青，身冷，为入脏，即死，如身和，汗自出，为入腑，即愈。

丹波元坚《金匮述义》云：此条脉经题云平卒尸厥脉证。巢源载之尸厥候中，而杂疗方尸厥下原注曰脉证见上卷者。徐镕以为此条殆是扁鹊所疗虢太子之病也。又素阳明脉解篇：厥逆连脏则死，连经则生。

渊雷案：寸脉沉大以下十八字，亦是脉经家言。《伤寒》《金匮》中此类甚多，疑出于王叔和沾入，且与下文不相顺接，故《医宗金鉴》直以为衍文。血气，程氏及《金鉴》并改为厥气，以应下文卒厥字。然据调经论，血之与气并走于上则为大厥。以应下文卒厥字。然据调经论，血之与气并走于上则为大厥。知古人又以血气并走为厥之原因，则血字不改为是。厥训气逆，而又以血气并走为厥，何也？血之行，神经司其调节。所谓气以帅血，举气逆可以包血逆也。卒读为猝，猝厥，据脉经巢源，即是尸厥，《史记·扁鹊传》所载虢太子之疾是也。其证脉动而无气，耳中如有啸声，股间暖，详本经二十三篇尸厥条，此病罕见，不知是否身和汗出而苏。若寻常晕厥。则愚尝身经二次，一次约当十七八岁，其时方专攻许郑之学，手不停披，口不绝吟，忽有同学强以足球之戏，驰突一小时许，甚困乏，方坐定，即眩晕不能自持。急入室而卧，心中了了，而口不能言，身不能动，耳目不能视听，遍体汗出如渖，历半小时而苏。又一次，因右手患湿疮，不能执笔，就诊于西医。西医于胸口行皮下注射，其注射剂，据云是银质所制，注射讫，命护士揉之二百度，揉毕整衣，骤觉目昏无所见，势欲仆。急呼人扶持，比登床，亦已不能言动，而心中仍了然，亦大汗一刻许而苏，此皆所谓身和汗出而愈也。推求其故，第一次当是急性脑贫血，第二次不过药力反应，当晕厥时，肢冷汗出，作亡阳虚脱之状。所以然者，亡阳证因静脉瘀血，淋巴液停滞，必有水毒蕴积，故姜附为亡阳主药。而吉益氏药征，谓附子主逐水，干姜主结滞水毒，盖亡阳与猝厥，皆有水毒须排除。出汗固排除水毒之一法，然大病亡阳，惧体温随大汗而尽散，必须姜附温经止汗，使水毒仍由淋巴管血管，以排泄于肾脏。猝厥则体温之来源不伤，而汗腺之排泄水毒，更捷于淋巴管回流，故汗出则厥苏，不须姜附。故知身和汗自出云云，乃古人实验有得，非虚言也。入腑入脏，则想象之词，于病理实际，初不尽合。盖谓脏藏而不泻，腑泻而不藏，入腑则毒害性物质有去路而得愈耳。

问曰：脉脱，入脏即死，入腑即愈，何谓也？师曰：非为一病，百病皆然。譬如浸淫疮，从口起流向四肢者可治，从四肢流来入口者不可治。病在外者可治，入里者即死。

脉脱，谓脉乍伏也。浸淫疮详第十八篇。观此条，知入脏入腑，乃病势向里向表之学术语。

问曰：阳病十八，何谓也？师曰：头痛，项、腰、脊、臂、脚掣痛。阴病十八，何谓也？师曰：咳上气喘，哕，咽，肠鸣胀满，心痛拘急，五脏病各有十八，合为九十病。人又有六微，微有十八病，合为一百八病。五劳七伤六极，妇人三十六病，不在其中。清邪居上，浊邪居下，大邪中表，小邪中里，槃饪之邪从口入者，宿食也。五邪中人，各有法度：风中于前，寒中于暮，湿伤于下，雾伤于上，风令脉浮，寒令脉急，雾伤皮腠，湿流关节，食伤脾胃，极寒伤经，极热伤络。

此条分为两段，前段就经络脏腑之病位，而举病证之数目。后段就风寒雾湿之病邪，而言诸邪之所中也。十八病一百八病，盖古医家相传有此说，今不可考。师所举答，亦难得其条理。程氏云：阳病属表而在经络。故一头痛，二项，三腰，四脊，五臂，六脚掣痛。病在三阳，三六一十八病。阴病属里而在脏腑，故一咳，二上气喘，三哕，四咽，五肠鸣胀满，六心痛拘急。病在三阴，三六一十八病。（以上程氏）姑备一说。哕即呃逆，咽读如噎，谓咽中哽塞。六微未详，沈氏以为小邪中里，邪袭六腑。周扬俊《金匮衍义》补亦用其说，然亦难信。五劳者，志劳、思劳、心劳、忧劳、疲劳也。六极者，气极、血极、筋极、骨极、肌极、精极也。七伤者，一曰阴痿，二曰阴寒，三曰里急，四曰精连连，五曰精少阴下湿，六曰精清，七曰小便苦数。临事不卒，俱见巢源。妇人三十六病详妇人杂病篇。清邪，雾也。浊邪，湿也。大邪，风也。小邪，寒也。寒邪有直中太阴者，故曰中里。即谷字之异体，饪，熟食也。中前中暮，文意不明。《金鉴》以前为早，亦于诂训无征。脉急乃拘急之急，即脉紧。元坚云：风则泛散，故称之大，寒则紧迫，故称之小。且风之伤人为最多，寒则稍逊，亦其所以得名软。风性轻扬，故先中表而令脉浮，寒性剽悍，故直中里，而令脉急。陶氏本草序例曰：夫病之所由来虽多端，而皆关于邪，邪者不正之目，谓非人身之常理。风寒暑湿，饥饱劳逸，皆各是邪，非独鬼气疫厉者矣。（以上元坚）极寒伤经，极热伤络，亦以阴阳比象为言。《内经》所谓经络，意指血管，直行者为经，支分而互联者为络，深者为经，浅者为络。然经络之径路，与解剖所见血管之径路大异，则经络究属何物，尚不可知。或附会伤经伤络之文，乃谓伤寒在经，温热在络。在经者传，在络者不传，传者当用麻桂。不传者当用石斛，亦近于臆说。祝君味菊则以脉为动脉，络为静脉，经为神经，当再考之。

问曰：病有急当救里救表者，何谓也？师曰：病，医下之，续得下利，清谷不止，身体疼痛者，急当救里；后身体疼痛，清便自调者，急当救表也。

此条解在伤寒论今释中。

夫病痼疾，加以卒病，当先治其卒病，后乃治其痼疾也。

痼疾谓慢性病，病已沉痼，不能旦夕取效，亦不至旦夕死亡者也。卒病谓新感急性病，不急治即可致命者也。痼疾加卒病，当先治卒病，后治痼疾，是为大法。若欲同时兼治，则药力庞杂，反不能取效。然有时因卒病而痼疾加剧，则方药亦当稍稍并顾，如喘家作桂枝汤，加厚朴杏子，是其例也。义医书所载证治，卒病与痼疾各不相蒙，而临床实验，常有卒病痼疾混淆者。谓为某种痼疾固不似，谓为某种卒病又不似，初学者往往迷于诊断。是当细问经过证状以详辨之。《金匮》首篇中，唯此两条足为医家圭臬，学者宜究心焉。

师曰：五脏病，各有得者愈；五脏病各有所恶，各随其所不喜者为病。病者素不应食，而反暴思之，必发热也。

尤氏云：所得所恶所不喜，赅居处服食而言。如藏气法时论云：肝色青，宜食甘。心色赤，宜食酸。肺色白，宜食苦。肾色黑，宜食辛。脾色黄，宜食咸。又心病禁温食热衣，脾病禁温食饱食湿地濡衣，肺病禁寒饮食寒衣，肾病禁焠㶣热食温炙衣。宣明五气篇所云：心恶热，肺恶寒，肝恶风，脾恶湿，肾恶燥。灵枢五味篇所云：肝病禁辛，心病禁咸，脾病禁酸，肺病禁苦，肾病禁甘之属，皆是也。五脏病有所得而愈者，谓得其所宜之气之味之处，足以安脏气而却病气也。各随其所不喜为病者，谓得其所禁所恶之气之味之处，足以忤脏气而助病邪也。病者素不应食而反暴思之者，谓平素所不喜之物，而反暴思之，由病邪之气变其脏气使然，食之则适以助病气而增发热也。

程氏云：若病人素不食而暴食之，则食入于阴，长气于阳，必发热也。暴思之，楼全善作暴食之，为是。

丹波元简《金匮辑义》云：病者素不应食以下，必是别条，沈、尤辈接上为义，未免强解。差后劳复病篇曰：病人脉已解，而日暮微烦，以病新差，人强与谷，脾胃气尚弱，不能消谷，故令微烦，损谷则愈。正可与此条相发明。

夫诸病在脏，欲攻之，当随其所得而攻之，如渴者与猪苓汤。余皆仿此。

尤氏云：无形之邪入结于脏，必有所据。水血痰食，皆邪薮也。如渴者，水与热得，而热结在水，故与猪苓汤，利其水而热亦除。若有食者，食与热得，而热结在食，则宜承气汤，下其食而热亦去。若无所得，则无形之邪岂攻法所能去哉？

渊雷案：本条之脏，宜即前条之五脏。而本条之所得，宜即前条之各有得。

前条之各有得，旧注皆据内经五脏欲恶为说，与尤氏略同。然本条举猪苓汤以例随得而攻，猪苓汤非五脏欲恶所关，则前条之旧注皆非矣。本条旧注，皆嗫嚅其辞，惟尤氏最畅达。然其说仅可以释本条，不能回应前条，仍未得编次之本意也。内子本琰，谓如渴者以下三句，或是后人沾注，设无猪苓汤之例，则随得而攻，不妨释为随五脏之欲恶而攻，与前条不相戾矣。此说不为无见，然尤注固可离经独立，作药治之准则耳。又案徐氏、沈氏、朱氏注本，于此出猪苓汤方，大误。

又案：《金鉴》"如渴者"句下，有"小便不利"四字，则猪苓汤似与证适应矣，附备研考。

第二　痓湿暍病脉证

论一首　脉证十二条　方十一首

第二上，俞桥本有治字，是。《伤寒论》云：伤寒所致太阳病痓湿暍。宜应别论，以为与伤寒相似，故此见之。此痓湿暍合为一篇之故也（当是叔和撰次之语）。祝君味菊云：《金匮》之痓，乃肌肉与末梢神经之麻痹瘈疭。非脑脊髓病。今用以释发汗则痓及葛根汤等条。

太阳病，发热无汗，反恶寒者，名曰刚痓（一作痉余同）。

太阳病，发热汗出，而不恶寒，名曰柔痓。

痓病以项背强急为主证，字当依或本作痉。说文云：痉，强急也。广雅云：痓，恶也。《巢源》《千金》诸书俱作痉，《金匮》作痓者，字形相近而讹也。《伤寒论》云：太阳病，项背强几几，无汗恶风，葛根汤主之。又云：太阳病，项背强几几，反汗出恶风者，桂枝加葛根汤主之。案葛根汤证即刚痓，桂枝加葛根汤证即柔痓，下文栝蒌桂枝汤方，吉益氏谓宜有葛根，是也。二方皆主项背强几几，此不过项背间末梢运动神经之麻痹痓疭，非脑脊髓病，祝君味菊之说是也。所以麻痹痓疭，则因血燥津伤，神经失于营养之故。血之所以燥，津之所以伤，则因感冒外伤，或患传染病之故。凡末梢运动神经之病，无生命之险，虽或初期失治而成痼疾，然非死证，故葛根剂得治其初病也。项背强不过太阳之兼见证，故葛根二方，亦但解其太阳，使血不燥，津不伤，而以葛根之升阳解肌治项强。

太阳之治法，须分辨有汗无汗，故太阳之痉，亦以此分刚柔，刚柔不过名词上分别，非谓强急之有力无力。《伤寒论》两条皆言恶风，《巢源》于柔痉亦言恶寒，《金匮》言柔痉不恶寒，不字乃衍文也。《伤寒论》于桂枝加葛根汤条著反字，《金匮》则于刚痉条著反字，反字盖随文便，无关义例。

痉以强急得名，乃赅脑脊髓膜炎、破伤风诸病而言，《巢源》《千金》所载可考也。《千金》云：太阳中风，重感于寒湿，则变痉也。痉者，口噤不开，背僵而直，如发痫之状，摇头马鸣，腰反折，须臾十发。气息如绝，汗出如雨，时有脱易。得之者新产妇人及金疮，血脉虚竭，小儿脐风，大人凉湿，得痉风者皆死。《巢源》有金疮中风痉候，腕折中风痉候，小二中风痉候，妇人产后中风痉候，证皆相似。案《千金》所云，为脑脊髓膜炎、破伤风共有之证，其云须臾十发，及新产妇人金疮小儿脐风，则是破伤风。巢源所云，则皆是破伤风。二者证状颇相似，唯脑脊髓膜炎初起即恶寒发热，故千金冠以太阳中风，破伤风多不发热，病人必身有疮伤。二病至濒死时多发高热，脉初病多极迟，濒死则数，此乃危笃之病，葛根剂无能为力，《金匮》混而一之，误矣。

治破伤风之方，有华佗愈风散，诸书盛称其效，用荆芥穗微焙为末，每服三钱，豆淋酒或童便调服。又三因方胡氏夺命散，亦名玉真散，天南星防风，等分。为末，水调敷疮，出水为妙。仍以温酒调服一钱，已死心尚温者，热童便调灌二钱。别一方有天麻、羌活、白芷、白附子，以上二方，重证恐亦不效。纪昀《槐西杂志》云：刑曹案牍，多被殴后以伤风死者，在保辜限内，于律不能不拟抵。吕太常含晖，尝刊秘方，以荆芥、黄蜡、鱼鳔三味（鱼鳔炒黄色）各五钱，艾叶三片，入无灰酒一碗，重汤煮一炷香。热饮之，汗出立愈。惟百日以内，不得食鸡肉。案被殴后伤风而可以致死，则亦破伤风也。已巳春，沪上流行脑脊髓膜炎，病者颈项弯曲如黄瓜，目上视，神昏，抽搐，热不甚壮，脉不甚数，死亡相属。恽铁樵先生以千金惊痫法制方治之，全活甚众。方用龙胆草五分，黄连三分，犀角三分，滁菊花三钱，鲜生地五钱，当归三钱，回天再造丸半粒。若抽搐甚，昏不知人，牙关劲急者，加羚羊角三分。若轻证，仅发热，后脑酸，头痛者，于寻常疏解药中，加龙胆草两三分即得。恽先生又有自制安脑丸，其方乃证治准绳所载罗氏牛黄丸也。

太阳病，发热，脉沉而细者，名曰痉，为难治。

《伤寒论》及《玉函经》《脉经》，并无"为难治"三字。

太阳病发热脉沉而细者，乃麻附细辛汤麻附甘草汤所主，未为难治。今曰痉曰难治者，以其有头项强急，口噤背反张之证，非两感伤寒也。夫曰太阳，则病尚初起，病初起即项背劲强，脉沉而细者，乃恶性脑脊髓膜炎，致命极速，故曰难治。其常性之类，脉则不沉细，乃洪大而弦。

太阳病，发汗太多，因致痉。

发汗太多之变，或为亡阳，或为伤津，说在《伤寒论今释》。津伤则神经肌肉失于濡养，而项背劲强，然此但可以释末梢运动神经之病。若破伤风脑脊髓膜炎，则别有细菌为原因，非津液为病也。

夫风病，下之则痉，复发汗，必拘急。

医书称风病者，多指神经系病。此承前数条而言，则指发热汗出之太阳中风耳，误下则伤其津，误汗则虚其阳，神经失养，则麻痹痉挛。故《内经》云：阳气者，精则养神，柔则养筋。痉盖指项背强，拘急盖指四肢拘急，然此亦非真正脑脊髓病。

疮家，虽身疼痛，不可发汗，汗出则痓。

疮家，赅疮疡及金创而言。疮疡初起，本有汗散之法，身疼痛亦是麻黄汤证，似可发汗。然久患疮疡，及刀剑所伤之疮家，流脓失血，已苦液少，更发其汗，则神经无所资以濡养，因而项背强急，固亦可能。然此条特揭疮家，似专指破伤风而言。破伤风则有一种杆菌为病原，此菌留止繁殖于创伤部分，其分泌之毒素，由血循环传布全身，与脊髓之运动神经细胞有特殊亲和力。毒素与脊髓细胞结合，遂致神经过度兴奋，而见发作性强直痉挛。古人不知病原菌，故金匮以为疮家误汗所致，巢源以为金疮中风中水所致。而三因方复有破伤风破伤湿之名矣。

病者身热足寒，颈项强急，恶寒，时头热，面赤目赤，独头动摇，卒口噤背反张者，痉病也。若发其汗者，寒湿相得，其表益虚，即恶寒甚，发其汗已，其脉如蛇。（一云其脉浛浛）

《伤寒论》病下无"者"字，目赤间有"脉"字，动作"面"，无若发以下二十五字。《玉函》《脉经》，并无若发以下十七字，《脉经》如蛇上有浛浛字，原注浛浛，徐镕本同，俞桥本二注本并作沧沧。又目赤下，赵刻本更有一字，纸损难辨，似是者字。

钱潢《伤寒诉源集》云：上文有脉无证，此条有证无脉，合而观之，痉病之脉证备矣。时者，时或热炎于上。而作止有时也。成无己《伤寒论》注云：卒口噤，皆不常噤也，有时而缓。尤氏云：寒湿相得者，汗液之湿，与外寒之气，相得不解，而表气以汗而益虚，寒气得湿而转增，则恶寒甚也。沈氏云：其脉坚劲，动犹如蛇，乃臂挣纽奔迫之状。

渊雷案：此条，独头动摇，卒口噤背反张，为脑脊髓病之特征，绝非肌肉及末梢神经之麻痹痉挛矣。病之见口噤背反张者，脑脊髓膜炎及破伤风外，有脑肿瘤脏躁子痫尿中毒及士的宁中毒症，然此等病皆不发热，且脑肿瘤之经过甚缓慢，脏躁子痫皆系发作性，子痫必起于妊娠中及褥后，尿中毒别有肾病证候，古人不用士的宁治疗，亦无由中毒。由是言之，此条乃脑脊髓膜炎及破伤风耳。本篇治痉者三方，唯大承气汤施于脑脊髓膜炎之里实者，或能一下而效。余二方则非此二病之适剂，自来注家，循文敷饰，莫肯质言，误人多矣！又案，若发其汗以下六句，《伤寒论》无之，《金鉴》以为当属下条，丹波氏以为他篇错简。

暴腹胀大者，为欲解，脉如故；反伏弦者，痉。

伏。玉函脉经并作复。

赵以德《金匮衍义》云：此条暴胀之先，不见叙症，遽曰欲解，必有所解之病在也。程氏云：暴腹胀大为欲解，于理不顺，《金鉴》以为前条若发其汗六句，当在此条之首，而暴腹胀大者句为衍文。渊雷案：本条脉如故句，不应上无所承。《金鉴》以接于前条之末，文气固当尔。然脑脊髓病，无发汗取效之理，则丹波氏以为他篇错简者是也。暴腹胀大句，尤不可通，盖脑脊髓膜炎及破伤风，腹多凹陷如舟底，幸而治愈，未闻有暴腹胀大者。《金鉴》以为衍文，甚是。

夫痉脉，按之紧如弦，直上下行。（一作筑筑而弦脉经云痉家其脉伏坚直上下）

如读为"而"，《玉函》《脉经》皆作"紧而弦"，张缩脉管之神经出自脊髓，脊髓病，故脉管为之痉挛也。

痉病有灸疮，难治。

有灸疮者，火气重伤津液，且有破伤风之可能，故难治。

太阳病，其证备，身体强几几然，脉反沉迟，此为痉。栝蒌桂枝汤主之。

此即上文所谓柔痉也。几几，强直貌。寻常热病，头痛发热汗出恶风，而项背之肌肉因津液衰少而劲强者，本方及桂枝加葛根汤俱效。然此条身体强而脉沉迟，明是脑脊髓膜炎，脑脊髓膜炎之脉搏，初起多甚迟，濒死则数。因迷走神经始则兴奋，终则麻痹故也。此非栝蒌桂枝汤所能治，《金匮》误矣。

栝蒌桂枝汤方

栝蒌根二两　桂枝三两　芍药三两　甘草二两　生姜三两　大枣十二枚

上六味，以水九升，煮取三升，分温三服，取微汗，汗不出，食顷啜热粥发之。

吉益为则《方极》云：栝蒌桂枝汤，治桂枝汤证而渴者。吉益氏又谓此方当有葛根，是也。方用桂枝汤以解有汗之太阳，用葛根以输津，栝蒌根以生津。

太阳病，无汗而小便反少，气上冲胸，口噤不得语，欲作刚痉，葛根汤主之。

无病之人，有汗时小便必少，无汗时小便必多。因人身水分之排泄，有一定限度，故盈于此者必绌于彼也。今无汗而小便反少，是津液不足，分泌失职之候。云气上冲胸口噤不得语，又云欲作刚痉，则是刚痉之发，咀嚼肌最先痉挛，此乃破伤风之特征，非葛根汤所能治也。合前条观之，柔痉似专指脑脊髓膜炎，刚痉似专指破伤风，二病虽以痉挛为主证，然与寻常热病之项背强急者大异。《金匮》用葛根剂，误矣。

葛根汤方

葛根四两　麻黄三两，去节　桂二两，去皮　芍药二两　甘草二两，炙生姜三两　大枣十二枚

上七味，㕮咀，以水一斗，先煮麻黄葛根减二升，去沫，纳诸药，煮取三升，去滓，温服一升，覆取微似汗，不须啜粥。余如桂枝汤法，将息及禁忌。

桂当从《伤寒论》用桂枝。水一斗，赵刻本作七升，今从诸家本改。葛根汤之证候，为项背强急，发热恶风，或喘或身疼，详《伤寒论今释》。

清川玄道云：官吏玉井某之妻，年二十八，怀孕八个月，全身水肿，憎寒，肩背强急，心下硬满，短气。乞治于产科某，经四五日，病益甚。因邀余诊之，脉伏弦，面色青惨，舌上滑白，自中脘至小腹，发紫黑斑点，更无胎动，口中带秽气，知其胎已死。然其症时有缓急，缓则能言语，渴而引饮，急则人事不省，角弓反张，三五丈夫不能镇压之。余意若下其死胎，有暴脱之虞，不如先治其痫。连服葛根汤，诸症渐稳，三日乃下其死胎而痉愈。余姊氏十八岁顷，初妊娠八个月，罹此患颇危急，先考泽玄英义用葛根汤，满月而平产。余亦得奏此效。抑此方治外邪项背强急，及痉病痢疾，其神效固不待言。即积年之肩背凝结，往往一

汗之后，其病若失。渊雷案：此二案并是子痫，子痫发热者，此方或可用。

痉为病（一本痉字上有刚字），胸满口噤，卧不著席，脚挛急，必齘齿，可与大承气汤。

胸满，与气上冲胸同理。呼吸困难而不匀，可望而知也。卧不著席，反张甚也。齘者，上下齿紧切作声，齘齿者，口噤甚也。云可与者，明大承气汤非治痉之主方，为其燥实而用之耳，脑脊髓膜炎之实证，有一下而愈者。

徐大椿云：痉病乃伤寒坏症（案此说非）。小儿得之，犹有愈者，其余则百难疗一。其实者，或有因下而得生，虚者竟无治法。《金匮》诸方，见效绝少（出《兰台轨范》）。

大承气汤方

大黄四两，酒洗　厚朴半斤，炙，去皮　枳实五枚，炙　芒硝三合

上四味，以水一斗，先煮二物取五升，去滓；纳大黄，煮取二升，去滓；纳芒硝，更上火微一二沸，分温再服，得下止服。

火微当作微火，宋本《伤寒论》作微火。大承气汤之证候，为腹坚满，若下利臭秽，若有燥屎者，详《伤寒论今释》。

山田业广云：杉本某者，以其妻患疫，扶持过劳，妻愈而己身病作，一夜三更。卒起出外，云将诣稻荷神社礼佛，家人以深夜阻之。弗听，两弟窃怪之。尾其后，则登神社，箕踞狂呼，发种种妄言。弟大惊，强掖以归，遂发狂。翌日乞余诊之，投柴胡加龙蛎汤，数日自若。病人三十余岁，壮实多力，距跃逾丈，峤捷如飞，家人疑为狐祟。越十日许，再乞诊，熟察之，昼夜数十发，不发时稍清醒，发则握拳张足，心下苦闷，按其项背手足，筋络努张甚。强按之，则呼楚不堪。观其反张之势，类痉病之发狂，因投大承气汤五帖，以为大量硝黄，日必下利五六行。然日仅二行，而筋络渐缓。从此病发日减，十余日后，神气稍定。仍持前方月余，病减七八。念硝黄不宜长用，稍减之，病辄转剧，不得已，又增其量。凡七八十日，肠胃习于药而安焉。大便若硬，一利辄快，后有不快通时，用承气必应，盖其肠胃之实，异于常人也。余五十年来用硝黄之多，此人为最。古人立方之妙，可惊异焉。

太阳病，关节疼痛而烦，脉沉而细（一作缓）者，此名湿痹（《玉函》云中湿）。湿痹之候，小便不利，大便反快，但当利其小便。

太阳病，头痛发热恶寒。其脉浮者为伤寒，湿痹之异于伤寒者，脉不浮而沉细。太阳病，脉沉细而项背强急者为痉，湿痹之异于痉者，项背不强急，但关节疼痛而烦。古书凡言痹者，其病皆在肌肉，而涉于肌肉之神经。

湿之为病，可分两类：曰外湿，曰内湿。外湿者，空气中水蒸气饱和，汗液不得蒸发，因不得适量排泄也。健康人之排汗量，平均一昼夜有二磅之多。劳力之人及夏日，犹不止此。然皮肤上不常见滴汗者，以其一出汗腺，即蒸发成汽，飞散于空气故也。黄梅时节，或潮湿之地，空气中水蒸气常有饱和状态，则汗液之已出汗腺者，不得蒸发。未出汗腺者，阻于腺口未蒸发之汗，不能复出，是为湿病。湿为六淫之一，属于外感。

内湿者，因炎症所起之炎性渗出物也。炎症初期，患部之毛细血管扩张，呈充血症状，血液之流动成分，及固形成分，常渗出于管外。渗出管外之流动成分，名炎性渗出物，其停潴于体腔内者即为饮，浸润于组织中者即为湿，甚者则为水肿。水肿与饮，固皆湿之类也。炎症之属于卡他性者，多发于胃肠、子宫、咽头支气管等有黏膜之器官。其时黏膜表面，由毛细血管渗出浆液。而黏液之分泌，亦同时增加。此种病变，发于胃，则为痰饮。发于子宫，则为带下。发于咽头支气管，则为喉痒咳嗽。是皆吾所谓内湿。故痰饮带下，及咳声如在瓮中者，皆从湿治。其发于大肠者，为下利。发于十二指肠者，往往为黄疸。疸与利，古人皆以为湿病而责之脾，故知内湿是炎性渗出物，外湿内湿之分。虽似臆造，而尤氏心典已发其端。尤氏云：其人平日土德不及，而湿动于中，由是气化不速，而湿侵于外。外内合邪，为关节疼痛，为小便不利，大便反快。治之者，必先逐内湿，而后可以除外湿，故曰当利其小便（案尤说本之魏荔彤）。

于此须连带解释者，为湿与脾之关系。脾病生湿，乃确然不易之事实，非古人凭臆之说也。愚于本书首篇，尝言古医书所谓脾，本指胃肠之吸收作用，吸收则液体由肠管入于血管。肠炎症之渗出，则液体由血管入于肠管，其机转适相反。故吸收为脾之生理，渗出为脾之病理。推而至于一切组织，凡生理的吸收，皆为脾德。凡病理的渗出，皆为脾病。渗出物为内湿，故曰脾恶湿。脾属太阴，故曰太阴湿土。尤氏所谓土德不及，湿动于中者，其事实盖如此。古人无显微镜，无医化学，不能确知汗液与渗出物之成分，只以其类似水分，故概谓之湿。然其推勘病变药效，为之立名定义，恰又适中肯綮。此《内经》之所以有价值，祖国医学遗产之所以可宝也。

关节疼痛之病，剧者为历节痛风，说在第五篇中。轻度之关节疼痛，于急性热病常见之。病属内湿，利其小便，则湿去而病愈。若外湿之病，脉浮恶风，身重疼痛，所谓清邪居上，雾伤皮腠者，则当以汗解，非利小便之治矣。

元坚云：湿病亦有挟风寒者。今此证则纯于湿，故举为湿病之首，先后篇所谓湿流关节是也。盖湿邪不藉风寒，则更易濡滞，势必趋里，是以治法不事驱表，但利其小便，则外湿亦随而消除也。烦字，以钱注肢节疼痛而烦扰不宁，为是。或以为心烦者，误。大便反快者，快调和平之谓，盖小便不利，津液偏渗大肠，法当濡泻，今则湿邪壅闭，水气内郁，无从漏泄，故使大便反如平也。注家多以濡泻解快字，然泻利数行，岂得谓之快？且小便不利者，势必泻利，则不宜下反字，于此足证前注之非。

湿家之为病，一身尽疼（一云疼烦），发热，身色如熏黄也。

元坚云：此证亦纯于湿者。郭氏《补亡论》曰：宜五苓散。然其病属外，殆是麻黄连轺赤小豆汤所宜也。

渊雷案：此证盖即今之 Weil 氏病，往时亦称传染性黄疸，病原为黄疸出血性螺旋体。其特殊症状，为发热，全身性痛，黄疸，内脏有出血趋向，或见鼻衄，四肢或见水肿。即此条所谓一身尽疼、发热、身色如熏黄也。患者多系执业于卑湿矿地之工人。第一次世界大战时，军人久居壕堑，亦患此病。流行时期，夏季最盛。以其病发于湿地湿令，故《金匮》谓之湿家。凡黄疸，皆因胆汁混入血液循环所致，治之之法，一则使胆汁不复入血，一则排除已入之血或已沉着于组织之胪汁，说详黄疸病篇。唯急性热病当从伤寒法，有表证者宜解表，故小丹波主麻黄连轺赤小豆汤，《外台》又有许仁则麻黄等五味汤，无汗而热盛者可择用。其有汗者，宜桂枝加黄芪汤，此证系外感，故不入黄疸病篇。

湿家，其人但头汗出，背强，欲得被覆向火，若下之早则哕，或胸满，小便不利，（一云利）舌上如胎者，以丹田有热，胸上有寒，渴欲得饮而不能饮，则口燥烦也。

不利，《玉函》作"利"。胸上，赵氏注本作胸中。《脉经》无"烦"字。

此条言治湿不可下也。治外湿宜发汗，内湿宜利小便，无下法。惟急性热病，往往至阳明而愈。湿去而燥实，始可依阳明法下之。如此条之湿病，体温之来源不足，故欲得被覆向火，虚阳上浮故头汗出，湿邪重著故背强。其人虽有湿，然阴阳两虚，一经误下，便有变端。哕即呃逆，为下剂刺激胃黏膜所致（西医言哕之原因，多由胃黏膜受刺激）。胸满为误下而虚其胃气所致，小便不利亦为误下而亡津液所致。

丹波氏云：胸上有寒，丹田有热，寒热互误。《伤寒论》黄连汤条云：胸中有热，胃中有邪气。邪气即寒也，方中用干姜桂枝，其义可见。诸泻心汤、乌梅丸之类，悉为上热下冷设。《巢源》有冷热不调之候，云：阳并于上则上热，阴并于下则下冷，而无上冷下热之证。盖火性炎上，水性就下，病冷热不调，则热必浮于上，寒必沉于下，是以无下热上冷之候也。凡误下之证，下焦之阳骤虚，气必上逆，则上焦之阳反因下而成实，以火气不下行，故为上热下冷之证。此条证亦然。舌上如胎而口燥者，上热之征。渴欲得饮而不能饮者，下冷之验，与厥阴病心中疼热饥而不能食，虽有饮食之别，其理则一也。故知此证若非寒热错杂之剂，刚难奏效。

渊雷案：丹波说是也。病苟未至于死，则人体对于毒害性物质及有害外物，皆有抵抗救济之力。不当下而误下之，则下药为有害物，机体起救济作用，竭全力上升，以抗药力之下降。然下降之药力在下焦，上升之救济力遍于全身，此时下焦之上升下降力平衡，则不显自觉症状，唯成下冷之局。上焦之上升力偏胜，则感胸满，而成上热之局，即丹波所云：上焦之阳反因下而成实也。体温及细胞之生活力，古人谓之阳、谓之热、谓之火。细胞之原浆及血浆淋巴等液体物，则谓之阴、谓之寒、谓之水。盖以机能为阳，以物质为阴也。体温低落，细胞生活力衰弱，唯原浆血液等无恙者，谓之阴寒气盛。其实阴寒之病，不过机能上比较的衰减，并非物质上有所剩余也。同是阳热，体温则谓之卫阳，细胞之生活力则谓之真阳。然真阳必藉卫阳之煦煖，方能成其功用，故大汗亡阳者，亡其卫阳而真阳从之。病至体温低落，则全身细胞之生活力皆将衰减，其位居身体上部之心肺脑，为维持生命之主要器官，尤有机能停息之阴。至此，机体遂起反射救济，悉全力以上温其低落之体温，所谓阴盛格阳。上热下寒之病，皆由于此。唯无论何种病变，体温无须集中于下部，故无有上寒下热者。黄连汤泻心汤之证，固非阴盛格阳之比，然身体既有体温上集之本能，病则体温之分布失其常度，遂因上集之本能，而成上热下冷之证。古人习见此种机转，故有火性炎上、水性就下之喻。

或曰信如所言，阴盛格阳为体温上集之救济，然用附桂以温纳阳气，岂非故意与机体为难，阻碍其救济作用乎？曰：是不然，机体之救济，不由于意识而由于反射，故各种机能不相调协，往往反而危及生命。不然，自然疗能将与调节机能无异，病理机转亦将与生理机转无异，无所用其医治矣。皮肤汗腺，本司放散体温。汗腺之排列于身体也，上部密而下部稀。体温集中于上部，则上部之皮肤汗腺尽量为之放散，既被放散，则他部之体温愈益集中于上部，此两种机能不相调协，终至亡阳而死。治之以附桂者，附子所以生阳，肉桂所以摄阳于下部，肉桂之力与体温上集之力平衡，则卫阳真阳不致亡越于上矣。或又曰病有阴寒气盛而不见格阳者，则又何也？曰：是因机体不能起救济，其病尤重于格阳，不过格阳者，可以立见阳脱，其死速。不格阳者，阳虽微，不致遽脱，其死缓。论病势则格阳者尤急，论病情则不格阳者尤重也。

湿家，下之，额上汗出，微喘，小便利（一云不利）者死。若下利不止者亦死。

此条亦戒误下，与上条同意。尤氏云：额汗出微喘，阳已离而上行。小便利，下利不止，阴复决而下走，阴阳离决，故死。一作小便不利者死，谓阳上游而阴不下济，亦通。《金鉴》引李玮西云：湿家当利小便，以湿气内瘀，小便原自不利，宜用药利之。此下后里虚，小便自利，液脱而死，不可一例概也。

风湿相搏，一身尽疼痛，法当汗出而解。值天阴雨不止，医云，此可发汗，汗之病不愈者，何也？发其汗，汗大出者，但风气去，湿气在，是故不愈也。若治风湿者，发其汗，但微微似欲出汗者，风湿俱去也。

如首篇所释，古人以神经系疾患为肝病。在天为风，在脏为肝，肝既指神经，则风病亦是神经病。故知风湿相搏，一身尽疼痛，乃神经痛也。西医言神经痛之原因，多由于感冒及冷却，是即外感六淫之风。其治神经痛，常用发汗剂，亦犹中药之麻桂荆防，皆能发汗，而皆称风药，故曰发其汗汗大出者，风气去也。天阴雨不止，则空气中水汽饱和，易成外湿。观于潮湿地之居民，易染风湿病，则知外湿易引起内湿。无论外湿内湿，湿在肌肉者，皆须以微似汗解之，微缓之汗，可以促使组织之吸收，可以成皮肤之蒸发，则内湿外湿俱去。若骤汗大汗，组织不及吸收，皮肤亦难蒸发，则疼痛虽除，湿气仍在。古人谓湿性濡滞，正因治湿须微似汗耳。

湿家病，身疼发热，面黄而喘，头痛鼻塞而烦，其脉大，自能饮食，腹中和无病，病在头中寒湿，故鼻塞，内药鼻中则愈（《脉经》云病人喘，而无湿家病以下至而喘十三字）。

此条即近世从流行性感冒中析出之急性伤风，专指鼻咽喉大气管等上部气道之卡他性炎症。面黄由于虚弱，患伤风者，往往病势不重，即致虚弱。鼻塞是鼻黏膜发炎，亦名鼻卡他，其人必苦多涕，涕即炎性渗出物也。鼻黏膜发炎，而谓之头中寒湿，可知古人以炎性渗出物为湿，足以证吾前说钱氏《伤寒溯源集》云。病浅不必深求，毋庸制剂，但当以辛香开发之药，内之鼻中，以宣泄头中之寒湿，则愈。朱奉议及王氏准绳俱用瓜蒂散，魏荔彤《金匮本义》云：瓜蒂散方。瓜蒂上一味，为末，吹鼻中。

湿家身烦疼，可与麻黄加术汤。发其汗为宜，慎不可以火攻之。

元坚云：此条乃证以方略者也。今就其方考之，是风湿之属表实者，发热恶寒无汗，其脉浮紧，可推而知矣。故以麻黄汤发散郁邪，加术以驱表湿，此方之术，宜用苍术，非逐里湿也。渊雷案：此说是也。痉湿暍篇所举，皆是发热之病，故皆冠以太阳病。篇中诸条有不言发热者，省文也。此条但举身烦疼一证，若不发热但烦疼，何得遽用麻黄汤？赵氏以为虽不发热而烦已生，故用麻黄汤，非是术能促使组织之吸收，语在《伤寒论今释》中。火攻乃汉末俗医常用之法，故仲景屡以为戒，今则治热病鲜有用火者矣。

麻黄加术汤方

麻黄三两，去节　桂枝二两，去皮　甘草二两，炙　杏仁七十个，去皮尖
白术四两

上五味，以水九升，先煮麻黄，减二升，去上沫，纳诸药，煮取二升半，去滓，温服八合，覆取微似汗。

《三因方》云：麻黄白术汤，（即本方）治寒湿，身体烦疼，无汗恶寒发热者。

《方极》云：麻黄加术汤，治麻黄汤证而小便不利者。

尾台榕堂《类聚方广义》云：麻黄加术汤，治麻黄汤证而一身浮肿，小便不利者，随证加附子。

又云：妇人体弱者，妊娠中每患水肿，与越婢加术汤木防己汤等，往往堕胎。宜此方，或合葵子茯苓散亦良。

又云：山行冒瘴雾，或人窟穴中，或于曲室混堂，诸湿气热气郁于处，晕倒

气绝者，可连服大剂麻黄加术汤，即苏。案据尾台氏说，则此方可治碳酸中毒。

渊雷案：麻黄汤方，解在《伤寒论今释》。彼用甘草一两。术分赤白始于《名医别录》，仲景书本但称术，后人辄加白字，别录之赤术，即今之苍术。此方意在使湿从汗解，则宜苍术。

病者一身尽疼，发热日晡所剧者，名风湿。此病伤于汗出当风，或久伤取冷所致也。可与麻黄杏仁薏苡甘草汤。

日晡所犹言傍晚，取冷犹言贪凉。此条与前条，俱有身疼之证。旧沣谓风湿与湿家异者，湿家痛则重著不能转侧，风湿痛则轻掣不可屈伸，湿家发热，蚤暮不分微甚，风湿之热，日晡所必剧。此前人所言病理，不可尽信。若其审证用药，则经验所积，有足多者。汗出当风，久伤取冷，言其病因。麻杏薏甘汤治续发性传染性关节炎，甚效。则经文所谓一身尽疼，乃一身之关节尽疼也。此病常并发续发于淋病、腭扁桃炎、猩红热、痢疾、脑脊髓膜炎等传染病，盖宿因之湿，因新感之风而引起者。

麻黄杏仁薏苡甘草汤方

麻黄去节，半两，汤泡　甘草一两，炙　薏苡仁半两　杏仁十个，去皮，尖炒

上剉麻豆大，每服四钱匕，水盏半，煮八分，去滓，温服，有微汗，避风。

此方分量煮服法，当是后人改易。外台第十九卷风湿门所载，却是《金匮》原方。彼引《古今录验》云：湿家始得病时，可与薏苡麻黄汤。麻黄四两去节，甘草二两炙，薏苡仁半升，杏仁二两。上四味，咬咀，以水五升，煮取二升，分再服，汗出即愈。

有持桂里方舆輗云：此汤之证，较之麻黄加术汤，湿邪所滞稍深，因用薏苡等品欤。余曾应用于梅毒痛痹等。

《类聚方广义》云：麻杏苡甘汤，治孕妇浮肿，而喘咳息迫，或身体麻痹，或疼痛者。

又云：治肺痈初起，恶寒息迫，咳嗽不止，面目浮肿，浊唾臭痰。胸痛者，当追其精气未脱，与白散交用，荡涤邪秽，则易于平复。

又云：治风湿痛风，发热剧痛，而关节肿起者，随证加术附，奇效。

渊雷案：薏苡仁，本经云：主筋急拘挛，不可屈伸，久风湿痹。别录云：除

筋骨中邪气不仁，利肠胃，消水肿。汤本右卫门《皇汉医学》云：考诸家本草，薏苡仁治甲错，脓汁脓血带下，利尿，治赘疣发疹，而有镇痉镇痛消炎解凝诸作用。余常用葛根汤加薏苡仁，治项背筋痉挛，又加术。治急慢关节痛，又用柴胡剂加薏苡仁、桔梗。治腐败性支气管炎及肺坏疽，又用大黄牡丹皮汤加薏苡仁，或去芒硝，或去芒硝、大黄。治鱼鳞癣、阑尾炎、淋病，又于猪苓汤加薏苡仁，又加甘草、大黄之等。治淋病，又用桃核承气汤、大黄牡丹皮汤、桂枝茯苓丸、当归芍药散之类，加薏苡仁。治白带下，又单用薏苡仁，或与诸方配伍。治赘疣，皆收卓效。唯有一事须注意者，薏苡仁性寒，有利尿缓下作用，略如石膏剂，若组织枯燥，或下利，见虚寒证者，忌之。

风湿，脉浮身重，汗出恶风者，防己黄芪汤主之。

脉浮故名曰风，身重故名曰湿，汗出恶风则表虚，故不用麻黄之发汗，而用黄芪之托阳。且此证不但身重，亦当兼肿，而其肿重在身半以下，水气病篇附方云：病者但下重，从腰以上为和，腰以下当肿及阴。难以屈伸，可以见也。治水湿之法，身半以上者发汗，身半以下者利小便。此证既汗出表虚，其肿重又在身半以下，故用黄芪和其自汗，用白术之吸收，防己之下达，引湿从小便出也。

防己黄芪汤方

防己一两　甘草半两，炒　白术七钱半　黄芪一两一分，去芦

上剉麻豆大，每抄五钱匕，生姜四片，大枣一枚，水盏半，煎八分，去滓温服，良久再服。喘者加麻黄半两。胃中不和者，加芍药三分。气上冲者，加桂枝三分。下有陈寒者，加细辛三分。服后当如虫行皮中，从腰下如冰，后坐被上，又以一被绕腰以下，温令微汗，差。

此方分量煮服法，亦经后人改篡。《千金·风痹门》所载，当是《金匮》原方。《千金》云：汉防己四两，甘草二两，黄芪五两，生姜、白术各三两，大枣十二枚。上六味，㕮咀，以水六升，煮取三升，分三服，服了坐被中。欲解，如虫行皮中，卧取汗。案方后加减法，亦系后人窜入。

《方极》云：防己黄芪汤，治水病身重，汗出恶风，小便不利者。

《类聚方广义》云：防己黄芪汤，治风毒肿，附骨疽，穿踝疽，稠脓已歇，稀脓不止，或痛或不痛，身体瘦削，或见浮肿者。若恶寒或下利者，更加附子为佳。

浅田宗伯《勿误药室方函口诀》云：此方治风湿表虚者，故自汗久不止，表

皮常有湿气者，用之有效。盖此方与麻黄杏仁薏苡甘草汤有虚实之分，彼汤为脉浮汗不出恶风者，用以发汗。此则为脉浮汗出恶风者用以解肌而愈，即如伤寒中风有麻黄桂枝之分也。身重者，湿邪也，脉浮汗出者，表虚故也。故不用麻黄发表，而用防己驱之。《金匮》治水治痰诸方，用防己者，取气运于上，水能就下也，服后如虫行及腰以下冰，皆湿气下行之征。

元坚云：防己黄芪汤，注家以为实卫渗湿之剂，此殊不然。防己，皮水有防己茯苓汤，而陶隐居曰是疗风水家要药尔，然则亦系逐表湿之晶。黄芪，但黄芪建中汤治里虚，其他如黄芪桂枝五物汤、乌头汤、芪芍桂酒汤、桂枝加黄芪汤，皆用治湿者，盖托阳排结，于濡滞之邪，适然相对矣。术之驱外湿，既如前述，况方后曰服后当如虫行皮中，曰令微汗差，则知此方为风湿家解肌之治，而非渗利之剂也，明矣。渊雷案：谓黄芪实卫，固非。谓防己渗湿，犹是。本经云：防己利大小便。别录云：疗水肿风肿，利九窍。近时日本人试验，亦知防己为利尿剂，安得谓非渗利哉！

伤寒八九日，风湿相搏，身体疼烦，不能自转侧，不呕不渴，脉浮虚而清者，桂枝附子汤主之。若大便坚，小便自利者，去桂加白术汤主之。

风湿疼烦，即风湿病，以肌肉疼痛为主证。此云不能自转侧，次条云不得屈伸，皆疼痛所致，以转侧屈伸则疼痛不可耐故也。不呕不渴者，里和无病，示病在肌肉也，此亦外湿之病。谓之风湿者，身热汗出疼痛，皆古术语风之所赅也。桂枝附子汤，所以祛风湿、镇疼痛，镇痛虽若治标，然痛止而病竟愈者，所遇多矣。

去桂加术证难晓，惟尤氏心典之说似近之。尤氏云：大便坚，小便自利，知其在表之阳虽弱，而在里之气犹治，则皮中之湿，自可驱之于里，使从水道而出。不必更发其表，以危久弱之阳矣。故于前方去桂枝之辛散，加白术之苦燥，合附子之大力健行者，于以并走皮中，而逐水气，亦因势利导之法也。案小便利者汗必少，桂枝之性能畅肌腠之血运，不能开皮肤之汗腺，故发热汗出之病，用桂枝则毒害性物质从汗而解。今小便利而汗少，且表阳已虚，若用桂枝则湿不得与汗俱出，徒伤其阳。不用桂枝则湿无去路，故加白术以吸收之，使从自利之小便出，所谓因势利导也。若然，则去桂加术证之异于桂枝附子证者，不但小便利，亦当汗出少矣。

桂枝附子汤方

桂枝四两，去皮　生姜三两，切　附子三枚，炮，去皮，破八片　甘草二两，炙　大枣十二枚，擘

上五味，以水六升，煮取二升，去滓，分温三服。

《方极》云：桂枝附子汤，治桂枝去芍药汤证，而身体疼痛，不能自转侧者。

《三因方》术附汤，治冒雨，湿著于肌肤，与胃气相并，或腠开汗出，因浴得之，即于本方加白术茯苓。

渊雷案：本方即桂枝去芍药加附子汤，更加桂枝一两、附子二枚。即药以测证，似乎阳虚恶寒，当更甚于去芍加附证。其实不然，仲景于阳虚重证，须专意强心者，必用生附子配干姜若人参，量亦不过一枚，若用大量炮附子则取其镇痛，不取其强心。以附子之乌头碱，本属麻醉剂也。说详《伤寒论今释》四逆汤下。唯此证表阳亦自不足，否则亦不可用大量附子，故风湿病之阳盛者，乃前三条麻黄加术诸汤之证，亦可于历节篇中求其方治。

白术附子汤方

白术二两　附子一枚半，炮，去皮　甘草一两，炙　生姜一两半，切　大枣六枚

上五味，以水三升，煮取一升，去滓，分温三服。一服觉身痹，半日许再服，三服都尽，其人如冒状，勿怪，即是术附并走皮中，逐水气未得除故耳。

《金匮》经文及《伤寒论》，俱名去桂加白术汤，此标题又称白术附子汤，《千金翼》名术附子汤，《外台》名附子白术汤，实皆一方也。《伤寒论》药量及水皆多一倍，仍分三服，《千金翼》《外台》并同，《金匮》盖后人所改。

《方极》云：去桂加术汤，治桂枝附子汤证，而大便难，小便自利，不上冲者。

《三因方》生附白术汤，治中风湿，昏闷慌惚，胀满身重，手足缓纵，漐漐自汗，失音不语，便利不禁。即本方干姜代生姜，去大枣。

风湿相搏，骨节疼烦，掣痛不得屈伸，近之则痛剧，汗出短气，小便不利，恶风不欲去衣，或身微肿者，甘草附子汤主之。

此条与前条术附证相似，惟术附证汗少而小便利，故不用桂枝。此条汗多而小便不利，故用桂枝，使湿从汗出。短气则病在上，治水肿之法，在上在表则发其汗，在下在里则利其小便。湿与水肿同科，故治法亦同。或见身微肿，则竟成

水肿矣！

甘草附子汤方

甘草二两，炙　附子二枚，炮，去皮　白术二两　桂枝四两，去皮

上四味，以水六升，煮取三升，去滓，温服一升，日三服。初服得微汗则解，能食汗出复烦者，服五合。恐一升多者，服六七合为妙。

《千金·脚气门》云：风湿相搏，骨节烦疼，四肢拘急，不可屈伸，近之则痛，自汗出，而短气，小便不利，恶风不欲去衣，或头面手足时时浮肿，四物附子汤主之，即本方。白术用三两，以桂心易桂枝。方后云：体肿者，加防己四两，悸气小便不利，加茯苓三两，既有附子，令加生姜三两。

《外台秘要》此方凡三见，皆与《千金》同。风头眩门引近效白术附子汤，疗风虚头重眩苦极，不知食味。暖肌补中，益精气，又治风湿相搏云云，文与《金匮》同。注云：此本仲景《伤寒论》方，风湿门引深师四物附子汤，又引《古今录验》附子汤，文皆与《金匮》同。《古今录验》方后云：骠骑使吴谐，以建元元年八月二十六日，始觉如风。至七日，卒起便顿倒，髀及手皆不随，通引腰背疼痛，通身肿，心多满。至九月四日，服此汤一剂，通身流汗，即从来所患悉愈。本方不用生姜，既有附子，今加生姜三两。

元坚云：伤寒表证，大端有二。曰太阳病、曰少阴病直中。顾湿家亦不过如此，盖其太阳证治，麻黄加术汤等条是已。如前条及此条，俱系表虚寒证，虽湿邪持久，犹是少阴直中之类。而桂枝附子汤术附汤甘草附子汤，亦犹麻黄附子细辛甘草二汤及附子汤之例矣。

以上两条，互详《伤寒论今释》。

太阳中暍，发热恶寒，身重而疼痛，其脉弦细芤迟，小便已，洒洒然毛耸，手足逆冷，小有劳，身即热，口前开板齿燥。若发其汗，则其恶寒甚；加温针则发热甚；数下之则淋甚。

暍，《说文》云：伤暑也。《玉篇》云：中热也。此云中暍，中字似赘。暍即六淫中之暑病，其病亦在表，发热恶寒，与太阳伤寒相类而不同。西医书有日射病与中热病，皆即此证。酒家及衰弱之体，有因中暍而卒死者，本经杂疗篇谓之暍死，与此证有轻重之分，实一病也。

经言长夏善病洞泄寒中，又言伤于寒而传为热，盖冬日之病，多属实热。夏

日之病，多属虚寒。所以然者，降冬严寒，则调节机能之戒备严，肌腠固密，不使汗出，血运劲疾，新陈代谢奋迅，全身机能亢进，皆所以促进生温机能，而阻其消散也。盛夏炎熇，则调节机能之戒备懈，肌腠疏松，汗流不绝，血运弛缓，新陈代谢懈怠，皆所以抑制生温机能，而促其消散也。卒遇毒害性物质刺激，则机能亢进者，因而成实热证，机能衰弱者，凶而成虚寒证。是以冬日之病多实热，夏日之病多虚寒。今间有医者于冬令稍用温药，夏令则偏重清凉，泥气候而不察病情，其失误实不可胜数也。暑病多属虚寒，然与伤寒阴证，源流亦异。伤寒始起，因菌毒而致恶寒发热，在旧说则感受寒邪而恶寒，阳气力争而发热。所谓阴胜则寒，阳胜则热也。虽日久传阴，而菌毒犹在。中暍非由菌毒，乃属物理病，因津液销铄而发热，体温不足而恶寒。所谓阳虚而寒，阴虚而热也。液津销铄，血中水分少，故脉弦细而芤，体温不足，心搏动弛缓故脉迟，阴阳俱虚，肌肉弛缓，神经失养，故身重而疼痛。

小便之积于膀胱也，与腹部有同等温度。小便一出，体温放散，于是皮肤急起闭缩，使体温消散于小便者，得以保持于皮肤，故小便已而毛耸也。古人谓膀胱主一身之表，即从此等形能上看出。手足逆冷者，体温不能达于四末也。小有劳身即热者，劳动则体温亢奋而津液消耗，阳愈扰而阴益虚，故发热也，病属伤暑。因于暑者，烦则喘喝，故口开，口开故前板齿燥。《伤寒论》作口开前板齿燥，《金匮》开前二字互倒。阴阳俱虚，则当固阳益阴，若发其汗，则体温蒸散愈多，故恶寒甚。《伤寒论》恶寒上无其字，是。若加温针，则火热内扰，故发热甚。若下之，则下焦愈虚，膀胱不能约束，故淋甚。数下之之数字，当衍。

赵氏云：此症属阴阳俱虚。脉弦细者，阳虚也。芤迟者，阴虚也。所以温针复损其阴，汗之复损其阳。此症惟宜甘药补正，以解其热尔，即《灵枢》所谓阴阳俱不足，补阳则阴竭，补阴则阳脱。可将以甘药，不可饮以刚剂。

《伤寒选录》云：徐氏曰：此条无治法。东垣以清暑益气汤主之，所谓发千古之秘也。案医垒元戎黄芪汤，治中暍，脉弦细芤迟，人参、白术、黄芪、甘草、茯苓、芍药、生姜各等分，正为此条证设。东垣方有黄柏，专治长夏湿热之证，与本条之证自别。

元坚云：沈氏曰：当以辛凉解表，甘寒清里。即后人所用香薷散之类，亦非是。盖此证，清凉如黄连、石膏之类，渗利如五苓之类，温中如大顺散之类，俱非所宜。但香薷实解暑之圣药，或加一味于润补方中，如黄芪汤、生脉散之类，未必不为佳。

太阳中热者，喝是也。汗出恶寒，身热而渴，白虎加人参汤主之。

前条为中喝之虚证，此条为中喝之实证。《金匮玉函经》及《脉经》并作白虎汤主之，白虎与人参白虎之辨，详《伤寒论今释》。方舆輗云：此方之正证，汗出、微恶寒、身热而大渴引饮是也。凡可与白虎之证，脉必长洪。在喝，却多虚微之状，是喝之所以异于伤寒也。由是思之，《素问》云：脉虚身热，得之伤暑。《甲乙经》云：热伤气，不伤形，所以脉虚也。《金匮》云：弦细芤迟，芤即虚豁，弦细迟即热伤气之应也。此等古训，可以征暑病之脉焉。

白虎加人参汤方

知母六两　石膏一斤，碎　甘草二两　粳米六合　人参三两

上五味，以水一斗，煮米熟，汤成，去滓，温服一升，日三服。

《伤寒论》本方石膏下有绵裹字，甘草下有炙字，用法方解，详《伤寒论今释》。

《生生堂治验》云：某之子，中暑，身灼热，烦渴，四肢解惰。一医与白虎汤，二旬余，犹不愈。先生（中神琴溪也）曰：某氏之治非不当，然其所以不效者，以剂轻故也。即倍前药与之，一帖重十钱。须臾，发汗如流，至明日，思食，不日而复故。

太阳中喝身热疼重，而脉微弱，此以夏月伤冷水，水行皮中所致也，一物瓜蒂汤主之。

身热而脉微弱，所谓脉虚身热，得之伤暑也。疼重者，外湿也。夏月伤冷水，水行皮中，言所以得暑湿之原因，盖伤冷水但能引起身热，水不致行于皮中。外湿则汗液不得蒸发故耳，主一物瓜蒂汤。药证不相对，《伤寒论》及《玉函》《脉经》，并无一物瓜蒂汤主之七字，是。

元坚引云岐子《伤寒保命集》曰：太阳中喝者，身热而烦，汗欲出，反饮冷水，灌之，汗不能出。水行皮中，而脉微弱，表有水也。当发其汗，宜升麻汤。升麻、葛根、芍药、甘草各一两。上判细，每服一两，水三盏，煎服。

一物瓜蒂汤方

瓜蒂二十个

上判，以水一升，煮取五合，去滓，顿服。

《伤寒论》及《玉函》《脉经》，此条下俱不载一物瓜蒂汤。二十个，他本皆作二七个。本经云：瓜蒂，味苦寒，主大水，身面四肢浮肿，下水，杀蛊毒，咳逆上气。及食诸果，病在胸腹中，皆吐下之。案瓜蒂是涌吐之剂，凡用瓜蒂得吐，往往又得大便，本经所谓吐下之也。《伤寒》《金匮》用瓜蒂之证，曰胸中痞硬，气上冲咽喉，不得息。曰邪结在胸中，心中满而烦。曰宿食在上脘，皆是上焦实证，于水湿无与。本经虽云主大水浮肿，此条亦无大水浮肿之证，是药证不相对也。

第三　百合狐惑阴阳毒病证治

论一首　证三条　方十二首

此篇所论，皆病后余波，即西医所谓后遗病也。唯阴阳毒自成一证，并非后遗病，而古人以为失表误治所致，故亦与百合狐惑类列。方十二首，实十一首。

论曰：百合病者，百脉一宗，悉致其病也。意欲食，复不能食，常默默，欲卧不能卧，欲行不能行，饮食或有美时，或有不用闻食臭时，如寒无寒，如热无热，口苦，小便赤，诸药不能治，得药则剧吐利，如有神灵者，身形如和，其脉微数。每溺时头痛者，六十日乃愈；若溺时头不痛，淅然者，四十日愈；若溺快然，但头眩者，二十日愈。其证或未病而预见，或病四五日而出，或病二十日，或一月微见者，各随证治之。

默默，他本皆作默然。百合病，前人无确解。百脉一宗，悉致其病，则全身无适而非病矣。然所举证候，自意欲食以下至脉微数，皆是恍惚去来，不可为凭之象。唯口苦小便赤脉微数，知其病属热。其实是神经衰弱之一种，西医言神经衰弱之原因，可分先天后天两种。两亲嗜酒、高龄结婚、酣醉行房，或受胎时有重病，如：梅毒、肺痨、癌肿等，则所生子女易患神经衰弱，是为先天素因。精神过劳，苦心焦虑，为神经衰弱之重大原因，是为后天原因。此外则烟酒、鸦片、手淫、房劳及伤寒、流行性感冒、梅毒、内脏下垂、生殖器病等，亦往往诱发此病。其症状甚有出入，最普通者为失眠、健忘、思考力退减、食欲不振，或善饥、头痛、眩晕、耳鸣、眼花、心悸等，而精神异常尤为本病之特征，其人衣着态度，言谈举止，往往有特异情状。若持续既久，则性情亦变，视一切事皆不当意，常责望人之宽谅，己则绝不能宽谅人，甚或破坏人之欢乐以为快，焦劳忧虑，至于自杀者有之。

今所谓神经衰弱者，包括精神上一切神经官能病而言。中医古书则以症状及治疗法，分属于数种病名。其精神异常之病属心病，苦心焦虑之病属肝病，有先天素因，及得之手淫房劳者，属虚劳。唯伤寒热病后神经衰弱者，为百合病。中西病名，固大多数不能对照，不特神经衰弱与百合病也。

何以知百合病起于伤寒热病也？《千金》云：百合病者，皆因伤寒虚劳大病已后，不平复，变成斯病。是即西医所谓伤寒流行性感冒所引起之神经衰弱也。西医治神经衰弱，谓原因不除者，毕生莫治。百合病是热病余波，当不若一般神经衰弱之难愈。然以溺时头痛与否，预断愈期，其理竟不可解。《千金》亦云：其状恶寒而呕者，病在上焦也，二十三日当愈。其状腹满微喘，大便坚，三四日一大便，时复小溏者，病在中焦也，六十三日当愈。其状小便淋沥难者，病在下焦也，三十三日当愈。其证或未病而预见云云，证谓神经衰弱。证，诸病字，指伤寒热病也。

百合病，发汗后者，百合知母汤主之。

《千金》作已经发汗之后更发者，《外台》作发汗已更发者，下二条仿。此案治病处方，视当前之证候，不凭已往之经过，此仲景法也。今于百合病乃云，发汗后知母下，之后滑石代赭，吐之后鸡子黄，是但凭已往之经过，不问当前之证候矣。且百合诸方，未闻治验，得效与否尚不可知。今兹方解，但取旧注之平允者，不敢强作解人，疑误学者也。

魏氏云：百合病用百合，盖古有百合病之名，即因百合一味而瘳此疾，因得名也。渊雷案：魏说是也。医药多起于单方，单方多病人所自发明，病后神经衰弱者，偶食百合而愈，传之同病，屡试辄验。于是确定百合能治此病，病状既恍惚难名，乃以药名名之，为百合病耳。

百合知母汤方

百合七枚，擘　知母三两，切

上先以水洗百合，渍一宿，当白沫出，去其水，更以泉水二升，煎取一升，去滓；别以泉水二升，煎知母，取一升，去滓；后合和，煎取一升五合，分温再服。

尤氏云：百合味甘平微苦，治邪气，补虚清热，故诸方悉以之为主，而随证加药治之。用知母者，以发汗伤津液故也。

元坚云：本草嘉祐新补泉水条云：久服，却温，调中，下热气，利小便。可见其有泻阳之功矣。此方与后三方，服法中用煎字，盖系后人所改，《外台》作煮字，宜从。

《生生堂治验》云：某之妻，患下利数年。食不进，形体尪羸，肌肤甲错，非有人扶持，则不能卧起。更医治之，皆用参附诃罂之类，先生诊之曰：百合篇所谓见于阴者，当以阳法救之。（案见下文）乃以大剂桂枝汤，覆取汗，下利止，更与百合知母汤，以谷食调理，渐渐复常。渊雷案：桂枝汤治虚痢脉弱自汗者，见柯氏《伤寒附翼》。然此案并五百合病之状，不知中神何所据而用百合知母汤，愚谓病之复常，盖谷食调理之功，非百合知母之力也。

百合病，下之后者，滑石代赭汤主之。

《千金》《外台》，俱作百合滑石代赭汤。

滑石代赭汤方

百合七枚，擘　滑石三两，碎，绵裹　代赭石如弹丸大一枚，碎，绵裹

上先以水洗百合渍一宿，当白沫出，去其水，更以泉水二升，煎取一升，去滓；别以泉水二升，煎滑石代赭，取一升，去滓，后合和，重煎取一升五合，分温服。

魏氏云：下之后，不用知母，而以滑石代赭汤主之者，以重坠之品随下药之势，使邪自下泄也。用代赭石之涩，涩大便也，用滑石之滑，利小便也。

百合病，吐之后者，用后方主之。

百合鸡子汤方

百合七枚，擘　鸡子黄一枚

上先以水洗百合，渍一宿，当白沫出，去其水，更以泉水二升，煎取一升，去滓，内鸡子黄，搅匀，煎五分，温服。

《金鉴》云：不应吐而吐之，则虚中，以百合鸡子汤清而补之。尤氏云：本草。鸡子，安五脏，治热疾。吐后脏气伤而病不去，用之不特安内，亦且攘外也。

百合病，不经吐下发汗，病形如初者，百合地黄汤主之。

此当是百合病正治之方。凡病涉神经者，如肝病风病，皆当养血。百合病是神经衰弱，又有口苦小便赤脉微数之热证，故以地黄养血凉血。如初，言病状迁

延，不与初时异也。

百合地黄汤方

百合七枚，擘　生地黄汁一升

上以水洗百合，渍一宿，当白沫出，去其水，更以泉水二升，煎取一升，去滓，内地黄汁，煎取一升五合，分温再服，中病勿更服，大便当如漆。

当，徐镕本、俞桥本并误作常。《千金》云：大便当出恶沫为候也。《外台》云：大便当出恶沫。案服生地黄汁，必致便溏，即《金匮》所谓如漆，《千金》《外台》所谓恶沫也。

《张氏医通》云：石顽治内翰孟端士尊堂太夫人，因端士职任兰台，久疏定省，兼闻稍有违和，虚火不时上升，自汗不止，心神恍惚，欲食不能食，欲卧不能卧，口苦，小便难，溺则洒淅头晕。自去岁迄今，历更诸医，每用一药，辄增一病。用白术则窒塞胀满，用橘皮则喘息怔忡，用远志则烦搅烘热，用木香则腹热咽干，用黄芪则迷闷不食，用枳壳则喘咳气乏，用门冬则小便不禁，用肉桂则颅胀咳逆，用补骨脂则后重燥结，用知柏则小腹枯瘪，用芩栀则脐下引急，用香薷则耳鸣目眩时时欲人扶掖而走，用大黄则脐下筑筑少腹愈觉收引。遂致畏药如蝎，唯日用人参钱许，入粥饮和服，聊藉支撑。交春，虚火倍剧，火气一升，则周身大汗，神气骏骏欲脱。唯倦极少寐，则汗不出而神思稍宁。觉后少顷，火气复升，汗亦随至，较之盗汗迥殊。直至仲春中气，邀石顽诊之。其脉微数，而左尺与左寸倍于他部，气口按之，似有似无。诊后，款述从前所患，并用药转剧之由。石顽曰：此本平时思虑伤脾，脾阴受困，而厥阳之火尽归于心，扰其百脉，致病。病名百合，此证唯仲景《金匮要略》言之甚详，本文原云诸药不能治，所以每服一药，辄增一病，惟百合地黄汤为之专药。奈病久，中气亏乏殆尽，复经药误而成坏病，姑先用生脉散加百合茯神龙齿，以安其神，稍兼萸连以折其势。数剂稍安，即令勿药，以养胃气，但令日用鲜百合煮汤服之。交秋天气下降，火气渐伏，可保无虞。迨后仲秋，端士请假归省，欣然勿药而康。后因劳心思虑，其火复有升动之意，或令服佐金丸而安。嗣后稍觉火炎，即服前丸。第苦燥之性，苦先人心，兼之辛燥人肝，久服不无反从火化之虞。平治权衡之要，可不预为顾虑乎！渊雷案：百合病医案，所见甚少。石顽此案，亦未以百合竟全功。其论病情，皆悠谬不可为训，录之以备参考而已。至此媪之病，当于桂枝加龙骨牡蛎汤、桂枝去芍药加蜀漆龙骨牡蛎汤、桂枝甘草龙骨牡蛎汤、茯苓桂枝白术甘草汤、茯苓桂枝甘草大枣汤诸方中择其适当者用之。

百合病，一月不解，变成渴者，百合洗方主之。

百合洗方

上以百合一升，以水一斗，渍之一宿，以洗身，洗已，食煮饼，勿以盐豉也。

煮饼，《千金》作汤饼。《外台》注云：今博饦也。《总病论》云：煮饼是切面条，汤煮，水淘过，热汤渍食之。《活人书》注云：煮饼，即淡熟面条也。张师《正倦游录》云：凡以面为食，煮之，皆谓汤饼。

尤氏云：病久不解而变成渴，邪热留聚在肺也。单用百合，渍水外洗者，以皮毛为肺之合，其气相通故也。洗已食煮饼者，本草：粳米、小麦，并除热止渴。勿以盐豉者，恐咸味耗水而增渴也。

百合病，渴不差者，栝蒌牡蛎散主之。

此条，《千金》《外台》，并与上条合为一条。

栝蒌牡蛎散方

栝蒌根　牡蛎数等分

上为细末，饮服方寸匕，日三服。

尤氏云：病变成渴，与百合洗方而不差者，热盛而津伤也。栝蒌根苦寒，生津止渴。牡蛎咸寒，引热下行，不使上烁也。

百合病，变发热者，（一作发寒热）百合滑石散主之。

百合滑石散方

百合一两，炙　滑石三两

上为散，饮服方寸匕，日三服，当微利者止服，热则除。

《千金》云：一本云治百合病，小便赤涩，脐下坚急。《外台》同。

《金鉴》云：百合病，如寒无寒，如热无热，本不发热，今变发热者，其内热可知也。故以百合滑石散主之，热从小便而除矣。

《千金》《外台》，此下更有一条云：百合病，变腹中满痛者方，但取百合根，随多少，熬令黄色，捣筛为散，饮服方寸匕，满消痛止。

渊雷案：百合七方，证候不完具，方意亦不甚可解。日本医生自东洞以下，皆置而不论，殆未经试效也。郭白云云：仲景以药之百合治百合病，与神农经主治不相当，《千金》难晓其义。是以孙真人言，伤寒杂病，启古有之。前古名贤，多所防御，至于仲景，时有神功。寻思旨趣，莫测其致，所以医人不能瞻仰万一也。然百合之为物，岂因治百合之病，而后得名哉！或是病须百合可治，因名曰百合乎？少时，见先生言，以百合汤治一仆病得愈，余是时未甚留意，不解仔细详看，虽见其似寒似热，似饥似饱，欲行欲卧，如百合之证。又自呼其姓名，有终夕不绝声，至醒问之，皆云不知，岂所谓如有神灵者耶？

百合病，见于阴者，以阳法救之；见于阳者，以阴法救之，见阳攻阴，复发其汗，此为逆；见阴攻阳，乃复下之，此亦为逆。

神经衰弱之证候，至不一律。约而言之，不过阴阳寒热。首条之口苦溲赤脉数，是热证，是为见于阳。然其病是虚不是实，其热由于阴虚，故当以阴法救之。若有寒证，则为见于阴，其寒由于阳虚，故当以阳法救之。见阳攻阴，则阴益虚，复发其汗，则更伤其阳。见阴攻阳，则阳益虚，乃复下之，则阴亦伤，是皆治之逆也。徐彬《金匮论注》云：内经所谓用阴和阳，用阳和阴，即是此义，故诸治法皆以百合为主。至病见于阳，加一两味以和其阴，病见于阴，加一两味和其阳。

狐惑之为病，状如伤寒，默默欲眠，目不得闭，卧起不安。蚀于喉为惑，蚀于阴为狐。不欲饮食，恶闻食臭，其面目乍赤乍黑乍白，蚀于上部则声喝（一作嗄），甘草泻心汤主之。

狐惑者，据本条所言，亦是急性热病，故曰状如伤寒，而以咽喉或前后二阴之蚀烂为主证。病人神情恍惚，惑乱狐疑，故曰狐惑。所以然者，毒害性物质不得循常轨排除，溃决而蚀烂咽喉二阴，故《千金》云：狐惑由温毒使然也。尝见麻疹被寒凉遏抑，不得透发，致蚀烂肛门以死者，记其本事，以当考证。

友人徐作丰家昆山，戊辰春，其子四龄，发热三四日不退，以友谊邀诊。其壮热无汗、咳嗽、目赤而润，知将发麻疹，用葛根汤佐以清热宣肺之品，服两剂，得汗，疹点亦遍布矣。昆俗，于麻疹流行之际，燃柏叶取烟，谓可防传染。惟既病者触其气，辄不治。事本无稽，然同居者燃柏叶，烟气闻于病房，疹点竟立隐。作丰复邀诊，病孩无汗如故，而指尖微厥，唇干舌光而绛，乃于原方加犀角地黄无价散。疏方毕，匆匆回沪，岂知服药后热度大高，神志昏蒙，仓促延当地某医治之。医不省麻疹之必须透发于皮肤，又不省全身温暖有汗方能透发，见热高神昏，急用羚羊、石膏、鲜大青、鲜石斛等大队寒凉，药量动以两计。然服药后神志渐清，热亦顿退，作丰谓其能转危为安，颇信重之。越一日，愚依约往视，则已服其方两剂矣。见病孩肌肤枯燥，唇干舌润，度疹点不能复出，为之束手，不敢处方。于是某医治之七八日，病孩竟能起行矣，忽复咽痛发热，热且日甚，既而咽痛差，肛门旁又蚀烂。再邀往视，患部不过两黑点，如棋子大，略形低陷，并不红肿，而奇臭不可近。有西医为之洗涤敷药，揭去黑膜，则皮下烂蚀已极大。依疡医法，是为阴证，当用附子、黄芪，然麻疹之毒本当发散于全身皮肤，今聚而溃决于下部，则预后必极恶。苦思不得治法，仍谢不敏。病孩经一星期许而死，死时烂蚀处已穿透直肠，肛门仅存括约肌一条，为状绝惨。可知狐惑之病，由毒害性物质不得循常轨发泄所致也。

急性传染病之皮肤发疹点者，如天花、麻疹、猩红热等病，治法必须发表以透发于皮肤。透不出，或乍透即隐者，预后皆极恶。此等病，近时始知其原因为滤过性病毒，病原体之小，能透过陶瓷，为通常显微镜所不能显。此滤过性病毒所引起诸病，必须透发于皮肤，其中必有相因之故。以臆测之，此等病有疹点者，疹点必须透发，药治必须发表，此殆因菌小易从血管窜入汗腺，而发表即所以排毒也，互详《伤寒论今释》。

蚀于上部，即蚀喉之惑也。喝，原注一作嗄，喝音谒，嘶声也，嗄音沙去声，又音隘，声破也，二字古书多互用。

甘草泻心汤方

甘草四两　黄芩三两　人参三两　干姜三两　黄连一两　大枣十二枚　半夏半升

上七味，水一斗，煮取六升，去滓再煎，温服一升，日三服。

赵刻本半夏半升误半斤，今据徐镕本及《伤寒论》改。煮服法中，水上当夺以字，再煎下当夺取三升三字，用法方解，并详《伤寒论今释》。

《成绩录》云：一妇人，证如前章所言，唯气不逆无动为异，常无故悲伤。先生（谓吉益南涯也名猷，东洞之子，《成绩录》皆记其治验）与甘草泻心汤而瘁愈。案《成绩录》前章云：一男子，平居郁郁不娱，喜端坐密室，不欲视人，逆气甚，动则直视，胸腹有动，失治六年所。先生诊之，与柴胡姜桂汤而愈。

《生生堂治验》云：近江大津人某，来见先生，屏人私语曰：小人有女，年甫十六，有奇疾。每夜至亥初，俟家人熟睡，窃起舞跃，其舞曼妙娴雅，虽才妓不能过，至寅末，始罢而就寝，如是以为常。余常窃窥之，每夜辄异其舞，从无雷同，而，皆奇妙不可名状，明朝，动止食饮，不异于常，亦不自知其故。或告之，则愕然不信。不知是鬼所凭，抑狐所惑也，闻先生门多奇疾，幸赐存视。先生曰：此证盖尝有之，即所谓狐惑病者也。往诊之，果然。与之甘草泻心汤，不数日，夜舞自止。渊雷案：以上两则，皆甘草泻心汤治狐惑之验案。特其人不发热，亦无蚀咽蚀阴之证耳。

蚀于下部，则咽干，苦参汤洗之。

苦参汤方

苦参一升

以水一斗，煎取七升，去滓，熏洗，日三。

此方赵刻本阙，今据徐氏、沈氏、尤氏及《金鉴》本补。徐镕附遗以庞安时《伤寒总病论》苦参汤补之。苦参半斤，槐白皮、狼牙根各四两。上剉，以水五升，煎三升半，洗之。案苦参：《史记·仓公列传》以治龋齿。《别录》云：苦参，止渴，疗恶疮，下部䘌。槐白皮，主烂疮，喉痹，寒热。本经云：狼牙，主邪气热气，疥瘙恶疡疮痔，去白虫。丹波氏云：以理推之，用苦参一味为佳。

蚀于肛者，雄黄熏之。

雄黄

上一味，为末，筒瓦二枚合之烧，向肛熏之。《脉经》云：病人或从呼吸上蚀其咽，或从下焦蚀其肛阴，蚀上为惑，蚀下为狐，狐惑病者，猪苓散主之。

《本经》云：雄黄，主恶疮疽痔死肌，杀精物恶鬼邪气百虫毒。以熏肛蚀，即今之消毒法也。证类本草猪苓条，图经引张仲景云：黄疸病及狐惑病，并猪苓散主之。猪苓、茯苓、术等分，杵末，每服方寸匕，水调下。盖即《脉经》所云之方。然此方治狐惑，恐不效。《千金》有治狐惑汤方，黄连、甘草各四两，上二味，口父咀，白酢浆一斗，渍之一宿，煮取二升，分为三服。

病者脉数，无热微烦，默默但欲卧，汗出。初得之三四日，目赤如鸠眼，七八日，目四眦（一本此有黄字）黑，若能食者，脓已成也。赤小豆当归散主之。

脉数为热，今无热，汗出而微烦，但欲卧，是热不在表，而在于里也。目赤眦黑，皆里热所致。热何由生？生于疮疡之化脓也。脓已成，则病势集于局部，不复散漫于脏腑，故见其能食，可以知其脓成。

尤氏云：此一条，注家有目为狐惑病者，有目为阴阳毒者，要之。亦是湿热蕴毒之病，其不腐而为虫者，则积而为痈，不发于身面者，则发于肠脏，亦病机自然之势也。仲景意谓与狐惑阴阳毒同源而异流者，故特论列于此钦。渊雷案：经文但云脓已成，不言患在何处，尤氏以为肠脏者，一则承上文蚀肛而言，一则赤小豆当归散治便血故也。此条，《脉经》《千金》俱在狐惑门中，总病论亦以为狐惑证。

赤小豆当归散方

赤小豆三升，浸令芽出曝干　当归十两

上二味，杵为散，浆水服方寸匕，日三服。

赵刻本，阙当归两数，今据宋本及俞桥本补，《千金》作三两，徐镕附遗引庞安时作一两。用法方解，互详惊悸吐衄篇。《备预百要方》云：血痢方。赤小豆三升，炒令熟，当归三两，上二味，捣筛为散，服方寸匕，日三，薄粥温下。

《张氏医通》云：此方治肠痈便毒，及下部恶血诸疾。

程氏云：当归主恶疮疡，赤小豆主排痈肿，浆水能调理脏腑，三味为治痈脓已成之剂。此方，蚀于肛门者当用之，先血后便，此近血也，亦用此汤。以大肠肛门，本是一源。病虽不同，其解脏毒则一也。浆，酢也，炊粟米熟，投冷水中，浸五六日，生白花，色类浆者。

阳毒之为病，面赤斑斑如锦文，咽喉痛，唾脓血，五日可治，七日不可治，升麻鳖甲汤主之。

阴毒之为病，面目青，身痛如被杖，咽喉痛，五日可治，七日不可治，升麻鳖甲汤去雄黄蜀椒主之。

《脉经》云：阳毒为病，身重，腰背痛，烦闷不安，狂言或走，见鬼，或吐血下痢，其脉浮大数，面赤斑斑如锦文，喉咽痛，唾脓血，五日可治，至七日不可治也。有伤寒一两日便成阳毒，或服药吐下后，变成阳毒，升麻汤主之。阴毒为病，身重背强，腹中绞痛，咽喉不利，毒气攻心，心下坚强，短气不得息，呕逆，唇青面黑，四肢厥冷，其脉沉细紧数，身如被打，五六日可治，至七日不可治也。或伤寒初病一两日，便结成阴毒，或服药六七日以上，至十日，变成阴毒，甘草汤主之。《千金》第九卷伤寒发汗汤门，《外台》第一卷引《古今录验》，文并同。

阴阳毒究系何病，注家无明说。惟丹波氏谓阳毒即后世所谓阳斑，阴毒即后世所谓阴斑，盖得之。案巢源伤寒阴阳毒候云：夫欲辨阴阳毒病者，始得病时，可看手足指，冷者是阴，不冷者是阳。若冷至一二三寸者，病微。若至肘膝，为病极。过此，难治。阴阳毒病无常也，或初得病便有毒，或服汤药，经五六日以上，或十余日后不瘥，变成毒者，其候身重背强，咽喉痛，糜粥不下。毒气攻心，心腹烦痛，短气，四肢厥逆，呕吐，体如被打，发斑，此皆其候。若发赤斑，十生一死，若发黑斑，十死一生。又时气阴阳毒候云：此谓阴阳二气偏虚，则受于毒。若病身重，腰脊痛，面赤斑出，咽喉痛，或下利狂走，此为阳毒。若身重背强，短气呕逆，唇青面黑，四肢逆冷，为阴毒。或得病数日变成毒者，或初得病便有毒者，皆宜依证急治，失候则杀人。据此，知阴阳毒以发斑为主证矣。巢源别有伤寒斑疮候，时气发斑候，热病斑疮候，温病发斑候，皆谓在表失汗，或汗吐下后热毒不解所致。然其证候，与阳毒无异，盖不知发斑即阴阳毒，故误析为二耳，要之。阴阳毒即后世所谓发斑，机能亢进，属实热者，为阳毒阳斑。机能衰弱，属虚寒者，为阴毒阴斑。《金匮》但于阳毒言面赤斑斑如锦文，于阴毒不言发斑者，盖因当时医家习用阴阳毒之名，举阴阳毒，则已知发斑，不必更言也。

　　丁仲祐近世内科全书，以麻疹当金匮之阳毒，然阳毒与阴毒对举，而麻疹绝少阴证，且主发于小儿，则与阳毒发斑自异。必欲取西医病名以证实之，当以斑疹伤寒为近。斑疹伤寒，为立克次体所传染之急性病，多发于壮年男子，发斑之见于历来医案者，亦皆男子为多，其身热常至四十度以上，面色发红，眼充血，重者或谵妄狂躁，是即属于实热之阳毒。又最易呈衰弱证，心搏衰微，血压低减，脉微而数，面色暗晦，瞪目偃卧，循衣摸床，是即属于虚寒之阴毒。又常并发脓性腮腺炎，故咽喉痛，唾脓血，彼此对勘，阴阳毒即斑疹伤寒无疑。斑疹伤寒之发斑；为固有之主要证，并非误治之坏证。而古人言发斑者，自巢源以，皆谓由于失表，或汗吐下后热毒不解所致，此误也。活人总括云：凡内外热炽，汗下不解，烦闷咳呕，足冷耳聋，便是发斑之证。《伤寒蕴要》云：有来势急者，发热一两日便出斑，来势缓者，发热三四日而出也。景岳云：凡病伤寒，而汗下温清，俱不能解，及足冷耳聋，烦闷咳呕者，便是发斑之候。凡此诸说，皆知发斑之非因失表误治，可资考证。盖推勘病能，有多种病，必以皮肤为毒害性物质之出路，麻疹天花猩红热等皆是，不但阴阳毒也。

升麻鳖甲汤方

升麻二两　当归一两　蜀椒炒，去汗，一两　甘草二两　鳖甲手指大一片，炙　雄黄半两，研

上六味，以水四升，煮取一升，顿服之，老小再服，取汗（肘后千金方阳毒用升麻汤，无鳖甲，有桂，阴毒用甘草汤，无雄黄）。

徐大椿《兰台轨范》云：蜀椒辛热之品，阳毒用而阴毒反去之，疑误。活人阳毒升麻汤，用犀角、射干、黄芩、人参，无当归、蜀椒、鳖甲、雄黄，颇切当。丹波氏云：阳毒不得不用活人阳毒升麻汤及化斑汤之类，阴毒不得不用庞氏附子饮、霹雳散、正阳丹之类，而以升麻鳖甲汤一方主之者，可疑。渊雷案：此方不去雄黄蜀椒治阴斑，去雄黄蜀椒治阳斑，或有效，要之。治阳斑宜清宜下，治阴斑宜温，俱忌发汗。发汗则斑疹上出血溃烂，或致组织坏死也。化斑汤即人参白虎汤，用糯米，加葳蕤。附子饮方，附子、桂心、当归、白术、半夏、干姜、生姜。霹雳散方，附子炮过，以冷灰焙半时许，取出切半个，细挫，入蜡茶一钱，煎成，入熟蜜半匙，放冷服。正阳丹方，附子、干姜、甘草、皂角、麝香，煎成，连渣热服，或作散，白汤调下。

《方函口诀》云：升麻鳖甲汤，治阳毒发斑如锦义。阴阳毒之说虽不明了，然用于疫毒斑疹之异症，有效。一老医传，囚狱中有一种病，俗称牢役病，用寻常温疫治法，不验，用此方，时有特效云。又平安佐野氏，本董氏医级之说，谓喉痹急症为阴阳毒之种类，用此方得治者甚多，并可试焉。

余论　元坚云：百合、狐惑、阴阳毒三病，考之《巢源》《千金》，多系伤寒后所变，此其所以合为一篇欤。但百合狐惑，注家或谓在后世为某病，然其说亦属牵凑，实不能知其为何证，如阳毒阴毒。就唐宋诸书考之，则殆是三阳合病，与少阴直中之类。然仲景不列于《伤寒论》中，则知是别一种证，而亦未明其为今之某病也，然则三病也者，古特有而今绝无者耳。痘疹创于东汉，脚气盛于晋唐，风会变迁，理之所然，庸讵疑于古今之有异乎？

金匮要略今释卷二

第四　疟病脉证并治

证二条　方六首

　　疟病以往来寒热，发作有时为候，其病理原因，中医古书言者多矣。内经疟论，文既不甚可解。刺疟论虽胪举足六经之疟，及五脏胃腑之疟；而刺法失传。后人或以为湿，或以为痰，皆臆测而已。一八八〇年，法医拉非兰氏（Laveran）于疟病人之血中，发见一种胞子虫，即认为疟疾之病原，名之曰疟原虫。其后医家详加研究，知此虫入于人之红细胞，每次分裂繁殖时，其人即疟发，始恶寒，继发热，终则汗出热退。胞子虫种类不同，其成熟分裂之期有长短，故疟有每日发，间日发，三日发之异。一八九七年，露斯氏（Ronald Ross）证明传染之径路，系一种蚊，名安俄裴雷（Anopheles）者，介入人体。传染后发病前之潜伏期，自三十六小时至二十一日不等。此说为现代医家所公认，最近施行预防者，于清除孑孓及蚊类后，疟病渐见减少，可为一大证明。

　　师曰：疟脉自弦，弦数者多热，弦迟者多寒。弦小紧者下之差，弦迟者可温之，弦紧者可发汗针灸也，浮大者可吐之，弦数者风发也，以饮食消息止之。

　　此条凭脉不凭证，乃脉经家言，非仲景法。然疟脉自弦是事实，征之实验，疟始发，恶寒战栗时，其脉弦，发热汗出时则不弦。脉之所以弦，因浅层动脉收缩故也。浅层动脉收缩，则皮色苍白，口唇指甲作紫蓝色，见瘀血证，故脉弦与瘀血同时俱见，皆在疟病之恶寒期中。数属热，迟属寒，亦是脉法大纲。弦小紧者以下，则不可过信矣。

　　徐彬《金匮论注》云：脉大者为阳，小者为阴，紧虽寒脉，小紧则内入而为阴矣。阴不可从表散，故曰下之愈。迟既为寒，温之无疑。弦紧不沉，为寒脉而非阴脉。非阴，故可发汗针灸也。疟脉概弦，而忽浮大，知邪在高分，高者引而越之，故可吐。既云弦数者多热矣，而复申一义云：弦数者风发。见多热不已，必至于热极，热极则生风，风生则肝木侮土，而传其热于胃，坐耗津液，此非徒求之药，须以饮食消息，止其炽热，即梨汁蔗浆生津止渴之属。正内经风淫于内，治以甘寒之旨也（从尤氏删节其解弦数，本之乃师喻氏《医门法律》）。

元坚云：此条，就脉候以示疟病证治之纲领。盖疟是半表半里之病，其有表里证，亦少阳病邪之所派及，不比伤寒太阳阳明之病情病机。故其汗吐下，亦与伤寒之治例不同。所言弦数者多热，即白虎加桂枝汤、柴胡去半夏加栝蒌汤证也。弦小紧者下之差，鳖甲煎丸是也。弦迟者可温之，柴胡桂枝干姜汤是也。弦紧者可发汗，牡蛎汤是也。浮大者可吐之，蜀漆散是也。疗疟之法，实不能出于此数件矣。又按弦数者风发也，以饮食消息止之，《外台》无"止"字，似义稍长。

病疟，以月一日发，当以十五日愈；设不差，当月尽解；如其不差，当云何？师曰：此结为癥瘕，名曰疟母，急治之，宜鳖甲煎丸。

《外台》，病疟上有问字，其作期。丸，徐镕本作圆，下并同。

此条言疟病至一月以上者，当治其疟母也。一日发十五日愈，不差月尽解者，盖谓疟病不服药，大抵节气一更而自愈，否则节气再更而自愈。然亦约略之词，事实上并不尽然，故《脉经》无此文，但云疟病结为癥瘕，可以见也。疟母字，依玉篇，当作"疼"，莫厚切，云：病痦癖也。案疟母，即脾脏肿大也。脾脏肿大为急性热病所常有事，而疟病尤甚，发热则肿，按之坚而痛，热退则肿消。疟母者，病久而脾肿不消也。据西医之说，则冈疟发而脾肿，非因脾肿而发疟也。然疟病热退之时，血液中胞子虫绝少，反于脾脏骨髓等深部，营分裂生殖，且脾肿不消而疟不差，则谓久疟由于脾肿也，亦宜。

鳖甲煎丸方

鳖甲十二分，炙　乌扇三分，烧　黄芩三分　柴胡六分　鼠妇三分，熬　干姜三分　大黄三分　芍药五分　桂枝三分　葶苈一分，熬　石苇三分，去毛　厚朴三分　牡丹五分，去心　瞿麦二分　紫葳三分　半夏一分　人参一分　䗪虫五分，熬　阿胶三分，炙　蜂窠四分，炙　赤硝十二分　蜣螂六分，熬　桃仁二分

上二十三味，为末，取煅灶下灰一斗，清酒一斛五斗，浸灰，候酒尽一一半，著鳖甲于中，煮令泛烂如胶漆，绞取汁，纳诸药，煎为丸，如梧子大，空腹服七

丸，日三服（千金方用鳖甲十二片，又有海藻三分，大戟一分，䗪虫五分，无鼠妇、赤硝二味，以鳖甲煎和诸药为丸）。

元坚云：古方所言分者，系裁分之分，非六铢为分之分。此方鳖甲，《千金》注作三两，而煅灶下灰，与清酒，俱有定量。则他药以分称者，盖后人所妄改。其三分者宜作十八铢，六分宜作一两十二铢，五分宜作一两六铢，一分宜作六铢，二分宜作十二铢，四分宜作一两，始合古义。渊雷案：《千金》作成死鳖十二片，治如食法（圣济作鳖肉煎丸，用生鳖肉半斤，治如食法）。注云：要略作鳖甲三两，而他药皆以铢两计，其方有大戟、海藻、虻虫，无鼠妇、赤硝，共二十四味，分量亦颇异。原注所料，殊不核，浸灰候酒尽一半，千金作以酒渍灰，去灰取酒。

脾脏肿大，虽为急性传染病之并发病，然其所以肿，则因脾动脉生血栓，或竟栓塞，或因急性瘀血而起。西医于血栓栓塞，尚无特效治法。中医不知脾肿，谓之疟母，然治之以鳖甲煎丸，方中药味，大要是行血消瘀之品。所以溶解血栓，涤除瘀血，正适应脾肿，正适合原因疗法，此亦中医学中之一大奇迹也。

山内虑云：此方逐血之品特多者，以疟至久，则血道涩滞，与邪搏结。杨仁斋有疟有水有血，当以常山、草果、槟榔、青皮、乌梅、甘草作剂，加五灵脂、桃仁为佐之说，其意可见矣（《金匮述义》引）。

程氏云：疟母者，邪气内搏于脏腑，血气羁留而不行，息而成积，故内结癥瘕，而外作往来寒热。《内经》曰：坚者削之，结者行之。以鳖甲主瘕瘕寒热，故以为君。邪结于血分者，用大黄、芍药、䗪虫、桃仁、赤硝、牡丹、鼠妇、紫葳，攻逐血结为臣。邪结于气分者，厚朴、半夏、石苇、葶苈、瞿麦、乌羽、蜂房、蜣螂，下气利小便以为佐。调寒热，和阴阳，则有黄芩、干姜；通营卫，则有桂枝、柴胡；和血气，则有阿胶、人参，六味以为使也。结得温即行，灶灰之温，清酒之热，所以制鳖甲，同诸药而逐癥瘕疟母。

丹波氏云：乌扇即射干，见本经，《千金》作乌羽。赤硝，《活人书》云：硝石生于赤山。考本草，射干，散结气，腹中邪逆。鼠妇，治月闭血瘕寒热。石苇，治劳热邪气，利水道。紫葳，治唯瘕血闭寒热。瞿麦，利小便，下闭血。蜂窠，治寒热邪气。蜣螂，治腹胀寒热，利大小便。䗪虫，治血积癥瘕，破坚。煅灶灰，即煅铁灶中灰尔，亦主症瘕坚积。此方合小柴胡桂枝大承气三汤，去甘草、枳实，主以鳖甲，更用以上数品，以攻半表之邪，半里之结，无所不至焉。

师曰：阴气孤绝，阳气独发，则热而少气烦冤，手足热而欲呕，名曰瘅疟。若但热不寒者，邪气内藏于心，外舍分肉之间，令人消铄脱肉。

此条语出疟论。脱肉，徐镕本误肌肉，赵刻本、俞桥本及《外台》并作脱肉，与疟论同。疟论云其但热不寒者，阴气先绝，阳气独发，则少气烦冤，手足热而欲呕，名曰瘅疟。瘅疟者，肺素有热，气盛于身，厥逆上冲，中气实而不外泄，因有所用力，腠理开，风寒舍于皮肤之内，分肉之间而发。发则阳气盛，阳气盛而不衰，则病矣。其气不及于阴，故但热而不寒，气内藏于心，而外舍于分肉之间，令人消铄脱肉，故名曰瘅疟。案阴气先绝，阳气独发云者，其人津液少，而体温之形成亢盛，所谓阴虚阳盛之体也。古人名体温曰卫气，又以肺主气，故体温亢进者，谓之肺素有热，又以心主火，而为阳脏，故疟病之但热不寒者，谓之气内藏于心。后人竟以瘅疟为心肺之病，则误矣。体温之放散，身半以上为多，故气盛于身，则厥逆上冲，少气烦冤也。手足为诸阳之本，阳盛，故手足热，热干于胃，故欲呕，名曰瘅疟。瘅者热也，津液本少，又发瘅疟，则体内脂肪、蛋白质，愈益分解而消耗，故令消铄脱肉。

温疟者，其脉如平，身无寒，但热，骨节疼烦，时呕，白虎加桂枝汤主之。

疟论以先热后寒者为温疟，但热不寒者为瘅疟。《金匮》则瘅疟温疟似无别，且瘅疟但热不寒，厥逆上冲（谓冲逆非厥冷之厥）。以证候论，亦是白虎加桂枝汤所主，然则虽无别可也。疟脉自弦，如平，谓不弦也，身无寒但热，则脉不弦，可知疟脉之弦，必在恶寒瘀血时矣。

元坚云：疟邪本在少阳，故时呕。此证则热邪熏胃者为甚，故身无寒但热。更就骨节疼烦视之，则犹有表邪在，故加桂枝于白虎汤中，以兼治表里。白虎清凉而少阳之邪亦解，犹三阳合病用白虎之例（伤寒论二百二十七条）。

白虎加桂枝汤方

知母六两　甘草二两，炙　石膏一斤　粳米二合　桂去皮，三两

上剉，每五钱，水一盏半，煎至八分，去滓温服，汗出愈。

粳米二合，《千金》《外台》及《伤寒论》白虎汤并作六合。桂，俞桥本作桂枝，并是。煮服法亦非仲景之旧，《千金》云：上四味，口父咀，以水一斗二升，煮米烂，去滓，加桂心三两，煎取三升，分三服，覆令汗，先寒发热汗出者愈。《外台》此下更有十四字云，《伤寒论》云：用枇粳米，不熟稻米是也。

《圣济总录》云：知母汤，（即本方）治温疟，骨节疼痛，时呕，朝发暮解，暮发朝解（案即千金本方之证治也）。

《方极》云：白虎加桂枝汤，治白虎汤证而上冲者。

《方机》云：疟疾，身热，骨节疼烦，渴欲饮水者，白虎加桂枝汤主之。

《类聚方广义》云：霍乱，吐泻之后，身体灼热，头疼身痛，大渴烦躁，脉洪大者，宜此方。

渊雷案：此方，《千金》《外台》俱用桂心。凡仲景用桂枝，而《千金》《外台》用桂心者，不一而足。细考之，殊无条理可循。日本医吉益氏之流派，遂以桂枝、桂心为一物，俱治冲逆。然桂心味厚，桂枝味薄，冲逆而有表证者宜桂枝，冲逆而下焦寒者宜桂心。此方有骨节疼烦之表证，则用桂枝为是。

吉益猷《险症百问》云：一妇人病疟，干呕不能食，又恶心，强食之，则必吐。发时，身体疼痛，寒少热多，呕吐益甚，试多与冷水，则呕吐稍止，于是作白虎加桂枝汤。令热服之，忽然振寒发热，大汗出而愈。渊雷案：此案因白虎证不具而呕吐剧，南涯盖偶忆金匮温疟有时呕之证，故先以冷水试之，得冷水而呕吐稍止，则与本条之时呕正合，故用白虎加桂枝汤。观其得汤而病愈，可知仲景所记证候，皆由积验而来，可为用药之标准，此大论要略之所以可宝也。尤奇妙者，服汤后，振寒发热，大汗出而愈。《千金》不云乎：先寒发热汗出者愈。盖温疟本无寒，服药反先寒，则为瞑眩，瞑眩斯病愈矣。读《金匮》《千金》者，倘于其用药之标准，瞑眩之状况，精思熟虑，则每收奇效。

疟多寒者，名曰牡疟，蜀漆散主之。

《外台》引仲景《伤寒论》，作牝疟。元坚云：宋本《外台》作牝疟。盖其作牝者，程衍道（明崇祯间人重刻《外台秘要》者）所意改。吴氏医方考云：牝，阴也。无阳之名。故多寒名牝疟。

蜀漆散方

蜀漆洗去腥　云母烧二日夜　龙骨各等分

上三味，杵为散，未发前以浆水服半钱。○温疟加蜀漆半分，临发时服一钱匕（一方云母作云实）。

洗去腥，赵刻本误作烧去腥，今据徐镕本改。《外台》方云：蜀漆洗去腥，云母，龙骨，上三味，等分，捣筛为散。先未发前一炊，以清酢浆水和半钱服，临发时更服一钱。温疟者，加蜀漆半分。云母，炭火烧之三日三夜用。注云，云母一作云实。

《方极》云：蜀漆散，治寒热发作有时，脐下有动者。

《类聚方广义》云：牝疟七八发若十余发后，病势渐衰者，未发前一时许，以酢水等分，或新汲水，服一钱匕，则吐水而愈。

程氏云：蜀漆，常山苗也，得浆水，能吐疟之顽痰。此方乃吐顽痰，和阴阳之剂，故牝疟温疟俱可服。元坚云：云母、龙骨性用，注家所说，似未明晰。考之本草，亦未见有治疟之能，窃以为此二味及牡蛎，俱有解水结之功，故与蜀漆相配，能豁疟痰也。《肘后方》曰：老疟久不断者，末龙骨方寸匕，先发一时，以酒一升半，煮三沸，及热尽服，温覆取汗，便即效。《千金翼》曰：疗痰饮头痛，往来寒热方，常山一两，云母粉二两，上二味为散，熟汤服方寸匕，吐之止，若吐不尽，更服。并与此方其意相似。又刺疟篇次注曰：先其发时，真邪异居，波陇不起，故可治，过时则真邪相合，攻之则反伤真气，故曰失时。盖得此说，而此方服法，义益明矣。渊雷案：此方用以截疟，无论寒多热多，但脐下有动者，甚效。若胸腹有动者，加牡蛎，唯截疟须于疟发三五次以后行之，截之若早，常有后遗病。又须于疟发前一小时乃至两小时服药，服早仅不效而已，服迟则疟发更增躁扰，此皆经验之事实。

附外台秘要方

○牡蛎汤。治牝疟。

牡蛎四两，炙　麻黄去节，四两　甘草二两　蜀漆三两

上四味，以水八升，先煮蜀漆麻黄，去上沫，得六升，纳诸药，煮取二升，温服一升。若吐则勿更服。

各篇中附方，盖宋臣孙奇、林亿等校理医籍时采入，抉择颇精。亦有本是仲景方，而要略遗佚者，故诸家注本，多存而不去（惟程氏直解及《医宗金鉴》不载附方），日本医亦与仲景方同论列。此方，《外台》列于蜀漆散之前。仲景《伤寒论》牝疟，多寒者名牝疟，牡蛎汤主之。方中甘草下有炙字，蜀漆下更有七字云。若无，用常山代之。煮服法云，上四味切，以水先洗蜀漆三遍，去腥，以水八升，煮蜀漆及麻黄，去沫，取六升，纳二味。更煎取二升，去滓，温服一升，即吐勿更服则愈。

《方极》云：牡蛎汤，治甘草麻黄汤证（甘草麻黄汤治喘急迫或自汗或不汗者）而胸中有动者。《方机》云：治疟疾恶寒甚，胸腹动剧者，兼用紫圆。

赵氏云：牡蛎软坚消结，除滞血，今更佐之蜀漆，以理心下所结之邪，而甘草佐麻黄，非独散寒，且可发越阳气，而通于外，阳通结去，其病即瘥。尤氏云：盖亦蜀漆散之意，而外攻之力较猛矣。元坚云：此方吐而兼汗者，张戴人法，间有此类。然愚尝用治疟夜间发，及热甚无汗者，服后不吐而汗，稍稍邪解就愈，尤氏以谓外攻之力较猛者信矣！

〇柴胡去半夏加栝蒌汤。治疟病发渴者，亦治劳疟。

柴胡八两　人参　黄芩　甘草各三两　栝蒌根四两　生姜二两　大枣十二枚

上七味，以水一斗二升，煮取六升，去滓再煎，取三升，温服一升，日二服。

《外台》引张仲景《伤寒论》，疟发渴者，与小柴胡去半夏加栝蒌汤。方中甘草下有炙字，大枣下有擘字，日两服作日三。注云：经心录疗劳疟，案劳疟者，巢源云：凡疟积久不差者，则表里俱虚，客邪未散，真气不复，故疾虽暂间，小劳便发。汤本氏云：此渴系虚热，而非实热，不然，何不加石膏，而加栝蒌根乎？师特托疟病以述此方之用途耳，凡证如小柴胡，而无半夏证，有栝蒌根证，或加疲劳困惫之状者，不论何种病证，皆宜用之。

《方极》云：柴胡去半夏加栝蒌汤，治小柴胡汤证（小柴胡汤治胸胁苦满或寒热往来或呕者）而渴，不呕者。

《方机》云：疟病，往来寒热，胸胁苦满，或渴，不呕者，柴胡去半夏加栝蒌汤主之，兼用紫圆。

汤本氏云：余屡用本方，加麦门冬、地黄，兼用第二黄解丸（黄连、黄芩、栀子、黄柏）治肺结核，身体枯瘦，微咳虚热，手掌足蹠烦热者。

徐氏云：《伤寒论》，寒热往来为少阳，邪在半表里故也。疟邪亦在半表里，故入而与阴争则寒，出而与阳争则热，此少阳之象也。是谓少阳而兼他经之证则有之，谓他经而全不涉少，阳，则不成其为疟矣。所以小柴胡亦为治疟主力，渴易半夏加栝蒌根，亦治少阳成法也（伤寒论九十九条小柴胡汤加减法）。攻补兼施，故亦主劳疟。

〇柴胡姜桂汤。治疟寒多，微有热，或但寒不热（服一剂如神）。

柴胡半斤　桂枝三两，去皮　干姜二两　黄芩三两　栝蒌根四两　牡蛎三两，熬　甘草二两，炙

上七味，以水一斗二升，煮取六升，去滓再煎，取三升，温服一升，日三服。初服微烦，复服汗出便愈。

今《外台》第五卷疟病门不载此方，本出《伤寒论》太阳中篇，用法方解，详《伤寒论今释》。

《成绩录》云：富士山祝史某，侨居京师，得疾请医，医诊以为外邪，与药即愈。乃梳发浴身，而疾复发，烦渴引饮，胸腹有动，明日即愈，愈后复发，约每六七日而一发，如是数次，医不以为虚，即以为邪热。然药之不愈，遂请先生。先生曰：医误矣，斯病乃疟耳。令服柴胡姜桂汤，不过数帖，疾去如濯。

浅田宗伯《橘窗书影》云：一妇女，产后恶露既尽，时时恶寒面热，舌上赤烂，头汗出，心下微结，腹满，小便不利，腰以下微肿。医或以为褥劳，或以为黄胖，杂治之，不验。余诊为血热挟蓄饮之证，与柴胡姜桂汤，加吴茱萸、茯苓，自丁酉之秋，迄戊戌之春，旧痾已愈过半，尚守前方，遂全治。

又云：一妇人，外感不解，日日恶寒发热有定时，状如类疟，汗出不止。众医治之月余，或以为风劳，或以为血热，纷无定论。余诊之日，脉沉弦，且心下微结，恐有蓄饮动悸，为邪热水饮并郁之证。乃与柴胡姜桂，加鳖甲、茯苓，又以时时气郁干呕，兼用三黄泻心汤，加香附、槟榔、红花为泡剂。服之两三日，诸证减半，不数旬而痊愈。

又云：一妇人，外感后，热不解，时时发热如疟，盗汗出，胸腹动悸，目眩耳鸣，或肩背强急，头上如戴大石，耳中如撞大钟。历更诸医，一年余，无寸效。余用柴胡姜桂汤加黄芪鳖甲，数十日，热减，盗汗止，因去黄芪、鳖甲，加吴茱萸、茯苓，兼用六味地黄加铁沙炼，诸证痊愈。

第五　中风历节病脉证并治

论一首脉证三条　方十二首

此篇所论，有脑病，有脊髓病，有末梢神经病，亦有运动器病，新陈代谢病，

其证候为不遂，为疼痛，疼痛不遂之证，古人以为皆风之使然，故论列为一篇。

夫风之为病，当半身不遂；或但臂不遂者，此为痹。脉微而数，中风使然。

不遂，谓不能运用自如也。半身不遂者，病必在大脑。但臂不遂者，病或在脊髓，或在末梢神经。元坚云：凡形骸一节之气，闭而不仁者，皆谓之痹。今止云臂者，盖举一隅尔。尤氏云：风从虚入，故脉微。风发而成热，故脉数。日中风使然者，谓痹病亦是风病，但以在阳者则为风，而在阴者则为痹耳。丹波氏云：脉微而数，可疑。今验风病，多脉浮大而滑，而或数或不数。

欲明风与痹之病理，须先究运动神经之径路。脑髓中之大脑，为意识记忆知识意志情绪之主宰，此等精神，皆寄于大脑之皮质。大脑分为左右两半球，犹四肢五官之各分左右也。运动神经之神经纤维，皆出于大脑两半球之皮质，由皮质之下向后，至延髓脊髓交界处，大部分左右交叉，出于大脑左半球之神经，交叉而下行于脊髓右侧，出于大脑右半球之神经，交叉而下行于脊髓左侧。此等纤维，下至脊髓之运动神经细胞核而终止，是名中枢性运动径路。脊髓亦分为左右两侧，由此再生新纤维，自脊髓出，分布于全身随意运动之器官，是名末梢性运动径路。上肢之末梢运动径路，出自颈髓胸髓，下肢之末梢运动径路，出自腰髓骶骨髓。因此之故，病在大脑半球，则对侧之半身不遂，病在颈髓胸髓之一侧，则本侧之上肢不遂，病在腰髓骶骨髓之一侧，则本侧之下肢不遂，是故半身不遂之风，病在大脑，臂不遂之痹，病在脊髓也。尤氏谓风彻于上下，故半身不遂。痹闭于一处，故但臂不遂，以此见风重而痹轻，风动而痹著。此言虽未得真际，然已触及真际矣。倘大脑之病灶甚小，仅侵及一小部分之运动中枢，则不遂之外证，亦局限于身体一小部分，不致波及半身。若是者，将与脊髓之病疑似。欲鉴别之，可先测其血压，若血压甚高，而又头中胀痛，则可知其脑血管破裂，是大脑之病。若不尔者当属脊髓之病，次察其不遂之肌肤，有无变性萎缩。有变性萎缩者，是脊髓之病，无者是大脑之病。盖肌肤之营养神经，出于脊髓，不出于大脑，脊髓有病，则其所辖之肢体，必见营养障碍故也。

中风之为病，因大脑卒然出血，故卒然不省人事，口眼㖞僻，手足不收，痰涎涌盛。其幸而得苏者，则半身不遂，延年（亦有半年内痉愈者），大抵十年之内，病必再发，再发多不救。脑出血与脑充血不同，充血不过血管扩张而聚血多，尚未溢出管外，出血则血溢于管外矣。脑充血之重证，虽亦有不省人事者，然致命者少。苏醒后，可望平复如故。若脑出血，往往因心脏麻痹，呼吸麻痹而立毙，其不毙者，即成半身不遂之证。脑出血之病灶，大小不等，大者侵及半球之大部，小者乃如粟粒（此等小灶无卒中证候），通常大如榛栗如胡桃者最多。新出血之灶，状如糜粥而色红，此由碎裂之脑实质，及溢出之血液，混合而成。经时稍久，血液凝固，则红细胞崩坏，血色素分解，遂被脑组织所吸收，仅留透明而黏腻之浆液。又经若干时日，则包含浆液之处，萎缩而成瘢痕焉。

寸口脉浮而紧，紧则为寒，浮则为虚，寒虚相搏，邪在皮肤。浮者血虚，络脉空虚，贼邪不泻，或左或右；邪气反缓，正气即急，正气引邪，喎僻不遂。邪在于络，肌肤不仁；邪在于经，即重不胜；邪入于腑，即不识人；邪入于脏，舌即难言，口吐涎。

口吐涎，《脉经》作口吐淤涎，则与上文皆四字为句，似是。

寒虚相搏，邪在皮肤者，古人不知神经系统之实质上起疟变，而以风从外人为病原故也。络脉即血管，意谓。血管空虚，风入而为贼邪，留而不泻，或入于左，或入于右，健康人两侧之肌肤，本是端正如一，缓急平均，今风邪所入，肌肤为之宽缓。然无病之侧不宽缓，则牵引而喎僻也。络指浅层血管，经指深层血管，重不胜之病，深于不仁，故以不仁为络病，重不胜为经病。元坚云：痹论曰：皮肤不营，故为不仁。次注曰：不仁者，皮顽不知有无也。《诊要经终论次注》曰：不仁，谓不知善恶。尤氏云：神藏于脏而通于腑，腑病则神窒于内，故不识人。诸阴皆连舌本，脏气厥，不至舌下，则机息于上，故舌难言而涎自出也。

以今日之病理学说言，则脑出血由于血管中压力增高，血压之高由于动脉硬化，及大脑动脉之粟粒形动脉瘤。所以致动脉病变之原因甚多，如衰老、嗜酒、多食、梅毒、铅中毒、痛风、慢性肾炎、心脏肥大、心内膜炎等，皆是。至于引起脑出血之诱因，则为大喜大怒，饱食温浴等。发作时不识人者，因大脑皮质受出血灶之压迫，故知识昏蒙也。及出血歇止，病灶收缩，崩坏物渐被吸收，大脑皮质之被压轻减，则病人自醒。然病灶不消灭，则喎僻不遂之半身，终不能恢复。肌肤不仁者，知觉神经麻痹也，知觉神经之纤维，常与运动神经之纤维混合一处，其中枢亦在大脑，故不遂之半身常不仁，舌难言，口吐涎者，舌下神经及颜面神经麻痹也。

自宋以后，言卒中之原因者，河间主火，东垣主虚，丹溪主痰，之三说者，后人多祖述之。其实皆非主因也，当卒中之际，或面色缘缘而赤，脉洪大而滑，鼻息深长，得大剂甘凉药而病减，此河间说之由来也。或痰涎沥盛，得大剂除痰药而病减，此丹溪说之由来也。偏枯瘫痪，得大剂补益药而病减，此东垣说之由来也。然卒中之人，多体格佳良，肥胖多血者，则不得为虚。未中之前，本无痰证火证，则不得为痰为火。然则火也虚也痰也，皆既中以后之证候治法，非卒中之原因也。

〇侯氏黑散：治大风，四肢烦重，心中恶寒不足者（外台治风癫）。

菊花四十分　白术十分　细辛三分　茯苓三分　牡蛎三分　桔梗八分　防风十分　人参三分　矾石三分　黄芩五分　当归三分　干姜三分　芎䓖三分　桂枝三分

上十四味，杵为散，酒服方寸匕，日一服，初服二十日，温酒调服，禁一切鱼肉大蒜，常宜冷食，六十日止，即药积在腹中不下也，热食即下矣，冷食自能助药力。

六十日止即药积七字，赵刻本作自能助药力五字，今据徐镕本、俞桥本改。丹波氏云：此方主疗文法，与前后诸条异。先揭方名，而后治云云者，全似后世经方之例，故程氏、尤氏、《金鉴》，并云宋人所附。然《巢源·寒食散发候》云：仲景经有侯氏黑散，《外台·风癫》门载本方，引《古今录验》，无桔梗，有钟乳矾石。方后云：张仲景此方更有桔梗八分，无钟乳矾石。乃知此方，隋唐之人以为仲景方，则非宋人所附较然矣。徐氏云：大风，概指涎涮卒倒之后也。沈氏云：直侵肌肉脏腑，故为大风。

渊雷案：此方重用白术之吸收，桔梗之排脓（桔梗之治效，日华本草及吉益氏说是也，今人以为诸药之舟楫乃误信洁古之说），而引之以上行之菊花，以治脑中出血灶。佐以祛风养血消痰降逆之品，而行之以温酒，以治不遂之神经。似是中风正治之方，然唐宋以来医书，未见此方之治验，知黑散之不用久矣。岂以其不能取效欤？又案素问长刺节论云：病大风，骨节重，须眉堕，名曰大风，此即今之麻风。或疑本方治大风，即是麻风，沈注直侵肌肉脏腑，亦与麻风病理暗合，然麻风为难治之病，本方殆无效也。

寸口脉迟而缓，迟则为寒，缓则为虚。营缓则为亡血，卫缓则为中风。邪气中经，则身痒而隐疹，心气不足，邪气入中，则胸满而短气。

丹波氏云：迟者数之反，缓者紧之反，《金鉴》改迟作浮。云，迟缓二脉不能并见，必是传写之讹。此却非也。元坚云：营缓卫缓二句，是双关文法，上句是客词，下句是主词，对举以为营虚卫虚之辨。缓字承上文，犹言虚，营缓，言尺中缓者营必虚，卫缓，言寸口缓者卫必虚，卫虚故中风也。营缓一句，本不干中风，而注家牵合为说，未免错误。

渊雷案：此亦脉经家言。其证候，但身痒隐疹，胸满短气，而无不识人之大脑病证，似即今所谓脊髓空洞症。其原因为先天性脊髓发育不全，有家族遗传关系，而以外伤传染病感冒精神发扬等为诱因，多发于少壮男子，其病灶在脊髓中央，因神经胶质增殖而成肿瘤，致灰白质萎缩，终则肿瘤溶解而成空洞。亦有因脊髓中央管之发育不全而成者，其证候以进行性肌肉萎缩为特征，发于拇指球小指球及骨节间，渐及于两臂外侧，患处肌肉，瘦削而挛缩。又因局部知觉麻痹，多亡失痛觉温觉，故手指常被烟卷灼伤而不自知。又因营养神经节细胞崩坏，致指节破坏，爪甲不痛自脱。皮肤生水泡匐行疹天疱疮，或生穿孔性溃疡，或现红斑。若所患空洞在颈髓，则病变见于目，眼睑裂狭小，眼球塌陷，患侧之瞳孔特小。若所患空洞在延髓，则病变现于舌咽颜面，舌萎缩，咽下困难，声带麻痹，偏侧颜面萎缩，心动急速，小便多而糖尿。

○风引汤，除热瘫痫。

大黄　干姜　龙骨各四两　桂枝三两　甘草　牡蛎各二两　寒水石　滑石　赤石脂　白石脂　紫石英　石膏各六两

上十二味，杵，粗筛，以韦囊盛之。取三指撮，井花水三升，煮三沸，温服一升（治大人风引，少小惊痫瘛疭，日数十发，医所示疗除热方，巢氏云脚气宜风引汤）。

丹波氏云：此方亦非宋人所附，《外台》风痫门引崔氏甚详。云：疗大人风引，少小惊痫，瘛疭日数十发，医所不能疗，除热镇心，紫石汤（方与本方同）。上十二味，捣筛，盛以韦囊，置于高凉处，大人欲服，乃取水二升，先煮两沸，便内药方寸匕，又煮取一升二合，滤去滓，顿服之。少小未满百日，服一合，热多者，日二三服，每以意消息之。永嘉二年，大人小儿频行风痫之病，得热，例不能言，或发热，半身掣缩，或五六日，或七八日死。张思惟合此散，所疗皆愈。此本仲景《伤寒论》方，古今录验范汪同（《千金》风癫门紫石散即本方，主疗服法并同）。由此观之，风引，即风痫瘛引之谓，而为仲景之方甚明。但除热瘫痫四字，义未允。刘氏《幼幼新书》作除热去癫痫，楼氏纲目作除热癫痫（王氏准绳同），其改瘫作癫，于理为得矣。

渊雷案：风痫瘛引，即后世所谓搐搦，亦即痉挛，乃神经系统病常见之证。小儿患急性热病，亦往往发痉挛，即俗所谓急惊风。大人风引，少小惊痫，盖汉晋人语，犹今世医人，于大人则名动肝风，于小儿则名急惊风也。此方治风引惊痫，而云除热瘫痛。林亿等亦知瘫字之误，故引外台文以证之。又，据张思惟之所治，云大人小儿频行风痛，知是流行性传染病，其证不能言，或发热，半身瘛缩，五六日七八日而死，则是流行性脑膜炎也。惟方意与近顷所见之脑膜炎证不对，唐以来亦未闻治验，不知有效否。尤氏云：此下热清热之剂，中有姜桂石脂龙蛎者，盖以涩驭泄，以热监寒也。

〇**防己地黄汤。治病如狂状，妄行独语不休，无寒热，其脉浮。**

防己一分　桂枝三分　防风三分　甘草一分

上四味，以酒一杯渍之一宿，绞取汁；生地黄二斤，咬咀，蒸之如斗米饭久；以铜器盛其汁，更绞地黄汁，和分再服。

赵刻本，分并误钱，甘草作二钱，《医方类聚》（朝鲜书）作二分，今据徐镕本改。此方未审是否仲景方，千金第十四卷风眩门所载，似是古制。其文云：治语狂错，眼目霍霍，或言见鬼，精神昏乱，防己地黄汤方。防己二两，生地黄五斤（别切，勿合药渍，疾小轻，用二斤）甘草二两，桂心、防风各三两，上五味咬咀，以水一升，渍之一宿，绞汁，著一面，取其滓，著竹簀上，以地黄著药滓上，于三斗米下蒸之。以铜器承取汁，饭熟，以向前药汁合绞取之，分再服。

《千金》风眩一门，盖专载徐嗣伯方，引徐嗣伯曰：夫风眩之病，起于心气不定，胸上蓄实，故有高风面热之所为也。痰热相感而动风，风心相乱则闷瞀，故谓之风眩。大人曰癫，小儿则为痫，其实是一。据此，则防己地黄汤，乃治癫痫之方。癫痫，俗名羊痫风，系官能性神经系统病。发作无时，初发之年龄，自七岁至二十岁。重症癫痫发作时，卒倒不省人事，全身痉挛，牙关紧闭，口吐白沫，历十秒钟乃至五分钟，徐徐苏醒，此固非防己地黄汤所能治。若轻症癫痫，不过突然眩晕，及轻度失神，言语动作，一时中止，现一时性虚神，少顷清醒，操作如故。或于行路之际，忽然昏糊，走入他人之家，或至非所欲至之地，然后清醒。又有所谓类似癫痫症者，其人神识亡失，纵火杀人，清醒后不自知。或发强度之精神兴奋，恐怖惊愕，又现运动机能之失调，突然奔走，或旋转不已。此其证候，皆与防己地黄汤证符合。

《方函口诀》云：此方治老人男女，因老耄而妄语狂走者。《金匮》虽属于中风，实则失心疯之类也。一老妇，面目手足微肿，心气不乐，对人辄落泪愁伤，他无余症，用此方而痊愈。

《兰台轨范》云：此方他药轻而生地独重，乃治血中之风也，此等法最宜细玩。渊雷闻之太炎先生云：《素问·病能论》以生铁洛饮治阳厥怒狂。本方重用地黄，地黄含铁质，与生铁洛饮同意。

头风摩散方

大附子一枚，炮　盐等分

上二味，为散，沐了，以方寸匕，已摩疾上，令药力行。

疾，俞桥本同，他本俱作疢。此方《千金》《外台》俱载之，《外台》第十五卷头风头痛门，但引《千金》，不云张仲景方。《千金》第十三卷头面风门，名头风散方。云附子一枚，中形者，盐如附子大。上两味，治下筛，沐头竟，以方寸匕摩顶上，日三。案头风者，发作性之头眩头痛也，亦系官能性神经系统病。本草陈藏器云：盐，去皮肤风毒。

寸口脉沉而弱，沉即主骨，弱即主筋，沉即为肾，弱即为肝，汗出入水中，如水伤心，历节黄汗出，故曰历节。

赵氏云：肾主水，骨与之合，水性下，故脉沉者病在骨也。肝藏血，筋与之合，血性濡，血虚则脉弱，故脉弱者病在筋也。

丹波氏云：寸口脉沉以下，至即为肝二十二字，《脉经》移于下文味酸则伤筋之首，文脉贯通，旨趣明显，盖古本当如是矣。

程氏云：汗者，心之液。汗出而入水浴，则水气伤心，又从流于关节交会之处，风与湿相搏，故令历节黄汗而疼痛也。

尤氏云：案后水气篇中云：黄汗之病，以汗出入水中浴，水从汗孔入得之。合观二条，知历节黄汗，为同源异流之病。其瘀郁上焦者，则为黄汗。其并伤筋骨者，则为历节也。元坚云：此条不言痛者，盖省文也。如水伤心，注家就心主汗为解，然汗出入水中，恐不遽伤及心，且历节是筋骨间病，固不干心脏。仍疑心字有讹，或曰：心主血脉，伤心犹言伤血脉。亦属臆说，历节黄汗之辨，尤氏为确。徐氏曰：黄汗重在肿，历节重在痛，亦是。今更审之，曰黄汗出，曰肢节疼痛，曰发热，皆是二病所俱有。然历节之黄汗，特在痛处，曰历节黄汗出，是（案历节之汗不限于痛处，此说非是）。黄汗之汗，洽于周身，曰汗沾衣，色正黄如柏汁，是。历节之肿，多止下部，曰脚肿如脱，曰独足肿大，是。黄汗之肿，及于遍体，曰四肢头面肿，曰身肿，是。历节之痛，转历诸节，其名可征，黄汗之痛，必不转历，曰骨节疼痛，曰腰髋弛痛，曰身疼重，是。且其胸中窒如痛，久不愈必致痈肿等证（案此即脓毒性关节炎，见下文）。实黄汗之所独，而历节则无此瘀郁之态也。但近时未见黄汗病，亦未见历节有黄汗出者（案历节重证，发高热者多酸臭汗，即所谓黄汗矣），姑就文义而论之已。

渊雷案：《巢源》历节风候云：历节风之状，短气，自汗出，历节疼痛不可忍，屈伸不得，是也。历节系一种急性热病，而以关节肿痛为特征，《金匮》本条及《巢源》，俱不言发热。然下文味酸则伤筋条云：假令发热，便为历节也。可知历节必发热矣，历节盖即急性关节风湿病。其病有流行性及流行时期，当亦是传染病，惟病原体至今未能确指。其诱因，以感冒及居处潮湿为最多，故高燥地方不常见，卑湿窑下之墟多有之，是即古人所谓汗出入水，汗出当风矣。

急性关节风湿病之起，大抵全无前驱症状，亦有先显不规则之关节痛，不舒适，及咽痛等状者。寒战者少，大多由恶寒而发热，同时一关节或数关节作痛，热至39℃或40℃，脉搏软而数，每分钟百余至。舌上，生灰白苔，此外更有一般急性热病之寻常症状，如厌食、口渴、大便秘结、小便短赤等，大多数出汗甚多，汗极酸臭，多生汗疹，精神恍惚。年少而病笃者，或至昏睡。受病之关节，一动即痛，红肿而热，病在膝关节者最多，次则踝肩腕肘髋手足等。诸关节之受病不同时，常依次继续肿痛，每历一关节，热必再度上升，此为热病中之最困苦者。病人略转动即大痛，汗出如洗，每致非常虚弱，困顿不起。风湿病之亚急性者，发热不过38℃，受病之关节较少，炎肿亦较轻。

症状与风湿病类似之病，有多数性续发性关节炎，脓毒性关节炎，淋菌性关节炎，此皆并发于他种传染病之经过中。有原发病固有之证候，可以鉴别。最难鉴别者，为畸形性关节炎，其特殊性状，为滑膜软骨及关节周围之构造改变，有时或为骨萎缩或肥大。然始病时，竟与风湿病难别。又有痛风，系新陈代谢病，以体内成多量之尿酸为特征，惟发热轻微，关节之疼痛，夜间甚剧，而昼日几于无痛。凡此数种，古医书皆称历节，皆在本篇之范围。痛风之名，本出自我国，盖起于金元以后，丹溪《格致余论》有痛风论，云：瘀浊凝涩，所以作痛，夜则痛甚，是也。晋唐人则谓之白虎病，《外台》第十三卷引近效论，云：白虎病者，大都是风寒暑湿之毒，因虚所致，将摄失理，受此风邪，经络结滞，血气不行，蓄于骨节之间，或在四肢，肉色不变，其疾昼静而夜发。发即彻髓酸疼，乍歇，其病如虎之啮，故名曰白虎之病也。

跌阳脉浮而滑，滑则谷气实，浮则汗自出。

跌阳，胃脉也，诊在冲阳，冲阳在足跌上五寸，骨间动脉上，当大指次指之间。此与下条，并是脉经家说黄汗历节痛之故。

少阴脉浮而弱，弱则血不足。浮则为风，风血相搏，即疼痛如掣。

少阴，肾脉也，胗在太溪，太溪在足内踝后，跟骨上，动脉陷中。尤氏云：跌阳少阴二条合看，知阳明谷气盛者，风入必与汗偕出，少阴血不足者，风入遂著而成病也。

盛人脉濇小，短气，自汗出，历节疼，不可屈伸，此皆饮酒，汗出当风所致。

肥人脉濇小，易喘易汗，是事实。此因体质关系，未必由于饮酒汗出当风也。尤氏云：缘酒客湿本内积，而汗出当风，则湿复外郁。内外相召，流入关节，故历节痛不可屈伸也。合三条观之，汗出入水者，热为湿郁也。风血相搏者，血为风动也。饮酒汗出当风者，风湿相合也。历节病因，有是三者不同，其为从虚所得则一也。

诸肢节疼痛，身体魁羸，脚肿如脱，头眩短气，温温欲吐，桂枝芍药知母汤主之。

魁羸，沈氏、尤氏、《金鉴》本，俱作尪羸，徐本俞本作魁羸，《脉经》作魁瘰。（元广勤书室刻本《脉经》瘰误漯）案郑注檀弓云：尪者，疾病之人，其面乡天，或云短小曰尪。说文云：羸，瘦也。然则尪羸是短小瘦劣之意，此非历节主证。赵刻本作魁羸，不误。魁羸者，状关节之肿大也。玉篇肉部有膈魁字，云：肿貌。此即金匮历节证魁羸之本字。沈尤诸本作尪羸者，盖因次条有身体羸瘦之文而误。徐本俞本作魁，则魁字之讹也。

丹波氏云：历节，即痹论所谓行痹痹痛之类，盖风寒湿三气杂至，合而所发，痛久则邪盛正弱，身体即旭羸也（案以魁羸为瘦劣非）。痹气下注，脚肿如脱。上行则头眩短气，扰胃则温温欲吐，表里上下皆痹。故其治亦杂揉，沈氏则谓脾胃肝肾俱虚，非也。元坚云：肢节疼痛，身体魁羸，脚肿如脱，三证互言者，亦犹麻黄汤身疼腰痛骨节疼痛之例。且此云脚肿如脱，次条云独足肿大者，言寒湿下注，下部特浮，其久不愈者，往往变为鹤膝风，亦湿滞所致耳。又短气，与甘草附子汤证短气同机。

渊雷案：此条证候，正合急性关节风湿病，其他脓毒性淋菌性梅毒性诸关节炎亦可用此方。

桂枝芍药知母汤方

桂枝四两　芍药三两　甘草二两　麻黄二两　生姜五两　白术五两　知母四两　防风四两　附子三枚，炮

上九味，以水七升，煮取二升，温服七合，日三服。

附子三枚，他本俱作二两，此方分两多而用水少，可疑。《外台》第十四卷历节风门，引《古今录验》防风汤，即本方去麻黄。煮法以水一斗，煮取三升，当从改。防风汤证云：身体四肢节解，疼痛如堕脱。肿，按之皮急，头眩短气，温温闷乱如欲吐。

《方机》云：桂枝芍药知母汤，治历节疼痛挛急，头眩，温温欲吐者。

《类聚方广义》云：治风毒肿痛，憎寒壮热（案麻桂并用为放散体温，故治壮热），渴而脉数，欲成脓者。

又云：痘疮贯脓不足，或过期不结痂，憎寒身热，一所疼痛而脉数者，余毒欲成痈也，宜此方。

《方函口诀》云：此方以身体瘣瘰为目的，治历节经数日，骨节肿起如木瘿，两脚微肿，因疼痛而上逆，为头眩干呕者。又用于腰痛，鹤膝风，及俗所谓脚气者，皆有效。

丹波氏云：桂麻防风，发表行痹。甘草生姜，和胃调中。芍药知母，和阴清热。而附子用知母之半，行阳除寒。白术合于桂麻，则能祛表里之湿。而生姜多用，以其辛温，又能使诸药宣行也。与越婢加术附汤其意略同。

曹颖甫先生云：戴姓妇，子死腹中，某医用药下之，胎已腐烂，然以贫故，未暇调理。未几，腹中时有块跳动，手足肢节俱疼痛，甚至不可屈伸，两足如脱，

腋下时出黄汗，经两年矣。来求治，足胫常冷，脚肿如脱，两手不可屈伸，真历节证也。乃用《金匮》桂枝芍药知母汤，桂枝三钱、白芍三钱、麻黄二钱、防风四钱、生草二钱、白术苍术各四钱、知母四钱、熟附块二钱，服两剂，不见动静。翌日复诊，改熟附块为生附子，四剂后，汗液大泄，两手足胀大，发浸淫疮，而关节疼痛减其太半。盖寒湿毒由里达表之验也。闻之丁君甘仁曰：凡湿毒在里之证，正当驱之出表。但既出于表，必重用大小蓟丹皮赤芍，以清血分余毒。不独外疡为然，治历节风亦无不然。予乃用大小蓟各四钱，丹皮三钱，赤芍三钱，佐以息风和血之去湿品，两剂后，浸淫疮略减，复四剂后，渐次结痂，惟头晕如击仆状。诊其脉，大而弦，大则为热，弦则为风。小产后，其血分虚，血为阴类，阴虚则生热，血虚则生风。虚者不可重虚，乃用大熟地四两，生潞党四钱，制乳没各三钱，生铁洛四两，服十余剂，手足并光润，不知其曾患浸淫疮矣。渊雷案：此案乃脓毒性关节炎也。

味酸则伤筋，筋伤则缓，名曰泄；咸则伤骨，骨伤则痿，名曰枯。枯泄相搏，名曰断泄。营气不通，卫不独行，营卫俱微，三焦无所御，四属断绝，身体羸瘦。独足肿大，黄汗出，胫冷。假令发热，便为历节也。

《脉经》，此条接于上第八条弱即为肝句下。

缓谓宽弛而不能收摄，痿谓疲弱而不能植立。古人谓酸入肝，肝主筋，咸入肾，肾主骨，故其言如此。然过食酸咸，实未见有筋缓骨痿者，存而不论可矣。断泄字不可解，《金鉴》以为断绝之讹云。营气不通者，血循环障碍也。卫不独行者，体温不能适当传达也。体温随血液以传达全身，血循环障碍，则体温之传达亦受障碍，且营气不通，则营养不足，卫不独行，则机能衰减。于是组织中体液缺乏，淋巴液来源不足，故曰营卫俱微，三焦无所御也。《伤寒论》平脉篇林亿注云：四属者，谓皮肉脂髓。成注同。四属不得营养，故身体羸瘦。两足距心脏最远，受地心吸力之影响最大，血液最难还流，故下肢静脉之瓣膜最多，所以抵抗地心吸力而成其还流也。今因机能衰减，两足之血液淋巴，俱生还流障碍，故足肿大黄汗出而胫冷也。尤氏云：虚病不能发热。历节则未有不热者，故曰：假令发热，便为历节。后水气篇中又云：黄汗之病，两胫自冷，假令发热，此属历节。盖即黄汗历节而又致其辨也。

病历节，不可屈伸疼痛，乌头汤主之。

《脉经》作疼痛不可屈伸，是也。沈氏云：此寒湿历节之方也。经谓风寒湿三气合而为痹，此风少，寒湿居多，痹于筋脉关节肌肉之间，以故不可屈伸疼痛，即寒气胜者为痛痹是也。

〇乌头汤方：治脚气疼痛，不可屈伸。

麻黄　芍药　黄芪各三两　甘草炙　川乌五枚，㕮咀，以蜜二升，煎取一升，即出乌头

上五味，㕮咀四味，以水三升，煮取一升，去滓，纳蜜煎中，更煎之，服七合，不知，尽服之。

治脚气以下九字，当是后人所沾。程氏及《金鉴》并删之，是也。甘草，赵刻及徐俞诸本并阙两数，徐氏、沈氏、尤氏，并作三两。

《方极》云：乌头汤，治骨节疼痛，不可屈伸，若自汗，若盗汗，若腹绞痛者。

《方机》云：乌头汤，治历节疼痛，不可屈伸者，脚挛急，疼痛不可屈伸者，脚肿疼痛者。以上兼用蕤宾（即平水丸：商陆、甘遂、芒硝、芫花、吴茱萸），时时以紫圆（代赭石、赤石脂、巴豆、杏仁，出《千金方》）攻之，仲吕（即如神丸：大黄、甘遂、牵牛子）亦可也。腰以下肿，疼痛者，兼用蕤宾，或仲吕，或桃花散（桃花、大黄）。腹中绞痛拘急，不得转侧，身重，手足厥冷，阴缩者，小腹挛急，阴囊偏大者，兼用蕤宾或仲吕。自汗盗汗出，浮肿者，兼用桃花散。

《类聚方广义》云：脚气痿弱，不能起立，麻痹殊甚，诸乌附剂无效者，宜此方。

又云：治痛风，百节疼痛肿起，及偏枯瘫痪结毒，骨节酸疼，或隆起者，俱兼用七宝承气丸十干承气丸。腹满便秘，或有坚块者，兼用夹钟圆（大黄、硝石、人参、甘草），或大承气汤，有经水之变者，桃核承气汤。偏枯症，心气不定，或健忘，心下痞者，泻心汤。

又云：治痘疮起胀贯脓，其势不振，灰白内陷，下利身冷，寒战咬牙，掉头不止者。

又云：痈疽累日脓不溃，坚硬疼痛不可忍者。已溃之后，毒气凝结，腐蚀不复，新肉难生者。附骨疽，瘰疮，瘀脓不尽者。久年梅毒，沉滞而不动者。并主之。随宜兼用七宝（七宝丸有三方，其一用牛膝、轻粉、土茯苓、大黄丁子，其二用巴豆丁子、大黄，其三用水银、硝石、矾石、盐），十干，梅肉（梅肉散也，梅肉霜、栀子霜、轻粉、巴豆），又有可用熏药者。

元坚云：此方比之桂芍知母汤，其力更烈。治历节初起急剧证，功效不可言。黄芪亦以驱湿，说见于前（湿病防己黄芪汤下）。

沈氏云：麻黄通阳，出汗散邪，而开痹著。乌头驱寒而燥风湿，芍药收阴之正。以蜜润燥，兼制乌头之毒。黄芪、甘草，固表培中，使痹著开而病自愈。谓治脚气疼痛者，亦风寒湿邪所致也。

渊雷案：乌附大毒之剂，得蜜则瞑眩剧而奏效宏。村井杶《续药征》，谓蜜主治结毒急痛，兼助诸药之毒，是也。我国诸家，皆以为制毒润燥，盖未经实验耳。又案：乌头附子，皆系双兰菊之球根，性效相同。居中而大者为乌头，旁出而小者为附子，故本草谓乌头附子母也。蜀中产者良，故名川乌头。别有野生者，不作球形，而作长条形，则为草乌头，性效亦同。仲景书，本但称乌头，本方中云川乌者，系后人所改。

《成绩录》云：一男子，左脚挛急，不得屈伸，时时转筋入腹，自少腹至胸下硬满，气上冲不得息，自汗如流，两足厥冷，二便秘闭，微渴，日夜不眠，仰卧不能转侧，舌上微黑。先生与乌头汤，汗止厥已，诸证少缓，然而两便不通，硬满如故，转筋益甚。更与桃仁承气汤，经两三日，大便快利，小便亦能通，历十日许，诸证悉愈。

《续建殊录》云：一男子，心下硬痛，手足厥冷，头出冷汗，呕吐不能饮食。服紫圆二钱，下利数行，痛益甚如绞，冷汗不止。乃与大柴胡汤，硬痛益甚，更作乌头汤服之，诸证顿退。渊雷案：《续建殊录》，日人武贞夫记其师吉益南涯之治验也。以南涯之精练，犹且再投药而不中病，可见医事之难。

加古坎主水征疮治方论云：安田清助者，患梅毒五六年，诸药皆无效。予诊之，其证脉沉数，面色黧黑，骨立身焦，历节疼痛，时时往来寒热，喘咳特甚。众医以为不起，因先作乌头汤，饮之三十有余日，以运动其毒，更作曾津比留丸（水银、硝石、砒石、矾石、胆矾、绿矾、食盐）。服之十日，诸证悉退，但脚挛急，不能起居。因作芍药甘草附子汤饮之，四十日好许而全瘥，肥满壮健，能行百里。

又云：赞州引田浦一妇人，苦梅毒十余年，诸药皆不效。请治于予，其证：脉沉数，面色憔悴，四肢拘急，肩腕腹背结毒，常出脓汁，臭气触鼻。因先作乌头汤及伯州散（蝮蛇、蟹、鹿角各烧为霜），服之四十余日，更作化毒丸（薰陆、大黄、雄黄、乱发霜生生乳）服之。凡八日，诸患减半。后二十日，再作化毒丸服之如前，至八日而止服，以紫圆隔日攻之，病减十之八九。毒犹未尽，周身微肿，因作越婢加术附子汤饮之，时以梅肉散攻之，五十日许，毒乃尽除。

尾台榕堂《方伎杂志》云：斋藤铁之助，乞诊曰：自九月顷，腰脚痛，不能行步，藩医以为疝，服药三十日而不效。余诊之，因偃卧日久，身体脱肉，腰股痛甚。乃与乌头汤，兼用七宝承气丸，服之五六日，痛少轻。病人问病名，余戏云：一人而两名，功令所禁，今阁下所病，或名为疝，或名为脚气，或名为打扑，为名已多，仆不当更命名矣。又十日许，用丸药，大便少通，乃转方，用芍药甘草附子大黄汤，每与六帖，共二十日许，已能扶杖踞坐。其年冬，益精心服药，痛渐去，筋渐弛，至腊月中旬，大抵全快。廿四五日顷，能起床如案。

渊雷案：中医诊断之目的，为欲用药，用药必凭证候，故诊断睢务审证，不一定探察病灶病菌。以命其病名，乃病人之求诊者，往往欲先知病名，殊令医者有时窘于应付，尾台氏不肯臆造病名，盖守东洞之遗教也。

《橘窗书影》云：万吉之息，年八岁，昨年以来，右脚挛急，不能行步，渐至右臂骨突出，经筋痛不可按，其他如故。医概以为肝证，与抑肝散之类。余以为胎毒所流注也，用乌头汤如法服之，兼用化毒丸，数十日而挛痛渐缓，得以起步。余迩来疗此证十人，大抵用此法拔其沉痼，但病足，枯如柴，或椎骨突出作龟背，或两足缭戾，指甲横斜者，不可不虑其初也。

又云：水野之妻，产后手足疼痛不解，医以为风湿，治之数日而不知。余诊之曰：身无寒热，痛不走注，病凝结而肿起，恐是瘀血流注也。与桂苓丸料（桂枝茯苓丸也）加大黄附子，蒸当归、荷叶、矾石，以熨痛处，肿散痛和，两足平复，但左手掌后肿起突出，不得屈伸，痛甚。乃与乌头汤，掌后贴芫青膏，脓水出，痛去复常。

○矾石汤，治脚气冲心。

矾石二两

上一味，以浆水一斗五升，煎三五沸，浸脚良。

冲心，赵刻本作冲心，今据徐镕本改。杂疗篇作矾石半斤，煎法中无浆字。

《千金》第七卷论风毒状云：考诸经方，往往有脚弱之论？而古人少有此疾。自永嘉南度，衣缨士人，多有遭者，魏周之代，盖无此病，所以姚公集验，殊不悤慁。徐王撰录，未以为意。特以三方鼎峙，风教未一，霜露不均，寒暑不等，是以关西河北，不识此疾。自圣唐开辟，六合无外，南极之地，衿带是重，爪牙之寄，作镇于彼，不习水土，往者皆遭。近来中国士大夫，虽不涉江表，亦有居然而患之者，良由今代天下，风气混同，物类齐等，所致之耳。然此病发，初得先从脚起，因即胫肿，时人号为脚气。《外台》第十八卷引苏长史论云：晋宋以前，名为缓风，古来无脚气名，后以病从脚起，初发因肿满，故名脚气也。又有不肿而缓弱，行卒屈倒，渐至不仁，毒气上阴，攻心便死，急不旋踵，宽延岁月耳。然则缓风毒气，得其总称矣。据此，知脚气之病，始自永嘉以后。脚气之名，始自隋唐以后。矾石汤主疗云脚气冲心，明是后人所附，非仲景方矣。

渊雷案：西医言脚气之原因，约分三说。第一说谓是传染病，唯至今未能确定其病原体。第二说谓由中毒，所中之毒，或谓由于陈宿之鱼类，或谓由于陈腐之白米，或谓由于其他饮食物或代谢产物，纷无定论。第三说谓是新陈代谢病，因日常食物中缺少一种维生素之故，盖食米之外皮，含有水溶性维生素乙，碾去外皮之白米，即无此素，故常食白米者，易患脚气，面食之人，罕有患者。既患脚气之人，治以维生素乙，病亦多愈云。以上三说孰为近理，尚难论定。《千金》言北人服官南中，多遭此疾，似因食麦人改食白米之故，则第三说为是。然唐以后，中国士大夫亦有患者，又似因统一之后，交通无阻而传染，则第一说亦未为无理。今日医家虽多承认第三说，然实验研究上，缺乏维生素乙者，核与脚气症状，亦未能完全符合，则一二两说犹有参考之价值也。脚气之证候，身体倦怠，腓肠肌有压痛，手足及口吻之知觉钝麻，下腿浮肿，心悸亢进，心窝苦闷，食思减退，溲少便秘，脉数。

《方极》云：矾石汤，治脚气痿弱不仁，及上入抢心者。

《古方便览》云：脚气肿满之类，或脚痛，中风，痛风，或腰痛之类，并宜此方浸洗脚，或洗腰。

渊雷案：矾石即明矾也，有收敛除湿消炎防腐之效。脚气但用矾石浸洗，必难见效，仍须内服药为是。尤氏云：脚气之病，湿伤于下，而气冲于上。矾石味酸涩，性燥，能却水收湿解毒，毒解湿收，上冲自止。元坚云：此方用之脚气，如痿软引日者，或见奏功，冲心之证，岂其所宜？活人书称脚气用汤淋洗者，医之大禁。而《景岳全书》详论禁不禁之别。当参。

附　方

《古今录验》续命汤：治中风痱，身体不能自收，口不能言，冒昧不知痛处，或拘急不得转侧（姚云与大续命同兼治妇人产后去血者及老人小儿）。

麻黄　桂枝　当归　人参　石膏　干姜　甘草各三两　芎䓖一两　杏仁四十枚

上九味，以水一斗，煮取四升，温服一升，当小汗，薄覆脊，凭几坐，汗出则愈，不汗更服，无所禁，勿当风。并治但伏不得卧，咳逆上气，面目浮肿。

出《外台》第十四卷风痱门，冒昧下，有不知人三字。用麻黄三两，芎䓖一两，杏仁四十枚，余各二两。煮服法后云：范汪方，主病，及用水升数，煮取多少，并同。汪云是仲景方，本欠两味。据此，知本方是仲景旧方，而《金匮》遗佚，故林亿等取附篇末。范王东晋人，其言当有所据也，芎䓖原缺两数，今依《外台》补，《千金》用三两。

沈氏云：《灵枢》云：痱之为病，身无痛者，四肢不收，智乱不甚，其言微，甚则不能言，不可治。故后人仿此而出方也，丹波氏云：《汉·贾谊传》云，辟者一面病，痱者一方病。师古注，辟，足病。痱，风病也。《圣济总录》云：痱，字书。病痱而废，肉非其肉者，以身体无痛，四肢不收，而无所用也。楼氏纲目云：痱，废也。痱即偏枯之邪气深者，以其半身无气营运，故名偏枯。以其手足废而不收，故名痱。或偏废，或全废，皆曰痱也。知是痱即中风之谓，脉解篇痦俳，即痦痱也。

方舆輗云：此病虽非风之使然，然热盛而脉浮者，先取之于表，亦未为不可。如此，则续命汤未可全废矣。今有脉不浮，热不盛，而犹用此汤者，果出何意耶。

《类聚方广义》云：妇人草蓐中得风，头痛发热恶寒，身体痹痛，腹拘急，心下痞硬，干呕微利，咽干口燥，咳嗽甚者，不速治，必为蓐劳，宜此方。

《方函口诀》云：此方用于偏枯初期，有效。其他产后中风，身体疼痛者，或风湿涉于血分，疼痛不止者，又后世用五积散之证，热势剧者，皆可用。案五积散，系和剂局方，治外感寒邪，内伤生冷，头疼身痛，项背拘急，恶寒，腹痛呕吐，以及寒湿客于经络，腰脚酸疼，妇人经血不调，难产。其方系苍术、桔梗、麻黄、枳壳、陈皮、厚朴、干姜、半夏、茯苓、甘草、白芷、当归身、白芍药、川芎、肉桂也。

尤氏云：痹者废也，精神不持，筋骨不用，非特邪气之扰，亦真气之衰也。麻黄桂枝，所以散邪。人参当归，所以养正。石膏合杏仁，助散邪之力。甘草合干姜，为复气之需，乃攻补兼行之法也。元坚云：此方即大青龙汤变方，而尤氏所谓攻补兼施者已。中风邪气本轻，但以血气衰弱殊甚，故招其侮。大抵表候为内证所掩，往往使人难于辨认。盖续命汤，发表补虚对待为方，实为中风正治之剂。而推其立方之旨，则亦足以明中风所因之理，学者岂可不深味乎？汤本氏云：攻补兼施，有语病。其意盖以麻黄、石膏、杏仁为攻，以人参、干姜、甘草、当归、芎䓖为补耳，本方不过治脑出血之贫血虚弱，而兼表证者，不得为中风正治之剂。丹波氏之言，不可悉信。方本是麻黄剂，而有人参、干姜之阴虚药（案干姜非阴虚药，其意盖谓阴证虚寒证耳），当归、芎䓖之贫血性瘀血药，故有麻黄、大青龙、越婢诸汤之证，而有虚候，兼贫血者，乃可用也。

渊雷案：《千金》《外台》所载中风方，以续命名汤者，无虑数十首，其方不过数味出入，皆以麻桂为主药。麻桂所以发表散热，为表证而设，然今所见江浙一带之中风，表证皆不急，无有需麻桂者。时师或以此疑古方不可用，此误也。周君价人，尝治军朔方，言其地苦寒，大风时起，走石扬沙，部伍巡徼，往往喝僻不遂而归，数见亦不以为怪。但当异置帐幕中，勿遽温覆，稍灌温汤，俟口噤略缓，则与续命汤发其汗，数日便复常。周君尝治某权要，与麻黄八钱而不知，加至一两二钱，始得汗。药量之重，有如此者。此等中风，本非脑出血，不过受风寒之剧烈刺激，末梢运动神经起病变，故喝僻不遂。其表证乃因肌腠紧缩，汗腺固闭所致，与太阳伤寒之由于菌毒者，亦证同而因异。知觉神经受剧烈刺激，影响大脑，故令冒昧不知人。凡此皆是官能上疾患，非若脑出血之实质上起病变，而续命汤实为适应之方。乃知续命汤证，北地所常有，特江南少见耳。或者因此谓仲景方适于河北，不适于江南，则又执一之论，举一而废百者矣。

《橘窗书影》云：某氏之室，得外感，表证解后，右脚拘急肿痛，不能起步，脉浮数。余诊曰：热虽解而脉浮数，此邪气下注，筋脉不能流通也。与《金匮》续命汤，四五日而愈。汤本氏云：余每以续命汤治前证，及历节风越婢汤之证而兼血虚者，又用于后世五积散之证，皆有速效。古方之妙，不可轻视。

又云：北条氏，年七十余。平日肩背强急，时觉臂痛。一日，右肩强急甚，方令按摩生疗之，忽言语蹇涩，右身不遂，惊而迎医。服药四五日，自若也。余诊之，腹候快和，饮食如故，他无所苦，但右脉洪盛耳。与《金匮》续命汤，四五日而言语滑，偏枯少差，脉不偏胜，得以杖而起步矣。

○《千金》三黄汤：**治中风手足拘急，百节疼痛，烦热心乱，恶寒经日，不欲饮食。**

麻黄五分　独活四分　细辛二分　黄芪二分　黄芩三分

上五味，以水六升，煮取二升，分温三服，一服小汗，二服大汗。心热加大黄二分，腹满加枳实一枚，气逆加人参三分，悸加牡蛎三分，渴加栝蒌根三分，先有寒加附子一枚。

出《千金》第八卷偏风门，名仲景三黄汤，分量皆以铢两计。每分为六铢，盖汉人以二十四铢为两，唐人以四分为两也。又拘急作拘挛，水六升作五升，三服作两服，心热作心中热，腹满作胀满，枳实一枚作六铢，附子上有八角二字。又云：此方秘不传。《千金翼》亦云：此仲景方，神秘不传。案此方用麻黄、黄芪，当有喘咳盗汗之证，而千金不言，唐以后未见治验，日本医亦不论列。

魏氏云：亦为中风正治（承续命汤而言，其实亦非脑出血也），少为变通者也。以独活代桂枝，为风人之深者设也（《别录》独活疗诸贼风，百节痛风，无间久新）。以细辛代干姜，为邪人于经者设也，以黄芪补虚，以熄风也。以黄芩代石膏清热，为湿郁于下，热盛于上者设也。心热加大黄，以泄热也。腹满加枳实，以开郁行气也。气逆加人参，以补中益胃也。悸加牡蛎，防水邪也。渴加栝蒌根，以肃肺生津除热也，大约为虚而有热者言治也。先有寒，即素有寒也；素有寒则无热可知，纵有热，亦内真寒外假热而已。云加附子，则方中之黄芩，亦应斟酌矣（此却不然，附子泻心汤、黄土汤皆黄芩、附子同用，可以证也）。此又为虚而有寒者言治也。

○《近效方》术附汤：**治风虚头重眩苦极，不知食味，暖肌补中，益精气。**

白术二两　附子一枚半，炮去，皮　甘草一两，炙

上三味，剉，每五钱匕，姜五片，枣一枚，水盏半，煎七分，去滓温服。

《外台》第十五卷风头眩门，所载近效白术附子汤，有桂心，无姜枣，即《金匮》第二篇之甘草附子汤。此所附者，乃《金匮》之白术附子汤（即去桂加白术汤），亦即《外台》第一卷伤寒日数门之附子白术汤，而误缀近效之主疗，盖林亿等失检也。分量煮法，亦系宋人所改。

元坚云：前有头风摩散，后人仍附此方，本不干中风也。

〇**崔氏八味丸：治脚气上人，少腹不仁。**

干地黄八两　山茱萸、薯蓣各四两　泽泻、茯苓、牡丹皮各三两　桂枝、附子炮各一两

上八味，末之，炼蜜和丸梧子大。酒下十五丸。日再服。

丹波氏云：《外台》脚气不随门，载崔氏方凡五条，第四条云：若脚气上人少腹，少腹不仁，即服张仲景八味丸，方用泽泻四两、附子二两、桂枝三两、山茱萸五两，余并同于本书。《旧唐书·经籍志》：崔氏纂要方十卷，崔知悌撰（《新唐艺文志》，崔行功撰）。所谓崔氏其人也，不知者或以为仲景收录崔氏之方，故群及之。元坚云：前有矾石汤等，故后人附以此方。盖此方证，即病邪淹留，痹着少腹者，故从缓治。更有少腹不仁属冲心之渐者，实非此方所对也。汤本氏云：不仁，本谓麻痹，此证则不但麻痹，亦谓下腹部软弱无力，按之如触绵絮，今验此证，与通常脚气异，特见于孕妇产妇，俗称血脚气者是也。渊雷案：此即肾气丸也，用法方解治验，详虚劳篇、消渴篇、妇人杂病篇。

严氏《济生方》云：加味肾气丸（于本方加车前子、川牛膝）治肾虚腰重脚肿，小便不利。薛氏云：治脾肾虚，腰重脚肿，小便不利，或肚腹肿胀，四肢浮肿，或喘急痰盛，已成蛊症，其效如神。

〇**《千金方》越婢加术汤：治肉极，热则身体津脱，腠理开，汗大泄，厉风气，下焦脚弱。**

麻黄六两　石膏半斤　生姜三两　甘草二两　白术四两　大枣十五枚

上六味，以水六升，先煮麻黄，去上沫，纳诸药，煮取三升，分温三服。恶风，加附子一枚炮。

《千金》第十五卷肉极门不出方，云方出第七卷中，第七卷风毒脚气汤液门所载越婢汤广有白术、附子，共七味。《外台》第十六卷肉极门，引《千金》越婢汤，有附子，无白术，一名起脾汤。注云：本方有附子，删繁同。第十八卷风毒脚弱痹门，亦引《千金》越婢汤，而有术附。注云：此仲景方，本云越婢加术汤，又无附子。胡洽云：若恶风者加附子一枚，多冷痰者加白术。然则《千金》但有越婢汤，无越婢加术之名，其方则《金匮》越婢汤加术附也。此所附者，乃《金匮》水气病篇之越婢加术汤，而缀以《千金》之主疗，又用胡洽之说，恶风

加附。盖林亿等凑合为之，故与《千金》《外台》小有出入也。案越婢加术附汤，石膏协麻黄，附子协术，皆所以逐水祛湿，日本医多有治验（附见下文）。若谓附子石膏寒温相制，则俗医之浅见矣。

《外台》引《删繁论》曰：凡肉极者，主脾也。脾应肉，肉与脾合，若脾病则肉变色。又曰：至阴（谓脾也）遇病为肌痹，肌痹不已，复感于邪，内舍于脾，体淫淫如鼠走，其身上津液脱，腠理开，汗大泄，鼻上色黄，是其相也。凡风气藏于皮肤，肉色则败，以季夏戊己日得之于伤风，为脾风。脾风之状多汗，阴动伤寒，寒则虚。虚则体重怠堕，四肢不欲举，不嗜饮食，食则咳，咳则右胁下痛，阴阴引肩背，不可以动转，名曰厉风。里虚外实，若阳动伤热，热则实，实则身上如鼠走，唇口坏，皮肤色变，身体津液脱，腠理开，汗大泄，名曰恶风（《千金》同）。渊雷案：越婢加术汤证，当是慢性肾炎。因泌尿障碍，水毒积于肌肉，皮肤起救济代偿，故热则腠理开，汗大泄。水气病篇以本方治里水（里水当作皮水）可以证也，肉极厉风之云。本非实际，盖慢性肾炎之患者，皮肤常苍白，故谓之肉极。极者，疲极之意。又因肌肉有积水，积水是湿之类，肉与湿皆属于脾，故删繁谓之脾风尔。注家或以厉风为癞，则不考《千金》。

《外台》，误之甚矣。林亿等以本方兼治下焦脚弱，故附于此。日本医则以下焦脚弱为越婢加术附证之一，用之有验（见下文）。所以然者，水湿之性就下，旧说以附子为下焦药，其理可推而知也。

《巢源·妇人脚气痛弱候》云：若风盛者，宜作越婢汤，加术四两。渊雷案：风盛，谓脉浮汗出恶风也，可参看水气病篇越婢汤条。

《方极》云：越婢加术汤，治越婢汤证（喘及渴欲饮水或身疼恶风寒者）而小便不利者。

《方机》云：一身悉肿胀，脉浮，自汗出，恶风而小便不利者，或一身面目黄肿，小便自利，其脉沉而渴者，或小便不利，不渴者，越婢加术汤主之。兼用仲吕或蕤宾，迫于胸中剧，则以紫圆攻之。

《类聚方广义》云：越婢加术汤，治眼珠膨胀热痛，睑胞肿起，或烂睑风，痒痛羞明，眵泪多者，兼用应钟散（大黄川芎本名芎黄散），时以梅肉散或紫圆攻之。

和田东郭《导水琐言》云：脚气不拘干湿二症，凡小水短涩，气急，手足麻痹甚，或膝骨弛缓者，可用越婢加苓术汤。

附越婢加术附汤之用法治验

《方机》云：脚气一身肿满，小便不利，或恶寒，或两脚不仁者，越婢加术附汤主之，兼用紫圆。

《类聚方广义》云：越婢加术附汤，治水肿身热恶寒，骨节疼重，或麻痹，渴而小便不利者，兼用蕤宾丸仲吕丸等。又治诸疡经久，为流注状者，及所称破伤湿者，又治疥癣内攻，一身洪肿，短气喘鸣，咽干口渴，二便不通，巨里动如怒涛者，更加反鼻（蝮蛇霜也）效尤胜。当以仲吕丸、紫圆、走马汤等下之。又治风湿痛风，身热恶寒，走注肿起，或热痛，或冷痛，小便不利而渴者，兼用蕤宾丸。又治痿躄症，腰脚麻痹，而有水气，或热痛，或冷痛者。

《建殊录》云：某者，壬午秋，左足发疔。疡医治之，后更生肉茎，其状如蛭，用刀截去，不知所痛，随截随长。明年，别复发疔，治则如初，尔后岁以为常。生肉茎者凡五条，上下参差，并垂于胫上焉。众医莫知其故，先生诊之，心胸微烦，有时欲饮水，脚殊濡弱，为越婢加术附汤及伯州散饮之，时以梅肉散攻之。数日，茎皆脱下而愈。又云：越中僧玉潭者，病后左足屈缩，不能行步，乃为越婢加术附汤饮之，时以紫圆攻之。每攻，其足伸寸许，出入三月所，行步复常，而指头尚无力，不能跂立，僧益下之不止。一日，遽起取架上之物，已而自念，其架稍高，非跂立不能及，因复试为之，则已如意矣。

华冈青州《医谈》云：某之母，患乳癌。初视之，核大如梅核，而腋下有块，服魔药（麻醉药也）一时许，割出之，核重六钱五分。越八日，发热，且疮口大肿痛，是为破伤湿，转用越术附，六七帖而愈。盖以其乳围赤色，左臂及腋下同时赤肿，乃流注之证，而是越术附证也。凡金疮及诸疮疡，有如此之证者，皆因外袭，越术附汤皆主之。越术附治破伤湿，古人所未言，记之以待后人试效焉。汤本氏云：破伤湿，即蜂窝组织发炎。因疮口消毒不净，细菌侵入所致。流注，即淋巴管及淋巴结发炎也。破伤湿流注用越术附汤，诚华冈氏之伟迹，然此方非治一切破伤湿流注者。盖师（谓仲景也）之方剂，统治万病，方之所治，无一定之病，而有一定之证。故破伤湿流注而有越术附之证者，得越术附而愈，越术附非专治破伤湿流注之方，破伤湿流注，亦非专宜越术附之病也。余近顷，治八岁儿右肘淋巴结炎，其证寒热往来，体温３９℃，烦渴，口舌干燥，舌上白苔，口苦，食机不振，恶心，右肘腺部发赤肿痛，不可屈伸，因与小柴胡汤半帖，加石膏三十克。服之三日，脱然而愈。知治病非可预定方剂矣。

又云：一人腋下漫肿，按之微痛，塾生诊以为痞癖，投大黄牡丹皮汤。后先生云是流注，视其左手，果有疵，因与越术附汤，兼用紫圆。凡水血凝滞，而肿痛不移者，可与越婢汤。

第六　血痹虚劳病脉证并治

论一首　脉证九条　方九首

血痹者，末梢知觉神经麻痹也，魏氏以为当编次于中风之后，不为无见。今与虚劳同篇者，盖以神经麻痹，多由血循环涩滞所致，病属机能上之退行性变化，故与虚劳同科也。方九首，实十首，并数肾气丸则十一首。

问曰：血痹病，从何得之？师曰：夫尊荣人，骨弱，肌肤盛，重困疲劳，汗出，卧不时动摇，加被微风，遂得之。但以脉自微濇，在寸口关上小紧。宜针引阳气，令脉和紧去则愈。

重困，诸家本并作重因，魏氏及《金鉴》，并以重字属上为句。《脉经》卧上有起字，《脉经》《千金》，得之下并有形如风状四字。稻叶元熙云：赵本作重困，似是。贾谊新书：民临事而重困，则难为工矣。仓公传：为重困于俞，忿发为疽。此皆言累困也（《金匮述义》引）。尊荣之人，餍饫肥甘，不任作劳，故筋骨柔脆，肌肉丰腴，抵抗病因之力至弱。偶尔疲劳汗出，或起卧动摇，感冒微风，遂成血痹。《素问·五脏生成篇》云：卧出而风吹之，血凝于肤者为痹。王注：痹谓麻痹也。《脉经》《千金》，此条有形如风状句。麻痹如风，即血痹之证候矣。但以以下，当是脉经家所沾注。盖神经必赖体温煦之，血液濡之，然后柔和而能致其用。今脉微濇，则是血液循环涩滞也。寸口关上小紧，则是浅层动脉收缩，体温不得随血以达肌表也。脉变见于寸口关上者，其病在外，故为末梢知觉神经麻痹之候。凡官能性疾患，其实质无大变化者，针刺最易取效，故曰宜针引阳气，阳气谓官能，亦谓引达体温也。

汤本氏云：多数西医，以知觉麻痹，直归于知觉神经之炎症或变质，是谬见之甚者。何则？凡知觉神经之病，必因外伤或特种毒物之作用而起，其病非为自动的，常为被动的。换言之，非因知觉神经之原发病而续发麻痹，乃因毒害性物质使续发知觉神经病，其归结则生麻痹也。故毒害性物质为原因，知觉神经病为结果，麻痹则结果之结果矣。因此之故，治血痹，当用桂枝茯苓丸或当归芍药散，驱逐瘀血水毒为主，除其真正病原，而知觉神经之病变如何，反可不问。然则知觉神经之病，中医所知，反比西医为深，此其所以能治麻痹也。

血痹，阴阳俱微，寸口关上微，尺中小紧，外证身体不仁，如风痹状，黄芪桂枝五物汤主之。

《伤寒论》言脉之阴阳，多称脉阴阳。惟桂枝汤条阳浮而阴弱，不称脉。注家皆以为阳脉浮，阴脉弱。然下文云：阳浮者热自发，阴弱者汗自出。则阳浮谓体温外趋，阴弱谓血浆渗泄，不必指脉也。此条阴阳俱微，亦不称脉，故沈氏以为阴阳营卫俱微，邪人血分而成血痹。《金鉴》则仍以阴阳为脉，似沈义长矣。营卫俱微，神经不得煦濡而麻痹，故外证为身体不仁。寸口二句，亦是脉经家沾入，释在上条。

丹波氏云：血气形志篇王注：不仁，谓不应用则痛痹矣（广韵：音顽，《巢源》《千金》间有顽痹之文，知顽麻之顽原是痛字）。

《巢源·血痹候》云：血痹者，由体虚，邪入于阴经故也。血为阴，邪人于血而痹，故为血痹也。其状形体如被微风所吹，此形容顽痹之状也。风痹，诸家不注，唯《金鉴》云：不似风痹历关节，流走疼痛也。此以风痹为历节，恐误也。《巢源·风痹候》云：痹者，风寒湿三气杂至，合而成痹。其状肌肉顽厚，或疼痛，由人体虚，腠理开，故受风邪也。据此，则风痹乃顽麻疼痛兼有，而血痹则唯顽麻而无疼痛，历节则唯疼痛而不顽麻，三病各异，岂可混同乎？渊雷案：血痹风痹，皆是末梢知觉神经之病，历节则非神经系统病，已详前篇。丹波氏以疼痛与否，辨血痹风痹，就《巢源》文字而论，当是。至《金鉴》所云，盖因痹论有风气胜者为行痹之文，故以风痹为流走疼痛，唯历关节三字有语病，未必混风痹于历节也。

黄芪桂枝五物汤方

黄芪三两　芍药三两　桂枝三两　生姜六两　大枣十二枚

上五味，以水六升，煮取二升，温服七合，日三服（一方有人参）。

赵刻本大枣十一枚，今据诸家本改。

《方极》云：黄芪桂枝五物汤，治桂枝汤证而呕，身体不仁，不急迫者。和久田寅叔云：方极但就药味之去加言之，于本文之证无所考。此证虽用桂枝，无冲逆之证，而有痹不仁之外证，亦无发呕之候，非以呕而增加生姜也。

丹波氏云：据桂枝汤法，生姜当用三两，而多至六两者何！生姜味辛，专行脾之津液，而和营卫药中用之，不独专于发散也。渊雷案：此方即桂枝汤，去甘草，倍生姜，而君以黄芪也。桂枝汤取其调和营卫，黄芪取其祛除皮下组织之水毒，恢复皮肤之营养，生姜取其刺激肠黏膜，催促吸收而下降水毒，此治麻痹之由于营养障碍者也。原注一方有人参者，《千金》第八卷风痹门黄芪汤，即本方加人参，共六味，故单名黄芪汤，无五物二字，主疗与《金匮》同。

夫男子平人，脉大为劳，极虚亦为劳。

《金鉴》引尤云：平人者，形如无病之人，经云脉病人不病者是也。劳则体疲于外，气耗于中，脉大非气盛也，重按必空濡，乃外有余而内不足之象。脉极虚则精气耗矣，盖大者，劳脉之外暴者也。极虚者，劳脉之内衰者也。

魏氏云：虚劳者，因劳而虚，因虚而病也。人之气，通于呼吸，根于脏腑，静则生阴，动则生阳。虚劳者，过于动而阳烦，失于静而阴扰，阴日益耗，而阳日益盛也。虚劳必起于内热，终于骨蒸，有热者十有七八，其一二虚寒者，必邪热先见，而其后日久随正气俱衰也。

渊雷案：凡慢性病，见营养不良，机能衰减之证者，古人统称虚劳。如肾上腺病、遗精病、前列腺漏、阴萎、坏血病、白血病、贫血病、萎黄病、神经衰弱等，古人皆以为劳伤所致，皆属于虚劳之范围。惟肺结核即次篇之肺萎，而注家亦与虚劳等视。盖中医之用药，视证不视病，故病名多泛滥无断制，虚劳其尤泛滥者已。

男子面色薄者，主渴及亡血，卒喘悸。脉浮者，里虚也。

沈氏云：血乃神之旗，营卫之标。若面色薄者，是白而娇嫩无神，乃气虚不统营血于面也。阴血虚而阳气则盛，虚火上僭，津液不充，则渴。气伤而不摄血，则亡血，虚阳上逆。冲肺卒喘。心营虚而真气不敛，则悸。尤氏云：脉浮为罩虚，以劳则真阴失守，孤阳无根，气散于外，而精夺于内也。

渊雷案：沈氏释面色薄，颇似西医所谓劳瘵质。劳瘵质者，其人面狭长，容貌软弱，面色苍白，眼光锐利，齿牙整齐，长颈而狭胸。其肋骨斜向下行，锁骨上窝陷凹甚深，吸气肌薄弱，心脏及血管系易于兴奋（易于潮红或失色），手足细长，筋肉及脂组织发育不良。凡具斯等体格者，对于结核菌之抵抗力特弱，易罹肺结核云。

男子脉虚沉弦，无寒热，短气里急，小便不利，面色白，时目瞑兼衄，少腹满，此为劳使之然。

《金鉴》云：脉虚沉弦，阴阳俱不足也。无寒热，是阴阳虽不足而不相乘也。短气面白，时瞑兼衄，乃上焦虚而血不营也。里急小便不利少腹满，乃下焦虚而气不行也。凡此脉证，皆因劳而病也。故曰：此为劳使之然。元坚云：无寒热，又见短气（第九篇）吐血瘀血（第十六篇）及妊娠（第二十篇）中，俱言无外邪，《金鉴》恐误。瞑眩通用，后条云目眩，然则目瞑即目眩也。

丹波氏云：本篇标男子二字者，凡五条，未详其意，诸家亦置而无说。盖妇人有带下诸病，产乳众疾，其证似虚劳而否者，不能与男子无异，故殊以男子二字别之欤。渊雷案：男子字，又见消渴篇黄疸篇。盖五劳六极，男子为多，七伤又全是男子生殖器病，虚劳多标男子者，殆以此也。

劳之为病，其脉浮大，手足烦，春夏剧，秋冬瘥，阴寒精自出，酸削不能行。

徐氏云：脉大既为劳矣，而更加浮，其证则手足烦，盖阴既不足，而阳必盛也。

魏氏云：邪本阴亏阳亢，内牛之焰也。然亦随天时为衰旺，春夏者阳时也，阴虚之病必剧。秋冬者，阴时也，阴虚之病稍瘥。

丹波氏云：阴寒者，阴冷也，乃七伤之一。《巢源》云：肾主精髓，开窍于阴，今阴虚阳弱，血气不能相营，故使阴冷也，久不已则阴萎弱。是也。酸削，《巢源》作酸廉。刘熙释名云：酸，逊也，逊遁在后也，言脚疼力少，行遁在后，似逊遁者也。消，弱也，如见割消，筋力弱也。

元坚云：手足烦，即今之虚劳五心烦热，阴虚不能藏阳也；阴寒精自出，即今之虚劳遗精，阴虚不能固守也，酸削不能行，即今之虚劳膝酸削瘦，骨痿不能起于床也。《兰室秘藏》举此条曰："以黄芪建中汤治之，此亦温之之意也。"

渊雷案：凡虚劳骨蒸，五心烦热，皆即内经所谓阴虚而热。若问阴虚何以生热，当先知阴虚是何种病变。古医书所言阴阳，有指机能之衰减或亢进者，有指病之属于退行性或进行性者，有指体液与体温者，有指实质与官能者。虚劳之病，必见营养不良，则阴虚之阴，乃指营养素也。营养素摄取于日常之饮食，营养素中之无氮气有机物，即碳水化物及脂肪，为造成体温及工作精力之原料。所食碳水化物，消化后变成葡萄糖，吸收而入于血液，与呼吸所得之氧气接触，起氧化作用，缓慢燃烧而生体温。葡萄糖氧化后，分解为碳酸气及水，排出体外，别以新食之碳水化物补充之。唯血液中所含葡萄糖之量，不能过千分之二，若所食碳水化物过多，血液不能容，则化为动物淀粉，贮于肝脏，肝脏又不能容，则化为脂肪，贮于体内。少食或绝食时，动物淀粉及脂肪，皆还化葡萄糖，以给血液之需要焉。所食脂肪，消化后变成脂酸及甘油，吸收后复为脂肪，亦起氧化作用，以生体温。故营养素得自消化吸收，是为阴生于阳，体温及工作精力出于营养素，是为阳生于阴，此之谓阴阳互根。若因少食绝食，或他种病变之结果，致营养不良，不能摄取碳水化物及脂肪时，则为阴虚。阴虚则无原料以造成体温，其人当体温低落而寒，今阴虚而所以反热者，盖病未至于死，机体必起种种救济作用，以维持其生命。凡中医所谓证候，西医所谓病变机转及症状，多非毒害性物质之本体，乃机体抵抗毒害性物质之现象也。上工视机体之抵抗现象，因势利导，以施治疗，机体之不及者辅翼之，过当者匡救之。仲景对证用药，虽变化无方，要之不外此例。是故药治，非所以直接敌毒害性物质，主要在捕助人体之天然抗病力而已。病阴虚者，营养不良之为害犹浅，若体温之来源断绝，其人可以立死，于是机体起救济作用，于体内求他物质以代碳水化物，以供氧化燃烧而生体温。无病时，身体外层之脂肪肌肉甚丰厚，燃烧葡萄糖所生之体温，煦燠甚厚之脂肪肌肉，即不觉其热。阴虚，则脂肪肌肉已不丰厚，救济燃烧既起，因消耗而愈薄，所生体温，煦澳甚薄之脂肪肌肉，已觉有余，且分解脂肪肌肉时所生之热，又近在躯体外层，易于触知，是以阴愈虚则热愈著。古人推勘病变，谓之阴不藏阳，水不涵火，未尝不是。特无营养学以说明之，故语焉不详耳。明乎此理，则知阴虚而热者，法当益其阴，不可清其热。经云：寒之不寒，责其无水。此其义也。

男子脉浮弱而濇，为无子，精气清冷（一作泠）。

此条即西医所谓男性授胎不能症也，其原因或为精液缺乏，或为精子缺乏。

此云精气清冷，则精子缺乏也。脉浮者，阴虚肌肉薄，故脉管浅露也。脉弱而濇者，血少，且心机衰弱也。《巢源·虚劳无子候》云：丈夫无子者，其精清如水，冷如冰铁，皆为无子之候。冷，原注一作泠，泠者水名，作冷为是。

夫失精家，少腹弦急，阴头寒，目眩（一作目眶痛），发落，脉极虚芤迟，为清谷亡血失精。脉得诸芤动微紧，男子失精，女子梦交，桂枝龙骨牡蛎汤主之。

此条言遗精症之证治也。脉得诸芤动微紧以下，程氏本别为一条。桂枝下，《脉经》有加字。脉极虚芤迟二句，系插笔，疑是后人旁注，传写误入正文，言极虚芤迟之脉。凡有三证，一下利清谷，二亡血，三失精也。虚谓浮大无根，芤谓中空外实，迟谓脉搏迟缓，三者皆阳虚血少之脉。丹波元胤（元坚《金匮述义》引）云：诸芤动微紧，芤与微反，动与紧反。盖芤动与微紧，自是二脉。则上文脉大为劳，极虚亦为劳之意，故下一诸字也。

凡健康男子，不接内者，或一月半月遗精一回，此不为病。若遗精度数过多，则为病矣。《巢源·虚劳失精候》云：肾气虚损，不能藏精，故精漏失。其病小腹弦急，阴头寒，目眶痛，发落。今其脉数而散者，失精脉也。凡脉芤动微紧，男子失精也。又虚劳梦泄精候云：肾虚为邪所乘，邪客于阴，则梦交接，肾藏精，今肾虚不能制精，因梦感动而泄也。案少腹弦急，阴头寒，是下虚寒之证。目眩发落，是上冲逆之证。上冲逆而下虚寒，故治之以桂枝加龙骨牡蛎汤。失精梦交，男女互文耳，其实无别。

桂枝加龙骨牡蛎汤方（《小品》云：虚弱浮热汗出者，除桂加白薇、附子各三分，故曰二加龙骨汤）

桂枝　芍药　生姜各三两　甘草二两　大枣十二枚　龙骨　牡蛎各三两

上七味，以水七升，煮取三升，分温三服。

丹波氏云：小品之文，出于《外台·虚劳梦泄精门》。云：小品龙骨汤，疗梦失精，诸脉浮动，心悸，少急（案：少下当脱腹字），隐处寒，目眶疼，头发脱落。常七日许一剂，至良，方同，煮法后云：虚羸浮热汗出云云。又深师桂心汤，疗虚喜梦与女邪交接，精为自出方，一名喜汤，亦与本方同（本草白薇益阴清热）。

《方极》云：桂枝加龙骨牡蛎汤，治桂枝汤证，而胸腹有动者。方机云：治失精，胸腹有动者，兼用应钟。

《类聚方广义》云：禀性薄弱之人，色欲过多，则血精减耗，身体羸瘦，面无血色，身常有微热，四肢倦怠，唇口干燥，小腹弦急，胸腹动甚，其穷不死何待。常服此方，严慎闺房，保啬调摄，则可以肉骨而回生。

又云：妇人心气郁结，胸腹动甚，寒热交作，经行常愆期，多梦惊惕，鬼交漏精，身体渐就羸瘦。其状恰似劳瘵，孀妇室女，情欲妄动而不遂者，多有此症，宜此方。

《橘窗书影》云：幕府集会酒井六三郎，年十八，患遗尿数年，百治罔效。余诊之，下元虚寒，小便清冷，且脐下有动，易惊，两足微冷，乃投以桂枝加龙骨牡蛎汤，兼服八味丸。数日而渐减，服经半年而痊愈。桂枝加龙骨牡蛎汤，本为治失精之方，一老医用此治愈老宫女之屡小遗者，和田东郭用此治愈高概老虑之溺闭，服诸药不效者。余用此治遗尿，屡屡得效，古方之妙，在乎运用，当精思之。

天雄散方

天雄三两，炮　　白术八两　　桂枝六两　　龙骨三两

上四味，杵为散，酒服半钱匕，日三服，不知，稍增之。

丹波氏云：程氏、《金鉴》，并删此方。案《外台》载范汪：疗男子虚失精，三物天雄散，即本方无龙骨。云：张仲景方有龙骨，文仲同，知是非宋人所附也。

吉益氏云：天雄散，《金匮要略》载在桂枝加龙骨牡蛎汤条后，而不载其证。而李时珍作《本草纲目》曰：此仲景治男子失精之方也。然则旧有此证，而今或脱也。男子失精女子梦交桂枝龙骨牡蛎汤主之下，当云：天雄散亦主之。以余观之，时珍之见，而岂以术附为治失精梦交乎？此则观于本草，可以知耳。夫失精梦交，水气之变也，故以术为主药也（《药征》术条）。

《方极》云：天雄散，治小便不利，上逆，脐下有动，恶寒者。《方机》云：治失精，脐下有动而恶寒，或冲逆，或小便不利者，兼用应钟。

《类聚方广义》云：天雄散，治老人腰冷，小便频数，或遗溺，小腹有动者。

又云：阴痿病，脐下有动，或兼小便白浊者，严禁入房。服此方不过一个月，必效，为汤用，反良。

《方函口诀》云：此方，治桂枝加龙骨牡蛎汤证，而属阴寒者。一人常苦阴囊冷，精汁时自出，长服此方丸药而愈。

徐氏云：恐失精家有中焦阳虚，变上方而加天雄白术。元坚云：此方白术殊多，故徐氏以为中焦阳虚之治（沈氏同）。然天雄实为补下之品，则其说恐未核。要之。配合之理，殆为难晰已。渊雷案：天雄与附子、乌头，实为一物。考诸本草，则天雄独擅强阴之效。广雅云：奚毒，附子也，一年为侧子，二年为乌喙，三年为附子，四年为乌头，五年为天雄。时珍云：天雄有两种，一种是蜀人种附子而生出长者，或种附子而尽变成长者，即如种芋形状不一之类。一种是他处草乌头之类，自生成者。故《别录》注乌喙云，长三寸以上者名天雄。是也。《别录》云：天雄，长阴气，强志，令人武勇，力作不倦。大明云：助阳道，暖水脏，补腰膝，益精。

男子平人，脉虚弱细微者，喜盗汗也。

喜，赵刻本作善，今据徐镕本改。《巢源·虚劳盗汗候》云：盗汗者，因眠睡而身体流汗也，此由阳虚所致，久不已，令人羸脊枯瘦，心气不足，亡津液故也。诊其脉，男子平人，脉虚弱微细，皆为盗汗脉也。丹波氏云：《金鉴》云：此节脉证不合，必有脱简，未知其意如何。盖虚劳盗汗，脉多虚数，故有此说乎？

人年五六十，其病脉大者，痹侠背行，若肠鸣、马刀侠瘿者，皆为劳得之。

若，赵刻本作苦，今据徐本俞本改。

沈氏云：虚阳上浮则脉大，营卫不充于躯壳，相循背之经隧，曰痹侠背行（案：侠同夹）。朱光被《金匮正义》云：大为虚阳外鼓之大，而非真气内实之大也。三阳皆虚，痹而不用。尤氏云：若肠鸣马刀侠瘿者，阳气以劳而外张，火热以劳而上逆，阳外张，则寒动于中，而为肠鸣。火上逆，则与痰相搏，而为马刀侠瘿。

丹波氏云：灵经脉篇少阳所生病云：腋下肿马刀侠瘿。而痈疽篇云：其痈坚而不溃者，为马刀挟缨。潘氏《医灯续焰》释之云：马刀，蛤蛎之属，痈形似之。挟缨者，发于结缨之处，大迎之下颈侧也。二痈一在腋，一在颈，常相连络，故俗名历串（以上《医灯续焰》）。义尤明显，知是瘿当依痈疽篇而作缨，马刀侠瘿，即灵寒热篇所谓寒热瘰疬，及鼠瘘寒热之证。张氏注云：结核连续者为瘰疬，形长如蚬蛤者为马刀，又张氏六要云：马刀，小蚬也，圆者为瘰疬，长者为马刀，皆少阳经郁结所致，久成病劳（以上张氏六要）。是也。盖瘰疬者，未溃之称，已溃漏而不愈者，为鼠瘘。其所由，出于虚劳，瘿者，考《巢源》等，瘤之生于颈下，而皮宽不急，垂捶捶然者。故说文云：瘿，颈瘤也。与瘰疬迥别，瘿乃缨之讹无疑矣。又案痹侠背行，若肠鸣，马刀侠瘿，各是一证，非必三证悉见也，故以皆字而断之。

渊雷案：马刀挟缨，即颈部腋部之淋巴腺结核病。患者多系少壮之人，此云人年五六十，未核。肠鸣殆指结核性肠炎，否则不得属虚劳也。痹侠背行，则因衰老，虽是虚，不必是劳。又案：淋巴腺病，而《灵枢》以为足少阳所生病，足少阳胆经，与手少阳三焦之经为表里。此亦三焦即淋巴系之一证，

脉沉小迟，名脱气。其人疾行则喘喝，手足逆寒，腹满，甚则溏泄，食不消化也。

魏氏云：沉小兼数，则为阴虚血亡。沉小兼迟，则必阳虚气耗也，故名之曰脱气。丹波氏云：《抱朴子》曰：奔驰而喘逆，或咳或懑，用力役体，汲汲短乏者，气损之候也。面无光色，皮肤枯腊，唇焦脉白，腠理萎瘁者，血减之证也（以上《抱朴子》）。所谓气损，乃脱气也。《金鉴》云：阳虚则寒，寒盛于外，四末不温，故手足逆冷也。寒盛于中，故腹满溏泄，食不消化也。渊雷案：喘喝盖古语，《素问生气通天论》"烦则喘喝"，《灵枢经脉篇》"喝喝而喘"，皆谓气急喘逆。王注生气通天论：喝谓大呵出声。非是，腹满溏泄，当是肠膜之结核病，故属虚劳。

脉弦而大，弦则为减，大则为芤；减则为寒，芤则为虚，虚寒相搏，此名为革。妇人则半产漏下，男子则亡血失精。

此条亦见于惊悸吐衄篇，妇人杂病篇，及《伤寒论》辨脉篇。凡仲景书中言脉诸条，以"则为"二字递接者，多不甚可解，盖皆叔和之徒所附益矣。脉之弦，因血管收缩之故。脉之芤，因血管弛放，且管中血少之故。革亦是脉名，说者谓中空如按鼓皮，然则犹是芤脉耳。唯失血之后，脉弦脉芤，故是事实。盖失血之初，体内后备血液及组织液急速补充，毛细血管及小动脉管亦作反射性收缩，故血压不致低落，或且暂时上升，此时按其脉，则指下挺然，直上下行，是为弦脉。倘大失血再三不已，则补充既竭，小动脉管之反射收缩亦不复持续，此时按其脉则中空外实，状如慈葱，是为芤脉。故失血后始则脉弦，继则脉芤，为必然之步骤。且芤脉又必于大失血后见之，若仅仅痰中带血，及点滴之便血衄血，脉必不芤。又失血后脉尚弦，是机体尚能自起救济，药治有所凭藉，中医药尚可救疗。若失血后脉已芤，则正气已损，非急予输血之根本救济无由脱其险候矣。

虚劳里急，悸衄，腹中痛，梦失精，四肢酸疼，手足烦热，咽干口燥，小建

中汤主之。

丹波氏云：里急，诸家无明解。《巢源·虚劳里急候》云：劳伤内损，故腹里拘急也。二十九难云：冲脉之为病，逆气里急。丁注：逆气，腹逆也。里急，腹痛也。此云腹中痛，则《巢源》为是。元坚云：此条，即虚劳之正证，实属断丧太过，虚火上亢者。筋失所养，故里急。血脉衰乏，故悸。悸即动筑，验之病者，知其非心动，血随火上，故衄。寒盛于下尹故腹中痛。下元不固而心神不宁，故失精。血道涩滞，故四肢酸疼，犹桂枝加芍药生姜人参新加汤证身疼痛之理。虚阳外泛，故手足烦热，上焦液枯，故咽干口燥，皆是莫不自阴虚所致。阴虚，故不与阳相谐，是以用小建中汤，和调阴阳。盖桂枝汤营卫均和，而此方则倍芍药，专滋其阴，以配于阳，为虚劳正对之治矣。尾台氏云：虚劳里急云云。余于此证，每用黄芪建中汤，其效胜小建中汤，学者试之。

小建中汤方

桂枝三两，去皮　甘草二两，炙　大枣十二枚　芍药六两　生姜三两　胶饴一升

上六味，以水七升，煮取三升，去滓，纳胶饴，更上微火消解，温服一升，日三服。呕家，不可用建中汤，以甜故也（《千金》疗男女因积冷气滞，或大病后不复常，苦四肢沉重，骨肉酸疼，吸吸少气，行动喘乏，胸满气急，腰背强痛，心中虚悸，咽干唇燥，面体少色，或饮食无味，胁肋腹胀，头重不举，多卧少起，甚者积年，轻者百日，渐致瘦弱，五臟气竭，则难可复常，六脉俱不足，虚寒乏气，少腹拘急，羸瘠，百病，名曰：黄芪建中汤。又有人参二两）。

原注所引《千金》，出第十九卷补肾门，云：凡男女因积劳虚损，或大病后不复常，苦四体沉滞，骨肉疼酸，吸吸少气，行动喘惙，或少腹拘急，腰背强痛，心中虚悸，咽干唇燥，面体少色，或饮食无味，阴阳废弱，悲忧惨戚，多卧少起，久者积年，轻者百日，渐致瘦削，五脏气竭，则难可复振（《肘后方》主疗同盖《千金》所本），治之以小建中汤。又第十七卷肺虚实门云：治肺与大肠俱不足，虚寒乏气，小腹拘急，腰痛羸瘠百病，小建中汤。方后注云：肘后用黄芪、人参各二两，名黄芪建中汤。林亿等所注，殊杂糅，用法方解，互详《伤寒论今释》。

《外台秘要》云：《古今录验》：疗虚劳腹中痛，梦失精，四肢酸疼，手足烦热，咽干口燥，并妇人少腹痛，芍药汤方（即本方）。《千金方》云：坚中汤

（于本方加半夏三两）治虚劳内伤，寒热呕逆，吐血（出第十二卷吐血门）。

《建殊录》云：京师四条街，贾人三井某家仆三四郎者，四肢惫惰，有时心腹切痛，居常郁郁，气志不乐，诸治无效。有一医某者，以先生有异能，劝迓之。贾人曰：固闻先生之名，然古方家多用峻药，是以惧未请尔。医乃更谕，且保其无害，遂迓先生诊之。腹中挛急，按之不弛，乃作小建中汤饮之。其夜胸腹烦闷，吐下如倾，贾人大惊惧，召某医责之。医曰：东洞所用非峻剂，疾适发动耳。贾人尚疑，又召先生，意欲无复服，先生曰：余所处非吐下之剂，而如此其甚者，盖彼病毒势已败，无所伏，因自溃遁耳，不如益攻之也。翌早，病者自来谒曰：吐下之后，诸证脱然，顿如平日也。

《生生堂治验》云：一男子久患头痛，立则晕倒，医以为梅毒，与芎黄汤及轻粉巴豆之类攻之，数百日矣。先生诊之，自心下至少腹拘挛，如绳之约，乃与小建中汤，百余帖而愈。

虚劳里急，诸不足，黄芪建中汤主之。

尤氏云：里急者，里虚脉急，腹当引痛也。诸不足者，阴阳诸脉并俱不足，而眩悸喘喝，失精亡血等证，相因而至也。和久田寅叔云：诸不足者，气血俱不充足之谓也。案黄芪，能振肌表之正气，转输其津液，诸肌表不足者，皮肤干，不润泽，卫气不足以固腠理，津液以自汗盗汗而耗损，用黄芪振正气，回津液，固腠理，则瘀水自回降，小便通利，肌肤滑润矣。抑黄芪之用，以正气不足为主，虽曰治自汗盗汗，不可以此为主效也。故余用黄芪，不问汗之有无，但视肌表之正气乏，则不误矣。

黄芪建中汤方：于小建中汤内，加黄芪一两半，余依上法。○气短胸满者，加生姜，腹满者，去枣，加茯苓一两半，及疗肺虚损不足，补气，加半夏三两。

《千金》第十九卷补肾门载此方，用黄芪三两。气短胸满四字，作呕者二字，茯苓一两半，作四两，无及疗以下十四字，《外台》第十七卷虚劳里急门引集验，同。又第十六卷肺虚劳损门，引删繁建中汤，疗肺虚损不足，补气方，即本方，有半夏五两，知及瘵以下十四字，乃后人据删繁增入。

《外台秘要》云：《古今录验》黄芪汤（即本方）主虚劳里急，引少腹绞痛极挛，卵肿缩疼痛。又云：又建中黄芪汤（于本方去芍药），疗虚劳短气，少腹急痛，五脏不足。

又云：深师疗虚劳腹满，食少，小便多，黄芪建中汤方（于本方加人参、半夏）。

又云：必效疗虚劳下焦虚冷，不甚渴，小便数，黄芪建中汤方（于本方加人参、当归）。

《方极》云：黄芪建中汤，治小建中汤证（里急腹皮拘急及急痛者）而盗汗或自汗者。《方机》云：盗汗，或汗出多，或身重，或不仁者，黄芪建中汤主之，兼用应钟。

《方函口诀》云：此方主小建中汤之中气不足，腹里拘急，而带诸虚不足者，故加黄芪也。仲景于黄芪，大抵为托表止汗祛水之用，可知此方亦以外体不足为目的。此方虽用于虚劳证腹皮贴背，无热而咳者，然或有微热者，或汗出者，无汗者，俱可用。

《续建殊录》云：一男子，患久咳，尝吐血，尔后气力大衰，短气息迫，胸中悸而烦，腹挛急，不能左卧，寐则汗出，下利日一两行，目上足跗生微肿。咳不止，饮食减少，羸瘦尤甚。则与黄芪建中汤，盗扞止，挛急渐缓，得左卧，不下利，微肿散，惟咳依然，更兼用解毒散，经日而诸证全退。

附论肺结核不宜建中汤

《张氏医说》云：养生必用方，论虚劳不得用凉药，如柴胡、鳖甲、青蒿、麦门冬之类，皆不用服，惟服黄芪建中汤。有十余岁女子，因发热咳嗽喘急，小便少，后来成肿疾，用利水药得愈，然虚羸之甚，遂用黄芪建中汤，日一服，三十余日遂愈。盖人禀受不同，虚劳小便白浊，阴脏人，服橘皮煎黄芪建中汤，获愈者甚众。至于阳脏人，不可用暖药，虽建中汤不甚热，然有肉桂，服之稍多，亦反为害。要之，用药亦量其所禀，审其冷热，而不可一概以建中汤治虚劳也（出《医余》）。

《兰台轨范》云：古人所云虚劳，皆是纯虚无阳之症，与近日之阴虚火旺，吐血咳嗽者，正相反，误治必毙。近日吐血咳嗽之病，乃血证，虽有似虚劳，其实非虚劳也。又云：小建中汤，治阴寒阳衰之虚劳，正与阴虚火旺之病相反，庸医误用，害人甚多。此咽干口燥，乃津液少，非有火也。

方舆輗云：小建中汤，古圣治虚劳之大方也，然今试用之，病者辄觉上逆热闷中满，予尝疑焉。近日广搜名家书论，始得其故。盖古所谓虚劳者，虚寒之症。

后世所谓虚劳者，火动之症。名虽同，实相反。嗟乎！从前辨病不明，且惑于药无寒热温凉之僻说（案东洞说也），只据病名供其方，所以不得也。夫寒热温凉，药之性也，岂可谓无之乎？试言一验，继洪曰：有麻黄之地，冬不积雪，其温热之性然也。如建中汤者，虽非大温，然有桂枝，投之火旺之症，如以汤沃沸。要之。治疗首务辨病，方则随之，不然，行之虽得偶中，其失必多。

浅田宗伯《杂病辨要》云：古所谓虚劳者，皆是里虚不足之症，于今之劳嗽吐血相反，误治必毙。劳嗽吐血是肺痿，虽似虚劳，其实不然矣。

汤本氏云：余往年，误认师论及诸家学说，用黄芪及建中剂于肺结核，常招失败。当时学识尚浅，不知其故，及读《兰台轨范》诸书，乃始恍然。惧后之人蹈余覆辙，故表而出之。唯张氏有持氏（方舆輗）论建中汤不适于肺结核，归咎于桂枝，则甚无谓矣。何则？小建中汤之君药为胶饴，其量最多，次之则臣药芍药，量亦不少，桂枝与生姜、大枣、甘草，皆为佐使药，其量甚少。今舍君臣药，而指摘诸佐使之一味，知二氏之说非是矣。盖胶饴性大温，有助长炎症之弊，芍药之收敛，又有抑制皮肤、肺、肠、肾脏排泄机能的作用，故误用本方于肺结核时，一方面助长炎症，他方面阻止结核菌毒素之排泄，故令病势增恶耳。

虚劳腰痛，少腹拘急，小便不利者，八味肾气丸主之（方见脚气中）。

古医书所言肾病，多是内分泌疾患，而关系肾上腺者十八九。又以腰部少腹部为肾之领域，肾又与膀胱为表里，故药方能治腰痛少腹拘急小便不利者，名曰肾气丸。肾气丸即前篇之崔氏八味丸，原注脚气中，徐本作中风中，为是。篇名中风，不名脚气也。用法方解治验，互详消渴篇，及妇人杂病篇。诸方书载八味丸之分两，小有出入，略举如下。

《肘后方》：干地黄四两，茯苓、薯蓣、桂、牡丹、山茱萸各二两，附子、泽泻各一两，捣，蜜丸如梧子，服七丸，日三，加至十丸。此是张仲景八味肾气丸方，疗虚劳不足，大伤饮水，腰痛，小腹急，小便不利，长服即去附子加五味子，治大风冷。

《千金》第十九卷补肾门：八味肾气丸，治虚劳不足，大渴欲饮水，腰痛，小腹拘急，小便不利，方：干地黄八两，山茱萸、薯蓣各四两，泽泻、牡丹皮、茯苓各三两，桂心、附子各二两（案此方同《金匮》，惟桂附多一两）。上末之，蜜丸如梧子，酒下十五丸，日三，加至二十五丸。注云：仲景云：常服去附子，加五味子。姚公云：加五味子三两，苁蓉四两。张文仲云：五味子、苁蓉各四两。

《和剂局方》云：八味圆，治肾气虚乏，下元冷惫，脐腹疼痛，夜多漩溺，脚膝缓弱，肢体倦怠，面色黧黑，不思饮食，又治脚气上冲，少腹不仁，及虚劳不足。渴欲饮水，腰重疼痛，少腹拘急，小便不利，或男子消渴，小便反多，妇人转胞，小便不通。方与《千金》同。方后云：久服壮元阳，益精髓，活血驻颜，强志轻身。

《严氏济生方》云：十补丸（于本方中加鹿茸、五味子）治肾脏虚弱，面色黧黑，足冷足肿，耳鸣耳聋，肢体羸瘦，足膝软弱，小便不利，腰脊疼痛，但是肾虚之证。

《直指方》云：八味圆，治冷证齿痛。

《医垒元戎》云：都羔丸（于本方加五味子）补左右二肾，水火兼益。

《薛氏医案》云：八味丸，治命门火衰，不能生土，以致脾胃虚寒，而患流注鹤膝等症。不能消溃收敛，或饮食少思，或食而不化，或脐腹疼痛，夜多漩溺，经云"益火之源，以消阴翳"，即此方也。又治肾水不足，虚火上炎，发热作渴，口舌生疮，或牙龈溃烂，咽喉作痛，形体憔悴，寝汗等证，加五味子四两。

吴氏《医方考》云：今人人房盛而阳事愈举者，阴虚火动也。阳事先萎者，命门火衰也。是方于六味中加桂附，以益命门之火，使作强之官得其职矣。渊雷案：钱乙取本方去桂附，治小儿解颅行迟语迟等症，名六味丸，是六味减肾气而成。今云是方于六味中加桂附，本末倒置矣。

《王氏小青囊》云：又治下元冷惫，心火炎上，肾水不能摄养，多唾痰涎，又治肾虚齿痛，又治肾虚淋沥。

《医经会元》云：八味丸内加川楝肉、巴戟肉，以斑龙胶为丸，治劳疝，房劳伤精，损气气陷，但天寒时举作多而且甚，天暖举作少而且轻。

《兰轩医谈》云：磁石为肾部虚弱要药，将八味丸内附子代以五味子，加磁石，治肾虚耳聋有奇效。余尝闻之刘桂山先生云：好男色者肾虚，其初发似劳瘵，必耳聋，释家之行事严正者，及年五十前后发病，多此症云。

《王氏民药性纂要》云：治一少年哮喘者，其性善怒，病发寒天，每用桂附八味地黄汤（即本方）及黑锡丹而平。一次用之未效，加生铁洛于八味汤中，一剂而愈。

《建殊录》云：某人，一身肿胀，小便不利，心中烦闷，气息欲绝，脚殊濡弱。一医为越婢加术附汤饮之，数日，无其效。先生诊之，按至小腹，得其不仁之状，乃为八味丸饮之。一服心中稍安，再服小便快利，未尽十剂而痊愈。汤本氏云：此病殆是慢性肾炎，余亦遇此症而烦热甚者，与本方，得速效。

《成绩录》云：一男子，腰以下痹，冷痛，手足烦热，舌上黑胎，如实状，先生与八味丸而全治。

虚劳诸不足，风气百疾，薯蓣丸主之。

丹波氏云：风气，盖是两疾。唐书张文仲曰：风状百二十四，气状八十，治不以时，则死及之。是也。

薯蓣丸方

薯蓣三十分　当归　桂枝　曲　干地黄　豆黄卷各十分　甘草二十八分芎䓖　麦门冬　芍药　白术　杏仁各六分　人参七分　柴胡　桔梗　茯苓各五分　阿胶七分　干姜三分　白蔹二分　防风六分　大枣百枚，为膏

上二十一味，末之，炼蜜和丸如弹子大，空腹，酒服一丸，一百丸为剂。

《千金》第十四卷风眩门，治头目眩冒，心中烦郁，惊悸狂癫。薯蓣丸，其方桂枝作桂心，阿胶作鹿角胶，又有黄芩，共二十二味。《外台》第十七卷杂疗五劳七伤门：古今录验大薯蓣丸，疗男子五劳七伤，晨夜气喘急，内冷身重，骨节烦疼，腰背强痛引，腹内羸瘦不得饮食，妇人绝孕，疝瘕诸病。服此药，令人肥白，补虚益气，其方无麹豆、黄卷、芎䓖、柴胡、白蔹。有大黄、前胡、黄芩、五味子、石膏、泽泻、干漆、黄芪，共二十四味。

本草，薯蓣，味甘温，主伤中，补虚羸，除寒热邪气，补中，益气力，长肌肉，强阴（《本经》）。主头面游风，头风眼眩，下气，止腰痛，治虚劳羸瘦，充五脏，除烦热（《别录》）。麹，味甘温，主消谷止痢（《别录》）。平胃气，消食痔，小儿食痫（苏恭）。调中下气开胃，疗脏腑中风寒（藏器）。大豆黄卷，味甘平，主湿痹筋挛膝痛（《本经》）。五脏不足，胃气结积，益气止痛，去黑肝，润肌肤皮毛（《别录》）。白蔹，味苦平，主痈肿疽疮，散结气、止痛除热，目中赤（《本经》）。

尤氏云：虚劳证多有挟风气者，正不可独补其虚，亦不可著意去风气。仲景以参、地、芎、归、苓、术补其气血，胶、麦、姜、枣、甘、芍益其营卫，而以

桔梗、杏仁、桂枝、防风、柴胡、白蔹、黄卷、神曲去风行气，其用薯蓣最多者，以其不寒不热，不燥不滑，兼擅补虚去风之长，故以为君。谓必得正气理，而后风气可去耳。渊雷案：此方盖主虚损，而兼运动神经营养神经之病证者。如后世回天再造丸之意，故云风气百疾。

虚劳虚烦不得眠，酸枣汤主之。

丹波氏云：虚烦，空烦也，无热而烦之谓。千金恶阻半夏茯苓汤主疗，空烦吐逆。妇人良方作虚烦，可证。三因云：外热曰躁，内热曰烦。虚烦之证，内烦，身不觉热，头目昏疼，口干咽燥不渴，清清不寐，皆虚烦也。叶氏统旨云：虚烦者，心中扰乱，郁郁而不宁也。良由津液去多，五内枯燥，或营血不足，阳胜阴微。

渊雷案：虚烦不得眠，亦神经衰弱之一种证候。人之睡眠，须血液流向下部，使脑部比较的贫血，方能入寐，所谓人卧则血归于肝也。病虚劳者，因营养不足而神经衰弱，于是神经常欲摄血以自养。虽睡眠时，脑部仍见虚性充血，故虚烦不得眠。

酸枣汤方

酸枣仁二升　甘草一两　知母二两　茯苓二两　芎䓖二两

○（深师有生姜二两）

上五味，以水八升，煮酸枣仁得六升，纳诸药，煮取三升，分温三服。

《方极》云：酸枣仁汤，治烦躁不得眠者。《方机》云：治烦而不得眠者，烦悸而眠不寐者。

方舆輗云：酸枣仁汤，治虚劳烦悸不得眠者。烦悸，《金匮》原作虚烦，今从千金方改之。烦悸二字，能贯不寐之病原，学者当著心焉。

《类聚方广义》云：诸病久久不愈，尪羸困惫，身热寝汗，口干喘嗽，大便溏，小便涩，饮啖无味者，宜此方。随证选加黄芪、麦门冬、干姜、附子等。

又云：健忘惊悸怔忡三证，有宜此方者，随证择加黄连、辰砂。

又云：脱血过多，心神恍惚，眩晕不寐，烦热盗汗，现浮肿者，宜此方合当归芍药散。

又云：东洞先生治一病人，昏昏不醒，如死状，及五六日者，用此方而速效，可谓圆机活法。

汤本氏云：本方证虚烦不得眠，颇似栀子豉汤证（《伤寒论》八十条）。然彼有身热及舌苔，腹诊有充血及炎性机转，此则见贫血虚弱之状貌，故冒头称虚劳，腹诊有心尖心下之虚悸，故用茯苓，且多神经症状，是二方之别也。

本草，酸枣仁，味酸平，主心腹寒热，邪结气聚，四肢酸痛，湿痹（《本经》）。烦心不得眠（《别录》）。《药征》云：酸枣仁，主治胸膈烦躁，不能眠也。时珍曰：熟用不得眠，生用好眠。误矣，眠与不眠，非生熟之所为也，乃胸膈烦躁或眠或不眠者，服酸枣仁，则皆复常矣。而烦躁者，毒之为，而人之造也。酸枣能治之，故胸膈烦躁，或寤而少寐，或寐而少寤，予不问酸枣之生熟，用而治之，则烦躁罢而寤寐复故也。渊雷案：唐宋以后医人，杂用道家阴阳家言，东洞辞而辟之，然矫枉过正，每多偏激之论。失眠与不眠，固药物所能左右，非造化所主也。今以眠不眠归诸造化，而以胸膈烦躁为酸枣仁之主疗，过矣。胸膈烦躁者，知母、茯苓所主，亦酸枣汤一方所主，非酸枣仁一药所主也。汤本氏云：酸枣仁为收敛性神经强壮药，无论不眠多眠及其他，苟属神经症而属于虚证，须收敛者，悉主治之。

《张氏医通》云：虚烦者，肝虚而火气乘之也，故特取枣仁，以安肝胆，为主。略加芎藭，调血以养肝。茯苓甘草，培土以荣木。知母降火除烦，此平调土木之剂也。渊雷案：石顽此解至佳，古人凡神经症状，谓之肝病。神经虚性兴奋所引起之充血，谓之胆火。酸枣仁收敛神经，平其虚性充血，故曰安肝胆。茯苓之效，本经称主惊邪恐悸，孙真人称治心烦闷，及心虚惊悸，安定精神，其实是吸收心下水气，使从小便而出，吸收作用古人归诸脾土，故曰培土也。

原注所引《深师》，出《外台》第十七卷虚劳虚烦不得眠门，云：深师小酸枣汤，疗虚劳不得眠，烦不可宁者。煮服法后云：一方加桂二两，又《千金》第十二卷胆虚实门：酸枣汤，治虚劳烦扰，奔气在胸中，不得眠。其方无芎藭，有人参、桂心、生姜、石膏。《千金翼》第十八卷压热门，大酸枣汤，主疗同《千金》，其方无知母，有人参、生姜、桂心。又酸枣汤，主伤寒及吐下后，心烦乏气不得眠，其方有麦门冬、干姜。

五劳虚极，羸瘦腹满，不能饮食，食伤、忧伤、饮伤、房室伤、饥伤、劳伤、经络营卫气伤，内有干血，肌肤甲错，两目黯黑，缓中补虚，大黄䗪虫丸主之。

程氏云：此条单指内有干血而言，夫人或因七情，或因饮食，或因房劳，皆令正气内伤，血脉凝积，致有干血积于中，而尪羸见于外也。血积则不能以濡肌肤，故肌肤甲错，不能以营于目，则两目黯黑，与大黄䗪虫丸，以下干血。干血去，则邪除正旺，是以谓之缓中补虚，非大黄䗪虫丸能缓中补虚也。喻氏云：甲错者，皮间枯涩，如鳞甲错出也。丹波氏云：甲错，谓皮皱如鳞甲也。

渊雷案：肌肤甲错，两目黯黑，为内有干血之证。干血之生，则因经络营卫气伤，血脉凝积之故。经络营卫之所以伤，则因食伤忧伤，乃至劳伤之故。羸瘦腹满，小能饮食，则内有干血之结果也。干血者，血管中形成之血栓，体内出血所凝结之血饼。以及因病而凝结于组织中之血成分，皆是。此等干血，能直接间接致营养障碍，故令羸瘦腹满，不能饮食。攻去干血，则营养自恢复，乃所谓缓中补虚也。

大黄䗪虫丸方

大黄十分，蒸　黄芩二两　甘草三两　桃仁一升　杏仁一升　芍药四两干地黄十两　干漆一两　虻虫一升　水蛭百枚　蛴螬一升　䗪虫半升

上十二味，末之，炼蜜和丸小豆大，酒饮服五丸，日三服。

元坚云：大黄十分，宜作二两十二铢。渊雷案：大观本草引苏颂《图经》，蛴螬条云：张仲景治杂病方，大䗪虫丸，中用蛴螬，以其主胁下坚满也。又䗪虫条云：张仲景治杂病方，主久癥积结，有大黄䗪虫丸云云。其方乃即今本金匮之下瘀血汤，盖图经成于宋仁宗嘉祐间，今本金匮校定于英宗治平间，镂行于哲宗元祐间，相距不过二十余年，所见本已不同也。李氏纲目䗪虫条下所收大黄䗪虫丸，方及主疗亦是下瘀血汤，则恐但据《图经》，未检《金匮》之故。

程氏云：妇人虚劳，大半内有干血，男子亦间有之。审其可攻而攻之，则厥疾可愈。

魏氏云：此在妇人女子，寡妇女尼，因不月渐成虚劳者，尤所宜投也。

《医学纲目》云：结在内者（案谓血结也），手足脉必相失，宜此方，然必兼大补剂琼玉膏之类服之。汤本氏云：余之经验，血结甚者，左手脉常相失。

《续药征》云：东洞翁尝谓大黄䗪虫丸说，非疾医之言。枸谨按：翁盖指五劳虚极，及七伤缓中补虚之语乎。夫羸瘦腹满，不能饮食，内有干血，肌肤甲错，两目黯黑数语，可谓此方之证具矣。若按其腹状，而内外诸证，诊察相应，则此方当须奏其功耳，明者其谓之何矣？渊雷案：肝硬化为难治之病，若于早期用此方，有可救者。

和久田氏云：似小建中汤证，而虚羸甚，肌肤干，腹满挛急，按之坚痛者，为干血，大黄䗪虫丸证也。移此治鼓胀血瘕，产后血肿水肿，瘰疬，小儿癖瘕等，累试而效。或曰，劳咳，白沫中杂吐血丝者，试之有效。

《类聚方广义》云：治妇人经水不利，渐为心腹胀满，烦热咳嗽，面色煤黄，肌肤干，皮细起，状如麸片，目中黑暗，或赤涩羞明怕日者。

又云：治小儿疳眼，生云翳，睑烂羞明，不能视物，并治雀目。

本草，干漆，味辛温无毒，主绝伤补中（《本经》）。疗咳嗽，消瘀血，痞结腰痛，女子疝瘕（《别录》）。蛴螬，味咸微温有毒，主恶血血瘀痹气，破折，血在胁下，坚满痛，月闭，目中淫肤，青翳白膜（《本经》）。疗吐血在胸腹不去，破骨踒折血结，金疮内塞（《别录》）。䗪虫，味咸寒有毒，主心腹寒热洗洗，血积积癥瘕，破坚，下血闭，生子大良（《本经》）。《兰台轨范》云：血干则结而不流，非草木之品所能下，必用食血之虫以化之，此方专治瘀血成劳之症。瘀不除，则正气永无复理，故去病即所以补虚也。

《续建殊录》云：一妇人，年二十余岁。去春以来，绝食谷肉之类，虽食一口，即心下满痛，或胸中满痛，必吐之而后止。常好饮，或以热汤，或以冷水，然过饮则必腹痛。吐水甚多，腰以下羸瘦甚，胸以上如平人，行步如常，按其腹，脐旁少腹坚如石，大便秘闭，若用下剂，徒令水泻。月水不来，其妇自言苦腹满，然按之不满，则与茯苓泽泻汤，兼用硝黄汤。服之五六十日，渴少减，稍食糖果，腹痛如故。有微咳，吐络血，后投当归芍药散，兼用䗪虫丸，诸证渐退。

中川故氏云：神仙病（谓不食也，日本俗名），世未有得其治者。防州福井驿福田某者，尝遇此疾，考究久之，遂知瘀血，与大黄䗪虫丸，大得其效。尔后每遇此症，必以此治之。渊雷案：以上两案，皆无明确证候，特以不能饮食而用之耳。

附　方

〇《千金翼》炙甘草汤（一云复脉汤）：**治虚劳不足，汗出而闷，脉结悸，行动如常，不出百日，危急者十一日死。**

甘草四两，炙　桂枝　生姜各三两　麦门冬半　麻仁半升　人参　阿胶各二两　大枣三十枚　生地黄一斤

上九味，以酒七升，水八升，先煮八味，取三升，去滓，纳胶消尽，温服一升，

日三服。

出《千金翼》第十五卷五藏气虚门，名复脉汤。悸上有心字，十一日作二十一日。其方，桂枝作桂心二两，麦门冬、麻子仁、阿胶皆三两。方后云：上九味，㕮咀，以水一斗，煮取六升，去滓，分六服，日三夜三。若脉未复，隔日又服一剂，力弱者：日一剂，乃至五剂十剂，以脉复为度，宜取汗。越公杨素，因患失脉七日，服五剂而复。注云：仲景名炙甘草汤，一方以酒七升，水八升，煮取三升，见《伤寒》中。又第九卷《伤寒·太阳病杂疗法门》所载，名炙甘草汤。主疗药量煮法，皆同《伤寒》《金匮》。用法方解治验，互详《伤寒论今释》，及肺痿篇。

《兰台轨范》云：凡脉见结悸者，虽行动如常，亦不出百日而死。若复危急不能行动，则过十日必死。语极明白，从前解者多误。尤氏云：脉结是营气不行，悸则血亏而心无所养，营滞血亏，而更出汗，岂不立槁乎？故虽行动如常，断云不出百日，知其阴亡而阳绝也。人参、桂枝、甘草、生姜，行身之阳。胶、麦、麻、地，行身之阴。盖欲使阳得复行阴中，而脉自复也。徐氏云：后人只喜用胶地等，而畏姜桂，岂知阴凝燥气，非阳不能化耶？渊雷案：脉结有因于瘀血者，则非复脉汤所主，此犹易晓也。至于心脏瓣膜病，见阴虚证者，似乎宜用复脉汤矣。然尝遇心脏代偿性肥大者，其人心悸而脉不结，投此汤，初服小效，累服即不效，卒以不治。表而出之，以识我过，且明此汤可以治心肌衰弱，不可以治瓣膜病也。

片仓鹤陵《静俭堂治验》云：一女人，心中悸，胸下痞硬，脐上动悸，暗不能发声，不大便五六日，时复头眩，脉沉细，饮食不进。按法治之，诸证虽稍快，惟音声不发，悸动不止，历十九日，改剂用炙甘草汤，七八日而动悸止，音声开，遂得复常。

○《肘后》獭肝散：治冷劳，又主鬼疰，一门相染。

獭肝一具，炙干末之，水服方寸匕，日三服。

《肘后》云：尸疰鬼疰病者，即是五尸之中尸疰，又挟诸鬼邪为害也。其病变动，乃有三十六种，至九十九种。大约使人寒热淋沥，恍恍默默，不的知其所苦，而无处不恶。累年积月，渐就顿滞，以至于死。死后复注易旁人，乃至灭门。觉知此候者，便宜急治之（《千金》及《外台》引崔氏并同）。《巢源·五注候》云：注者住也，言其连滞停住，死又注易旁人也。案《肘后》无治冷劳之文。尸注鬼注，系肺结核之一种。尝见一家患此病者，一人才死，他一人即起病，病至一定时期，则卧床不起，卧床后整足百日而死，死又注易旁人，如此相累而死者五人。所异者，其注易必系血统上之亲属，外姓婢仆，虽看护日久，终不传染。若谓先天性遗传病，则起病何以不限年龄，而必于病人乍死之际？若谓结核菌之传染，则何以不传染于看护人？尤可异者，无论如何医治，绝不能稍延时日，亦不致促其命期。然其家从未试服獭肝，大约稍见征兆时，急服獭肝，或可幸免。故云觉知此候，便宜急治也。

牛山活套云：骨蒸劳瘵之症，煎獭肝服之，或将獭肉用豆酱汤煮食，亦佳。启益（香月牛山之名）常用之，多奏效，秘方也。

本草：獭肝，味甘温有毒（《本经》）。主鬼疰蛊毒，止久嗽，除鱼鲠，并烧灰酒服之（《别录》）。治传尸劳极虚汗客热，四肢寒疟，及产劳（苏颂《图经》）。晚近，治恶性贫血病，令病人多食哺乳动物之肝脏，大得治效。如犊肝制剂之治恶性贫血，尤其显著者。盖哺乳动物之肝肾，含维生素甚多，獭肝治尸注鬼疰，亦维生素之功也。但维生素多不耐高热，经高热则失其效用。附方炙干，《肘后》作阴干，为是。《别录》云烧灰服，殆不可从。

金匮要略今释卷三

第七　肺痿肺痈咳嗽上气病脉证治

论三首　脉证四条　方十五首

　　此篇所论，皆呼吸器病。《脉经》与痰饮咳嗽合为一篇，方十五首，赵刻本并数炙甘草汤，作十六首，今从徐镕本、俞桥本改。肺痿，据苏游许仁则之论，乃即今之肺结核。肺痈乃赅括腐败性支气管炎、支气管扩张、肺坏疽、肺脓疡诸病。咳嗽上气，则呼吸器病之通常证候，所赅尤广。本篇麦门冬汤，可用于肺痿而不称肺痿，治肺痿者，唯甘草干姜汤一方，及新附四方，今验之肺结核证，皆不对。岂仲景不常见此病，故不究其治法欤？所见肺结核之证候，多有宜柴胡汤、竹叶石膏汤者，其他如大黄䗪虫丸、泻心汤、干姜黄连黄芩人参汤、三物黄芩汤等，亦往往适用。若用后世方，则莫如丹溪，葛可久十药神书亦佳。

　　问曰：热在上焦者，因咳为肺痿。肺痿之病，何从得之？师曰：或从汗出，或从呕吐，或从消渴，小便利数，或从便难，又被快药下利，重亡津液，故得之。曰：寸口脉数，其人咳，口中反有浊唾涎沫者何？师曰：为肺痿之病，若口中辟辟燥，咳即胸中隐隐痛，脉反滑数，此为肺痈，咳唾脓血。脉数虚者为肺痿，数实者为肺痈。

　　尤氏云：此设为问答，以辨肺痿、肺痈之异。热在上焦二句，见五藏风寒积聚篇。盖师有是语，而用之以为问也。汗出，呕吐，消渴，二便下多，皆足以亡津液而生燥热。肺虚且热，则为痿矣。口中反有浊唾涎沫者，肺中津液，为热所迫而上行也。口中辟辟燥者，魏氏以为肺痈之痰涎脓血，俱蕴蓄结聚于肺脏之内，故口中反干燥，而但辟辟作空响燥咳而已。然按下肺痈条亦云：其人咳，咽燥不渴，多唾浊沫，则肺痿肺痈。二证多同，惟胸中痛，脉滑数，唾脓血，则肺痈所独也。比而论之，痿者萎也（案《巢源》作肺萎），如草木之萎而不荣，为津烁而肺焦也。痈者壅也，如土之壅而不通，为热聚而肺癀也。故其脉有虚实不同，而其数则一也。

丹波氏云：肺痿，非此别一病，即是后世所谓劳嗽耳。《外台》苏游传尸论云：其初得，半卧半起，号为殖碟。气急咳者，名曰肺痿。许仁则论云：肺气嗽者，不限老少，宿多上热，后因饮食将息伤热，则常嗽不断，积年累岁，肺气衰，便成气嗽，此嗽不早疗，遂成肺痿。若此将成，多不救矣。又云：肺气嗽，经久将成肺痿，其状不限四时冷热，昼夜嗽常不断。唾白如雪，细沫稠黏，喘息气上，乍寒乍热，发作有时。唇口喉舌干焦，亦有时唾血者，渐觉瘦悴，小便赤，颜色青白，毛耸，此亦成蒸。又云：肺气嗽，经久有成肺痈者，其状与前肺痿不多异，但唾悉成脓出。陈氏妇人良方劫劳散证治云：劳嗽寒热盗汗，唾中有红线，名曰肺痿。注家俱为别病而诠释之者，何？快与驶驶同。梁书姚僧垣曰：大黄快药，是也。魏云辟辟唾声，恐非。盖辟辟，干燥貌。《张氏医通》云：言咳者，口中不干燥也。若咳而口中辟辟燥，则是肺已结痈，火热之毒，出见于口。此说近是。

元坚云：口中反有浊唾涎沫，盖系于该言稠痰白沫者。本经所谓痰者，非今之所谓痰。次条曰多唾浊沫，皂荚丸条曰时时唾浊，桔梗汤条曰时出浊唾，五藏风寒篇曰肺中风吐浊涕之类，皆今之稠痰也。盖肺萎液燥，而口中有唾涎，故下反字也。

仁存孙氏方曰：详观肺痈、肺痿二证，实难治。要之，肺痈则间有可愈者，亦须肺未穿，故可救。但肺痿罕有安者，盖其肺枯竭干燥，何由而得润，所以难愈（《金匮述义》引）。

渊雷案：肺结核之病，由结核杆菌窜入肺组织而起。菌之所至，先起炎症，上皮细胞繁殖堆积成一硬固小结节，故曰结核。其始，小如粟粒而半透明，继则渐大，变为黄色不透明之硬核，结节中无血管，故不得营养，易于坏死。坏死后，成黄色干酪状物，谓之干酪变性，久而软化，成糜粥状，与痰唾同排出于外（注家谓肺痿不唾脓，误也）。于是结节之中部成空洞，空洞之大小，或仅如豌豆，或过于胡桃，空洞内壁又分泌多量脓液，适为结核菌之良好培养基。空洞多者，全肺有如蜂房，此肺结核之解剖状况也。古人名为肺痿者，盖知其病源在肺，而病人羸瘦萎悴故也。苏游许仁则之论，但言病之经过及证候，犹为核实。后人凿说痿字，以为肺叶萎而不荣，则望文生义矣。又，古人不知结核菌，而以亡津液为肺痿之病源，未免倒果为因。虽营养佳良，丰腴充实之人，肺染结核菌而发病，亦即趣于枯瘦，是亡津液者肺痿之所致，而非肺痿之原因也。咳唾脓血以下，《脉经》《千金》别为一条，此就咳唾脓血一证，辨肺痿肺痈也。旧注以咳唾脓血属上读，谓脓血肺痈所独有。非是，盖肺痿肺痈外证之异，肺痈则属实，其咳剧，其脓臭，其人不甚羸瘦。肺痿则属虚，其咳不剧，或竟不咳，其脓不臭，其人羸瘦殊甚，如此而已。

问曰：病咳逆，脉之，何以知此为肺痈？当有脓血，吐之则死，其脉何类？师曰：寸口脉微而数微，则焉为风，数则为热；微则汗出，数则恶寒。风中于卫，呼气不入；热过于营，吸而不出。风伤皮毛，热伤血脉。风舍于肺，其人则咳，口干喘满，咽燥不渴，多唾浊沫，时时振寒。热之所过，血为之凝滞，结痈脓，吐如米粥。始萌可救，脓成则死。

多唾浊沫，赵刻本作时唾浊沫，今从徐镕本改。此条大意，以风与热为肺痈之原因，盖腐败性支气管炎、支气管扩张、肺坏疽、肺脓疡等，多系续发病。其原发病必有咳嗽，咳嗽则因外感风寒而起，故谓之风。肺痈初起，有机能亢进之让，故谓之热耳，以呼吸不利，咳嗽口干诸候，分属于风热，未免凿说。咳逆而脉微数，亦不足以断定肺痈，案《脉经》肺痿肺痈篇，类此者更有六条，皆是叔和家言，非仲景旧文，不可信从。

《危氏得效方》云：始萌易治，脓成难治。诊其脉，数而实，已成。微而濇，渐愈。面色白，呕脓而止者，自愈。有脓而呕食，面色赤，吐脓如糯米粥者，不治。男子以气为主，得之十救二三。妇女以血为主，得之十全七八，历试屡验。

李氏《入门》云：肺痈脉数而虚，口燥咽干，胸胁隐痛，二便赤涩。咳唾脓血腥臭，置之水中则沉。

潘氏《医灯续焰》云：试肺痈法，凡人觉胸中隐隐痛，咳嗽有臭痰，吐在水内，沉者是痈脓，浮者是痰。丹波氏云：案今验果如其言，又以双箸验之，其断为两段者是脓，其黏著不断者是痰，亦一试法也。

《兰台轨范》云：肺痈之疾，脓成亦有愈者，全在用药变化，汉时治法或未全耳。

上气，面浮肿，肩息，其脉浮大，不治，又加利，尤甚。

丹波氏云：上气，诸家不释。考周礼天官疾医职云，嗽上气。郑玄注：上气，逆喘也。此一节，即是肺胀不治之证。

渊雷案：上气肺胀之证，支气管哮喘、急性支气管炎、支气管肺炎及肺气肿俱有之，气喘发作时，常于夜间睡后。虽甚困苦，却不致命。唯支气管炎及肺气肿，往往因剧咳不已，呼吸困难，肺循环先起郁血，驯至心室起代偿性肥大，瓣膜闭锁不全，全身静脉瘀血，遂发水肿而死。然其致死之故，非死于水肿，乃死于血压之下降也。肩息者，呼吸困难之故。面浮肿者，郁血性水肿之故。脉浮大者，心室代偿性肥大之故。又加下利，则胃肠亦病。旧说以脾胃为后天水谷之本，凡慢性病末传，见脾胃病者，为死期已近之候。

上气，喘而躁者，属肺胀，欲作风水，发汗则愈。

喘而躁者，呼吸困难，肺循环瘀血之候，故知欲作风水。风水者，水肿而汗出恶风，详水气病篇。谓之肺胀者，支气管哮喘及慢性支气管炎发作时，肺部胸廓常高张故也。发汗则愈者，汗剂能通利血循环，且郁血时之渗出液，从汗腺排出，不致竟成水肿故也（治风水亦用发汗法）。沈氏以为即下文小青龙之证，是也。

丹波氏云：肺胀一证，诸家未有云后世某证者，考下文云，肺胀咳而上气。又云：咳而上气，此为肺胀。由此观之，即后世所谓呷嗽哮嗽之属。《巢源》云：痰气相击，随嗽动息，呼呷有声，谓之呷嗽。《本事续方》云：哮嗽如拽锯，是也。

渊雷案：呷嗽哮嗽之证候，凡支气管哮喘、支气管炎及支气管肺炎诸病，俱有之。

肺痿，吐涎沫而不咳者，其人不渴，必遗尿，小便数，所以然者，以上虚不能制下故也。此为肺中冷，必眩，多涎唾，甘草干姜汤以温之。若服汤已，渴者，属消渴。

吐涎沫，不渴，遗尿，小便数，皆是支气管哮喘之证。病在呼吸器，而证候见于排泄器，故古人谓肺为水之上源，又谓肺主行水。《素问·经脉别论》云：饮入于胃，游溢精气，上输于脾，脾气散精，上归于肺，通调水道，下输膀胱。此虽谬于生理，然观察病变药效，良信。因此之故，呼吸器病见排泄障碍者，谓之上虚不能制下，谓之肺中冷矣。《伤寒》《金匮》中，凡云所以然者，皆辞气卑弱，理致渺茫。若非叔和附益，亦是后人注文。然择而用之，亦不无一得也。眩而多涎唾，皆肺胃寒证，故以甘草干姜汤温之。此条虽称肺痿，实非肺结核病，以其不咳，故不得为肺胀，以其不唾脓血，故不得为肺痈，但以吐涎沫而谓之肺痿。可见古人于病名，未必一一深切。若服以下九字，《脉经》无之，《千金》第十七卷肺痿门云：服汤已，小温覆之，若渴者属消渴法。稻叶元熙云：若服汤已渴者，属消渴，是假设之词，与吴茱萸汤条。"得汤反剧者，属上焦也"（《伤寒论》二百四十八条）同例。

甘草干姜汤方

甘草四两，炙　干姜二两，炮

上咬咀，以水三升，煮取一升五合，去滓，分温再服。

此即《伤寒论》厥逆而烦躁吐逆之方，用法方解，互详《伤寒论今释》。

青州《医谈》云：甘草干姜汤，治毒迫心下而盗汗者。又治胸中痛，左卧则左痛，右卧则右痛者，皆毒迫心胸所致也。气上迫，喘咳，汗出多之症，有多吐涎沫者，世医不知此方治汗。此方所以能治汗者，气逆盛，毒气自内发于外故也。

《类聚方广义》云：老人平日苦小便频数，吐涎，短气眩晕，难以起步者，宜此方。

《方函口诀》云：此方虽简，其用甚广。用于伤寒烦躁吐逆，用于肺痿吐涎沫，用于伤胃吐血，若虚证喘息，则用此汤下黑锡丹。凡肺痿寒证，其人肺中冷，气虚不能温布津液，津液聚而化为涎沫，故唾出多。然非若热证之唾，凝而重浊也。又不咳，咽干遗尿，小便数，有此等证者，与此方，奇效。又病人嫌服此方，不咳，只多吐涎沫而不唾者（案：当是有涎沫而无痰也）用桂枝去芍药加皂荚汤，奇效，又不烦躁。但吐逆，难用苦味药者，用此方弛之，有速效。

咳而上气，喉中水鸡声，射干麻黄汤主之。

《外台》第十卷，上气喉中水鸡鸣门，引《小品》：水上有如字，《巢源》云：肺病令人上气，兼胸膈痰满，气行壅滞，喘息不调，致咽喉有声，如水鸡之鸣也。丹波氏云：水鸡两种，本草苏颂云：蛤子。即今水鸡是也。又司马相如传颜注：庸渠，一名水鸡。即本草所谓鹘也。此云水鸡，盖指蛙而言，取其鸣声连连不绝耳。

射干麻黄汤方

射干十三枚，一法三两　麻黄四两　生姜四两　细辛　紫菀　款冬花各三两　五味子半升　大枣七枚　半夏大者洗八枚，一法半升

上九味，以水一斗二升，先煮麻黄两沸，去上沫，纳诸药，煮取三升，分温三服。

《千金》第十八卷咳嗽门，用射干三两，半夏半升。《外台》第十卷上气喉中水鸡鸣门，引《小品》，用射干十二枚，皆用东流水煮。

丹波氏云：此治肺胀之方，凡本篇诸条，肺痿肺痈之外，悉属肺胀，读者宜自知耳。

《类聚方广义》云：治久咳不止，或产后喘咳，项生痰疬，累累如贯珠者，去细辛、五味子，倍射干，加皂角子，有效，兼用南吕丸。

汤本氏云：先师和田启，治急性肺炎，先以桔梗白散取吐下，后用本方。然本方有细辛、紫菀、款冬花等温药，故热发时不可轻用。渊雷案：急性肺炎之发热，固属热证，然细辛非姜附之比，不在禁例。紫菀、款冬花，又非细辛之比，汤本之说太拘泥。

《方函口诀》云：此方用于后世所谓哮喘，水鸡声，形容哮喘之呼吸也。合射干、紫菀、：款冬之利肺气，麻黄、细辛、生姜之发散，半夏之降逆，五味子之收敛，大枣之安中，成一方之妙用。

咳逆上气，时时唾浊，但坐不得眠，皂荚丸主之。

唾，赵刻本作吐，今从徐本、俞本改。徐氏云：此比水鸡声，乃咳而上气中之逆甚者也。尤氏云：浊，浊痰也。时时吐浊者，肺中之痰，随上气而时出也。然痰虽出而满不减，则其本有固而不拔之势，不迅而扫之不去也。皂荚味辛入肺，除痰之力最猛，饮以枣膏，安其正也。

皂荚丸方

皂荚八两，刮去皮，用酥炙

上一味，末之，蜜丸梧子大，以枣膏和汤，服三丸，日三，夜一服。

魏氏云：皂荚驱风理痹，正为其有除瘀涤垢之能也。如今用皂荚澡浴，以除垢腻，此理也。《兰台轨范》云：稠痰黏肺，不能清涤，非此不可。渊雷案：本草，《别录》云：皂荚，疗腹胀满，消谷，除咳嗽囊结（案：当是气管枝囊状扩张）。思邈云：沙牛白羊酥，除胸中客热，益心肺。此方专事涤痰，以皂荚有石碱质故也。然荡涤刺激之力甚大，一日用量，不得过梧子大三丸。老人虚人，更宜审慎。

咳而脉浮者，厚朴麻黄汤主之。

丹波氏云：《千金》厚朴麻黄汤，治咳而大逆上气，胸满，喉中不利，如水鸡声，其脉浮者。方与本篇同。案本篇唯云咳而脉浮，恐是遗脱，《千金》所载，却是旧文。元坚云：水饮上迫，脉必带浮，不必拘表证有无。此二方证（谓本方及下泽漆汤），均是上焦蓄饮，而以脉浮沉为别者，盖以势之剧易，及水饮上迫与内结之异耳，注家特就邪为分，殆非通论。

厚朴麻黄汤方

厚朴五两　麻黄四两　石膏如鸡子大　杏仁半升　半夏半升　干姜二两细辛二两　小麦一升　五味子半升

上九味，以水一斗二升，先煮小麦熟，去滓，纳诸药，煮取三升，温服一升，日三服。

元坚云：此方证，系寒饮迫肺，而无风寒外候，故于小青龙汤中去桂枝，以厚朴降逆为君，其佐用杏仁，亦犹桂枝加厚朴杏子汤之例，况配以石膏，其驱饮之力更峻。

浅田氏云：此方药味，似小青龙加石膏汤，而优于降气之力，故用于喘息上气者有效。若治溢饮，则宜小青龙加石膏，又与射干麻黄汤互用。唯此方宜于热甚而脉浮者，异于彼方之无热。又，富贵安佚之人，过食膏粱，腹满而咳者，此方加大黄有效。麻黄与大黄伍，两解表里，与千金黑散同意，颇有奇趣。渊雷案：此方即小青龙加石膏汤，以厚朴、杏仁、小麦、易桂、芍、甘草。小麦缓和收敛，不利逐水，方中亦少除痰之药，故知此方，治咳逆上气、表热盛、胸满而痰不多者。至射干麻黄汤，则治咳逆上气而痰多者，千金黑散，出第五卷少小婴孺序例中，其方乃麻黄大黄杏仁也。

脉沉者，泽漆汤主之。

此条，徐沈诸家注本，合上为一条。尤氏于脉沉上补咳而二字。丹波氏云：千金泽漆汤，治上气，其脉沉者。本篇亦似脱上气二字。尤氏云：此不详见证，而但以脉之浮沉为辨，而异其治。仲景之意，盖以咳皆肺邪，而脉浮者气多居表，故驱之使从外出为易。脉沉者气多居里，故驱之使从下出为易，亦因势利异之法也。

泽漆汤方

半夏半升　紫参五两，一作紫菀　泽漆三斤，以东流水五斗，煮取一斗五升生姜五两　白前五两　甘草　黄芩　人参　桂枝各三两

上九味，咬咀，纳泽漆汁中，煮取五升，温服五合，至夜尽。

《千金》方：紫参作紫菀，温服以下七字作"一服五合，日三夜一"八字。

元坚云：煮取五升，温服五合，至夜尽，是一日十服，他方莫有此例，《千金》似是。泽漆，本草白字（案即《本经》）。称味苦微寒，主大腹水气，四肢面目浮肿。黑字（案即《别录》），称利大小肠。盖此方主证，水饮内结，故有须于利水之品也。又按陈藏器曰：千里水及东流水，味平无毒，主病后虚弱。然则此方所用，在熟淡不助内饮已。渊雷案：白前，《别录》云：味甘微温无毒，治胸胁逆气，咳嗽上气，呼吸欲绝。紫参，《本经》云：味苦寒无毒，主心腹积聚，寒热邪气，通九窍，利大小便。《别录》云：疗肠胃大热，唾血衄血，肠中聚血，痈肿诸疮，止渴益精。然沪上卖药者，不识紫参为何物，盖罕用之药也。丹波氏云：考本草紫参，不载治咳之能，其作紫菀者，似是。

大逆上气，咽喉不利，止逆下气者，麦门冬汤主之。

《千金》《外台》俱无"者"字，是。大逆，诸家注本并改为火逆，谓火热挟饮致逆，惟程《林金匮直》解仍原文。今考仲景书，凡云火逆者，皆谓烧针艾灸之逆，非后世所谓君火相火，则仍作大逆为是。麦门冬汤生津润燥，从药测病，知咽喉不利，是咽喉黏膜干燥之故。验之肺结核病者，常见营养不良，组织枯燥。沈氏疑此为肺痿之主方，是矣。

麦门冬汤方

麦门冬七升　半夏一升　人参二两　甘草二两　粳米三合　大枣十二枚

上六味，以水一斗二升，煮取六升，温服一升，日三，夜一服。

《千金》《外台》作麦门冬三升，《外台》半夏下有洗字，甘草下有炙字。

《玉函经·伤寒差后病篇》云：病后劳复发热者，麦门冬汤主之。

《肘后方》云：麦门冬汤，治肺痿咳唾涎沫不止，咽喉燥而渴。

《圣济总录》云：麦门冬汤，治肺胃气壅，风客传咽喉，妨闷。

《松原家藏方》云：麦门冬汤，治诸黄胖脉弦大，气逆胸满，心下硬，身色淡黄，行动则气急，或爪甲枯黄而张者。

又云：治咳嗽大逆上气，咽喉不利，痰声不湿者。

又云：治虚劳咳逆，手足烦热，羸瘦骨立者，或咯血、衄血者。

《芳翁医谈》云：虚劳多汗，寒热咳嗽诸证备，而咳甚者，宜麦门冬汤，必兼用起废丸，此丸男妇咸宜。

又云：痫家舌焦，或白色如水渍数日者，主用连石两味，宜为末外敷之，内则加诸麦门冬汤之类煎服（参看下文治验）。

《类聚方广义》云：麦门冬汤，治消渴身热，喘而咽喉不利者，加天花粉。大便燥结，腹微满者，兼用调胃承气汤。

又云：治久咳劳嗽，喘满短气，咽喉不利，时恶心呕吐者。《肘后方》曰：治肺痿，咳唾涎沫不止，咽燥而渴。按生姜甘草汤证亦云尔，可疑。今验之病者，此方为胜。

《方函口诀》云：此方治大逆上气，咽喉不利，盖无论肺痿、顿嗽、劳嗽、妊娠咳逆，有大逆上气之状者，用之大效。故此四字，简古有深旨也。此方加石膏，治小儿久咳，及咳血，皆有妙验。又治老人津液枯槁，食物难咽，似膈症者，又治大病后嫌饮药，咽中有喘气，如竹叶石膏汤之虚烦者，则皆咽喉不利之余旨矣。

喻氏《法律》云：此胃中津液干枯，虚火上炎之证，治本之良法也。于麦门、人参、甘草、粳米、大枣，大补中气大生津液队中，增入半夏之辛温一味，其利咽下气。非半夏之功，实善用半夏之功，擅古今未有之奇矣。

又云：某女，下利三年不止，面色萎黄，眼胞肿重，舌上糙涩而淡白灰色，或时色如常，虽赢瘦而不卧床。然每欲远行，则中路畏惧，若将发晕，必还家而后已，终不果行，此实痫也。乃与麦门冬加石膏汤，二十日许而利止，又服二十日许而全复。

《橘窗书影》云：某女，年二十三四余作，产后得外感，咽喉肿塞，痰喘壅盛，口中臭气甚，绝粒食者数日，手足微冷，脉无力，疲劳极。麦门冬汤加桔梗，令徐徐咽下，又煎驱风解毒加桔梗、石膏，冷却，令含漱。如此一昼夜，咽喉始分利，少进粥饮，后经两三日，发热烦渴咳嗽，脉虚数，现外感之状，与竹叶石膏汤加桔梗、杏仁而愈。

又云：某人，患梅毒，数年不差。咽喉糜烂，声音嘎而不出，虚赢骨立，来都下，乞药于诸医，无寸效。余与麦门冬汤加桔梗山豆根，兼用结毒紫金丹，数日而音声朗亮，咽喉复常。

肺痈，喘不得卧，葶苈大枣泻肺汤主之。

此治呼吸器病痰多喘盛之方，须阻证实证，乃可用之。其效用为祛痰，与皂荚丸相似，皂荚丸主黏痰，此则主稀痰。其病实非肺痈，说在篇末。

葶苈大枣泻肺汤方

葶苈熬令黄色，捣丸如弹丸大　　大枣十二枚

上先以水三升，煮枣取二升，去枣，纳葶苈，煮取一升，顿服。

大枣，当作二十枚。《千金》第十七卷肺痈门，载此方。葶苈三两，末之，大枣二十枚，上二味，先以水三升，煮枣取二升，去枣，纳药一枣大，煎取七合，顿服令尽。三日服一剂，可服三四剂。《外台》第十卷肺痈门引《千金》：葶苈三两，熬令色紫，上一味，捣令可丸，以水三升，煮擘大枣二十枚，得汁二升，内药如弹丸一枚，煎取一升，顿服。注云：《古今录验》删繁仲景《伤寒论》范汪同，《医心方》（日人丹波康赖著，其人当我国五代宋初，其书多存古方不亚《外台》）支饮门引范汪方：葶苈，熬令紫色，治令自丸，丸如弹丸，大枣廿枚，以水二升煮枣，令得一升半，去枣，纳药一丸，复煮得一升，尽服之。本草图经引：亦作大枣二十枚。元坚云：葶苈以弹丸为率，故不须举两数。大枣，诸书皆作二十枚，《本经》疑是错写。

《幼幼新书》云：治小儿水气腹肿，兼下痢脓血，小便涩，方：葶苈子半两，以枣肉和，捣为丸。

《方极》云：葶苈大枣泻肺汤，治浮肿咳逆，喘鸣迫塞，胸满强急者。

《方机》云：治喘而不得卧者，又治一身面目浮肿，咳逆上气，喘鸣息迫者，兼用白散。

《鸡峰普济方》云：著作雷道矩病吐痰，顷间已及升余，咳不甚，而色黯郁，精神不快。兆（孙兆也）告曰：肺中有痰，胸膈不利，令服仲景葶苈大枣汤。一服讫，已觉胸中快利，略无痰唾矣。

咳而胸满，振寒脉数，咽干不渴，时出浊唾腥臭，久久吐脓，如米粥者，为肺痈，桔梗汤主之。

此条为肺坏疽、肺脓疡共有之证候，若腐败性支气管炎，及支气管扩张，例不发热，不得有振寒脉数之候也。吐脓如米粥，状其稠，非状其色，肺坏疽、肺脓疡所吐脓，皆作绿色，无纯白者。

尾台氏云：咳而胸满，振寒脉数云云，此肺痈证至剧至重者。虽白散，犹且难剿其巢窟，况于此方乎？《金匮》桔梗汤，与《外台》桔梗白散之证治正同，全属错误。验之事实，则二方之主治，其病之轻重，治之缓急，自判然矣。浅田

氏云：《外台》桔梗白散之证，若精气耗损，不能攻者，宜桔梗汤。又云：《外台》桔梗汤（即本方），能治肺痈之初起者，证候虽未具，而口有腥臭者，用之最有效。渊雷案：肺痈重证，正气犹堪吐下者，自宜桔梗白散。若正气已虚者，即为难治，桔梗汤殆无能为力。惟治初起证候未具者，当有效耳。

桔梗汤方（亦治血痹）

桔梗一两　甘草二两

上二味，以水三升，煮取一升，分温再服，则吐脓血也。

丹波氏云：原注亦治血痹，《千金》《外台》并无此四字，程、尤、《金鉴》亦删之，为是。元坚云：血痹，当喉痹，然要是后人所续加。渊雷案：桔梗，《千金》作三两，注云：《集验》用二两，《古今录验》用一两，《外台》引《集验》作二两。则吐，《千金》作必吐，《千金翼》作不吐，《外台》作朝暮吐脓血则差，用法互详《伤寒论今释》。

《肘后方》云：喉痹，传用神效方：桔梗，甘草炙，各一两。上两味，切，以水一升，煮取服，即消，有脓即出。

《小儿方诀》云：甘桔散，治涎热，咽喉不利，甘草炒，二两。桔梗一两，米泔浸一宿，焙干用。上为末，每服大二钱，水一盏，入阿胶半片，炮过，煎至五分，食后温服。

元坚云：排脓散用枳实、芍药、桔梗，排脓汤于本方加生姜、大枣，是知桔梗有排脓之功。但此间（谓日本也）所有，气味轻淡，不足以抵当大病。彼土（谓中国也）古时之品，则恐不如此也。渊雷案：今用桔梗，实有排脓之效，不以古今异趣也。

《薛氏医案》云：武选汪用之，饮食起居失宜，咳嗽吐痰，用化痰发散之药。时仲夏，脉洪数而无力，胸满面赤，吐痰腥臭，汗出不止。余曰：水泛为痰之证，而用前剂，是谓重亡津液，得非肺痈乎。不信，仍服前药，翌日果吐脓，脉数，左寸右寸为甚，始信。用桔梗汤，一剂，脓数顿止，再剂全止，面色顿白，仍以忧惶。余曰：此证面白脉濇，不治自愈，又用前药一剂，佐以六味丸治之而愈。

咳而上气，此为肺胀，其人喘，目如脱状，脉浮大者，越婢加半夏汤主之。

尤氏云：外邪内饮，填塞肺中，为胀，为喘，为咳而上气。越婢汤散邪之力多，而蠲饮之力少，故以半夏辅其未逮。不用小青龙者，以脉浮且大，病属阳热，故利辛寒，不利辛热也。目如脱状者，目睛胀突，如欲脱落之状，壅气使然也。尾台氏云：目如脱状者，冲逆而眼目痛甚也。《素问·至真要大论》曰：病冲头痛，目如脱，项如拔。《灵枢·经脉篇》亦同。

渊雷案：此条证候，是支气管哮喘，其呼吸非常困难，呼长而吸短，颈静脉怒张，口唇亦肿胀作紫色，目睛胀突，有如脱状，迨喘息逐渐平静。始咳嗽吐出少许稠痰，此病发作，必因呼气困难而致急性肺膨胀。发作不已，终成肺气肿与支气管炎。此时哮喘发作，即咳嗽多痰，故曰咳而上气此为肺胀。越婢加半夏汤以喘与目如脱状为候，未成肺气肿时亦可用。

越婢加半夏汤方

麻黄六两　石膏半斤　生姜三两　大枣十五枚　甘草一两　半夏半升

上六味，以水六升，先煮麻黄，去上沫，纳诸药，煮取三升，分温三服。

《方极》云：越婢加半夏汤，治越婢汤证（喘渴欲饮水或身疼恶风寒）而呕逆者。《方机》云：咳而上气，喘或呕者，越婢加半夏汤主之，兼用南吕（滚痰丸也，黄芩、甘遂、青礞石、大黄）。

方舆輗云：哮喘经日失治，痰气益盛，见目胀出，或鼻鼓扇者。然脉浮大，是阳热之候，所谓肺胀证也。越婢加半夏汤两三剂，可以取效。

《方函口诀》云：此方主肺胀，其证咳而上气，喘而气急，甚似支饮，然支饮之喘，初必胸痛，或手足厥冷，气急不能侧卧。肺胀之上气，则热势强，卒发，目如脱状，然非难以侧卧者。半夏与石膏为伍，有破饮镇坠之效，与小青龙加石膏及厚朴麻黄汤同。又心下有水气，或胁下痛，引缺盆者，宜小青龙加石膏。

李中梓《医宗必读》云：社友孙其芳之令爱，久嗽而喘，凡顺气化痰、清金降火之剂，无不遍尝，绝难取效。一日，喘甚烦躁，余视其目则胀出，鼻则鼓扇，脉则浮而且大，为肺胀无疑。遂以此投之，一剂而减，再剂而愈。

肺胀，咳而上气，烦躁而喘，脉浮者，心下有水，小青龙加石膏汤主之（《千金》证治同，外更加胁下痛引缺盆）。

《千金》第十八卷咳嗽门云：咳而上气，肺胀，其脉浮，心下有水气，胁下痛，引缺盆。设若有实者，必躁，其人常倚伏，小青龙加石膏汤主之。原注所引殊不备，又第十七卷肺痿门云：治肺胀，咳而上气，咽燥而喘，脉浮者，心下有水，麻黄汤，其方即本方，无甘草，以生姜易干姜。《外台》第十卷肺胀上气门，引仲景《伤寒论》，主疗及方，皆同《金匮》。

尤氏云：此亦外邪内饮相搏之证，而兼烦躁，则挟有热邪，麻桂药中必用石膏，如大青龙之例也。又此条见证，与上条颇同，而心下寒饮，则非温药不能开而去之，故不用越婢加半夏，而用小青龙加石膏，温寒并进，水热俱捐，于法尤为密矣。

小青龙加石膏汤方

麻黄、芍药、桂枝、细辛、甘草、干姜各三两　五味子、半夏各半升　石膏二两

上九味，以水一斗，先煮麻黄，去上沫，纳诸药，煮取三升，强人服一升，羸者减之，日三服，小儿服四合。

方舆輗云：大青龙汤、小青龙加石膏汤，俱有烦躁证。在大青龙由于不汗出，小青龙由于心下有水气，是二方之所以异也。又云：小青龙本条（案谓《伤寒论》小青龙汤条也），其证缓。《金匮》咳逆倚息不得卧（痰饮咳嗽病篇），颇急矣。此条烦躁而至于喘，是尤急，故于证立肺胀之名，于方加石膏。又云：发热咳嗽，多吐白沫者，若以平剂缓图；不日成劳矣。予乘其初起，用小青龙加石膏，而全生保命者，数十人。

余　论　元坚云：麻杏甘石汤、厚朴麻黄汤、越婢加半夏汤、小青龙加石膏汤，皆麻黄石膏同用。麻黄发阳，石膏逐水，二味相藉，而驱饮之力更峻，不必取之于发表清热。盖此四方，紧慢稍异，而其旨趣，则大约相均。要在临证之际，随其剧易，以为审处耳。渊雷案：小丹波所举四方，麻杏甘石最为平缓，以次递峻，至小青龙加石膏汤，最峻矣。是以叮咛服法，有羸者减、小儿四合之文。《外台》第十卷肺胀上气门，引仲景《伤寒论》：强人一升，瘦人及老小以意减之，日三夜一，盖麻桂石膏同用，发阳逐饮之力甚猛，与大青龙同一不可过服也。

小丹波又云：本篇用麻黄者四方，宜为二义看。注家皆谓其证内饮挟外邪，故用麻黄发其表，是一义。今验肺胀证，多是宿饮为时令触动者，而不必具表候，则其用麻黄，适取发泄肺中郁饮，亦犹麻杏甘石汤之意，是一义，盖勿拘一隅可也。渊雷案：用麻黄为喘咳，协石膏则逐饮，协桂枝则发表，咳喘之证，水饮为主。虽有身热，多非表候，故四方之中，协石膏者三，协桂枝者一而已。比而论之，射干麻黄汤喘咳而痰多，厚朴麻黄汤喘咳而上气胸满，越婢加半夏汤喘咳而睛突鼻扇，小青龙加石膏汤喘咳而表候剧，此其辨也。

附　方

○《外台》炙甘草汤：治肺痿涎唾多，心中温温液液者（方见虚劳）。

出第十卷肺痿门，引仲景《伤寒论》，次于甘草干姜汤之后。其方桂枝作桂心二两，大麻子仁半升，阿胶三两炙，大枣四十枚。余同《伤寒》《金匮》，方解用法，互详《伤寒论今释》及虚劳篇，沈氏云：温温液液，即泛泛恶心之意也。

《类聚方广义》云：骨蒸劳嗽，抬肩喘息，多梦不寐，自汗盗汗，痰中血丝，寒热交发，两颊红赤，巨里动甚，恶心愦愦欲吐者，宜此方。若下利者，去麻子仁，加干姜，水煮为佳（案炙甘草汤，水酒合煮，此云水煮，谓勿用酒也）。

《方函口诀》云：肺痿少气而胸动甚者，用此方，有一时之效。龙野秋山玄端，以此方加桔梗为肺痿之主方，盖据《金匮》也。

《橘窗书影》云：某人妻，其证，消渴数日不愈。一医以为胃热，屡下之，消渴止，而舌上赤烂，齿龈糜烂，不能饮食，脉虚数，浊唾腥臭。余以为肺痿之一证也，与炙甘草加桔梗汤，病渐愈。

○《千金》甘草汤

甘草

上一味，以水三升，煮减半，分温三服。

原缺主疗及两数，方出《千金》第十七卷肺痿门，主疗与《外台》炙甘草汤同，唯唾多下有出血二字。甘草用二两，《外台》肺痿门引同。《千金翼》第十五卷补五藏门，名温液汤，用三两。《外台》又引《集验》，疗肺痿时时寒热，两颊赤，气急方，童子小便，每日晚取之，去初末少许，小便可有五合。取上好甘草，量病人中指节，男左女右长短截之，炙令熟，破作四片，纳小便中，置于闲静处，露一宿，器上横一小刀，明日平旦，去甘草，顿服之。每日一剂，其童子，勿令吃五辛。案甘草汤，治急性喉头炎，详《伤寒论今释》，喉与支气管最近，故亦治支气管病，非真肺痿也。

徐氏云：肺痿之热，由于虚，则不可直攻，故以生甘草之甘寒，频频呷之，热自渐化也。

○《千金》生姜甘草汤：治肺痿，咳唾涎沫不止，咽燥而渴

生姜五两　人参三两　甘草四两　大枣十五枚

上四味，以水七升，煮取三升，分温三服。

亦出肺痿门，大枣作十二枚，《外台》引《集验》，主疗下注云：一云不渴，甘草二两炙，大枣十二枚。余并同。方后注云：仲景《伤寒论》《备急》、范汪、《千金》《经心录》同。

元坚云：此方亦治肺冷而痿，犹是甘草干姜汤之变方。"而渴"当作"不渴"为妥。

《方极》云：生姜甘草汤，治咳唾涎沫不止，心下痞硬，急迫者。《方机》云：治咳唾涎沫不止，咽燥而渴者，兼用南吕。呕吐不止，心下痞硬而急迫者，兼用紫圆。

○《千金》桂枝去芍药加皂荚汤：治肺痿吐涎沫

桂枝　生姜各三两　甘草二两　大枣十枚　皂荚一枚，去皮子，炙焦

上五味，以水七升，微微火煮取三升，分温三服。

亦出肺痿门，涎沫下有不止二字，大枣作十二枚，煮法中无"微微火"三字。元坚云：此方，桂枝去芍药汤桂枝甘草汤之意，取之扶胸中阳气，不和调营卫，盖亦属肺冷之痿。

《方极》云：桂枝去芍药加皂荚汤，治桂枝去芍药汤证，而吐浊唾涎沫者。

《方机》云：胸中热，而吐涎沫，或咳者，桂枝去芍药加皂荚汤主之，兼用南吕。若咳而腹中拘挛，或咳逆倚息者，非此汤之所治也。

雉间焕《类聚方集览》云：加皂荚汤，主小儿平生垂涎者，其甚者为鼻渊，为风涎潮，而口鼻间及腮赤者，皆主之。

渊雷案：以上四方，皆云肺痿，而所主实非肺结核。加皂荚汤，尤非肺结核所宜。可知其所谓肺痿者，乃通常支气管炎耳，支气管炎久咳不已，抗毒力衰减，有引起肺结核之可能。然则之四方者，治咳而未成结核者也。

○《外台》桔梗白散：治咳而胸满，振寒脉数，咽干不渴，时出浊唾腥臭，久久吐脓如米粥者，为肺痈

桔梗　贝母各三分　巴豆一分，去皮，熬研如脂

上三味，为散，强人饮服半钱匕，羸者减之。病在膈上者，吐脓血；膈下者泻出，若下多不止，饮冷水一杯则定。

出第十卷肺痈门，引仲景《伤寒论》，米粥上有粳字，巴豆去皮下有心字，吐脓血作必吐二字。案此方即《伤寒论》之三物小白散也，用法方解治验，互详

《伤寒论今释》。云病在膈上者必吐，病在膈下者泻出，明此方以荡涤吐下为功，非专治肺痈者也。此条与上文桔梗汤条，证同而方异，盖所传之本不同也。肺痈初起，病轻者，桔梗汤已堪胜任，病重而正气实者，非桔梗白散之迅利不为功。及其病已深沉，吐脓如米粥，则桔梗汤缓不去病，白散又峻不能堪，不可治矣。

《类聚方广义》云：桔梗白散，不特治肺痈而已，亦治所谓幽门痈、胃脘痈，及胸膈中有顽痰，为胸背挛痛者。咳家胶痰缠绕，咽喉不利，气息有臭气者，皆效。

又云：卒中风，马脾风（小儿白喉也）痰潮息迫，牙关紧闭，药汁不入者。取一字，吹鼻中，则吐痰涎，咽喉立通。

又云：肺痈用此方，当及其咳逆喘急，胸中隐痛，黄痰作臭时，断然投之。以扫荡郁毒，断除根柢，若犹豫不决，旷日持重，坐令毒气浸润，胸背彻痛，脓秽涌溢，极臭扑鼻，蒸热柴瘦，脉细而数，则噬脐无及矣。医者不可不小心，又不可不放胆，良以此也。

六角重任《古方便览》云：一男子，冬月发喘急，痰迫咽喉，肩息欲死，投桔梗白散一钱，吐痰涎两三合而愈。

又云：一妇人病小疮，敷药后，忽然遍身发肿，小便不利，心胸烦闷，喘鸣迫促几死。余投桔梗白散一钱，吐水数升，再饮而大吐下，疾苦立安，用前方五六日而痊愈。

原南阳丛桂亭《医事小言》云：一士人久咳，午后微寒热，饮食无味，半眠半起，人以为劳，经数医不效。迎余至其家，未诊，闻咳声，已疑为肺痈，诊之脉不细数，而浮大数，咳嗽时，左膈间痛，隐隐引背，昼夜吐痰甚多，间带血。曾灸四花（穴名），服獭肝，皆不效。仍验其痰，有脓如米粥，真肺痈也，因与肺痈汤（甘草、桔梗、贝母、栝蒌根、杏仁、白芥子、生姜），兼用白散二度，经数十日而愈。

〇《千金》苇茎汤：治咳有微热，烦满，胸中甲错，是为肺痈

苇茎二升　薏苡仁半升　桃仁五十枚　瓜瓣半升

上四味，以水一斗，先煮苇茎，得五升，去滓，纳诸药，煮取二升，服一升，再服当吐如脓。

出第十七卷肺痈门，不立方名。胸中作胸心，桃仁作三十枚。《外台》第十卷肺痈门引《古今录验》，疗肺痈苇茎汤，作判苇一升。煮服法后注云：仲景《伤寒论》云：苇茎切二升。《千金》、范汪同。尤氏云：此方具下热散结通瘀之力，而重不伤峻，缓不伤懈，可以补桔梗汤、桔梗白散二方之偏，亦良法也。渊雷案：烦满，读曰烦懑，谓胸中自觉烦懑也。

《类聚方广义》云：苇茎汤，当以吐脓血臭痰为目的，然非多日多服，则难见其效。且每间七日十日，用白散或梅肉丸，取吐下为佳。瓜瓣，今用冬瓜子。胸中甲错者，胸膈之肌肉枯腊，无血液之滋也。

《方函口诀》云：此方平淡，而有意外之效，以微热与胸中甲错为目的。胸中甲错者，有蓄血故也，即无蓄血，亦宜有咳血之候。

丹波氏云：楼氏纲目云：苇茎，即汀洲间芦荻之粗种也。苇即芦，详见于沈括《补笔谈》。《圣惠方》作青苇（三因用苇叶，恐非是），瓜瓣，《圣惠方》作甜瓜子。《太平御览》引《吴普本草》：瓜瓣，瓜子也。张氏《本经逢原》云：甜瓜子，即甜瓜瓣，为肠胃内痈要药。《千金》治肺痈有苇茎汤，肠痈有大黄牡丹汤，予尝用之，然必黄熟味甜者，方不伤胃。是也。而本草马志云：诸方惟用冬瓜子，不见用甘瓜子者。潘氏续焰改用丝瓜瓣，并不可凭也。渊雷案：苇茎即芦根。《别录》云：味甘寒无毒，主消渴客热，止小便利。时珍云：主霍乱呕逆，肺痈烦热，痈疽（时珍以此为茎叶所主，殆非是）。瓜瓣即甜瓜子仁。

《别录》云：味甘寒无毒，主腹内结聚，破溃脓血，最为肠胃脾内壅要药。

肺痈，胸满胀，一身面目浮肿，鼻塞，清涕出，不闻香臭酸辛，咳逆上气，喘鸣迫塞，葶苈大枣泻肺汤主之（方见上，三日一剂，可至三四剂，此先服小青龙汤一剂，乃进小青龙，方见咳嗽门中）。

出《千金》肺痈门，《千金》胸满胀作胸胁胀，香臭下无酸辛二字。原注自先服至乃进，亦《千金》之文。丹波氏云：《千金》《外台》，此条接于前泻肺汤条。而《外台》引《千金》，方后云：仲景《伤寒论》范汪同，《脉经》亦载此条，明是仲景旧文。今列于附方之后者，必后人编次之误也。程氏、《金鉴》揭为原文，删注三十二字。为是。沈、魏、尤诸家以为附方，盖不考耳。

渊雷案：本篇泻肺汤证二条，皆冠以肺痈字，然其证无脓血腥臭，其方不用排脓，而用逐水，可知其病非肺脓肿肺坏疽，乃肺炎支气管炎之由于水毒结聚者耳。是以经文不当云肺痈，当云肺胀，乃注家拘牵经文肺痈字。以未成脓为说，抑思痰饮咳嗽篇以此汤治支饮，正是葶苈逐水之功，于未成脓之肺痈何与哉？胸满胀，咳逆上气，喘鸣迫塞，皆肺炎支气管炎之证候。身面浮肿，乃肺循环郁滞，引起郁血性水肿也。鼻塞清涕出，不闻香臭，则是并发鼻黏膜炎也。凡咳嗽气喘而兼鼻黏膜炎者，必有外感，外感则当发表，故先服小青龙，后乃攻其水毒也。

附 录 元坚云：医心方引张仲景，治卅年咳，大枣丸方，大枣百枚去核，杏仁百枚熬，豉百廿枝。凡三物，豉杏仁捣令相得，乃纳枣，捣令熟，和调，丸如枣核。一丸含之，稍咽汁，日二，渐增之良（以上医心方）。此疑杂病论之遗方。

第八 奔豚气病脉证治

论二首 方三首

奔字亦作贲，豚字篇内俱作豚，奔豚系一种发作性疾病。患者多系中年男女，发作时，先于小腹虬结成瘕块而作痛，块渐大，痛亦渐剧。同时气从小腹上冲至心胸，其人困苦欲死，俯仰坐卧，饮食呼吸，无一而可。既而冲气渐降，痛渐减，块亦渐小，终至痛止块消，健好如常人。当其发作之时，一若命在呼吸者，其实自能平复，殊无不良之预后也。谓之奔豚者，状其上冲，如豚之奔突。或云，贲读为愤，如豚之愤怒。奔豚并非罕见之病，而遍考西医书，殊无相当之病证。汤本氏谓为发作的上冲性神经症，然腹起瘕块，必非纯粹神经系统病。同学阮其煜云：奔豚盖沉重之胃肠病，因胃肠积气过多，而累及衰弱之心脏，遂发此证。此说盖得之，验奔豚病人，多兼见胃肠病证，知其主病在胃肠矣。

师曰：病有奔豚，有吐脓，有惊怖，有火邪，此四部病，皆从惊发得之。师曰：奔豚病从少腹起，上冲咽喉，发作欲死，复还止，皆从惊恐得之。

程氏云：篇目止有奔豚一证，而吐脓惊怖火邪皆脱简，必有缺文。渊雷案：师曰奔豚病以下，脉经别为一条，尤氏从之，而删师曰二字。此条专为奔豚而发，别为一条者是也。

尤氏云：吐脓有咳与呕之别，其从惊得之旨未详。惊怖即惊恐，盖病从惊得，而惊气即为病气也。火邪，见后惊悸部及伤寒太阳篇。云：太阳病，以火熏之，不得汗，其人必躁，到经不解，必痼血，名为火邪。然未尝云从惊发也，惊悸篇云：火邪者，桂枝去芍药加蜀漆牡蛎龙骨救逆汤主之。此亦是因火邪而发惊，非因惊而发火邪也。即后奔豚证治三条，亦不必定从惊恐而得，盖是证有杂病伤寒之异。从惊恐得者杂病也，从发汗及烧针被寒者，伤寒也。其吐脓火邪二病，仲景必别有谓，姑阙之，以俟知者。

《金鉴》引张从政云：惊者为自不知故也，恐者为自知也。

渊雷案：病名惊怖，正由惊发得之之故。奔豚之病，详其证候，亦容有得之惊发者。至谓吐脓火邪，亦从惊发而得，则必无之理矣。吐脓由于咳者，为肺坏疽肺脓疡之类。由于呕者，为胃溃疡之类。其原因皆与惊发无关，火邪发惊，诚如尤氏之说，非因惊而发火邪也。仲景书中凡设为问答，及称师曰者，类多可议如此。

《素问·骨空论》云：冲脉为病，逆气里急。又云：此生病（督脉之络，然王注云：任冲督一源而三歧），从少腹上冲心而痛，不得前后，为冲疝。《灵枢·邪气藏府病形》篇云：肾脉微急，为沉厥奔豚，足不收，不得前后。《难经》五十五难云：积者阴气也，其发有常处，其痛不离其部，上下有所终始，左右有所穷处。五十六难云：肾之积，名曰奔豚，发于少腹，上至心下，若豚状，或上或下无时。久不已，令人喘逆，骨痿少气。杨玄操注云：又有奔豚之气，非此积病也，名伺而病异。可以见耳，后世有奔豚疝气之称，即内经所谓冲疝。《巢源·贲豚气候》云：夫贲豚气者，肾之积气，起于惊恐忧思所生。若惊恐则伤神，心藏神也。忧思则伤志，肾藏志也。神志伤动，气积于肾，而气下上游走，如豚之奔，故曰奔豚。其气乘心，若心中踊踊，如车所惊，如人所恐，五脏不定，食饮辄呕，气满胸中，狂痴不定，妄言妄见，此惊恐贲豚之状。若气满支心，心下闷乱，不欲闻人声，休作有时，乍瘥乍极，吸吸短气，手足厥逆，内烦结痛，温温欲呕，此忧思贲豚之状。诊其脉，来祝触祝者（《外台》引无两触字），病贲豚也。肾脉微急，沉厥贲豚，其足不收，不得前后，综上所引论奔豚者，《素问》以为病在冲脉。《灵枢》《难经》，以为病出于肾。皆不言惊发，与《金匮》不同。杨玄操则以《素问》之冲疝，当《金匮》之奔豚，而以难经肾积为别一种奔豚。巢元方则牵合《金匮》《灵枢》《难经》，而作调和之说。后世注仲景书者，胸中皆横亘一部难经，乃谓奔豚为肾气内动而上冲，谓桂枝加桂及苓桂草枣汤为泄肾气、伐肾邪，今考古人所谓肾病，多指内分泌疾患，奔豚之证，显然与内分泌无关。《灵枢》《难经》以为肾病，不足据也。杨氏心知奔豚非肾病，而又不敢破《难经》，故析肾积与奔豚气为二，此犹不失为有识。巢氏及《伤寒》《金匮》诸注家，直以奔豚为肾病，则过信灵难，剿说雷同而已。总之《灵枢》《难经》巢氏、杨氏之说，吾皆不敢从，从《金匮》及《素问》可也。盖奔豚之发也，气从少腹直冲而上，其差也，气从心胸直降而下，求其病变所在而不可得，乃悬拟人身有冲脉焉，是生此病，此《素问》冲脉说之所由来也。冲脉之为物，固不可知，然器官组织之贯膈膜而上下者，为大动脉、大静脉、淋巴系之胸导管、食管及迷走神经之一枝耳。奔豚尔许剧烈之病，假令病在大动脉、大静脉，则全身血液循环将起绝大变化，断无倏然平复之理。假令病在胸导管，则胸导管将因此破裂，其转归将为出淋巴，亦无倏然平复之理。假令病在食管，则当有剧烈之呕逆。今皆不然，又无以证明其为迷走神经之病，不得已，而推求其故，则冲脉之说，似乎近理。至于《金匮》以为得之惊发，于理尤觉切近。惊发者，惊恐刺激之谓，发作性官能病之原因于惊恐刺激者，指不胜屈。验之奔豚病者，亦多有情志不舒之事实。由是言之，《金匮》谓惊发得之者，推其得病之原因，《素问》谓冲脉为病者，拟其病变之所在，各见一端，合之斯备。

奔豚气上冲胸腹痛，往来寒热，奔豚汤主之。

徐氏云：此乃奔豚之气，与在表之外邪相当者也，故状如奔豚。而气上冲胸，虽未至咽喉，亦如惊发之奔豚矣。但兼腹痛，是客邪有在腹也，且往来寒热，是客邪有在半表里也。渊雷案：此奔豚之兼有往来寒热者。往来寒热，非奔豚必具之候。上冲腹痛，乃必具之候。非然者，即不名奔豚也。徐氏以此条为奔豚气，非惊发之奔豚，盖用杨玄操之说，然非确论也。

奔豚汤方

甘草　芎䓖　当归各二两　半夏四两　黄芩二两　生葛五两　芍药二两生姜四两　甘李根白皮一升

上九味，以水二斗，煮取五升，温服一升，日三，夜一服。

丹波氏云：《本草》《别录》云：李根皮，大寒无毒，治消渴，止心烦逆，奔豚气。知是李根皮乃本方之主药。元坚云：此方证，挟有热邪，故不取桂枝之温，而用黄芩、生葛之凉，且既有半夏，故不再用茯苓，芎、归、芍药三味，以和其腹痛也。渊雷案：奔豚有属寒者，不宜黄芩、生葛等大凉之药，则当求之外台。《外台》第十二卷，载奔豚方十三首，用李根皮者八首，有用茯苓、人参、桂心、干姜附子者，其法寒热俱备，可以随证取用。小丹波谓不取桂枝不再用茯苓者，以桂枝加桂汤、苓桂甘枣汤治奔豚，苓桂为主药故也。

发汗后，烧针令其汗，针处被寒，核起而赤者，必发贲豚，气从少腹上至心，灸其核上各一壮，与桂枝加桂汤主之。

此条已见《伤寒论》太阳中篇，无发汗后三字。上至心，作上冲心者四字。主之，作更加桂二两也六字，释在《伤寒论今释》。

魏氏云：灸后与桂枝加桂汤主之，意取升阳散邪，固卫补中，所以为汗后感寒、阳衰阴乘之奔豚立法也。与前条心动气驰，气结热聚之奔豚，源流大别也。

桂枝加桂汤方

桂枝五两　芍药三两　甘草二两，炙　生姜三两　大枣十二枚

上五味，以水七升，微火煮取三升，去滓，温服一升。

方解用法，亦详《伤寒论今释》。六角重任氏谓奔豚可兼用三黄丸（即惊悸吐衄篇之泻心汤方）或硝石大圆（大黄、芒硝、人参、甘草）。业师姚孟醺先生，尝得此证，一湖南医用丸药下之而愈，录之。见奔豚有可下之证，亦以知为胃肠病矣。

发汗后，脐下悸者，欲作贲豚，茯苓桂枝甘草大枣汤主之。

此条亦见《伤寒论》。脐字上有"其人"二字，释在《伤寒论今释》。

茯苓桂枝甘草大枣汤方

茯苓半斤　甘草二两，炙　大枣十五枚　桂枝四两

上四味，以甘澜水一斗，先煮茯苓，减二升，纳诸药，煮取三升，去滓，温服一升，日三服（甘澜水法取水，二斗置大盆内，以杓扬之水上有珠子五六千颗相逐，取用之）。

用法方解治验，俱详《伤寒论今释》。

元坚云：奔豚一证，多因水寒上冲，故治法不出降逆散寒，而注家概解以肾邪，殆不免牵凑，要坐不检难经仲景之有异耳。

附　录　丹波氏云：下二方，盖奔豚之要药。品味亦单捷，验之颇效，故附之备考。《肘后》：治卒厥逆上气，气支两胁，心下痛满，淹淹欲绝，此谓奔豚病。从卒惊怖忧迫得之，气从下上，上冲心胸，脐间筑筑发动，有

时不疗，杀人。方：甘草二两炙，人参二两，吴茱萸一升，生姜一斤，半夏一升，桂心三两。上六味，切，以水一斗，煮取三升，分三服。○《千金》名奔气汤，治大气上奔胸膈中，诸病发时，迫满短气不得卧，剧者便悄欲死，腹中冷湿气，肠鸣相逐成结气。用桂五两，甘草三两。○《外台》《广济》：疗奔豚气在胸心，迫满支胁方，用半夏四两，吴茱萸一两。

《圣惠方》：治奔豚气上下冲走，闷乱面青，宜服此方。甘李根皮三两，生姜二两，炒干，吴茱萸一两，上捣细罗为散。每服一钱，水一中盏，煎至六分，去滓，热服。

又云：又一方，《外台》《广济》疗脚气冲心，闷欲死方，今移以治奔豚气，正见运用之妙，故亦附之。

槟榔三枚，捣罗为末，生姜汁半合，上以童子小便一大盏微过，人前药两味，搅令匀，分为三服。如人行五六里，进一眼，须臾下利为效。

第九　胸痹心痛短气病脉证治

论一首　证一条　方十首

古书所称胸痹心痛，以心胸部特异感觉为主。赅括心绞痛（或译为绞心痛、狭心症，又或译为心胸绞窄痛），及大动脉之炎症瘤症。然心绞痛及大动脉之炎症瘤症，系不治之病。本篇诸方所治，盖胃神经痛、肋间神经痛及食管病耳。

师曰：夫脉当取太过不及，阳微阴弦，即胸痹而痛，所以然者，责其极虚也。今阳虚，知在上焦，所以胸痹心痛者，以其阴弦故也。

《金鉴》云：脉太过则病，不及亦病，故脉当取太过不及而候病也。阳微，寸口脉微也，阳得阴脉，为阳不及，上焦阳虚也。阴弦，尺中脉弦也，阴得阴脉，为阴太过，下焦阴实也。凡阴实之邪，皆得以上乘阳虚之胸，所以病胸痹心痛。胸痹之病，轻者即今之胸满，重者即今之胸痛也。

《巢源·胸痹候》云：寒气客于五脏六腑，因虚而发，上冲胸间，则胸痹。胸痹之候，胸中幅幅如满，噎塞不利，习习如痒，喉里涩，唾燥，甚者心里强否急痛，肌肉苦痹，绞急如刺，不得俯仰，胸前肉皆痛，手不能犯，胸满短气，咳唾引痛，烦闷，白汗出，或彻背膂，其脉浮而微者是也。不治数日，杀人。又心痛候云：心痛者，风冷邪气乘于心也。其痛发，有死者，有不死者，有久成疹者。心为诸脏主，而藏神，其正经不可伤，伤之而痛，为真心痛，朝发夕死，夕发朝死。心有支别之络脉，其为风冷所乘，不伤于正经者，亦令心痛，则乍间乍甚，故成疹不死。渊雷案：胸中幅幅如满，噎塞不利，习习如痒，喉里涩，唾燥云云，为食管病甚明。其朝发夕死者，为心绞痛，其余诸证，则为肋间神经痛，及胃神经痛矣。

平人无寒热，短气不足以息者，实也。

尤氏云：平人，素无疾之人也。无寒热，无新邪也。而仍短气不足以息，当是里气暴实，或痰或食或饮，碍其升降之气而然。盖短气有从素虚宿疾而来者，有从新邪暴遏而得者，二端并否，其为里实无疑，此审因察病之法也。《金鉴》引李彩云：上节云责其极虚，此又云实，何也？经云：邪之所凑，其气必虚，留而不去，其病为实。是也。成无己《伤寒明理论》云：短气者，呼吸虽数，而不能相续，似喘不摇肩，似。呻吟而无痛者是也。渊雷案：短气为胸痹之一证，于此言其属实者，以下文胸痹诸方，多用栝蒌、枳实、厚朴等攻破之药故也。

胸痹之病，喘息咳唾，胸背痛，短气寸口脉沉而迟，关上小紧数，栝蒌薤白白酒汤主之。

徐氏云：此段实注胸痹之证脉，后凡言胸痹，皆当以此概之，但微有参差不同，故特首揭，以为胸痹之主证主脉主方耳。《张氏医通》云；寸口脉沉迟者，阳气衰微也。关上小紧者，胃以上有阴寒结聚，所以胸中喘息咳唾，胸背痛而短气。程氏云：寸脉沉迟，关脉小紧，皆寒客上焦之脉。数字误。

栝蒌薤白白酒汤方

栝蒌实一枚，捣　薤白半斤　白酒七升

上三味，同煮取二升，分温再服。《方极》云：栝蒌薤白白酒汤，治胸背痛，喘息咳唾者。《方机》云：兼用姑洗（控涎丹也，甘遂大戟白芥子）或白散，或紫圆。

《类聚方广义》云：胸痹，心胸痛彻背者，非此二方（谓本方及栝蒌薤白半夏汤也）不能治，而下方为胜，随证兼用姑洗丸。真心痛不得息者，可撰用此二方。渊雷案：真心痛恐非此二方所能治。

丹波氏云：薤白，本草辛苦温。《别录》云：温中，散结气，以辛温而散胸膈中之结气也。白酒，注家无解，似指为酒之白者。然灵经筋篇，以白酒和桂云云，且饮美酒。由此观之，白酒非常酒。千金方用白哉浆一斗，外台亦引仲景《伤寒论》载本条云，栝楼薤白白酒汤主之，而方中则用白哉酒。程敬通云：截音再，酢浆也（以上丹波引程）。知白酒即是酢浆，今用米醋，极验。渊雷案：酢者酢酒本字，醋者酬醋本字，今字酢醋互易。米醋，《别录》云：味酸苦温无毒，消痈肿，散水气，杀邪毒。藏器云：破结气，心中酸水痰饮。

《张氏医通》云：栝蒌性润，专以涤垢腻之痰。薤白臭秽，用以通秽浊之气，同气相求也。白酒熟谷之液，色白，上通于胸中；使佐药力，上行极而下耳。

《续建殊录》云：一妇人，胸中痛，烦闷，莫可奈何。切而按摩之，则其痛移于背，饮食药汁不下，若下咽，必痛甚，一身肉脱，脉微细。与栝蒌薤白白酒汤，服之两三帖，痛大退，饮食得下咽，尔后经十余日，痛再发。以粉蜜汤（甘草粉蜜汤也）作丹兼用之，不几日而痊愈。渊雷案：此证饮食下咽即痛甚，以兼用粉蜜汤而愈，粉蜜汤治蛔痛之方，知其病在胃，或在食管中也。

胸痹不得卧，心痛彻背者，栝蒌薤白半夏汤主之。

尤氏云：胸痹不得卧，是肺气上而不下也。心痛彻背，是心气塞而不和也，其痹为尤甚矣。所以然者，有痰饮以为之援也，故于胸痹药中加半夏，以逐痰饮。渊雷案：依前条徐注，则此条不云喘息咳唾短气者，省文也。且栝蒌薤白半夏汤，即是前方加半夏一味，则前条之证，亦为此条所有。故知不得卧者，喘息咳唾短气之甚也。心痛彻背者，胸背痛之甚也。

栝蒌薤白半夏汤方

栝蒌实一枚，捣　薤白三两　半夏半升　白酒一斗

上四味，同煮，取四升，温服一升，日三服。

《方极》云：栝蒌薤白半夏汤，治栝蒌薤白白酒汤证而呕者。《方机》云：心痛彻背，不得卧者，及膈噎心痛者，栝蒌薤白半夏汤主之，俱兼用姑洗紫圆。《类聚方》云：当有呕或胸腹鸣证。

《类聚方广义》云：《千金》栝蒌汤：栝蒌实一枚，半夏半升，薤白一斤，枳实二两，生姜四两。上五味，㕮咀，以白哉酒一斗，煮取四升，服一升，主疗正同（案：《千金》主疗同前条）。今试之栝蒌薤白半夏汤证而心胸痞满者，甚良。

又云：蛔痛，间有疑似二方之证者。然二方必有痰涎短息，且痛必彻背，蛔痛必吐清水或白沫，或恶心，或痛有转移，以此为异。

胸痹心中痞，留气结在胸，胸满，胁下逆抢心，枳实薤白桂枝汤主之，人参汤亦主之。

徐镕本、俞桥本，留并作气，属上读。《千金》第十三卷胸痹门载此条，作心中痞，气结在胸。《外台》第十二卷胸痹心下坚痞缓急门引范汪，作心中痞坚，留气结于胸中。胸满，胁下逆气抢心。本草枳实条，固经引《金匮》，同《外台》。

此条云：人参汤亦主之，然其证候，则皆枳实薤白桂枝汤所主，盖枳实厚朴主留气结在胸。胸满，桂枝主胁下逆抢心，薤白栝蒌主胸痹心中痞也。人参汤即理中汤丸，其主证为心下痞硬，小便不利，或急痛，或胸中痹，二方有虚实之异，不可相代。故尾台氏云：此条为枳实薤白桂枝汤之正证。若人参汤证而胸痹者，乃与人参汤。今考《千金》，无人参汤亦主之一句。别一条云：治胸痹治中汤。《外台》胸痹门，既引仲景《伤寒论》疗胸痹理中汤。胸痹心下坚痞缓急门又引范汪枳实汤（即本方），载此条之主疗，注云：《古今录验》《千金》同，此本仲景伤寒论方。知范孙卫诸君所见仲景书，此二方本系别条，后人见人参汤条但云胸痹，别无证候，遂连为一条耳。

枳实薤白桂枝汤方

枳实四枚　厚朴四两　薤白半斤　桂枝一两　栝蒌实一枚，捣

上五味，以水五升，先煮枳实厚朴，取二升，去滓，纳诸药，煮数沸，分温三服。

《方极》云：枳实薤白桂枝汤，治胸中痹，满痛者。《方机》云：治心中痞，胸胁满，胁下逆抢心者，又治胸满心痛或背痛者。兼用南吕或控涎丹，膈噎胸痛者，兼用控涎或紫圆。

《险症百问》云：真膈噎者，与枳实薤白桂枝汤，或栝蒌薤白白酒汤，或茯苓饮，或小陷胸汤，以紫圆攻之，间有得治者其治者。必有一块物，自胸下于腹，初至胁下，按之则为半月状，尽下于腹则大如瓜，乃噎止，不吐饮食，及下秽物，则如瓜者减，而得痊愈。

《类聚方广义》云：世所谓痰劳，咳嗽胸满而痛，或胁肋肩背挛痛，多黏痰，或唾血者，宜此方。当以胸满，胸背挛痛为目的，兼用南吕丸或姑洗丸。

《方函口诀》云：此方治胸痹逆抢之势甚，心中痞结者，为栝蒌薤白白酒汤

一类之药。然白酒汤以喘息胸痛为主，半夏汤以心痛彻背不得卧为主，此方则以胁下逆抢为主，其趣各异也。新崎国林能，用之治心腹痛，及膈噎反胃云。

渊雷案：薤白三方之辨，浅田氏之说是矣。胸痹心痛，皆有喘息咳唾之证，然系消化器病，而非呼吸器之原发病，故三方者，别无治喘咳之药。东洞南涯琴溪（见下文治验）林能，且以枳实汤治膈噎，谓中医不明病理，不知诊断，吾不信也。

《生生堂治验》云：某，患胸痛呕吐七年，变为膈噎，师诊之，六脉细小，心下悸，有水声沥沥然。与枳实薤白桂枝汤，赫赫圆（未详）每服三十九，三日，所下痢，皆黑色如漆，病势颇退。后十数日，心中懊恢，吐出黑痰胶固，所患方除，后经十余年之久，复发而死。

人参汤方

人参　甘草　干姜　白术各三两

上四味，以水八升，煮取三升，温服一升，日三服。

《杂病辨要》云：若心中痞，逆满抢心者，枳实薤白桂枝汤主之。若中气虚寒而逆抢心，心中痞，胸满者，人参汤主之。案理中汤丸之方解用法，详《伤寒论今释》霍乱篇。

《续建殊录》云：一妇人，患胸痛一两年，发则不能食，食不能下咽，手足微厥，心下痞硬，按之如石，脉沉结，乃与人参汤。服之数旬，诸证渐退，胸痛痊愈。

胸痹，胸中气塞、短气，茯苓杏仁甘草汤主之。橘枳姜汤亦主之。

《千金·胸痹门》，《外台胸痹短气门》引《千金》，载此条，并无末句七字，别有橘枳姜汤主疗一条，引见下。

《金鉴》云：胸中急痛，胸痹之重者也。胸中气塞，胸痹之轻者也。汤本氏云：此二方之证，以气塞短气为主证。其喘息咳唾胸背病，不过是客证而已。二方虽共治气塞短气，又以茯苓方主治短气，橘皮方主治气塞。渊雷案：茯苓方所主，病变在呼吸器，橘皮汤所主，病变在消化器，求之药效证候，皆显然可知者也。

茯苓杏仁甘草汤方

茯苓三两　杏仁五十个　甘草一两

上三味，以水一斗，煮取五升，温服一升，日三服，不差，更服。

《方极》云：茯苓杏仁甘草汤，治悸而胸中痹者。方机云：治短气息迫，或喘急者，兼用紫圆，酒客最多此病。以此汤，大有效。汤本氏云：余之经验，本方证老人最多。

《成绩录》云：一男子，短气息迫，喘不得卧，面色青，胸中悸，脉沉微。先生与茯苓杏仁甘草汤，服之三帖，小便快利，诸证痊愈。

橘皮枳实生姜汤方

橘皮一斤　枳实三两　生姜半斤

上三味，以水五升，煮取二升，分温再服（《肘后》《千金》云：治胸痹，胸中幅幅如满，噎塞习习如痒，喉中涩燥唾沫）。

原注所引《肘后》《千金》，《外台·胸痹噎塞门》引仲景《伤寒论》，同。方后注云、《肘后》《小品》《文仲》《深师》、范汪、《古今录验》《经心录》《千金》，同。《类聚方广义》云：病源候论，噎塞下有不利二字，是。《脉经》曰：实脉大而长，微弦，应指幅幅然。注，幅幅，坚实貌。又《外台》甘草泻心汤方后云：兼治下利不止，心中幅幅坚而呕，肠中鸣者。按幅幅，填塞之义也。和久田氏云：噎塞，习习如痒者。每食时，咽中常若痒也。橘皮解胸中气满，枳实破痞退痰，生姜开胃祛冷，是此方之意也。

《方极》云：橘皮枳实生姜汤，治胸中痹，满而呕者。《方机》云：治胸中痞塞，逆满短气者，又治呃逆不止者。

胸痹缓急者，薏苡附子散主之。

元坚云：此缓急，主在急字，非或缓或急之谓，

渊雷案：此条言发作性肋间神经痛之治法，缓急正谓痛或缓或急，即西医所谓发作性也。平时如无病，为缓，发作而痛剧，为急。当其缓时，无须服药。急则薏苡附子散以救其急，然则虽谓或缓或急，主意仍在急字也。

程氏云：寒邪客于上焦则痛急，痛急则神归之，神归之则气聚，气聚则寒邪散，寒邪散则痛缓，此胸痹之所以有缓急者，亦心痛去来之义也。渊雷案：《灵枢·周痹篇》云：风寒湿气客于外分肉之间，迫切而为沫，沫得寒则聚，聚则排分肉而分裂也，分裂则痛，痛则神归之，神归之则热，热则痛解，解则他痹发，发则如是。此程说所本也。痛则神归，气血奔集于痛处，以为救护也。气血所聚则热，故曰神归则热，从药测病，知胸痹之所以急，正因局部虚寒，神经拘急之故，特无所谓寒邪耳。

薏苡附子散方

薏苡仁十五两　大附子十枚，炮

上二味，杵为散，服方寸匕，日三服。

丹波氏云：《外台》引《古今录验》，载薏苡仁散二方，初一方用薏苡仁五百枚，甘草三两。后一方与本方同，唯用薏苡仁一千五百枚。云：此方出僧深。范汪同，仲景方用薏苡仁十五两。渊雷案：二方主疗，皆云疗胸痹偏缓急。

《圣惠方》云：薏苡仁散：治胸痹心下坚痞缓急。薏苡仁二两，附子二两炮，甘草一两炙，上捣筛为散，每服三钱，以水一中盏，入生姜半分，煎至六分，去滓，稍热频服之。

《方极》云：薏苡附子散。治胸中痹，恶寒者。《类聚方》云：当有恶寒或浮肿证。

鼀鼻老人《用方经权》云：身体麻痹，如隔靴搔痒之证，或遍身生疣子之类，与此方有效。渊雷案：遍身生疣子，薏苡仁为特效药，而本草不言。

《类聚方广义》云：《本草纲目》薏苡仁条引《金匮》，作周痹缓急。按《金匮·水病篇》曰：身舯而冷，状如周痹。本方用于今之胸痹，痛休作有缓急者，或一身痹而恶寒，或浮肿疼痛者，皆有效。且宜本方与薏苡附子败酱散共咬咀而煮服。

元坚云：焦循雕菰集，罗浩医经余论序曰：其论本草，以神农经为主，而证以南阳之方。以薏苡主筋急拘挛，故《金匮》胸痹缓急者主之，用以健脾利湿，则失其义。程氏云：薏苡仁以除痹下气，大附子以温中散寒。

心中痞；诸逆，心悬痛，桂枝生姜枳实汤主之。

此条言胃神经痛之治法，用生姜、枳实，故知病在胃也。《肘后方》作心下牵急懊痛。

程氏云：心中痞，即胸痹也。诸逆，如胁下逆抢心之类。尤氏云：诸逆，该痰饮客气而言。伊泽信恬云：悬牵，音义相同。悬痛，谓牵急而痛，《肘后》可证。又《巢源》有心悬急懊痛候，《千金·养胎篇》有"腹满悬急、心下悬急"之文，亦并悬牵通用之征也（《金匮述义》引）。浅田宗伯《伤寒杂病辨证》云：心痛有结痛悬痛之异，心中支结而痛，此为结痛，若从他处弦引而痛。此为悬痛，悬弦通，悬癖古或作弦癖。《巢源》云：癖气在胁肋间，弦亘而起，咳唾则引胁下悬痛，所以谓之悬癖也。此可征悬痛即弦痛矣。渊雷案：悬牵弦，并音近义通。心悬痛，谓心窝部牵引痛也。此正是胃神经痛之证候，或以悬为空虚悬挂之义，非也。

桂枝生姜枳实汤方

桂枝　生姜各三两　枳实五枚

上三味，以水六升，煮取三升，分温三服。

《肘后方》云：治心下牵急懊痛方（即本方）。

《外台》云：仲景《伤寒论》，心下悬痛，诸逆大虚者，桂心生姜枳实汤主之。

《方极》云：桂枝生姜枳实汤，治胸满上逆，或呕者。《类聚方》云：当有呕证。又云：痞下脱满字耶。《方机》云：治心中痞，逆满，心痛者。又治逆满，吐出水，不受水药者，并用消块或南吕。

《杂病辨要》云：心包络挟寒饮而微痛者，名曰心痛。心中痞，诸逆，心悬痛者，桂枝生姜枳实汤主之。

汤本氏云：余于狭心症，用大柴胡桃核承气合方，屡奏奇效，盖合方中包含桂枝生姜枳实汤故也。渊雷案：汤本以其所治为狭心症，然用大柴胡桃核承气，则知病在胃肠，是胃神经痛，非狭心症也。浅田氏以为心包络痛，亦未核。《成绩录》云：一妇人患吐水，水升胸间，漫漫有声，遂致吐水，每日晡而发，至初更乃已。诸医与大小柴胡汤及小半夏汤之类，无效。先生诊之，用桂枝枳实生姜汤，乃痊愈。

又云：贾人津国屋某者之仆，谒曰：吾疾常起于薄暮，逮初更而止，其初起，横骨（谓肋骨也）下边有声，渐升至心下，此时必胸痛，大吐水，而后如平日，其他无所苦，众医交疗，五旬而不差。先生诊之，与桂枝枳实生姜汤，三服，病顿除。

又云：一男子，患吐水数十日，羸瘦日加，其证，每至黄昏，脐旁有水声，扬腾上迫，心下满痛，吐水数升，至初更必止，饮食如故。先生投桂枝枳实生姜汤，其夜水虽上行，然遂不吐。翌夜，诸证尽退，五六日而痊愈。渊雷案：以上三案，病证如出一辙，皆服桂枝枳实生姜汤而愈。此方治吐水，古人所未言，而《方机》言之，大抵方极之主疗，出于理论。《方机》之主疗，由于经验。应用医药，经验往往胜理论，读古人书者，不可不知。

心痛彻背，背痛彻心，乌头赤石脂丸主之。

心背彻痛，痛之剧者也。方全用温濇之药，则是痛之属于虚寒者，其病盖寒疝之类也。

乌头赤石脂丸方

蜀椒一两，一法二分　乌头一分，炮　附子半两，炮，一法一分干姜一两，一法一分　赤石脂一两，一法二分

上五味，末之，蜜丸如梧子大，先食服一丸，日三服，不知稍加服。

《千金》第十三卷心腹痛门，名乌头丸。注云范汪不用附子，崔氏用桂半两，为六味。《外台》第七卷心背彻痛门，引仲景《伤寒论》，注云：《千金》，必效。文仲、范汪、《经心录》等同，出第十五卷中。又冷气心痛门，引崔氏：疗心痛与冷气痛者，特相宜乌头丸。即六味之方，方后云：此方，丹阳有隐士出山，云得华佗法，其疗略同，若久心痛，每旦服三丸，稍加至十丸，尽一剂，遂终身不发。

方舆輗云：心腹痛已经年者，服此两三剂则得瘥。

《续药征》云：乌头赤石脂丸证不具，但云治心痛彻背背痛彻心者，虽然，此方岂惟治心背彻痛乎？后世误载之《金匮要略》心痛病篇内，故世医皆以为但治心痛之方也。钝案此方，本当在六经病篇内某证条下，而治心痛彻背背痛彻心者矣。今详前后之条，及病证方法，盖厥阴病，蛔厥，心痛彻背，背痛彻心，下利恶者，主之。当是同甘草粉蜜汤大建中汤等，在乌梅丸之前后矣。《外台秘要》第七心背彻痛方内曰：仲景《伤寒论》，心痛彻背，背痛彻心，乌头赤石脂丸主之。小注云：出第十五卷中。然则是本《伤寒论》厥阴病篇内方，而必有前后之证存矣。何以言之，则蜀椒治蛔厥，干姜治下利腹痛，乌头附子并治四肢厥逆，赤石脂唯治下利。由此观之，此方岂唯治心背彻痛乎？余尝疑乌梅能治蛔，故蛔厥心痛彻背背痛彻心，则此方不可无乌梅矣。然则乌头是乌梅之误矣乎？凡仲景之方，无乌头附子并用者，则益知乌头是乌梅之误矣）。钝又按《外台秘要》第七久心痛方内，有范汪疗久心痛方，又名乌头赤石脂丸，方内有桂心，无附子，此为异耳。或疑附子是桂枝之误矣乎？桂枝能治上冲而厥者，乌头、附子，本同物同功，并存以俟明者试验而已。

九痛丸，治九种心痛。

附子三两，炮　生狼牙一两，炙香　巴豆一两，去皮心，熬研如脂　人参

干姜　吴茱萸各一两

上六味，末之，炼蜜丸如梧子大，酒下，强人初服三丸，日三服；弱者二丸（兼治卒中恶、腹胀痛、口不能言。又治连年积冷，流注心胸痛，并冷冲上气，落马坠车血疾等，皆主之，忌口如常法）。

"冲"，赵刻及俞本并误肿，今从全书及徐本改。此条，徐氏、沈氏、尤氏标附方二字，赵氏、程氏亦云非仲景方，是也。方出《千金》第十三卷心腹痛门，云：九痛丸。治九种心痛，一虫心痛，二注心痛，三风心痛，四悸心痛，五食心痛，六饮心痛，七冷心痛，八热心痛，九去来心痛，此方悉主之。并疗冷冲上气，落马堕车血疾等。其方附子、干姜各二两，生狼毒四两，无狼牙，余同本方。方后云：空腹服如梧子一九，卒中恶，腹胀痛，口不能言者，两丸。日一服，连年积冷，流注心胸者，亦服之。好好将息，神验。《外台》第七卷九种心痛门引《千金》，名附子丸。注云：必效《经心录》同，亦不云仲景方。案狼牙，《本经》云：味苦寒，有毒，主邪气热气，疥瘙恶疡疮痔，去白虫。《大明》云：杀腹脏一切虫，止赤白痢。狼毒，本经云：味辛平，有大毒，主咳逆上气，破积聚饮食，寒热水气，恶疮鼠瘘疽蚀，鬼精益毒，杀飞鸟走兽。《别录》云：除胸下积癖，是二药俱主恶疮疡，俱能杀虫，而狼毒独主咳逆上气，胸下积癖，则九痛丸所用，当是狼毒，非狼牙也。

程氏云：心痛虽分九种，不外积聚痰饮结血虫注寒冷而成。附子、巴豆散寒冷而破坚积，狼牙茱萸杀虫注而除痰饮，干姜、人参理中气而和胃脘，相将治九种之心痛。巴豆除邪杀鬼，故治中恶腹胀痛口不能言。连年积冷，流注心胸痛，冷气上冲，皆宜于辛热，辛热能行血破血，落马坠车，血凝血积者，故并宜之。

余论　元坚云：本篇题云胸痹心痛，而首条则二证并沦。其他诸条，皆为胸痹立方，心痛则仅乌头赤石脂丸一方已。以臆测之，胸痹其痛颇泛，心痛其痛殊紧。胸痹则病浅，心痛则病深。盖二证中，更自有轻重之别，而其实似无大异同。故胸痹之方，足以治心痛，至真心痛，则固属不治，仲景略而不言，殆以此也。短气一证，病属上焦，故亦连类并及者欤。

第十 腹满寒疝宿食病脉证治

论一首 脉证十六条 方十四首

此篇所论，皆消化器病。腹满之成因不一，在此篇者则由于鼓肠，而为肠病或腹膜病之一证。后世或属之鼓胀。宿食即急性胃肠炎，后世谓之伤食。鼓肠及腹膜炎腹部多膨满，或兼腹水，自其外证而名之，故曰腹满。急性胃肠炎多因饮食失宜所致，自其原因而名之，故曰宿食。寒疝则赅括较多，其病以腹痛为主证，有时积聚成块，按之应手，则亦腹膜炎常见之候。而肠之套叠扭结亦与焉，其但痛而无块者，则为肋间神经痛、腰腹神经痛（亦称疝痛）、骶骨神经痛，其病多宜温药。古人皆不分别，概称寒疝。

跌阳脉微弦，法当腹满，不满者必便难，两胠疼痛，此虚寒从下上也，当以温药服之。

赵刻本脱当以之当字，今从徐本、俞本补。

尤氏云：跌阳，胃脉也。微弦，阴象也。以阴加阳，脾胃受之，则为腹满。设不满，则阴邪必旁攻胠胁而下闭谷道，为便难，为两胠疼痛。然其寒不从外入，而从下上，则病自内生，所谓肾虚则寒动于中也，故不当散而当温。元坚云：此条证，寒气壅闭，即大黄附子汤所主，宜称之实。而言为虚寒者，虚犹虚烦之虚（案可参看《伤寒论今释》栀子豉汤条），非虚衰之虚，盖指无形之寒气，对水饮结聚有形之寒而言也。

渊雷案：急性腹膜炎，脉必弦细而速。此条云：跌阳脉微弦。下第五条云：寸口脉弦。大黄附子汤云：其脉弦紧。大乌头煎云：脉弦而紧。其次条云：其脉数而紧乃弦。篇中凡五言脉弦，盖腹满者脉弦，古人积经验而知之。急性腹膜炎初起时，腹未膨满，脉搏已弦。因其脉弦，可以测知腹之将满，故曰法当腹满。若所患腹膜炎系限局性，非弥漫性，而炎部正在膈下，成所谓膈膜下脓肿者，则局部稍膨大，而腹不甚满，但胁下疼痛，故曰不满者两胠疼痛。虽然，急性腹膜炎固必脉弦，而脉弦者不必皆为急性腹膜炎。今云跌阳脉微弦者非腹满即两胠痛，则脉经家言终有语病耳。至于便难，非腹膜炎必具之证，亦有下利者。胠，说文云：亦（今之腋字）下也。广雅云：胁也。《素问·六节藏象论》王注云：胜谓胁上也，盖胸胁两傍当臂之处谓之胜。然此条证，小丹波以为大黄附子汤所主，其证云胁下偏痛，则所谓两胜疼痛者，不在胸胁当臂之处，而在胁下脾脏肝脏之位（此解剖上之肝脾非旧说之肝脾）。又不必两侧俱痛，而多为或左或右一侧之痛，以其疼痛上引胸胁，而病宜温药，故曰虚寒从下上。尤氏以脾胃受阴邪释腹满，以肾虚寒动释虚寒从下上，穿凿甚矣。其他旧注，与尤不相远，皆不足取。

病者腹满，按之不痛为虚，痛者为实，可下之。舌黄未下者，下之黄自去。

《玉函经》亦有此条，病者作伤寒，末有宜大承气汤五字。

魏氏云：无形；之虚气作痞塞，则按之无物，何痛之有？倘挟有形之实物为患，如宿食在胃，疝气在少腹等是也。按之有物阻碍于脏腑之侧，焉有不痛者乎？是于按之痛否以决其虚实之法也。再辨之于舌，舌白为寒，舌黄为热，腹满而舌黄，知其人邪实而热盛矣。更必问其曾经下否，如已经攻下，尚当斟酌，必舌黄而未下者，乃可下之也，下之所以去其热也。而黄因热结，热涤而黄自除，气自消，满自愈矣。

元坚云：阳明篇曰：阳明病，胁下硬满，不大便而呕，舌上白苔者，可与小柴胡汤。其意正与本条互发，以见证虽似可下，其白苔者，邪未结实。黄苔者，始为热实，乃黑苔之为实可以知也。

渊雷案：《玉函经》载此条于阳明篇中，可知专为伤寒阳明证立说。编次《金匮》者割人腹满篇中，乃改伤寒字，为病者字，似为杂病腹满立说者，此误矣。伤寒之腹满，若按之痛而舌黄者，为可下之证，杂病则殊不尔。此篇之腹满，多属腹膜炎，腹膜炎则按之未有不痛者。下文附子粳米汤、大建中汤，皆急性腹膜炎之主方。其证曰雷鸣切痛，曰上下痛而不可，触近，是皆痛不可按者，岂得以为实而下之乎？魏注疝气在少腹；按之有物，则腹膜炎之外，肠之肿疡及套叠扭结等病皆有之，此等多非可下之证。若拘泥按之痛而下之，则误人多矣。又，下剂之目的，有为燥屎宿食者，有为瘀血者，有为水者，承气大柴胡诸汤，为燥屎宿食者也。必以舌黄为候，舌不黄者未可下，至于祛瘀之剂，如桃核承气汤、大黄牡丹皮汤、下瘀血汤、抵当汤丸等，逐水之剂，如大黄甘遂汤、十枣汤、大陷胸汤丸等，其舌始终不黄。黄者反属例外，故此条经文，本所以释伤寒，诸家旧注，亦但可以释伤寒耳。

腹满时减，复如故，此为寒，当与温药。

此非腹膜炎，乃胃肠弛缓扩张之病耳。其膨满时作时止，其满因胃肠肌失其紧张力而起，故为寒。然病未深，则有时仍能收缩，故腹满时减也。温药，《金鉴》以为宜厚朴生姜半夏甘草人参汤，余谓宜理中附子理中。

病者痿黄，躁而不渴，胸中寒实而利不止者，死。

此条，《脉经》列于呕吐下利篇中，胸中作胃中，利上有下字。躁，徐氏、沈氏、尤氏、《金鉴》并作燥，皆是也。此条不言腹满，而徐注以为虚寒腹满，果尔则似先天性巨结肠之证候，此病主发于小儿，雷鸣疝痛，腹满便秘，甚至数星期大便一次，至末期则反下利，大都不及十五岁而死。营养障碍，故痿黄。津液不继，故口燥。肠不能吸收水分，故燥而不渴。初则便秘不能食，故曰胸中寒实。垂死则下利，故曰利不止者死。尤氏云：痿黄，脾虚而色败也。气不至故燥，中无阳故不渴，气竭阳衰。中土已败，而复寒结于上，脏脱于下，何恃而可以通之止之乎？故死。

寸口脉弦者，即胁下拘急而痛，其人啬啬恶寒也。

此所谓膈下腹膜炎也，乃急性限局性腹膜炎之一种，膈下或左或右一侧腹膜发炎，故胁下拘急而痛。初病时多寒战，故曰啬啬恶寒，脉弦则急性腹膜炎之常例。尤氏云：寸口脉弦，亦阴邪加阳之象，故胁下拘急而痛，而寒从外得，与跌阳脉弦之两胠疼痛有别，故彼兼便难，而此有恶寒也（案：寒从内生寒从外得之说，凭臆不可从）。

夫中寒家喜欠，其人清涕出，发热色和者，善嚏。

欠是一种深呼吸，每因疲倦忧愁，血中少氧气多碳酸气而起。今云中寒家喜欠，义不明切，岂以血中缺少氧气为中寒耶？嚏是一种反射动作，因鼻黏膜之知觉神经受刺激而起，所以驱除鼻腔内刺激物也。清涕出发热色和，是流行性感冒兼鼻黏膜发炎者，鼻黏膜发炎，则对于刺激之感受过敏故善嚏。此条乃与腹满寒疝之病不相蒙，不知何以错出于此？《千金》第十六卷瘤冷积热门论曰：凡人中寒者喜欠，其人清涕出，发热色和者，善嚏。凡瞻（一本作觇）病者，未脉，望之，口燥，清涕出，善嚏欠。此人中寒，其人下利，以里虚故也。欲嚏不能，此人腹中痛。据此，知此条本与下条连属，为欲嚏不能肚中寒而发，然其本意难晓。

中寒，其人下利，以里虚也，欲嚏不能，此人肚中寒（一云痛）。

元坚云：中字《金鉴》为平声读，其他诸注皆为去声读。盖此中寒家，言素禀阴脏，动易感寒者，然则二说并存为佳。尤氏云：中寒而下利者，里气素虚，无为捍蔽，邪得直侵中脏也。欲嚏不能者，正为邪逼，既不能却，又不甘受，于是阳欲动而复止，邪欲去而仍留也。沈氏云：阳和则嚏（案：说本《灵枢·口问篇》），而欲嚏不能，乃阴寒凝滞于里，所以肚中痛也。渊雷案：虚寒下利，固所常有，素禀中寒之人，有感受寒冒之素因，喜欠善嚏，亦事所容有，至以欲嚏不能为肚寒之候，则其理难通。尤沈之解，亦想当然而已。凡欲作嚏，必须深吸气，旋即闭锁软口盖，使肺中之气冲开鼻咽腔而出，其嚏乃成。欲嚏不能者，肺气不能冲开鼻咽腔，故不竟嚏也。肺气不能冲开鼻咽腔，岂即肚中寒之候耶？《广雅》，胃谓之肚。然肚字古书罕见，此两条，盖别派古医家言，今不可晓。原注一云痛者，《千金》作腹中痛。

夫瘦人绕脐痛，必有风冷，谷气不行，而反下之，其气必冲，不冲者心下则痞也。

此条言痛不言满，盖指寒疝也。绕脐是小肠横结肠之部位，伤寒绕脐痛烦躁发作有时，则为有燥屎，当下之（《伤寒论》二百四十四条）。此则既非伤寒，又别无可下之证，乃因瘦人腹肌单薄，风冷入之，故令谷气不行耳。谷气不行，谓大便闭也。此病虽宜温通，然非外感风冷而起。今所常见者，或由忧郁，或由梅毒，治其原因之外，当用寒疝法温之。若误下之，或因反射而上冲，或因虚虚而作痞矣。

病腹满，发热十日，脉浮而数，饮食如故，厚朴七物汤主之。

此条，注家多以为有表复有里，汤本氏直以为太阳阳明合病，一盖以发热脉浮为表证，以方中桂枝生姜为表药也。今考大论，太阳与阳明合病者三条，用葛根汤葛根加半夏汤、麻黄汤，皆但治太阳，不治阳明。盖表未解者不可攻里，为伤寒之大法。唯桂枝加大黄汤证，因误下后大实痛而用之，非合病之常例。此条倘是合病，无遽用大黄之理。且证云：病腹满，发热十日，明是因腹满而发热，非若太阳发热之由于外感。注家以为表邪，非也。此盖急性乙状结肠炎及其周围炎之类，故属杂病，不属伤寒。既非伤寒，则可下者径下之，不必拘伤寒法矣。桂枝治其上冲，生姜止其呕逆，上冲而呕，亦乙状结肠炎常见之证。此病多不能食，今云饮食如故，盖间有能食者，不尔殆非下剂所宜矣。

丹波氏云：《脉经》《千金》，以此条为厚朴三物汤主疗，而本方主疗云：治腹满气胀，恐是互误。

厚朴七物汤方

厚朴半斤　甘草　大黄各三两　大枣十枚　枳实五枚　桂枝二两　生姜五两

上七味，以水一斗，煮取四升，温服八合，日三服。呕者加半夏五合。下利，去大黄。寒多者加生姜至半斤。

《方极》云：厚朴七物汤，治腹满发热，上逆而呕者。《类聚方》云：此方合厚朴三物汤桂枝去芍药汤，而加生姜二两也。由是观之，当有二方之证而上逆呕证。

《方机》云：治腹满发热，脉浮数，饮食如故者。腹满发热，脉浮数而呕，大便不通者。痢疾，手足惰痛，或发热脉浮数，或呕者。

《类聚方广义》云：厚朴七物汤，治食伤吐下后，胸中不爽利，干呕腹满，或头痛有热者。又云：治痢疾，腹满拘急，发热，腹痛剧而呕者，加芍药或芒硝亦良。渊雷案：此治急性胃肠炎与痢疾，古方所治，本不限一病也。

《方函口诀》云：此方合桂枝去芍药汤、小承气汤而成，以发热腹满为目的。《得效方》云：阳实阴虚，阳盛则生外热阴虚则生内热，阴虚不能宣通，饮食如故，致胀满热胀（案：《三因方》载本方之主疗略同）。如是，则阴虚故阳气浮而发热，胀亦浮也。此非表邪，亦非实满，方中桂枝，所以发越阳气以出外表，亦可谓太阴温下之一方。渊雷案：浅田以本方证为桂枝加大黄汤之重一等者，故以为太阴温下之药。然本方不足为温药，其病亦不属太阴，即桂枝加大黄汤，亦非太阴方也。

丛桂亭《医事小言》云：一农家子，可二十岁许，寒热如劳，颜色衰瘦，腹满少气，胸前有青络脉，自乳下至扶容（上脘部穴名）边，状如丝瓜，常居暗室，不欲见客，脉微数。心知难治，以尚非急死之证，与厚朴七物汤而去。后数日，又来乞药，云服药颇清快也，因又与前剂，又经数日。请再诊，云病已大愈，强命驾而行，则见病人施施然出迎于堂上，异而诊之，腹满已消，寒热已止，元气清爽，言笑如常人矣。

腹中寒气，雷鸣切痛，胸胁逆满，呕吐，附子粳米汤主之。

《千金》第十六卷胀满门，作腹中寒气胀满，肠鸣切痛云云。《外台》第七卷腹胀雷鸣门引范汪，作腹中寒气胀，雷鸣云云无呕吐字。

程氏云：《灵枢》经曰：邪在脾胃，阳气不足，阴气有余，则寒中肠鸣腹痛。盖脾胃喜温而恶寒，寒气客于中，奔迫于肠胃之间，故作雷鸣切痛，胸胁逆满呕吐也。附子粳米汤散寒止逆。

渊雷案：此与下文大建中汤，皆急性腹膜炎之主方，皆主满痛呕吐。唯此有雷鸣，彼则上冲皮起出见有头足，为异耳。急性腹膜炎之发病，多因腹内脏器之炎症蔓延，其病原为大肠菌、腐败菌、结核菌及若干种球菌入于腹膜而起，旧说以寒为原因者，因有厥冷衰弱，脉细舌白等寒证故也。本方亦治急性胃肠炎之虚寒证，厚朴七物汤兼治之胃肠炎，则为实证，如单纯性胃炎之类。

附子粳米汤方

附子一枚，炮　半夏半升　甘草一两　大枣十枚　粳米半升

上五味，以水八升，煮米熟，汤成，去滓，温服一升，日三服。

《外台》云：仲景论，霍乱四逆，吐少呕多者，附子粳米汤主之（《千金》同）。

又云：《删繁》疗肺虚劳损，腹中寒鸣切痛，胸胁逆满，气喘，附子汤（于本方加宿姜白术）。

又云：《小品》解急蜀椒汤（于本方加蜀椒、干姜），主寒疝气心痛如刺，绕脐腹中尽痛，白汗出欲绝。方后云：疗心腹痛困急欲死，解急逐寒上下痛良。

渊雷案：野津猛汉法医典，以此汤治急性腹膜炎，盖附子粳米汤大建中汤合方之意也。

《证治要诀·翻胃门》云：若胃寒甚，服药而翻者，宜附子粳米汤加丁香十粒，砂仁半钱。大便秘者，更加枳壳半钱。又呃逆门云：若胃中寒甚，呃逆不已，或复呕吐，轻剂不能取效，宜附子粳米汤加炒川椒丁香，每服各三十五粒。

《方极》云：附子粳米汤，治腹中雷鸣切痛，或呕吐者。《方机》云：治腹中雷鸣切痛，胸胁逆满，呕吐者，兼用消块。恶寒或手足厥冷，腹满痛，呕吐者，兼用消块紫圆。

《腹证奇览》云：下脘以下绕脐，其胁下腰间雷鸣切痛，或呕或泻者，乃附子粳米汤证，是寒疝也。腹中腰间必觉冷气，而心下不痞硬。

《类聚方广义》云：寒气即水气也。若痛剧及于心胸者，合大建中汤，奇效，疝家留饮家多有此证。渊雷案：疝凡肠病腹膜病，痛而有寒证者，皆是。留饮则胃肠病多积水者是也，本方合大建中汤，即解急蜀椒汤加人参也。

《方函口诀》云：此方用粳米，主切痛也。《外台》治腹痛用秫米一味（案《肘后》《外台》俱用粳米），可征焉。此方不但治寒疝雷鸣切痛，即湃饮腹痛甚者，亦宜。

《漫游杂记》云：一壮夫，病梅毒七年，两足拘挛不起，易医三十余人而不愈，遂废汤药。余诊之气，韵饮食如常，其脉迟缓，腹无他病，唯脐下有癖筑筑然。余曰：是疝也，频年攻湿，为药所胁，沉结不解耳。与附子粳米汤，三十日许，徐徐脚伸。时余将去，书方与之曰，服之无怠。尔后一年，有便肛来言，经二百日许而复旧云。

《橘窗书影》云：某人，过食鱼肉，心腹刺痛欲死，与备急圆。吐利数行，痛稍安，因与黄连汤，一夜，大发呕吐，饮食不能入口，苦闷甚，乃服甘草粉蜜汤。呕吐渐收，后发寒疝，少腹急痛雷鸣，甚则迫于胸中，白汗出欲死，先与附子粳米汤，发则兼用大建中汤。数旬而诸证全和，其人始苏息。

又云：一女子，年十九，小腹有块，自心下至小腹拘急而痛，时时冲逆，痛甚不可按，默默不欲饮食，脉微细，足微冷。医以为郁劳，与药，不愈。余诊之曰，塞疝也。乃与解急蜀椒汤，服之数日，冲逆止，小腹之块减少，但腹里拘急，饮食不进，因与小建中汤加蜀椒，渐次快愈。

痛而闭者，厚朴三物汤主之。

痛而闭，《脉经》作腹满痛。魏氏云：闭者，即胃胀便难之证也。渊雷案：腹满痛而大便闭，乃肠炎肠狭窄等病共有之证，而本方通治之，即厚朴七物汤证，而无发热脉浮之候者。

厚朴三物汤方

厚朴八两　大黄四两　枳实五枚

上三味，以水一斗二升，先煮二味，取五升，内大黄，煮取三升，温服一升，以利为度。

《方极》云：厚朴三物汤，治小承气汤证而腹满甚者。《方机》云：治腹满，心下痛，而大便不通者，屡所经验也。又治心下满痛，吐出水者。

吉益猷云：腹满吐水云云，大便闭而吐水者，与厚朴三物汤。有得治者。

《类聚方广义》云：诸病不能服大承气汤者（案：谓病人嫌大承气汤味咸难服也），宜以此汤送下消块丸。每服一钱，视饮服为易。

又云：治痢疾，腹满甚，里急后重者。

尤氏云：痛而闭，六府之气不行矣。厚朴三物汤与小承气同，但承气意在荡实，故君大黄。三物意在行气，故君厚朴。

渊雷案：本方与小承气汤，及痰饮篇之厚朴大黄汤，药味同，唯分量煮法异。吉益氏类聚方，列小承气汤、厚朴三物汤，不列厚朴大黄汤，《方极》《方机》并同。汤本遂列大黄汤主疗于三物汤下，其意以为大黄汤与三物汤，一方而二名也。然大黄汤大黄六两，与厚朴一尺枳实四枚同煮，则与三物汤非一方矣。夫以分量煮法之微异，而列为三方，此必有故，今未能推究耳。

按之心下满痛者，此为实也，当下之，宜大柴胡汤。

丹波氏云：《脉经》无宜大柴胡汤五字，接前七物汤三物汤为一条。今据《脉经》而味经旨，此亦厚朴三物汤之证（案参看三物汤下《方机》）。"宜大柴胡汤"五字，恐是衍文，其方亦错出。

尤氏云：按之而满痛者，为有形之实。邪实则可下，而心下满痛，则结处尚高，与腹中满痛不同，故不宜大承气，而宜大柴胡。

渊雷案：推杂病论之本意，丹波说是，然尤注亦自可通。今所当知者，腹膜之病，可用阳明太阴一类之方。胸膜之病，即可用少阳一类之方。七物、三物，阳明之类方也。附子粳米、大建中，太阴之类方也。皆治胃肠病，兼治腹膜病。至于胸膜炎肋间神经痛，则小柴胡汤、小柴胡合小陷胸汤、柴胡桂姜汤、延年半夏汤（以柴胡代前胡奇效）、蕴要柴胡枳桔汤、人门柴桔半夏汤，皆屡所经效者。本篇附方柴胡桂枝汤，亦是胸膜炎兼胃有蓄水之证，是皆少阳柴胡剂兼治胸膜病之例。由是言之，大柴胡汤可治胸膜炎之实证，犹七物汤三物汤治腹膜炎之实证矣。

大柴胡汤方

柴胡半斤　黄芩三两　芍药三两　半夏半升，洗　枳实四枚，炙　大黄二两　大枣十二枚　生姜五两

上八味，以水一斗二升，煮取六升，去滓再煎，温服一升，日三服。

用法方解，俱详《伤寒论今释》，录吉益南涯治验三则，皆胸膜炎也。

《续建殊录》云：某者，患腹痛，时或忧惨愤愦，如此数年，来谒求诊。先生诊之，疾在胸胁，且心下有物，几如将成块者。按之则痛，身体羸瘦，面如菜色，大便硬；饮食减半。先生与大柴胡汤，服之岁余，病稍退。以故停药，居半岁，病复发。彼心下之毒果成块，其大如瓜，硬且满，病者喜怒如狂，复迎先生。因又服前方，兼用芍药散（当归芍药散也），服可三个月，大下臭秽，而病痊愈。

又云：一男子卒患腹中痛，渴而时呕，不大便数日，小便快利，短气息迫，头汗不止，舌上黑胎，心下硬满，按之则痛，不欲近手，四肢微冷，脉沉结。乃与大柴胡汤，服之大得治验。

又云：一商人，志气郁郁，呕不能食，平卧数十日，自心下至胁下硬满，按之则痛，时时呃逆，夜则妄语，无热状，脉沉微，乃与大柴胡汤。服后下利黑物，诸证痊愈。

腹满不减，减不足言，当须下之，宜大承气汤。

此条亦见《伤寒论》阳明篇，彼无须字。尤氏云：减不足言，谓虽减而不足云减，所以形其满之至也，故宜大下。以上三方，虽缓急不同，而攻泄则一，所谓中满者写之于内也。渊雷案：厚朴三物汤证满痛在大腹部，大柴胡汤证满痛在胸胁，而延及下腹部。大承气汤证，满痛在绕脐部，初学当以此审择。又案：赵刻及诸本，于此出大承气汤方，方已见痉病中，今删之。

心胸中大寒痛，呕不能饮食，腹中寒，上冲皮起，出见有头足上下，痛而不可触近，大建中汤主之。

《千金》主疗较详，云：心胁中大寒大痛，呕不能饮食，饮食下咽，自知偏从一面下流，有声决决然。若腹中寒气上冲皮起，出见有头足上下而痛，其头不可触近。

程氏云：寒气搏于肠胃之外，冲突出见于皮肤膜原之分，如有头足，其痛则近于外，故不可以手触近也。

渊雷案：上冲皮起，出见有头足上下者，肠蠕动过剧，可以望而知也。有此证，兼有呕吐，腹痛不可触者，为肠之闭塞套叠、急性肠炎及急性腹膜炎。程注寒气搏于肠胃之外，其痛近于外，故不可触近云云，说腹膜炎极明确。此证，痛上连心胸，是即泛发性腹膜炎，炎部所包被之脏器，多有同时发炎者。故本方亦治胃肠炎之寒证，至肠之套叠扭结。则椒姜温药，镇静肠蠕动后，其叠结自然宽解，惟瘢痕黏连之肠管闭塞，本方殆不能全治。

大建中汤方

蜀椒二合，去汗　干姜四两　人参二两

上三味，以水四升，煮取二升，去滓，纳胶饴一升，微火煎取一升半，分温再服，如一炊顷，可饮粥二升，后更服，当一日食糜，温覆之。

《方极》云：大建中汤治腹大痛，呕不能食，腹皮起如有头足者。《方机》云：治心胸间痛，呕不能食者。腹中寒，上冲皮起，出见有头足上下，痛而不可触近者，兼用紫圆。

《类聚方广义》云：小建中汤治里急拘挛急痛，此方治寒饮升降，心腹剧痛而呕，故治疝瘕腹中痛者，又治挟蛔虫者。稻叶克礼云：大建中汤证，腹皮蠕蠕而起，如有头足，状若囊裹树枝而推动。痛发时大寒痛，呕不能食，上下痛处不可近手，或大便秘，或心胸大寒痛，上冲者。又云：时如蛇，又如鳗，游行腹中，痛处似头，又似尾，苦楚不堪，诸药无效。其余所患，则因人而异，皆非此方不治。又云：或平时腹平稳，发则腹皮动如波浪，或平时按其腹无异状，发则忽有块物游走，上下往来，痛不可近手。又时有如小囊之物，忽去无踪，及复来时，痛即难忍，觉在腹中，忽又在背，觉在于背，又来腹中。渊雷案：此皆胃肠蠕动不安之状，肠管闭塞，及套叠扭转者，必见此证，急性腹膜炎亦有之。

《方函口诀》云：此方与小建中汤，方意大异。然以有胶饴一味，建中之意自明。治寒气腹痛，莫如此方。盖以大腹痛上连胸，而有呕，或腹中凝结如块，为目的。故诸积痛甚，蠕蠕然如自下而上者，用之有妙效。解急蜀椒汤，即此方重一等者也。

汤本氏云：余之经验，本方证，腹壁胃肠多弛缓纵胀，常兼有胃及子宫之下垂。

《古方便览》云：一男子，年七十余，胸满，心下痛，发作有时。或吐蛔虫，不能食，伏枕三个月许，余与此方，病即愈。

又云：一妇人年三十二，饮食不进，日以羸瘦，患腹痛三个月许，诸医以血积治之，或用下瘀血药，病益甚。余诊之，脐旁有块物，如有手足，心下及胁肋拘挛，重按之，痛不可忍。轻按则否，乃作此方与之，病日消而痊愈。

方舆輗云：此方用于蛔虫心腹痛效，京极街美浓屋三郎兵卫之室女，伤寒差后腹大痛，余见其胁下痞硬，与大柴胡柴桂之类，无寸效。于是潜心脉之，寸关洪大，盖蛔所为也。即投鹧鸪菜汤及槟榔鹤虱散，痛犹自若。乃与大建中汤，一帖而知，三帖而始思食，五帖而痛如失。然此女腹中，无大建中汤之定候，乃试之而神应如此，记之以备后考。

胁下偏痛，发热，其脉紧弦，此寒也，以温药下之，宜大黄附子汤。

《脉经》无发热二字。

丹波氏云：篇首第一条云：不满者，必便难，两胠疼痛，此虚寒从下上也，当以温药服之。大黄附子汤盖其方也。尤氏云：胁下偏痛，而脉紧弦，阴寒成聚，偏著一处，虽有发热，亦是阳气被郁所致，是以非温不能已其寒，非下不能去其结，故曰宜以温药下之。

方舆輗云：此寒也句，与当归四逆加吴茱萸条内有久寒（《伤寒论》三百五十六条）同。指平素而言，然在当归四逆条，必问而知之，或别有见证可据（案说本伤寒类方），此条则以脉紧弦为确征。凡仲景书中，有以证起论者，有以脉立说者，然今时之医，取证而已，何尝措意于脉。有一男子，自右胁下连腰疼痛甚，四五十日，诸治无效。余诊其脉紧弦，因与此汤，奇中妙应，淹滞之患，十余日而痊愈。按《金匮》寒疝第一条云：下焦闭塞（此句有持以意沾附），大便难，两胠疼痛，此虚寒从下上也，当以温药下之。此证虽言两胠疼痛，亦可用大黄附子汤，偏痛之偏字不可拘。

汤本氏云：凡发热，其脉未有不浮数者，今反紧弦，是水毒壅塞之明征也。

渊雷案：此证即限局性腹膜炎之发于膈膜下一侧者。

大黄附子汤方

大黄三两　附子三枚，炮　细辛二两

上三味，以水五升，煮取二升，分温三服。若强人，煮取二升半，分温三服，服后如人行四五里，进一服。

《方极》云：大黄附子汤治腹绞痛，恶寒者。《方机》云：治胸下偏痛，发热者，恶寒甚，腹痛，大便不通者。

雉间焕云：胸胁腹偏苦痛，腹绞痛至甚，身不可转侧，内吊如磬，坐卧两不得者，治之如神。又曰：承气柴胡类，以此方为后方，或长服承气柴胡类之人，一日间服此方，而用前药，乃奏效十倍也，此寒也者。为水气，恶寒即水气，故附子治之，又细辛治之。

《蕉窗杂话》云：舂米者杵尾误打会阴，常致小便涓滴不通，只出少许血。此症先用桃核承气汤佳，若不效，可用大黄附子汤。此症用附子，乃进藤玄之氏屡经试效者。一帖用附子二钱许，则通利极速，至血止为度，又有因证用八味丸者。

《类聚方广义》云：此方实能治偏痛，然不特偏痛而已，亦治寒疝胸腹绞痛，延及心胸腰部，阴囊掀肿，腹中时时有水声，恶寒甚者。若拘挛剧者，合芍药甘草汤。

榕堂翁《疗难指示录》云：胁下偏痛，固大黄附子汤所主。然痛引胸中，且咳者，虽恶寒脚冷脉微，亦与十枣汤。痛连脐旁，或牵少腹者，宜乌头汤，又有宜当归四逆加吴茱萸生姜汤者。盖或宜攻击，或宜调和，或宜攻和并施，诸病皆然，治疗固非一途。须审明病情以处其治，举措一失，则可治者转为剧。

《方函口诀》云：此方主偏痛，不拘左右，凡胸下自胸胁至腰痛者，宜用之。但乌头桂枝汤，主腹中央痛而及于满腹，此方则主胁下痛而牵引他处者也。盖大黄与附子为伍者，皆非寻常之症，如附子泻心汤、温脾汤亦然，凡顽固偏僻难拔之积，皆阴阳错杂，非常例所拘，附子与石膏为伍者亦然。

徐氏云：附子细辛与大黄合用，并行而不悖，此即《伤寒论》大黄附子泻心汤之法也。程氏云：大黄苦寒，走而不守，得附子、细辛之大热，则寒性散而走泄之性存。元坚云：此条证固属寒实，故大黄、附子、细辛相合成剂，性味融和，自为温利之用，如附子泻心汤，则其证表寒里热，故别煮附子，而功则各奏。故同是附子大黄并用，而立方之趣，迥乎不均。徐氏说未确切，盖温利之剂，实以桂枝加大黄汤及此汤为祖，而温脾等诸汤，皆莫不胚胎于此二方矣。

《漫游杂记》云：一男子，膝胫刺痛，腹脉无他异，经三四岁不愈，请余。余曰，是湿气也，后或将为脚气。与大黄附子细辛汤，一百日而愈。渊雷案：此证当是梅毒性坐骨神经痛，药法，坐骨神经痛与疝痛同治，故古医书不为分别。

《蕉窗杂话》云：一男子，年二十五岁，四年来右膝微肿，行步艰难，其状稍类鹤膝风。诊候其腹，右脐下拘挛尤甚，按之则引右脚而痛，又右膝之肿处，亦比左膝颇异，如贴附肌肉者。初用大黄附子加甘草汤，后用四逆散加良姜牡蛎刘寄奴，始得愈。此症多由肝气而成，故仅著眼于足，毕竟不得治。用威灵仙杜仲牛膝，皆枝叶耳。取右腹里之癖物，治其根本，则药方至简约，而效验甚的实。

《古方便览》云：一男子，年五十余，腹痛数年。余诊之，心下痞硬，腹中雷鸣，乃作半夏泻心汤饮之，未奏效。一日，忽然大恶寒战粟，绞痛倍于常时，于是更作大黄附子汤饮之，痛顿止，续服数日，病不再发。

《橘窗书影》云：一病人，腰脚拘急，痛甚，两脚挛急不能起，昼夜呻吟。余与芍甘黄辛附汤（本方合芍药甘草汤），经两三日，痛全安。盖此证属寒疝，而寻常疝剂缓慢难奏效。余平昔治寒疝，用此方及附子理中汤，治热疝，用四逆散加茴香茯苓，及大柴胡加茴香、甘草，皆咄嗟奏效，古方之妙如此。

又云：一男子，左脚肿痛挛急，难以屈伸，数月不愈，医多以为风湿。余诊之曰：非热非痹，病偏在筋脉，恐是疝毒流注所为。乃合芍药甘草汤大黄附子汤服之，以当归蒸荷叶矾石为熨剂，数旬而愈。

又云：某女，年垂三十，多年经事不调，腰痛引脚，不能俯仰步履，经数医不效。余诊为血沥痛，与桂枝茯苓丸加附子大黄，兼用角石散（鹿角炒黄为末酒下）。不应，一日诊之，脐下右旁有块，按之，引腰脚而痛甚，盖其块有胀缩，而痛亦有缓急云。余乃决为肠中瘀毒所为，与芍甘黄辛附汤，兼用趁痛丸（穿山甲、当归、川芎、乳香、没药、乌头、黄柏、姜黄、蕲蛇）。以当归蒸荷叶矾石蒸熨块上，蟠结渐解，腰脚得屈伸，数年之痼疾痊愈。余近岁所诊病者，一年不下三千人，而误诊如此，殆堪惭愧。渊雷案：此及上文《蕉窗杂话》一案，并是升结肠部之病变，殆慢性阑尾炎耳。可见中医所谓疝者，所赅至广。

寒气厥逆，赤丸主之。

《脉经》无此条，《金鉴》云：此条之文之方，必有简脱，难以为后世法，不释。渊雷案：此方见《千金》第十六卷痼冷积热门，主疗同，然但云寒气厥逆，则证不备具。依方，当有水气之变，水为阴类，其在胃肠内者，古人谓之痰饮。治痰饮，大法宜温药，故曰寒气。

赤丸方

茯苓四两　半夏四两，洗，一方用桂　乌头二两，炮　细辛一两，《千金》作人参

上四味，末之，纳真朱为色，炼蜜丸，如麻子大，先食，酒饮下三丸，日再，夜一服，不知，稍增之，以知为度。

四味，徐俞诸本并作六味，原本当作六，盖编次者取诸《千金》，删药二味，而煮服法仍遗六字未改也。原注半夏一方用桂，细辛《千金》作人参者，《千金》

无半夏，有桂心四两，仍用细辛，无人参，又有附子射罔，共六味。其细辛作人参者，乃是神丹丸，出第九卷伤寒发汗丸门，云治伤寒敕濇恶寒，发热体痛者。亦有附子朱砂，共六味，此即叔和伤寒例所云神丹安可以误发者也。原注乃误混二方为一，徐氏注《金匮》本条，以为即《伤寒论》直中之类，亦误据神丹为说。真朱即朱砂，本经之丹砂也，《别录》云：丹砂作末名真朱。

《方极》云：赤丸，治心下悸，有痰饮，恶寒或微厥者。《方机》云：治厥逆恶寒，心下悸者。《类聚方》云：当有心下悸，及呕而腹痛证。

《类聚方广义》云：疝家胁腹挛痛，恶寒，腹中漉漉有声，呕而眩悸。其证缓者，常用此方为佳，若不能酒服者，以白汤送下。

腹痛脉弦而紧，弦则卫气不行，即恶寒，紧则不欲食，邪正相搏，即为寒疝，寒疝绕脐痛，若发则白汗出，手足厥冷，其脉沉弦者，大乌头煎主之。

若发，徐本俞本并作苦发。白汗，赵刻作自汗，他本多作白津，今依俞本及《千金》《外台》改。沉弦，徐本作沉紧。《脉经》腹痛作寸口，即为寒疝下，又有"趺阳脉浮而迟，浮则为风虚，迟则为寒疝"十六字。寒疝绕脐痛以下为别一条。《千金》痼冷积热门同。《外台》第七卷寒疝腹痛门引仲景《伤寒论》，亦无条首至即为寒疝二十八字，合而考之，知《金匮》本是两条，传写误并为一。

尤氏云：弦紧脉皆阴也，而弦之阴从内生，紧之阴从外得，弦则卫气不行而恶寒者，阴出而痹其外之阳也。紧则不欲食者，阴入而痹其胃之阳也。卫阳与胃阳并衰，而内寒与外寒交盛，由是阴反无畏而上冲，阳反不治而下伏，所谓邪正相搏即为寒疝者也。

《金鉴》云：疝病犯寒即发，故谓之寒疝也。

丹波氏云：素长刺节论云：病在少腹，腹痛不得大小便，病名曰疝，得之寒。王氏注大奇论云：疝者，寒气结聚之所为也。急就篇颜师古注云：疝，腹中气疾，上下引也。

楼氏《纲目》云：疝名虽七，寒疝即疝之总名也。《巢源》云：疝者痛也，此由阴气积于内，寒气结搏而不散，腑脏虚弱，风冷邪气相击，则腹痛里急，故云寒疝腹痛也。

渊雷案：寒疝者，发作性之腹痛，其病多在肠，俗名小肠气者是也。以其犯寒辄发，故曰寒疝。楼氏云疝各七者，厥疝、症疝、寒疝、气疝、盘疝、胕疝、狼疝也，又有五疝，谓石疝、血疝、阴疝、姑疝、气疝，并见《巢源》。寒疝之痛，往往牵引阴囊睾丸。因之，阴囊睾丸之本病，俗亦混称小肠气。古书多名癫，《金匮》之阴狐疝亦是，而非寒疝也。以上释前半条。

丹波氏又云：案阴阳别论白汗，王氏释为流汗。淮南修务训云：奉一爵酒，不知于色。挈一石之尊，则白汗交流。此云白汗出者，盖不堪痛苦之甚而汗出也。程云冷汗也，徐沈尤魏仍原文作白津而解之。赵本作自汗，并非。渊雷案：《素问·阴阳别论》作魄汗，丹波引作白汗，盖失检。生气通天论亦有魄汗未尽之文，唯经脉别论云：真虚痛心，厥气留薄，发为白汗，则作白，魄白声近义通，皆谓有所逼迫而汗出也。绕脐痛，发则白汗出，手足厥冷，脉沉弦者，多应是肠梗阻之证候。细析之，则有肠狭窄、肠套叠、肠扭结、肠生肿瘤、肠内含有异物等，无论何种梗阻，苟具此证候者，大乌头煎皆有奇效。唯肿瘤及赫尼亚之瘢痕粘连，成所谓嵌顿性者，不能全治，而亦能缓解一时之痛。

乌头煎方

乌头（大者五枚，熬，去皮，不咬咀）

上以水三升，煮取一升，去滓，纳蜜二升，煎令水气尽，取二升，强人服七合，弱人服五合。不差，明日更服，不可日再服。

五枚，《千金》《外台》并作十五枚。《千金》熬下有黑字，《三因方》大乌头汤云：大乌头五个，洗净。细沙炒令黑，不咬咀。今案本方煎成二升，服七合。则每服得三之一，乌头若作十五枚，则为每服五枚，此虽强人亦不能胜，用五枚为是。

《方机》云：大乌头煎，治毒绕脐绞痛，或自汗出，手足厥冷者。《方极》云：治腹痛，自汗出，手足厥冷，脉沉弦者，兼用蕤宾或紫圆。

《类聚方广义》云：寒疝腹中痛，叫呼欲死，面色如土，冷汗淋漓，四肢拘急，厥冷烦躁，脉弦迟者，用此方则吐水数升，其痛立止。古方之妙，有非后人作为所能企及者。

程氏云：乌头大热大毒，破积聚寒热，治脐间痛不可俯仰，故用之以治绕脐寒疝痛苦（案：程本若作苦属上读也）。治下焦之药味不宜多，多则气不专。此沉寒痼冷，故以一味单行，则其力大而厚，甘能解药毒，故内蜜以制乌头之大热大毒。渊雷案：用乌头，正取其大热大毒，岂宜制之？方剂法旧说所谓监制者，乃减除其副作用，非限制其本性也。此方之蜜，与乌头汤、乌头桂枝汤同意，皆所以助乌头之毒，非缓解之谓。雉间焕云：若病轻者，则取蜜水煎服可也。

《建殊录》云：一男子，年七十余，自壮年患疝瘕，十日五日必一发。壬午秋，大发，腰脚挛急，阴卵偏大，欲入腹，绞痛不可忍。先生诊之，作大乌头煎饮之（原注每帖重八钱），斯须，瞑眩气绝，又顷之，心腹鸣动，吐出水数升，即复故，尔后不复发。

寒疝腹中痛，及胁痛里急者，当归生姜羊肉汤主之。

《外台》第七卷寒疝腹痛门，引仲景《伤寒论》，作寒疝腹中痛引胁痛，及腹里急者。

渊雷案：此方本治妇人产后因虚受寒而腹痛者，见妇人产后病篇。男子阴虚而寒痛者，亦得用之，为其病机略同也。然此证与普通所谓寒疝者不同，彼病在肠，肠之挛急扭结，扪之应手，故亦称疝瘕。此虽腹痛里急，扪之决无瘕块，为其不因于肠之扭结，而因于营养不足故也。若拘执古书之文字，则本方与乌头剂将难别矣。

当归生姜羊肉汤方

当归三两　生姜五两　羊肉一斤

上三味，以水八升，煮取三升，温服七合，日三服。若寒多者，加生姜成一斤；痛多而呕者，加橘皮二两，白术一两。加生姜者，亦加水五升，煮取三升二合服之。

《千金方》云：当归汤（即本方有芍药二两，注云：《子母秘录》作甘草）治妇人寒疝，虚劳不足，若产后腹中绞痛。渊雷案：据化验当归之结果，亦认为子宫病之特效药。《本草纲目》引思邈云：羊肉止痛，利产妇。合而观之，知本方本是妇人产后方，医书载于寒疝门者，借用耳。用法治验，互详妇人产后病篇。

张氏《千金衍义》云：凡少腹绞痛，用桂心等药不应者，用之辄效。

《外台秘要》云：《小品》，寒疝气腹中虚痛，及诸胁痛里急，当归生姜等四味主之（于本方内加芍药）。

《圣济总录》云：四味当归汤（同上）治卒疝腹痛里急。

《类聚方广义》云：老人疝痛，妇人血气痛，属血燥液枯者，宜此方，与乌附剂判然有别。诊处之际，宜著意焉。

《金鉴》引李彤云：腹胁并痛者，血气寒而凝泣也。当归通经活血，生姜温中散寒；里急者，内虚也，用羊肉补之。《内经》云：形不足者，温之以气。精不足者，补之以味。是也。

王子接《古方选注》云：寒疝为沉寒在下，由阴虚得之，阴虚则不得用辛热燥烈之药，重劫其阴。故仲景另立一法，以当归羊肉辛甘重浊，温暖下元而不伤阴。佐以生姜五两，加至一斤，随血肉有情之品，引入下焦，温散冱寒。若痛多而呕，加陈皮白术，奠安中气，以御寒逆。本方三味，非但治疝气冲逆，移治产后下焦虚寒，亦称神剂。渊雷案：沉寒在下句，泛论寒疝，阴虚得之句，专指本证，王意如是，是也。至以本方为疝气冲逆剂，而移治产后下寒，则本末倒置。

寒疝腹中痛，逆冷手足不仁，若身疼痛，灸刺诸药不能治，抵当乌头桂枝汤主之。

《千金》《医心方》引《小品方》，及程本，并无抵当二字。《金鉴》云：抵当二字，衍文也。

元坚云：乌头煎证，寒气专盛于里。此条证，表里俱寒壅，是所以有须于桂枝。灸刺诸药不能治，是言病势之剧，套法不能得治，不言灸刺诸药之误措。渊雷案：乌头煎治寒疝之剧者，此则乌头煎证而有身疼痛之表候，故合桂枝汤。《伤寒论》云：身疼痛，清便自调者，急当救表，救表宜桂枝汤。是也。寒疝剧证，因感寒引发者，大抵宜此方矣。

乌头桂枝汤方

乌头

上一味，以蜜二斤，煎减半，去滓，以桂枝汤五合解之，令得一升，后初服二合，不知，即服三合，又不知，复加至五合。其知者，如醉状，得吐者为中病。

乌头，诸本俱阙枚数。《千金》云：秋干乌头实中者五枚，除去角。《外台》云：秋乌头实中大者十枚，去皮生用。一方五枚，医心方亦作五枚。案此方即大乌头煎桂枝汤合方，作五枚。

者是也。又，《外台》引仲景《伤寒论》，单用桂心四两，以桂汁和蜜服，注云、范汪方同。其下又出五味桂枝汤方，以桂枝汤五合和蜜服，注云仲景《伤寒论》《千金》同。先后参错，必有讹误。身疼痛之表，非单桂枝所能治，前一方殆不出仲景也。

《金鉴》云：以桂枝汤五合解之者，溶化也。令得一升，谓以乌头所煎之蜜五合。加桂枝汤五合，溶化令其得一升也。不知，不效也，其知者，已效也。渊雷案：扬雄方言，知，愈也。南楚病愈者或谓之知，《灵枢·邪客篇》有以知为度之文，如醉状与得吐，皆所谓瞑眩也。深痼之疾，服药而中病则瞑眩，瞑眩愈剧，则奏效愈宏。凡乌头得蜜，往往致大瞑眩。

桂枝汤方

桂枝三两，去皮　芍药三两　甘草二两，炙　生姜三两　大枣十二枚

上五味，剉。以水七升，微火煮取三升，去滓。

程氏、尤氏、《金鉴》，并不载此方，不云㕮咀而云判。知是后人沾入，用法方解，详《伤寒论今释》。

《方极》云：乌头桂枝汤治腹中绞痛，手足逆冷或不仁，或身疼痛者。

《腹证奇览》云：脐下大筋如张弓弦，其筋引睾丸或股际，或引上腹，腹痛如绞，或绕脐成块者，是不仅寒疝，且兼气血不和，乃乌头桂枝汤证也。按此方，乃乌头煎与桂枝汤合方也，所以须合方者，以有身疼痛肌表之证，为气血不和故也。论曰：身疼痛者，即当救表。是也。

《类聚方广义》云：寒疝绕脐痛，上连心胸，下控阴囊，苦楚不可忍，手足逆冷，自汗如流者，则非此方不能救。疝者水毒也，其发多来自外感，然或有兼瘀血而作者，或有挟蛔虫而动者，或有因宿食而发者，处疗之际，宜甄辨以下手。

《方函口诀》云：此方为寒疝之主剂，故用于腰腹阴囊苦痛者。又失精家常腰足冷，腹无力，脚弱羸瘦腰痛者，此方及大乌头煎有效。依证加鹿茸，或为末加人为佳。

雉间焕云：灸刺诸药不能治，抵当用此方，至言哉！此方之妙，起死起废，不可胜数也。余常见中风卒倒，或瘫痪不语，破伤风牙关紧急，失音，伤寒厥逆，四逆辈不能救者。若向死冷汗如膏，或腹中切痛，及惊风癫风痛风白虎历节，一切逆冷不仁，诸痼废疾，诸药不能救者，屡与此汤，得效至多。又诸疮痈用之；内托排脓之功至速也。最可奇者，走马汤备急圆紫圆等方下所称诸卒暴急病，以此方起死回生者如神，皆余平生所得功也。古语曰：病者苦急，则急食甘以缓之。至哉此言！乌头和蜜，则如龙乘云矣！然瞑眩亦不少，始宜少与之，不知乃加之，此盖抵当之谓乎？如上所谓诸难证急病，非大毒骏烈剂，则不能抵当。世人漫畏瞑眩，多难服之者，岂不叹哉！

《腹证奇览》又云：乌头汤、大乌头煎、乌头桂枝汤，皆以乌头煎为本方，更随外证加减，各异其意趣。要之，桂枝汤以救表谐营卫而合力，麻黄、黄芪、芍药、甘草为祛邪风，逐瘀水，和筋脉，宣正气而为队伍。乌头煎独为之先锋，以散凝寒，解结水，其势之猛，非寻常可比，是故服之虽少量，亦恶寒身痹，口如唼椒，温温欲吐，起则头眩。多服则身体冷，自汗如流，吐泻呕逆，脉沉伏，甚者如死状。轻者一两时，重者半日许，乃解。故方下曰，知者如醉状，得吐者为中病，是实瞑眩之剂，不可不慎。若夫瞑眩，不可骇而妄与他药，勿遽以火暖之，当静以待醒。有醒后得吐者，亦有瞑眩而吐泻并至者，但醒后而渴欲饮者，可与冷水将息，若误中乌头附子之毒，可服酱油汁（原文味噌汁）。或黑豆甘草汤，或干姜甘草汤，是亦不可不知。或曰，若欲其缓，可用川乌头。然于其剧者，非草乌头不为功。但其分量，及水蜜煎法，不可差误，慎之慎之。又云：三方皆可施于疝家偏坠之证。

《古方便览》云：一男子年四十三，患疝气数月，腰冷如坐水中，大抵每旬必一发，发则脐腹大痛，手足不能屈伸，与此方二十剂。病者大吐水，病减大半，更以控涎丹下之而痊愈。

又云：一男子年五十，左半身不遂，口眼㖞，言语僵，手足不收。余用此方吐水，大困倦，家人惊骇。余曰，勿畏，是药之瞑眩也。后诸证尽除，全收效。

其脉数而紧乃弦，状如弓弦，按之不移。脉数弦者，当下其寒，脉紧大而迟者，必心下坚。脉大而紧者，阳中有阴，可下之。

此条亦脉经家言，其脉数，脉经作其脉浮。《伤寒论》可下篇五条首二十三字。紧大作双弦，条末有宜大承气汤五字。丹波氏云：辨脉法云：脉浮而紧者，名曰弦也。弦者状如弓弦，按之不移也。是与脉经合，则此条数作浮为是。《金鉴》自其脉数至脉弦数者十九字，为衍文。以当下其寒之四字，移必心下坚之下，未知是否。

尤氏云：脉数为阳，紧弦为阴，阴阳参见，是寒热交至也。然就寒疝言，则数反从弦，故其数为阴凝于阳之数，非阳气生热之数矣。如就风疝言，则弦反从数，故其弦为风从热发之弦。（案疟病篇云弦数者风发也，尤氏说本此）而非阴气生寒之弦者，与此适相发明也，故曰脉数弦者当下其寒。紧而迟，大而紧，亦然。大虽阳脉，不得为热，正以形其阴之实也，故曰阳中有阴可下之。

附　方

○《外台》乌头汤：治寒疝腹中绞痛，贼风入攻五脏，拘急不得转侧，发作有时，使人阴缩，手足厥逆（方见上）。

此方本出《千金》贼风门，《外台》第十四卷亦引《千金》，人下并有腹字，发作上并有叫呼二字。其方即乌头桂枝汤，而用乌头十五枚，桂心六两，芍药四两，甘草二两，生姜一斤，大枣十枚，盖本是别一方。林亿等以本篇既有乌头桂枝汤，故省其方不录。乃徐沈魏尤诸君俱以为即大乌头煎，吉益氏及其流裔，又以为即历节篇之乌头汤，皆不检《外台》之过也。此方证候用法，当视乌头桂枝汤。

○《外台》柴胡桂枝汤方：治心腹卒中痛者。

柴胡四两　黄芩　人参　芍药　桂枝　生姜各一两半　甘草一两　半夏二合半　大枣六枚

上九味，以水六升，煮取三升，温服一升，日三服。

出第七卷寒疝腹痛门，引仲景《伤寒论》，云：疗寒疝腹中痛者，此云卒中痛，似误。用法方解，互详《伤寒论今释》。

《医心方》云：范汪方，治寒疝腹中痛，小柴胡汤（即小柴胡原方，不用桂枝芍药）。

《仁斋直指》云：柴胡桂枝汤，治肾气冷热不调证。丹波氏云：肾气即疝也。

《类聚方广义》云：柴胡桂枝汤，治疝家腰腹拘急，痛连胸胁，寒热休作，心下痞硬而呕者。汤本氏云：是即师所谓心腹卒中痛，若用现代病名，即热性肠疝痛也。渊雷案：汤本之解释误，痛连胸胁是膈膜炎或胸膜炎，心下痞硬而呕是胃有蓄水，征诸实验则可知。

○《外台》走马汤：治中恶心痛腹胀，大便不通。

巴豆二枚，去皮心，熬　杏仁二枚

上二味，以绵缠，槌令碎，热汤二合，捻取白汁，饮之，当下，老小量之，通治飞尸鬼击病。

出第七卷卒疝门，云：文仲疗卒得诸疝，少腹及阴中相引绞痛，白汗出欲死。方，捣沙参下筛，酒服方寸匕，立愈。又，若不差，服诸利丸下之，走马汤亦佳。此名寒疝，亦名阴疝。张仲景飞尸走马汤方，方后云：通疗鬼击，有尸疰者，常蓄此药用验。又见第十三卷飞尸门，云：备急张仲景疗飞尸走马汤方，注云：此已见卒疝中，正疗飞尸，故不删也。案本篇附方，所以治寒疝，今不引卒疝文，而云治中恶，且主疗文与外台异，不知何由致误。

《巢源·中恶候》云：中恶者，是人精神衰弱，为鬼神之气卒中之也。夫人阴阳顺理，营卫调平，神守则强，邪不干正。若将摄失宜，精神衰弱，便中鬼毒之气，其状卒然心腹刺痛，闷乱欲死。又飞尸候云：飞尸者，发无由渐，忽然而至，若飞走之急疾，故谓之飞尸。其状心腹刺痛，气息喘急，胀满上冲心胸者是也。又鬼击候云：鬼击者，谓鬼厉之气击著于人也，得之无渐，卒著。如人以刀矛刺状，胸胁腹内绞急切痛，不可仰接，或吐血，或鼻中出血，或下血，一名为鬼排，言鬼排触于人也。人有气血虚弱，精魂衰微，忽与鬼神遇相触突，致为其所排击，轻者困而获免，重者多死。

渊雷案：据《巢源》，则中恶飞尸鬼击，皆以忽然心腹绞痛为主证，与卒疝不殊，惟鬼击或见血证为异，故治中恶飞尸鬼击之方，亦可以治卒疝。心腹绞痛而用巴豆迅利之，则其病亦属胃肠，盖痛剧于腹部者，谓之疝。痛剧于心胸部者，谓之中恶飞尸鬼击。然中恶于飞尸，竟无别异。意者，古之巫医，各以己意命病名，迨日久而其名各自通行，后人遂不知本为一病，《巢源》亦不敢质言其同异耳。凡卒然心腹胀痛而实者，如干霍乱及俗所谓绞肠痧等，宜此汤或备急圆、紫圆之类迅利之。通则不痛，其效如响。日医或以此等证为水毒所为，观《肘后方》以本方治水蛊，则其说有据。《药征》云：杏仁，主治胸间停水也。《续药征》云：巴豆、同杏仁用，则能驱心胸之毒。

《肘后方》云：飞尸走马汤，通治诸飞尸鬼击。

又云：水病若惟腹大，动摇水声，皮肤黑，名曰水蛊。巴豆九十枚，去皮心，杏仁六十枚，去皮尖，并熬令黄，捣和之。服如小豆大一枚，以水下为度，勿饮酒佳。

《方极》云：走马汤，治胸腹有毒，或心痛，或腹痛者。

《方机》云：走马汤，治中恶，心痛腹胀，大便不通者。又云：治喘鸣息迫者。原注云：小儿马脾风之类是也。又云：治所谓中风，吼喘息迫者。

吉益猷云：马脾风（案即小儿白喉），胸腹暴胀，喘急，大便不通者，宜此汤。

《类聚方广义》云：此方与备急圆，其用大抵相似，唯病专在胸咽者，宜此方。

又云：卒中风，急惊风，脚气冲心，痘疮内陷，疥癣内攻，干霍乱，诸般卒病，其势险急，迫于胸咽，不得息者，皆宜此方。

又云：按《外台》走马汤云：疗卒得诸疝，少腹及阴中相引绞痛，自汗出欲死，此名寒疝，亦名阴疝。其证殆与诸乌附剂之证相似，然无恶寒手足不仁逆冷等证，是其别也，宜审其证候以施之。

《方函口诀》云：此方为紫圆之元方，同类之药也。凡中恶卒倒诸急证，牙关紧急，人事不省者，浇此药两三滴，即奏效。又用于打扑坠下，绝倒口噤者。

《蕉窗杂话》引摄州原村云：有农女入山采艾，失足颠坠，遍体鳞伤，呼吸闷绝，急足招家兄诊之。六脉似有若无，按其胸腹，有自下部上冲胸中者。此物上冲，必烦闷而脉伏，当其上冲时，按之使下，则腹中雷鸣。家兄因谓之曰：凡打扑损伤之证，多主瘀血，今此证所主，皆水气也。乃作走马汤饮之，视其所吐下，果水多而血少，每吐下一次，上冲稍平，烦躁亦静。至翌朝，上冲悉止，惟腹底邪水未尽，更服残药，越日而精神了了，乃用调理剂经日而痊愈。自后益信水气之变动不居，知打扑伤损之证，非苏木、桃仁辈所能悉治也。

《静俭堂治验》云：一男子，年五十一，心下痞硬，时或拘痛，使强忍之。黄昏，遽痰涎涌盛，呼吸急迫，烦躁闷乱，咽喉如锯声，身体壮热，手足厥冷，头面胸背，绝汗如雨，不能横卧，呻吟不止。旁人自背抱持之，命如风烛，急使求治于予。即往诊视，虽恶证蜂起，脉沉细中有神气，眼睛亦不脱，尚可措手。急作走马汤，如法绞与白沫一小盏，痰喘十减七八，寻与大剂麻杏甘石汤三帖，一宿而诸证脱然如失。夫此证，若取手足厥冷脉沉细，而用四逆辈，或见痰涎涌盛，呼吸急迫，而用沉香降气汤、正脉散（正脉散未详，汤本以为生脉之误，然与证不合）。或见烦躁自汗，而用承气辈，必生变证，不可不详。

余论 元坚云：本篇先叙腹满，如痛者为实条，厚朴七物汤、厚朴三物汤、大柴胡汤、大承气汤四条，此其属热实者也。如首条，与腹满时减复如故条，此其属寒实者也。次叙寒疝，如腹痛脉弦而紧条，与大乌头煎、当归生姜羊肉汤乌头桂枝汤条，皆以寒疝目之矣。如瘦人绕脐痛，与附子粳米汤大建中汤条，亦是寒疝已。其他诸条，如寸口脉弦者即胁下拘急而痛，与大黄附子汤证，即虚寒从下上，此寒气聚著胜胁者也。如病者痿黄证，其位虽异，亦是寒实也。如中寒家二条，即案禀阴脏，外寒易触者也。盖此三等，既非腹满，亦不寒疝，但以其属寒，仍牵联及之，且以与腹满寒疝互相发明者已，其脉数而紧一条，即系寒实诸证之诊，以为总结矣。然则二十条者，学者宜区类而看，如前注家，往往凑合为说，殆不免强会也。

问曰：人病有宿食，何以知之？师曰：寸口脉浮而大，按之反涩，尺中亦微而涩，故知有宿食，大承气汤主之。

尤氏云：寸口脉浮大者，谷气多也。谷多不能益脾，而反伤脾，按之脉反涩者，脾伤而滞，血气为之不利也。尺中亦微而涩者，中气阻滞，而水谷之精气不能逮下也。是因宿食为病，则宜大承气下其宿食。

张璐《伤寒缵论》云：所谓亦微而，涩亦字从上贯下，言浮大而按之略涩，非涩弱无力之谓。见浮大中按之略涩，方可用大承气下之，设纯见微涩按之不实，乃属胃气虚寒，冷食停滞之候。又当从枳实理中助胃消导之药矣，岂复为大承气证乎？

元坚云：缵论之说似精，然尺中既微，何能兼大？故张氏于微脉则略而不论，殊属模糊。但其云涩非涩弱无力之谓者，是矣。然则微亦沉滞不起之微，非微弱之谓也。

渊雷案：病宿食者，往往右关脉沉滑，然不如验之于舌苔腹候，及病人之自觉证。宿食而用大承气，尤须诊腹与舌，然后信而有征。今但验之于脉，且浮大微涩，皆非显然可下之脉，殊令学者疑误。此条亦见《伤寒论》可下篇，知是叔和文字，非仲景文字也。又案：自此以下三条，皆用大承气。大承气所治者，其病不在胃，而在肠。然则虽云宿食，仍是燥屎耳，在伤寒病中，宿食挟热毒为病，故称燥屎。此则不挟热毒，故独称宿食。《巢源·宿食不消候》云：宿谷未消，新谷又入，脾气既弱，故不能磨之，则经宿而不消也。令人腹胀气急，噫气醋臭，时复增寒壮热是也。

脉数而滑者，实也。此有宿食，下之愈，宜大承气汤。

《伤寒论》阳明篇云：脉滑而数者，有宿食也。当下之，宜大承气汤。

《金鉴》云：腹满而痛，脉数而滑者，实也。此有宿食，故当下之。李彣曰：滑者，水谷之气胜也。若滑而兼数，则实热已入胃腑矣，故云有宿食，可下之。

下利不欲食者，有宿食也，当下之，宜大承气汤。

欲，赵刻及俞本并误作饮，今从诸家本改。此条亦见可下篇，程应旄伤寒后条辨云：伤食恶食，故不欲食，与不能食者自别。下利有此，更无别样虚证，知非三阴之下利，而为宿食之下利也，故当下之。

大承气汤方（见前痉病中）

《建殊录》云：一男，年十三，患天行痢，里急后重，噤口三日。苦楚呻吟，四肢扑席，诸医无效，先生诊之，作大承气汤饮之（原注每帖重十二钱）。少焉，蒸振热烦，快利如倾，即愈。

《成绩录》云：浪华某氏之母，年六十余，乙卯夏，食笋及盐藏之松蕈，尔后常恶心或腹痛，延至丙辰之夏。先生诊之，为作大承气汤饮之，少焉，吐出前夏所食之笋蕈，续服前方，数十帖而复常。

宿食在上脘，当吐之，宜瓜蒂散。

旧说，胃有上中下三脘，病在上脘者可吐，此不明解剖之误也。凡病属阳证实证，其毒上迫于胸咽，温温欲吐者，当因其势而吐之，固不但宿食在上脘也，吐法详《伤寒论今释》瓜蒂散条。

瓜蒂散方

瓜蒂一分，熬　黄赤小豆一分，煮

上二味，杵为散，以香豉七合，煮取汁，和散一钱匕，温服之。不吐者，少加之，以快吐为度而止（亡血及虚者不可与之）。

《伤寒论》赤小豆下无煮字，服法云：取一钱匕，以香豉一合，用热汤七合，煮作稀糜。去滓，取汁和散，温顿服之云云。当据以改正，用法治验，俱详《伤寒论今释》。

东垣试效方云：若有宿食而烦者，仲景以栀子大黄汤（出黄瘅篇）主之。气口三盛，则食伤太阴，填塞闷乱，极则心胃大疼，兀兀欲吐，得吐则已，俗呼食迷风是也。经云：上部有脉，下部无脉，其人当吐，不吐者死二宜瓜蒂散之类吐之。经云：高者因而越之。此之谓也。

丹波氏云：宿食在上脘，心腹绞痛，顿闷欲绝，仓猝之际，药不及办，以极咸盐汤一盏顿服，立吐，此《千金》疗干霍乱之法也。

脉紧如转索无常者，有宿食也。

《脉经》索下有左右二字。尤氏云：脉紧如转索无常者，紧中兼有滑象，不似风寒外感之紧，为紧而带弦也，故寒气所束者，紧而不移。食气所发者，乍紧乍滑，如以指转索之状，故曰无常。魏氏云：转索，宿食中阻，气道艰于顺行，曲屈旁行之象。

脉紧，头痛风寒，腹中有宿食不化也（一云寸口脉紧）。

《脉经》云：寸口脉紧，即头痛风寒，或腹中有宿食不化也。《金匮》夺即字或字，则义不显豁。《金鉴》云：脉紧头痛，是外伤风寒病也。脉紧腹痛，是内伤宿食病也。李彣曰：按此脉与证似伤寒，而非伤寒者，以身不疼，腰脊不强故也。然脉紧亦有辨，浮而紧者为伤寒，沉而紧者为伤食。丹波氏云：头痛，虽有宿食不化，郁滞之气上为头痛者。此则属外伤于风寒，与腹中有宿食自是两截，《脉经》腹上有或字，义尤明显。

渊雷案：以上六条论宿食，是即今之急性胃炎及急性肠炎。急性肠炎之原因多端，而由于伤食者半，急性胃炎，则几于悉由伤食而起。中医探其原因而立名，故曰宿食。西医从其病变之部位性质而立名，故曰急性胃肠炎。然急性胃肠炎之病，又多在呕吐《下利篇》中，此则中医因证候而立治法也。

金匮要略今释卷四

第十一　五脏风寒积聚病脉证并治

论二首　脉证十七条　方二首

《金匮》所论诸杂病，此篇最为难晓。风也，寒也，积也，聚也，为四种病因。然篇中所论，究不知其为何种病？盖吾人所以贯通中西古今之法。十之四，取之古书所载之证候；十之六，则取之古书所载之药方。临床上某药方所治之病，合以其方之证候，推知古人所谓某病者，在今日之病理上当为某病，如此而已。此篇药方不过二首，证候亦语焉不详。积聚之病，《难经》《巢源》虽有论列，犹难明晓，风寒则竟无可考。于是所谓风寒积聚者，终不知其为何种病矣。意者，古昔相传有此四种病。仲景特述而不作，存而不论欤。篇中药方二首，麻仁丸本出《伤寒论》，甘姜苓术汤见《外台》第十七卷肾著腰痛门，引《古今录验》名甘草汤，不云出仲景《伤寒论》（《外台》引《金匮》方皆云出《伤寒论》）。然则《金匮》此篇，本非仲景旧文。后人取《难经》《巢源》等书以补缀之欤，皆未可知也。

肺中风者，口燥而喘，身运而重，冒而肿胀。

运即眩晕之晕。喘为肺脏疾患必见之证。身运而重及冒，皆因炭氧之交换不足所致，乃呼吸障碍之结果。肿胀则郁血性水肿也。此条颇似肺气肿之证。

尤氏云：肺中风者，津结而气壅，津结则不上潮而口燥，气壅则不下行而喘也，身运而重者，肺居上焦，治节一身，肺受风邪，大气则伤，故身欲动而弥觉其重也。冒者，清肃失降，浊气反上为蒙冒也。肿胀者，输化无权，水聚而气停也。

肺中寒，吐浊涕。

浊涕即黏痰，已详肺痿肺痈篇。吐浊涕，亦是呼吸器疾患常见之证。中风条云口燥，知是不吐浊涕。殆以风则生热，故口燥。寒则化水，故吐浊涕欤。

肺死脏，浮之虚，按之弱如葱叶，下无根者死。

此所谓真脏脉也。脉法，真脏脉见者死，故日死脏。浮之谓轻按，按之谓重按也，下仿此。

程氏云：《内经》曰：真脏脉见者死（按：此句《内经》屡见），此五脏之死脉也。肺脏死，浮而虚；肝脏死，浮而弱；心脏死，浮而实；脾脏死，浮而大；肾脏死，浮而坚。五脏俱兼浮者，以真气涣散。不收，无根之谓也。《内经》曰：真肺脉至，如以毛羽中人肤（案：见《玉机真脏论》，下仿此），非浮之虚乎。葱叶，中空草也，若按之弱如葱叶之中空，下又无根，则浮毛虚弱，无胃气，此真脏已见，故死。渊雷案：五脏之死脉，皆云浮之按之，明是轻按重按之谓。程氏以为俱兼浮，殆误矣。

肝中风者，头目瞤两胁痛，行常伛，令人嗜甘。

程氏云：肝主风，风胜则动，故头目胞动也。肝脉布胁肋，故两胁痛也。风中于肝，则筋脉急引，故行常伛，伛者不得伸也。《淮南子》曰：木气多伛。伛之义，正背曲肩垂之状，以筋脉急引于前故也。此肝正苦于急，急食甘以缓之，是以令人嗜甘也。渊雷案：此不知是何种病。《千金》第十一卷肝脏脉论门载此条，未有"如阻妇状"，四字。

肝中寒者，两臂不举，舌本燥，喜大息，胸中痛。不得转侧，食则吐而汗出也（《脉经》《千金》云：时盗汗，咳，食已吐其汁）。

魏氏云：肝中寒者，两臂不举，筋骨得寒邪，必拘缩不伸也。舌本燥，寒郁而内热生也。喜大息，胸中痛者：肝为寒郁，则条达之令失，而胸膈格阻，气不流畅也。不得转侧者，两胁痛满急，辗转不安也。食则吐而汗出，肝木侮土，厥阴之寒侵胃，胃不受食，食已则吐，如《伤寒论》中厥阴病所云也。汗出者，胃之津液为肝邪所乘，侵逼外越也，此俱肝脏外感之证也。

《金鉴》云："两臂不举，舌本燥"二句，"而汗出"三字，文义不属，必是错简。不释。

渊雷案：前条头目瞤，两胁痛。两胁为肝经部位，头目瞤即少阳证之目眩。少阳胆与肝为表里，以是断为肝病，犹可说也。此条证候，则与旧说之肝全不相涉，魏氏之注，亦牵强已甚。余谓此等诸条，是古医家别一派之说混入仲景书中。

今则此派已失传，遂无可考耳。

肝死脏，浮之弱，按之如索不来，或曲如蛇行者，死。

程氏云：肝脏死，浮之弱，失肝之职，而兼肺之刑。按之不如弓弦而如索，如索则肝之本脉已失，不来则肝之真气已绝。或有蛇行之状。蛇行者，曲折逶迤，此脉欲作弦而不能，故曲如蛇行，其死宜矣。尤氏云：按《内经》云：真肝脉至，中外急，如循刀刃责责然，如按琴瑟弦。与此稍异，而其劲直则一也。

肝著，其人常欲蹈其胸上，先未苦时，但欲饮热，旋覆花汤主之（臣亿等校诸本旋覆花汤方，皆同）。

尤氏云：肝脏气血郁滞，著而不行，故名肝著。然肝虽著，而气反注于肺，所谓横之病也（参看《伤寒论今释》百一十四条），故其人常欲蹈其胸上。胸者肺之位，蹈之欲使气内鼓而出肝邪。以肺犹枣篱，抑之则气反出也。先未苦时，但欲饮热者，欲著之气，得热则行。迨既著，则亦无益矣。

《金鉴》云："旋覆花汤主之"六字，与肝著之病不合，当是衍文。

渊雷案：《千金》无"旋覆花汤主之"六字。赵刻本及徐镕、俞桥诸本，皆不载方。丹波氏谓：原注同字，恐阙字之误。而徐、程诸家以为即妇人杂病篇中之方。然其方治妇人半产漏下，与肝著之证不合。今从《千金》。

心中风者，翕翕发热，不能起，心中饥，食即呕吐。

程氏云：心主热，中于风，则风热相搏。而翕翕发热，不能起。心中虽饥，以风拥逆于上，即食亦呕吐也。徐氏云：饥者火嘈也。食即呕吐，邪热不杀谷也。尤氏云：心中饥，食则呕者，火乱于中，而热格于上也。村田精一云：《文选·张平子思玄赋》"温风翕其增热兮"。注：良曰：翕，热完完。衡曰：《说文》曰：翕，炽也。是翕有热义（《金匮述义》引）。

渊雷案：《千金·心脏门》作"心中饥而欲食，食则呕"。此条颇似半夏泻心汤之证，当是胃病，非所谓心中风也。下两条同。古人多误胃病为心病，仲景亦称胃为心下，是也。

心中寒者，其人苦病心如啖蒜状，剧者心痛彻背，背痛彻心，譬如蛊注。其脉浮者，自吐乃愈。

程氏云：《内经》曰：心恶寒。寒邪干心，心火被敛而不得越，则如啖蒜状而辛辣，愦愦然而无奈，故甚则心痛彻背，背痛彻心，如蛊注之状也。若其脉浮者，邪在上焦，得吐则寒邪越于上，其病乃愈。

渊雷案：《千金·心脏门》"蒜"下有"齑"字，无"臂"字。《巢源·蛊注候》云：蛊是聚蛇虫之类，以器皿盛之，令其自相啖食，余有一个存者，为蛊也。而能变化，人有造作，敬事之者，以毒害于佗，多于饮食内而行用之。人中之者，心闷腹痛，其食五脏尽则死。有缓有急，急者，仓卒十数日之间便死；缓者，延引岁月，游走腹内，常气力羸败，骨节沉重，发则心腹烦懊而痛，令人所食之物，亦变化为蛊，渐侵食脏腑尽而死，死则病流注，染著旁人，故谓之蛊注。

心伤者，其人劳倦，即头面赤而下重，心中痛而自烦，发热，当脐跳，其脉弦，此为心脏伤所致也。

尤氏云：其人若劳倦，则头面赤而下重。盖血虚者其易阳浮，上盛者，下必无气也。心中痛而自烦发热者，心虚失养而热动于中也。当脐跳者，心虚于上，而肾动于下也。心之平脉累累如贯珠，如循琅玕，又胃多微曲曰心平，今脉弦，是变温润圆利之常而为长直劲强之形，故曰此为心脏伤所致也。渊雷案:《千金·心脏门》作心中痛彻背，自烦发热，当脐跳手。

心死脏，浮之实如丸豆，按之益躁疾者死。

丸，赵刻本、俞桥本及徐、沈、尤诸本并误"麻"。今据徐、镕及魏、程诸本改。

程氏云：《内经》曰：真心脉至，坚而搏，如循薏苡子累累然，即浮之实如丸豆，按之益躁疾之脉。丹波氏云：丸谓弹丸，豆谓菽也。

邪哭使魂魄不安者，血气少也；血气少者属于心，心气虚者，其人则畏，合目欲眠。梦远行而精神离散，魂魄妄行。阴气衰者为癫，阳气衰者为狂。

尤氏云：邪哭者，悲伤哭泣，如邪所凭。此其标有稠痰、浊火之殊。而其本，则皆心虚而血气少也。于是寤寐恐怖，精神不守，魂魄不居，为颠为狂。势有必至者矣。徐氏云：心为君主之官，一失其统御。而阴虚者，邪先乘阴则癫；阳虚者，邪先乘阳则狂。癫狂虽不同，心失主宰则一也。程氏云：《内经》言重阳者狂，重阴者癫（案：二句出《难经二十难》，非《内经》之文），此阴气衰者为癫，阳气衰者为狂，似与彼异。然《经》亦有上实下虚，为厥癫疾。（案：《问脉·解篇》）阳重脱者易狂（此句待考，《二十难》云：脱阳者见鬼），则知阴阳俱虚，皆可为癫为狂也。魏氏云：阴气衰者，正阴衰而邪阴盛也。癫乃不识不知之状，阴邪凝闭，而灵明之窍塞矣，故为癫。阳气衰者，亦正阳衰而邪阳亢也，狂乃如神如鬼之状，阳邪暴发，而礼让之意绝矣，故为狂。朱氏云："哭"字疑误。阳气衰，阴气衰。"衰"字当作"病"字解。

渊雷案：此条诸证，除癫狂外，皆是神经衰弱。神经衰弱之根本原因，固属多端。然此病之成必以渐，及其日久而不能愈，必因血少，神经阙所营养之故。《金匮》以为血气少，是矣。然谓心主血脉，心主神识。而谓血气少者属于心，则古人之误也。神经衰弱之甚，有发为癔病及疑病者，则甚似癫狂，亦为血气少之故。若真癫狂则别是一病，殆非血少使然矣。又古人辨别癫狂，以潜静者为癫，躁动者为狂。是以《难经》谓重阳者狂，重阴者癫。此乃就病状上比较以别为阴阳。若癫狂之病因，固未必为阴阳之偏胜也。徒以《难经》为昔贤所必读，读《难经》而执定阴阳以论癫狂，乃无以解于《金匮》阴衰阳衰之适相反。于是徐、程、魏、诸氏纷纷曲解，以求调和。徐、魏用意略同，皆谓邪乘其衰而病作。然推《金匮》之意，但言血气少，非谓有外邪。求之今日之病理，癫狂亦无外铄之毒害性物质。程氏意谓癫狂之病，阴阳俱得致之，然与《金匮》《难经》辨析阴阳之意，又显相抵触，则三氏之说俱不可从。朱氏以衰为病，衰固不可训为病，推其意，殆以经文承血气少说来，故不曰病而曰衰欤。要之，癫狂之病理，绝非对立之阴阳。《金匮》《难经》师承又不必尽同，正不必彼此牵合，强作解人也。

脾中风者，翕翕发热，形如醉人，腹中烦重，皮目而短气。

程氏云：风为阳邪，故中风必翕翕发热。脾主肌肉、四肢，风行于肌肉、四肢之间，则身懈惰、四肢不收，故形如醉。人腹为阴，阴中之至阴，脾也，故腹中烦重。《内经》曰：肌肉蠕动，命曰微风。以风入于中，摇动于外，故皮目为之瞤动。腹中烦重，隔其息道，不能达于肾肝，故短气也。《金鉴》、李彣云：风属阳邪，而气疏泄，形如醉人，首其面赤而四肢软也。渊雷案：皮目，《千金脾脏门》作皮肉，是。李氏以皮目为上下眼胞，误甚。

脾死脏，浮之大坚，按之如覆杯。洁洁，状如摇者，死（臣亿等详五脏各有中风中寒，今脾只载中风，肾中风中寒俱不载者，以古文简乱极多，去古既远，无文可以补缀也）。

《金鉴》引李彤云：脉弱以滑，是有胃气。浮之大坚，则胃气绝，真脏脉见矣。覆杯则内空。洁洁者，空而无有之象也。状如摇者，脉躁疾不宁，气将散也，故死。渊雷案：洁洁，《千金》作絮絮，又于次条出"脾中寒"三字，而无证候，知其阙佚在唐以前矣。

跌阳脉浮而涩，浮则胃气强，涩则小便数，浮涩相搏，大便则坚，其脾为约，麻子仁丸主之。

跌阳脉浮涩相搏云云，绝非仲景文字。麻仁丸之证候，为大便坚，小便利，而不渴。老人虚人燥结者，宜之。详《伤寒论今释》。

尤氏云：浮者阳气多，涩者阴气少，而跌阳见之，是为胃强而脾弱。约，约束也，犹弱者受强之约束而气馁也。又约，小也，胃不输精于脾，脾乃干涩而小也。

麻子仁丸方

麻子仁二升　芍药半斤　枳实一斤　大黄一斤　厚朴一尺　杏仁一升

上六味，末之，炼蜜和丸梧子大，饮服十丸，日三，以知为度。

《伤寒论》作枳实半斤。尤氏云：大黄枳实厚朴所以下，令胃弱。麻仁、杏仁、芍药所以滋，令脾厚。用蜜丸者，恐速下而并伤及脾也。

肾著之病，其人身体重，腰中冷，如坐水中，形如水状，反不渴，小便自利，饮食如故，病属下焦，身劳汗出，衣（一作表）里冷湿，久久得之，腰以下冷痛，腰重如带五千钱，甘姜苓术汤主之。

"腰重"，赵刻本、徐镕本、俞桥本，徐、程诸注本及《外台》，并作"腹重"，惟坊刻全书作"腰"。《千金》两载此条，腰痛门作"腹"，肾脏脉论作"腰"。

肾在腰部，故腰以下之病证，古人漫称肾病，其实非肾脏病也。此因水气停积于腰部，故腰以下冷痛，如坐水中。水气即湿气。湿胜，故身重。腰重如带五千钱也，形如水状。《千金》作形如水洗状，谓浮肿也。凡水气病多渴，故以不渴为反。不渴与饮食如故，皆胃无停水之征。胃无停水，故曰病属下焦。水气病有冲逆证者，多小便不利。此无冲逆证，故小便自利。"身劳汗出"三句，言其病因，然此病不必因于衣里冷湿，但湿之伤人，下部为甚，故水气积于腰部耳。尤氏云：肾受冷湿，著而不去，则为肾著。然其病不在肾之中脏，而在肾之外腑，故其治法，不在温肾以散寒，而在燠土以胜水。甘、姜、苓、术，辛温甘淡，本非肾药。名肾著者，原其病也。

甘草干姜茯苓白术汤方

甘草　白术各二两　干姜　茯苓各四两

上四味，以水五升，煮取三升，分温三服，腰中即温。

《千金》《外台》用草、术各四两，干姜三两。

《圣惠方》云：治肾著之为病，身体冷，从腰以下痛重，甘草散方（于本方加当归）。

《三因方》云：除湿汤（即本方）治冒雨著湿，郁于经络，血溢作衄。或脾不和，湿著经络。血流入胃，胃满吐血。头疼加川芎二钱，最止浴室中发衄。

《宣明论》云：肾著汤（即本方）治胞痹，小便不利，鼻出清涕者。汤本氏云：小便自利者，膀胱括约肌麻痹；小便不利者，利尿肌麻痹也。

《方极》云：苓姜术甘汤治心下悸；小便自利，腰中冷如坐水中，若疼重，形如水状者。

《方机》云：治身体重，腰冷，小便自利者，兼用应钟。

《类聚方广义》云：此方加杏仁，名肾著汤（案出《千金》）。治孕妇浮肿，小便自利，腰体冷痛，喘咳者。

又云：治老人平日小便失禁，腰腿沉重，冷痛者。又，男女遗尿，至十四五岁犹不已者，最为难治。此方加反鼻（蝮蛇霜也），能奏效，宜随证加附子。

《方函口诀》云：此方一名肾著汤，用于下部腰间之水气，阴唇水肿等，有效。妇人久年腰冷带下者，加红花与之，更佳。

汤本氏云：本方即苓桂术甘汤去桂枝加干姜，二方之异，于此可辨。苓桂术甘汤无干姜有桂枝，故有上冲目眩之证，是因水毒上泛而集中于上半身，且见胃内停水也；本方无桂枝有干姜，则主水毒下降而集中于下半身，故无上冲目眩之证，胃内亦无停水，有之亦甚微也。干姜与附子同称大热，而有驱逐水毒之效，故其证必恶寒厥冷。师云：身体重，即组织中有水毒之征。又云：腰中冷，如坐水中，形如水状。又云：腰以下冷痛，腰重如带五千钱，皆因水毒积集于下半身故也。此毒浸润之结果，使组织弛缓膨大，故腹部软弱无力，往往类似八味丸之脐下不仁。然彼有口渴烦热之证，可以分辨。又本方证之小便自利，疑于猪苓汤证之小便淋沥。然彼属阳证，有口渴热状。此属阴证，口反不渴也。

《古方便览》云：友人某，患淋沥之证多年，腰脚冷，夜不寐，心下悸，与此方，诸证痊愈。

又云：一妇人，平生上冲甚，而有心悸之证。故先生（谓吉益东洞也）令服苓桂术甘汤。一夜腹大痛，苦楚不可言。先生往诊之，见疼痛之状，腰部为甚，与此方一剂，顿差。

又云：一士人，年七十三。平生小便频数，腰冷如坐水中，厚衣覆盖而坐，精液时泄不自禁，诸治并无效，如此已十余年矣。余诊之，心下悸，即与此方而痊愈。

《生生堂医谈》云：京师古门前一妪，来请治。腰脚冷，脚痿弱，一步不可行，如此十年矣。予乃作苓姜术甘汤，且为之放痧，血进出许多。初来时，以肩舆，次来时人扶，次来时倚杖。次来时自步，不俟杖矣。

《麻疹一哈》云：吉邑季平之妻，年可三十。疹发时，身热甚而不多，两颧赤如裹朱，喘咳短气，烦躁不得眠，口渴欲饮水，因作大青龙汤服之。尽五帖，前证稍安，遍身汗出如流，疹子从汗而出。疹收后，经信至期不来，右胁下凝结成块，腰以下至足跗，皆浮肿，大便、自利，小便不利，更作苓姜术甘汤饮之。三十余日，经信倍常，或下黑块数枚，胁下凝结者安，浮肿亦消。诸证复旧，经信不违云。

肾死脏，浮之坚，按之乱如转丸，益下入尺中者，死。

尤氏云：肾脉本石。浮之坚，则不石而外鼓。按之乱如转丸，是变石之体而为躁动，真阳将搏跃而出矣。益下人尺，言按之至尺泽而脉犹大动也。尺下脉宜伏，今反动，真气不固，而将外越，反其封蛰，故死。

程氏云：以上真脏，与《内经》互有异同。然得非常之脉，必为非常之病。若未病者，必病进。已病者必死。总之，脉无胃气，现于三部中脉象形容不一也。

余论 元坚云：本篇所谓中风中寒，与伤寒中之中风中寒不同，亦与半身不遂之中风自异。如《内经》五脏风（案见《素问·风论》）稍似相近，而其证未必契合。则知此别是一义，不宜彼此牵凑。且其于风与寒之旨，注家不敢辨析，殊无可征验，姑阙其疑已。徐氏诸辈，于脾肾二脏补出其遗，又于肝著脾约、肾著三方，特论其趣，要皆不免臆度也。

问曰：三焦竭部，上焦竭善噫，何谓也？师曰：上焦受中焦，气未和，不能消谷，故能噫耳。下焦竭，即遗溺失便，其气不和，不能自禁制，不须治，久则愈。

赵氏云：尝考《伤寒论》脉法中云：寸口脉微而涩，微者卫气不行，涩者营气不逮，营卫不能相将，三焦无所仰，不归其部。上焦不归者，噫而吞酢（《平脉法》作酢吞）；中焦不归者，不能消谷引食；下焦不归者，则遗溺，正此之谓。《金鉴》云：三焦竭部者，谓三焦因虚竭，而不各归其部，不相为用也，不须治，久则愈，在善噫可也。若遗溺失便，未有不治能愈者，恐是错简。尤氏云：上焦在胃上口，其治在膻中，而受气于中焦。今胃未和，不能消谷，则上焦所受者，非精微之气，而为陈滞之气矣，故为噫。噫，嗳食气也。下焦在膀胱上口，其治在脐下，故其气乏竭，即遗溺失便。然上焦气未和，不能约束禁制，亦令遗溺失便，所谓上虚不能制下者也。程氏云：

《内经》曰：膀胱不约为遗尿。《下经》曰：虚则遗尿。其气不和，则溲便不约，故遗失而不能自禁制。不须治之，久则正气复而自愈。魏氏云：不须治久则愈者，非听其泄脱，不为援救也，言不须治其下焦，但理其中焦可也。朱氏云：便溺虽属下焦，而实中焦气紊所致也。故曰：不须治，久则愈。久则愈，谓不须治下焦，但调理脾胃，久当自愈耳。

渊雷案：此条证候，不过善噫与遗溺失便。善噫吞酢，通常是胃弛缓、胃扩张、胃多酸之证。遗溺失便，则膀胱直肠之括约肌麻痹耳。今乃以三焦为说，遂觉缥缈难凭矣。古书言三焦者，本最杂糅，余别有三焦考，文繁不录。竭部，依赵氏《金鉴》是虚竭不归其部。然终觉不根，遗溺失便，事实上亦非不治可愈者。尤氏谓俟上焦气和；程氏谓俟正气复。上焦既属渺茫，正气又太涵浑；魏氏、朱氏以为当理中焦脾胃。盖据《伤寒论》赤石脂禹余粮汤条为说，然彼论下利，究竟与遗溺失便不同。理中焦脾胃，亦是治疗，不得云不须治，要之。原文支离已甚，虽欲强解，不可得也。

师曰：热在上焦者，因咳为肺痿；热在中焦者，则为坚；热在下焦者，则尿血，亦令淋秘不通。大肠有寒者，多鹜溏；有热者，便肠垢。小肠有寒者，其人下重便血，有热者，必痔。

尤氏云：热在上焦者，肺受之。肺喜清肃，而恶烦热。肺热则咳，咳久则肺伤而痿也；热在中焦者，脾胃受之。脾胃者，所以化水谷，而行阴阳者也。胃热则实而硬，脾热则燥而闷，皆为坚也。下焦有热者，大小肠、膀胱受之。小肠为心之腑，热则尿血。膀胱为肾之腑，热则癃闭不通也。鹜溏，如鹜之后，水粪杂下，大肠有寒，故泌别不职。其有热者，则肠中之垢被迫而下也。下重，谓腹中重而下坠。小肠有寒者，能腐而不能化，故下重。阳不化则阴下溜，故便血。其有热者，则下注广肠而为痔。痔，热疾也。丹波氏云：为坚。沈及《金鉴》为腹胀坚满，不可从也。肠垢，《巢源》云：肠垢者，肠间津汁垢腻也，由热痢蕴积，肠间虚滑，所以因下痢而便肠垢也（《巢源》止此）。下重者，后重也。《伤寒论》四逆散，泄利下重。下利篇，热利下重，白头翁汤主之。刘熙释名云：泄利下重而赤白，日脓，是也。

元坚云：小肠受胃中水谷而分利清浊。大肠居小肠之下，主出糟粕，而其下口为肛门。因疑此条大肠、小肠系于传写互错。盖言小肠有寒，故泌别不职而水粪杂下。其有热者，肠垢被迫而下出也。大肠有寒，则阳气下坠，故下重便血。其有热者，毒结肛门，故为痔也。注家顺文解释，竟不免强凑，今大小易置，其义始了。但《脉经》以来诸书，皆与今本同，则姑记所疑，以俟有道论定已。

渊雷案：此所谓上中下焦，但指躯壳内上、中、下三部。上焦因咳为肺痿，是呼吸器病，已详肺痿篇；中焦坚，是消化器病；下焦尿血、淋秘，是膀胱、尿道病。尤氏以尿血为小肠热者。旧说以小肠主小便，此不知解剖生理之误也。大肠、小肠之病，原文固非。即从小丹波互易，亦未允惬。欲明其故，须略知肠之生理病理。盖肠之生理机能有三：为分泌、吸收、蠕动。蠕动所以迫肠内容物之下行，小肠、大肠所同也。小肠主分泌肠液，与肝脏、胰腺所分泌之消化液，共成消化作用。又主吸收脂肪、碳水化物及大部分之蛋白质，惟不吸收水分。故小肠之内容物，常为液体。大肠则专主吸收水分，使粪便硬结，此肠之生理也。至其病理机转，若小肠之吸收起障碍，则粪便中含有多量之未消化性食物，使粪便柔软；若大肠之吸收起障碍，则粪便中含有多量之水分，使粪便稀薄。若小肠之分泌异常亢进，亦使粪便稀薄而下利；若肠蠕动亢进，则肠内容物不及吸收，即已排至直肠，亦令粪便柔软稀薄而下利。若是者，皆得谓之鹜溏。然则鹜溏之证，小肠、大肠之病变，俱得有之。原文谓鹜溏专在大肠，固非。小丹波谓专在小肠，亦未是也。肠垢与下重、便血，常同时俱见。其病或为直肠炎，或为直肠之癌肿、溃疡，或为赤痢。原文谓下重便血，曲于小肠者，非也。小丹波谓肠垢由于小肠者，亦非也。肠垢即所下赤白痢，由黏液、血液、脓汁及肠黏膜之上皮细胞等混合而成。血液多者为赤痢。脓汁多者为白痢。痔则明是直肠肛门之病，原文属之小肠者，非。小丹波改为大肠，是也。至于寒热之辨，从药效上推测，则鹜溏多属寒，肠垢下重便血及痔多属热。谓下重、便血属寒者，亦非也，要之。古人于病理，殊少实验，其说本未尽可据。此篇之文又甚杂糅，注家随文衍述，不免多出臆见。学者当根据解剖、生理，于经文中明辨之。

问曰：病有积，有聚，有声气，何谓也？师曰：积者，脏病也，终不移；聚者，腑病也，发作有时，展转痛移，为可治；声气者，胁下痛，按之则愈，复发。为声气，诸积大法，脉来细而附骨者，乃积也。寸口，积在胸中，微出寸口，积在喉中；关上，积在脐旁；上关上，积在心下；微下关，积在少腹；尺中，积在气冲。脉出左，积在左；脉出右，积在右；脉两出，积在中央。各以其部处之。

积聚之名，亦见《难经五十五难》。云：积者，阴气也。聚者，阳气也。故阴沉而伏，阳浮而动。气之所积，名曰积。气之所聚，名曰聚。故积者五脏所生，聚者六腑所成也。积者，阴气也。其始发有常处，其痛不离其部，上下有所终始，左右有所穷处。聚者，阳气也。其始发无根本，上下无所留止，其痛无常处，谓之聚，故以是别知积聚（以上《难经》）。其言与本条之积聚合。《金匮》虽不必因袭《难经》，要亦古昔相传有此说耳。合而考之，积聚之病，系一种发作性疼痛，盖即后世所谓痞块、疝、瘕之类。其发作有一定部位而不移动者，谓之积。发作无一定部位，且发作后移动不居者，谓之聚。移动为阳，不移动为阴，故谓聚为阳气，积为阴气。古人又概括一切病而归纳于脏腑。脏为阴，腑为阳，故以积属脏，以聚属腑。其实痞块疝瘕，多有在腹膜间者，非皆脏腑所生也。声即谷字。徐氏云：谷气乃食气也。食伤太阴，敦阜之气抑遏肝气，故痛在胁下，痛不由脏腑，故按之则气行而愈。然病气虽轻，按之不能绝其病原，故复发。中气强，不治自愈。元坚云：聚者为可治，则积之为难治。可推而知，至谷气，则固属易治，然恐不得不治自愈矣。

诸积大法以下，言积聚之脉诊。徐、沈、尤、朱诸注本，俱别为一条。朱氏云：凡阴寒凝结，由渐而成者，俱之谓积。故曰：诸积，非有一例之证象也，但有一定沉细之脉象，故知其为积也。病气深沉，不可不分上中下三焦以处之。脉亦必从寸关尺三部以候之。如寸口主上焦，脉细而附骨，知其积在胸中。如胸痹之类是也。出寸口，上竟上也，主积在喉中。如痰气相搏、咽中如有炙脔等是也。关上主中焦，关脉细沉，主积在脐旁。如绕脐腹痛之类是也。微上关上，积在心下，如胃寒脘痛之类是也。微下关，积在少腹，如少腹寒痛之类是也。尺候下焦，尺脉细沉，积在气冲，如阴寒疝症之类是也。尤氏云：诸积，赅气血痰食而言。脉来细而附骨，谓细而沉之至，诸积皆阴故也。又积而不移之处，其气血营卫，不复上行而外达，则其脉为之沉细而不起。故历举其脉出之所，以决其受积之处，而复益之曰：脉两出，积在中央。以中央有积，其气不能分布左右，故脉之见于两手者，俱沉细而不起也。各以其部处之，谓各随其积所在之处，而分治之耳。渊雷案：气冲，穴名。在脐腹下横骨两端。

第十二　痰饮咳嗽病脉证并治

论一首　脉证二十一条　方十九首

　　痰饮者，过量之体液，停潴于局部之病也。其致病之主因为黏膜若浆膜之分泌亢进，致吸收障碍，以及淋巴液还流障碍。他如瘀血，血管壁之病变，心脏若肾脏之病，俱得为其助因。其病所多在胃肠及胸腹膜，亦有在气管、支气管者。故痰饮中多为消化器病，而亦有呼吸器病在焉。病既由黏液膜、浆液膜之分泌亢进而成，则所谓痰饮者，当然是黏液、浆液。或见篇中有饮后水流在胁下之文，以为直接由于饮啜所致，则疏陋甚矣。夫体液中之水分，固由饮水而来，然分泌、吸收、循环、排泄诸机能苟无障碍，则饮水纵多，无由成病。病痰饮者，虽断绝饮水，亦无由自愈，可知痰饮不由于饮啜矣。今人又多以黏稠者为痰，稀薄者为饮。此因篇中杂有呼吸器病，乃误认痰饮为痰涎。不知今之所谓痰涎，《金匮》乃名浊唾也（见第七篇）。痰饮与水气（第十四篇）皆为体液过剩之病，停潴于脏腑间者为痰饮，浸润于组织中者为水气。唯本篇中之溢饮，似与水气无别。然用大小青龙，则水气为轻，表证为重也。本篇《脉经》作淡饮，篇中痰字并作淡，接前肺痿肺痈为一篇。元坚云：本篇咳嗽诸条，本为悬饮支饮而设。题目中不应有此二字，疑是后人所误添，似宜芟去。

　　问曰：夫饮有四，何谓也？师曰：有痰饮，有悬饮，有溢饮，有支饮。

　　问曰：四饮何以为异？师曰：其人素盛今瘦，水走肠间，沥沥有声，谓之痰饮；饮后水流在胁下，咳唾引痛，谓之悬饮；饮水流行，归于四肢，当汗出而不汗出，身体疼重，谓之溢饮；咳逆倚息，短气不得卧，其形如肿，谓之支饮。

　　程氏云：《圣济总录》曰：三焦者，水谷之道路，气之所终始也。三焦调适，气脉平匀，则能宣通水液，行入于经，化而为血，灌溉周身。若三焦气塞，脉道壅闭，则水饮停滞，不得宣行，聚成痰饮，为病多端。又因脾土不能宣达，致水饮流溢于中，布散于外，甚则五脏受病也。痰饮者何？以平入水谷之气，入于胃，变化精微，以充肌肉，则形盛。今不能变化精微，但化而为痰饮，此其人所以素盛今瘦，故水走肠间，沥沥作声也。

渊雷案：程说极明确。此所谓三焦，乃指淋巴系。三焦气塞，即淋巴液还流障碍。脾土不能宣达，即组织之吸收障碍。二者为痰饮、水气之最大原因，以此释痰饮，可谓要言不繁，于此须申说者。血浆中之滋养液从毛细血管渗出，以浸润组织而供其吸收。组织吸收之剩余及组织中排出之老废液体，由淋巴管回入静脉，是为淋巴液。故淋巴液出自血浆，非先有淋巴而后有血也。今云：三焦调适，能宣通水液，行入于经，化而为血，似与实际相反。然小肠中之淋巴管，直接吸收小肠之滋养液（即旧说所谓精微），其色白如乳糜，谓之乳糜管，由淋巴总管入于大静脉，与红血球混合，即成为赤色之血。程氏三焦调适数句，盖指乳糜管而言，乃淋巴系中之特殊部分也。痰饮为诸饮之一，而通常以为诸饮之总名。狭义的痰饮，盖即慢性胃扩张、慢性胃炎之有多量黏液者。因胃运动之衰弱，食物及水分停滞胃中，不得下降于小肠，以成消化吸收，乃起营养障碍。即程氏所谓不能变化精微，但化而为痰饮者也，唯大部分痰饮仍是黏液，非皆水谷所变耳。水走肠间，不可拘泥。痰饮之水，固在胃而不在肠，古人疏于实验解剖，不知胃之一部分适当横结肠之里，故以胃水为肠水耳。悬饮盖即浆液性胸膜炎，其水系炎性渗出之浆液。云饮后水流在胁下者，误也。内子琰释为饮病既成之后，其渗出之水液流在胁下，亦可备一解。溢饮当是四肢水肿。支饮之水，据篇内方证，亦在胃中，盖胃扩张、胃炎之兼见咳逆者。

《金鉴》云：痰饮、悬饮、溢饮、支饮，言饮病之情状也。四饮亦不外乎留饮伏饮之理，但因其流水之处，特分之为四耳，由其状而命之名，故有四也。

丹波氏云：痰本作淡。王羲之《初月帖》："淡闷干呕"。宋黄伯《思法帖》刊误云：淡，古淡液之淡；干，古干湿之干。今人以淡作痰，以干作乾，非也。而《肘后方》有治痰癖诸方，即痰饮也。考唐慧琳一切经音义云：淡阴，谓胸上液也。《医方》多作淡饮。又云：痰癖，上音谈，下音禁反。案痰癖字无定体，胸膈中气病也。津液因气凝结不散，如筋胶引挽不断，名为痰癖。盖"痰"字，始见于《神农本经》巴豆条。云：留饮痰癖。而"饮"字则见于《内经刺志论》。云：脉小血多者饮，中热也。王注：溜饮也。又溢饮见于《脉要精微论》。依以上数义而考之，痰饮即津液为病之总称。故本经以题篇目，而又以肠间沥沥有声为痰饮者，犹伤寒外邪之统名，而又以麻黄汤一证呼为伤寒之类。本条痰饮，又与稀则曰饮，稠则曰痰之义亦自异。程云：痰饮，《脉经》《千金翼》俱作"淡饮"。当以淡饮为是，若痰饮则稠黏，不能走肠间沥沥作声也。此说似是而却非，不知痰乃淡从广者。况《千金翼》淡饮，五饮之一，与本条所谓颇异。云：大五饮圆，主五种饮。一曰留饮，停水在心下；二曰游饮，水游在两胁下；三曰淡饮，水在胃中；四曰溢饮，水溢在膈上五脏间；五曰流饮，水在肠间，动摇有声（《千金》同）。所谓流饮，乃似本条之痰饮。《巢源》云：流饮者，由饮水多。水流走于肠胃之间，辘辘有声，谓之流饮，亦本条之痰饮也。又云：支饮，谓饮水过多，停积于胸膈之间，支乘于心，故云支饮。案：支谓支撑于心膈之间，支满支结义皆同。

迁元崧云：四饮：云悬，云溢，云支，皆就饮之情状而命其名，皆是虚字，然则淡饮不应特用实字。今据水走肠间一证考之，淡者，盖是水饮摇动之名，"淡"与"澹"通。《灵枢·邪气脏腑病形篇》：心下澹澹，恐人将捕之。《说文》云：澹，水摇也，从水，詹声。并可以证焉，以其居四饮之首，故取以题篇目。从来注家，不知痰之为淡，又不知其本水摇之谓，而转为津液为病之总称。故其所解释，皆与经旨不协矣。伊泽信恬云：澹淡诸书多相通用，而痰用澹字绝少。但《医心方》引《小品》云：白微汤，治寒食药发，胸中澹（《外台》作痰）酢干呕烦。又引《效验》方云：断膈丸，治胃间有澹水。并是"淡""痰"之正字（并《金匮述义》引）。

水在心，心下坚筑，短气，恶水不欲饮。

元胤云：坚者，心下坚实也。筑者，筑筑然悸动也。《千金》可证（案：《千金》作"心下坚筑筑"）。短气者，饮抑往来之气故也。徐氏云：脏中非真能蓄有形之水，不过饮气侵之，不可泥。渊雷案：此亦水在胃中耳，水势澹荡，故筑筑然心下悸。停水胃满，膈膜不能下推，故短气。胃中更不能容外水，故恶水不欲饮。汤本氏以此条为苓桂术甘汤之证，是也。

水在肺，吐涎沫，欲饮水。

元胤云：涎沫，即咳而吐痰也。程氏云：吐多则津液亦干，故欲饮水。渊雷案：此条大抵是支气管炎。《金匮》既有咳嗽上气，又别出于痰饮者。盖古人于诸病必欲以五脏为经纬，遂不免牵凑也。

水在脾，少气身重。

水在脾，谓水气病之原因于吸收障碍者，肌肉中水气多，故少气身重。徐氏云：脾主肌肉，且恶湿，得水气，则濡滞而重。脾精不运，则中气不足，而倦怠少气。

水在肝，胁下支满，嚏而痛。

胁下为肝经之部位，故胁下支满为水在肝。察其证盖是胸膜积液，实非肝脏积水之谓。嚏而痛与咳唾引痛同意，盖亦悬饮之类证，而十枣汤所主也。

水在肾，心下悸。

程氏云：水在肾，则肾气凌心，故筑筑然悸也。元坚引《医碥》云：心当作脐。渊雷案：心下悸者，苓桂术甘汤证；脐下悸者，苓桂甘枣汤证。其实皆非肾脏积水。或有释二方证为肾水上泛者，拘泥此等条文而误也。

夫心下有留饮，其人背寒冷如手大。

尤氏云：留饮，即痰饮之留而不去者也。背寒冷如掌（"手"徐、尤本作"掌"）大者，留饮之处，阳气所不入也。元坚云：此亦支饮之类证已，盖初非四饮外别有留饮、伏饮也。渊雷案：留饮在心下，即胃中停水。尤注是也。背寒冷如手大，谓背部当胃之处寒冷。以上两条。汤本氏亦以为苓桂术甘证。

丹波氏云：《医学六要》：仲景曰：心下有留饮，其人背恶寒。冷如冰，茯苓丸。茯苓一两、半夏二两、枳壳五钱、风化硝二钱半，共末，姜汁和丸桐子大，姜汤下三十丸。案：此指迷茯苓丸也，而引仲景者何？又王隐君滚痰丸主疗，有脊上一条如线之寒起证，亦与此同。

留饮者，胁下痛引缺盆，咳嗽则辄已（一作转甚）。

"辄已"，《脉经》《千金》并作"转甚"。元坚云：已亦甚也，辄已即辄甚，经典中往往有此义。程氏云：缺盆者，五脏六腑之道，故饮留于胁下，而痛上引缺盆，引缺盆则咳嗽，咳嗽则痛引胁下而转甚，此属悬饮。渊雷案：痛引缺盆之故未详，其治则小青龙加石膏所主也。

胸中有留饮，其人短气而渴，四肢历节痛。脉沉者，有留饮。

短气之故，与水在心同理。饮病有恶水不欲饮者，因胃中水满之故。有渴者，因水不吸收之故。二者相因，一以逐饮为治，若见口渴而与养津药，其病必甚。此条及次条，汤本氏皆以为苓桂术甘证。

沈氏云：此明支饮甚则变为溢饮矣。盖留饮乃气郁水积，故谓脉沉者有留饮也。

程氏云：饮者湿类也。流于关节，故四肢历节痛也。《经》曰：脉得诸沉者，当责有水，故脉沉者为水饮。尤氏云：四肢历节痛，为风寒湿在关节，若脉不浮而沉，而又短气而渴，则知是留饮为病，而非外入之邪矣。

膈上病痰，满喘咳吐，发则寒热，背痛腰疼，目泣自出，其人振振身瞤剧，必有伏饮。

"病痰"，《脉经》《千金》并作之"病"，元胤云："满""喘"二字，疑倒置。尤氏云：伏饮，亦即痰饮之伏而不觉者。发则始见也，身热背痛腰疼，有似外感，而兼见喘满咳唾，则是活人所谓痰之为病，能令人憎寒发热，状类伤寒者也。目泣自出，振振身瞤动者，饮发而上逼液道，外攻经隧也。元坚云："病痰"二字，当作之病为是。此条亦是支饮之类证，其人振振身响剧，即与苓桂术甘汤之身为振振摇，真武汤之身瞤动，振振欲擗地，其机相同。渊雷案：此条，真武汤证也。若苓桂术甘证，不至身瞤剧。说在《伤寒论今释》。太阳篇云：心下悸，头眩，身瞤动，振振欲擗地。少阴篇云：四肢沉重疼痛，自下利者，此为有水气，其人或咳云云，正与本条之证合。

夫病人饮水多，必暴喘满，凡食少饮多，水停心下。甚者则悸，微者短气。脉双弦者寒也，皆大下后喜虚。脉偏弦者饮也。

"脉双弦以下"，程氏、《金鉴》俱别为一条。沈氏、徐氏、朱氏本无"喜"字，程氏、魏氏、《金鉴》，作"大下后里虚"。

朱氏云：此明饮邪有实有虚，而所致异途，脉亦迥殊也。"饮水多"二句，是言饮之骤致者。"食少饮多"四句，是言饮之积渐者。如两手皆见弦脉，夫弦则为减，当以正气虚寒论治。设一手独弦，明是病气有偏著，偏著者为实邪，则又当以攻邪论治矣。"皆大下后虚"五字，疑属衍文。

元坚云：喘短气，是支饮所有。悸是痰饮、支饮所俱有。又，太阳中篇曰：发汗后饮水多，必喘。又曰：太阳病，小便利者，以饮水多，必心下悸。伤寒例亦论饮水多为喘。稻叶元熙曰："脉双弦者寒也"二句，是客。"脉偏弦者饮也"

句，是主。主客对举，为以脉断病之法。朱氏谓为衍文者谬，此说为是。

渊雷案：饮水暴喘为暂时之现象，非饮病之由也。患慢性胃炎而渴者，食少饮多，固亦有之。然使胃本无病，则水自下降，不致停蓄。唯因胃运动衰弱之故，饮水与原有之黏液相和，致胃中停水愈多。于是胃水澹荡则悸，胃体膨满，阻碍膈膜之推动，则短气。然悸与短气，实非病势微甚所关。此条殊无谓。

丹波氏云：案徐云：有一手两条脉，亦曰双弦。此乃元气不壮之人，往往多见此脉，亦属虚证。余概温补中气，兼化痰，应手而愈。此本于吴氏脉语云：双弦者，脉来如引二线也。然与经文双弦义递别。

肺饮不弦，但苦喘短气。

尤氏云：肺饮，饮之在肺中者。五脏独有肺饮，以其虚而能受也。肺主气，而司呼吸，苦喘短气，肺病已著，脉虽不弦，可以知其有饮矣。

焦循《雕菰集》、罗浩《医经余论·序》曰：其论《金匮》以"咳则其脉弦"，与"弦则卫气不行"。如肺饮不弦，"肺饮"二字句，谓肺饮之轻者有不弦，但短气而不咳，其弦则卫气不行而咳矣，则重矣，非谓肺饮无弦脉也（《金匮述义》引）。

渊雷案：尤氏顺文注释，罗氏用意较深。若曰：肺饮之病，若脉不弦者，但苦喘短气而不咳，弦者乃咳。寒疝篇云：弦则卫气不行。本篇十枣汤条云：咳家其脉弦，为有水。此罗氏所本也。但实际上，咳者脉多不弦，咳而脉弦者，亦非卫气不行之故。且喘而短气之病，困苦殊甚，未必轻于咳，则罗说亦未可信也。愚谓此条乃支饮之类证，亦即第七篇之肺胀，今之支气管哮喘也。哮喘将已时，必咳而吐痰，是其病先喘后咳。故罗氏以为喘轻咳重欤。

支饮亦喘而不能卧，加短气，其脉平也。

"亦"字承上条。脉平即是不弦，然则支饮与肺饮无别矣，此等处直是不可解。然其意在区别病名，知非仲景意，虽不解可也。尤氏云：支饮上附于肺，即同肺饮，故亦喘而短气，其脉亦平而不必弦也。按：后十四条云，"咳家其脉弦，为有水。"夫咳为肺病，而水即是饮，而其脉弦。此云肺饮不弦，支饮脉平，未详何谓。

病痰饮者，当以温药和之。

痰饮之原因，如篇首所述，皆因机能不健全而起，故当以温药恢复其机能。但痰饮既积，则逐水自不可已，故不曰补之，而曰和之。

丹波氏云：《外台》引范汪。病痰者，当以温药和之，半夏汤。即《千金》

小半夏汤，附于后。

心下有痰饮，胸胁支满，目眩，苓桂术甘汤主之。

程氏云：心下有痰饮，即支饮也。徐氏云：苓桂术甘汤，即所谓温药也。桂、甘之温化气，术之温健脾，苓之平而走下，以消饮气，茯苓独多，任以君也。渊雷案：心下即胃之所在，胃有蓄水，故胸胁支满，目眩当因自家中毒之故。

苓桂术甘汤方

茯苓四两　桂枝　白术各三两　甘草二两

上四味，以水六升，煮取三升，分温三服，小便则利。

《伤寒论》作白术二两。用法、方解、治验，俱详《伤寒论今释》。

《圣济总录》云：茯苓汤（即本方）治三焦有水气，胸胁支满，目眩。

夫短气有微饮，当从小便去之，苓桂术甘汤主之（方见上）；肾气丸亦主之（方见脚气中）。

徐氏云：短气有微饮，即上文微者短气也。然支饮、留饮水在，心皆短气。总是水停心下，故曰当从小便去之。尤氏云：气为饮抑则短，欲引其气，必蠲其饮。饮，水类也。治水必自小便去之。苓桂术甘益土气以行水；肾气丸养阳气以化阴。虽所主不同，而利小便则一也。丹波氏云：苓桂术甘治胃阳不足，不能行水，而微饮停于心下以短气；肾气丸治肾虚而不能收摄水，水泛于心下以短气。必察其人之形体、脉状，而为施治。一证二方，各有所主。渊雷案：二方皆能利小便，而苓桂术甘以胸胁逆满为候，肾气丸以脐下不仁为候。

病者脉伏，其人欲自利，利反快，虽利，心下续坚满，此为留饮欲去故也，甘遂半夏汤主之。

魏氏云：病者脉伏，为水邪压溷，气血不能通，故脉反伏而不见也。其人欲自利，利反快，水流湿而就下，以下为暂泄其势，故暂安适也。和久田氏云："此为留饮欲去故也"八字，当在利反快之下。言病者脉伏，其人不药而欲自利。凡自利者，因病而下利，则不当快。今反快者，留饮欲从下利去，留饮去则毒害性物质自解故也。若心下自初坚满，下利后续坚满者，虽下利而留饮不去之候，故与甘遂半夏汤，下心下之坚满。汤本氏云：余之经验，此心下坚满为肝脏左叶肿大而连及心下也。本条所述证治，盖腹水之一种，因肝脏之肿大及硬变症而起者也。

甘遂半夏汤方

甘遂大者三枚　半夏十二枚，以水一升，煮取半升，去滓　芍药五枚　甘草如指大一枚，炙，一本作无

上四味，以水二升，煮取半升，去滓，以蜜半升，和药汁，煎取八合，顿服之。

《千金》第十八卷痰饮门，芍药作三枚（《外台》引《千金》作一两）。甘草下亦有水一升，煮取半升之文。上四味，以蜜半升，纳二药汁，合得一升半，煎取八合，顿服之。案：据《千金》，盖甘遂、半夏同煮，芍药、甘草同煮，复以蜜和二药汁再煮也。《本草》谓甘遂反甘草。此煮法似有深意，当遵用之。原注一本作无，未详其审。元坚云：此方四味，都以枚称。径长之品，恐难以乌头附子之枚例之。岂甘遂芍药亦以如指大准之乎？考《医心方》引《小品方》云：人参一枚者，以重二分为准，此似宜以为率，盖二分即古秤之十二铢，但半夏在别例耳。

《方极》云：甘遂半夏汤治芍药甘草汤证，而心下硬满，呕者。《类聚方》云：芍药甘草汤加减之方也，故当有挛急证。

《方机》云：甘遂半夏汤，治下利心下续坚满者，下利拘挛而痛不可近者。

《类聚方广义》云：治饮家心下满痛，欲呕吐，或胸腹挛痛者。此方之妙，在于用蜜。故若不用蜜，则不特不得效，且瞑眩而生变，宜遵守古法。

《方函口诀》云：此方以利反快及心下坚满为目的，去心下留饮之主方也。然不但留饮而已，用于支饮及脚气等气急而喘者，有缓和之妙。控涎丹即此方之轻剂。又此方不加蜜，则反激而无效。二宫桃亭（吉益东洞之子婿）壮年时不加蜜，取大败，受东洞督责，不可忽诸。

脉浮而细滑，伤饮。

《金鉴》云：凡饮病得脉浮而细滑者，为痰饮初病，水邪未深之诊也。李彣曰：饮脉当沉。今脉浮者，水在肺也。徐氏云：不曰有饮，而曰伤饮，见为外饮所骤伤，而非停积之水也。

脉弦数，有寒饮，冬夏难治。

尤氏云：脉弦数而有寒饮，则病与脉相左。魏氏所谓饮自寒而挟自热是也。夫相左者，必相持。冬则时寒助饮，欲以热攻，则脉数必甚。夏则时热助脉，欲以寒治，则寒饮为碍，故曰难治。

渊雷案：以上两条，以脉推病，非仲景旧文。此条尤难解，姑用丹波氏所辑旧注。

脉沉而弦者，悬饮内痛。

病悬饮者，十枣汤主之。

赵氏云：脉沉，病在里也。凡弦者，为痛，为饮，为癖。悬饮结积，在内作痛，故脉见沉弦。

尤氏云：脉沉而弦，饮气内聚也。饮内聚而气击之，则痛。元坚云：内痛，诸家无解。岂胁肋内有痛之谓乎？《玉机真藏论》有内痛引肩背之文。渊雷案：本篇云：饮后水流在胁下，咳唾引痛。又云：咳烦，胸中痛。《伤寒论》太阳下篇云：心下痞硬满，引胁下痛（百五九条）。盖浆液性胸膜炎之类，胁下偏痛，上引胸中而咳者，皆所谓悬饮，而是十枣汤证也。内痛，亦谓胸胁内引痛耳，无他深意。

徐氏云：主十枣汤者，盖悬饮原为骤得之证，故攻之不嫌峻而骤，若稍缓而为水气喘息浮肿。《三因方》以十枣汤药为末，枣肉和丸以治之，可谓善于变通者矣。

十枣汤方

芫花熬　甘遂　大各等分

上三味，捣筛，以水一升五合，先煮肥大枣十枚，取九合，去滓，纳药末，强人服一钱匕，羸人服半钱，平旦温服之；不下者，明日更加半钱，得快下后，糜粥自养。

用法方解，俱详《伤寒论今释》。丹波氏云：《千金》云：十枣汤，治病悬饮者。若下后，不可与也。凡上气汗出而咳者，此为饮也。又云：钱匕者，以大钱上全抄之。若云半钱匕者，则是一钱抄取一边尔，并用五铢钱也。

《嘉定县志》云：唐呆，字德明，善医。太仓武指挥妻，起立如常，卧则气绝欲死。呆言是为悬饮，饮在喉间，坐之则坠，故无害。卧则壅塞诸窍，不得出入而欲死也，投以十枣汤而平。渊雷案：此案不云咳，不云胸胁引痛，则证候不具。其病盖是支气管囊状扩张，因囊中满贮脓状稀薄之痰，平卧则溢出囊外，堵塞不病之支气管，故气绝欲死也。

《橘窗书影》云：某尼，时时肩背急痛，胁下如刺，呼吸迫逼，不能动摇，医皆以为痰，治之不愈。余谓悬饮之属也，与十枣汤，大得效。其人平日吃肉吞酒，不能摄养。五六年后正月元旦，大发此证，猝然而死。

病溢饮者，当发其汗，大青龙汤主之，小青龙汤亦主之。

《脉经》《千金》并作小青龙汤主之。《千金》注云：范汪用大青龙汤。

徐氏云：溢饮者，水已流行归四肢，以不汗而致身体疼重。盖表为寒气所侵而疼，肌体著湿而重，全乎是表，但水寒相杂，犹之风寒两伤，内有水气，故以大青龙、小青龙主之。然大青龙、合麻桂而去芍药加石膏，则水气不甚而挟热者宜之。倘咳多而寒伏，则必小青龙为当。盖麻黄去杏仁，桂枝去生姜，而加五味、干姜、半夏、细辛，虽表散，而实欲其寒饮之下出也。

渊雷案：溢饮者，四肢水肿，身体惰重疼痛。有表证，故以大青龙汗之。若无表证者，仍宜越婢汤之类，否则水虽去而阳随亡矣。小青龙主水气在心下而咳者，心下之水久不除，泛溢于四肢，亦为溢饮也。喘咳而手足微肿者，临床上往往见之，仍用小青龙者，治其本也。然呼吸器病兼水肿者，预后多不良，又按：大青龙麻、桂、石膏为伍，发阳逐水之力俱峻，徐氏以为水气不甚，非也。又以大青龙本证为风寒两伤，亦沿旧说之误。

大青龙汤方

麻黄六两，去节　桂枝二两，去皮　甘草二两，炙　杏仁四十个，去皮尖
生姜三两　大枣十二枚　石膏如鸡子大，碎

上七味，以水九升，先煮麻黄，减二升，去上沫，纳诸药，煮取三升，去滓，温服一升，取微似汗，汗多者，温粉粉之。

《外台秘要》云：范汪溢饮者，大青龙汤主之。

方舆輗云：溢饮者，四饮之一，此水气溢于表者。其变，或有肿如风水者，或有痛类痛风者。如此之类，大青龙汤取微似汗，即愈。

《方函口诀》云：此方为发汗之峻剂。无论已其他溢饮或肺胀，其脉紧大，表证盛者，用之有效。又天行赤眼或风眼初起，此方加车前子大发其汗，奇效。盖风眼者，目之热疫也，故非峻发则无效。

《医事或问》云：某人患肿满，乞诊于余。喘鸣息迫，烦渴，小便不通，因与大青龙汤。用之虽经四十日，药不效。然舍此药外，更无的中其病证之方，故犹大剂用之。其后经二十日，来告急变。往视之，则前证益剧，恶寒战栗，漉漉

然汗出不止，家人以为无命矣。余曰：先死固不可知，然药如不瞑眩，其何能治。犹复用前剂，则终夜大汗出，易衣六七摄氏度，至其翌朝，肿满减半，喘鸣亦治，小便快利，其后十日而复常。汤本氏云：余亦曾以本方速治剧性肾炎。

小青龙汤方

麻黄去节，三两　芍药三两　五味子半升　干姜三两　甘草三两，炙　细辛三两　桂枝三两去皮　半夏半升，汤洗

上八味，以水一斗，先煮麻黄，减二升，去上沫，纳诸药，煮取三升，去滓，温服一升。

《外台秘要》云：《千金》溢饮者，当发其汗，宜青龙汤（即本方）。

《金鉴》云：杂病肤胀水肿证，用此发汗而利水。

方舆輗云：初学以小青龙汤为治咳之主方。然小青龙汤之专效，在逐水发邪。盖此咳因水邪相激而发，故用此汤发其邪，则咳自止。《金鉴》、沈明宗注云：此乃风寒挟饮咳嗽之主方也。斯言能得方意。又吉益氏《建殊录》载长门泷鹤台赠东洞书曰：凡中风寒邪者，有水迎之。故其候有头痛恶寒，汗出，痰涌，目泪鼻涕一身走痛等类。逐水则邪除，故汗出而愈。于是乎桂枝麻黄细辛、半夏、干、生姜辈才能可得而知已（以上《鹤台书》）。夫医可以事亲养身，泷氏亦通此道。大儒先生之所见，自与庸人眼目不同。

又云：大、小青龙方意相似。大青龙为大发之剂，而与石膏为伍；小青龙无石膏，品味有八，以此可知其缓急。喻嘉言曰：大青龙升天而行云雨，小青龙鼓波而奔沧海。治饮证，以小青龙为第一义也。吉益氏为医中杰士，大叹美此论，可谓千载卓见，能知仲景之方云。

《方函口诀》云：此方治表不解而心下有水气，咳喘者，又用于溢饮咳嗽。其人咳嗽喘急，遇寒暑，则必发。吐痰沫，不能卧，喉中涩，此为心下有水饮，宜此方。若上气烦躁者，加石膏。又胸痛头疼，恶寒汗出者，与发汗剂，似违禁例。然咳而汗出者，小青龙之通证。麻杏石甘用于汗出之证，亦此意也。一老医云：此等汗，必奇臭，可作一征。凡用此方诸病之目的，主痰沫咳嗽，无里热之证。若有老痰而热候深者，宜清肺汤（桔梗、茯苓、橘皮、桑白、当归、杏仁、栀子、黄芩、枳实、五味、贝母、甘草）清湿化痰（南星、半夏、橘皮、茯苓、苍术、羌活、黄芩、白芷、白芥子、甘草、生姜）之类。

膈间支饮，其人喘满，心下痞坚，面色黧黑，其脉沉紧，得之数十日，医吐下之不愈，木防己汤主之。虚者即愈，实者三日复发，复与不愈者，宜木防己汤去石膏加茯苓芒硝汤主之。

尤氏云：支饮上为喘满，而下为痞坚，则不特碍其肺，抑且滞其胃矣。面色黧黑者，胃中成聚，营卫不行也。脉浮紧者为外寒，沉紧者为里实。里实可下，而饮气之实，非常法可下。痰饮可吐，而饮之在心下者，非吐可去，宜其得之数十日医吐下之而不愈也。木防己、桂枝，一苦一辛，并能行水气，而散结气。而痞坚之处，必有伏阳。吐下之余，定无完气。书不尽言，而意可会也。故又以石膏治热，人参益虚，于法可谓密矣。其虚者，外虽痞坚，而中无结聚，即水去气行而愈。其实者，中实有物，气暂行而复聚，故三日复发也。魏氏曰：后方去石膏加芒硝者，以其既散复聚，则有坚定之物，留作包囊，故以坚投坚而不破者，即以软投坚而即破也。加茯苓者，引饮下行之用耳。

渊雷案：二方皆以利小便为治。去石膏加苓硝汤，治急性肾炎之尿闭，奇效。肾炎往往引起全身水肿、胸水及胸膜炎，合方药病理证候而考之，此条是慢性胸膜炎及胸水也。其水在胸膜腔内，故吐下之而不愈。上迫肺叶，故喘满；下贮于胸膜腔之底，故心下痞坚。其面色黧黑，则水病之通常证候也。又案：

“木防己”，俞桥本及坊刻《仲景全书》并作“术防己”，赵刻本经文作“木”，下方名及方中亦作“术”，《本经》中他方皆称“防己”，无冠“木”字者，或因此疑本方为“术”与“防己”二味为名。今考《千金》及《外台秘要》，《医心方》引《千金》，并作“木防己”。《外台》注云：此本仲景《伤寒论方》，深师同。深师是宋齐间人，是本方自六朝以来并作木防己矣。仲景撰集古方，有称防己者，有称木防己者。盖各从其朔，无足怪也。《太平御览》引《吴氏本草》，木防己一名解离；一名解燕。吴普乃华佗弟子，三国魏人，知仲景时已有木防己之名矣。赵刻《金匮》不精，远逊《伤寒论》。俞本亦未尽善。全书原出赵刻，而坊贾翻雕，皆难据依。

木防己汤方

木防己三两　　石膏十二枚鸡子大　　桂枝二两　　人参四两

上四味，以水六升，煮取二升，分温再服。

石膏，《外台》作鸡子大三枚，当是。宋本、《外台》仍作十二枚。

《方极》云：木防己汤，治心下痞硬，烦渴者。雉间焕云：水病而心下痞硬，烦渴而上逆者，或喘满者，专主之。《方极》文恐有脱落。《方机》云：治喘满，心下痞坚者，肿满，心下硬满者，短气，或逆满而痛，或渴者。以上兼用蕤宾南吕，剧者以紫圆攻之。

《类聚方广义》云：木防己汤，治水病喘满，心下痞坚，上气而渴者，兼用陷胸丸或蕤宾丸。无喘满之证者效少，学者验诸。

《方函口诀》云：此方治膈间支饮，咳逆倚息，短气不得卧，其形如肿者。膈间水气，非石膏则不能坠下（案：此说甚精），越婢加半夏汤、厚朴麻黄汤、小青龙加石膏汤所以用石膏，皆同义也。其中以桂枝、人参助胃中之阳气，去心下之痞坚，以木防己利水道，可谓妙策。

《成绩录》云：某氏妻，病后两脚微肿。久之，一身面目洪肿，小便不利，短气微喘，不能自转侧。迎先生求治，乃与木防己加茯苓汤（本方但加茯苓不去石膏），日尽七帖，数日，小便快利，徐徐得愈。

又云：贾人某，一身面目浮肿，小便不利，肚腹满肿，短气不得卧，其水滴滴溢于皮外，日夜更衣数回，饮食减。众医以为必死，先生与之木防己加茯苓汤，数日而小便快利，遂得痊愈。

又云：一贾人，患所谓脚气，腰以下肿，不仁，小便不利，短气喘息，微呕，自心下至脐上硬满颇甚。与木防己加茯苓汤，数日而痊愈。汤本氏云：余用本方治浮肿性脚气，及心脏瓣膜病代偿机障碍性水肿，得捷效。

又云：一门生罹脚气之疾，两足微肿，通身麻痹，口吻最甚。自作越婢汤服之，后两脚痿弱，不能行步，头痛发热，自汗出，心下痞硬，食不进，胸中悸如奔豚状，绝食既四日。先生令服木防己加茯苓汤，呕且烦悸，恶闻食臭，一日大吐，生命殆危，自谓不复起。先生再诊之，令服茯苓饮，悸即已，但两脚痿弱不差，更服桂枝芍药知母汤，疾痊愈。

又云：一妇人，患脚气水肿，医治不奏效，迎先生疗之。其人两脚内廉及口吻麻痹，胸中悸，大小便秘结，心下痞硬满，与木防己加茯苓汤，兼服消块丸。不日肿消，麻痹尽治，自将停服。先生曰：毒未全尽，而停后服，后必再发。不听，后果短气息迫，凶证稍具，乃狼狈迎先生，复处前方，下咽则吐，更服茯苓饮，呕乃已。又与木防己加茯苓汤，兼服干姜人参半夏丸，不日而治。

又云：某人，年三十有余，自胸下至脐旁有形如盘者，面目四肢水肿，大便自调，小便不利，时时胸下痛，短气不得卧，乃作木防己加茯苓汤饮之。短气益剧，喘咳倚息，烦悸不安，仍与前方，间服吴茱黄汤。服二方数十日，小便快利，日三四升余，三个月余，诸证全治。

又云：一妇人，一身肿满，四肢破坏，水自漏出，烦闷不得卧，凡六七日，喘咳殊甚，肚腹硬满。先生诊之，与木防己加茯苓汤，兼麻杏甘石汤，数日而愈。

渊雷案：合以上七案观之，其主要证为肢体浮肿，小便不利，心下痞坚，咳逆倚息，短气不得卧。此虽是篇首支饮之候，然其水停蓄于膈上者少，泛滥于肢体者多。其异于溢饮青龙证者，在无热，在肿而不痛也。七案俱加茯苓者，木防己汤本治胸水及慢性胸膜炎，今治水肿，则为心脏瓣膜病或肾炎，故必加茯苓以利小便也。茯苓淡渗，无刺激性，故肾炎亦可用。

木防己加茯苓芒硝汤方

木防己　桂枝各二两　芒硝三合　人参　茯苓各四两

上五味，以水六升，煮取二升，去滓，纳芒硝，再微煎，分温再服，微利则愈。

《千金》《外台》俱作"木防己三两"，是也。

《方极》云：木防己去石膏加茯苓芒硝汤，治木防己汤证，而不烦渴。小便不利，痞坚甚者（据汤本氏所引）。

《方机》云：若喘满止，或不渴（案承上文木防己汤），心下悸，而痞坚难解者，木防己去石膏加茯苓芒硝汤主之。

《类聚方广义》云：此证用木防己汤，而痞坚和，心下虚软者。喘满全治，不复再发也。若心下坚实依然不解者，是病根未除。故喘满一旦虽退，不日复发，加芒硝、茯苓以破其坚垒，决其水道，则病之根柢全解散，诸证脱然而去。又按枳术汤条曰：心下坚，大如盘云云，其症状与此条略同。方后曰：腹中软，即当散也。软与软同，柔也，与此条虚者即愈，其意全同。以此见此条"虚"字，为虚软之义也。

又云：治脚气，一身面目浮肿，心下石硬，喘满气急，咽燥口渴，二便不利，胸动甚者，兼用铁砂炼陷胸丸、蕤宾丸等。

《方函口诀》云：此方治水气久不去，唇口之皮坚厚枯燥，如枯木之无润泽，心下痞硬，胸中不利，微喘者（渡边熙注云：肥厚性慢性胸膜炎），但于前方去石膏加芒硝者，以其邪已散复聚，有坚定之物，留作包囊故也。故以芒硝软其坚定之物，茯苓则助木防己引水下行也。

丹波氏云：案防己，古称木防己，分汉、木而为两种者，苏恭陈藏器以后之说。《太平御览》载《吴氏本草》曰：木防己，一名解离；一名解燕。神农辛；黄帝、岐伯、桐君苦，无毒；李氏大寒，其茎如葛蔓延，其根外白内黄似桔梗，内有黑文如车辐解，可以证矣。又案：防己散饮浊水，石膏清肺热，止喘满，桂枝、人参通阳补气。若夫水邪结实者，非石膏之所能治，代以芒硝，峻开坚结。加茯苓利水道也。

心下有支饮，其人苦冒眩，泽泻汤主之。

尤氏云：水饮之邪，上乘清阳之位，则为冒眩。冒者，昏冒而神不清，如有物冒蔽之也。眩者，目眩转而乍见玄黑也。渊雷案：此水在胃中，而证见于脑者。冒眩与苓桂术甘之头眩目眩同理，唯胸胁不逆满为异。水虽在胃，而致病之处在肾，以其用泽泻、白术，皆利小便之药，五苓散从此而出，故知致病之处在肾也。

泽泻汤方

泽泻五两　白术二两

上二味，以水二升，煮取一升，分温再服。

《方极》云：泽泻汤，治苦冒眩，小便不利者。《方机》云：心下有水气，苦冒眩，小便不利者。

《类聚方广义》云：支饮冒眩证，其剧者，昏昏摇摇，如居暗室，如坐舟中，如步雾里，如升空中，居屋床褥，回转如走，虽瞑目敛神，复然，非此方则不能治。

程氏云：白术之甘苦以补脾，则痰不生。泽泻之甘，咸以入肾，则饮不蓄，小剂以治支饮之轻者。渊雷案：药征谓泽泻主治小便不利，冒眩，据此条之证也。

《成绩录》云：一妇人，郁冒眩甚，起卧不安，无余证，不治三年所，生与泽泻汤，旬余而痊愈。

支饮胸满者，厚朴大黄汤主之。

尤氏云：胸满，疑作腹满。支饮多胸满，此何以独用下法？厚朴大黄与小承气同，设非腹中痛而闭者，未可以此轻试也。《金鉴》云：胸字当是腹字，若是胸字，无用承气汤之理，是传写之讹。支饮胸满，邪在肺也，宜用木防己汤，葶苈大枣汤。支饮腹满，邪在胃也，故用厚朴大黄汤，即小承气汤也。元坚云：此条证，据尤、《鉴》二说，是支饮而兼胃实者，故有须于承气也。

渊雷案：水饮所积，多在于胃。胃水之病，多属胃炎。胃炎多可下之证，故用朴、枳、大黄。自其外证而言之，则曰腹满。自其内容而言之，则曰支饮。古人用药有定则，而立名无定例，故一病一方，而或为腹满，或为支饮矣。

厚朴大黄汤方

厚朴一尺　大黄六两　枳实四枚

上三味，以水五升，煮取二升，分温再服。

用法、方解，可参看《伤寒论今释》小承气汤及《腹满篇》厚朴三物汤。

《千金方》云：夫酒客咳者，必致吐血。此坐久饮过度所致也，其脉虚者必冒。其人本有支饮在胸中也，支饮胸满，厚朴大黄汤主之。

《腹证奇览》云：胸满而心下有支饮，结实而大便硬，或秘闭，时时心下痛，或吐水者，为厚朴大黄汤证。枳实治胸胁间痰饮结实，厚朴开痞满，和之以大黄，利宿便硬便，疏涤肠胃。证云：支饮胸满者，厚朴大黄汤主之。此方与小承气汤同药味，但分量差耳。厚朴大黄汤君厚朴，臣枳实，佐大黄，故主治胸满而不主疏涤。小承气汤主大黄，臣枳实，佐厚朴，故主利大便硬若不通，而腹证但为腹微满，心下硬耳。此古方之所以详于分量也。渊雷案：日医多以本方与厚朴三物汤为同方，和久田之论意亦尔。然本方大黄六两，枳实四枚，三物汤大黄四两，枳实五枚，则本方之大黄最多，枳实差少。又三物汤厚朴八两，本方一尺。考《名医别录》合药分剂法则云：凡方云用桂一尺者，削去皮，重半两为正，甘草一尺者，二两为正。陶所谓桂，当是桂枝，若肉桂，则同一尺度之桂，当重于甘草，不当反轻四倍。今以甘草之重，推测厚朴，则一尺当重四五两。是本方之大黄最重，厚朴犹轻。盖支饮多属急性胃炎，是以有取于大黄之荡涤也。

支饮不得息，葶苈大枣泻肺汤主之（方见肺痈中）。

《金鉴》云：喘咳不能卧（案囊括肺痈篇文也），短气不得息，皆水在肺之急证也，故以葶苈大枣汤直泻肺水也。《张氏医通》云：支饮留结，气塞胸中，故不得息，以其气壅则液聚，液聚则热结，所以与肺痈同治也。渊雷案：此证因痰涎壅塞于支气管中，致喘咳不得息，故以葶苈逐水为治。凡本方所治之病，本非肺痈。石顽因本方出肺痈篇中，故以液聚热结为说，不免附会。葶苈逐胸部之水，说在《伤寒论今释》。

呕家本渴，渴者为欲解，今反不渴，心下有支饮故也，小半夏汤主之（《千金》云小半夏加茯苓汤）。

沈氏云：此支饮上溢而呕之方也。凡外邪上逆作呕，必伤津液，应当作渴，故谓呕家本渴，渴则病从呕去，谓之欲解。若心下有支饮，停蓄胸膈制燥，故呕而不渴，则当治饮。渊雷案：胃炎、胃扩张等病，呕与渴常同见。若胃中停水甚多，则有不渴者。呕而不渴，为小半夏汤之证候。小半夏汤为镇呕剂之方祖，非专于逐饮而已。原注所引《千金》，出第十八卷痰饮门。云：小半夏汤主之，宜加茯苓者是。

小半夏汤方

半夏一升　生姜半斤

上二味，以水七升，煮取一升半，分温再服。

《千金方》云：病心腹虚冷，游痰气上，胸胁满，不下食，呕逆，胸中冷者，小半夏汤主之（本方加橘皮，一方有桂心、甘草）。

《外台秘要》云：仲景《伤寒论》。疗呕哕，心下悸，痞硬，不能食，小半夏汤。

又云：文仲疗脚气入心，闷绝欲死。半夏三两，洗切，生姜二升半，上二味，纳半夏。煮取一升八合，分四服，极效。

《圣惠方》云：治五噎，胸膈咽喉不利，痰逆食少方。半夏七枚，小者，汤洗去滑，捣，细罗为散，都为一服。以浓生姜汤调服之，患年多者，不过三服差。

《魏氏家藏方》云：殊胜汤（本方加甘草），去痰涎，进饮食。

《杨氏家藏方》云：水玉汤（即本方），治眉棱骨痛不可忍者，此痰厥也。

严氏《济生方》云：玉液汤（本方入沉香水一呷温服），治七情伤感。气郁生涎，随气上逆，头目眩晕，心嘈忪悸，眉棱骨痛。

《直指方》云：半夏丸，治吐血下血，崩中带下，喘急痰呕，中满虚肿，亦消宿瘀，百病通用。圆白半夏，刮净捶扁，以生姜汁调和，飞白面作软饼，包掩半夏，慢火炙令色黄，去面，取半夏为末，米糊丸面豆大，日干。每三四十圆，温热水下。

《圣济总录》云：小半夏汤，治霍乱呕吐涎沫，医反下之，心下作痞。

《保赤全书》云：半夏生姜汤（即本方）治小儿痘疮，噫气者。

《方极》云：小半夏汤，治吐而不渴者。《方机》云：治呕吐而不渴者，呕剧者倍加生姜汁。

《类聚方广义》云：呕吐甚，或病人恶汤药，呕吐恶心，不能服对证方者，皆宜兼用此方。汤本氏云：是等诸证，先用本方。小半夏加茯苓汤、生姜半夏汤、半夏厚朴汤、干姜半夏人参丸等，镇呕之后，用对证方为佳。

又云：此方虽为呕吐主药，若呕吐而渴，饮复呕吐，咳呕俱甚者，非此方之主治也，宜选用小半夏加茯苓汤、五苓散、茯苓泽泻汤。

又云：此方能治哕。然伤寒大热，谵语烦躁，腹满便闭诸证未退者，当治其主证，主证既治，则哕自止。若哕甚者，兼用亦好。汤本氏云：本方加橘皮益妙。

《方函口诀》云：此方为呕家之圣剂，就中最宜水饮之呕。水饮之证，背七八椎处，如手掌大冷者，是也。以此等证为目的，用此方，百发百中。又胃虚呕吐，谷不得下者，先服此方，不愈者，与大半夏汤，是大小之别也。

赵氏云：半夏之味辛，其性燥，辛可散结，燥可胜湿，用生姜以制其悍。孙真人云：生姜，呕家之圣药，呕为气逆不散，故用生姜以散之。

腹满，口舌干燥，此肠间有水气，己椒苈黄丸主之。

程氏云：痰饮留于中，则腹满，水谷入于胃，但为痰饮，而不为津液，故口舌干燥也。上证曰：水走肠间，沥沥有声，故谓之痰饮。此肠间有水气，亦与痰饮不殊，故用此汤，以分消水饮。

尤氏云：水既聚于下，则无复聚于上，是以肠间有水气，而口舌反干燥也。后虽有水饮之人，只足以益下趋之势，口燥不除，而腹满益甚矣。

渊雷案：腹满而口舌干燥，乃胃病、肠病常见之证，何以知其肠间有水气，而用逐水之剂耶？据浅田氏之说：此方有水肿证（下文所引《方函口诀》）。凡全身性水肿，大概由三种原发病而起。一由心瓣膜病，其肿起于下肢；二由肾炎，其肿起于头面；三由肝硬化，其肿起于腹部，常先为腹水，此条证候有腹满，方药逐里水，则肝硬化之水肿也。此病初期，肝脏增大后则缩小。脾脏亦随以肿大，肝脾肿大，故腹满。因门脉瘀血引起胃肠之慢性炎症，故口舌干燥。门脉瘀血而引起水肿，先作腹水，故曰肠间有水气。由是言之，此条乃肝硬化初期之证治也。

防己椒目葶苈大黄丸方

防己　椒目　葶苈熬　大黄各一两

上四味，末之，蜜丸如梧子大，先食，饮服一丸，日三服，稍增，口中有津液。

渴者加芒硝半两。

《方极》云：己椒苈黄丸，治腹满，口舌干燥，二便涩滞者。

《方函口诀》云：因肠间有留饮而变水肿者，此方有效。四肢虽或浮肿，仍以腹胀满为主。若腹坚实者，加芒硝。此与木防己去石膏加茯苓、芒硝同义，主挫实利水也。方后云渴者加，不可拘矣。

渊雷案：防己、椒目、苈葶俱逐里水。椒目尤专主腹中之水；大黄、芒硝则引以下行，兼治胃肠炎症也；椒目，即蜀椒之光黑如瞳者。苏恭云：主水腹胀满，利小便。甄权云：治十二种水气及肾虚，耳卒鸣聋，膀胱急。徐氏云：先服一小丸起，尤巧，所谓峻药缓攻也。魏引何氏云：一九疑误，临病酌加为妥。元坚云：魏说似是，然赤石脂丸亦梧子大，服一丸，仍两存之。尾台氏云：稍增上，疑脱"不知"二字。

卒呕吐，心下痞，膈间有水，眩悸者，半夏加茯苓汤主之。

丹波氏云：据《千金》《外台》，半夏上脱"小"字。

尤氏云：饮气逆于胃则呕吐，滞于气则心下痞，凌于心则悸，蔽于阳则眩。半夏、生姜止呕降逆，加茯苓去其水也。渊雷案：此方之证即小半夏汤证，而加心下痞与眩悸，故方中加茯苓，以镇悸行水。心下痞，因胃中水满之故，以其疑于泻心汤证之痞，故自注曰膈间有水，可知胃部必有振水音，更掺和呕吐、眩悸，知非泻心证之气痞也。

小半夏加茯苓汤方

半夏一升　生姜半斤　茯苓三两，一法四两

上三味，以水七升，煮取一升五合，分温再服。

《千金方》云：呕家不渴，渴者为欲解。本渴，今反不渴，心下有支饮故也，小半夏汤主之，宜加茯苓者是（参看呕吐篇第二条）。先渴却呕，此为水停心下，小半夏加茯苓汤主之，卒呕吐云云（以下同本条）。

《圣济总录》云：半夏加茯苓汤（即本方）治三焦不顺，心下痞满，膈间有水，目眩悸动。

《和剂局方》云：茯苓半夏汤（即本方）治停痰留饮，胸膈满闷，咳嗽呕吐，气短恶心，以致饮食不下。

《直指方》云：小半夏加茯苓汤，治水结胸证，心下松满，无大热，头汗出。

又云：暑家气虚、脉虚，或饮水过多，或冷药无度，伤动其中，呕吐不食，自利不渴。此则外热里寒，无惑乎伤暑伏热之说，非理中汤不可也。又有冷药过度，胃寒停水，潮热而呕，或身热微烦，此则阳浮外而不内，非小半夏加茯苓汤不可也。

《张氏医通》云：小半夏加茯苓汤，治痰饮汗多，小便不利。

《妇人良方》云：大半夏汤（即本方）治痰饮，脾胃不和，咳嗽呕吐，饮食不入。

《方极》云：小半夏加茯苓汤，治小半夏汤证而眩悸者。《方机》云：若（案承小半夏汤而言）心下痞，眩悸者，小半夏加茯苓汤主之。

《医事小言》云：恶阻不能受药者，可用小半夏加茯苓汤。若仍不受，可用伏龙肝一钱，置器中，用水二盏搅之，后静置使澄，取一盏半，用此水煎服小半夏加茯苓汤，无不受者。不但治恶阻呕吐，用于诸病呕逆，诸医所束手者，皆得奇验。

《方函口诀》云：此方治前方（谓小半夏也）。证兼停饮而渴者，又停饮，呕吐不食，心下痞硬（汤本氏云：当作痞满），或头眩者，皆有效。饮食不进者，或疟疾经日食不进者，此方倍加生姜，能奏效。

《医事小言又》云：一商患脚气，咳嗽甚，一身皆肿，呼吸促迫，有冲心之兆，与越婢加术附，不验，转豁胸汤（桑皮、吴萸、犀角、茯苓），又不验，与甘遂丸（未详），不下利。一日忽呕逆，水药俱不受，气息急迫，不能平卧，倚坐按摩其脊，阴囊肿胀，刻不得安，其呕益甚。投以小半夏加茯苓汤，乃受饮。次日仍少有呕吐，连服三日许，呕逆止，能食粥，小便清利。犹守前方，日以快利，肿亦随消，呼吸稳，得平卧，三十日许而痊愈。

方舆輗云：一人，尝他适，途中卒发眩晕，请治于余，即往视之。手足微厥，脉细欲绝。坐中一医曰：虚候可畏。余潜心诊之，脉与证虽似危，然呕多悸甚，心下痞满，此乃仲景氏所谓膈间有水之一证也，即作大剂小半夏加茯苓汤，连进六七帖。至次早，数证稍安，续用前方数日，虽日以快了，惟眩冒之意仍在，因用泽泻汤，两三旬而平复。凡药中肯綮，则微饮微汤，亦立伟勋如此。余尝遇此证卒发者两三人，皆以此方收效。因思本文"卒"之一字，可谓大眼目，《千金》改作"诸"字（案宋本《千金》仍作"卒"），非也。又《金匮》注云：病中卒然呕吐，亦非也。

《橘窗书影》云：某者，伤寒数十日不解，羸瘦骨立，脐上筑筑，动悸甚，饮食不能纳，脉虚数，濒死。余以为厥阴正证（本柯琴之说），与乌梅丸。其人恶药臭，不能服，消渴殊甚，即权与小半夏加茯苓汤，杂以前丸。服之五日，呕气止，诸证稳，连服三十日，病痊愈。

又云：一妇人，患多年反胃，至今冬增剧，饮食不能纳，自心下至脐上痛甚不能堪，余乃与小半夏加茯苓橘皮汤，兼用起废丸（用三方干漆、桃仁、反鼻霜大黄。一方以地黄易大黄；又一方仅大黄、生漆二味）。至于食料，仅啜荞麦汤少许。不过四五日，呕吐止，痛减，连进前方，病不再起。

《野津猛汉法医典·序》云：昔在门司开业，英国军医官阿来甫氏亦在此地，患胃病，呕吐不止，久绝饮食。时阿来甫之弟适为船医，与美医宁马氏合治之，百施其术，呕吐终不能止，病人日益衰弱。有宣教师为之乞诊于余，余往诊。宁马氏等告余以症状，及治疗经过，则余所欲用之普通镇呕法，彼二人皆已先我用之，余几无他法可用。忽忆汉法药，遂归家检查汉法医书，制小半夏加茯苓汤，盛以瓶，令其服用。一两服后，忽显奇效，呕吐几止。疗治数日，竟复健康。至今半夏浸剂遂为一种镇呕剂，先行于医科大学，次及于各病院及医家焉。

假令瘦人，脐下有悸，吐涎沫而癫眩，此水也，五苓散主之。

丹波氏云："癫"，徐、沈、尤、魏并作"颠"。《金鉴》云：癫当是巅字。巅者头也，文义相属，此传写讹。案：作颠为是，此乃颠倒眩晕之谓。

渊雷案：五苓散，治肾脏泌尿障碍之方，已详《伤寒论今释》。此条证候，则肾萎缩也，往时认为慢性肾炎之一种。其症状发生极缓，其自觉证为烦渴，尿意频数，时常呕吐，或头痛不眠等神经证状，与《伤寒论》所载五苓散证适合。其人全身起贫血，羸瘦极速，此因尿中漏出蛋白质，直接使营养减少，且尿毒之瘀滞，间接使营养机能大起障碍故也，以其贫血羸瘦，故曰瘦人。然或同时发生全身水肿，则羸瘦之状，反被掩而不见焉。水肿为肾脏病常见之证，在肾萎缩则胸膜、腹膜等浆液膜腔内兼发渗漏液，若腹膜腔内渗漏液独多，则令脐下有悸。尿毒之瘀滞于血中也，专作用于神经中枢及消化器，发生尿中毒症，故令吐涎沫而颠眩。所吐液体，时有放尿臭者。尿中毒症之缓者，不过消化障碍，不思饮食，呕吐下利，头痛失眠或嗜睡等。其急者，突然发作，昏不知人，全身瘈疭。暂时之后，起特异之癫痫样发作，昏睡数日，陷于死亡。然则颠眩之颠，从原文作癫，亦通。凡此证候皆由泌尿障碍，尿毒与水分瘀滞而起，故曰此水也。肾萎缩虽经过甚缓慢，而预后不良，用五苓散排除尿毒，可以轻快一时，不致遽死于尿中毒。然于肾脏解剖上之病变，殆不能根治也。

五苓散方

泽泻一两一分　猪苓三分，去皮　茯苓三分　白术三分　桂枝二分，去皮

上五味，为末，白饮服方寸七，日三服，多饮暖水，汗出愈。

元坚云：按小岛尚质曰：泽泻一两一分，当作五分，始合古义。此方《伤寒论》一以铢两称，却是后人所改，此说确。又按：《外台黄疸》引《伤寒论》，泽泻五分，益足以征矣（用法、方解互详《伤寒论今释》）。

《朱氏集验方》云：治偏坠吊疝方。五苓散，煎萝卜子汤调下，吉州彭履仲方。渊雷案：此当是阴囊水肿，肾炎之水肿，始于眼睑，其他皮下组织最疏松处继之，故常发阴囊水肿。然五苓散，非可治一切阴囊水肿者。

又云：附子五苓散，治反胃吐食。大附子一支，取空，入五苓散在内，炮熟。上为细末，用姜汤下，何元寿方。渊雷案：此亦尿中毒之消化器证状剧者。

《直指方便毒门》云：五苓散，疏利小便，以泄败精。用葱二茎，煎汤调下。渊雷案：此利用小便以冲洗淋菌也，古人不知淋菌，以为败精。

《得效方小儿门》云：五苓散，治阴核气结，肿大灼痛。多因啼怒不止，伤动阴气，结聚不散得之。或胎妇啼泣过伤，令儿生下，小肠气闭，加以风冷，血水相聚，水气上乘于肺，故先喘，而后疝痛。外肾不硬，脐下痛楚不可忍，惟利二便则安。以木通、葱白、茴香、食盐煎汤调下，得小便利为效。渊雷案：此即朱《氏集验方》之偏坠吊疝耳。劳动或精神刺激常引起泌尿障碍，成一时的蛋白尿、糖尿。又肾脏病常引起心脏病，由肺循环瘀血而起喘息，所谓心脏性喘息也。

《经验良方》云：衡阳屈朝奉，治小儿上吐下泻。用五苓为末，生姜自然汁为丸，麻子大，量儿大小，米饮送下。

附　方

〇《外台》茯苓饮：治心胸中有停痰宿水，自吐出水后，心胸间虚，气满，不能食，消痰气，令能食。

茯苓　人参　白术各三两　枳实二两　橘皮二两半　生姜四两

上六味，水六升，煮取一升八合，分温三服，如人行八九里进之。

出第八卷痰饮食不消及呕逆不下食门。引延年，煮服法"六味"下有"切以"二字，"八合"下有"去滓"二字。方后注云：仲景《伤寒论》同。然则本是仲景方，而《金匮》佚脱者也。此亦胃扩张、慢性胃炎之类，胃中停水，而胃运动衰弱者。气满不能食，即橘枳姜汤之胸痹胸中气塞也。东垣脾胃诸方多脱胎于此。沈氏云：脾虚不与胃行津液，水蓄为饮，贮于胸膈之间，满而上溢，故自吐出水，后邪去（案：此证非有邪）正虚，虚气上逆，满而不能食也。所以参、术大健脾气，使新饮不聚。姜、橘、枳实，以驱胃家未尽之饮，且消痰气，令能食耳。

《外台》云：延年茯苓饮，主风痰气，吐呕水者（出第八卷风痰门，下同）。

又云：延年茯苓汤（即本方去枳实），主风痰气，发即呕吐欠哇，烦闷不安，或吐痰水者。

《方极》云：茯苓饮，治心下痞硬而悸，小便不利，胸满而自吐宿水者。

《方机》云：胸中有痰饮，满而不能食者，兼用南吕，吐出水，心下痞硬，小便不利者，兼用紫圆。脚气，小便不利，心下悸，逆满，呕者，兼用蕤宾或紫圆。

本间枣轩《内科秘录》云：脚气冲心者，服茯苓饮合吴茱萸汤（吴茱萸六分、木瓜两颗），有神验。此方下咽时，呕气立止，饮食消纳，小便亦快利。予试用此方多年，得急救者颇多。

《类聚方广义》云：茯苓饮，治胃反吞酸嘈杂等，心下痞硬，小便不利，或心胸痛者。又治每朝恶心，吐酸苦水或痰沫（案：此证显然为慢性胃炎），兼用南吕丸陷胸丸等。

又云：治老人常苦痰饮，心下痞满，饮食不消，易下利者。又治小儿乳食不化，吐下不止。并百日咳心下痞满，咳逆甚者，俱加半夏，有殊效。若胁腹有癖块，或大便难者，兼用紫圆。

《建殊录》云：甲州君，患伤寒，心胸烦热，谵言妄语，小便不利，不进食者凡六日。家人乃召先生视之，心胸烦满，四肢微肿，乃作茯苓饮饮之，吐出水数升而愈。

《成绩录》云：一妇人，患胃反九年，经众医未尝些微取效。先生诊之，心下挛急，吐而不渴，食触口则不爽快，心胸间有痰饮，则与茯苓饮，服之数日而愈。

《方伎杂志》云：某妇，患疝积留饮痛，三四年矣，发则痛苦甚，自欲死。历诸医而不治，饮食渐减，精力衰弱，垂死。其时，有美国医生夫朋者，来横滨。

一妇人曾受夫朋之疗治，既用器械，复傅耳鼻于病人之胸腹。候之，病者与家人惊讶感服，以为与日本医生大异也。诊毕，夫朋云：此不治之病也，弗肯疗治。病人大沮丧，泫然而归，自分待死，以亲族之集议。乞治于余，余诊之，羸瘦无血色，心下痞硬，脊痛昼夜不已，时时吐水饮，食物不进。以夜分失眠，故昼日郁郁。气力甚恶，自云不欲对人。面部四肢肉脱，中现微肿，脉沉弱。余以为非必死之证，因与茯苓饮加半夏，兼用消块丸。每夜八分，一个月许痞硬去，吐水止，稍思食。于是转当归四逆加吴茱萸、生姜汤，兼用消块丸一钱。又一个月余，诸患悉去，饮食如常。夫朋氏以为不治者，竟能痊愈。

咳家，其脉弦，为有水，十枣汤主之（方见上）。

魏氏云：咳家，专为痰饮在内，逆气上冲之咳嗽言也，故其脉必弦，无外感家之浮，无虚劳家之数，但见弦者，知有水饮在中为患也。

尤氏云：脉弦为水，咳而脉弦，知为水饮渍人肺也，十枣汤逐水气自大小便去，水去则肺宁而咳愈。按：许仁则论饮气咳者，由所饮之物停澄在胸，水气上冲，肺得此气，便成咳嗽，经久不已，渐成水病，其状不限四时昼夜，遇诸动嗽物即剧，乃至双眼突出，气如欲断，汗出，大小便不利，吐痰饮涎沫无限，上气喘气，肩息，每旦眼肿，不得平眠，此即咳家有水之证也。著有干枣三味丸，亦佳。大枣六十枚，葶苈一升，杏仁一升，合捣作丸，桑白皮饮下七八丸，日再，稍稍加之，以大便通利为度（案：出《外台》第九卷，许仁则疗咳方门）。

云坚云：据次条，此亦膈间支饮也。又沈氏析此以下九条，题云咳嗽。曰：此与肺胀、痈、痿之咳嗽不同。而肺胀、痈、痿乃陡起之证，此因饮蓄相搏而咳，所以另立一门也，此说似是。然本篇以咳嗽有因水饮者，而连类及之，非为咳嗽立门也。

夫有支饮家，咳烦胸中痛者，不卒死，至一百日，或一岁，宜十枣汤（方见上）。

赵刻及俞桥本并脱"或"字，今从诸家本补。凡十枣汤之证，曰心下痞硬满，引胁下痛（伤寒论），曰悬饮内痛，曰咳家有水，曰咳烦胸中痛。合而考之，乃浆液性胸膜炎也。虽有咳嗽，其病不在肺脏，故不入肺痿肺痈篇。此病若浆液之渗出甚多，则肺被压迫，不但干咳引痛，且发强度之肺循环障碍，心脏亦为之变其位置，是为险证，有卒死者。若取慢性经过而不卒死，则一百日一岁不足为久，宜十枣汤者，谓咳烦胸中痛时，即宜行之，非谓待百日一岁后行之也。若百日一岁后，正气犹持者，亦可行焉。

久咳数岁，其脉弱者可治；实大数者死；其脉虚者必苦冒。其人本有支饮在胸中故也，治属饮家（此条凭脉断病，非仲景法。凡卒病而脉衰者，为难治；久病而脉盛者，多不治。固不独咳家为然）。

沈氏云：久咳数岁，是非虚劳咳嗽，乃脾肺素本不足，肺气滞而不利，津化为饮，上溢胸中肺叶空窍之处，即支饮、伏饮之类。内之伏饮相招，外之风寒袭人，内外合邪而发，世谓痰火，屡屡举发者，是矣。然久咳必是邪正两衰，其脉故弱。脉证相应，故为可治。实大数者，邪热炽盛，阴气大亏，甚者必造于亡，故主死也。脉虚者，乃上焦膻中宗气不布，痰饮浊阴上溢胸中，气逆上冲，所以苦冒。冒者，瞑眩黑花昏晕之类。因其人本有支饮存蓄胸中，则当治其支饮，而咳自宁，故治属饮家。

咳逆倚息，不得卧。小青龙汤主之（方见上文肺痈中）。

尤氏云：倚息，倚几而息，能俯而不能仰也。元坚云：此即首条支饮证也。盖其人上焦素有停饮，今时气所触，相搏犯肺，以为此证。故与小青龙汤双解表里，然非敢备诸般表候也。渊雷案：此条证候不具，当有发热，干呕，吐涎沫，微喘诸证。原注"肺痈中"三字当衍。

青龙汤下已，多唾口燥，寸脉沉，尺脉微，手足厥逆，气从小腹上冲胸咽，手足痹，其面翕热如醉状，因复下流阴股，小便难，时复冒者，与茯苓桂枝五味甘草汤，治其气冲。

元坚云：下已者，服毕也。多唾者，青龙之功著。而饮豁之征，犹今之患支饮者，及其欲愈，必吐稠痰。唾，亦稠痰也。口燥者，亦饮去之征，与渴同机。续后三条，俱举药验。此证亦即是已，而咳止息平，义寓其中矣。此下脉证非为青龙汤而发，以其饮所在，不特上焦，亦潴于中下，而更或有所挟。今服汤之后，支饮虽散，他证嗣见者也。寸脉沉，尺脉微者。魏氏曰：寸脉沉者，支饮有窠囊，欲去之而不能尽去也。尺脉微者，正阳虚于下，而阴寒之气，斯厥逆而上奔也。此解似佳。惟尺脉微，岂为血虚而现乎？手足厥逆者，阳素不盛，今为饮遏住所致，与瓜蒂散之厥，其情相近。气从小腹上冲胸咽者，下焦之水上进也。手足痹者，其人血虚故也。其面翕热如醉，复下流阴股者，胃中有热，被饮迫动，或升或降也。小便难者，膀胱不输也。时复冒者，即是心下支饮之故，而有时失升也。

此证三焦俱有水，加以血虚与胃热。然其所急。特在气冲。故先用桂苓五味甘草汤，以抑逆散饮。此方比之苓桂术甘汤，有五味而少术。彼以胃为主，而此犹兼肺，故用五味以利肺气。比之苓桂甘枣汤，彼饮在下，而此饮在上也。

渊雷案：自小青龙以下六条，随证转方，绝妙医案。盖是仲景身历之事实，然病情万变，支饮咳嗽之证，其传变非能斠若画一者。学者心知其意，自得运用之妙。若悬此六方，以逆测病证，则胶柱而鼓瑟矣。

桂苓五味甘草汤方

茯苓四两　桂枝四两，去皮　甘草炙，三两　五味子半升

上四味，以水八升，煮取三升，去滓，分温三服。

桂枝，《千金》作二两，《外台》作一两，皆非。甘草，《千金》作二两，当是。

《方极》云：苓桂五味甘草汤，治心下悸，上冲，咳而急迫者。《方机》云：咳后冲逆剧，手足厥冷，或心下悸，或头眩，或肉瞤筋惕者。以上诸证，皆兼用南吕丸。

雉间焕云：苓桂五味甘草汤以下五方，皆骨蒸家要术，五方临时活用之，则皆佳剂也。然随证加减之法，其所言则似有理者，其实不足信之。何则？病随时易转变，其预期次序必如此者，至稀也，不可拘拘者也。

《类聚方广义》云：小青龙汤，主治内饮外邪，感动触发，作喘咳者。以下五方，无发热恶风，头痛、干呕等外候，但方治内饮咳嗽，呕逆郁昌，发浮肿等者。若咳家有稠涎胶痰，血丝腐臭，蒸热口燥等证者，非五方之所得治也。

《麻疹一哈》云：近藤九兵卫次子，年十三。疹后咳嗽不已，声哑不出者数十日。用药不知，更请予诊治。按其腹状，心下悸，上逆，耳鸣目眩，胸间痰鸣。因为苓桂五味甘草汤服之，又杂服滚痰丸，下利日两三行，十四五日所，前证全治而女口旧。

冲气即低，而反更咳，胸满者，用桂苓五味甘草汤去桂加干姜、细辛，以治其咳满。

丹波氏云：案成无己云：桂枝泄奔豚。故桂枝加桂汤用五两，以主奔豚气从小腹上至心者。今冲气即低，乃桂之功著矣，故去之。沈氏、《金鉴》并云：桂走表，故去之，非。尤氏云：服前汤已，冲气即低，而反更咳胸满者，下焦冲逆

之气既伏，而肺中伏匿之寒饮续出也。故去桂枝之辛而导气，加干姜、细辛之辛而人肺者，合茯苓、五味、甘草消饮驱寒，以浊满止咳也。

苓甘五味姜辛汤方

茯苓四两　甘草　干姜　细辛各三两　五味子半升

上五味，以水八升，煮取三升，去滓，温服半升，日三服。

《方极》云：苓甘五味姜辛汤，治前方（苓桂五味甘草汤）证而不上冲，痰饮满者。

《方机》云：若（承前方说来）冲逆已愈，但咳满者，苓甘五味姜辛汤主之。

咳满即止，而更复渴，冲气复发者，以细辛、干姜为热药也。服之当遂渴，而渴反止者，为支饮也。支饮者法当冒，冒者必呕，呕者复纳半夏以去其水。

尤氏云：仲景以为渴而冲气动者，自当治其冲气。不渴而冒与呕者，则当治其水饮，故纳半夏以去其水。

元坚云：此节当以至"为热药"也为一截看。咳满即止，是姜、辛之功著。然药势燥胃，故为渴。而下焦之水，亦随发动，此际更宜苓桂五味甘草汤者，意在言外矣。"服之"以下，是接上文治其咳满句。言服之咳满即止，当发渴，而反不渴者，为心下有支饮也。渴反止，赵氏注为反不渴读，程氏亦然，宜从。此支饮与青龙证不同。所谓冒者，即前条时复冒之，加重者也。复纳半夏者，所以驱水饮，止呕逆也。

桂苓五味甘草去桂加姜辛夏汤方

茯苓四两　甘草　细辛　干姜各二两　五味子　半夏各半升

上六味，以水八升，煮取三升，去滓，温服半升，日三服。

《方极》云：苓甘姜味辛夏汤，治前方证（苓甘五味姜辛汤证）而呕者。《方机》同。

《续建殊录》云：一男子，郁郁不乐，咳嗽短气，动摇则胸悸甚，上气微呕，不欲饮食，小便不利，盗汗出；时时抢于心下，或胸中痛，与苓甘姜味辛夏汤加人参。服药而诸证渐退，逾月痊愈。

水去呕止，其人形肿者，加杏仁主之。其证应内麻黄，以其人遂痹，故不内之。若逆而内之者，必厥，所以然者，以其人血虚，麻黄发其阳故也。

元坚云：水去，即心下之水去，故呕止，是半夏之功著矣。然内水外溢，以为形肿，故治犹遵前法，而表水非麻黄不能驱除。盖杏仁之与麻黄，其性虽有紧慢之别，而其功用则稍相均。以其人血虚，故以此易彼耳。其人遂痹者，前段手足痹也。厥者，亦即前段手足厥逆。倘得麻黄以亡其阳，则更甚也。血虚者，尺脉微之应也，此无救逆之法。顾证既至此，则宜别处固阳救液之药，非前方加减之所治矣。

《药征》云：杏仁，主治胸间停水也，故治喘咳，而旁治短气结胸心痛形体浮肿。又云：杏仁、麻黄同治喘，而有其别。胸满不用麻黄，身疼不用杏仁。其二物等用者，以有胸满、身疼二证也。《气血水药征》云：杏仁逐水。表有水者，合麻黄以逐之；水在里，则合茯苓或葶苈，或合巴豆以逐之。《观证辨疑》云：喘者，咽中有水而气不行之证也。麻黄汤、麻杏甘石汤、桂枝加厚朴杏子汤，皆表水逆咽所致，杏仁主之。渊雷案：《别录》谓杏仁解肌。甄权谓杏仁发汗，然今人用杏仁，但取其润肺，散滞气。西医亦但用以镇咳祛痰而已。吉益氏父子知杏仁逐水，而与麻黄并论，诚为卓见。然应内麻黄之证，惧麻黄之发其阳，而内杏仁。杏仁之发汗解肌，远不及麻黄，则其水何由得去？意者，咳嗽而形肿者，必因肺循环瘀血之故。肺循环之瘀血，必因呼吸困难之故。杏仁发汗之力微，而疏肺之力大。用杏仁治咳嗽形肿，盖治其原因欤。

苓甘五味加姜辛半夏杏仁汤方

茯苓四两　甘草三两　五味子半升　干姜三两　细辛三两　半夏半升　杏仁半升，去皮尖

上七味，以水一斗，煮取三升，去滓，温服半升，日三服。

《方极》云：苓甘姜味辛夏仁汤，治前方证（苓甘姜味辛夏汤证）而微浮肿者。《方机》同，兼用南吕。

《类聚方广义》云：痰饮家平日苦咳嗽者，此方以栝蒌实代半夏。白蜜为膏，用之甚效。汤本氏云：无呕证者，以栝蒌实代半夏可也。有此证者，不可代用栝蒌实。余用本方于老人慢性支气管炎兼发肺气肿者，得伟效。

若面热如醉，此为胃热上冲熏其面，加大黄以利之。

《外台》醉下有"状"字。徐氏云：面属阳明，胃气盛则面热如醉，是胃气之热上熏之也。既不因酒而如醉，其热势不可当，故加大黄以利之。虽有姜、辛之热，各自为功而无妨矣。

元坚云：此上四条，如云治其气冲，而承以冲气即低之类。其文上下相应，特此条自为起端。故程氏、尤氏以为别证，然其治仍守上方，则知亦接上来矣。面热如醉者，即前段所谓面翕热也。其初胃热未长，故不敢为意。今蓄饮未散，而胃热增剧，故加大黄以利之。徐氏所谓虽有姜、辛之热，各自为功无妨者，实得其理矣。

渊雷案：姜、辛之热，逐寒饮也。寒饮或在胃中，或在胸膜支气管中，决不在于肠。非谓肠部不得有饮，饮而咳者，其饮决不在肠也。大黄之作用，则专在于肠，故能不妨姜、辛之热。且药性之所谓寒热，多非温度高低之谓，故寒热药同用，不可与冷热水同用等视之。以大黄治面热如醉，乃使肠部蠕动亢进，引起肠腹部充血。以平面部之充血，所谓诱导法也。抑古人谓面属阳明，亦自有故。凡大便不通而引起皮肤病者，必在面部。故酒齄粉刺之类，利其大便则愈。

苓甘五味加姜辛夏仁黄汤方

茯苓四两　甘草三两　五味半升　干姜三两　细辛三两　半夏半升　杏仁半升　大黄三两

上八味，以水一斗，煮取三升，去滓，温服半升，日三服。

《方极》云：苓甘姜味辛夏仁黄汤，治前方（苓甘姜味辛夏仁汤）证而腹中微结者。《方机》云：前方证而大便不通者。《橘窗书影》云：和泉屋清兵卫之母，年五十余，曾下血过多，已后面色青惨，唇色淡白，四肢浮肿，胸中动悸，短气不能行步，时下血。余与六君子汤加香附子、厚朴、木香，兼用铁沙丸（铁沙、干漆、莎草、苍术、厚朴、橘皮、甘草）。下血止，水气亦减，然血泽不能复常。秋冬之交，咳嗽胸满甚，遍身红肿，倚息不能卧。一医以为水肿，与利水之剂，无效。余诊之曰：恐有支饮，先制其饮，则咳嗽浮肿，自得其道；因与苓甘姜味辛夏仁黄汤加葶苈，服之两三日，咳嗽胸满减，浮肿忽消散。余持此案治水肿数人，故记以示后学。

丹波氏云：以上叙证五变，应变加减，其意殆与《伤寒论》证象阳旦之一则同，示人以通变之法也。元坚云：以上六条，皆设法备变者也。盖病有证候错杂，或陆续变替，乃不可不就其所急而为之处疗者。是此诸条之所以设，而使人知圆机之妙者已。唯所叙诸证，未必一人兼备，亦未必非一人兼备，且所处之药，皆著其功。如更发他证者，是不必药之所致。要不过假此数端，以示为治之次第也。

其初则时气触动，而其次则下焦水逆，次则肺饮复动，次则中焦饮遏，次则水气外溢。于是水饮之情状纤悉无遗，而加以兼虚挟热，可谓密矣。

先渴后呕，为水停心下，此属饮家，小半夏茯苓汤主之（方见上）。

丹波氏云：《千金》《外台》以此条载上文卒呕吐心下痞云云之前，似是。"后呕"作"却呕"。

徐氏云：饮有久暂不同。此云先渴后呕，渴必多饮，从无呕证。而忽于渴后见之，其为水饮无疑矣，故曰此属饮家，暂时伤饮也。尤氏云：先渴后呕者，本无呕病，因渴饮水，水多不下而反上逆也，故曰此属饮家。盖始虽渴而终为饮，但当治饮，而不必治其渴也。渊雷案：先渴后呕，正是急性胃炎之证，其呕实非因渴饮水所致。此方治呕而渴者，呕为主证，渴为副证。故汤本氏云：余之经验，此方之渴极轻微。若其剧者，可加用石膏。又呕吐甚者，加橘皮，以伏龙肝汁煎用。

第十三　消渴小便利淋病脉证并治

脉证九条　方六首

小便利，徐、沈、周、尤朱氏诸注本，并作小便不利，是也。消渴大抵为糖尿病与尿崩症。小便不利则原因甚多。淋病，多属肾盂及膀胱结石。本篇方证虽少，而杂糅不纯，难以归纳于西医的病名。篇中逐条释之，要是泌尿异常诸证而已。

厥阴之为病，消渴，气上冲心，心中疼热，饥而不欲食，食即吐蛔，下之不肯止。

喻氏《法律》云：消渴之证，《内经》有其论无其治，《金匮》有论有治矣。而集书者采《伤寒论》厥阴经消渴之文凑入，后人不能抉择，斯亦不适于用也。盖伤寒热邪，至厥阴而尽，热势入深，故渴而消水，及热解则不渴，且不消矣，岂杂证积渐为患之比乎？《金鉴》云：此条是《伤寒论》厥阴经正病，与杂病消渴之义不同，必是错简。渊雷案：消渴云者，饮食多而不作肌肤，且大小便不多之谓也。厥阴病之消渴，是热病经过中一种证候，不得为消渴病。《金匮》冠此条于消渴篇之首，知编次之人，胸中无物。《伤寒论》冲作撞，不肯止作利不止，释在《伤寒论》中。

寸口脉浮而迟，浮即为虚，迟即为劳；虚则卫气不足，劳则营气竭。

赵刻及诸家本并接下条为一条，今从《金鉴》及丹波氏析之。《金鉴》云：此条当在虚劳篇中，错简在此。寸口，通指左右三部而言也。浮而有力为风，浮而无力为虚。按之兼迟，即为虚劳之证，故主卫外营内虚竭也。元坚云：按：《巢源》以此条收之虚劳候中，可以确《金鉴》说矣。

趺阳脉浮而数，浮即为气，数即消谷而大坚（一作紧）；气盛则溲数，溲数即坚，坚数相搏，即为消渴。

《脉经》"坚"字俱作"紧"，非也。《金鉴》云："而大坚"句，不成文，"大"字之下当有"便"字，必是传写之讹。案：此二条，凭脉辨证，亦是叔和法，非仲景法。

程氏云：趺阳，胃脉也。《内经》曰：二阳结谓之消。胃与大肠，谓之二阳，以其热结于中，则脉浮而数。《内经》又曰：中热则胃中消谷，是数即消谷也。气盛，热气盛也。谷消热盛，则水偏渗于膀胱，故小便数而大便硬。胃无津液，则成消渴矣，此中消脉也。

丹波氏云：《外台》古《今录验》云：消渴病有三：一渴而饮水多，小便数，有脂，似麸片甘者，皆是消渴病也；二吃食多，不甚渴，小便少，似有油，而数者，此是消中病也；三渴饮水不能多，但腿肿，脚先瘦小，阴痿弱，数小便者，此是肾消病也。又东垣《试效》方云：高消者，舌上赤裂，大渴引饮。《逆调论》云：心移热于肺，传为鬲消者，是也，以白虎加人参汤治之。中消者，善食而瘦，自汗，大便硬，小便数。叔和云：口干饮水，多食饥虚，瘅成消中者，是也，以调胃承气、三黄丸治之。下消者，烦渴引饮，耳轮焦干，小便如膏。叔和云：焦烦水易亏，此肾消也，以八味丸治之。《总录》所谓末传能食者，必发脑疽背疮。不能食者，必传中满鼓胀，皆谓不治之症（以上东垣）。案据此论，本节之证即是消中之谓。

渊雷案：消渴之名，本谓渴而不小便。其渴而小便多者，名渴利。不渴而小便多者，名内消。《巢源》《千金》所论是也，其后渐废渴利内消之名，统名消渴。宋元以后，又分消渴为上、中、下三消，以配三焦，此病名之沿革也。《古今录验》及东垣所论皆是糖尿病之证候。糖尿病者，因新陈代谢机能之紊乱，致血液中所含葡萄糖之量过多，肾脏不能截留，随小便以排出也。故西医之诊断此病，验其尿中有无糖质，或验其血中糖量是否过多，以为断。有时尿中虽有糖，而尿量则不多。尿量不多，即不渴。有时需多量之水，以溶解糖质，则渴饮而尿多。有时尿中不但有糖质，且有蛋白、脂肪，则其尿不但味甘，且如脂如膏如麸片焉。糖质为人身工作精力之原料，不当排泄。若过于排泄之，设其人消化器不病，必思摄食以为补偿。然补偿有限，而排泄无度，则体内之脂肪、蛋白，亦相与化成糖质，随时排泄，而成一往不返之势，故多食善饥，而羸瘦日甚，此病理之可知者也。若夫脚肿（肿限于足及踝。《古今录验》云腿肿，非），阴痿弱，发脑疽背疮，固亦糖尿病常见之证。其传为中满鼓胀者，未见临床纪录。至于治法，大渴引饮。有热证者，宜石膏剂。善饥多食，大便硬者，宜大黄苓连之类。阴痿脚肿者，宜肾气丸之类（肾气丸治脚气；见前）。此皆已试而效者也。而宋元诸贤以石膏剂所治者为上消，以大黄苓连剂所治者为中消，以肾气丸所治者为下消。又传会气厥论肺消膈消之文，以上消为心移寒若热于肺，至中消下消。《内经》无文可援，则以中消为阳旺阴衰，脾胃蕴热。以下消为肾水下泄，心火上炎。截然分消渴为三段，不明三消诸证之相因而致，其误显然。喻嘉言则谓消渴始于胃而极于肺肾，以为先见中消之多食善饥，次见上下消之烦渴小便数、脚肿、羸瘦诸证也。然验之消渴病者，多尿而口渴，实为最先见之证，至其病完全成立后，然后贪食消瘦。喻氏知三消之相因，而不知不始于中消，又不知其病始终不涉于肺，犹未为得也，要之。糖尿病之原因，西医则知为胰腺中 Langerhans 氏岛之变化，使胰腺岛素 Insulin 之产量过少，因而障碍碳水化合物之新陈代谢。中医古借如《巢源》《千金》诸书则以为由于服石，由于房室，由于饮酒原味。然服石之风，唐以后已息。西洋人又素来不解服石，然亦有患糖尿者，则糖尿之不因服石明矣。饮酒厚味，使体内糖质过剩，肥胖多食之人，患者固多，然其病易治，则饮酒厚味不得为重证，糖尿病之原因明矣。故以糖尿病之三种原因究之，当以房室占其主要，而内分泌紊乱之直接促成糖尿，或对于碳水化合物之新陈代谢有影响者，科学家亦有种种证明也。故糖尿病之统计，男子多于女子。

男子消渴，小便反多，以饮一斗，小便一斗，肾气丸主之（方见脚气中）。

云男子者，明消渴之由于房劳者也。云小便反多者，明消渴之小便本不多，今多，故曰反，此可以证消渴之本义焉。饮一斗小便一斗，不足为肾气丸之证候，必有脚肿、阴痿、少腹不仁等证者，乃可与之。

《外台》第十一卷引《近效》祠部李郎中论云：消渴者，原其发动，此则肾虚所致。每发即小便至甜，医者多不知其疾，所以古方论亦阙而不言，今略陈其要。按：洪范"稼穑作甘"，以物理推之，淋饧醋酒作脯法，须臾即皆能甜也。足明人食之后，滋味皆甜，流在膀胱。若腰肾气盛，则上蒸精气，气则下入骨髓，其次以为脂膏，其次为血肉也，其余别为小便，故小便色黄，血之余也。躁气者五脏之气，咸润者则下味也。腰肾既虚冷，则不能蒸于上，谷气则尽下为小便者也，故甘味不变，其色清冷，则肌肤枯槁也。犹如乳母，谷气上泄，皆为乳汁。消渴疾者，下泄为小便，此皆精气不实于内，则便羸瘦。又肺为五脏之华盖，若下有暖气蒸即肺润，若下冷极即阳气不能升，故肺干则热。故《周易》有否卦，乾上坤下，阳阻阴而不降，阴无阳而不升，上下不交，故成否也。譬如釜中有水，以火暖之。其釜若以板盖之，则暖气上腾，故板能润也。若无火力，水气则不上，此板终不可得润也。火力者则为腰肾强盛也，常须暖将息。其水气即为食气，食气若得暖气，即润上而易消下，亦免干渴也。是故张仲景云：宜服此八味肾气丸，并不食冷物及饮冷水。今亦不复渴，比频得效，故录正方于后耳。凡此疾与脚气，虽同为肾虚所致。其脚气，始发于二三月，盛于五六月，衰于七八月。凡消渴，始发于七八月，盛于十一月、十二月，衰于二月、三月。其故何也？夫脚气者拥疾也，消渴者宣疾也。春夏阳气上，故脚疾发，即宣疾愈也。秋冬阳气下，故宣疾发，即拥疾愈也。审此二者，疾可理也。张仲景云：足太阳者，是膀胱之经也。膀胱者，是肾之腑也。而小便数，此为气盛。气盛则消谷，大便硬，衰则为消渴也。男子消渴，饮一斗水，小便亦得一斗，宜八味肾气丸主之。神方，消渴人宜常服之。

渊雷案：食物中五谷蔬果之类，其主成分为碳水合物，是为供给体温及工作精力之原料。此类食物消化时，必先化为葡萄糖，然后能吸收入血。而血中所含葡萄糖之量，常有一定，通常不超过千分之一。若所食碳水化合物过多，血液不能容，则化为动物淀粉，贮于肝脏。肝脏又不能容，则化为脂肪，贮于体内。食少或绝食时，则动物淀粉及脂肪，皆能还化葡萄糖，以补充血液之需要。葡萄糖供给工作精力及生成体温之后，分解为二氧化碳及水，排出体外，此生理上糖质新陈代谢之大概情形也。此代谢机能发生障碍，如肝脏不能截留动物淀粉，或动物淀粉化糖过速，或脂肪化糖过速，或肾脏不能拦截血中糖质，皆足以致糖尿，所以使代谢机能起障碍者，虽因胰腺岛素之缺乏，余以为内分泌紊乱实居重要原因。内分泌者，古人所谓肾气也。糖尿病既成，久久不已，则体内所有碳水化合物、蛋白、脂肪诸质，悉以不规则的变化，从小便而下，故饮食无度，而消瘦日加，或竟饮一溲二，则全身营养物有土崩瓦解之势，不可治矣。此糖尿病病理之大概也。李祠部之论谓消渴之小便至甜，又麤谓人食之后，滋味皆甜，上蒸精气，下入骨髓，其次以为脂膏，其次为血肉。又谓谷气尽下为小便，故甘味不变。又谓腰肾强盛，水气即为食气。是皆从物理、病理、药效上，推勘而得，故能切近实际，与近世科学所发明者，不谋而合。乃宋元以后医家，一切推本于《内经》，于是言消渴者，肺也，胃也，二阳也。既不知病理实际，更不知消渴之溺甜。例如王世懋、二酉委谭云：闽参政王懋德自延平归，忽瘦甚，须发皆枯，云乃消渴症，百药罔效。先是延平一乡官潜谓人曰：王公病，曾有尝其溺否？有此患者，其溺甚甜，此不治验也。王后闻之，初试微甜，已而渐浓，愈益甜。王亦自知不起，乃曰：消渴病闻之，溺甜则未之闻也（丹波元简《医剩》引），是消渴之溺甜，六朝人所知，而宋人转不知。此其一证也。

严氏《济生方》云：加减肾气圆（本方去附子加五味子、鹿沉香）治劳伤肾经，肾水不足，心火自用，口舌焦干，多渴而引饮，精神恍惚，面赤心烦，腰痛脚弱，肢体羸瘦，不能起止。

陈氏《外科精要》云：一士大夫病渴，治疗累岁不安。一名医使服八味圆（即本方以真北五味子代附子），不半载而疾痊。因疏其病源云：今医多用醒脾生津止渴之药，误矣。其疾本起于肾水枯竭，不能止润。是以心火上炎，不能既济，煎熬而生渴，今服此药，降心火生其肾水，则渴自止矣。

又云：加减八味元（于本方去附子加五味子）治痈疽已发未发，作渴疾。

李氏《医宗必读》云：八味丸（于本方加车前、沉香、人参）治患淋数年，痛如刀锥，诸药不应。

方勺《泊宅编》云：提点铸钱朝奉郎黄沔，久病渴，极疲悴。予每见，必劝服八味丸。初不甚信，后累医不痊。漫服数两，遂安。或问渴而以八味元治之，何也？对曰：汉武帝渴，张仲景为处此方。盖渴多是肾之真水不足致然，若其势未至于瘠，但进此剂殊佳，且药性温平，无害也。丹波氏云：案：汉武、仲景相去数百年，盖不过一时作此杜撰之言，取信于俗士耳。

《古方便览》云：一士人，患热病后口渴，饮茶汤，每日三四升，小便昼夜五六十行，其他无少苦，诸治不奏效，予即作八味丸料饮之，诸证顿退。

脉浮，小便不利，微热消渴者，宜利小便发汗，五苓散主之。

此条前贤多谓非真消渴，盖热病而肾脏泌尿机能起障碍者也。然吉益南涯有五苓散治验两则，其证酷似糖尿病。意者，糖尿病有因肾机能之紊乱而致者，则五苓所主也。

《医方口诀集》云：予治江府安藤氏之家人，消渴经年，且胸胁支满，头晕。与五苓散加甘草，水煎服，不三剂，诸证悉治。此盖用《金匮》苓桂术甘汤、五苓散二法也。渊雷案：此案未必是糖尿病，以其但渴而无他种证候也。

《续建殊录》云：和州人某来谒曰：仆年五十有余，从来未曾有疾，今虽既老，犹矍铄，饮食倍少壮时，自以为昔时好抵角之戏，故血气周流如此。自客岁丁巳春，食饵又三倍于少壮，至今年，添渴，饮水数升，未尝腹满。顷自警，以数合为度，夫能食能饮如此，理当肥，而瘦日甚，他无所苦。先生诊之，问其他。答曰：唯腹皮麻痹，小便频数耳。乃与五苓散，服之而渴愈。

《成绩录》云：一男子患消渴，日饮水数斗，小便亦多，食倍平日。先生与以五苓散，月余而全奏效。渊雷案：以上两案渴饮，小便多，食亦多，当是糖尿病。糖尿病与尿崩症皆多饮多溲，不验其尿，本难鉴别。惟尿崩症虽能食，不若糖尿之甚，且不赢瘦。此两案皆贪食，前一案加赢瘦，与其谓为尿崩，无宁谓为糖尿矣。

渴欲饮水，水入则吐者，名曰水逆，五苓散主之（方见上）。

尤氏云：热渴饮水，热已消而水不行，则逆而成呕，乃消渴之变证，曰水逆者。明非消渴而为水逆也，故亦宜五苓散去其停水。沈氏云：此亦非真消渴也。

渴欲饮水不止者，文蛤散主之。

沈氏云：此亦非真消渴也。《金鉴》云：渴欲饮水，水入则吐，小便不利者，五苓散证也。渴欲饮水，水入则消，口干舌燥者，白虎加人参汤证也。渴欲饮水而不吐水，非水邪盛也，不口干舌燥，非热邪盛也，唯引饮不止。故以文蛤一味，不寒不温，不清不利，专意于生津止渴也。渊雷案：此但渴而无小便之变，非糖尿病，亦非尿崩症，不知是何等病也。

文蛤散方

文蛤五两

上一味，杵为散，以沸汤五合，和服方寸匕。

以上三条，互详《伤寒论今释》。

淋之为病，小便如粟状，小腹弦急，痛引脐中。

尤氏云：淋病有数证，云小便如粟状者，即后世所谓石淋是也。乃膀胱为火热燔灼，水液结为滓质，犹海水煎熬而成盐碱也。小腹弦急，痛引脐中者，病在肾与膀胱也。按：巢氏云"淋之为病，由肾虚而膀胱热也。肾气通于阴，阴，水液下流之道也。膀胱为津液之腑，肾虚则小便数，膀胱热则水下涩，数而且涩，淋漓不宣，故谓之淋。其状小便出少起多，小腹弦急，痛引于脐"。又有石淋、劳淋、血淋、气淋、膏淋之异，详见本论，其言颇为明析，可补仲景之未备。

渊雷案：淋病之名，中西医异义。西医专指淋毒球菌作用于外生殖器之传染病，俗名白浊者是也。中医则泛指利尿困难之病。石淋即膀胱结石。气淋以膀胱小便皆满为候，则是膀胱压缩肌之麻痹，或括约肌之痉挛。膏淋当即淋毒球菌之病，然肾脏或输尿道有寄生虫时，小便中亦富有脂肪，呈乳糜状，亦即所谓膏淋也。劳淋、血淋未能确指为何病，要无非膀胱之炎症、癌肿，或泌尿器之结核病耳。此条小便如粟状，诸注皆以为石淋。然石淋下如沙石，不当云粟状。唯徐氏以为色白而滴沥甚，则为诸淋通有之证。小腹弦急，痛引脐中，即膀胱部挛急疼痛也，亦诸淋通有之证。

趺阳脉数，胃中有热，即消谷引食，大便必坚，小便即数。

尤氏云：胃中有热，消谷引饮（尤本作饮），即后世所谓消谷善饥，为中消者是也。胃热则液干，故大便坚；便坚则水液独走前阴，故小便数。亦即前条消渴胃坚之证，而列于淋病之下，疑错简也。渊雷案：此条与坚数相搏条同义，而文特简洁，程氏移于彼条之后。

淋家不可发汗，发汗则必便血。

程氏云：膀胱蓄热则为淋。发汗以迫其血，血不循经，结于下焦，又为便血。
渊雷案：《金匮》淋病仅此二条，而无方治。此条本出《伤寒论》太阳中篇，编次者取以充数。盖杂病论之残阙，更甚于伤寒也。

小便不利者，有水气，其人苦渴，栝蒌瞿麦丸主之。

"苦"，赵刻本误若，今从诸家本改。

沈氏云：盖《本经·肿论》"腰已下肿者，当利其小便"，而不见其方，观此方后云"小便利，腹中温为知"，似乎在水肿、腹冷、小便不利之方。想编书者误入，俟高明细详用之。

丹波氏云：渴而小便不利，故非消渴。小便虽不利，而未至溺如粟状，且无小腹急痛，故非淋也。即此治水病渴而小便不利之方，沈氏之说似是。

栝蒌瞿麦丸方

栝蒌根二两　　茯苓　薯蓣各三两　附子一枚，炮　瞿麦一两

上五味，末之，炼蜜丸梧子大，饮服三丸，日三服。不知，增至七八丸，以小便利，腹中温，为知。

《方极》云：栝蒌瞿麦丸，治心下悸，小便不利，恶寒而渴者。

尤氏云：此下焦阳弱气冷，而水气不行之证，故以附子益阳气，茯苓、瞿麦行水气。观方后云"腹中温为知"可以推矣，其人若（尤本"苦"作"若"）渴，则是水寒偏结于下，而燥火独聚于上，故更以薯蓣、栝蒌根、除热生津也。夫上浮之焰，非滋不熄；下积之阴，非暖不消。而寒润辛温，并行不悖，此方为良法矣。欲求变通者，须于此三复焉。

元坚云：此证之渴，即下焦蓄水，而升腾之气液失常之所致。栝蒌根不啻生津液，亦能行水气。观柴胡桂枝干姜汤（此方治饮结说，见《伤寒论述义》）及牡蛎泽泻散而可见也。此方用治小便闭宜用肾气丸而其人厌泥恋者，甚验。危氏得效方附子散，治小便不通，两尺脉俱沉微，乃阴虚故也。用绵附子、泽泻各一两，灯芯七茎。水煎服，亦此意也。

渊雷案：此亦治所谓肾消之方也。消渴病固有小便不多者，古人从证候以立名，故不云消渴，但云小便不利。凡腰肾虚冷，小便不利，合用肾气丸，而不宜地黄之滋腻者，用此方，极效。身半以下水肿，腹冷，小便不利者，亦主之。沈氏所说是也。《本经》云：瞿麦，味苦寒无毒，主关格诸癃，小便不通，出刺，决痈肿，明目去翳，破胎堕子，下闭血。

小便不利，蒲灰散主之；滑石白鱼散、茯苓戎盐汤并主之。

《金鉴》云：无表里他证，小便不利者，小便癃闭病也。尤氏云：仲景不详见证，而并出三方，以听人之随证审用，殆所谓引而不发者欤。

蒲灰散方

蒲灰七分　滑石三分

上二味，杵为散，饮服方寸匕，日三服。

徐氏云：蒲灰即蒲席烧灰也，能祛湿热，利小便。滑石能通九窍，祛湿热，故主之。丹波氏云：蒲灰，《证类本草》甄权云"破恶血"，败蒲席灰也。《魏氏家藏》方用箬灰。楼氏《纲目》云：蒲灰恐即蒲黄粉，楼说难从。然《千金》有一方，治小便不利，茎中疼痛，小腹急痛。蒲黄、滑石各等分，上二味，治下筛，酒服方寸匕，日三。

渊雷案：此方《本草纲目》收于服器部蒲席条下，以蒲灰为败蒲席灰，即徐氏、丹波氏所本。尤氏以为香蒲之灰，香蒲即蒲黄之茎叶。又名蒲翡，殆即《魏氏家藏方》之箬灰矣。二说不同，未知孰是。又，灰轻石重，而用蒲灰七分，滑石三分，恐误。他本或作蒲灰半分，盖亦有见于此而改之乎。

滑石白鱼散方

滑石二分　乱发二分，烧　白鱼二分

上三味，杵为散，饮服方寸匕，日三服。

丹波氏云：乱发，《本经》主五淋（案出《别录》。又苏恭云："烧灰疗转胞，小便不通"）。白鱼，恐非鱼中之白鱼。《尔雅》：蟫，白鱼。《本经》云：衣鱼一名白鱼，主妇人疝瘕，小便不利。义南齐书：明帝寝疾甚久，敕台省府署文簿求白鱼以为治，是也。沈云白鱼鲞"，诸注并仍之，不可从。

渊雷案：衣鱼，即书纸中蠹鱼也，亦居衣帛中，故名衣鱼。《本草纲目》收此方于衣鱼条下，是也。至鱼中之白鱼，《开宝本草》云：开胃下气，去水气，令人肥健。与此方之意不合。汤本氏又以鲤鱼代白鱼，可谓一误再误。《别录》云：鲤鱼煮食，治咳逆上气。黄疸，止渴，治水肿脚满，下气。又此方分量，三味皆云二分。不云等分，何也？

茯苓戎盐汤方

茯苓半斤　白术二两　戎盐弹九大一枚

上三味，先将茯苓白术煎成，入戎盐再煎，分温三服。

"先将以下"十七字，赵刻及徐、俞本并阙，今依徐、沈、尤氏注本及丹波所引宋本补。

《方极》云：茯苓戎盐汤，治心下悸，小便不利者。

和久田氏云：茯苓戎盐汤，治小便淋漓而难通。若小便闭者，渴而好盐味者，此方为妙。

尤氏云：《纲目》戎盐即青盐，咸寒入肾，以润下之性，而就渗利之职，为驱除阴分水湿之法也。

渊雷案：以上三方但云小便不利，诸注多不能分析其证候。今案次篇云：厥而皮水者，蒲灰散主之。然则蒲灰散当有腹鼓浮肿之证。茯苓戎盐汤据吉益氏和久田氏之说，当有心下悸，渴而嗜咸之证。滑石白鱼散，则未闻他种证候，记此以待试效。

渴欲饮水，口干舌燥者，白虎加人参汤主之（方见中喝中）。

尤氏云：此肺胃热盛伤津，故以白虎清热，人参生津止渴。盖即所谓上消鬲消之证，疑亦错简于此也。喻氏《法律》云：此治火热伤其肺胃，清热救渴之良剂也。故消渴病之在上焦者，必取用之。东垣以治膈消，洁古以治能食而渴者。元坚云：此条即出阳明篇中，则犹是似非真消渴，然以为中渴证治，亦无所妨。

渊雷案：人参白虎汤，治消渴脉洪数，心下痞硬，夜间烦热更甚，肌肉消铄者。已详《伤寒论今释》。若欲问其所以然，旧说谓热伤肺胃。清热生津，固嫌偏于主观的理想。西医谓糖尿病患者产生特种酸类侵入血液，使血中碱性减少，遂起酸中毒证。头痛、苦闷、谵语、失神，终至知觉全失，昏睡而死。若内服大量之碱类，或行静脉注射，可以中和血中过量之酸，取快一时。此说似较为翔实。然人参白虎汤中碱类物，唯石膏一味。而此方之效，实由知母、膏、参协力而成。设令单服石膏，必不能取效。其于人参、知母等药，仍无法说明也。是故选用效方，记其证候，以待科学之证明，为吾侪今日之所有事，若欲悉为疏通证明，固非一手一足所能为力也。

《生生堂治验》云：草庐先生年七旬，病消渴，引饮无度，小便白浊，周殚百治，而疲悴日加，举家以为不得愈，病人亦嘱后事于乃弟矣。会先生诊之，脉浮滑，舌燥裂，心下硬。曰：可治也。乃与人参白虎汤，百余帖而痊愈。历一年，前病复发，家人归咎于先生之治。病人曰：余死期当在昔年，以琴溪子之灵，幸得至今日，今病深数尽，不可复救，斯乃天也，非药石所知，何为辱琴溪哉？居无几时竟即世，年七十八。

脉浮发热，渴欲饮水，小便不利者，猪苓汤主之。

沈氏云：此亦非真消渴也，伤寒太阳阳明，热邪未清，故脉浮发热，渴欲饮水，胃热下流，则小便不利。故以猪苓汤导热滋干，而驱胃邪下出也。文蛤散、猪苓汤、五苓散凡四条，编书者误入。

渊雷案：以上两条本系《伤寒论》阳明篇之文，编书者割裂以入《金匮》。猪苓汤虽出阳明篇，实为治淋病之方。而注家不知，其释猪苓汤证谓有阳明热邪，释淋病谓是膀胱积热。夫有热邪之病，而为小便淋沥之证，则与膀胱积热何异乎？注家徒以其为阳明方，故谓之阳明热邪。以其为淋病，故谓之膀胱积热。而不知猪苓汤正治淋病，是知二五而不知一十也。

猪苓汤方

猪苓去皮　茯苓　阿胶　滑石　泽泻各一两

上五味，以水四升，先煮四味，取二升，去滓，纳胶烊消，温服七合，日三服。

用法、方解、治验俱详《伤寒论今释》。

余论　尤氏云：按渴欲饮水，本文共有五条，而脉浮发热，小便不利者，一用五苓，为其水与热结故也；一用猪苓，为其水与热结，而阴气复伤也；其水人则吐者，亦用五苓为其热消而水停也；渴不止者，则用文蛤，为其水消而热在也；其口干燥者，则用白虎加人参，为其热甚而津伤也。此为同源而异流者，治法亦因之各异如此，学者所当细审也。

金匮要略今释卷五

第十四　水气病脉证并治

论七首　脉证五条　方十首

方十首。赵刻本作八首，徐镕本作九首，今据俞桥本改。水气即水肿也。篇中论及脉证，察其词气，多系后人羼入。又有讹字脱文，颇难阅读。今据《巢源》等书，稍加校理，借明编次者之本意。然亦古人之糟粕而已。其菁华，仍在诸方之证候用法。

师曰：病有风水，有皮水、有正水、有石水、有黄汗。风水其脉自浮，外证骨节疼痛，恶风；皮水其脉亦浮，外证胕肿，按之没指，不恶风，其腹如鼓，不渴，当发其汗。正水其脉沉迟，外证自喘；石水其脉自沉，外证腹满不喘。黄汗其脉沉迟，身发热，胸满，四肢头面肿。久不愈，必致痈脓。

胕《千金》作"浮"。如鼓不渴《巢源》"作如故而不满又不渴"，《脉经》注同，是也。丹波氏云：胕，《金鉴》读为"跗"，本于喻氏，盖误矣。《素水热穴论》云：上下溢于皮肤，故为跗肿。跗肿者，聚水而生病也，知是胕肿即水病之称耳。

程氏云：风水与皮水相类，属表。正水与石水相类，属里。但风水恶风，皮水不恶风。正水自喘，石水不喘，为异耳。自唐以来，复有五水、十水之说，皆由肾不主五液，脾不能行水，至津液充郭，上下溢于皮肤，则水病生矣。

《金鉴》云：风水，得之内有水气，外感风邪。皮水，得之内有水气，皮受湿邪。其邪俱在外，故均脉浮，皆当从汗从散而解也。正水，水之在上病也。石水，水之在下病也。其邪俱在内，故均脉沉迟，皆当从下，从温解也。

元坚云：风水亦外证跗肿，其不言者，盖系省文。正水征以《水热穴论》及

《水胀篇》，则此证亦必腹满，今不言者，亦系省文，要之。风水、皮水以表邪有无为辨，正水、石水以喘不喘为别。其他证候，皆宜类推也。

渊雷案：《巢源·风水候》云：身浮肿，如里水之状，颈脉动，时咳，按肿上凹而不起也，骨节疼痛而恶风是也，脉浮大者，名曰风水也。又《皮水候》云：水妄行，流溢于皮肤，故令身体面目悉肿，按之没指而无汗也，腹如故而不满，亦不渴，四肢重而不恶风是也，脉浮者，名曰皮水也。又《石水候》云：水气妄行，不依经络，停聚结在脐间，小腹肿大如石，故云石水。其候引胁下胀痛而不喘是也，脉沉者名曰石水。尺脉微大，亦为石水。肿起脐下至小腹，垂垂然，上至胃脘，则死不治。无正水候，而有大腹水肿候。小丹波以为即正水。云：大腹水肿者，或因大病之后，或积虚营损，或新热食竟，入于水自渍及浴，令水气不散，流溢肠外，三焦闭塞，小便不通，水气结聚于内，乃腹大而肿，故四肢小，阴下湿，手足逆冷，腰痛上气，咳嗽烦疼，故云大腹水肿。据此则脉浮，四肢面目肿而恶风者，为风水。其不恶风者，为皮水。脉沉，腹肿而喘者，为正水。其小腹肿而不喘者，为石水。然正水之名，竟不知何所取义，篇中亦无治正水之方。当存疑。

魏氏云：黄汗者，其脉亦沉迟，与正水、石水水邪在内无异也。然所感之湿，客于皮毛者，独盛于他证，故身发热。热必上炎，故胸满，头面肿。湿热肆行，故四肢亦肿。经久不愈，瘀蕴酿致成疮痈，溃烂成脓，必至之势也。热逼于内，汗出于外，湿瘀于热，汗出必黄。此又就汗出之色，以明湿热之理，名之曰黄汗。

渊雷案：黄汗之病，肢节肿痛而发热，类似历节，说见历节篇中。汗之所以黄，因有胆汁色素从汗液排泄之故。依理当先发黄疸，而《金匮》不言。然本篇治黄汗者两方，桂枝加黄芪汤亦治疸，见黄疸篇，则知黄汗者亦必身黄矣。由是言之，凡病并发黄疸，而黄色由汗排泄者，俱得为黄汗，黄汗是一种证候，不得为病名，此证为风湿病所常见。古人析历节、黄汗为二，疑非。

脉浮而洪，浮则为风，洪则为气，风气相搏，风强则为隐疹，身体为痒，痒为泄风，久为痂癞；气强则为水，难以俯仰。风气相击，身体红肿，汗出乃愈。恶风则虚，此为风水；不恶风者，小便通利，上焦有寒，其口多涎，此为黄汗。

恶风则虚二句《圣济总录》作"恶风者为风水"。《伤寒论·平脉篇》云：脉浮而大，浮为风虚，大为气强，风气相搏，必成隐疹，身体为痒，痒者名泄风，久久为痂癞。林亿等注云：眉少发稀，身有干疮而腥臭也。

《金鉴》云：此为黄汗四字，当是衍文。六脉俱浮而洪，浮则为风，洪则为气。风气相搏之病，若风强于气，相搏为病，则偏于营，故为隐疹。身体为痒，痒者肌虚，为风邪外薄故也，名曰泄风，即今之风燥疮是也。故曰久不愈，则成痂癞。痂癞，疥癣、疠癞之类是也。若气强于风，相搏为病，则偏于卫，故为水气。难以俯仰，即今之支饮喘满不得卧也。若风气两相强击为病，则为风水，故通身浮肿也。以上诸证，皆属肌表，故当发汗，汗出乃愈也。风水无汗，当以越婢汤发汗，若汗出恶风，则为表阳虚，故加附子也。若不恶风，小便通利，非表阳有寒，乃上焦有寒也。上焦有寒，唯兼病水者不能约束津液，故其口多涎也。

元坚云：此条风强气强二证是客，风气相击证是主，宜分别看。汗出则愈，专从风水而言，不统前二证。

何氏《医碥》云："恶风则虚"一句，"不恶风者，小便通利，上焦有寒，其口多涎，此为黄汗"五句，当是错简，删之。

渊雷案：此条从脉测证，非仲景之言也。隐疹身痒，用祛风清热和血之品，如防风、黄芪、连翘、栀子、当归、黄芩之类，往往得效。谓之风强，尚较合理。气强为水，难以俯仰，风气相搏，身体红肿云云，于病理、药效，绝无近似处。《金鉴》偏营偏卫之说，牵强殊甚。营卫之病多矣，何以独为隐疹、水气耶？疥癣与疠癞，轻重不侔，亦不当相提并论。

寸口脉沉滑者，中有水气，面目肿大，有热，名曰风水。视人之目裹上微拥，如蚕新卧起状，其颈脉动，时时咳，按其手足上，陷而不起者，风水。

丹波氏云：《脉经》《千金》《外台》并无"蚕"字。据《灵·论·疾诊尺及水胀篇》无"蚕"字，为是。盖因下文"目下有卧蚕"之语而错误也。裹，《灵枢》作"窠"。案：《水胀篇》：以手按其腹，随手而起，如裹水之状者，水也。其身尽肿，皮厚，按其腹，陷而不起者，肤胀也。肤胀者，寒气客于皮肤之间所致。寒气在于皮肤之间露出马，按而散之，则不能猝聚，故陷而不起也。当知随手而起，为有水无气。陷而不起，为有气有水也。《巢源》：燥水谓水气溢于皮肤，因令肿满，以指画肉上，则隐隐成文字者，名曰燥水；以指画肉上，随画随散，不成文字者，名曰湿水。盖湿水即《灵枢》所谓水也，燥水即所谓肤胀也，上条云：皮水其脉亦浮，外证跗肿，按之没指。而此条云：陷而不起者风水。则知皮水、风水即《巢源》所谓燥水，而亦肤胀之属也。

渊雷案：《灵枢·论疾诊尺篇》云：视人之目窠上微肿，如新卧起状，其颈脉动，时咳，按其手足上，陷而不起者，风水肤胀也。为此条所本。凡水肿从目窠头面起，而肿与尿闭同时俱进者，为肾炎之确征。咳却与肾炎无关。水在皮下组织而为浮肿者，按之必陷而不起。然须一指尖按之，若全手掌按之，亦复随手而起。水在体腔内或在腹膜腔内，而为腹水者，其腹虽膨满，按之则随手而起。又有消化器病，因肠中多气而腹大者，按之亦随手而起。唯水肿在四肢者，按之无有不陷，以其内无腔囊，其水必在皮下组织故也。是故四肢之肿，按之必陷。腹部之肿，按之或陷或起，此自然之理也。丹波氏引《灵枢》《巢源》，以陷而不起者为肤胀、燥水，随手而起者为水，未免不究实际。且《水胀篇》云：水始起也，目窠上微肿，如新卧起之状，其颈脉动，时咳，阴股间寒，足胫肿，腹乃大，其水已成矣。以手按其腹，随手而起，如里水之状，此其候也。其症状，与本条及《论疾诊尺篇》之风水肤胀悉同。所异者，一则按腹随起，一则按手足不起耳。然从事实上推测，按腹随起者，安知按手足而不陷乎？故以按之起不起，分别水与肤胀，不可凭也。尤氏云：腹中气大，而肢间气细，气大则按之随手而起，气细则按之陷而不起，而其浮肿则一也。此说近之。

太阳病，脉浮而紧，法当骨节疼痛，反不疼，身体反重而酸，其人不渴，汗出即愈，此为风水。恶寒者，此为极虚。发汗得之。渴而不恶寒者，此为皮水。身肿而冷，状如周痹，胸中窒，不能食，反聚痛，暮躁不得眠，此为黄汗。痛在骨节。咳而喘，不渴者，此为脾胀，其状如肿，发汗即愈。然诸病此者，渴而下利，小便数者，皆不可发汗。

尤氏云：太阳有寒，则脉紧骨疼，有湿则脉濡身重，有风则脉浮体酸，此明辨也。今得伤寒脉而骨节不疼，身体反重而酸，即非伤寒，乃风水外胜也。风水在表而非里，故不渴。风固当汗，水在表者亦宜汗，故曰汗出即愈；然必气盛而实者，汗之乃愈。不然则其表益虚，风水虽解，而恶寒转增矣。故曰恶寒者，此为极虚，发汗得之。若其渴而不恶寒者，则非病风，而独病水，不在皮外，而在皮中，视风水为较深矣。其证身肿而冷，状如周痹，为寒湿痹其阳，皮水为水气淫于肤也。胸中窒不能食者，寒袭于外，而气窒于中也。反聚痛，暮躁不得眠者，热为寒郁，而寒甚于暮也。寒湿外淫，必流关节，故曰此为黄汗，痛在骨节也。其咳而喘不渴者，水寒伤肺，气攻于表，有如肿病，而实同皮水，故曰发汗则愈。

然此诸病，若其人渴而下利、小便数者，则不可以水气当汗而概发之也。仲景之意，岂非虑人之津气先亡耶？或问：前二条云风水外证骨节疼，此云骨节反不疼，身体反重而酸。前条云皮水不渴，此云渴，何也？曰：风与水合而成病，其流注关节者，则为骨节疼痛。其浸淫肌体者，则骨节不疼而身体酸重，由所伤之处不同故也。前所云皮水不渴者，非言皮水本不渴也，谓腹如鼓而不渴者。病方外感而未入里，犹可发其汗也，此所谓渴而不恶寒者，所以别于风水之不渴而恶风也。程氏曰：水气外留于皮，内薄于肺，故令人渴，是也。

渊雷案：此条分为五节，今每节臆断之。首节言风水恶寒有表证。二节言皮水不恶寒，其他皆同风水。风水可汗，则知皮水亦可汗。风水、皮水皆不言跗肿者，省文也。其言骨节之疼与不疼，渴与不渴，与前两条异者。当如尤氏之解，或者此数条本非一人之言，集书者兼收之，故前后自异欤。"身肿而冷，状如周痹"两句，当属黄汗。盖《灵枢》之周痹（引见胸痹薏苡仁附子散条）即是历节，而黄汗与历节类似。历节篇及本篇皆云：假令发热，此属历节，可证也。尤氏以此二句属皮水，非是。程注属之黄汗，是也。脾胀，诸注俱作"肺胀"解，当是。盖肺循环瘀血之水肿也。此条主意，在于可汗不可汗。盖黄汗不可汗，风水、皮水、肺胀皆可汗。其渴而下利，小便数者，仍不可汗也。

里水者，一身面目黄肿，其脉沉，小便不利，故令病水。假如小便自利，此亡津液，故令渴也。越婢加术物主之（方见下）。

黄肿《脉经》作"洪肿"。《脉经》注云：一云皮水。其脉沉，头面浮肿，小便不利，故令病水。假令小便自利，亡津液，故令渴也。

程氏云：里有水则脉沉，小便不利，溢于表则一身面目黄肿，故与越婢加术汤，以散其水。若小便自利，此亡津液而渴，非里水之证，不用越婢汤也。越婢加术汤，当在故令病水之下。

丹波氏云：此条诸家并以自一身面目黄肿至故令渴也，悉属越婢汤证，殊不知此与肠痈大黄牡丹汤条同为倒装法，程注义独长矣。但据《脉经》，黄肿乃洪肿之讹。又据《外台》引《古今录验》皮水越婢加术汤主之。及《脉经注》文，里水亦皮水之讹，义尤明显。《金鉴》则不考之于古书，辄以越婢加术汤主之七字移于前条，抑亦肆矣。或疑脉沉用麻黄之义，考《本草》麻黄为肺家之专药。李氏详辨之。皮水，水气壅遏于皮肤之间，用麻黄而发之，则气行水利而脉道开，沉乃为浮。此等之义，身试亲验，然后知经文之不我欺也。

渊雷案：越婢加术汤，为逐水发汗之主剂。其证为浮肿，自汗，小便不利，口渴。其病亦是肾脏泌尿障碍，与五苓散同。唯五苓证水积于胃中，故水入则吐。此方证水泛于皮下，故浮肿而自汗。自汗者，皮肤之代偿机能，所以排除水气也。唯此条有可疑者二事：曰里水，曰脉沉，是也。里水之名，出于首条四水之外。假令水在里，即不当发汗，是里字必有讹误。据首条及第二条、第四条，当汗者，为风水、皮水。而越婢汤证云：风水恶风。方后云：风水加术四两。则本条里水，当是风水之讹。然《外台》既载越婢汤于风水门，又载加术汤于皮水门。云：《古今录验》皮水，越婢加术汤主之。《脉经》注亦云皮水云云。则本条里水，又似皮水之讹。今案风水、皮水之异，仅在恶风与否。越婢之证虽云恶风，其药味于不恶风之证，亦无所忌。是本方之为风水、为皮水，不必斤斤辨析也。又，无论风水、皮水，其脉皆浮。今云脉沉，而丹波氏之亲验，服药乃浮。吾因疑始之脉沉，乃洪肿之故，与肥人平脉常沉同理。服药而肿减，脉乃浮耳。至黄肿之当作洪肿，丹波说是。小便自利而渴者，非本方证，程说亦是。用法详中风篇。

《生生堂治验》云：某之子，年弱冠，身体肿满，延及阴囊，其大如球，茎几没于其中。师诊之曰：观汝腹内肿色，似尝有疥癣、隐疹之患者。而曰：然。昔者请一医傅药而顿愈。曰：是矣。此内攻耳，与越婢加术汤，兼用龙门丸（汤本云与梅肉丸大同小异）。每服三十丸，三日一次，数旬而愈。

《导水琐言》云：某人，年二十八，小疮内陷，遂发肿胀。医两三下之，肿益甚，寻投发表剂，又无效，困苦至极。延予诊之，通身红肿，其腹如鼓，咳逆短气，喘鸣如拽锯。余乃投越婢加苓术汤（即本方加茯苓）。一剂重十钱，兼服三圣丸（蛇黄、禹余粮、铁砂三味米醋煮干糊丸，治浮肿，喘满，小便秘涩，气急烦躁）。自初昏至平旦，尽汤药五剂，丸药四钱。平旦之后，腹中鸣动，小便通利一升许，喘鸣减半，尔后小便日益快利，不过十日，满身无水。先所陷疮，然后勃然而发，乃以药尽其毒，制药汤浴之，三十日而全安。

趺阳脉当伏，今反紧，本自有寒（案：当句断），疝瘕，腹中痛，医反下之，下之即胸满短气。

趺阳脉当伏，今反数，本自有热，消谷，小便数，今反不利，此欲作水。

徐氏云：此两条，言水病人，别有宿病。人各不同，当从趺阳脉与其旧疾见证别之。

尤氏云：趺阳虽系胃脉，而出于阴部，故其脉当伏，今反紧者，以其腹中宿有寒疾故也。寒则宜温，而反下之，阳气重伤，即胸满短气。其反数者，以其胃中有热故也。热则当消谷而小便数，今反不利，则水液日积，故欲作水。夫阴气伤者，水为热蓄而不行。阳气竭者，水与寒积而不下。仲景并举二端，以见水病之原有如此也。

元坚云：诸家以趺阳脉伏为病脉，尤氏特以为平脉，而其注义亦畅，更推尤意。此欲作水一句，总括两条，亦顶胸满短气来。或曰：此两条，前条是客，不过举其有寒者以为对照，实无干水病。后条是主，示水之因热生者。此说亦有理。又按：趺阳平脉，贵沉实，不贵浮露，故尤氏以伏为平脉。《辨脉法》曰：趺阳脉迟而缓，胃气如经也，其意一也。但后条有寒水相搏，趺阳脉伏语，义相矛盾，当考。又《辨脉法》曰：趺阳脉微而紧，紧则为寒，微则为虚，微紧相搏，则为短气。

渊雷案：自此以下五条，皆非仲景家言也。以脉断病，盖仓公淳于意之流亚，其法或迂阔而不切实用，或艰晦而不可喻人。炎刘而降，法虽失传，其遗文断简，时有存者。后有著述，转相钞袭，错误滋多，去古愈遥，不可索解。即如此两条，以拙吾之清澈，多纪之娴雅，尚不能自圆其说，而况智出二君下者哉。抑医家在汉以前，家派繁多，不相统贯。《本草经》与《素灵》不同，《史记仓公传》与《本经》《素灵》又不同，此犹显而易见者。《难经》号称《解释》《素灵》，实与《素灵》多所抵牾。《大论要略》专以汤药治病，宜与《本经》契合，而亦不能尽同。此无他，师承各别，门户不同故也。后人不知，必欲牵彼就此，并为一谈，实徒乱人意而已。

寸口脉浮而迟，浮脉则热，迟脉则潜，热潜相搏，名曰沉。趺阳脉浮而数，浮脉即热，数脉即止，热止相搏，名曰伏。沉伏相搏，名曰水。沉则络脉虚，伏则小便难，虚难相搏，水走皮肤，即为水矣。

《金鉴》云：此条文义不属，不释。

寸口脉弦而紧，弦则卫气不行，即恶寒，水不沾流，走于肠间。

《金鉴》云：此条必有脱简，不释。丹波氏云：考《脉经寒疝篇》云：寸口脉弦而紧，弦则卫气不行，卫气不行则恶寒，紧则不欲食，弦紧相搏，则为寒疝，知此条亦宜有紧则云云语。《金鉴》为是。

少阴脉紧而沉，紧则为痛，沉则为水，小便即难。

《金鉴》云：四句文义不属，并有脱简，不释。

脉得诸沉，当责有水，身体肿重。水病脉出者，死。

尤氏云：水为阴，阴盛故令脉沉。又，水行皮肤，营卫被遏，亦令脉沉，若水病而脉出，则真气反出邪水之上，根本脱离。而病气独胜，故死。出与浮迥异，浮者，盛于上而弱于下，出则上有而下绝无也。

渊雷案：沉脉不皆是水。盖身体肿重，而脉得诸沉者，当责有水，倒句法也。脉出谓盛而无根。魏氏引少阴篇服汤，脉暴出者死，微续者生。是也。抑脉出者死，不但水病及白通加猪胆汁证也。凡病深沉而脉躁盛者，多不治。病轻浅而脉微弱者，虽难治，尚可救。故阳病见阴脉犹可，阴病见阳脉则死。

夫水病人，目下有卧蚕，面目鲜泽，脉伏，其人消渴。病水腹大，小便不利，其脉沉绝者，有水，可下之。

程本《金鉴》。析病水腹大以下为别一条，殆非。目下有卧蚕者，下眼睑肿，如有卧蚕也。面目鲜泽者，皮下有水也。病水腹大者，水在腹膜腔内，西医所谓腹水也。此条极似肾炎之水肿，惟肾炎，脉皆弦硬。今云脉伏脉沉绝，可疑。有水可下者，下其腹水也。凡胸水腹水可下，参看十枣汤证可知也。

元坚云：目下如卧蚕者，色黄晶肿。如新卧起者，睑胞上庞然虚浮，其证自异。方书中或有曰：若卧蚕才起之状者，谬矣。徐氏云：水病可下。唯此一条，沉绝二字妙。

何氏《医碥》云：内水，腹大，小便不利，脉沉甚，可下之，十枣汤、浚川散（甘遂、牵牛头末、大黄芒硝、木香、郁李仁）、神佑丸（即十枣汤料加黑牵牛头末、大黄、轻粉）、禹功散（牵牛子、茴香）、舟车丸（即神佑丸加青皮、橘红、木香、槟榔）之类。盖水可从小便利，亦可从大便泄也。

问曰：病下利后，渴饮水，小便不利，腹满因肿者，何也？答曰：此法当病水，若小便自利及汗出者，自当愈。

因肿，《脉经》及程本、《金鉴》作《阴肿》，盖谓阴囊水肿也。下利后亡津液，故渴欲饮水。若小便不利，则水无从泄，故腹满阴肿，是为水肿之预兆。若小便自利，则水从下泄；汗出，则水从外泄。水有所泄，虽多饮，亦不病水也。此条言病后引饮而小便不利者，有病水之可能，似无深意。

心水者，其身重而少气，不得卧，烦而躁，其人阴肿。

程氏云：《内经》曰：心主身之血脉。《上经》曰：水在心，心下坚筑短气，是以身重少气也。《内经》曰：诸病水者，不得卧。夫心属火，水在心，则蒸郁燔烁，是以不得卧而烦躁也。心水不应阴肿，以肾脉出肺络心，主五液而司闭藏。水之不行，皆本之于肾，是以其阴亦肿也。丹波氏云：案《金鉴》云"其人阴肿"四字，当在肾水条内，错简在此。此说有理，然程注义亦通。渊雷案：此以下叙五脏之水，与痰饮篇水在五脏同一寠臼。多不可解。此条颇似浆液性心包炎，其人常左卧，或坐而不得卧，烦躁不安，呼吸困难，病重者或谵妄昏迷，唯阴肿决与心脏病无关耳。

肝水者，其腹大，不能自转侧，胁下腹痛，时时津液微生，小便续通。

此条颇似门脉瘀血之证。其人腹胀痛，先发腹水。有继发全身水肿者，多数并发黄疸。若是门脉瘀血，则谓之肝水正宜。尤氏云：时时津液微生，小便续通者，肝喜冲逆而主疏泄，水液随之而上下也。

肺水者，其身肿，小便难，时时鸭溏。

此不知是何种病，殆与肺脏无关也。赵氏云：肺主皮毛，行营卫，与大肠合。今有水病，则水充满皮肤。肺本通调水道，下输膀胱，为尿溺。今既不通，水不得自小便出，反从其合，与糟粕混，成鸭溏也。尤氏云：鸭溏，如鸭之后，水粪杂下也。

脾水者，其腹大，四肢苦重，津液不生，但苦少气，小便难。

此亦不知何种水肿。尤氏云：脾主腹而气行四肢，脾受水气，则腹大四肢重。津气生于谷，谷气运于脾，脾湿不运，则津液不生而少气。小便难者，湿不行也。

肾水者，其腹大，脐肿腰痛，不得溺，阴下湿如牛鼻上汗，其足逆冷，面反瘦。

反，《脉经》"作皮"。注云：一云大便反坚。此条惟腰痛不得溺，是肾脏病证候，其他皆不足为肾脏性水肿之确征。尤氏云：身半以下，肾气主之，水在肾，则腰痛、脐肿、腹大也。不得溺，阴下湿如牛鼻上汗，其足逆冷者，肾为阴，水亦为阴，两阴相得，阳气不行，而湿寒独胜也。面反瘦者，面为阳，阴盛于下，则阳衰于上也。

魏氏云：又为明水气附于五脏，而另成一五水之证。盖水邪亦积聚之类也，切近于其处，则伏留于是脏，即可以脏而名证，是五水又以分附于五脏而得名矣。

但脏虽各附，而其实异其地者，不异其邪。治之者，亦异其处者不当易其法也。

师曰：诸有水者，腰以下肿，当利小便；腰以上肿，当发汗乃愈。

《金鉴》云：诸有水者，谓诸水病也。治诸水之病，当知表里上下分消之法。腰以上肿者，水在外，当发其汗乃愈，越婢、青龙等汤证也。腰以下肿者，水在下，当利小便乃愈，五苓、猪苓等汤证也。赵良曰：即《内经》开鬼门，洁净腑法也。

渊雷案：中医治病分表里上下，而彼此均有联系。此义已于《伤寒论今释》发之。治水病，腰以下肿利小便，腰以上肿发汗，亦是此理。诸犹言凡也，一切也。

《陈氏证治大还》云：凡大人小儿，通身浮肿，喘急，小便不利。自下而上者，名阴水。自上而下者，名阳水。俗名河白，用河白草浓煎汤洗浴。此草三尖底平，叶底及梗有芒刺，阳水用无刺者，阴水用有刺者。一二浴后，而小便便利，浮肿自消，神效神效。

师曰：寸口脉沉而迟，沉则为水，迟则为寒，寒水相搏。趺阳脉伏，水谷不化，脾气衰则鹜溏，胃气衰则身肿。少阳脉卑，少阴脉细，男子则小便不利，妇人则经水不通；经为血，血不利则为水，名曰血分。

尤氏云：此合诊寸口趺阳，而知为寒水胜而胃阳不行也。胃阳不行，则水谷不化，水谷不化，则脾胃俱衰。脾气主里，故衰则鹜溏；胃气主表，故衰则身肿也。少阳者生气也，少阴者地道也，而俱受气于脾胃，脾胃衰则少阳脉卑而生气不营，少阴脉细而地道不通，男子则小便不利，妇人则经血不通，而其所以然者，则皆阳气不行，阴气乃结之故。曰血分者，谓虽病于水，而实出于血也。

丹波氏云：沈际飞校本《脉经》卑作"革"。案沈云：卑者即沉而弱。徐云：卑则低而弱。《平脉法》：营气弱，名曰卑。王宇泰云：营主血，为阴。如按之沉而无力，故谓之卑也。但少阳未详何部。徐云左关胆脉也，沈云右尺，《金鉴》云左尺。然左右配位之说，仲景所未曾言，必别有所指。《史记·仓公传》：时少阳初代。亦同。血分，诸家无明解。盖分者，散也。血为水分散，流布肢体也。又有水分。《脉经》云：问曰：病有血分，何谓也？师曰：经水前断，后病水，名曰血分，此病难治。问曰：病有水分，何也？师曰：先病水，后经水断，名曰水分，此病易治。

渊雷案：此条言血分之病理诊法。然少阳脉不知诊在何处，卑不知是何脉象，其所言病理，更难推测，盖亦别派医家之遗文耳。据《脉经》则经断而病水者，为血分。病水而经断者，为水分是血分、水分皆妇人之病也。然妇人有病，鲜有不影响月事者。治其本病，则月事自复。而独于水病立水分之名，应予商榷。唯经断而病水者，苟无他种致水之原因，自当通经为主耳。

《本事续方》云：治妇人经脉不通，即化黄水，水流四肢，则遍身皆肿，名曰血分。其候与水肿相类一等。庸医不问源流，便作水疾治之，非唯无效，又恐丧命，此乃医杀之也，宜用此方。人参、当归、瞿麦穗、大黄、桂枝、茯苓各半两，苦葶苈炒，二分。上为细末，炼蜜圆如梧子大，每服十五圆，空心米饮下，渐加至二十圆，止于三十圆，每无不效者。

蒋示吉《医宗说约》云：有血分症，妇人先经水断绝，而后四肢肿满，小便不通，此血瘀水道，以通经为主，宜小调经散。案：小调经散，本治产后水肿之方。琥珀、没药、当归、桂心、白芍药、细辛、麝香为末，生姜汁、黄酒调服。

问曰：病者苦水，面目身体四肢皆肿，小便不利，脉之，不言水，反言胸中痛，气上冲咽，状如炙肉，当微咳喘，审如师言，其脉何类？师曰：寸口脉沉而紧，沉为水，紧为寒，沉紧相搏，结在关元，始时当微，年盛不觉，阳衰之后，营卫相干，阳损阴盛，结寒微动，肾气上冲，喉咽塞噎，胁下急痛。医以为留饮而大下之，气击不去，其病不除。后重吐之，胃家虚烦，咽燥欲饮水，小便不利，水谷不化，面目手足浮肿。又与葶苈丸下水，当时如小差，食饮过度，肿复如前，胸胁苦痛，象若奔豚，其水扬溢，则浮咳喘逆。当先攻击冲气，令止，乃治咳；咳止，其喘自差。先治新病，病当在后。

此条亦非仲景家言。唯水病人多有此等证候者，今参合诸家之注，顺文释之。《脉经》：脉之上有"师"字。言水病之人，身面四肢俱肿，小便不利，其水证甚急。师持脉诊察之，不以水病措意，反言胸中痛，气上冲咽，状如炙肉，当微咳喘云云。问者不知其故，因问其脉何类，何由知之也，状如炙肉者，咽中窒塞，如有炙肉也。师言：寸口脉沉紧，为水寒结在关元。关元盖泛称下焦部位，水寒结在关元，谓腹底骨盆腔内有积水也。此等腹水，有终身不见症状，死后解剖始知者，故曰始时当微，年盛不觉。当，徐、尤诸注本作"尚"，亦通。及中年以后，身体各种机能渐次衰减，营卫流行不畅，阳损而阴盛，腹水上冲而动，乃有喉咽塞噎，胁下急痛之证。其状盖似奔豚，其治法盖当温下。以其从小腹上冲，小腹为肾之区域，故曰肾气上冲。水气上冲之证，临床实验上多有之，其理尚未明也。此时病人尚未浮肿，医者以为是留饮、支饮，而用十枣等汤大下之。冲击之气不去，其病不除，后重吐之，益虚其胃，以生内烦，遂咽燥欲饮水。小便不利，水谷不化，而面目、手足浮肿矣。医见其浮肿，又与葶苈丸下水，当时水乍去，则如小差，既而食饮过度，肿复如前，上冲如故，胸胁苦痛，象若奔豚。水气既扬溢上冲，则浮咳喘逆。此病先有积水，继则冲逆，复因吐下而浮肿咳喘，是当先用苓桂味甘之类，治其冲气，冲气既低，再治其咳，咳止，喘当自差，最后乃治其腹水本病。盖冲气咳喘等，皆是新病，新病当先治，即首篇先治其卒病，后乃治其痼疾之意。病当在后句，文不通顺，要是后治痼疾之意耳。

元坚云：按《脉经》引《四时经》云：土亡其子，其气衰微，水为洋溢，浸渍为池，走击皮肤，面目浮肿，归于四肢。愚医见水，直往下之，虚脾空胃，水遂居之，肺为喘浮。注云：肺得水而浮，故言喘浮。又《巢源·伤寒咳嗽候》曰：水停心下，则肺为之浮。肺主于咳，水气乘之，故咳嗽。又《水肿候中》曰：肺得水而浮，浮则上气而咳嗽也。盖得斯说，而浮咳之义始晰矣。又，何氏《医碥》曰：水气喘者，水气逆行，肺气得水而浮。观浴河者水浸至胸则喘，可见。

汤本氏云：余之经验，误治冲气即象若奔豚者，宜苓桂五味甘草汤。其他诸证，皆可与半夏厚朴汤（案：方出《妇人杂病篇》）。

风水，脉浮身重，汗出恶风者，防己黄芪汤主之。腹痛者加芍药。

丹波氏云：此条校之于《痉湿暍篇》，唯湿作水为异耳。盖此后人误入者。附方（本篇篇末附方也）所载外台证治，的是《本经》之旧文。《脉经》与《外台》同，可以证矣。

防己黄芪汤方

防己一两　黄芪两分　白术三分　甘草半两，炙

上剉，每服五钱匕，生姜四片，枣一枚，水盏半，煎取八分，去滓温服，良久再服。

此条经文及方，皆系后人窜入。徐镕本及诸家注本多不出方。注云出湿病中。用法方解已详湿病篇。

风水恶风，一身悉肿，脉浮不渴，续自汗出，无大热，越婢汤主之。

尤氏云：此与上条证候颇同，而治特异。麻黄之发阳气，十倍防己，乃反减黄芪之实表，增石膏之辛寒，何耶？脉浮不渴句，或作脉浮而渴。渴者，热之内炽。

汗为热逼，与表虚出汗不同，故得以石膏清热。麻黄散肿，而无事兼固其表耶。

丹波氏云：案大青龙汤治伤寒烦躁。麻黄杏仁甘草石膏汤，治汗后汗出而喘，无大热，俱麻黄、石膏并用之剂。而不言有渴，今验之，不论渴与不渴皆可用。然此断云不渴者，义可疑也。以理推之，作而渴为是。下文黄汗之条"汗出而渴"。《脉经》注云：一作不渴。而渴不渴，经有误错，是其明征也。渊雷案：《评热病论》"风水有口干苦渴证"，而本篇第四条云：其人不渴，汗出即愈，此为风水。盖风水之证，有渴有不渴。越婢之证，则渴为主，不渴者亦可服。此条不渴字，当作而渴为是。

《类聚方》云：大青龙汤证，而无咳嗽、冲逆，有脚挛痛之证者，主之。不渴，当作渴。自汗出之下，当有或无汗字。

越婢汤方

麻黄六两　　石膏半斤　　生姜三两　　大枣十五枚　　甘草二两

上五味，以水六升，先煮麻黄，去上沫，纳诸药，煮取三升，分温三服。恶风者加附子一枚，炮。风水加术四两（《古今录验》）。

丹波氏云：《外台·风水门》引《古今录验》煮法后云：咳肺胀，加半夏五合，洗。一服五合。又《皮水门》云：《古今录验》皮水，越婢汤加术主之。煮法后云：范汪同。本出仲景《伤寒论》。案：据《外台》风水加术四两，当作皮水。原方只五味，盖加味法。编书者采录于《古今录验》，故注此四字。

《证治大还》云：越婢汤，治脉浮在表，及腰以上肿，宜此发汗。兼治勇而劳甚，肾汗出。汗出遇风，内不得入脏腑，外不得越皮肤，客于玄府，行于皮里，传为跗肿，本之于肾，名曰风水。其证恶风，一身悉肿，脉浮不渴，续自汗出。风水证少气时热，从肩背上至头汗出，苦渴，小便黄，目下肿，腹中鸣，身重难行，正卧则咳，烦而不能食。

《方极》云：越婢汤，治大青龙汤证而不咳嗽上冲者。渊雷案：本方即大青龙去杏仁、桂枝。故东洞云：尔其实大青龙主散热，本方主逐水。药虽同而主治不同，不得与大青龙等视也。本方喘咳者亦宜用。东洞云不咳嗽，太拘泥。

《方机》云：治一身悉肿，脉浮，自汗出，恶风者。

方舆輗云：上体下体，或一身悉肿，脉浮而渴，自汗出。恶风，小便不利，或喘咳者，越婢汤主之。脚气、痛风、疮毒内攻等多此证。又犯风邪久咳，因沐浴变此证者，往往见之。

《青州医谈》云：伤寒多汗憎寒，近衣被则汗漏不止，去衣被则寒不可忍。世医与柴胡汤、柴胡桂枝汤或桂枝加黄芪汤等，不愈。有变谵语，饮食不进，终至危殆者。此证内热甚，宜越婢汤。

《达生图》说云：蝮蛇、毒鼠、毒犬毒，肿者，皆可服越婢汤。在受伤时，即应从伤处将血尽量榨出。

又云：产妇血晕，或发子痫，有致汤火伤者，在尚未带水气之先，于麻油置盐，加辰砂少许，涂之即效。延久有肿气者，投以越婢汤。

《方函口诀》云：此方以发越脾气为本义。虽属麻黄剂，而与麻黄汤、大青龙汤异趣，以无大热、自汗出为目的，故用于肺胀、皮水等，而不用于伤寒溢饮。论中麻杏甘石汤与此方同类。渊雷案：此说甚核，麻黄汤大青龙汤主发表散热。其证热高，汗不出。此方及麻杏甘石汤主因汗逐水，其证无大热，自汗出。虽俱以麻黄为君，其证则适相反矣。发越脾气云者，因《外台·肉极门》载此方，一名起脾汤，故成无己注大论，谓是发越脾气。然本方中并无治脾之药，其说不可从。越婢名义，详《伤寒论今释》。

皮水为病，四肢肿，水气在皮肤中，四肢聂聂动者，防己茯苓汤主之。

丹波氏云：《外台》引深师名木防己汤，聂聂作集集，云本出仲景《伤寒论》。

又云：《巢源·水分候》云：水分者，言肾气虚弱，不能制水，令水气分散，流布四肢，故云水分。但四肢皮肤虚肿，聂聂而动者，名水分也。案此条证，据《巢源》即水分也。渊雷案：据《脉经》则水分、血分俱为妇人病，引见前第二十一条。《巢源》列血分于妇人杂病门，列水分于水肿门，与《脉经》异。其水分之证又即防己茯苓汤证，而《金匮》名为皮水，古书病名之参错如此。

尾台氏云：聂聂动，与瞤动略同，皆水气所为，而茯苓之主治也。《小补韵会》曰：聂，动貌。《素问·平人气象论》曰：厌厌聂聂，如落榆荚。又《难经十五难》曰：厌厌聂聂，如循榆叶。渊雷案：四肢聂聂动，为防己茯苓汤之主证。盖因水毒停滞于肌肉，肌肉中老废物质不得排泄，末梢运动神经起自家中毒症状，故瞤动也。

防己茯苓汤方

防己三两　黄芪三两　桂枝三两　茯苓六两　甘草二两。

上五味，以水六升，煮取二升，分温三服。

《方极》云：防己茯苓汤，治四肢聂聂动，水气在皮肤而上冲者。

《方机》云：治四肢肿，水气在皮肤中，肉𥆧筋惕者，兼用桃花散（桃花、葵子、滑石、槟榔为散，每食前葱白汤调下）。

《类聚方广义》云：防己茯苓汤，专主肌表有水气者。防己黄芪汤主表里有水者，故防己黄芪皆多于防己茯苓汤。

尤氏云：防己、茯苓善驱水气，桂枝得茯苓，则不发表而反行水，且合黄芪、甘草助表中之气，以行防己、茯苓之力也。

《方函口诀》云：此方虽主皮水，而方意近防己黄芪汤，但去术加桂苓者，专行于皮肤也。一人身体肥胖，运动不如意，手足振掉，前医投桂枝、茯苓、白术、真武之类，或以为痰所为，令服导痰化痰之药，更无效者，与此方而愈。又下利久不治，与利水药不愈者，用此方，或有意外之治效。

《先哲医话》云：惠美宁固曰：一男子，头及两手振掉不已，得此已两三年。腹中和，饮食如故。余谓是即仲师所谓四肢聂聂之类，投以防己茯苓汤而愈。

里水，越婢加术汤主之，甘草麻黄汤亦主之。

丹波氏云：《外台》引范汪"里水"作"皮水"。又云：皮水，一身面目悉肿，甘草麻黄汤主之。两方各为一条。案：《外台》为是。

《金鉴》云：里字当是皮字，岂有里水而用麻黄之理？阅者自知是传写之讹。皮水表虚有汗者，防己茯苓汤固所宜也。若表实无汗有热者，则当用越婢加术汤。无热者，则当用甘草麻黄汤发其汗，使水外从皮去也。渊雷案：越婢加术证有脚弱口渴，小便不利，皆甘草麻黄证所无。

越婢加术汤方（见上，于内加白术四两，又见脚气中）

用法、方解、治验详上文第五条及中风篇。元坚云：此方与次方所主之证，盖在轻重剧易之别，不必拘有热无热矣。

甘草麻黄汤方

甘草二两　麻黄四两

上二味，以水五升，先煮麻黄，去上沫，内甘草，煮取三升，温服一升，重覆汗出，不汗，再服。慎风寒。

《千金》云：有人患气虚损（二字本作急积）久不差，遂成水肿。如此者众。

诸皮中浮水，攻面目身体，从腰以上肿，皆以此汤发汗，悉愈。方（即本方）。

《千金翼》云：麻黄汤，主风湿水疾，身体面目肿，不仁而重。方（即本方）。重复。日移二丈汗出，不出，更合服之。慎护风寒。皮水用之良。

《秘传经验方》云：走马通圣散，治诸风湿及伤风伤寒头疼，并治疗疮一切肿毒。手足疼痛，风痹不仁（即本方），炒微黄，碾为细末，每服三钱，用水盅半，锅内滚一大沸，凉温服。盖被暖不透风，汗出为度。仍要谨慎风触，遂无重复。

《方极》云：甘草麻黄汤，治喘，急迫，或自汗，或不汗者。

《类聚方广义》云：皮水，其脉浮，外证跗肿，按之没指，不恶风，其腹如鼓，不渴，当发其汗。按：此证，亦宜甘草麻黄汤。

吉益猷注防己茯苓汤条云：此证四肢先肿，而身不肿，与麻黄（谓本方及越婢诸汤）证异。麻黄证，则身肿而及于四肢者也。又注防己黄芪汤条云：凡防己所主者，为虚肿，自下而起。麻黄所主者，为实肿，自上而起也。

方舆鞔云：往年，一男子六十余岁，患上证（谓皮水本方证也）。余一诊，即投甘草麻黄汤，服之一夜，汗出烦闷而死。后阅《济生方》曰：有人患气促，积久不瘥，遂成水肿，服此而效。但此药发表，老人、虚人不可轻用。余当弱冠，方药未妥，逮读《济生》，乃大悔昨非。

《橘窗书影》云：一人患久年哮喘，感触风寒，则必发动，不能动摇。余谕之曰：积年沉疴，非一朝药石所能除，惟宜先驱其风寒，以桂枝加厚朴、杏子汤、小青龙汤发表。表证解，则与甘草麻黄汤。服之两三帖，喘息忽和，动摇复常。复得出仕，其人大喜。每自仿此法，调药取效。后经年，虽外感稍盛，而喘气大减云：余多年苦思治哮喘，得二法焉。感触风寒者，主发汗，如森村氏之法。其由寒冷潴饮者，则与《外台》柴胡鳖甲汤（柴胡、枳实、芍药、苍术、鳖甲、槟榔、甘草）、延年半夏汤（半夏、柴胡、鳖甲、桔梗、吴茱萸、枳实、槟榔、人参、生姜）等，驱除其游饮，后以苓桂术甘汤加没食子（原注《华冈经验方》）使散服，则喘气大收。

水之为病，其脉沉小，属少阴；浮者为风，无水虚胀者，为气。水，发其汗即已。脉沉者宜麻黄附子汤，浮者宜杏子汤。

丹波氏云：案：魏"气水"之下添一"病"字，气下为句。云：无水虚胀者，所病不在水，乃气虚散漫，更不宜发汗。尤亦为气作句，以"水"字接下句。云：

无水而虚胀者，则为气病，不可发汗，水病发其汗则已。今考文义，殊不相协。又《圣惠论》有气水肿，与本条所言自异。渊雷案：此条首句水之为病，则全条皆言水病，不应羼入气病。魏、尤之读固不妥。《金鉴》改气为风。而读风水为句，然既云无水，又云为风水，仍复矛盾。余意无水虚胀者为气水一句，直是衍文，当删。盖谓水病脉沉小者，属少阴虚寒证，不沉小而浮者，为风，皆可发汗而愈。其脉沉之少阴证，可用麻黄附子之少阴方。脉浮之风，则宜杏子汤也。

麻黄附子汤方

麻黄三两　甘草二两　附子一枚，炮

上三味，以水七升，先煮麻黄，去上沫，纳诸药，煮取二升半，温服八分，日三服。

此方《伤寒论·少阴篇》名麻黄附子甘草汤，煮服法中八分作八合。

凡杂病阳证各随其本证为治，为法至繁。一涉虚寒，则惟务温经复阳，其法转简。此方本温发少阴伤寒之剂，妙在即用甘草麻黄汤驱水，加附子以复阳也。用法详《伤寒论今释》。

○杏子汤方　（未见，恐是麻黄杏仁甘草石膏汤）

魏氏云：浮者为风。仲景自言其证矣。杏子汤之方内水湿而外风寒。其挟热者，可以用麻杏甘石也。如不挟热者，莫妙于前言甘草麻黄汤加杏子，今谓之三拗汤矣。丹波氏云：《金鉴》载杏子汤，即麻黄、甘草杏仁三味，盖依魏注也。

《类聚方广义》云：《金匮》小注云"杏子汤未见，恐是麻黄杏仁甘草石膏汤"，此说未稳。子炳以为麻黄杏仁薏苡甘草汤。试之事实，子炳为优。

厥而皮水者，蒲灰散主之（方见消渴中）。

尤氏云：厥而皮水者，水邪外盛，隔其身中之阳，不行于四肢也。此厥之成于水者，去其水则厥自愈，不必以桂枝、附子之属，助其内伏之阳也。

余论　元坚云：本篇首叙四证，而篇中特举风水、皮水，不及正水、石水。其论治法，有云可下之，有云当利小便，有云当发汗。今考篇中，殊详于发汗之方，而至攻下渗利之药，则缺而不出。岂皆是后人之所删楚，抑仲景之引而不发者乎？

又云：以下二方出《医心方》第十卷治通身水肿方中。未知果是《本经》之遗否，姑附于此。

张仲景方青龙汤，治四肢疼痛，面目肘肿方。麻黄半斤，去节去末，细辛二两，干姜二两，半夏半升，洗。凡四物，切，以水八升，煮得二升，一服止。

又云：治脾胃水，面目手足肘肿，胃管坚大满气，不能动摇，桑根白皮汤方。桑根白皮。切，二升，桂一尺，生姜三颗，人参一两。凡四物，切，以水三斗，煮取桑根，竭得一斗，绞去滓，纳桂、人参、生姜，黄饴十两，煮之，竭得七升，服一升，消息更服（今案《本草》桂一尺重半两为正）。

问曰：黄汗之为病，身体肿（一作重），发热汗出而渴，状如风水，汗沾衣，色正黄如柏汁，脉自沉，何从得之？师曰：以汗出入水中浴，水从汗孔入得之，宜芪芍桂酒汤主之。

赵本、俞本柏并误药，今从徐镕本及诸家注本改。

和久田氏云：身体肿，肌表之瘀水多也。肌表所以多瘀水，因正气之衰虚也，故黄芪之分两为之独多。发热者血气之郁也，因发热而汗出，因汗出致内渴，故曰发热汗出而渴。风水之证，身肿脉浮汗出，其状相似，故曰状如风水。然风水其汗不黄，其脉不沉，故举汗色、脉状，辨其疑似。风水因感外邪，是以脉浮。此证因阳气不宣达，故虽发热而脉犹沉也。云自沉者，明本方之脉证自尔，非有所妨害而然。

尤氏云：黄汗之病，与风水相似，但风水脉浮而黄汗脉沉，风水恶风而黄汗不恶风为异。其汗沾衣，色正黄如柏汗，则黄汗之所独也。风水为风气外合水气，黄汗为水气内遏热气，热被水遏，水与热得，交蒸互郁，汗液则黄。按：前第二条云：小便通利，上焦有寒，其口多涎，此为黄汗。第四条云：身肿而冷，状如周痹。此云：黄汗之病，身体肿，发热汗出而渴。后又云：剧者不能食，身疼重，小便不利。何前后之不侔也，岂新久微甚之辨欤？夫病邪初受，其未郁为热者，则身冷，小便利，口多涎。其郁久而热甚者，则身热而渴，小便不利，亦自然之道也。

何氏《医碥》云：水寒遏郁汗液于肌内，为热所蒸，而成黄汗。然汗出浴水，亦举隅之论耳，当推广之。

潘氏《医灯续焰》云：黄汗一证，仲景《金匮要略》收入水气病中，其主治与治疸亦自悬绝。后人以其汗黄，遂列为五疸之一，实非疸也。

渊雷案：黄汗之病，发热，身肿痛，口渴，皆与历节相类。历节之诱因为外湿，黄汗亦云水从汗孔入得之，是黄汗与历节之病因、病状俱似也。汗之所以黄，当因高热溶解红细胞，血色素化为棱形麻血晶，从汗液排泄之故，是亦热溶血证，说在《伤寒论今释》。依理皮肤当发黄疸，下文桂枝加黄芪汤治黄汗者，亦治黄疸，可以见焉，后人列为五疸之一，未尝不是。潘氏《续焰》辨其非疸，特未深考耳。然黄汗病，未尝目见。西医书载风湿病之证候，亦但云多酸臭汗，不云色黄，更不云并发黄疸，记此以俟实验。又尤注所举第四条之文，尤于彼注，属之皮水，当从此注为正。

黄芪芍药桂枝苦酒汤方

黄芪五两　芍药三两　桂枝三两

上三味，以苦酒一升，水七升，相和，煮取三升，温服一升，当心烦，服至六七日乃解。若心烦不止者，以苦酒阻故也（一方用美酒醯代苦酒）。

《方极》云：黄芪桂枝苦酒汤，治身体肿，发热汗出，汗沾衣，色正黄如柏汁者。

雉间焕云：治水病身重汗出者。又云：当有从小腹引阴弦急证。

《金鉴》云：黄芪、桂枝，解肌邪以固卫气，芍药、苦酒，止汗液以摄营气。营卫调和，其病已矣。魏氏云：古人称醋为苦酒，非另有所谓苦酒也。美酒醯即人家所制社醋，即镇江红醋是也。又，醋之劣者即白酒。醋各处皆是，总以社醋入药。尤氏云：苦酒阻者，欲行而未得遽行，久积药力，乃自行耳，故曰服之六七日乃解。

黄汗之病，两胫自冷；假令发热，此属历节。食已汗出，又身常暮盗汗出者，此劳气也，若汗出已反发热者，久久其身必甲错；发热不止者，必生恶疮。若身重，汗出已辄轻者，久久必身瞤，瞤即胸中痛，又从腰以上必汗出，下无汗，腰髋弛痛，如有物在皮中状，剧者不能食，身疼重，烦躁，小便不利，此为黄汗，桂枝加黄芪汤主之。

徐镕本及赵、尤、《金鉴》诸本“暮下”并有“卧”字。

元胤云：此条当为五节读。首二句概称黄汗之证也，而下曰历节，曰劳气，曰生恶疮者，以其与黄汗相类，而实不同，举以示之也。历节必兼寒邪，故周身发热。

程氏云：湿就下而流关节，故黄汗病两胫冷。若两胫热则属历节之病。其食已汗出，为胃气外泄。暮而盗汗，为营气内虚，又属虚劳之证。二者俱汗出，皆非黄汗也，欲作黄汗之证。汗出已，而热不为汗衰，反发热，而热不止薄于外，则销铄皮肤，故令身体枯槁。薄于里，则溃脉烂筋，故令生恶疮也。夫湿胜则身重，汗出虽湿去身轻，而正气未必不损。如此久久，必耗散诸阳，故身呦而胸痛。是以上焦阳虚，则腰以上汗出，下焦湿胜，而为腰髋弛痛，如有物在皮中状也。剧则内伤于脾而不能食，外伤肌肉而身体疼重。若烦躁小便不利，则水气无从出，蕴蓄肌中，必为黄汗。

渊雷案：据前条黄汗本发热。此云假令发热，此属历节（历节篇亦云尔）者，承胫而言，谓假令两胫亦热也。生恶疮一节，元胤以为不属黄汗，程氏仍属黄汗。案首条云：久不愈，必致痈脓，则程氏为是。劳气甲错恶疮，虽与黄汗有异，亦皆桂枝加黄芪汤所主。《血痹虚劳篇》之黄芪桂枝五物汤、黄芪建中汤，药味皆相似。今之中医外科，用黄芪为排脓生肌之剂，可以见焉。

桂枝加黄芪汤方

桂枝　芍药各三两　甘草二两　生姜三两　大枣十二枚　黄芪二两

上六味，以水八升，煮取三升，温服一升，须臾饮热稀粥一升余，以助药力，温覆取微汗；若不汗，更服。

《千金》第十卷伤寒发黄门、《外台》第四卷黄汗门并载本方，黄芪并作五两，当据改。

《方极》云：桂枝加黄芪汤，治桂枝汤证，而黄汗若自汗盗汗者。

《方机》云：黄汗，四肢弛痛，或身疼重，烦躁，小便不利者（烦躁，小便不利者，或然证也。身体疼重为主证也），或盗汗出者，发热恶风而发黄色者，桂枝加黄芪汤主之。

《方函口诀》云：此方能治盗汗，加当归，倍芍药，名归芪建中汤，为痘疮及诸疮疡之内托剂。若加反鼻（蝮蛇霜），其效尤捷。

渊雷案：此方及前方皆主黄汗。所异者，前方肿，此方不肿。前方之汗必黄，此方之汗不必黄。

师曰：寸口脉迟而濇，迟则为寒，濇为血不足。趺阳脉微而迟，微则为气，迟则为寒。寒气不足，则手足逆冷；手足逆冷，则营卫不利；营卫不利，则腹满胁鸣相逐；气转膀胱，营卫俱劳，阳气不通即身冷，阴气不通即骨疼；阳前通则恶寒，阴前通则痹不仁；阴阳相得，其气乃行，大气一转，其气乃散；实则失气，虚则遗溺，名曰气分。

"胁鸣"，程氏魏氏注本并作"肠鸣"，当作"肠鸣"。

尤氏云：微则为气者，为气不足也。寒气不足，赅寸口趺阳而言，寒而气血复不足也。寒气不足，则手足无气而逆冷，营卫无源而不利。由是脏腑之中，真气不充，而客寒独胜，则腹满胁鸣相逐。气转膀胱，即后所谓矢气、遗溺之端也。营卫俱劳者，营卫俱乏竭也。阳气温于表，故不通则身冷。阴气营于里，故不通即骨疼。不通者虚极而不能行，与有余而壅者不同。阳前通则恶寒，阴前通则痹不仁者。阳先行而阴不与俱行，则阴失阳而恶寒。阴先行而阳不与俱行，则阳独滞而痹不仁也。盖阴与阳常相须也，不可失，失则气机不续而邪乃著，不失则上下交通而邪不容。故曰：阴阳相得，其气乃行，大气一转，其气乃散，失气遗溺皆相失之征，曰气分者，谓寒气乘阳之虚而病于气也。

沈氏云：营卫相和，膻中宗气一转，大气乃行，痹著之邪，相随而去。谓大气一转，其气乃散。而实者矢气，邪从大便喧吹而泄。虚者遗溺，邪从小便而去，此阳虚气滞化水，而精血为痹，故曰气分。

渊雷案：此条词气，非仲景家言。《金鉴》以为名曰气分之下，当有下条"桂枝去芍药加麻黄附子细辛汤（即桂、姜、草、枣、黄、辛、附子汤）主之"十五字。余谓下条之方，证候不备，后人因补注此条耳。今寻其说理，殊无深旨。姑录尤、沈二家之注如上，学者记其证而略其词，可也。矢气遗溺，尤义为长矣。

气分，心下坚，大如盘，边如旋杯，水饮所作，桂枝去芍药加黄辛附子汤主之。

《金鉴》云："气分，心下坚，大如盘，边如旋杯，水饮所作"之十六字，当是衍文。观心下坚之本条，自知桂枝去芍药加麻黄附子细辛汤之十五字。当在上条气分之下，义始相属，正是气分之治法，必是错简在此。

《巢源·气分候》云：夫气分者，由水饮搏于气，结聚所成。气之流行，常无壅滞。若有停积，水饮搏于气，则气分结而住，故云气分。

楼氏《医学纲目》云：气分谓气不通利而胀，血分谓血不通利而胀，非胀病之外又别有气分血分之病也。盖气血不通利，则水亦不通利而尿少，尿少则腹中水渐积而为胀。但气分心下坚大而病发于上，血分血结胞门而病发于下。气分先病水胀，后经断。血分先经断，后病水胀也。

渊雷案：此条与下条，证候悉同，而方药绝异。唯下条不冠"气分"二字，于是《金鉴》以为本方主气分，气分心下不坚，非水饮所作。下条枳术汤，主心下坚，水饮所作，而不名气分，故其删接如此。今案《巢源》既云气分由于水饮搏气，而《肘后卒心痛门》载枳术汤云"心下坚痛，大如碗，边如旋杯。（即盘字）名为气分。水饮所结"。《外台》第七卷心痛癥块门引张文仲，亦同。则知心下坚痛，如碗如盘，为气分正证。而气分之病，正因水饮所作也。虽然正证悉同，而方药绝异，临床施治，将如何抉择？晋人有知其法者，为桂姜草枣黄辛附子汤补注于前矣（《脉经》亦载此文，故知为晋人所补）。今摘其证候，为手足逆冷，腹满肠鸣相逐。或身冷，或骨疼，或恶寒，或痹不仁，故有气分正证，又有此等兼证者。本方所主也无此等兼证者，枳术汤所主也。盖逆冷、骨疼、恶寒者，所谓少阴证，而麻附细辛汤之合法也。学者观方后诸家之用法，则本方之主治益明。又伤寒太阳篇云：心下满，微痛，小便不利者，桂枝去芍药（原文去桂，误，详《伤寒论今释》）茯苓、白术汤主之。彼亦为水饮，但因小便不利故加苓、术。其桂枝去芍药之治心下满微痛，犹本方之治心下坚痛矣。况麻附、细辛俱能逐水，岂得谓非水饮所作乎？由是言之，《金鉴》接本方于前条，是也。删本条心下坚以下十六字，非也。尤氏删水饮所作四字，亦非也。又案此下二条，证则心下坚痛，药则枳实白术，是亦胃病，当属痰饮，不当属水气。

桂姜草枣黄辛附子汤方

桂枝三两　生姜二两　甘草二两　大枣十二枚　麻黄　细辛各二两　附子一枚，炮

上七味，以水七升，煮麻黄，去上沫，纳诸药，煮取二升，分温三服，当汗出，如虫行皮中，即愈。

《方极》云：桂姜枣草黄辛附汤，治桂枝去芍药汤、麻黄附子细辛汤。二方证相合者。

《方机》云：治恶寒，或身体不仁，或手足逆冷，而心下坚者，兼用紫圆、南吕，及有痰饮之变者。又云：四肢惰痛，恶寒甚者。又云：世俗所谓劳咳骨蒸，恶热恶寒，心中郁郁，或心下痞坚者，兼用南吕。无痞坚者，兼用解毒散，俱以紫圆时时攻之。

《类聚方广义》云："气分"二字，不似仲景口气，今据旁例试之。上冲头痛，发热喘咳，身体疼痛，恶寒甚者，主之。又云：老人于秋冬之交，每有痰饮

咳嗽，胸背胁腹挛痛而恶寒者，宜此方，兼用南吕丸。

工藤球卿云：凡大气一转，为治万病之精义，而于血症为尤要。昔年一妇人患劳咳，咯血气急，肌热烙手，大肉尽削，脉甚细数。余以为死证，而一医以为可治，用桂姜草枣黄辛附汤。竟得痊愈。余大敬服，以此发明大气一转之理，得治乳岩、舌疳及诸翻花疮等数十人。翻花疮用黄辛附汤，盖因阴阳相隔，气无所统制，血肉失其交，以渐顽固遂致出血。据《金匮》"阴阳相得，其气乃行，大气一转，其气乃散"，故拟用此汤也。一妇人患乳岩结核（即结节非谓结核菌），处处糜烂，渐有翻花之兆，时时出血，至戊午初春，疼痛益甚，结核增长，卧床不能起。正月二十八，日与黄辛附汤。四五日，疼痛退，结核减，起床视事如平日。凡阴阳不相得而为劳咳、咳血吐血、颜色枯槁，若不可为，与此汤每得起死回生（《方函口诀》引）。

《金鉴》云：用桂枝去芍药加麻黄附子细辛汤者，盖温养营卫阴阳，发散寒邪之气也。尤氏云：当汗出，如虫行皮中者，盖欲使既结之阳复行周身而愈也。

心下坚，大如盘，边如旋盘，水饮所作，枳术汤主之。

《类聚方广义》云：《正字通》曰：盘，盛物之器，或木或铜锡为之，大小浅深方圆不一。《难经·五十六难》曰：痞气在胃脘，覆大如盘，按旋杯，盖覆杯之误。《金匮·五脏风寒积聚篇》曰：浮之大坚，按之如覆杯。《史记·仓公传》曰：齐王云：痞根在右胁下，如覆杯。《灵枢·邪气脏腑病形篇》曰：肥气在胁下，若覆杯。《难经·五十六难》曰：肥气在左胁下，如覆杯。可以见旋杯为覆杯之误，且已云如盘，又云如覆杯者。言心下坚大如盘，而其形状中高边低，按之虽外坚，而内如无物，故曰如覆杯，此所以为水饮也。此条及木防己汤之痞坚，十枣汤之痞硬满，甘遂半夏汤之坚满，大陷胸汤之石硬，其形状虽不同，均属水饮。但以缓急剧易及兼证之异，故主方各不同耳。又按《五十六难》之覆大如盘，疑大如覆盘之误。

汤本氏云：余之经验，本条证治，盖肝脾二脏中之一脏肿大，连及心下者也。然此证，单用本方者寡，合用小、大柴胡汤者多。

枳术汤方

枳实七枚　白术二两

上二味，以水五升，煮取三升，分温三服，腹中软即当散也。

《外台》第八卷饮癖门引《备急》及《证类本草》，并作枳实术汤。《外台》凡两见（其一第七卷心痛症块门引张文仲）白术并作三两。《本草》引同，无白字。水五升，并作一斗。

《千金》月令，主结气方。白术、枳壳，炒。上等分，捣筛，蜜丸如梧子大，空腹饮下二十五丸。

李氏《辨惑论》云：易水张先生枳术丸，治痞，消食强胃。枳实，麸炒黄色，去穰，一两。白术二两。上同为极细末，荷叶裹烧，饭为丸，如桐子大，每服五十九，多用白汤下，无时。

《药征》云：枳术汤、桂姜枣草黄辛附汤，《金匮要略》所载同其因（谓水饮所作也）与证而不可别焉。今审其方剂，桂姜枣草黄辛附汤，其方合桂枝去芍药及麻黄附子细辛也。而桂枝去芍药汤主头痛、发热、恶风、有汗等证，而腹中无结实者也。麻黄附子细辛汤证曰：少阴病发热，为则按所谓少阴病者，恶寒甚者也，故用附子，附子主恶寒也。依二汤之证推之，心下坚大，而恶寒发热上逆者，桂姜枣草黄辛附汤主之。术主利水也，是以心下坚大而小便不利者，枳术汤主之。夫秦（越人）张（仲景）之治疾也，从其证而不取因矣，因者想象也，以冥冥决事，秦张所不取也，故其能治疾也，在方中其证矣。斯不知其方意，则未能中其证也，其知其方意，在知药能也，能知药能，而后始可与言方已。

《方极》云：枳术汤，治心下坚满，小便不利者。

《方机》云：治心下痞坚，小便不利者，或心下满痛，小便不利者，兼用仲吕。

元坚云：上条与此条，其病俱在内，与外体浮肿者不同。今编在本篇者，未详其解，疑是痰饮篇中所错也。

附　方

○《外台》防己黄芪汤：治风水脉浮为在表，其人或头汗出，表无他病，病者但下重，从腰以上为和，腰以下当肿及阴，难以屈伸（方见风湿中）。

出第二十卷风水门，引深师，名木防己汤。方后注云：此本仲景《伤寒论》方。其方白术作四两，余同《千金风痹门》所载。引见《湿病篇》，用法方解，亦详于彼。和，犹言无病也。

第十五　黄疸病脉证并治

论二首　脉证十四条　方七首

黄疸病者，肌肤遍发黄色之谓。诊察必视其眼结膜，病起则结膜先黄，病解则结膜后退。病重者，肌肤作暗褐色，或暗褐绿色，此即篇中第七条所谓黑疸，亦即后世所谓阴黄矣。解剖视之，全身诸组织无一不黄，唯脑脊髓如故。此种黄色素一方面沉著而染色于诸组织，一方面混于汗液、小便中，以排出体外。故黄疸病之差解，黄色素亦以汗液、小便为出路。黄疸之原因，必因胆汁成分混入血循环所致。无病之人，肝脏分泌胆汁，由输胆管注入十二指肠，以消化脂肪，且刺激肠壁，促其吸收。故胆汁色素杂于大便中排出，无由入于血液循环。若输胆管有炎症肿疡以及形成胆石，致阻塞胆汁之灌输，则胆汁吸收于肝脏之淋巴管，经胸管而入于血液循环。若因病原体之传染，致胆囊、胆管、肝脏俱发生病变，则分泌之胆汁不能抑留，直接入于肝静脉毛细管，此皆胆汁混入血液循环之原因，亦即发生黄疸之原因。前者名为瘀滞性黄疸，后者名为卡他性黄疸，今世所知黄疸之病理如此。《金匮》分黄疸为谷疸、女劳疸、酒疸三种。谷疸盖指十二指肠之病变。凡胃肠之炎症，古人概以伤食为原因，故知谷疸为肠炎并发之黄疸也。酒精中毒能使肝脏硬变，使肝细胞显原发性变坏，是酒家之发生卡他性黄疸，亦属可能，惟女劳疸于今世病理未有明证，考其所举证候，乃阿狄森氏病之色素沉着，非黄疸也。说详下文。

寸口脉浮而缓，浮则为风，缓则为痹。痹非中风，四肢苦烦，脾色必黄，瘀热以行。

"苦"，徐镕本及《脉经》并作"若"。

元坚云：《平人气象论》曰：缓而滑，曰热中。《邪气脏腑病形篇》曰：缓者多热。《平脉法》曰：缓者胃气实，实则谷消而水化也。又《伤寒论》曰：伤寒脉浮而缓，手足自温者，是为系在太阴，太阴者身当发黄。合此诸义观之，则知是缓为胃热，而浮缓为发黄之诊。又知"浮则为风"之"风"字，即热气外熏之谓（《伤寒论》有此例），非邪气中表之义。又知"缓"则为痹"之"痹字，盖是"瘅"字之讹，始与文义相叶（缓、瘅、烦三字韵黄，行二字韵），顾以其讹作痹。后人不辨，遂补痹非中风一句也。再按：痹非中风一句，推他文例，当是"风瘅相搏"四字（《仓公传》曰：风痹客脬，难于大小溲，溺赤）。

尤氏云：脾脏瘀热而色黄，脾者四运之轴也。脾以其所瘀之热转输流布，而肢体面目尽黄矣，故曰瘀热以行。

渊雷案：后世医家言以黄疸为脾家瘀热。脾主湿，故又称湿热。本条末二句及尤注，即此意也。旧说所谓脾本指小肠及诸组织之吸收作用，吸收入于血管淋巴管者，必随血液循环以周行全身，故曰脾主转输。古人未明病理实验，直以胆汁色素为所瘀之热，故曰瘀热以行。然行字暗合循环之义，瘀字又暗合郁滞之义。胆汁郁滞入于血液循环以发生黄疸，谓之瘀热以行，乃恰合事实。其云四肢苦烦者，以旧说脾主四肢，故云尔，与《伤寒论》太阴中风之四肢烦疼同义。其实四肢之烦否，非黄疸之主证。又案：《说文》："疸"，黄病也。痹，劳病也。医书有假痹为疸者，因又讹痹为痹。小丹波之校是也。

趺阳脉紧而数，数则为热，热则消谷，紧则为寒，食即为满。尺脉浮，为伤肾，趺阳脉紧，为伤脾。风寒相搏，食谷即眩，谷气不消，胃中苦浊，浊气下流，小便不通，阴被其寒，热流膀胱，身体尽黄，名曰谷疸。额上黑，微汗出，手足中热，薄暮即发，膀胱急，小便自利，名曰女劳疸。腹如水状不治。心中懊侬而热，不能食，时欲吐，名曰酒疸。

《脉经》，自"额上黑"以下，"心中懊侬"以下，各为别条。徐、沈、尤、魏诸注本并同。"疸"，沈氏、尤氏注本并作"瘅"，下仿此。元胤云：尺脉浮为伤肾，趺阳脉紧为伤脾。二句插入，以对示女劳疸、谷疸二证之脉。此不承食即为满句，亦不接风寒相搏句。注家与上下相连为解，殆觉踌谬。渊雷案：此二句盖后人旁注，传写者混入正文耳。

数为热，紧为寒。在脉象则紧、数可以并见，在病情则寒、热不能两存，故旧注多谓热在胃而寒在脾。今推其意，脾指吸收，胃指消化。胃热脾寒者，消化机能亢进而吸收机能退减也，盖十二指肠发生炎症时，因充血之故，消化机能或致亢进，唯炎症发于有黏膜之器官，必为卡他性，炎灶方分泌多量之炎性渗出物，同时吸收机能必致退减。何则？分泌则液体自肠壁出于肠管，吸收则液体自肠管入于肠壁。其机转正相反，不能同时并行也。消化亢进即所谓热则消谷。吸收退减则已消化之营养液停潴而不去，即所谓食即为满，即所谓谷气不消，胃中苦浊。盖消谷之字，指未消化之食物；谷气则指已消化之体液，不消犹言不吸收，胃中乃指肠中，苦浊即营养液停潴不去也。十二指肠有炎症，已足阻滞胆汁之灌输，况又胃中苦浊，其压力高于输胆管中之压力，胆汁自不能照常输送，而瘀滞性黄疸于是乎成矣。食谷即眩，即下条之发烦头眩。浊气下流谓营养液从肠管下降。小便不通则黄色素无去路，故以为将发黄疸之候。《伤寒论》云：小便自利者，不能发黄（阳明篇百九十五条）。又云：小便不利，心中懊侬者，身必发黄（二百七条），是也。然此处小便不利，正因肠管中水分不吸收，血中水少，无以泌别之故。"阴被其寒，热流膀胱"二句，最难解，旧注皆含混其词。余谓阴指后阴，言后阴因脾寒不吸收之故，致大便溏泄。热流膀胱仍指小便不利。取文句相偶，别无深意。

女劳疸，旧注多以为肾之虚热。盖《灵枢·经脉篇》：足太阴足少阴之所生病，皆有黄疸。故以谷疸、酒疸属之脾，以女劳疸属之肾也。今案：旧说所谓肾者乃指无管腺之内分泌，虚热谓虚性兴奋。合考下文第十四条硝石矾石散之证候，所谓女劳疸者乃肾上腺之阿狄森病，实非黄疸。盖诸腺体之生理病理，至今未能尽晓，然确知其有相互关系。女劳直接受病者，当为性腺。因性腺之病引起肾上腺之病，固所可能也。额上黑者，旧说以黑色为肾病之候，乃阿狄森病之色素沉着也。微汗出，手足中热，薄暮即发，即虚劳所常见之盗汗骨蒸。膀胱急亦即虚劳之里急。此皆女劳之候，非黄疸之候也。小便自利者，下虚不能收摄之故，异于真黄疸之小便不利。《巢源》作不利，盖不知女劳疸之非真黄疸，从诸疸之通证误改也。腹如水状即后世所谓臌胀。因肠机能衰减，肠内容物发酵而成气故也。

酒疸所举证候，皆发白酒精中毒所引起之胃炎。此亦病酒之候，非黄疸候也。女劳疸、酒疸皆不言身黄者，省文也。元坚云：舒氏《伤寒论集注》曰：酒中有热有湿，均足为患，因其本气而患之。本气虚寒者，本不患热，唯患其湿。真阳素旺者，不患其湿，而患其热（此本于张介宾酒泄说然其意少异）。盖酒疸之说，舒氏所谓不患其湿而患其热也。《巢源·黄疸候》云：黄疸之病，此由酒食过度，腑脏不和，水谷相并，积于脾胃，复为风湿所搏，瘀结不散，热气郁蒸，故食已如饥，令身体面目及爪甲小便尽黄，而欲安卧，又谷疸候云：谷疸之状，食毕头眩，心忪怫郁不安而发黄。由失饥大食，胃气冲熏所致。又女劳疸候云：女劳疸之状，身目皆黄，发热恶寒，小腹满急，小便难。由大劳大热而交接，交接竟入水所致也。又酒疸候云：夫虚劳之人，若饮酒多，进谷少者，则胃内生热。因大醉当风入水，则身目发黄。心中懊痛，足胫满，小便黄，面发赤斑（案：发赤斑黄疸重证多有之，不必酒疸）。

阳明病脉迟者，食难用饱，饱则发烦头眩，小便必难，此欲作谷疸。虽下之，腹满如故，所以然者，脉迟故也。

"发烦"《伤寒论阳明篇》作"微烦"。

脉迟为寒，腹满而食难用饱，则寒在胃肠。此盖肠炎兼胃扩张之病。肠因发炎而吸收障碍，于是血中水分之来源少，故小便难。肠炎则胆汁易于瘀滞，小便难，则血液中有胆汁混入时，无由排泄，故知欲作谷疸。胃因扩张而停水，饱食则胃愈撑满，故令发烦头眩。苓桂术甘证、真武证皆有头眩，皆因胃有停水故也。抑胃肠病之头眩，因残留食物腐败，产生有毒物质，起自家中毒症状者，盖亦有之。此证虽腹满，而属于虚寒，当温中健脾。若误以为实满而下之，虽暂减而旋复如故。太阴病腹满，下之则胸下结硬同此理也。此条互详《伤寒论今释》。

张氏《伤寒心印》云：《金匮》谷疸有二证，此则虚寒而冷有鬓者也。《伤寒缵论》云：脉迟胃虚，下之无益，则发汗利小便之法。用之无益，惟当用和法。如甘草干姜汤先温其中，然后少与调胃，微和胃气是也。渊雷案：甘草干姜汤可用，调胃承气不可用。余意此证宜理中、真武之类。

夫病酒黄疸，必小便不利，其候心中热，足下热，是其证也。

程氏云：夫小便利则湿热行，不利则热留于胃。尤氏云：酒之湿热，积于中而不下出，则为酒疸，积于中则心中热，注于下则足下热也。渊雷案：云必小便不利。明小便利者，虽多饮不致病疸也。心中热，足下热，亦是病酒之证，非病疸之证。

酒黄疸者，或无热，靖言了了，腹满欲吐，鼻燥；其脉浮者先吐之，沉弦者先下之。

"靖"赵刻及俞桥本并作"请"，《外台》引《千金》作"静"，尤注本作"清"今从徐镕本及《千金》。了了，徐镕本、俞桥本并不缍，赵刻亦作小一字，今从《脉经》《千金》及诸家注本。案：靖、静、清皆同音通假，请则形近之讹。

靖言了了谓言语不乱也。或无热承上条，谓心中足下不热也。此云靖言了了，明上条之证不了了，益知是病酒之证矣。尤氏云：酒黄疸者，心中必热，或亦有不热。清言了了者，则其热不聚于心中，而或从下积为腹满，或从上卫为欲吐鼻燥也。腹满者可下之，欲吐者，可因其势而越之。既腹满且欲吐，则可下亦可吐。然必审其脉浮者，则邪近上，宜先吐。脉沉弦者，则邪近下，宜先下也。沈氏云：详先字，要知吐下之后再以清解余热，不待言矣。

《千金》第十卷伤寒发黄门云：夫酒疸，其脉浮者先吐之，沉弦者先下之。夫人病酒疸者，或无热，靖言了了，腹满欲吐呕者，宜吐之，方煎苦参散七味者是。又云：治人无渐，忽然振寒发黄，皮肤黄曲尘出，小便赤少，大便时秘，气力无异，食饮不妨，已服诸汤散，余热不除，久黄者，苦参散吐下之，方：苦参、黄连、瓜蒂、黄柏、大黄各一两，葶苈二两。上六味，治下筛，饮服方寸匕，当大吐，吐者日一服，不吐，日再，亦得下。服五日知，可消息，不觉退，更服之，小折，便消息之（案：篇中别无七味苦参散方，《千金翼》亦载此条更有黄芩一味）。

酒疸心中热，欲吐者，吐之愈。

"欲吐"赵刻本作"欲呕"，今从诸家本改。此即上条证之脉浮者，惟心中热为异。上条云或无热，则热不热本无定也。

酒疸下之，久久为黑疸，目青面黑，心中如噉蒜齑状，大便正黑，皮肤爪之不仁，其脉浮弱，虽黑微黄，故知之。

"爪"程本作"抓"，俗字也。《巢源·酒疸候》引此文，无"虽黑微黄"四字，《外台》同。

《巢源黑疸候》云：黑疸之状，苦小腹满，身体尽黄，额上反黑，足下热，大便黑是也。夫黄疸、酒疸、女劳疸，久久多变为黑疸。丹波氏云：《千金》茵陈大黄等七味方云：夫黄发已久，变作桃皮色，心下有坚，呕逆不下饮食，小便极赤少，四肢逆冷，脉深沉，极微细迟者，不宜服此方，得下必变哕也。案：桃皮色盖谓带黑不明润，故附记备考。又案：汪氏《医学原理》云：虽黑微黄者难治，未知何据。元坚云：据《巢源》《千金》，诸疸皆久为黑疸，虽黑微黄。盖通言之，不特自酒疸变者。变作桃皮色，亦本于《巢源》（案：《巢源·黄病诸候》中无考）。

尤氏云：目青面黑，皮肤不仁，皆血变而瘀之征也。赵氏云：便如黑漆，其目青与脉浮弱，皆血病也。

渊雷案：黑疸者，黄色素久久沉着于肌肉中，愈积愈浓，自然转为黯黑色，一切疸皆如此。《巢源》《千金》说是。本条似以黑疸为酒疸误下所致，非也。后世分黄疸为阳黄、阴黄，色鲜明者属阳，色黯黑者属阴。治法之温凉攻补，于焉别异。本条久久为黑疸，宜即后世之阴黄。盖病久多属虚寒，自宜温补也。然尤氏、赵氏释本条为瘀血证，其说颇可信据。瘀血则不可补，施治者不可不知。又案：西医书言，黄疸因十二指肠或输胆管之炎症而起者，其色鲜明如柠檬。若因输胆管恒久梗阻而起者，其色绿如橄榄，或如古铜，又或微绿而黑。然则疸之阴阳不可全从色泽之明黯上分别，以炎症必不全属阳证，梗阻必不全属阴证故也（赵氏以脉浮弱为血病，可疑）。

师曰：病黄疸，发热烦喘，胸满口燥者，以病发时火劫其汗，两热所得。然黄家所得，从湿得之。一身尽发热而黄，肚热，热在里。当下之。

"两热所得"之"所"字，程氏、《金鉴》本并作"相"。"而黄"徐镕本、俞桥本并作"面黄"。

此条言黄疸有因火劫得之者。然多数从湿得之。火劫所得为热溶血症。《伤寒论》百一十六条云。两阳相熏灼，其身发黄。是也。湿者旧说所谓脾病，乃小肠发炎，吸收障碍之故。火劫所得，一身尽发热而肚热者，可以下之。不尔者，多非下法所宜矣。旧注多一串说下。谓火劫成黄必挟内湿之故。殆非是。盖溶血症血色素游离之发黄，其小肠并无吸收障碍，不得为内湿也。

尤氏云：一身尽热而腹热尤甚，则其热为在里，里不可从表散，故曰当下。《金鉴》云：但扪其肚热，其热在里，当下之。沈氏云：即栀子大黄汤之意也。渊雷案：肚字《说文·玉篇》俱不载，盖隋唐间后起之字。足征《金匮》中此等诸条，皆后人之言。

脉沉，渴欲饮水，小便不利者，皆发黄。

此亦即上条从湿得之之证。脉沉，病在里也。渴欲饮水，小便不利，乃体内水分之新陈代谢起障碍也。小肠不吸收则血中无新水之来源，诸组织皆感缺水，其见于自觉证者，则为渴。血中既无新水之来源，不得不保留其旧水，以免血液之浓厚，故令小便不利。因脉沉，渴欲饮水，小便不利，知其小肠不吸收，遂推知为小肠发炎，将发黄疸。然黄疸为可能之事，非必然之事耳。又渴欲饮水，小便不利，颇似五苓散证，唯脉沉而不吐为异。

《金鉴》云：首条谓脉浮缓紧数，皆令发黄，是得之于外因也。此条脉沉亦令发黄，是得之于内因也。故治黄有汗、下二法也。渊雷案：首条之浮缓紧数，非外邪之候。治黄有汗法，不过汗去其黄色。案：非治其原因。《金鉴》之说殊穿凿。

腹满，舌萎黄，躁不得睡，属黄家（舌痿疑作身痿）。

"躁"赵刻及俞桥本并误"燥"，今据徐镕本及程、魏、尤、《金鉴》改。

丹波氏云："舌痿"，诸注并云作"身痿"。但尤仍原文释之，（案：魏氏亦仍原文释）非。案：萎黄即萎黄，谓身黄不明润。徐氏云：腹满，里证也。乃有腹满，而加身萎黄，躁不得睡。瘀热外行，此发黄之渐也，故曰属黄家。见当图治于将成，不得俟既成而后药之也。

黄疸之病，当以十八日为期，治之十日以上瘥，反剧为难治。

"剧"赵刻及俞桥本并作"极"，今从诸家本改。

《金鉴》引高世栻云：十八日乃脾土寄旺于四季之期。十日，土之成数也。黄疸之病，在于脾土，故当以十八日为期。然治之宜先，故治之十日以上即当瘥，至十日以上不瘥，而疸病反剧者，是为难治，谓土气虚败，不可治也。渊雷案：此条无理，不可信。凡治病，药证相对，至十日以上不瘥反剧者，皆难治，不特黄疸为然。

疸而渴者，其疸难治，疸而不渴者，其疸可治。发于阴部，其人必呕；阳部，其人振寒而发热也。

"阳部"上《脉经》《千金》亦有"发于"二字，程本、《金鉴》同。"发热"之。"发"，《巢源》《千金》并作"微"。

旧说以黄疸为湿热外蒸所致。渴者，疸虽成而湿热内留者犹多，故难治。不渴者，湿热尽越于外，里无余邪，故可治云。阴部谓里，阳部谓表。以呕是里证，振寒发热是表证也。今案：黄疸究是一种症状，在病理学上不得为病名。其因胃肠病伴发者（如十二指肠炎），渴、呕为最可能之证候，亦间有振寒发热者，其病未必难治。若因他种急性热病伴发（如伤寒斑疹、猩红热等）或系传染性黄疸（韦耳氏病及传染性肝炎），则起病必振寒发热，经过中亦不免渴呕，而其预后之善恶至不齐。然则渴不渴未可据以决预后，发阴发阳，亦未可截然分画矣。

谷疸之为病，寒热不食，食即头眩，心胸不安，久久发黄为谷疸，茵陈蒿汤主之。

"发黄下"《肘后》复有十字云"失饥大食，胃气冲熏所致"。

此急性热病之遗后病发为黄疸者，故曰久久发黄。其寒热不食，食即头眩，心胸不安，皆未发黄时之状。寒热盖原发病未愈之证。不食即前第三条所谓食难用饱，食即头眩心胸不安即所谓饱则发烦头眩也。此因消化不良，胃有积水之故，与苓桂术甘证（《伤寒论》六十八条）、真武证（《伤寒论》八十五条）之头眩同理。消化不良而勉强纳谷，财胃内容物腐败发酵，即旧说所谓湿热、瘀热。此等腐败发酵物最易引起十二指肠之炎症，其发黄乃意中事也。

徐氏云：头眩为谷疸第一的据也。前第一段论谷疸不言寒热，而有小便不通。第二段论谷疸不言心胸不安，而有小便必难。此独不言及小便。然观方下注云。一宿腹减。此亦必小便不快而腹微胀可知，但不必专责之耳。

茵陈蒿汤方

茵陈蒿六两　栀子十四枚　大黄二两

上三味，以水一斗，先煮茵陈，减六升，纳二味，煮取三升，去滓，分温三服。小便当利，尿如皂角汁状，色正赤，一宿腹减，黄从小便去也。

用法详《伤寒论今释》。方解、治验亦宜与《伤寒论今释》参看。

赵氏云：盖茵陈汤治热结发黄。佐栀子去胃热，通小便，更以大黄为使荡涤之。虽然治疸不可不分轻重，如栀子柏皮汤解身热发黄，内热之未实者麻黄连翘赤小豆汤，治表寒湿内有瘀热而黄者。大黄硝石汤，下内热之实者，栀子大黄汤次之，茵陈汤又次之。元坚云：栀子大黄汤治上热，此方治胃热（案：胃赅肠而言），其病位本不同。且此方大黄二两，彼则一两。此方其剂大，彼则剂小，可知此方力重于彼。喻氏亦以此为轻，误矣。又按：尿如皂角汁状，此湿去之征，故曰黄从小便去也。

徐氏《伤寒类方》云：先煮茵陈，则大黄从小便出，此秘法也。

《古方便览》云：一男子，年三十余。冬月旅行，逗留海边，恣吃鱼肉，又侵寒气。归家未几，面目身体浮肿而发黄。如橘子色，小便亦如柏汁，心胸苦烦，腹满不欲食。余乃与此方，时以紫圆下之，十二三日而痊愈。

黄家日晡所发热，而反恶寒，此为女劳得之；膀胱急，少腹满，身尽黄，额上黑，足下热，因作黑疸，其腹胀如水状，大便必黑，时溏，此女劳之病，非水也。腹满者难治，硝石矾石散主之。

"之病"二字《千金》作"疸"一字。

旧注以谓日晡所发热，而反恶寒，则非表证、阳明证、疟证，故知女劳所得乃肾虚有热使然。今案：古人所称肾病者多属内分泌疾患。女劳疸实非真黄疸，盖即肾上腺病，所谓阿狄森病也。因肾上腺有结核或萎缩而起（结核及萎缩诸病，古人皆称劳），或因肾上腺内质之嗜铬系统有变性所致。此病有三种主要证候：一为皮之色素沉着。即本条所谓身尽黄，额上黑，因作黑疸者也；二为胃肠证状。即本条所谓膀胱急，小腹满，腹胀如水状。大便必黑，时溏者也；三为虚弱。疲惫无力，心力弱，血管弛，常头痛背痛，或惊厥。而本条不言，盖此证与日晡寒热俱为肾虚证，言日晡寒热即不必胪举诸证也。腹满者难治，旧说以为脾败而肾无所制。果尔，当是并发黏液性水肿耳。黏液性水肿因甲状腺机能迟钝所致，其特征为身体增大而皮干厚。盖人体诸无管腺有甚密切之相互关系，故一腺受病，甚易波及他腺。阿狄森病，预后本恶，若并发黏液性水肿，其难治自不待言。

元坚云：此证本是虚因，而更有水蓄腹满，故云难治。盖仲景书。其称难治者，在伤寒论则七见。

在《本经》则五见。太抵谓病寒热相错，虚实互呈，其治不得纯一，有所顾虑者，宜深味焉。

硝石矾石散方

硝石　矾石烧等分

上二味，为散，以大麦粥汁和服方寸匕，日三服。病随大小便去，小便正黄，大便正黑，是候也。

"硝石"下《外台》有"熬黄"二字，《本草图经》引同。"候也"下《图经》有"大麦用无皮者"六字，《外台》作大麦则须是无皮麦者。

《肘后方》云：女劳疸者，身目皆黄，发热恶寒，小腹满急，小便难。由大劳大热，交接后入水所致，治之方（即本方）。

又云：治交接劳复，阴卵肿，或缩人腹，腹中绞痛，或便绝（即本方）。

《千金翼》云：泻肾散，主男女诸虚不足，肾气乏方（即本方用粳米粥）。

《圣济总录》云：治赤白痢，矾石丸。白矾四两，硝石一两半。捣为末，用米醋浸炊饼心丸，如梧桐子大，每服十丸，空心米饮下。

魏氏《家藏》方云：硝矾圆，治暗风痫病年深者。硝石半两，白矾一两枯，赤石脂二两火煅。为细末，糯米粥为圆，如绿豆大，每服十五圆，食后温水下，日进三服，一日一次发者，服之半月，永除根本。

《方极》云：硝矾散，治一身悉黄，腹胀如水状，大便黑，时溏者。

《类聚方广义》云：黄胖病腹满有块，胸膈跳动，短气不能起步者，宜此方加铁粉，为丸亦良。

又云：硝矾散之证，痰喘咳嗽，气急息迫，不能卧起，身面煤黄色者，极为恶候，宜用麻杏甘石汤、木防己汤等，与此方交互用之，能食者可起。

丹波氏云：硝石即火硝，时珍辨之详矣，下大黄硝石汤同。程氏云：《内经》曰：中满者泄之于内。润下作咸，硝石之苦咸，矾石之酸咸，皆所以泄中满而润下，使其小便黄而大便黑也。然硝石主胃胀闭，涤蓄结。矾石主热在骨髓。而经言劳者温之。是方得无太峻欤。然所服者，方寸匕耳，和以大麦粥汁，正所以宽胃而益脾也。元坚云：此方用大麦粥，其理与石膏配粳米相同。尾台氏、苏恭曰：大麦疗腹满。渊雷案：硝石即硝酸钾。作用于肠则令微利，作用于肾则令利尿。矾石为硫酸铝与硫酸钾化合物之含水结晶体，烧之则水分蒸发已尽，其性收敛，燥湿除痰。二味盖治腹满，非治女劳之原因，亦未必能愈肾上腺之病变。其用大麦粥汁，苏恭说是。

《千金方》云：湿疸之为病，始得之，一身尽疼，发热，面色黑黄。七八日后壮热，热在里，有血当下，去之如豚肝状。其小腹满者，急下之。亦治一身尽黄，目黄腹满，小便不利。其方用滑石、矾石二味。又云：黄疸之为病，日晡所发热恶寒，小腹急，身体黄，额黑，大便溏黑，足下热，此为女劳。腹满者难治，治之方用滑石、石膏二味。《三因方》载滑石石膏散，云其脉浮紧。又载硝石矾石散，云其脉滑。喻氏《法律》云：硝石矾石散从来不解用硝石之义，方书俱改为滑石矾石散，并且改大黄硝石汤为大黄滑石汤，医学之陋，一至此乎。夫男子血化为精，精动则一身之血俱动，以女劳而倾其精，血必继之，故因女劳而尿血者，其血尚行，犹易治也。因女劳而成疸者，血瘀不行，为难治矣。甚者血瘀已久，大腹尽满，而成血蛊，尤为极重而难治矣。味仲景之文及制方之意，女劳疸非及去其膀胱少腹之瘀血，万无生路。在伤寒热瘀膀胱之证，其人下血乃愈，血不下者，用抵当汤下之。亦因其血之暂结，可峻攻也。此女劳疸蓄积之血，必匪朝夕，峻攻无益，但取石药之悍，得以疾趋而下达病所。硝石咸寒走血可消逐其热瘀之血，故以为君。矾石，《本草》谓其能除锢热在骨髓，用以清肾及膀胱脏腑之热，并建消瘀除浊之功。此方之极妙者也。以陈无择之贤模棱两可。其说谓无发热恶寒，脉滑者，用此汤。若发热恶寒，其脉浮紧，则以滑石、石膏治之。世岂有血蓄下焦，反见浮滑且紧之脉者乎？妄矣妄矣！渊雷案：喻氏释女劳疸为瘀血结，其故有三。本证云"身尽黄大便必黑时溏"，而伤寒太阳篇抵当汤证云"身黄"，阳明篇抵当汤证云"屎虽硬，大便反易，其色必黑"，一也。《千金》滑石矾石散主疗云：有血当下，去之如豚肝状。而《三因方》引作硝石矾石散。王氏《准绳》亦云：此即前硝石方。硝与滑字形相近，二也。《肘后》治女劳疸又用猪膏发煎（引见下文），而猪膏乱发有利血消瘀之功，三也。今考阿狄森氏病，血压异常低降，则瘀结自属可能。硝石破血见甄权《药性本草》。喻说不为无理，录之以俟验。

酒黄疸，心中懊憹或热痛，栀子大黄汤主之。

元坚云：此上条脉沉弦者之治也。徐氏云：前酒疸正条。尚有不能食欲吐，后各变证如小便不利，足下热，腹满不一。此独举心中懊憹，为酒疸第一的据也。热而至痛，更甚矣。喻氏云：此治酒热内结，昏惑懊憹之剂。然伤寒证中有云：阳明病，无汗，小便不利，心中懊憹者，身必发黄（阳明篇二百七条），是则诸凡热甚于内者，皆足致此，非独酒也。

汤本氏云：余之经验，本方证之黄疸，肝脏或胆囊部肿胀硬结，有自他觉的疼痛，或懊憹，或热痛。凡有此腹证者，弗论酒客与否，皆用本方，且多宜与大、小柴胡汤合用。渊雷案：上文酒疸诸条举病酒之证为候，明有此证者，俱名酒疸，非谓其原因之必为嗜饮也。故栀子大黄汤，亦非专治其酒，而治其证，喻氏、汤本氏之说是。

栀子大黄汤方

栀子十四枚　大黄一两　枳实五枚　豉一升

上四味，以水六升，煮取二升，分温三服。

此即《伤寒论·差后劳复篇》之枳实栀子加大黄汤也。彼用大黄如博棋子五六枚，枳实三枚，清浆水煮。用法方解，互详于彼。又，方名《外台》引仲景

《伤寒论》作栀子枳实豉大黄汤。

《肘后方》云：酒疸者，心懊憹，足胫满，小便黄，饮酒发赤斑黄黑，由大醉当风入水所致，治之方（即本方）。

《千金方》云：枳实大黄汤，治伤寒饮酒，食少饮多，痰结发黄，酒疸心中懊憹而不甚热（案：谓身热不甚也），或干呕方（即本方）。

魏氏云：为实热之邪立法也。栀子、大黄、大苦寒之品以泄之，枳实以开破之，香豉以升散之。酒家积郁成热，非此不当其施也。

诸病黄家，但利其小便；假令脉浮，当以汗解之，宜桂枝加黄芪汤主之（方见水病中）。

黄色素必经肾脏而排泄，故诸病黄家但利其小便，下文茵陈五苓散是也。然以利小便治黄疸，乃似今世所谓对证疗法，尚非原因疗法。何则？排除血中之胆汁，未能使胆汁不复入血故也。黄疸之原因疗法当推茵陈蒿汤、栀子大黄汤、大黄硝石汤。浅田宗伯《方函口诀》：谓治黄当先用茵陈蒿汤，次用茵陈五苓散（引见《伤寒论今释》茵陈蒿汤下），此言深合治黄原理。依旧说黄病于六气属湿，湿邪若不挟风寒，则尤濡滞而入里，故但利其小便。若挟风寒而在表，则当汗解。云脉浮者，示有表证，非谓治病取决于脉也。黄病有表证当汗解者，盖即今之 Weil 病，即传染性黄疸病，而与痉湿暍篇湿家为病一条，实为一病。观二丹波之言，则病理益明，治法益备。

元坚云：桂枝加黄芪汤证即湿邪表郁（疑本作"郁"表）者，盖与湿家身色如熏黄，有阴阳之别（盖谓麻黄剂、桂枝剂之异）。

丹波氏云：《外台》、许仁则疗急黄，始得大类天行病，经三两日，宜合麻黄等五味汤服之，发汗以泄黄势。方：麻黄三两，葛根五两，石膏八两，生姜六两，茵陈二两。上以水八升，煮取二升七合，去滓，分温三服，覆被微取汗以散之。案：黄家脉浮热盛者，桂枝加黄芪汤非所宜，此方有大青龙之意，当随证选用，故附于此。

诸黄，猪膏发煎主之。

猪膏润燥，乱发通瘀，以药性论，此方当治血瘀而燥者。且古方书所载本方之主疗云：食饮不消，胃中热胀生黄衣，在胃中有干屎使病（引见方后）。则是肠壁黏膜之病变，非黄疸也。古书称胃者，其实多指肠。肠炎症黏液分泌过多，沉淀而掩盖其黏膜，或黏膜自起淀粉样变性，皆即所谓黄衣。由是而消化吸收俱受障碍，影响于营养而发萎黄，非胆汁所染之真黄疸也。

程氏云：扁鹊有疗黄经，明堂有烙三十六黄法，皆后人所未见。唯《圣济总录》载三十六黄，方论详明，治法始备。今猪膏发煎能治诸黄，当是黄之轻者，可从小便而去。至若阴黄、急黄女劳之属，岂猪膏发煎所能治乎？医者审之。

猪膏发煎方

猪膏半斤　乱发如鸡予大三枚

上二味，和膏中煎之，发消药成，分再服。病从小便出。

《外台》引仲景《伤寒论》乱发作一枚。煮服法云：上二味，内发膏中煎之。发消尽，研绞去膏细滓，分二服。病从小便去也。

方后云：太医校尉史脱家婢黄病，胃中干粪下，便差，神验。

《肘后方》云：治黄疸方，烧乱发。服一钱匕，日三服。秘方，此治黄疸。

又云：疸病有五种，谓黄汗、黄疸、谷、疸、酒疸、女劳疸也。黄汗者，身体四肢微肿，胸满不得汗，汗出如黄柏汁，由大汗出卒入水所致。方：猪脂一斤。温令热，尽服之。日三，当下，下则稍愈。

又云：女劳疸者云云（引见上硝石矾石散）。又方：乱发如鸡子大，猪膏半斤。煎令消尽，分两服。

《外台秘要》云：《近效》疗男子、女人黄疸病，医疗不愈，身目悉黄，食饮不消，胃中胀，熟生黄衣，在胃中有干屎使病尔。方：以成煎猪脂一小升。温热，顿尽服之，日三，燥屎下去乃愈。

又云：《肘后》疗黄疸者，一身面目悉黄如橘柚，暴得热，外以冷迫之，热因留胃中，生黄衣，热熏上所致。方：猪脂一升。上一味，成煎者，温令热，尽服之，日三。燥屎当下，下则稍愈便止（案：今本《肘后》无考）。

《圣惠方》云：治黄疸耳目悉黄，食饮不消，胃中胀热，此肠间有燥粪，宜服此方。上煎炼猪脂五两，每服抄大半匙，以葱白汤频服之，以通利为度。

沈氏《尊生书》云：有服对证药不能效，耳目皆黄，食不消者，是胃中有干粪也，宜饮熬猪油。量人气禀，或一杯，或半杯，日三次。以燥粪下为度，即愈。

喻氏云：盖女劳疸，血瘀膀胱，非直入血分之药，必不能开。然虻、蛭过峻，矾石过燥，明是治血燥矣。尤氏云：此治黄疸不湿而燥者之法。按：《伤寒类要》

云：男子、女人黄疸，饮食不消，胃胀，热生黄衣，在胃中有燥屎使然，猪膏煎服则愈。盖湿热经久变为坚燥，譬如盒曲，热久则湿去而干也。《本草》：猪脂利血脉，解风热，乱发消瘀，开关格利水道，故曰病从小便出。渊雷案：喻据《肘后》之主疗，以女劳疸之小腹满急为血瘀，其说颇有见地，说详硝石矾石散下。尤说则较浅易。余谓肠壁之沉淀物或淀粉样变性，自当用消瘀之品，而非抵当、桃核辈所宜，膏发煎殆其特效药矣。其燥屎盖肠壁病变之结果，肠壁恢复，则燥屎自下，非膏发所润导。不然，何以不用蜜煎猪胆汁乎？

徐氏云：予友骆天游黄疸，腹大如鼓，百药不效，用猪膏四两，发灰四两，一剂而愈。仲景岂欺我哉！渊雷案：腹大如鼓当是本方要证。《肘后》以本方与硝矾散俱治女劳疸。女劳疸则小腹满急者也，意者本方无日晡寒热等证，所以异于硝矾散欤。

黄疸病，茵陈五苓散主之（一本云茵陈汤及五苓散并主之）。

《金鉴》云："黄疸病"之下，必有"小便不利者"之五字，茵陈五苓散方有着落，必传写之遗。黄疸病脉沉，腹满在里者，以大黄硝石汤下之；脉浮无汗在表者，以桂枝加黄芪汤汗之；小便不利者，不在表里，故以茵陈五苓散主之。元坚云：此条不言何疸，殆是谷疸之轻证，否则湿邪内郁所致乎。渊雷案：此治黄疸之恢复期，或轻证黄疸之方。排除组织中之黄色素，使从小便而出，然不足以治愈黄疸之原因。

茵陈五苓散方

茵陈蒿末十分　五苓散五分〇方见痰饮中

上二物和，先食饮方寸匕，日三服。

《外台》引仲景《伤寒论》主疗及药量并同。煮服法云：上二味，和，先食白饮和方寸匕服之，日三。深师、范汪同。

又云：又五苓散，利小便，治黄疸方（即五苓方不用茵陈），《千金》、深师、范、汪同。

《三因方》云：五苓散，治伏暑郁发黄，小便不利，烦渴，茵陈汤调下。

严氏《济生方》云：加减五苓散（五苓去桂枝加茵陈），治饮食伏暑郁发黄，烦渴，小便不利。

《证治准绳》云：茵陈五苓散，治伤寒温、湿热病、感冒后发为黄疸。小便黑赤，烦渴发热，不得安宁。此盖汗下太早，服药不对证。因感湿热病，以致遍身发黄。又用生料五苓散一两，加入茵陈半两，车前子一钱，木通、柴胡各一钱半。酒后得证，加干葛二钱，灯芯五十茎。水一碗，煎八分，连进数服，小便清利为愈。

《方极》云：茵陈五苓散，治发黄兼前方（谓五苓散）证者。《类聚方》云：当有小便不利或渴证。雉间焕云：黄病宜从小便去之者，主之。岂必待备前方证乎？

《方函口诀》云：此方用于发黄之轻证，主小便不利者也。故《圣济总录》云：此方治阴黄，身如橘色，小便不利云云。阴黄证详见《巢源》。此非阴证，乃言无热状者。若此方证而有热状者。宜选用栀子柏皮汤及茵陈蒿汤，黄胖可兼用铁砂散（铁砂、硫黄、小麦粉、葛粉）。东垣治酒客病用此方，最为得当。平日醉酒，烦闷不止者，发汗利小便。乃其常法也。

渊雷案：《巢源·阴黄候》云：阳气伏，阴气盛。热毒加之，故但身面色黄，头痛而不发热。然本方所治，亦有发热者。下文《医方口诀集》之治验是也。

尤氏云：此证治湿热成疸者之法。茵陈散结热，五苓利水去湿也。

《医方口诀》集云：一商人，五月间乘梅雨往返大阪，自觉身体微热，四肢倦怠。一医作风湿用药，则恶食甚。一医作伤寒治之，则发热甚。医治经月，前证愈甚，舁至敝寓求治。诊之脉沉，问渴乎？曰：渴。小便利乎？曰：不利而色黄。予曰：《金匮》曰：脉沉，渴欲饮水，小便不利者，当发黄。又曰：黄疸病，茵陈五苓散主之。因日晚，不及为末，唯作汤药与之。一帖而食进，五帖而热退，十帖而病如失，后用调理而安。

黄疸腹满，小便不利而赤，自汗出，此为表和里实，当下之，宜大黄硝石汤。宋本、俞桥本硝石并误滑石，下同。

此治黄疸之里实者。瘀滞性黄疸及胆石症，大便多秘结。《外台》引《必效》疗急黄疸内等黄，用大黄、芒硝二味。今西医亦常用下剂，可以征也。胆石发疸者，必有疝痛，而本条不言。然腹满而用硝黄，则腹痛不言可知。腹满，小便不利而赤，皆示其里有实热也。元坚云：此条不言何疸，盖是谷疸之最重者也。自汗出为里热蒸迫之候，诸注以为表和者，非是。盖此证一属里实，故举表和二字，以征自汗之非表邪也。

大黄硝石汤方

大黄　黄柏　硝石各四两　栀子十五枚

上四味，以水六升，煮取二升，去滓，纳硝，更煮取一升，顿服。

方名《脉经》作大黄黄柏栀子芒硝汤，《千金》作大黄黄柏汤。《外台》引仲景《伤寒论》作大黄黄柏皮栀子硝石汤。云：《小品》千《金翼》、深师、范汪并同。煮服法云：以水六升，煮三物得二升半，去滓，纳硝石，更煎取一升，先食顿服尽。硝石《脉经》《千金》并作芒硝，日医亦多用芒硝，盖非。

《圣惠方》云：治黄病腹胀满，小便涩而赤少（于本方中加冬葵子）。

《方极》云：大黄硝石汤，治发黄，腹中有结块者。

《方机》云：大黄硝石汤，治发黄色，腹满，小便不利者，身热心烦，大便不通者。

雉间焕云：大黄硝石汤，当有心烦证，治嘈杂，又平日懊侬者主之。或为丸为兼用剂，亦可也。

方舆輗云，此方是荡涤瘀热之剂。治疸诸方，无有峻于此者。又云：此本治黄疸之药，余假以治血淋脉数者，常加甘草，或去芒硝。按：崔氏用大黄、芒硝二味疗尿血（见《外台》），意旨相似。凡热淋暴淋，虽不见血，用此方亦得效。

《类聚方广义》云：大黄硝石汤，治嘈杂，胸中煎熬，腹满有块，二便不利，或口中觉苦辛酸咸等味者。此症后必成膈噎，早用此方，可以防之（案：此证直是胃病）。

赵氏云：邪热内结成腹满自汗，大黄硝石汤而去之。膀胱内热，致小便不利而赤，黄柏栀子凉以行之。此下黄疸之重剂也。《金鉴》引李彣云：湿热内甚，用栀子清上焦湿热，大黄泻中焦湿热，黄柏清下焦湿热，硝石则于苦寒泄热之中而有燥烈发散之意，使药力无所不至，而湿热悉消散矣。元坚云：硝石矾石散及此方，不用芒硝而用硝石者，盖以芒硝润品，不宜湿热，故取于火硝之燥且利焉。由是观之，则今之医治阳明病，于承气汤中换用硝石者，坐于不深研经旨矣。

《静俭堂治验》云：荻原辨藏患黄疸，更数医，累月不见效，发黄益甚，周身如橘子色，无光泽，带黯黑，眼中黄如金色，小便短少色黄如柏汁，呼吸迫促，起居不安，求治于予。乃以指头按胸肋上，黄气不散，此疸症之尤重者也，乃合茵陈蒿汤、大黄硝石汤，作大剂，日服三四帖，及三十日，黄色才散去，小便清利而痊愈。凡察疸症之轻重，以指重按病者胸肋之骨间，放指则黄散，其迹见白，忽复如无黄色者，此轻症，易治也。至重症，则虽重按而黄色不少散，屹然不动，以此人属重症，故合茵陈蒿汤、大黄硝石汤与之，食饵用蚬为馔，尤妙。

黄疸病，小便色不变，欲自利，腹满而喘，不可除热，热除必哕。哕者。小半夏汤主之（方见痰饮中）。

原注"痰饮中"，赵刻及俞桥本并误作"消渴中"，今检经文改。

徐氏云：此言黄疸中有真寒假热者。谓内实小便必赤，今色不变加自利，虚寒也。虽腹热能满，虚亦满。实证有喘，虚亦喘。误以为热，而攻除之，则虚其胃而哕。哕亦胃虚而气逆，逆则痰壅，故曰哕者小半夏汤主之。谓哕非小故，惟姜、半能行痰下逆而调胃，胃调然后消息治之，非小半夏即能治黄疸也。赵氏云：此汤用在除热之后，非治未除热之前者也。渊雷案：除热盖指大黄硝石汤、栀子大黄汤、茵陈蒿汤之等。

元坚云：阳明篇曰：阳明病不能食，攻其热必哕。所以然者，胃中虚冷故也。以其人本虚，攻其热必哕（二百三条）。正与此条同机。

《千金·伤寒发黄门》载此条。方后云：有人常积气结而死，其心上暖，以此半夏汤少许汁入口遂活。

《圣惠方》云：治阴黄，小便色不变，欲自利而不利，腹满而喘者，必哕，哕者宜服小半夏汤（于本方加人参、葛根）。案：据此，则不除热亦有哕者。吉益氏《类聚方》亦删去"不可除热，热除必哕"八字。

诸黄腹痛而呕者，宜柴胡汤（必小柴胡汤方见呕吐中）。

程氏云：《经》曰：呕而腹满，视其前后，知何部不利，利之则愈（《伤寒论·厥阴篇》及《本经·呕吐篇》）。今黄家腹痛而呕，应内有实邪，当是大柴胡以下之。若小柴胡则可止呕，未可疗腹痛也，明者详之。《金鉴》云：呕而腹痛，胃实热也，然必有潮热便硬，始宜大柴胡汤两解之。若无潮热，便软，则当用小柴胡汤去黄芩加芍药和之可也。渊雷案：此随证施治，而非专治其黄也。其证必胸胁苦满，乃可选用大小柴胡，俱加茵陈为是。盖柴胡汤治胸胁间病，胸胁间有肿胀硬结之物，压迫肝脏、胆囊，以生黄疸。治其胸胁，则黄自愈。

男子黄，小便自利，当与虚劳小建中汤（方见虚劳中）。

赵氏云：男子黄者，必由入内虚热而致也。反见小便自利，为中下无热，惟虚阳浮沉为黄耳（元坚云："沉"疑"泛"字），故与治虚劳之剂补正气。正气旺，则营卫阴阳和，而黄自愈矣。

元坚云：赵说是。盖女劳疸初起之证治也。先兄曰：上条有手足中热，膀胱急，少腹满诸证，而此特举小便自利者，使人推知其他也。今与虚劳篇相参，其膀胱急少腹满者，尤氏所谓阳病不能与阴和，则阴以其寒独行，为里急，为腹中痛，而其实非阴之盛者。若身体尽黄，手足中热，亦尤氏所谓阴病不能与阳和，则阳以其热独行，为手足烦热，而实非阳之炽者。阴阳不相和谐，外生虚热而所为黄病，非土色外呈之候。其用小建中汤者，意在使阴阳相就，而寒以温，热以和也。

尾台氏云：男子黄，小便自利者，与虚劳小建中汤。按：小便自利与不利虽异，至其失常则同。桂枝加黄芪汤证曰：黄汗云云，小便不利。由是观之，虚劳小建中汤疑谓黄芪建中汤软。又按：深师黄芪建中汤证曰：虚劳云云，小便多。《必效方》黄芪建中汤证曰：小便数（俱引见虚劳篇黄芪建中汤下），曰多曰数。是亦失常者已，益足以征，故余用黄芪建中汤也。

渊雷案：此条亦非真黄疸，乃营养不良，肌肤萎黄耳。小便自利句是眼目。《伤寒论》云：太阴者身当发黄。若小便自利者，不能发黄。本篇云：脉沉，渴欲饮水，小便不利者，皆发黄。又云：诸病黄家，但利其小便。其于谷疸，云小便不通，小便必难。于大黄硝石汤，云小便不利而赤。独于女劳疸及本条，云小便自利。明其黄之非疸也。建中汤既不能治黄疸之原因，又不能排除黄色素，乃是糖质滋补，治其贫血萎黄耳。小丹波据赵注以本条为女劳疸初起之证，盖有所见。特限于时代，不知黄疸之病理，不敢质言女劳疸与建中证非疸耳。

王氏《阴证略例》云：内感伤寒，劳役形体，饮食失节，中州变寒之病生黄，非伤寒坏之而得（案：王意若曰：非急性热病并发之黄疸也），只用建中、理中、大建中足矣，不必用茵陈也。何氏《医碥》云：阴黄，小便清白，大便不实，喜静能卧，脉迟弱无力，身冷自汗，当以虚寒治之。仲景所谓男子黄，小便自利，与小建中汤。王海藏谓中州寒生黄，用大小建中，不必茵陈，皆气虚之阴黄也。气虚则脾不运，久瘀于里，则脾败而色外见，故黄（案：以上四句诞妄不可从），其黄色必淡（案：萎黄非胆汁所致故也）。戴复庵谓失血后多令面黄，或遍身黄，血不荣也。如竹木春夏叶润则绿，至秋则干黄，宜养荣汤、十全大补汤，此血虚之阴黄也。此为干黄，小便利，四肢不沉重也。丹波氏云：治阴黄《医学纲目》用理中加茯苓汤，喻氏治女劳疸属虚者用八味肾气丸，《圣惠》治房黄用鹿茸散（鹿茸、熟地、山茱、五味、黄芪、牡蛎）之类，皆不用茵陈。然如韩氏小茵陈汤（附子、甘草、茵陈）、茵陈四逆汤、茵陈附子汤、茵陈茱萸汤、罗氏茯苓栀子茵陈汤之类，皆附子、茵陈并用。盖本于《千金翼》治黄疸小便赤黄方（前胡、茯苓、椒目、附子、茵陈），之意，寒热错杂者，亦宜随证而选用，不必执拘矣。

渊雷案：《医方》治阴黄不用茵陈，盖有二义。茵陈所以排除组织间之胆汁色素。萎黄之证，其黄由于血不荣，非胆汁所染，则无须茵陈，此一义也。凡病阳证难治而易愈，阴证易治而难愈。何以故？阳证虽轻，须各随其本病而施治，其方万有不齐。阴证虽重，不论何病，一以附子剂急温之，盖药物所凭借以取效者，病人抗病之正气。阳证正气自持，则各随其本病而匡赞辅翼之。阴证正气衰弱，则一以扶持正气为主。故治阴黄者，虽是胆汁染成之真疸，可以独任温补，不用茵陈，此又一义也。然既有胆汁色素沉着于组织间，则于附子剂中参用茵陈以排除之，亦复有益无损。若用茵陈于萎黄证，则无的放矢，有损无益矣。王氏、何氏主不必用茵陈，丹波主附子、茵陈并用。其说皆模棱两可，令人彷徨失据。吾特表而出之，以供读者研讨。

又西医疗黄疸，禁食油及含脂肪较多之物质。盖因胆汁之用在乳化食物中之脂肪，又刺激肠上皮而促其吸收。黄疸病人之胆汁不入于肠，则脂肪之消化吸收大受障碍，故禁食之也。中医则不禁。古方且有用蔓菁子油疗黄者，见《千金》《外台》及陈藏器《本草拾遗》、孟诜《食疗本草》。考其证候，当是真黄疸。今案：所食脂肪不消化不吸收，不过随粪便排出体外，甚则腐败分解，使粪便作恶臭而已，本无大害。蔓菁子油或别有化学上之治疗作用，今未能证明，又未可与通常脂肪等视矣。

附方

○瓜蒂汤：治诸黄（方见喝病中）。

当即《外台》第四卷诸黄门所载，《删繁》第二方（引见下文）。此治病毒结聚于胃脘，非直接治疸，当有烦喘澳恢，温温欲吐之证。用法当参看《伤寒论今释·瓜蒂散》条。诸方书或云吐出黄水，则胆汁逆流入胃软。《千金》《外台》用瓜蒂剂治黄者甚多，或内服，或吹塞鼻中，附录于后。

《外台秘要》云：《删繁》疗天行毒热，通贯脏腑，沉鼓（案：当即锢瘤字）骨髓之间，或为黄疸、黑疸、赤疸、白疸、谷疸、马黄等疾，喘息须臾而绝。瓜蒂散方：瓜蒂二七枚，赤小豆二七枚，秫米二七粒。上三味，捣筛为散，取如大豆粒,吹于两鼻之中,甚良。不差,间日复服之。

又云:又方:瓜蒂二七枚。上一味,以水一升,煮取五合,作一服(案:此即喝病篇所载之方)。

又云:《延年秘录》疗黄,瓜蒂汤方。瓜蒂一两,赤小豆四十九枚,丁香二七枚。上三味,捣末,以水一升,煮取四合,澄清,分为两度,滴入两鼻中。

又云:《救急》疗诸黄,暗黄眼暗及大角赤,黑黄先掷手足,内黄患渴,疸黄眼赤黄,肾黄小便不通,气急心闷,五色黄。瓜蒂散方:丁香、瓜蒂、赤小豆各十枚。上三味,细捣筛,取暖水一鸡子许和服,大神验。《广济》同。

又云:必效疗诸黄,眼已黄亦差。瓜蒂散方:丁香一分,赤小豆一分,瓜蒂一分。一方加秫米一分。上三味,捣末,温水食前顿服使尽,则当利,并吐黄水。不差更服。案以上三方并同,但滴鼻内服为异。更有许仁则一方亦同,不具录。

又云:《广济》疗急黄,身如金色。瓜蒂散方:赤小豆二七枚,丁香二七枚,黍米二七枚,瓜蒂二七枚,麝香、薰陆香等分别研,青布二方寸,烧为灰。上七味,捣筛为散,饮服一钱匕,则下黄水,其黄则定。

又云:《延年秘录》疗急黄,心下坚硬,渴欲得水吃,气息喘粗,眼黄。但有一候相当,即须宜服此瓜蒂散,吐则差。方:瓜蒂二小合,赤小豆二合,上二味,捣筛为散。年大人,暖浆水五小合,和散一服满一方寸匕,一炊久当吐,不吐,更服五分匕,水亦减之。若轻病,直吹鼻中两黑豆粒大,亦得。当鼻中黄水出,即歇。并宜灸心厌骨下一寸,名巨阙,灸五、七炷以来,初小作炷,在后渐大,仍不得大如梧子。

又云:《近效》疗黄疸。瓜蒂散方:瓜蒂二七枚,赤小豆七枚,生秫米二七枚,丁香二七枚(案:此即上所引《必效》一方)。

上四味,捣筛,重者取如大豆二枚,各着一枚鼻孔中,痛缩鼻。须臾,鼻中沥清黄水,或从口中出升余,则愈。病轻者如二小豆则可,一与不尽,间日复频用效。李嵩用之立验。俗人或使人以竹筒极力吹鼻中,无不死者,慎之。

又云:许仁则论云:此病俗闲亦有单煮瓜蒂汁灌鼻孔中者,亦有单服生麻油者。

又云:《古今录验》脾疸,饮少,小便多,秦椒散。方:秦椒一分,汗,瓜蒂二分。上二味,捣下筛,水服方寸匕,日三服。

《千金翼》云：黄疸目黄不除，瓜丁散。方：瓜丁（案：即瓜蒂）细末如一大豆许，纳鼻中，令病人深吸取入，鼻中黄水出，差。

○《千金》麻黄醇酒汤：治黄疸。

麻黄三两

上一味，以美清酒五升，煮取二升半，顿服尽。冬月用酒，春月用水煮之。

出《千金》第十卷伤寒发黄门。云：治伤寒热出表，发黄疸，麻黄醇酒汤方。麻黄三两，以醇酒五升，煮取一升半，尽服之，温覆汗出即愈。冬月寒时用清酒，春月宜用水。《外台》引仲景《伤寒论》麻黄作一大把去节，云：《小品》《古今录验》、张文仲《经心录》同。煮服法中引《古今方》。文与《千金》同。据此，则本是仲景方也。醇酒者，浓厚美酒。醇酒与麻黄同煮服，发汗之力甚大，此亦祛除黄色素从汗液而出之法。然亦须病势向表，乃可用之。急性热病并发黄疸者，有本方之适应证。《千金》云：伤寒热出表，可味也。

《方极》云：麻黄醇酒汤，治喘而发黄，或身疼者。

余论　元坚云：黄疸之病有阴阳二证，更有湿胜燥胜之异。今考经文：酒疸，阳而属燥者也，故治主清凉（案谓栀子大黄汤）。女劳疸，阴而属燥者也，故初治从和中（案谓小建中也），而末治须润导（案当指猪膏发煎）。谷疸有阳有阴，其阳属湿热，治在疏荡（案谓茵陈蒿汤及大黄硝石汤）。其阴属寒湿，治要温利。后世以茵陈附子并用者，即寒湿之治已，如茵陈五苓散证。岂湿热发黄之轻者乎？此诸黄者皆病之属里者也，如桂枝加黄芪汤证。湿热郁表，亦阳黄之类已。此外，《伤寒论》中发黄诸条，不一而足，皆与本篇互发，学者宜参互详审焉。

第十六　惊悸吐衄下血胸满瘀血病脉证治

脉证十二条　方五首

此篇全论血证。惊悸与血证无关，经文亦仅二条。（首条及半夏麻黄丸）胸满为血证中偶有之候，列入标题，皆可商。元坚云：惊悸、心疾（案：悸是心脏自觉证、惊则非心脏病）。血，心之所主，此其所以合为一篇欤。胸满是瘀血中一证，不宜于篇题中有此二字，从删为是。

寸口脉动而弱，动即为惊，弱则为悸。

此虽《脉经》家言，亦颇合事实。脉动者，旧说相传，为关上如豆粒动摇。此因血压非常亢进，脉管中前一波之血液未及前进，后一波之血液已挤压而至，于是脉管之一小段虬结胀大，按之如有豆粒动摇也。人受惊恐，则自主神经起反射作用，使全身适合于抵抗防卫所需要。抵抗防卫责在手足及躯表之肌肉，于是手足及躯表肌肉即时充血。所以然者，人体某部分剧劳，其部即需多量之血液。《素问》所谓足受血而能步，掌受血而能握，指受血雨能摄。是也。寸口（包寸关尺三部而言）者，解剖学所谓桡动脉，输血于掌指者也。故惊恐时丰足躯表之充血，表见于桡动脉者，则为脉动，此动即为惊之事实也。脉弱因左心室排血之力过小所致，其结果使血压低落，因而危及生命。然苟非心脏衰弱至于极度，左心室必起代偿救济作用，加强或加速其张缩以维持血压。凡心脏正规之张缩，人不能自觉，若例外加强加速之张缩，其人即自觉心悸亢进，此弱则为悸之事实也。虽然动与弱不能同时俱见，而惊恐而脉动者，同时必自觉心悸亢进。又心悸亢进之原因甚多，决不悉因脉弱。且依脉法旧说，动脉不必皆为惊，弱脉不必皆为悸。则《脉经》家言终无益于实际之诊治耳。又揣编次之意，列此条于血证之首。盖示亡血家有惊悸、怔忡之证，此因神经缺于濡养所致，与脉动脉弱无关。若断章取义，舍惊悸而论动与弱，则亡血家脉动者难治。以其血压亢进，破裂之血管不易愈合故也。脉弱者反易治。

师曰：尺脉浮，目睛晕黄，衄未止。晕黄去，目睛慧了，知衄今止。

"尺"赵刻及俞桥本并作"夫"，程氏、《金鉴》同，今从诸家本改。

《金鉴》云：浮脉主阳主表，若目睛清洁，主阳表病也；目睛晕黄，主血脉病也。盖以诸脉络于目（案：《素问·五脏生成篇》云：诸脉者皆属于目。《金鉴》说本此然不足据），而血热则赤，血瘀则黄。今目睛晕黄，知其衄未止也。若晕黄去，目睛慧了，知其衄已止，故曰衄今止也。元坚云：尺脉以候血分。《金鉴》似是。晕黄去，目睛慧了，其脉静者，可推而知也。《周礼注》郑司农云：辉，谓日光气也（辉即晕字）。《释名》曰：晕，卷也，气在外卷结之也，日月皆然。渊雷案：衄家目睛晕黄是事实，无非头面充血之故。旧注多以目黄为肝热，以尺浮为肾火。盖以治衄宜芍药、地黄等物，以芍药为平肝，地黄为凉肾故也。

又曰：从春至夏衄者太阳，从秋至冬衄者阳明。

尤氏云：血从阴经并冲任而出者，则为吐。从阳经并督脉而出者，则为衄，故衄病皆在阳经。但春夏阳气浮，则属太阳。秋冬阳气伏，则属阳明，为异耳。所以然者，就阴阳言，则阳主外，阴主内；就三阳言，则太阳为开，阳明为阖，少阳之脉不入鼻颃，故不主衄也。唐宗海《血证论》云：鼻根上接太阳经脉，鼻孔下夹阳明经脉。阳络之血伤于太阳者，由背上循经脉（案：太阳脉行于背也），至鼻为衄，仲景所谓春夏发太阳者是也。伤于阳明者，由胸而上（案：阳明脉行于胸也），循经至鼻，仲景所谓秋冬发阳明者是也。

渊雷案：尤氏从阳经并督脉之语，但可以说太阳。若阳明经脉，则行胸不行背，故尤注不如唐说无语病。然经脉出于古人理想，不合血管之径路。血之出于鼻者，必由左右颈动脉之内颈动脉而来，岂有由胸由背之异哉？

衄家不可汗，汗出必额上陷，脉紧急，直视不能眴，不得眠。

此条亦见《伤寒论·太阳中篇》。"陷"字衍，已详《伤寒论今释》。尤氏云：血与汗皆阴也，衄家复汗，则阴重伤矣。脉者血之府，额上陷者，额上两旁之动脉，因血脱于上而陷下不起也。脉紧急者，寸口之脉，血不营而失其柔，如木无液而枝乃劲也。直视不眴不眠者，阴气亡则阳独胜也。《经》云：夺血者无汗。此之谓矣。唐宗海《金匮浅注补正》云：此条垂戒，见凡失血者皆不可发汗也。

病人面无血色，无寒热。脉沉弦者，衄；浮弱，手按之绝者，下血；烦咳者，必吐血。

赵刻及俞桥本"夺无血色"之"血"字。徐氏、沈氏、尤氏同，今据徐镕本、他注本及《脉经》《巢源》《千金外》《台补》。《巢源》"寒热"上"夺无"字。

此亦《脉经》家言，示望色按脉以知病之法。面无血色，有因外感卒病而然者。今无寒热，则非外感卒病，乃亡血耳。欲知其血从何道亡失，则以脉别之。虽然失血证脉沉弦者，因血少不能充盈其血管，血管紧缩以维持血压之故。脉浮弱者，血少而有上逆之势之故。若谓沉弦者衄，浮弱者下血，则不可必矣。

程氏云：《灵枢经》曰：血脱者，天然不泽。《上经》曰：男子面色薄者，主渴及亡血。今病人面无血色，脱血之象也。《上经》曰：男子脉虚沉弦，无寒热，时目瞑兼衄。今无寒热而脉弦衄者，则与上证不殊，为劳证也。若脉浮弱，手按之绝者，有阳无阴也，故知下血。烦咳者，病属上焦也，故知吐血。

尤氏云：无寒热，病非外感也。衄因外感者，其脉必浮大，阳气重也。衄因内伤者，其脉当沉纹，阴气厉也。虽与前尺脉浮不同，其为阴之不靖则一也。若脉浮弱按之绝者，血下过多，而阴脉不充也。烦咳者，血从上溢，而心肺焦燥也。此皆病成而后见之诊也。

徐氏云：烦咳条不言脉，浮弱二字贯之也。

夫吐血，咳逆上气，其脉数而有热，不得卧者，死。

"其脉数"《巢源》作"其脉数浮大"。

尤氏云：脉数身热，阳独胜也。吐血咳逆上气不得卧，阴之烁也。以既烁之阴，而从独胜之阳，有不尽不已之势，故死。渊雷案：尤注阳胜，谓虚性兴奋也。阴烁谓血液及其他体液亏耗也。阴阳互根，阳胜则阴液愈亏，故不可治。此理已详《伤寒论今释》。

唐氏云：血随气为运行，气以血为依归。但病血而不病气，则气足以资血源，为可治。但病气而不病血，则血足以招气归，亦为可治。唯气血交病，则不可治矣。肺痿咳逆上气不休，则气不归根矣。心血太虚，其火独旺，则脉数身热，盗汗心烦，不得安卧，而血不灌溉矣。凡此二者，病血不病气，则犹可借气以启血之化源。病气不病血，则犹可借血以引气归其宅。若两无根蒂，不死何为。渊雷案：此所谓气指脏器及神经之作用而言，亦即尤注所谓阳也。唯前贤多与呼吸之气误混为一，故唐氏亦以咳逆上气为气不归根矣。血虽亡失，而脏器及神经之作用不病，则饮食之物自能消化吸收以生血，所谓气足以资血源也。脏器及神经之作用虽衰弱，而血不亡失，则血中之营养成分，自能供给精力、热力之需，而虚性兴奋自止，所谓血足以招气归也。唐氏擅长血证，故其治法多有可取者。

元坚云：按《圣惠方·脚气门》曰：上气脉数，不得卧者死。盖病属虚，及实中挟虚者，见此脉证，必为不治。

夫酒客咳者，必致吐血，此因极饮过度所致也。

《医心方·咳嗽门》引《医门方》云：夫酒客咳者，其人必吐血，此为坐极饮过度所致，难疗。《千金·痰饮门》亦载此条，引见本书痰饮篇。

徐氏云：此言吐血不必尽由于气不摄血，亦不必尽由于阴虚火盛。其有酒客而致咳，则肺伤已极，又为咳所击动，必致吐血，此非内因也，故日极饮过度所致。则治之当以清酒热为主可知。渊雷案：气不摄血，谓血管组织疏松破裂，失其涵裹血液之作用也。阴虚火盛，谓体液亏耗，起虚性兴奋而血压亢进也。

《三因方》云：病者因饮食过度伤胃，或胃虚不能消化，致翻呕吐逆，物与气上冲蹙，胃口决裂，所伤吐出，其色鲜红，心腹绞痛，白汗自流（按：以上本于《千金·吐血门》引《虞丘论》），名曰伤胃吐血。理中汤（《证治要诀》加葛根、川芎）能止伤胃吐血者。以其功最理中脘，分利阴阳，安定血脉。或只煮干姜甘草汤饮之，亦妙。渊雷案：纵饮而致吐血。粗工必用甘凉，畏忌热药矣。而陈氏用理中汤、干姜甘草汤。黄元御《金匮悬解》亦云：酒后烦渴，饮冷食凉，久而脾阳伤败，必病寒湿。庸工以为积热伤阴，最误天下。今案：谓酒性热者，非酒体自热，乃人体于酒后发生热象耳（凡言药性寒热者，理亦如此）。然热象既生，随即蒸发耗散。故纵饮之人，平日耗散体热已多，其体气遂不热而寒。陈氏、黄氏之主张极有理，唯治病处方，仍当视其证候，不可执酒因而概与理中、干姜耳。

寸口脉弦而大，弦则为减，大则为芤，减则为寒，芤则为虚，寒虚相击，此名曰革，妇人则半产漏下，男子则亡血。

此条已见《血痹虚劳篇》。彼"亡血"下有"失精"二字，此无之者。彼为虚劳言，此专为亡血言也。旧注皆以谓亡血之由于虚寒者。余谓因亡血而虚寒耳。

亡血不可发其表，汗出则寒栗而振。

此条亦见《伤寒论·太阳中篇》，已详《伤寒论今释》。

《金鉴》云：凡失血之后血气未复，为亡血也，皆不可发汗。失血之初，固属阳热。亡血之后，热随血去，热虽消，而气逐血虚，阳亦微矣。若发其汗，则阳气衰微，力不能支，故身寒噤栗而振振耸动也。发阴虚之汗，汗出则亡阴，即发吐衄之汗也，故见不得眠不得眠亡阴之病也。发阳虚之汗，汗出则亡阳。即发亡血之汗也，故见寒栗而振亡阳之病也。李彣曰：夺血者无汗。以汗与血俱属心液，血亡液竭，无复余液作汗也。今又发表，则阴虚且更亡阳，表间卫气虚极，故寒栗而振。

病人胸满，唇痿舌青，口燥，但欲嗽水不欲咽，无寒热，脉微大来迟，腹不满，其人言我满，为有瘀血。

"嗽"诸家注本多作"漱"。漱正字，嗽假借字。《释名·释饮食》云：嗽，促也，用口疾促也。此亦假嗽为漱也。条末《脉经》复有十一字云：当汗出不出，内结。亦为瘀血。此盖唐以前旧文，而《金匮》遗夺。观下文所引《小品》及《千金》犀角地黄汤之主疗，可知。

《金鉴》云：表实无汗，胸满而喘者，风寒之胸满也。里实便涩，胸满烦热者，热壅之胸满也。面目浮肿胸满，喘不得卧者，停饮之胸满也。呼吸不快胸满，大息而稍宽者，气滞之胸满也。今病人无寒热他病，惟胸满、唇痿舌青，口燥，漱水不欲咽，乃瘀血之胸满也。唇舌，血华之处也，血病不营，故痿瘁色变也。热在血分，故口燥漱水不欲咽也。脉微大来迟，阴凝之诊，则当腹满，今腹不满。询之，其人言我满，在胸不在腹也，与上如是之证推之，为有瘀血也。沈氏云：假令气分热盛，则腹胀满。今腹不满，而言我满者，乃外虽不满，内脏血壅气滞而胀，故言我满，知是瘀血矣。

渊雷案：唇痿，血不华而失色也。痿即萎黄字。舌青或舌有紫斑如皮下溢血者，皆瘀血之证，甚则舌静脉胀大显露焉。口燥欲漱水，因口腔内血液之供给不足，无以濡润故也。不欲咽，胃中之血液循环不病也。无寒热示以上诸证非外感卒病也。此瘀血在身半以上，故自觉胸满也。脉微大来迟，心脏大作张缩，欲冲去血管中之栓塞也，张缩大则力不继，故济之以迟。腹不满其人言我满，有自觉证，无他觉证也。瘀血在腹部内脏，故自觉其满，而不见于外，若承气证有燥屎。沈氏所谓气分热盛者，当有他觉之腹满矣，此瘀血在腹部也。此条当分两截。无寒热以上，言身半以上之瘀血。脉微大以下，言腹部之瘀血。《小品》《千金》，皆截脉微大以下为别一证，可征也。

《千金方》云：犀角地黄汤，治伤寒及温病应发汗而不汗之，内蓄血者及鼻衄吐血不尽内余瘀血。面黄，大便黑，消瘀血方。犀角一两，生地黄八两，芍药三两，牡丹皮二两。上四味，㕮咀，以水九升，煮取三升，分三服。喜妄如狂者，加大黄二两，黄芩三两。其人脉大来迟，腹不满，自言满者，为无热。但依方，不须加也（出第十二卷吐血门）。《外台》引《小品》同（出第二卷伤寒衄血门）。渊雷案：此凉血和血，祛瘀生新之剂，缓于桃核承气汤一等。凡治吐血衄血，第一步当然止血。血止即须消瘀，否则既出血管之血液；留著体内，蒸蕴腐败，久久遂成痨瘵，或偏枯，或痈脓，变证不可预测，瘀尽血和，然后甘温补益以善其后。犀角地黄汤，即第二步消瘀和血之要药也。唯肠风便血之类，其血在肠管中，自能随肠内容物排泄而下，则血止后不须消瘀，径与补益可也。又伤寒热病五七日后，壮热无汗，唇干齿龃，舌质干绛者，既非表证，亦非柴胡、白虎、承气诸证，后世家谓之热入血分，则亦犀角地黄汤所主。有人治伤寒，例用平剂待期，累服豆卷、豆豉、桑叶、菊花等药者，最多此证，即《小品》《千金》所谓应汗不汗者也。

又案：吉益氏《方极》抵当汤条自注云：凡有瘀血者二焉。少腹硬满，小便快利者，一也。腹不满，其人言我满者，二也。急则以汤，缓则以丸。雉间焕云：心下痞按之濡，与腹不满其人言我满者，于证则同，于方则异。男子必三黄丸（即本篇末之泻心汤），妇人乃浮石丸（海浮石、大黄、桃仁各等分）、抵当丸。今案：瘀血自觉腹满者，当于攻瘀诸方中随宜择用，亦自有宜抵当汤丸者。子炳执男子、妇人以异治，则拘泥已甚矣。

病者如热状，烦满，口干燥而渴，其脉反无热，此为阴伏，是瘀血也，当下之。

"伏"赵刻及俞桥本并误"状"，今据诸家本改。

《金鉴》云：此承上文，互详证脉以明其治也。如热状即所谓心烦胸满，口干燥渴之热证也。其人当得数大之阳脉，今反见沉伏之阴脉，是为热伏于阴，乃瘀血也。血瘀者当下之，宜桃核承气、抵当汤丸之类也。

元坚云："而渴"，疑"不渴"讹。盖血热诸条有但欲漱水证，不敢言有渴。验之病者，亦必不欲咽。且而不互错，往往见之（参看水气病篇越婢汤条）。徐氏曰：瘀血证不甚则但漱水，甚则亦有渴者，盖瘀久而热郁也。殆是望文生义者已。

渊雷案：合两条观之，病人胸以上有热象，细诊非阳明热证者，为瘀血之候。此古人积验所得，非臆说也。其脉反无热，谓诊察上无他热证，不必单指脉。下之，亦不必桃核承气、抵当汤丸，即犀角地黄加大黄、黄芩及泻心汤之类，亦得称下也。

火邪者，桂枝去芍药加蜀漆牡蛎龙骨救逆汤主之。

沈氏本不载此条。程氏云：此章当在第八篇中，简脱在此。丹波氏云：《外台·奔豚气门》引《小品》云：师曰：病有奔豚，有吐脓，有惊怖，有火邪。此四部病者，皆从惊发得之。火邪者，桂枝加龙骨牡蛎汤主之（案：原书不出方，不知是本方否）。据此则程注为是。

尤氏云：此但举"火邪"二字，而不详其证。按：《伤寒论》云：伤寒脉浮，医以火迫劫之，亡阳必惊狂，起卧不安。又曰：太阳病，以火熏之，不得汗，其人必躁，到经不解，必圊血，名为火邪。仲景此条殆为惊悸下血备其证欤。桂枝汤去芍药之酸，加蜀漆之辛，盖欲使火气与风邪一时并散，而无少有留滞，所谓从外来者驱而出之于外也。龙骨、牡蛎则收敛其浮越之神与气尔。

桂枝救逆汤方

桂枝三两，去皮　甘草二两，炙　生姜三两　牡蛎五两，熬龙骨四两　大枣十二枚　蜀漆三两，洗去腥

上为末，以水一斗二升，先煮蜀漆。减二升，纳诸药，煮取三升，去滓，温服一升。

"为末"，《伤寒论》作七味，是。案：此方治惊狂，又治烫火伤，皆极效。烫火伤当其受伤时必兼惊，又最易失血。编次者因列于惊悸吐衄篇，而目以火邪欤，用法详《伤寒论今释》。

心下悸者，半夏麻黄丸主之。

《脉经》无此条。《金鉴》云：此方是治寒水心下悸者，与首条脉弱悸病不合，必是错简。渊雷案：《金鉴》说是。亡血家神经衰弱之悸，由于心脏之虚性兴奋，宜归脾汤（白术、茯神、黄芪、龙眼、枣仁、人参、木香、甘草、生姜、大枣）、天王补心丹（地黄、人参、玄参、丹参、茯苓、桔梗、远志、枣仁、柏子仁、天冬、麦冬、当归、五味子、朱砂）之类。本方所治，则胃有积水所致，与苓桂术甘汤稍近。唯彼有头眩冲逆，此当有喘若呕，所以异耳。

半夏麻黄丸方

半夏　麻黄等分

上二味，末之，炼蜜和丸小豆大，饮服三丸，日三服。

"半夏"下《肘后》有"汤洗去滑干"五字。丹波氏云：服三丸甚少。《本草纲目》作三十丸，似是。然要之此方可疑。

《方极》云：半夏麻黄丸，治喘而呕者。雉间焕云：有惊怖而悸者，宜兼用剂。

吐血不止者，柏叶汤主之。

"止"赵刻本误"足"，今据诸家本改。

唐氏云：柏叶汤与后泻心汤，是治血证两大法门。因章节间隔，人遂未能合睹。不知仲景明明示人一寒一热，以见气寒血脱，当温其气；气热血逆，当清其血也。渊雷案：此即治血第一步止血之方耳。后人治血习用凉药，遂不敢用此方。

又以其出于仲景书，又不敢非难，遂以吐血寒证为说。不知柏叶、艾叶、干姜、马通《本草经》皆明言止吐血。本条经文亦云：吐血不止。可知意在止血，无寒热之意存焉。惟吐血热证显著者，本方有所不宜。则葛可久花蕊石散（花蕊石研细、童便冲服）、十灰散（大蓟、小蓟、茅根、棕皮、侧柏、大黄、丹皮、荷叶、茜草、栀子等分为炭）之类，亦可用也。

柏叶汤方

柏叶　干姜各三两　艾三把

上三味，以水五升，取马通汁一升，合煮取一升，分温再服。

《外台秘要》引仲景《伤寒论》：青柏叶三两，干姜二两切，艾三把。上三味，以水五升，煮取一升，去滓。别绞取新马通汁一升，相和合煎，取一升，绵滤之，温分再服。马通是马屎汁也。一方有阿胶，无艾（出第二卷伤寒吐唾血门）。案：煮服法，《外台》是。

《本草图经》引张仲景方：青柏叶一把，干姜三片，阿胶二铤炙。三味，以水二升，煮一升，去滓，别绞马通汁一升，相和合煎，取一升，绵滤，一服尽之。案：此即《外台》所云一方有阿胶无艾者也。阿胶止血，见《本草经》《日华于本草》《本草纲目》，而时医但知滋阴。

《千金方》云：治吐血内崩上气，面色如土。方：干姜、阿胶、柏叶各二两，艾一把。上四味，㕮咀，以水五升，煮取一升，内马通汁一升，煮取一升，顿服。案：此方阿胶与艾并用，可知并取其止血。

又云：治上焦热，膈伤，吐血衄血或下血，连日不止欲死，并主之。方：艾叶一升，阿胶如手掌大，竹茹一升，干姜二两。上四味，㕮咀，以水三升，煮取一升，去滓，内马通汁半升，煮取一升，顿服之，取新马屎，与少水和，绞取汁。一方不用竹茹，加干姜成七两。案：此方既云上焦热，而姜、艾与竹茹并用。一升竹茹之微寒，不敌一升艾、二两姜之大温，且有不用竹茹，加干姜成七两者，可知意在止血，不计寒温，如治血专用寒凉者，可以悟矣。竹茹止血（见《名医别录》《药性本草》）。《类聚方广义》云：柏叶汤，治咯血干呕，烦热腹痛，脉微无力者，又能止衄血。

《方函口诀》云：此方为止血专药。马粪用水化开，以布滤汁，澄清，名马通汁。马通汁宜换童便。童便治血，见《褚氏遗书》。渊雷案：徐氏亦云：无马通，童便亦得。《褚氏遗书·（此书系伪托）津润篇》云：便血犹可止，咯血不易医，喉不停物，毫发必咳，血渗入喉，愈渗愈咳，愈咳愈渗，饮溲溺则百不一死，服寒凉则百不一生。

陶氏《本草序例》云：云一把者，二两为正。《医心方》引《范汪方》云：麻黄若他草一把者，以重三两为正（《录验》方同）。胶一廷，如三指大长三寸者一枚是也。

下血，先便后血，此远血也，黄土汤主之。

《金鉴》云：先便后血，此远血也，谓血在胃也，即古之所谓结阴（案：见《素问·阴阳别论》），今之所谓便血也。先血后便，此近血也，谓血在肠也，即古之所谓肠澼为痔下血（案：见《生气通天论》，无"下血"二字，"肠澼"字则屡见），今之所谓脏毒肠风下血也。赵良曰：肠胃，阳明经也。以下血言，胃居大肠之上。若聚于胃，必先便后血，去肛门远，故曰远血。若聚大肠，去肛门近，故曰近血。徐氏云：下血较吐血势顺而不逆，此病不在气也（案：此说是），当从腹中求责，故以先便后血知未便时血分不动，直至便后努责，然后下血，是内寒不能温脾，脾元不足，不能统血。脾居中土，自下焦而言之，则为远矣。

渊雷案：下血，有因上半身脏器之出血，血液流入肠内而致者。又有乳儿吮损伤之乳房，误吞母血而致者。此等皆下血不多。下血多者，必为肠出血。《金鉴》以远血为血在胃者，沿医书通例，指小肠为胃故也。若胃出血，则必与吐血并发。肠出血除伤寒之并发病，肠结核、肠癌肿及顿出大量血液外，较吐衄为易治，预后亦较良。徐氏所谓势顺不逆，病不在气，是也。惟本条及下条，以便与血之先后，分远血近血而异其方治，则绝不可凭信。余初学治病，过信《伤寒》《金匮》之文，以为字字金科玉律，然所遇下血证，有血液与粪便混合者，又有下纯粹血液，不杂些少粪便者。若是者将谓之先便后血欤，先血后便欤，或谓近血色鲜红，远血色黯黑。考之病理，亦殊不尔。何则？出血在直肠者，当属近血。然大便秘结时，所出之血被阻既久，色亦黯黑。出血在小肠者，当为远血。然肠蠕动亢盛时，所出之血随出随下，色亦鲜红。要之。直肠出血，血与便常分离。小肠出血，血与便常混合。小肠之下部出血，血常包被粪便之表面。若其人兼下利，则无论何部出血，血与便皆混合而不可判别矣。至血色之鲜黯，由血留肠内之久暂而异，血便之后先，由肠管有无积粪而异。出血虽在小肠，而出血部以下无积粪时，亦得为先血后便。出血虽在直肠，而出血部以下有积粪时，亦得为先便后血。是血色之鲜黯，与血便之后先，皆不足以征出血部之远近也。不宁唯是，黄土汤何以知其治小肠出血，赤小豆当归散何以知其治直肠出血，是不特远血近血不足凭其用药亦不可信矣。今以病理药理考之，黄土汤乃治多量之下血，为下血证之止血专药，犹柏叶汤为吐衄证之止血专药。经文当云：下血不止者，黄土汤主之。其有下血不多，所下如赤豆汁或带少许脓者，赤小豆当归散所主，具详方解，以此施治。虽未能十全，亦不失八九。前贤注解，既不敢破经文，又矜秘其理想之心得。余为中医之学术前途计，敢以临证之实验，剖析言之，不足云补充经文之缺失，借以助诊病者之实际考证耳。

又案：《千金·吐血门》云：诸下血，先见血后见便，此为远血，宜服黄土汤。先见便后见血，此为近血，宜服赤小豆散。《千金翼》同。是二方之治远血近血，与《金匮》同。而所以为远血近血者，则与《金匮》正相反。《外台·下焦虚寒远血近血门》引崔氏云：疗下焦寒损，或先见血后便，此为远血。或痢不痢，伏龙肝汤。疗下焦虚寒损，或前便转，后见血，此为近血或痢下，或不痢，好因劳冷而发，续断汤。此远血近血，与《金匮》相反。而《千金·三焦虚实门》伏龙肝汤（主疗及药味与崔氏略同）云：或先见血，后便转此为近血。续断止血方云：或先便转，后见血，此为远血。此又与崔氏异，与《金匮》同。凡此乖异，俱足征远血近血之无谓。

又案：《金鉴》谓远血即今之所谓便血，近血即今之所谓脏毒肠风下血。徐氏《医法指南》又以近血俗谓之肠风，远血俗谓之脏毒。夫便血以证候得名，尚无不可。脏毒肠风，则模糊臆测，不可为训。而况诸书之定义互相乖异，名愈多则实愈乱，宜一切废除。

黄土汤方（亦主吐血衄血）

甘草　干地黄　白术　附子炮　阿胶　黄芩各三两　灶中黄土半斤

上七味，以水八升，煮取三升，分温两服。

《外台秘要》云：仲景《伤寒论》：吐血下血，黄土汤主之（釜灶下黄焦土半升绵裹，余同《金匮》）。煮服法云：以水八升，煮六味，取二升，去滓，纳胶，令烊，分三服（出《伤寒吐唾血及下血门》）。

《千金方》云：黄土汤，治卒吐血及衄血（伏龙肝半升，无地黄、附子，有干姜三两）。又云：诸下血，先见血，后见便，此为远血，宜服黄土汤（并出《吐血门》）。

《千金翼方》云：凡下血者，先见血，后见便，此为远血，宜服黄土汤（灶中黄土半升，余同本方），亦主吐血（出《吐血门》）。

《方机》云：黄土汤，治下血，四肢不仁，或冷而痛者，下血。手足烦热，心烦不得眠者，吐血衄血亦有前证，则此汤主之。

《用方经验》云：妇人崩血不止，男子下血久久不愈，面色萎黄，掌中烦热，爪甲干色，脉数胸动，或见微肿者，得效。是禁血之剂也。

《类聚方广义》云：黄土汤，治吐血下血经久不止，心下痞。身热恶寒，面青体瘦脉弱，舌色刷白，或腹痛下利，或微肿者。又治脏毒痔疾，脓血不止，腹痛濡泻，小便不利，面色萎黄，日渐羸瘠，或微肿者。

《方函口诀》云：此方治下血陷于阴分者（案：犹言属阴证者），有收涩之意，不拘先便后血（案：中土无人道及而日人言之，余多用日人书，非阿好也），以脉紧为用此方之目的。其治吐血衄血，亦同此意。又崩漏脉紧者有效。又伤寒热侵血分，暴下血，与桃核承气汤、犀角地黄汤，血不止，陷于阴位危笃者，与此方，往往得奇验（案：此治伤寒之肠出血与桃花汤有脓无脓之辨）。

渊雷案：灶中黄土（即伏龙肝）为镇静止血剂（西医治伤寒肠出血务镇静其肠部），观于《本草而》可知也。分量作半斤为是，《千金》《外台》用半升，太少。此物质重而味淡，用少则不效。"升"盖"斤"字形近而讹。地黄去瘀生新而续绝伤。出血在肠者，血止后无须消瘀，即可补益，故与灶中黄土及阿胶相协止血。三味为方中主药。用附子者，大量肠出血之际，必有失神面白，肢冷脉细等虚寒证故也。用术者，促肠管之吸收，吸收盛则渗出自减也。用黄芩者，平肠部之充血，低减其血压，使血易止也。《千金》有干姜者，制止肠蠕动，使肠动脉不受压力，则破裂处易愈合也，其为治肠出血之专药。方意至明白，而何与于远血近血哉？又治吐血衄血者，方中惟术一味与吐血不相应，他药俱可借用也。又治妇人崩中者。崩中与便血治法略同也。

《续建殊录》云：一妇人，两脚酸痛，自䐃至膝膑见紫色筋。其妇曰：脐下悸。有时上突胸间，剧则精神变乱，方其时，彼紫色者忽焉而去，已则倏焉复来。先生即令服黄土汤，得之下血，疾全解。

《成绩录》云：一男子，年二十有余，喘咳数日，时时咯血，胁下结硬，脐旁有动。先生诊之，与黄土汤。四五日，血止而咳未解，乃与小柴胡汤，诸患愈，尔后复发咳，于是作苓甘姜味辛夏仁汤与之，全复常。

又云：一男子久咳数月，胸中痛，少时吐血，巨里动甚，微盗汗出，且下血亦两三次，面无血色，赢瘦骨立。先生投黄土汤兼赤石脂散（赤石脂一味为末）而愈。

《橘窗书影》云：一妇人，伤寒数日不解，一日下血数行，或如豚肝，或如漆黑，数块脱下，四肢厥冷，汗出喘鸣欲绝。余与黄土汤，下血止。

又云：一妇人，暑疫数日不解，虚赢烦热，脉微细，手足微冷，不能饮食，但啜米饮少许。以法治之，元气稍复，食少进。一日下黑血过多，舌上干燥，身发热，精神恍惚，殆将危笃。余作黄土汤，服之一昼夜，下血止，精神爽然，渊雷案：浅田氏两案皆伤寒之肠出血也。

下血，先血后便，此近血也，赤小豆当归散主之（方见狐惑中）。

赤小豆排痈肿脓血，当归主诸恶疮疡，治痈疽，排脓止痛。此非治肠出血，乃治肠部之溃疡癌肿也，其患部必兼出血。古人于病类无法分辨，故概云下血矣。狐惑篇以治狐惑脓已成，可以互证。先血后便，亦不可拘。其证下如赤豆汁，或兼脓汁者是也。移治痔疮下脓血者，亦有相当效验。

鸡峰《普济方》云：赤小豆散，治大便秘。赤小豆，浸令芽出，日干，六两，当归三两。上为细末，温浆水调服二钱，不以时（出第十三卷大便秘门）。渊雷案：此方无润下攻导之力（三两当归之润不敌六两赤小豆之涩），而云治大便秘者，何也？肠部癌肿及痔核最易引起便秘。此方非治便秘，乃治此种便秘之原因耳。故读古方书，当于病理药理权衡而自得之。

心气不足，吐血、衄血。泻心汤主之。

"不足"《千金·心虚实门》作"不定"，为是。

心气不足而用大黄芩、连苦寒攻伐。旧注随文曲解，终不能怡然理顺。《金鉴》改"不足"为"有余"，云是传写之讹。然"不足"字与"有余"字，形音俱远，何由得讹。是《金鉴》之改，其义虽是，犹未得古书之旧面也。《千金》作："不定"，列于心实热项下。乃"知"足字本是"定"字，因形近而讹。心气不定，谓心下动悸，即今人所谓心悸亢进，而是芩、连所主也。由是言之，此证因心张缩强盛，血压亢进，身半以上充血，故今吐衄，治以泻心汤者，平其心悸，移其血液于身半以下，则吐衄自止。此所谓原因疗法，非若柏叶、黄土诸汤专以止血为事也。若上半身血压不亢进者，泻心汤慎不可用。黄元御谓亡血皆虚寒病。此用三黄者，即经所谓急则治其标，此方可谓谬妄。夫标病之急，有甚于虚寒者乎，而可先用三黄耶。

泻心汤方（亦治霍乱）

大黄二两　黄连　黄芩各一两

上三味，以水三升，煮取一升，顿服之。

《本事方》云：治衄血无时，三黄散。大黄一两，黄连、黄芩各半两。上细末，每服二钱，新汲水调下，蜜水亦得。

《直指方》云：川芎三黄散，治实热衄血，于本方加川芎。各等分，每服二钱，食后井水调服。

《拔萃方》云：犀角地黄汤（于本方加犀角、地黄），治热甚，血积胸中。

《先哲医话》引惠美宁固云：衄血用诸药无效者，用三黄泻心汤加荆芥二钱，有奇效。

渊雷案：黄连、黄芩治心气不定，即抑制心脏之过度张缩，且平上半身之充血也。大黄亢过肠蠕动引起下腹部之充血，以诱导方法协芩、连平上部充血也。原注云亦治霍乱，不足据。赵、程、沈、尤、《金鉴》诸注本并删之，是也。用法、治验互详《伤寒论今释》。

《方伎杂志》云：京师莊长笹屋利助，年例往幕府拜年，途中下血，抵府而甚，急求诊治。周身面色皆青白，爪甲白，舌无血色，干燥，脉沉弱，胸动高，气急，饮食不进，大便频数，检视皆血，其中杂以衄血数个，日日如此。盖严冬寒气非常，日日大风，且途中旅宿，设卫不周，不胜寒气，血气脱耗，故身体手足尽冷。至于如此，余与泻心汤及四逆加人参汤，令交互服之。急使至京师告病状，皆大惊。亲族三人兼程而来，见病人情态，亦复惊愕。然服药后血减，身体手足亦温。入春，血止，大畅快，但有所谓虚热之状，一身手足勃勃然热，因转柴物汤，通计三十余日而复故，归京师。斯人年已六十余，患脱血又值严冬，余以为必死，故私告旁人以难治，今竟全治，果属侥幸。然亦服药不疑故也，纵令病不如是之重，而众议沸腾，今日请甲治，明日服乙药，则有死之道耳。

金匮要略今释卷六

第十七　呕吐哕下利病脉证治

论一首　脉证二十七条　方二十三首

皆胃肠之炎症（唯小柴胡汤、文蛤汤除外）。从病理、解剖言，实与腹满宿食及痰饮中之一部分同类。《金匮》如此分篇者，古人但认证候，忽于病理故也。篇内诸条多与《伤寒论·厥阴篇》重复。《玉函经》亦有此篇，其文则同厥阴篇中诸条。

夫呕家有痈脓，不可治呕，脓尽自愈。

胃病之有呕，虽是一种反射救济，然不足以祛病，徒增病人苦楚。故治胃病者，以止呕为要务。又有本非胃病，因他脏器之疾患而引起呕吐者。如急性心肌炎、急性肝炎、肾脏病、膀胱病以及女子月经、妊娠、卵巢炎等，胃中本无或种有害物，无须借呕吐以排除之，则止呕剂大有益于病体。若因胃及十二指肠之溃疡而呕，呕出脓汁者，即不可治呕，呕止而脓不出，变证将不可测，故曰不可治呕，脓尽自愈也。互详《伤寒论今释》。

先呕却渴者，此为欲解。先渴却呕者，为水停心下，此属饮家。呕家本渴，今反不渴者，以心下有支饮故也，此属支饮。

"先渴却呕"三句，已见痰饮篇，彼却作后。"此属饮家"下有"小半夏茯苓汤主"之句。"呕家本渴"以下，亦见痰饮篇。"此属支饮"句，彼作"小半夏汤主之"。《千金·痰饮门》云：呕家不渴，渴者为欲解。本渴，今反不渴，心下有支饮故也，小半夏汤主之。

宜加茯苓者是。先渴却呕，此为水停心下，小半夏加茯苓汤主之。案：一证而互见于痰饮、呕吐两门，见古人于病类、病名，虽无界限，然其治方则一，施治固不误也。

胃病之所以呕，因胃中有多量之黏液及不消化之食物，不能下降，故逆而上出也。先呕后渴者，知胃中之黏液水分已呕尽，水尽而渴。故知欲解，欲解谓呕吐之解，非胃病之解也。渴为胃病最习见之证。始病时胃内容无变化则不呕，既而胃壁分泌多量之黏液，且因渴而多饮，又或以胃扩张之故，所饮不能下入于肠，则引起呕吐。故先渴后呕者，知是水停胃中，属饮家。凡仲景书云心下，云膈间者，皆指胃也。凡胃病，呕与渴常并见。若但呕不渴，知胃中必有多量之停水及黏液，是为心下有支饮。

问曰：病人脉数，数为热，当消谷引食，而反吐者，何也？师曰：以发其汗，令阳微，膈气虚，脉乃数，数为客热，不能消谷，胃中虚冷故也。脉弦者，虚也，胃气无余，朝食暮吐，变为胃反。寒在于上，医反下之，令脉反弦，故名曰虚。

"引食"，徐氏、尤氏本作"引饮"。"脉弦者"以下，"脉经"为别条。

尤氏云：脉数为热，乃不能消谷，引饮而反吐。以发汗过多，阳微膈虚所致，则其数为客热上浮之数，而非胃实气热之数矣。客热如客之寄，不久即散，故不能消谷也。脉弦为寒，乃不曰寒而曰虚者。以寒在于上，而医反下之所致。故其弦非阴寒外加之弦，而为胃虚生寒之弦矣。胃虚且寒，阴气无余，则朝食暮吐而变为胃反也。

渊雷案：此条胃中虚冷故也以上，亦见《伤寒论·太阳中篇》，已详《伤寒论今释》。此示脉数胃虚呕吐之故，仍是泛论呕吐。"脉弦者"以下，乃专论胃反。《脉经》作别条为是。胃反之名，《素》《灵》《难经》俱未见，始见于《本经》。后世亦称反胃，其主证为朝食暮吐，暮食朝吐。直言之，即食不消化，经久仍吐出也。此病十九是幽门疾患。幽门之痉挛、狭窄、癌肿皆能使胃反呕吐，亦有胃癌症包括其中。幽门之狭窄、癌肿及胃癌皆不易治愈，故胃反为难治之病。《金匮》以胃虚为胃反之原因，故唐宋治方，多用姜、桂丁香、豆蔻、荜茇、蜀椒等温通和补之品。而张氏《儒门事亲》力斥其非，谓当导下。要之。随证施治，不可拘定法。大抵始起正气充实者，急用攻下，尚可挽救。及病久虚羸，则体不任攻，而温补诸方，亦归无效矣。

《巢源·胃反候》云：营卫俱虚。其血气不足，停水积饮在胃脘则脏冷。脏冷则脾不磨，脾不磨则宿谷不化，其气逆而成胃反也，则朝食暮吐，暮食朝吐。

心下牢大如杯，往往寒热，甚者食已即吐。其脉紧而弦，紧则为寒，弦则为虚。虚寒相搏，故食已即吐，名为胃反。渊雷案：幽门狭窄或闭塞者，饮食之物停积于胃而不得下，往往引起胃扩张，故曰停水积饮在胃脘，心下牢大如杯也。胃扩张则蠕动衰弱，故曰脾不磨宿谷不化也。若食已即吐，当是胃硬化或食道疾患。

《圣惠方》论云：夫反胃者，为食物呕吐。胃不受食，言胃口翻也。则有因饮酒过伤所致，则有因忧悒怏蓄怒，肠结胃翻所致，则有宿滞痼癖，积聚冷痰，久不全除，致成兹疾。其中有才食便吐，有食久乃翻，不可一概用方，切在仔细体认也。渊雷案：胃口翻乃无稽之谈，不过形容其遇食辄吐，有如翻转耳。肠结则诚有之，即西医所谓肠梗阻。细析之，则有绞窄，有套叠，有扭结及纠搭，有狭窄及瘤。此病虽亦呕吐不受食，而患部之剧痛，为通常胃反所无。

寸口脉微而数，微则无气，无气则营虚，营虚则血不足，血不足则胸中冷。

《金鉴》云：此条文义不属，必是错简。渊雷案：脉微而数，下文有微则云云，无数则云云，不合脉经家通例，必有缺文。大意谓胃反由于胃虚，胃虚由于胸中冷，胸中冷由于营虚血不足。其实胸冷营虚由于胃反而起营养障碍，此条乃倒果为因。

趺阳脉浮而涩，浮则为虚，涩则伤脾，脾伤则不磨，朝食暮吐，暮食朝吐，宿谷不化，名曰胃反。脉紧而涩，其病难治。

"涩则"之"涩"，徐镕本、俞桥本并作"虚"。

尤氏云：胃为阳，脾为阴。浮则为虚者，胃之阳虚也。涩则伤脾者，脾之阴伤也。谷入于胃而运于脾，脾伤则不能磨。脾不磨则谷不化，而朝食者暮当下，暮食者朝当下。若谷不化则不得下，不得下必反而上出也。魏氏云：紧者寒盛也，涩者津亡也。胃中因虚而寒，因寒而燥，因燥而津枯。正不足而邪有余，反胃之病，难治可决矣。欲补阳而津枯有妨于补阳，欲生津而阳衰有碍于补阴，棘手难下者，要在乎失治于早而已。

渊雷案：胃反初期失治，久而营养不继，阴阳两竭者，固多有之，但恐不能验之于趺阳之浮涩耳。脾不磨者，胃扩张而弛缓，其蠕动衰弱也。又古医书言脾者，云灌输，云行津液，皆指小肠之吸收作用，未尝言其磨也，言磨者。始见于《中藏经》，云：脾主消磨水谷。闻声则动，动则磨胃。《脉诀》亦云：磨谷能消食，营身性本温。二书绝非汉、晋人手笔，乃托名于华佗、王叔和耳。此条亦云脾伤不磨，而脉经亦载之，可知脾磨之说，出于晋以后。

病人欲吐者，不可下之。

程氏云："欲"字，作吐而未吐之义，使人温温欲吐也。徐氏云：治病之法，贵因势利导。故《内经》曰：在上者越之，在下者竭之。今病欲上吐，不可强之使下，凡病皆然。故曰：病人欲吐者不可下之，是概言，非止反胃，而反胃在其中。《金鉴》云：病人欲吐，上越之势方盛，故不可下之。若病人吐后，其势衰矣，因其衰而济之，故已吐有可下之法也。元坚云：伤寒呕多，虽有阳明证，不可攻之（阳明篇二百一十三条）。其理一也。

渊雷案：此治外感卒病之大概方法耳（参看《伤寒论今释》二百一十三条），非指胃反。编次者列于胃反条后，注家遂谓胃反不可下，误矣。本篇用大黄甘草汤治食已即吐。《古今录验》疗胸膈痰饮，食啘经日并吐出方。《千金》治胃反吐逆不消食，吐不止方，皆用大黄。又华佗治胃反方用朴硝。《经验良方》治呕吐水浆不入，或食已即吐，且用三乙承气。安见胃反之必不可下哉？

哕而腹满，视其前后，知何部不利，利之即愈。

沈氏云：此明实哕之治也。哕者俗谓呃也。赵氏云：腹满为实，实则气上逆而作哕。魏氏云：胃气上逆，冲而为哕，治法当视其前后，审大小便调不调也。前部不利者，水邪之逆也，当利其小便而哕愈。后部不利者，热邪实也，当利其大便而哕愈。丹波氏云：前部不利，五苓散、猪苓汤。后部不利，宜三承气选而用之。

渊雷案：哕系膈膜之间歇性痉挛，柿蒂、丁香为治标之特效药。然致哕之原因极多，有因慢性肾炎或尿中毒而起者，即所谓前部不利也。有因胃扩张、胃癌、肠梗阻及消化困难而起者，即所谓后部不利也。此等有腹满实证者，当治其原因。若虚脱及濒死之哕，则其腹不满，而丁、柿亦无济矣，互详《伤寒论·厥阴篇》。

元坚云：此条恐是错出，似宜在橘皮汤条上。

呕而胸满者，茱萸汤主之。

慢性胃炎、胃扩张、胃弛缓、胃多酸诸病，皆有呕而胸满之证，皆茱萸汤所主治。方意主降逆，故借治脚气冲疝等证。

互详《伤寒论今释·阳明篇》，彼"茱萸"上有"吴"字，下同。

茱萸汤方

吴茱萸一升　人参三两　生姜六两　大枣十二枚

上四味，以水五升，煮取三升，温服七合，日三服。

《本草图经》引作人参一两，生姜一大两，大枣二十枚。用法、治验，互详《伤寒论今释》。

《外台秘要》云：延年疗食讫醋咽多噫，吴茱萸汤方。吴茱萸五合，生姜三两，人参二两，大枣十二枚。上四味，切，以水六升，煮取二升，绞去滓，分为三服，每服相去十里久。《肘后》《集验》、文仲、《千金》《备急》并同。

《三因方》云：病者心膈胀满，气逆于胸间，食入即呕，呕尽却快，名曰气呕，茱萸人参汤（即本方）。治气呕胸满不纳食，呕吐涎沫，头疼。

干呕，吐涎沫，头痛者，茱萸汤主之（方见上）。

徐氏云：干呕者，有声无物也，物虽无，而吐涎沫。仲景曰：上焦有寒，其口多涎（案：见《水气病篇》）。上焦既有寒，寒为阴邪，格阳在上，故头痛，比胸满而呕，似有在上在下不同。然邪必乘虚。故亦用茱萸汤兼温补以驱浊阴。谓呕有不同，寒则一也。渊雷案：吐涎沫，谓口中自生酸冷之涎也。头痛亦胃炎、胃扩张、胃弛缓常见之证，当因自家中毒所致。注家以宋元人《本草》指茱萸为肝经药。本条又在伤寒厥阴篇中，遂谓厥阴经脉上攻而痛。徐氏又以为格阳，皆穿凿附会，互详《伤寒论今释》。

《续建殊录》云：一客某，尝患头痛，既痛则呕，其发语言不出，但以手自打其头，家人不知其头痛，皆以为狂。先生诊之，腹大挛（案：大枣所治也），恰如线引傀儡之状。盖头痛之甚，有如狂状也，急与吴茱萸汤二帖，尽之而疾愈。

《成绩录》云：一男子，干呕头痛，胸中疗痛，周身微冷，面色青白。先生与吴茱萸汤数帖，稍缓，更兼用当归芍药散，痊愈。

呕而肠鸣，心下痞者，半夏泻心汤主之。

呕与心下痞，为胃病之证。肠鸣为肠炎与胃扩张俱有之证。此证若不下利，则为胃扩张。若下利者，则胃扩张与肠炎并发也。互详《伤寒论今释·太阳下篇》。

半夏泻心汤方

半夏半升，洗　黄芩　干姜　人参各三两　黄连一两　大枣十二枚　甘草三两，炙

上七味，以水一斗，煮取六升，去滓再煮，取三升。温服一升，日三服。

用法、方解、治验互详《伤寒论今释》。

《外台秘要》云：《删繁》疗上焦虚寒，肠鸣下利，心下痞坚，半夏泻心汤（本

方去大枣加桂心三两，出第六卷上焦热及寒门）。

和久田氏云：心下痞满，按之硬而不痛，呕而肠鸣者，为半夏泻心汤证。以其鸣宛如雷之鸣走，故又称雷鸣。雷鸣者，热激动其水故也，多自胸中迄于中脘脐上。凡肠鸣痞痛，忽然泄泻者，谓之热泻。又病人方食，忽弃箸欲泄泻者，亦有此方证。宜审其腹证以用之。此方以黄芩解心下之痞，黄连去胸中之热，故亦名泻心。然其主因为有水，故主半夏以去水，与干姜为伍以散结，与人参为伍以开胃。甘草、大枣缓其挛急，相将以退胸中之热，逐水气以治呕，去心下之痞也。云呕而肠鸣者，明其有水气，故虽不下利，亦用此方。

《古方便览》云：一男子，呕吐下利，四肢厥冷，心中烦躁，气息欲绝。一医以为霍乱，用附子理中汤，吐而不受，烦躁益甚。余即饮以此方，三服而痊愈。渊雷案：此急性肠炎之疑似霍乱者也。《外台》引《删繁》方亦编于霍乱卷中。可知古人于霍乱与急性肠炎，不甚分辨。凡肠炎之下利，多腹痛甚剧，霍乱则多不痛。肠炎所下，作腐败臭或酸臭；霍乱所下，则臭如精液，或无臭。霍乱有腓肠肌压痛；肠炎则肌肉或有牵掣痛，不限于腓肠。若无细菌诊断，可以此辨之（参看《伤寒论今释·霍乱篇》）。

干呕而利者，黄芩加半夏生姜汤主之。

利，兼泄泻、滞下而言。此与半夏泻心证近似而不同。以证候言，彼主痞坚肠鸣，此主腹痛下利。以病位言。彼主治胃而兼治肠，此则专治肠而兼和胃也。互详《伤寒论今释》。

黄芩加半夏生姜汤方

黄芩三两　甘草二两，炙　芍药二两　半夏半升　生姜三两　大枣十二枚

上六味，以水一斗，煮取三升，去滓，温服一升，日再，夜一服。

用法详《伤寒论今释》。

《金鉴》云：干呕者，胃气逆也。若下利清谷，乃肠中寒也。今下利浊黏，是肠中热也。故用黄芩汤以治其利，合半夏生姜汤，以治干呕也。徐氏云：《伤寒论》芩、甘、枣、芍四味为黄芩汤，治太阳少阳合病。或有复搏饮者，呕多，此其明证矣，故加半夏、生姜。

诸呕吐，谷不得下者，小半夏汤主之（方见痰饮中）。

小半夏汤镇呕涤饮，为急性胃病治标之剂。云谷不得下，见服汤欲使药食得

下。初非治其病本也，然痰饮既除，胃黏膜不复受其刺激，则炎症亦有自然恢复者，小半夏汤所以为治呕圣药也。急性胃病呕吐剧者，与本方不效，可用加茯苓汤，又不效，则用伏龙肝搅水澄清，煮加茯苓汤。

呕吐而病在膈上，后思水者解，急与之，思水者，猪苓散主之。

《外台》引仲景《伤寒论》云：呕吐病在膈上，后必思水者，急与之，思水与猪苓散。方后云：欲饮水者，急与之。本虚，与水则哕，攻其热亦哕。

程氏云：上章言先呕却渴，此为欲解。今呕吐而病在膈上，后思水者解。亦与上证不殊，故急与之以和胃。然思水之人，又有得水而贪饮，则胃中热少，不能消水，更与人作病。故思水者，用猪苓以散水饮。尤氏云：呕吐之余，中气未复，不能胜水。设过与之，则旧饮方去，新饮复生，故宜猪苓散以崇土而遂水也。

魏氏云：呕吐而病在膈上，后思水者，欲解之征也，即论中所言先呕后渴此为欲解之义也。急与之，呕吐后伤津液，水入而津液可复也。若夫未曾呕吐即思水者，即论中所言先渴却呕之证也，是为水停心下，应治其支饮而渴方愈也，主以猪苓散利水补土，以治湿邪者治渴，而即以治上逆之呕吐也。

渊雷案：程氏、尤氏以本方为善后之剂。先呕却渴而饮水时与之，恐其所饮复停也。魏氏读经文为两截，"急与之"以上为一截，即先呕却渴之证。猪苓散则治先渴却呕，程尤说是，魏说非也。何者？经文但云思水者，猪苓散主之。文气正接上文"后思水者"句，不得读为两截，此其一。且谓本方治渴则可，若治先渴却呕，则经文当云水人则吐者，猪苓散主之矣，此其二。《外台》方后与水则哕云云，谓呕后胃弱而多饮，有此种种变证，言外之意，示以本方助其吸收排泄，则知本方正是呕后渴饮时善后之剂，此其三。先渴却呕水停心下之证，主小半夏加茯苓汤。痰饮篇及《千金》有明文可征，非本方所主，此其四。念庭执本条为详申第二条之文，故有此误。又案：肾炎、肾水肿等病，小便不利，呕而渴者，为五苓散证。本方即五苓散去泽泻、桂枝，其证亦呕而渴，粗工将认为肾炎。故经文辨之云：病在膈上。所以明其为胃病，非肾病也。胃在膈下，而云膈上者，古人疏于解剖部位故也。

猪苓散方

猪苓　茯苓　白术各等分

上三味，杵为散，饮服方寸匕，日三服。

《千金方》云：治呕而膈上寒，猪苓散方。猪苓、茯苓、白术各三两。上三味，治下筛，以饮服方寸匕，日三。渴者多饮水。渊雷案：膈上寒，盖言胃机能衰弱。

《方极》云：猪苓散，治渴而心下悸，小便不利者。

渊雷案：本方催促水分之吸收排泄，疏其下流，使弛弱之胃腔不致因多饮而停水。《痰饮篇》云：短气有微饮，当从小便去之，亦此意也。

呕而脉弱，小便复利，身有微热，见厥者，难治。四逆汤主之。

此全身虚寒之证影响胃机能而作呕。呕非主证，必不甚剧。四逆汤证除霍乱外，无大呕者，霍小便不利。今云小便复利，则非霍乱也。呕多者小便当不利，身热者不当见厥。今呕而小便利，身热而厥，故云难治。互详《伤寒论今释·厥阴篇》。

魏氏云：呕而脉弱者，胃气虚也。小便复利，气不足以统摄之，脱而下泄也。身有微热见厥，内积阴寒，外越虚阳。阳衰阴盛，其呕为阳浮欲越之机也。见此知为难治，非寻常火邪痰饮之呕也。主之以四逆汤，益阳安胃，温中止逆，亦大不同于寻常寒热错杂治呕之方也。附子辛热，干姜辛温，甘草甘平，强人倍用，以急回其阳，勿令飞越，则呕可止也。

四逆汤方

附子一枚，生用 干姜一两半 甘草二两，炙

上三味，以水三升，煮取一升二合，去滓，分温再服。强人可大附子一枚，干姜三两。

用法、方解详《伤寒论今释·太阳上篇》。

《三因方》云：四逆汤，治寒厥。或表热里寒，下利清谷，食入则吐。或干呕，或大汗大吐大下之后，四肢冰冷，五内拘急，举体疼痛，不渴，脉沉伏者（出第七卷阴阳厥门）。

呕而发热者，小柴胡汤主之。

此非胃病，乃外感卒病也。举发热，示其为外感耳。不然，急性胃炎有呕而发热者，小柴胡汤必不中与。惟外感发热，胸胁苦满而呕者，乃可与小柴胡汤。互详《伤寒论今释·厥阴篇》。

程氏云：《经》曰：呕而发热者，柴胡汤证具（《伤寒论》百七十四条）。夫呕家未有发热者（案：急性胃炎间有发热者），以发热属半表半里，故与小柴胡汤以和之。

小柴胡汤方

柴胡半斤　黄芩三两　人参三两　甘草三两　半夏半升　生姜三两　大枣十二枚

上七味，以水一斗二升，煮取六升，去滓再煎，取三升。温服一升，日三服。用法、方解、治验，并详《伤寒论今释》。

胃反呕吐者，大半夏汤主之（《千金》云：治胃反不受食，食人吐。《外台》云：治呕，心下痞硬者）。

小半夏汤、小半夏加茯苓汤，其证呕吐不止，虽不饮食而亦吐者也。本方证，食人则吐，不食即不吐，或稍有呕恶而不甚者也。半夏泻心汤证，病在胃肠，故有肠鸣下利。本方证，病在食管或幽门（狭窄、癌肿），胃中或有振水音，然绝对不下利。又小半夏汤及半夏泻心汤证，比较的属于急性。本方证则属于慢性。经文简略，证不备具，故原注引《千金》《外台》以足之。然今本《千金》与原注所引少异，引见方下。

大半夏汤方

半夏二升，洗完用　人参三两　白蜜一升

上三味，以水一斗二升和蜜，扬之二百四十遍，煮取二升半。温服一升，余分再服。

《千金方》云：治胃反不受食，食已即呕吐，大半夏汤方。半夏三升，人参二两，白蜜一升，白术一升（案：术不以升计，可疑），生姜三两。上五味，㕮咀，以水五升和蜜，扬之两三百下，煮取一升半。分三服。

《外台秘要》云：仲景《伤寒论》：呕，心下痞坚者，大半夏汤主之。方：半夏三升洗，人参三两切，白蜜一升。上三味，以泉水一斗二升，并蜜和，扬之二百四十遍，煮药取二升半，温服一升，日再服。注云：本论治反胃支饮（案：此注盖出林亿等）。《医心方》云：范汪方半夏汤，治胸中乏气而欧（案：即呕字）欲死。方：人参二两，茯苓二两，生姜三两，白蜜五合，半夏三升洗。凡五物，以蜜内六升水中，挠之百过，以余药合投中，煮得三升，分四服，禁冷食。治干呕亦用此（出第九卷呕吐门）。

《本草图经》云：《经验后方》：治大人小儿不进乳食，和气去痰。人参四两，半夏一两，生姜汁熬一宿，曝干为末，面糊丸如绿豆大。每服十丸，食后生姜汤下。

《三因方》云：大半夏汤（即本方。一法有生姜七片），治心气不行，郁生痰饮，聚结不散，心下痞硬，肠中辘辘有声，食入即吐（出第十一卷痰呕门）。

《圣济总录》云：半夏人参汤（即本方），治霍乱逆满，心下痞塞。

《御药院方》云：橘皮枳壳汤，治胸膈气痞，短气噎闷，不得升降。枳壳麸炒去穰，半夏不制，各二两，陈皮不去白，三两，人参一两。上四味，用泉水五大升，入白沙蜜四两，调匀。用勺扬药水二百四十遍，煮取一大升，去滓，分作三服，一日当服尽，食后服之。渊雷案：自《外台》以下六条，皆借治胃病，非食管病也。

《方极》云：大半夏汤，治呕吐而心下痞硬者。

《方机》云：呕吐而心下痞硬者，兼用太蔟（大黄、黄芩、人参）或紫圆。呕而心下痛者，兼用南吕。《方函口诀》云：此方用于呕吐时，以心下痞硬为目的，先与小半夏汤，不差者与此方，如大小柴胡汤、大小承气汤之例（案：见《伤寒论》百八条、二百一十七条）。盖比之小半夏汤为伍蜜，有深意焉。咽膈间交通之气不得降而呕逆者，以蜜之腻润，融和半夏、人参之力，徐徐斡旋于胃中（案：此说本之魏荔彤），可谓古方之妙。故此方能治膈噎。膈噎症，心下逆满而索然枯燥者，此方必效。若不枯燥者，为水饮在膈，无效。又胃反噎膈，食少乏气力者，此方加羚羊角用之。渊雷案：羚羊角治噎，见《别录》及《外台》。

《金鉴》引李升尔云：呕家不宜甘味（案：见小建中汤下），此用白蜜，何也？不知此胃反自属脾虚，《经》所谓甘味入脾，归其所喜，是也。况君以半夏，味辛而止呕。佐以人参，温气而补中。胃反自立止矣。雉间焕云：胃反之病，因急结故大便秘闭，秘闭故吐逆不止。若服蜜则急结愈，大便通，而后呕吐得止。唐氏云：此反胃即脾阴不濡，胃气独逆。今之膈食病是矣，或粪如羊屎或吐后微带血水。用半夏降冲逆，即是降胃。用参、蜜滋脾液以濡化水谷，则肠润谷下。西医所谓食物全凭津液及甜肉汁、苦胆汁化之，正与此理合。渊雷案：粪如羊屎，吐后微带血水者，为胃扩张兼溃疡或癌肿，用参、蜜滋润导下，说本不误。若比之西医之津液、甜肉汁、苦胆汁，则殊不伦。津液即唾液及胃液，甜肉汁即胰腺分泌液，此等对于食物皆有化学作用。岂仅若参、蜜之滋养润下已哉？又案：以水和蜜，扬之数百遍用之，盖与苓桂甘枣汤之甘澜水同意。此等皆不知其所以然之故，姑遵用之可也。

《建殊录》云：某人，年二十余。请治曰：膈噎二年所，十日、五日必发，顷者胸腹胀满，举体愈不安。众医皆以为不治，无一处方者。先生为大半夏汤饮之，饮辄随吐，每吐必杂黏痰。居八九日，药始得下，饮食不复吐。出入二月所，痊愈。

《麻疹一哈》云：桥本忠介，年三十余。疹子既出，发热犹未减，疹欲收未收，卒尔吐饮食，汤药亦从而吐出，如斯两三日，前医既不能治，更请诊治于余。按其腹状，心下痞硬，胸腹辘辘有水声（参看《三因方》之主疗）。因为大半夏汤饮之，尽两帖，欲吐不吐，胸中愦愦不安。尽三帖后，少间就睡，寐后下利两三行，吐全已，而身热犹未解，烦渴引饮，更作石膏黄连甘草汤饮之。尽七帖，前证渐退，疹子全收，前后十八九刚听而如旧。

食已即吐者，大黄甘草汤主之（《外台》方又治吐水）。

《金鉴》云：朝食暮吐者寒也，食已而吐者火也。以寒性迟，火性急也，故以大黄甘草汤缓中泻火，火平自不吐也。王肯堂曰：病人欲吐者，不可下之。又用大黄甘草治食已即吐，何也？曰：欲吐者其病在上，因而越之可也。而逆之使下，则必抑塞愦乱而益甚，故禁之。若既已吐矣，吐而不已，有升无降，则当逆而折之，引令下行，无速于大黄，故取之也。

元坚云：先兄曰：此证胃中旧有积滞，故新谷入则不能相容，霎时变出也。古人属火之说，恐为强解。《千金》用单甘草汤治服汤呕逆不入腹者，正此汤用甘草之意（以上引元胤）。又按：《金鉴》朝食暮吐者，寒也，食已而吐者，火也。此寒火二字改为虚实，其理自通。

渊雷案：此因大便不通，肠中阻塞，胃中不能复容，故食已即吐。所谓闭塞性呕吐也，其为因食而吐，与大半夏证同。惟彼属虚，此属实。虚实之辨，当细察脉证以决之。古人皆谓朝食暮吐属寒，食已即吐属热，此特言其大概耳。朝食暮吐者，病多在幽门。食已即吐者，病多在食管，安见幽门病之必属寒，食管病之必属热哉？急性热病发呕吐者甚多，如葛根加半夏汤证，小柴胡汤证、黄芩加半夏生姜汤证，其病皆属热然，其呕无时，不因饮食而起。假令远食而呕，将谓之寒乎。且胃反之吐，有朝食午吐者，有暮食而子夜吐者，将谓之非寒非热乎。惟食久而吐，吐出之食物仍不消化者，斯为胃寒无疑，要之。经文食已即吐，重在"食"字，谓因食而吐。注家则看重"即！"字，与朝食暮吐对勘，遂有此误。又案：欲吐不可下一条，谓自然疗能有向上祛毒之势，故不可下。瓜蒂散证之气上冲咽喉不得息，是也。本方证则因肠管不通而吐，病位之上下不同，不可以彼例此。观王肯堂之注，似未吐不可下，吐而不已皆当下者，非也。

大黄甘草汤方

大黄四两　甘草一两

上二味，以水三升，煮取一升，分温再服。

甘草，《肘后》《千金》《外台》并作二两，宜从。

《肘后方》云：治人胃反不受食，食毕即吐出方（即本方）。

《外台秘要》云：《必效》疗胃反吐水及吐食方（即本方）。方后云：如得可，则隔两日更服一剂，神验。《千金》不传。此本仲景《伤寒论》方（出第八卷胃反门）。

《千金方》云：治食已吐其食方（即本方）。

《千金翼》云：治脾气实，其人口中淡甘，卧愦愦，痛无常处及呕吐反胃并主之。方：大黄六两。上一味，破。以水六升，煮取一升，分再服。又主食即吐，并大便不通者，加甘草二两，煮取二升半，分三服。

《圣济总录》云：大黄甘草汤，治水黄状，面目俱青，狂言妄语，不出者。

《古今医鉴》云，老军散（即本方为散），治发背痈疽，疔毒恶疮。一切无名肿痛掀热，初起未溃者。

《张氏医通》云：治痘为痰闷，不能发出。

《方极》云：大黄甘草汤，治秘闭急迫者。

《方机》云：大黄甘草汤，治大便不通。急迫者，食已即吐，大便不通者。

雉间焕云：吐食或因大便秘闭，故用大黄。治心腹虫痛，加鹧鸪菜，益奇。

渊雷案：鹧鸪菜见《本草纲目拾遗》，云：疗小儿腹中虫积，食之即下。如神。产漳州海石上，一名海人草，日医用之颇广，而我国医药家处方中不甚用之。

《芳翁医谈》云：病人食则不得不吐，故自探吐以求稍安。或时腹痛，或时下利者，全属胃反，宜大黄甘草丸（即本方为丸）。

《类聚方广义》云：大黄甘草汤，治胃反隔噎，心胸痛。大便难者，倍加鹧鸪菜，名鹧鸪菜汤。治蛔虫心腹痛，恶心唾沫者，小儿蛔症及胎毒腹痛，夜啼，头疮疳眼。

《方函口诀》云：此方即所谓欲求南薰，先开北牖之意，导胃中壅闭之大便，以止上逆之呕吐也。妊娠恶阻，大便不通者，有效，亦同此理。丹溪治小便不通，用吐法以开提肺气，使上窍通而下窍亦通。与此方，法虽异而理则同（案：此说本之尤氏注）。此外，一切呕吐属肠胃之热者，皆可用。欲辨胃热，大便秘结；或食已即吐，或手足心热，或目黄赤，或上气头痛者，可知胃热。以上冲证为目的而用之，无大误矣。虚证大便久燥结者，用此方，为权道，必不可胶柱。鄞州御池平作多以此方为丸用之，即今之大甘丸。中川修亭言：调胃承气汤为丸，能治吐水病，皆同意也。

胃反，吐而渴欲饮水者，茯苓泽泻汤主之。

此亦胃弛缓、胃扩张等病，胃中停水极多者也。胃中停水，故吐不止。水不下于肠，又无吸收水分之力，于是全身诸组织感缺水，故渴。渴而饮水，则胃中停水愈多，其扩张愈甚，于是愈饮愈吐，而渴亦愈不得止。治之以茯苓泽泻汤，所以使水下入于肠，吸收于血管，散布于全身，而排泄于肾脏也。此证胃中停水而吐，似小半夏汤。然小半夏汤不渴，此方则渴甚。方证又甚似五苓散，然五苓病在肾，小便不利为主。此方病在胃，渴呕为主，或且腹痛。五苓因肾不排水，体内水液充溢。此方因胃不降水，体内水液干涸。临床诊察，以此种种参互辨析，则于用方之道，思过半矣。

茯苓泽泻汤方（《外台》治消渴脉绝，胃反吐食者有小麦一升）

茯苓半斤　泽泻四两　甘草一两　桂枝二两　白术三两　生姜四两

上六味，以水一斗，煮取三升，纳泽泻，再煮取二升半。温服八合，日三服。

《千金方》云：治消渴阴脉绝，胃反而吐食方。茯苓八两，泽泻四两，白术、生姜、桂心各三两，甘草一两。上六味，㕮咀，以水一斗，煮小麦取五（本作三，据《外台》改）升。去麦下药，煮取二升半，服八合，日再服（出二十一卷消渴门）。《外台》引《千金》同，即原注所云也。

《外台秘要》云：《集验》疗胃反吐而渴者，茯苓小泽泻汤方。茯苓、泽泻、半夏各四两，桂心、甘草炙，各二两。上五味，以水一斗，煮取二升半，去滓，服八合，日三。《千金》同。云：一方入生姜四两。

《医心方》云：《经心方》茯苓汤，治胃反而渴（即《集验之方》）。

《圣济总录》云：治胃反吐逆，发渴饮水，茯苓饮方（本方去生姜加干姜）。

又云：治心脾壅滞，暴渴引饮，茯苓饮方（本方去生姜加黄连、大黄、小麦）。

《宣明论》云：桂苓白术丸（本方用干生姜加半夏、红皮为丸），消痰逆，止咳嗽，散痞满壅塞，开坚结痛闷。

《方极》云：茯苓泽泻汤，治心下悸，小便不利，上冲及呕吐，渴欲饮水者。

《方机》云：吐而渴欲饮水者，此正证也，兼用紫圆。渴（有水而渴也）而小便不利，心下悸，或腹胀满（水满也）者，蕤宾、紫圆、仲吕之类选用。

雉间焕云：呕吐，盖因心下有支饮也。吐而渴者，胃反吐水谷而腹中空乏故也。渴而饮，乃为支饮。服汤而支饮下，则吐止渴差。故泽泻之主治吐与渴者，以除心下支饮故也。

《兰台轨范》云：此治蓄饮之吐。内泽泻再煮，似先煮五味，后煮泽泻。

藤田谦造云：茯苓泽泻汤，于治呕吐方中特云渴，又云欲饮水，重言以明其主证为渴也。又既云胃反，则有腹痛可知。故本此意而施用，不但胃反而已，无论呕吐与否，有停饮而心下痛，发渴者。泛用于诸病，其效亦多，此可以知古方之妙也。渊雷案：《千金》《外台》列此方于消渴门，故知其主证为渴。

又云：一寡妇名玉川丰者，年三十许。自初冬之顷患腹满，渐渐膨大，经水少通，诸医百方治其腹满而不效。至季冬之顷，加以腹痛，休作不差，困苦殆极，至是乞治于同藩师户崎省庵。其证腹部紧满，脉数，舌上有白苔。而腹中如癥瘕者频出没，或乍横斜如臂，或乍磊珂如块，上下往来，出则痛，没则休，似大七气之证。又常腹中雷鸣，痛发则歇，痛止亦必以雷鸣，其声如倾水，口舌干燥甚，二便秘极。又似己椒苈黄丸证，而出没痛苦，心下最甚，烦渴引饮。不论温冷，饮必愠愠欲吐。前医用气剂，渴益甚。用硝黄，病反剧。用驱蛔药，无效亦无害。省庵诊之，谓宜先治心下之饮，因与茯苓泽泻汤，服之四五日，渴减痛缓，满稍软。又连进十五六日，小便通利，病势十减七八，惟小腹仍满。一夜俄然暴泄如倾，翌朝又泄如前，两度下水四五升，满气顿失如忘。未几，经水亦通利。迄今七八年，强健如前，已再嫁，亦奇验也。渊雷案：大七气汤，治六聚，状如癥瘕，随气上下，心腹疔痛，攻刺腰胁方。三棱、莪、术、桔梗、桂枝、橘皮、藿香、甘草、莎草、益智九味（见丹波氏《观聚方要补》、浅田氏《方函口诀》），并云出《济生》。而我国所行严用和《济生方》，从《永乐大典》录出者，无之。日本殆尚有严氏原书欤。

又云：中原德藏者，父年殆已八十，极强健，虽耳聋，而其他不异壮人。性嗜酒，虽不多饮，每日不下两三次。某年当夏暑时患腹满，四肢羸瘦如水蛊，食不进，大便秘结，小水不利赤浊。其脉滑数，舌上黄胎干燥，渴好汤水，心下痛，恶闻酒香。余先泻其实，令服小承气汤。初头硬，后溏，里急后重，上圊频数，不快通，腹满益甚，食益不进。余悟其误，乃与茯苓泽泻汤，服之四五日，诸证渐缓。三十日许，腹满如失，但气力困倦，饮食不复，以香砂六君子汤调理而愈。

又云：一妇，年二十四五，患呕吐，三四日或四五日一发，发必心下痛，如此者两三个月，后至每日两三发，甚则振寒昏迷，吐后发热。诸医施呕吐之治，或与驱蛔之药，无效。余诊之，渴好汤水甚，因与茯苓泽泻汤，令频服少量。自其夜病势稍缓，二十余日，诸证悉退，惟腰间有水气，令服牡蛎泽泻散料而愈。

《续建殊录》云：一禅师，平日饮食停滞，胸腹动悸，雷鸣呕吐，腹中痛，志气郁郁不乐。一医与附子粳米汤或半夏泻心汤，不愈。一日呕吐甚，累日绝谷食，呕吐益甚，服小半夏汤或小半夏加茯苓汤，疲劳日加，烦闷欲死。予投茯苓泽泻汤，呕吐止，翌日啜糜粥，不过十日，诸证痊愈。渊雷案：此案必有口渴证，否则投茯苓泽泻汤为尝试而偶中矣。初与附子粳米汤不应者，为其腹痛不剧，且无寒证故也。与半夏泻心汤不应者，为其心下不痞硬与腹痛故也。与小半夏及加茯苓汤不应者，为其渴故也。

《成绩录》云：安部侯臣菊池大夫，从侯在浪华，久患胃反。请治于先生曰：不佞曩在江户得此病，其初颇吐水，闻交以食，吐已乃渴。一医教我断食，诸证果已，七日始饮，复吐如初。至今五年，未尝有宁居之日。先生诊其腹，自胸下至脐旁硬满，乃与茯苓泽泻汤，数日而痊愈。

又云：一贾人，患胃反，饮食停滞，腹吐胀满，心胸不安。每三日若五日，必大吐宿水，吐已乃渴，若此者三年，辟食断饮，针灸百治，皆不奏效。先生与茯苓泽泻汤，兼服南吕丸，月余而痊愈。

吐后渴欲得水而贪饮者，文蛤汤主之，兼主微风脉紧头痛。

尾台氏云：文蛤汤，其证明有错误。验之事实，则自了了。夫此方与大青龙汤，其所出入仅一味，唯分量小异耳。此方本发散之剂，观方后汗出即愈之语可知。兼主云云八字，虽似注语，亦足以见其方意。今所举特渴饮一证耳，是与渴欲饮水不止同（见消渴病篇），乃文蛤散证也。由此观之，"吐后"以下十字，其为错简，断乎明矣。按"五苓散条所列举之证"（案：指《伤寒论》百四十七条），正是文蛤汤证。本论作文蛤散者，误也。

元坚云：此条病轻药重，殊不相适。柯氏以此汤移置于太阳下篇文蛤散条。

638

仍考此条乃是文蛤散证，彼此相错也。消渴篇曰：渴欲饮水不止者，文蛤散主之，可以互征矣。"但兼主微风脉紧头痛"一句，即汤方所主也。

渊雷案：二氏之说是也。吐后渴欲得水而贪饮，饮入不复吐，是胃中停水已尽，胃机能渐恢复，需新水以自养故也。然支饮乍愈，恐贪饮则复停，故与一味文蛤，咸寒利水之品；一以止渴，一以使所饮不留滞也。传抄讹误，使此条及《伤寒论》百四十七条，汤散互易，遂令药证不相对。后人读《金匮》，亦知文蛤汤发表之剂，似不对证，而不敢议经文之误，故注兼主云云一句。复经传抄，乃亦人正文耳。互详《伤寒论今释》。

文蛤汤方

文蛤五两　麻黄　甘草　生姜各三两　石膏五两　杏仁五十个　大枣十二枚

上七味，以水六升，煮取二升，温服一升，汗出即愈。

《方极》云：文蛤汤，治烦渴而喘咳急者。雉间焕云：近方川芎茶调散证而烦渴者，主之。渊雷案：《局方》川芎茶调散，治诸风上攻，头目昏重，偏正头疼。川芎、荆芥、白芷、羌活、甘草、薄荷、香附、细辛、防风，为末，茶清下。

又云：文蛤散，治渴者。干呕吐逆，吐涎沫，半夏干姜散主之。

干呕吐逆，吐涎沫，大类茱萸汤证，唯无胸满头痛耳。此亦慢性胃炎之多黏液者，位盖近太阴。

半夏干姜散方

半夏　干姜等分

上二味，杵为散，取方寸匕，浆水一升半，煮取七合，顿服之。

《千金方》云：治干呕吐逆、涎沫出者方。半夏、干姜各等分。上二味，㕮咀，以浆水一升半，煮取七合，顿服之，日三。

《圣惠方》云：治冷痰饮，胸膈气满，吐逆不思饮食方。半夏二两，干姜、丁香各一两。为末，以生姜粥饮调下一钱。

又云：治痰逆，暖胃口，恶饮食方。半夏、干姜各半两，白矾一两烧灰，为末。以生姜汁煮面糊和圆，如梧桐子大，每服不计时候，以姜、枣汤下二十圆。

《方极》云：半夏干姜散，治干呕吐逆涎沫者。雉间焕云：或加伏龙肝可，又为兼用剂。

《方机》云：治干呕不止者，吐涎沫者，兼用南吕。

病人胸中似喘不喘，似呕不呕，似哕不哕，彻心中愦愦然无奈者，生姜半夏汤主之。

彻，通也。愦愦，乱也。言病人自觉心胸烦闷之甚，此亦胃病常见之证，妇人妊娠中亦有之。此方药味，同小半夏汤，唯煮服法异。依化学之理，成分同，功效当亦同。然小半夏主呕，此方则似呕不呕。是医疗之奥蕴，尚非今日之化学所能测知也。向疑此方与小半夏汤，本是一方一证，传者不同，而仲景两存之。今考诸家用法，并治心胸烦闷，与小半夏证自异，则非一方两传也。雉间焕云：此与半夏厚朴汤同病，然云咽中如有炙脔者，毒结著于咽中，仅为有小异。案：据此则此方亦可治食管病，可参看妇人杂病篇。

生姜半夏汤方

半夏半升　生姜汁一升

上二味，以水三升，煮半夏，取二升，纳生姜汁，煮取一升半，小冷，分四服。日三夜一服。止，停后服。

《外台秘要》云：仲景《伤寒论》疗胸内似喘不喘，似呕不呕，似哕不哕，心中愦愦然，彻无聊赖者，生姜汁半夏汤，兼主天行。生姜汁一升，半夏半升，洗切。上二味，以水三升，煎半夏取一升，内姜汁，取一升半，绵漉，小冷，分二服，一日一夜服令尽，呕哕一服得止者，停后服。

又云：深师疗伤寒病哕不止，半夏散方。半夏，洗，焙干。上一味，末之，生姜汤和服一钱匕（并出伤寒呕哕门）。

又云：《必效》疗脚气方。大半夏三两，净，削去皮，生姜汁三升。上二味，水五升，煮取二升，去滓，空腹一服尽。每日一剂，三剂必好。此方梁公家出方始有本，奇异神效（出脚气服汤药包目门）。

又云：文仲疗脚气入心，闷绝欲死者。半夏三两，洗切，生姜汁二升半。上二味，纳半夏，煮取一升八合，分四服，极效（出脚气冲心烦闷门）。

《肘后百一方》云：斗门方，治胸膈壅滞，去痰开胃。用半夏洗净焙干，捣罗为末。以生姜自然汁和为饼子，用湿纸裹，于慢火中煨令香熟。水两盏，用饼子一块，如弹丸大。入盐半钱，煎取一盏，温服，能去胸膈壅逆，大压痰毒，及治酒食所伤，其功极验。《圣济总录》云：半夏丸（即本方为丸），治风湿脚气，痰壅头痛。

《幼幼新书》云：一方，治胎惊涎盛不乳（亦即本方为丸）。

《直指方》云：半夏丸（即本方为丸），治吐血下血，崩中带下，喘息痰呕，中满虚肿。

《类聚方广义》云：凡诸病痰饮卒迫，咽喉闭塞不得息，汤药不下咽者，非此方则不能开通。当先以此方解其急，而后从宜处方，加熊胆则其效尤速。又治哕逆。

干呕、哕，若手足厥者，橘皮汤主之。

或干呕，或哕。甚则因呕哕而手足厥，此皆神经性胃病之冲逆证也。橘皮为神经性健胃药，古人谓之下气健脾。下气云者，犹言平冲逆之神经症状也。本方以橘皮为主药，故知所治为神经性胃病。手足厥不用附子者，他无虚寒证故也。

橘皮汤方

橘皮四两　生姜半斤

上二味，以水七升，煮取三升，温服一升，下咽即愈。

《外台秘要》云：仲景《伤寒论》疗干呕哕，若手足厥冷者，小橘皮汤，兼主天行。方（即本方），上二味，狭长切，以水七升，煮取三升，去滓，小冷服一升，下咽则愈。

又云：深师疗伤寒呕哕胸满，虚烦不安，大橘皮汤（于本方加甘草、人参）。

又云：《广济》疗呕哕不止，橘皮汤（于本方加甘草、枇杷叶，出霍乱呕哕门）。

又云：范汪：病痰饮者，当以温药和之。疗心腹虚冷，游痰气上，胸胁满不下食，呕逆，胸中冷，半夏汤（于本方加半夏，出冷痰门）。

《肘后方》云：治卒呕哕，去厥逆方（即本方）。

《十便良方》云：《指迷》橘皮甘草汤（于本方加甘草），治若身大热，背微恶寒，心中烦闷，时时欲呕，渴不能饮，头目昏痛。恶见日光，遇凉稍清，起居如故。此由饮食失宜，胃中空虚，热留胃口。其脉虚大而数，谓之中暑。

《方极》云：橘皮汤，治胸中痹，呕哕者。

程氏云：干呕哕，则气逆于胸膈间，而不行于四末，故手足为之厥。橘皮能降逆气，生姜为呕家圣药，小剂以和之也。然干呕非反胃，厥非无阳，故下咽气行即愈。

《古方便览》云：一男子，患热病十日许，发呃逆，一昼夜不愈，已将死，余与此方而治。

方舆輗云：此证虽曰手足厥，实从气逆得之，而非发于虚寒。其手足之厥，以气逆于胸膈，不行于四末故也。故其证虽似危殆，用此轻淡之药，气行则愈。尝有一男子，暑月霍乱，吐泻虽已止，干呕未止，兼发哕，手足微厥，脉细至欲绝。更医数人，凡附子理中汤、四逆加人参汤、吴茱萸汤、参附、参姜之类，殆尽其术，一不容受。余最后至，诊之，少有所见，即作橘皮汤令煮，斟取澄清，冷热得中，细细啜之。余镇日留连于病家，再四诊视，指令服药之度，移时药达，稍安静，遂得救治。

哕逆者，橘皮竹茹汤主之。

《金鉴》云：哕逆属气上逆为病也。上逆之气得出上窍，皆能作声。故肺气虚上逆，则作咳。气从喉出，而有咳逆之声。若为邪所阻，则为喘满，故无声也，胃气虚上逆，则作哕，气从咽出，而有哕逆之声。若与物凝结，则为痞痛，故无声也，是知气病也明矣。渊雷案：哕逆有因实阻而起者，视其前后，利之则愈，是也。本方证则纯乎神经性，故以橘皮为主药，《金鉴》所谓气病者也。《金鉴》以咳与哕为肺胃之气上逆，固是，以为气虚上逆则非。咳与哕固有不虚者，其上逆则一也。

橘皮竹茹汤方

橘皮一斤　竹茹二升　大枣三十枚　生姜半斤　甘草五两　人参一两

上六味，以水一斗，煮取三升，温服一升，日三服。

尾台氏云：此方药量与水率不相当，且他药分两多，人参仅一两。长沙方中绝无如此者，疑有错误。按：《朱肱活人书》有半夏。

《外台秘要》云：深师疗伤寒呕哕，胸满虚烦不安，大橘皮汤（于本方去竹茹、大枣）。

《千金翼》云：竹茹汤，主哕方。竹茹一升，橘皮、半夏洗，各三两，生姜四两切，紫苏一两，甘草一两炙。上六味，口父咀，以水六升，煮取二升半，分三服（出霍乱门）。

《活人书》云：大橘皮汤，动气在下，不可发汗。发汗则无汗，心中大烦，骨节疼痛，目运恶寒。食则反吐，谷不得入。先服大橘皮汤（即本方），吐止后，服小建中汤。

《三因方》云：橘皮竹茹汤（即本方），治咳逆呕哕，胃中虚冷，每一哕八九声相连，收气不回至于惊人者。

又云：橘皮竹茹汤（于本方去大枣加茯苓、枇杷叶、麦门冬、半夏），治胃热多渴，呕哕不食（元坚引，今检《三因》未见）。

《卫生家宝》云：人参竹茹汤（于本方去大枣加半夏），治一切呃逆，及治伤寒中暑等吐。

《活人事证方后集》云：橘皮汤（即本方）治中暑痰逆恶寒。

《伤寒蕴要》云：橘皮竹茹汤（于本方去参、姜、枣加半夏、茯苓、黄连、葛根），治胃中壅热而哕呕者。

《伤寒大白》云：人参橘皮竹茹汤（于本方去大枣加厚朴、半夏、藿香），治胃虚呃逆。

《方极》云：橘皮竹茹汤，治胸中痹，哕逆者。《方机》云：治胸中痹而呃逆者。

《类聚方广义》云：小儿观乳及百日咳，此方加半夏，极效。随腹诊，兼用紫圆、南吕丸。

《方函口诀》云：此方主橘皮之下气，兼竹茹之润降，故气逆发哕者主之。又用大量甘草，妙法也，用少则不效。伤寒痢病，脱阳而哕者，不效。至于杂病之哕，虽经月余者，必效。若浊饮上逆而哕者，在阳则半夏泻心汤，在阴则吴茱萸汤所主也。若胃气衰脱，奔腾而哕者，不在此数，乃死证也。

魏氏云：哕逆者胃气虚寒，固矣。亦有少挟虚热作哕者，主之橘皮竹茹汤。橘皮、竹茹行气清胃，而毫不犯攻伐寒凉之忌，佐以补中益气温胃之品，而胃气足，胃阳生，浮热不必留意也。

《古方便览》云：一贾人七十余岁，患呃逆三十日，口不通勺饮，诸医治之不愈。东洞先生往诊之，咽喉肉脱，吃吃之声已出尽，唯腹中有响，乃作橘皮竹茹汤，一帖重十二钱，与之，两剂而奏效。

余论元坚云：呕吐之证，其因不一。今细检经方，吴茱萸汤之呕与干呕，因阴逆。四逆汤之呕，因阳败。大黄甘草汤之吐，因食壅。除此之外，凡十一方，虽有兼凉兼温之殊，大要皆不出于驱饮逐水，则知其系于水饮所致者为多。盖胃喜燥而恶湿，故水饮停潴，其气易逆也。蛔之为物，最能使呕，叙在次篇。哕，啻举气逆证。然黄疸篇有小半夏汤之法，则亦有自停饮者。可以推知，而其更有数因，前人辨之尽矣。

夫六腑气绝于外者，手足寒，上气脚缩，五脏气绝于内者，利不禁，下甚者，手足不仁。

赵氏云：六腑主表为阳，五脏主里为阴。阳为卫，阴为营。程氏云：手足寒者，阳不行于四末也。上气者，宗气衰微也。平人宗气积于胸中，出于喉咙，以贯心脉而行呼吸，宗气衰则奔促上气也。脚缩者，寒主收引，无阳以伸也，此六腑气绝于外者如此。下利不禁者，下焦不和也。脾衰则四脏俱衰，故《经》曰：脾气孤弱，五液注下。下焦不和，清便下重，即不禁之谓也。不禁则上无胀闷，中无痛楚，下无奔迫，但孔如竹筒，漫无约束，直流不休。诃子、粟壳，咸无功矣。虽有卢扁，将安施乎？下甚而至于手足不仁者，四体绝也，此五脏气绝于内者如此。徐氏云：此言凡病危笃，必脏腑之气先绝，而脏尤主利也。不仁者，伸缩皆不能也。

渊雷案：此亦别派古医家言也。其意盖谓腑主表，主体温。脏主里，主体液。诚如赵注所云：手足寒者，体温低落也。上气者，心脏性喘息也。脚缩者，少阴证之蜷卧也。利不禁者，太阴少阴之下利也。下甚而手足不仁者，体液被夺，神经失养所致也。然手足寒、上气、脚缩，由于全身衰弱，就中心脏衰弱为尤要，而非六腑之病。下利不禁，全是肠病。肠为腑，绝非五脏之病。则其所谓腑气脏气者，乃与事实正相反。且考编次之意，此条盖为下利发凡。然下文大、小承气、白头翁、黄芩诸证，皆是实证。今以寒利发凡，与下文不相应，知非仲景本意矣。惟寒利失禁者，多死证。程氏所举证状，实无治法，此则学者所当知耳。

下利脉沉弦者，下重，脉大者，为未止。脉微弱数者，为欲自止，虽发热不死。

自此以下五条，互详《伤寒论今释·厥阴篇》。

魏氏云：此滞下之病，非飧泄之病也。徐氏云：下利者，里有邪气也。脉沉则为寒，弦为气结，沉而弦，则为病邪结于下焦，故下体之阳道不行而重。脉大主虚，主邪盛，故大则为未止。微弱者，邪衰正亦衰也。数为阳脉，于微弱中见之，则为阳气将复，故知欲自止。下利热不止者死，谓阳亡于外，阴亡于内也。脉既微弱数，则邪去。邪去而发热，则虽有余邪，正将胜之，故曰不死。

下利、手足厥冷、无脉者，灸之不温，若脉不还，反微喘者死。少阴负趺阳者，为顺也。

尤氏云：下利厥冷无脉，阴亡而阳亦绝矣。灸之所以引既绝之阳，乃厥不回，脉不还，而反微喘，残阳上奔，大气下脱，故死。下利为土负水胜之病，少阴负趺阳者，水负而土胜也，故曰顺。渊雷案："少阴"二句，《玉函经》、成本《伤寒论》俱为别条，其义难晓，尤注亦姑备一说耳。

下利有微热而渴，脉弱者，今自愈。

今，宋版《伤寒论》作"令"，《玉函经》无之。下两条并同。

程氏云：下利大热而渴，则偏于阳。无热不渴，则偏于阴，皆不能愈。以微热而渴，知阴阳和。脉弱，知邪气去，故即自愈。

尤氏云：微热而渴者，胃阳复也。脉弱者，邪气衰也。正复邪衰，故今自愈。

下利脉数，有微热汗出，今自愈，设脉紧，为未解。

赵刻本条首有若字，非，今据诸家本删。

程氏云：寒则下利，脉数有微热，则里寒去。汗出则表气和，表里俱和，故今自愈。设复紧者，知寒邪尚在，是为未解也。

下利脉数而渴者，今自愈，设不差，必清脓血，以有热故也。

程氏云：脉数而渴，则寒邪去而利当止。《经》曰：若脉不解而下不止，必挟热而便脓血。此有热陷于下焦，使血流腐而为脓也。元坚云：邪热逼血，血渗入于肠，故清脓血。魏氏曰：热且蓄停肠脱，酿为污秽，脓血随利而下，（以上引魏）此亦理之所有也。

下利脉反弦，发热身汗者，自愈。

《金鉴》云：下利，脾病也。弦，肝脉也。脾病不当见肝脉，故曰脉反弦也。赵氏云：此脉初不弦，后乃弦，故曰脉反弦。程氏云：脉弦为寒，发热则阳气复，汗出则寒邪去，故知自愈。渊雷案：此与前后诸条，皆论传染性赤痢，脉弦因腹痛里急后重之故。赤痢之脉，本多弦者，今云反弦，故赵氏释为初不弦后乃弦，差为近是。《金鉴》脾病肝脉之说，殆难信从。赤痢发热，因菌毒散布血液中所致，热度通常在37.5~38℃之间，最高至40℃，然不多见。热愈高，可知菌毒愈重，故古人以痢疾发热为危证。发热有表候者，知正气欲驱菌毒于肌表，故治法亦宜解表，葛根汤所以为治痢要药也。若发热微，则知菌毒不盛。自汗出，则知毒能自泄。故《本经》及伤寒厥阴篇皆以微热汗出为欲愈之候。

下利气者，当利其小便。

气，《脉经》作"热"。

魏氏云：下利气者，下利矢气也。清气所化，出于小便，阳也；浊质所变，出于大便，阴也，人之常也。今清气出于大便，清浊阴阳不分也。法当利其小便，使清气仍自小便出，则下利可已矣。

《金鉴》云：下利虚者，初利则为气郁于大肠而不外渗，水气并下，但当利其小便，输其渗泻之窍，气宣而利止也。久利则为气陷于大肠而不上举，又当于升补中兼利小便也。

渊雷案：痢疾必小便不利。然治法不需利小便，痢减则小便自利。此因痢之病灶在肠，肠失其吸水之力，故令小便不利。痢减而肠机能恢复，则小便自利也。若下利多失气者，即下文诃梨勒散之证，与小便似无关系。魏氏清气浊气之说，既空言无据。《金鉴》气郁、气陷之气，又皆指机能作用，而非气体之气，与不得已，姑从缺疑。

下利，寸脉反浮数，尺中自涩者，必清脓血。

自此以下五条，亦互详《伤寒论今释·厥阴篇》。

程氏云：寸脉浮数，其热有余。尺脉自涩，为血不足。以热有余，则挟热而变脓血。

余论 唐氏云：仲景文总是错举互见，使人比较而辨其真也。此章（自"下利脉沉弦者"条至此）论下利先辨脉，亦是交互文字。下利脉沉弦，下重，脉大者为未止，是言痢证也。古无痢字，通称下利，故仲景恐人不辨，因与洞泻利下并论之，使人得分别焉。脉微弱数者，欲自止。痢证忌脉大，以微弱为邪轻。痢证忌发热，虽发热而脉微弱，故不死。下一节下利手足厥冷，是言洞泻虚寒，与上节迥异。盖同名下利，而上节是痢证，此节是洞泻，故脉法之生死大不同也。此两节是一寒一热之提纲。以下又承明之曰：下利若是痢证，有微热而渴，脉弱者，今自愈。下利脉数，有微热，热不甚而脉尚不大，故汗出，今自愈。设脉紧，则是下利脉大之例，故为未解。下利脉数而渴，设不差，必圊脓血。凡此数节皆是申明痢证之脉，总见痢证脉微弱者邪轻，脉大紧涩者邪重。后人不知此是辨痢证，而牵混洞泻飧泄，故多不明。自此节以下，又是辨洞泻之脉。故下节先提明"下利清谷"四字，以见是洞泻，与上之痢证不同也。脉沉而迟，其面戴阳，下虚故也。下利后脉还者生，不还者死，皆虚寒洞泻之脉也。能分痢证、洞泻为两证，则仲景文了如指掌。

渊雷案：唐氏谓以上八条中之七条皆论痢，是也，谓手足厥冷条及下两条专论洞泻，则未是。痢证虚寒者，惟务回阳，与洞泻同治。洞泻亦有实热须疏荡者，惟脉证与上文七条不合。故知上文七条论痢，其余则合论痢证、洞泻也。且诸条文剧不似仲景，其编次亦出后人，故次序与伤寒厥阴篇互异。若谓仲景错举互见，使人比较而辨其真，吾斯之未能信。

下利清谷，不可攻其表，汗出必胀满。

《脉经》于条末更有七字云：其脏寒者当下之。

程氏云：寒不杀谷，寒胜则下利清谷也。若发其表，汗出则胃中之阳益虚，其寒益胜，故作胀满。渊雷案：此条当与后下利腹胀满，身体疼痛条参看。

下利脉沉而迟，其人面少赤，身有微热。下利清谷者，必郁冒汗出而解，病人必微厥。所以然者，其面戴阳下虚故也。

厥，赵刻及俞桥本并误"热"，今从诸家本改。此条无理，不可信，已详《伤寒论今释》。

下利后脉绝，手足厥冷，晬时脉还。手足温者生，脉不还者死。

尤氏云：下利后脉绝，手足厥冷者，阴先竭而阳后脱也。是必俟其晬时经气一周，其脉当还，其手足当温。设脉不还，其手足亦必不温，则死之事也。渊雷案：晬时脉还，手足温，谓既服白通、通脉四逆等汤之后。若弗药而静观其变，即无脉还厥回之望矣。

下利腹胀满、身体疼痛者，先温其里，乃攻其表。温里宜四逆汤，攻表宜桂枝汤。

尤氏云：下利腹胀满，里有寒也。身体疼痛，表有邪也。然必先温其里而后攻其表，所以然者，里气不充，则外攻无力，阳气外泄则里寒转增，自然之势也。而四逆用生附，则寓发散于温补之中，桂枝有甘、芍则兼固里于散邪之内，仲景用法之精如此。渊雷案：治外感卒病，有表里证者。正气足，则先解表后攻里，外感之毒当从外散故也。正气不足，则先温里后解后攻里，外感之毒当从外散故也。正气不足，则先温里后解表，抗病之力悉赖正气故也，温里即所以助正气。说详《伤寒论今释》。

四逆汤方（方见上）

桂枝汤方

桂枝三两去皮　芍药三两　甘草二两，炙　生姜三两　大枣十二枚上五味，㕮咀，以水七升，微火煮取三升，去滓，适寒温，服一升。服已须臾，啜稀粥一升，以助药力，温覆令一时许，遍身漐漐似有汗者益佳。不可令如水淋漓，若一服汗出病差，停后服。

用法、方解并详《伤寒论今释》。

下利三部脉皆平，按之心下坚者，急下之，宜大承气汤。

下利下，《脉经》有"后"字。案自此以下四条，并见《伤寒论·可下篇》。

《金鉴》引李彣云：下利按之心下坚者，实也。设或脉见微弱，犹未可下。今三部脉皆平，则里气不虚可知，自宜急下之。此凭脉又凭证之法也。

渊雷案：下利赅滞下泄泻而言。而其方证，则滞下为多。以下诸条仿此。心下坚者，横结肠或胃中有积滞也。三部脉平，但有心下坚一证，而须大承气急下，理颇难解，注家亦未有能质言其故。李彣注较平正，故姑用之，不宁唯是。《伤寒》《金匮》中急下诸条，皆不能无疑，为其证轻而药重也。虽然，尝治一叟伤寒，热高汗多，脉洪大而数，不大便五六日，腹虽不软，亦不甚坚。以其年高有烟癖，不敢遽下，与大剂白虎汤。越两日，下证较显，急与大承气汤，已不及救。因思《大论·阳明篇》云：阳明病发热汗多者，急下之。盖谓稍有可下之证，而发热汗多，即当急下。自恨读书不精，坐令可救不救。然因此知《伤寒》《金匮》中方法，苟非显然刺谬，必有效验。虽不能知其理，未尝不可用其法也。

下利脉迟而滑者，实也。利未欲止，急下之，宜大承气汤。

沈氏云：此亦食滞之利也。食壅于胃，气道不利，故脉来迟。然脉虽迟，而非虚寒之比。但迟为气壅，滑为血实，血实气壅，水谷为病，故为实也。内滞中气不和，利未欲止，但恐成停搁之患，故宜大承气汤急夺其邪也。渊雷案：脉迟而不细弱，正是大承气证（参看《伤寒论今释》二百一十六条）。况迟而滑，又以下利知为胃肠病，故急下无疑。成注《伤寒论》引《经》曰：脉迟者，食干物得之。案：此语未详所出。

下利脉反滑者，当有所去，下乃愈，宜大承气汤。

成氏《伤寒论注》云：《脉经》曰：脉滑者为病食也。下利脉滑，则内有宿食，故云当有所去，与大承气汤以下宿食。赵氏云：下利，虚证也。脉滑，实脉也。以下利之虚证，而反见滑实之脉，故当有所去也。

下利已差，至其年月日时复发者，以病不尽故也。当下之，宜大承气汤。

程应旄《伤寒后条辨》云：下利差后，而余邪之栖于肠胃回折处者未尽，是为伏邪。凡得其候而伏者，仍应其候而伸。

下则搜而尽之矣。渊雷案：此盖赤痢菌潜伏肠间。病愈而菌未死灭，即西医所谓带菌者。至明年适当气候，乃再发病，大承气汤所以下去潜伏之菌也。

丹波氏云：程、尤并云：脾主信，故按期复发。凿甚。许氏《本事方》云：有人因忧愁中伤食，结积在肠胃，故发吐利。自冬至后至暑月，稍伤则发，暴下数日不已。《玉函》：云：下利至隔年月日，不期而发者，此为有积，宜下之，止用温脾汤（厚朴、干姜、甘草、桂心、附子、大黄）尤佳。如难取，可佐以干姜圆（即备急圆加人参），后服白术散（即附子理中汤去甘草、干姜加木香、生姜、大枣）。戴氏《证治要诀》云：泻已愈，隔年及后期复泻。古论云：病有期年而发者，有积故也，宜感应圆（《局方新拣》丁香、南木香、肉豆蔻、川干姜、巴豆、百草霜、杏仁），并本条之义也。渊雷案：经年复发之痢，多宜温药下之，非必大承气证。临病时选用为是。

大承气汤（方见痉病中）

《建殊录》云：贾人某，患天行痢。一医疗之，虽度数颇减，尚下臭秽，日一再行，饮食无味，身体羸瘦，四肢无力，至其年月益甚，众医无效。先生诊之，作大承气汤饮之，数日痊治。

下利谵谵语者，有燥屎也，小承气汤主之。

《金鉴》云：下利，里虚证也。谵语，里实证也。何以决其有燥屎也？若脉滑数，知有宿食也。其利秽黏，知有积热也。然必脉证如此，始可知其有燥屎也，宜下之以小承气汤。于此推之，而燥屎又不在大便硬不硬也。渊雷案：《大论要略之例》以谵语为实证，故主小承气汤。然与郑声之虚甚难辨，必参察其他脉证以决之。且谵语之故，宜下之理，亦不必是燥屎。肠中留着有毒物质，亦致谵语，亦须下去，互详《伤寒论今释》。

小承气汤方

大黄四两　厚朴二两，炙　枳实大者三枚，炙

上三味。以水四升，煮取一升二合，去滓，分温二服，得利则止。

厚朴，徐镕本作三两。案：《伤寒论》作二两。用法、方解，并详《伤寒论阳明篇》。

下利便脓血者，桃花汤主之。

《金鉴》云：初病下利，便脓血者，大承气汤或芍药汤（芍药、当归、黄连、黄芩、大黄、官桂木、香槟榔、甘草）下之。热盛者，白头翁汤清之。若日久滑脱，则当以桃花汤养肠固脱可也。渊雷案：滞下日久滑脱者，本方主之。伤寒肠出血，带脓者，本方加附子。血多无脓者，黄土汤。此条互详《伤寒论今释·少阴篇》。

桃花汤方

赤石脂一斤，一半到，一半筛末　干姜一两　粳米一升

上三味，以水七升，煮米令热，去滓，温七合。纳赤石脂末

方寸匕，日三服。若一服愈，余勿服。

干姜一两，似已少。《肘后》赤石脂汤用二两，《外台》引崔氏作四两，冷多白滞者加四两，《外台》似是。温七合，《伤寒论》作温服七合。用法、方解、治验，并详《伤寒论今释》。

热利下重者，白头翁汤主之。

下重，赵刻及俞桥本并作"重下"，今据诸家本及《伤寒论》改。《外台·重下门》不载本方，《伤寒下痢门》引《千金翼》仍作热利下重。注云：此张仲景《伤寒论》方。

魏氏云：滞下之病多热，不同于泻泄下利之证多寒也，故名之曰热利，而以下重别之。渊雷案：此治赤痢热证，里急后重，肛门灼痛者之方，详《伤寒论今释》。

白头翁汤方

白头翁二两　黄连三两　黄柏三两　秦皮三两

上四味，以水七升，煮取二升，去滓，温服一升，不愈，更服。

白头翁，徐镕本及《玉函》全书并作三两。用法、方解，详《伤寒论今释》。

《外台秘要》云：范汪疗伤寒腹中微痛不止，下利，秦皮汤（即本方去黄柏加阿胶）。

又云：《古今录验》白头翁汤（于本方去黄柏加干姜、甘草、当归、石榴皮）疗寒急下及滞下。

下利后更烦，按之心下濡者，为虚烦也，栀子豉汤主之。

方氏《伤寒条辨》云：更烦，言本有烦，不为利除而转甚也。尤氏云：热邪不从下减，而复上动也。按之心下濡，则中无阻滞可知，故曰虚烦。渊雷案：此

条亦详《伤寒论·厥阴篇》。

栀子豉汤方

栀子十四枚　香豉四合，绵裹

上二味，以水四升，先煮栀子，得二升半，纳豉，煮取一升半，去滓，分二服，温进一服，得吐则止。

绵，赵刻本作"绢"，今据诸家本及《伤寒论》改。"得吐则止"四字，盖后人所沾，当删之。用法、方解、治验并详《伤寒论今释·太阳中篇》。

下利清谷，里寒外热，汗出而厥者，通脉四逆汤主之。

清同圊，圊谷谓所下者完谷不化也。徐氏以谓屎水杂出而色不大黄，则望文生义矣。里寒即指下利清谷。外热谓身发热而汗出也。此等证，必头上热，手足冷，故曰汗出而厥，其脉必微细欲绝。互详《伤寒论今释》。

通脉四逆汤方

附子大者一枚，生用　干姜三两，强人可四两　甘草二两，炙

上三味，以水三升，煮取一升二合，去滓，分温再服。

用法、方解，详《伤寒论今释》。

下利肺痛，紫参汤主之。

"肺痛"二字，《本草图经》引作者一字。

《金鉴》云：按此文脱简，不释。程氏云：肺痛未详，或云肺痛当是腹痛。《本草》云：紫参治心腹积聚，寒热邪气。渊雷案："肺痛"字，古医书中他无所见，必有讹误。旧注多谓肺与大肠相表里，故下利而肺痛。穿凿甚矣，缺疑为是。

紫参汤方

紫参半斤　甘草三两

上二味，以水五升，先煮紫参，取二升，纳甘草，煮取一升半，分温三服（疑非仲景方）。

《本草图经》引甘草二两，煮取半升。案：此方《千金》《外台》诸书俱无考，故林亿等疑非仲景方。紫参为通经药，能破血止血，诸《本草》并载之。然沪上药商不识其物，市医多书丹参为紫丹参，遂有臆断紫参即丹参者。其实，紫参属蓼科植物，丹参属唇形科植物。《本草》中二物分载，不可混也。紫参治血，虽略同丹参，而《本草》白字又主利大小便，为丹参所无。程氏所引主疗，亦出《本

草》白字（即《本草》经）。苏恭又云主赤白痢，恐是据此方为说。要之。此方用法未详。

气利，诃梨勒散主之。

尤氏云：气利，气与屎俱失也。《金鉴》云：气利，所下之气臭秽，所利之物稠黏，则为气滞不宣。或下之或利之，皆可也。若所利之气不臭，所下之物不黏，所谓气陷肠滑，故用诃梨勒散以固肠，或用补中益气以举陷，亦可。渊雷案：赤痢、直肠炎等病，肠中多炎性渗出物及脓汁，又以肛门括约肌挛缩，不能排泄通畅，久留腹中，发酵而成气体，如厕则气体与黏液杂下如泡沫，所谓泄如蟹渤者也。《金鉴》以为气陷肠滑，非是。气陷之气意指机能作用，而非指气体。且气陷而滑脱则有之，气陷而失气，未之闻也。

诃梨勒散方

诃梨勒十枚，煨

上一味，为散，粥饮和顿服。（疑非仲景方）

《外台秘要》云：《近效》诃梨勒散，疗一切风气痰冷，霍乱食不消，大便涩方。取诃梨勒三颗，捣取皮，和酒顿服，三五度则差。

又云：《广济》疗呕逆不能多食方。诃梨勒三两，去核，煨。上一味，捣为散，蜜和丸，空腹服二十丸，日两服，以知为度，利多减服。

《本草图经》云。诃梨勒主痢，《本经》不载。张仲景治气痢，以诃梨勒十枚，面裹焙，灰火中煨之，令面黄熟，去核，细研为末，和粥饮顿服。唐刘禹锡传信方云：予曾苦赤白下，诸药服遍，久不差，转为白脓。令狐将军传此法，用诃梨勒三枚上好者，两枚炮取皮，一枚生取皮，同末之，以沸浆水一两合服之，淡水亦得。若空水痢，加一钱匕甘草末。若微有脓血，加二匕。若血多，加三匕，皆效。

程氏云：寇宗奭曰：诃梨勒能涩便而又宽肠，涩能治利，宽肠能治气，故气利宜之。调以粥饮者，借谷气以助肠胃也。论曰：仲景治气利用诃梨勒散，详其主治，不知其义。及后读杜壬方，言气利里急后重（元坚云本出本草黄连条），始知诃梨勒用以调气。盖有形之伤，则便垢而后重；无形之伤，则气坠而后重。便肠垢者得诸实，气下坠者得诸虚，故用诃梨勒温涩之剂也。唐贞观中，太宗苦气利，众医不效。金吾长张宝藏以牛乳煎荜茇进服之。立差（丹波氏云：此见刘禹锡隋唐嘉话）。荜茇温脾药也。刘禹锡传信方治气利用矾石，矾石亦涩气药也。

大都气利，得之虚寒气下陷者多，其用温涩之药可见矣。

丹波氏云：杨氏直指方，牛乳汤，治气痢泄如蟹渤。荜茇末二钱，牛乳半升，同煎减半，空腹服。今验之，气坠而后重，气与屎俱失者，其所泄多如蟹渤。程注得直指而义尤明显。

渊雷案：诃梨勒治气利，唐以前医书无所见。苏颂《图经》称张仲景，乃在要略既出之后，即据要略为说，故林亿等疑本方非仲景方也。此药主消痰下气，乃通利药，近效云大便涩，广济云利多减服，明其有微利之效。今人以为收涩药，殆非。据化验所得，其主成分为没食子酸及单宁酸，入胃能凝固胃中的胃蛋白酶及蛋白质，又能收缩胃黏膜而减其分泌，此即所谓消痰矣。入肠能收缩肠黏膜及其微血管，使分泌减而下利差，又以其通利之力，排除肠内容物，使不至停留发酵。此其所以治气利数。

附方

○千金翼小承气汤，治大便不通，哕数谵语（方见上）。

出第十八卷霍乱门，谵语上有口字，枳实用五枚。

沈氏云：此燥屎内结，大便不通，壅逆胃邪上行，而哕数谵语。所以亦宜轻利和中，而涤热开结也。渊雷案：数，当读所角切，原文有口字，句愈估倔，故林亿等删之。

丹波氏云：尤氏云：即前下利谵语有燥屎之法，虽不赘可也（以上尤注），误。本文主下利，而此条示哕用小承气之法，即上文哕而腹满，后部不利者。《丹溪医案》载超越陈氏二十余载，因饱后奔走数里，遂患哕病，但食物，则连哕百余声，半日不止。饮酒与汤则不作，至晚发热，如此者二月。脉涩数，以血人气中治之，用桃仁承气汤加红花煎服，下污血数次，即减。再用木香和中丸（白术厚朴陈皮半夏木香槟榔枳实甘草）加丁香服之，十日而愈，此亦以攻下治哕之一格也。

○外台黄芩汤，治干呕下利

黄芩　人参　干姜各三两　桂枝二两　大枣十二枚　半夏半升

上六味，以水七升，煮取三升，温分三服。

出第六卷杂疗呕吐哕门，引仲景《伤寒论》，云出第十六卷中。

《医心方》云：范汪方，治伤寒五六日，呕而利者。黄芩汤（即本方），用人参二两，干姜三累（出十四卷伤寒五日方门）。

《方极》云：六物黄芩汤（即本方）治心下痞硬，干呕下利上冲者。

《方机》云：六物黄芩汤，治干呕下利，心下痞硬者。痢疾，心下痞硬而呕，不能食者，兼用紫圆。

《类聚方广义》云：久痢疝痢，干呕不止者，间有宜此方者。

尤氏云：此与前黄芩加半夏生姜汤治同，而无芍药、甘草、生姜，有人参、桂枝、干姜，则温里益气之意居多，凡中寒气少者，可于此取法焉。

元坚云：此黄连汤类方，亦治上热下寒，以为干呕下利也。

《方函口诀》云：此方位于黄芩汤、桂枝人参汤之间，用于上热下寒之下痢，有效，且黄芩汤主腹痛，此方主干呕，桂枝人参汤主腹痛不呕，有表热而属于虚寒者。盖此方类半夏泻心汤，治下痢之效最捷。

渊雷案：此方即黄连汤去黄连甘草加黄芩，亦即半夏泻心汤去黄连甘草加桂枝，三方皆以一两味出入，故其主治亦相类，于此可悟加减古方，以适合病证之法，且知日医古方派之拘守成方，为胶柱鼓瑟。又，此方与黄芩加半夏生姜汤、桂枝人参汤皆相近，数方者皆治胃肠病，仲景书治胃肠病之法独详，医所遇病，胃肠病亦居十之四五，是知仲景书最切实用，市医束之高阁。

成绩录云：一男子患痢，虽日三十余行，不自知其利，腹痛干呕，不能食，胸中烦，心下痞硬，身热微渴，口苦唇干，舌上无胎，脉微数，不能起卧，医以为困极，先生与之六物黄芩汤而愈。

余论 元坚云：朱丹溪曰："仲景治痢（案此痢谓泄泻也）可温者温，可下者下，或解表，或利小便，或待其自己，区别易治难治不治之症，至为详密，然犹与滞下混同，立方命论"（出《局方发挥》）。盖肠澼滞下，与濡泻滑泄，其证与治，本自不同，仲景一以下利命之，并而为篇，然逐条寻究，判然而明矣。抑更有一义，盖泻滑泄，固宜温固，然有内有宿积，而治宜疏刷者，肠澼瘕下，固宜疏刷，然有阳虚气陷，而治宜温固者，然则学者宜审其脉证而处其方剂，不须特以肠僻泄泻为分别，仲景之合为一篇者，意或在于此欤？"五十七难"，大瘕泄者，里急后重，数至圊而不能便，茎中痛，亦即滞下，而居五泄之一，其意与仲景一也。渊雷案：后人凿分滞下泄泻者，著意于病名，仲景则著意于证候，此等病名既不甚合，其施治又仍须视证候，则又何必凿分此无谓之病名耶！

第十八 疮痈肠痈浸淫病脉证并治

论一首　脉证三条　方五首

《脉经》题曰："痈肿肠痈金疮浸淫脉证"，似是。方五首，徐镕本作六首，盖并数黄连粉原缺之方也。此篇论化脓疾患及金疮，唯方法太少，学者宜别读外科书以自广。

诸浮数脉，应当发热，而反洒淅恶寒，若有痛处，当发其痈。

《辨脉法》无"反"字，其下文云"若有痛处，饮食如常者，蓄积有脓也"。

此示疮痈化脓时期，脉浮数而恶寒，有似表证也。外感初起之恶寒，脉虽浮而不数，及其数，则不恶寒而入于阳明矣。今脉浮数而反恶寒，明非外感，即有化脓之可能。若有痛处，且饮食如常，则非全身病，而是局部病，可以决其化脓成痈也。但疮痈之化脓期，非特恶寒，亦复发热，今云"应当发热，而反"云云，似不发热者，盖脉经家言，不无小疵尔。徐氏云："内有壅结之毒，致卫气为内热所搏，不行于表，而外反洒淅恶寒，自当发散结气，则壅自开，故以一'发'字尽之。"渊雷案：疮痈之发热恶寒，乃白细胞停积死亡，化成脓汁时所引起之现象，古人辄以营卫阻遏为说，限于时代知识故也。疮痈初起，有解表法，又有托里酿脓法，皆可谓之"发"。然此条本意，在诊察而不在治法，《辨脉法》但云"蓄积有脓"，则不当凿说"发"字。

师曰：诸痈肿欲知有脓无脓，以手掩肿上，热者为有脓，不热者为无脓。

程氏云：《灵枢经》曰："营卫稽留于经脉之中，则血涩而不行；不行则卫气从之而不通，壅遏而不得行，故热；大热不止，热胜则肉腐，腐则为脓"（案：出《痈疽篇》）故知热聚者则作脓，热未聚者，但肿而未作脓也，皆以手掩知之）。

渊雷案：痈肿盖指躯表之炎症，当其发炎之初，大抵因化脓球菌之刺激继续不已，被刺激处之毛细血管引起充血，白细胞亦自动渗出血管外，包围其刺激物，是为炎症。此时虽未成脓，然因充血红肿之故，按之固已热矣，此即《灵枢》所谓营卫壅遏而热者也。白细胞既出血管，不得血液之营养，日久死亡，始成脓汁，脓乃白细胞所腐成，非《灵枢》所谓"肉腐"。若肉腐，则是坏疽，而非痈肿矣。由是言之，有脓无脓，未可以热不热为断，今举诸书辨脓法若干则如下：

《巢源》云：凡痈经久不复可消者，若按之都牢勒者，未有脓也；按之半勒半软者，有脓也。又以手掩肿上，不热者为无脓，若热甚者为有脓。

陈自明《外科精要》云：《伍氏方论》曰："凡疮肿，以手指从疮旁按至四畔上，赤黑者按之色不变，脓已结成。"又，"按之随手赤色，此亦有脓；按之白，良久方赤，游毒已息。"

齐德之《外科精义》云：凡疮疽肿，大按之乃痛者，脓深也；小按之便痛者，脓浅也；按之不甚痛者，未成脓也。若按之即复者，有脓也；不复者无脓也，非也，必是水也。若发肿都软而不痛者，血瘤也；发肿日渐增长而不大热，时时牵痛者，气瘤也；气结微肿，久而不消，后亦成脓，此是寒热所为也。又：凡疗痈疽，以手掩其上，大热者，脓成，自软也；若其上薄皮剥起者，脓浅也；其肿不甚热者，脓未成也。若患瘰疬、结核，寒热发渴，经久不消者，其人面色萎黄，被脓上蒸，已成脓也。

王肯堂《证治准绳》云：《集验》云：脉紧而数为脓未成，紧去但数为脓已成。以手按上，热者为有脓，不热者为无脓。按之牢硬，未有脓也；按之半软，已有脓也，大软方是脓成也。大按之痛者，脓深也；按之不甚痛者，未成脓也。按之即复者，为有脓也；不复者，无脓也。小按便痛，薄皮剥起者，脓浅也；按之四痛，皮色不变，不高阜者，脓深也（以下论血瘤、气瘤、瘰疬等文与《精义》同，不备录）。

陈实功《外科正宗》云：轻按热甚便痛者，有脓且浅且稠；重按微热方痛者，有脓且深且稀。按之陷而不起者，脓未成；按之软而复起者，脓已成。按之都硬不痛者无脓，非是脓，即瘀血也；按之都软不痛者有脓，非是脓，即湿水也。

渊雷案：合观以上诸论，知辨脓法不可但凭热不热，更有软硬陷起，及痛不痛，色之变不变，皆须参合详审焉。

肠痈之为病，其身甲错，腹皮急，按之濡，如肿状，腹无积聚，身无热，脉数，此为肠内有痈脓，薏苡附子败酱散主之。

肠痈者，盲肠或阑尾，及其周围之炎症也。大肠自右腹角上行，其与小肠相接，乃不在大肠之端，而在大肠端向上二三寸之处，是为阑门；阑门以下一段大肠，形如短袋，是为盲肠（或称阑肠）；盲肠下又垂一试管状之物，大如手指，是为阑尾。盲肠、阑尾，形皆如袋，故粪便及误吞之果核毛发等物入于其中，往往不能排出，引起发炎，若有化脓球菌，则成脓灶，是即所谓肠痈也。病者多属十五岁乃至二十五岁之少年，初起时，右肠骨窝突然作痛，发热在39~40℃之间，唯极重之疔痛，亦有不发热者，痛处肿大有硬块，亦有绵软而漫无定界者，惟少耳，右侧腹直肌挛急殊甚，病人仰卧时，常屈其右足，以自缓其痛，俗谓之"缩脚肠痈"。马克字内（MacBurney）发明一压痛点，自脐至右腹角高骨引一直线，此线与右腹直肌边线相交之点，按之作剧痛，谓之"马克氏点"，于诊断上甚为重要。舌苔多垢腻而润，又常有呕吐便秘等胃肠证候。病之转归，约分三类：其一，逐渐复原，约一星期而病状全退，唯甚易复发。其二，成局部脓肿，则肿痛日以扩大，全身症状亦日重，此即《金匮》本条之证，而薏苡附子败酱散所主也。惟溃脓处穿破时，有极大危险，或引起第三种转归之广泛性腹膜炎；或化脓茵入于血循环，而成败血病；或则血管被穿破；或引起门静脉炎，若是者多致命。其三，发广泛性腹膜炎，盲肠及阑尾穿破时，固易引起，亦有并不穿破而腹膜同时受病者，肠痈之死，多由于此。

尤氏云："甲错"，肌皮干起，如鳞甲之交错，由营滞于中，故血燥于外也（案：参看"虚劳篇"大黄䗪虫虫丸证）。"腹皮急，按之濡"，气虽外鼓，而病不在皮间也。积聚为肿胀之根，脉数为身热之候，今"腹如肿状"，而中无积聚，身不发热，而脉反见数，非肠内有痈，营郁成热而何。

元坚云：次条其痈未至脓溃，故"少腹肿痞"；此条既经脓溃，故"按之濡，如肿状，腹无积聚"。次条血犹瘀结，营郁而卫阻，故"时时发热，复恶寒"，病犹属实，故"其脉迟紧"；此条营分既无所郁，故"身无热"，脓成则血燥，故"脉数"。要之，此二条，其别在脓已成与未成之分，而不拘其部位，如前注家以大小肠为辨者（案：程、尤等并如此云），殆失之迂矣。

《巢源·肠痈候》云：肠痈者，由寒温不适，喜怒无度，使邪气与营卫相干，在于肠内，遇热加之，血气蕴积，聚成痈，热积不散，血肉腐坏，化而为脓。其病之状，小腹重而微强，抑之即痛，小便数似淋，时时汗出，复恶寒，其身皮肤甲错，腹皮急，如肿状。诊其脉洪数者，已有脓也；其脉迟紧者，未有脓也。甚者腹胀大，转侧闻水声；或绕脐生疮，穿而脓出；或脓自脐中出，或大便出脓血，唯宜急治之。又云：大便脓血，似赤白下而实非者，是肠痈也。渊雷案：巢氏言原因，涵浑臆测，其言证候，有参考之价值。

薏苡附子败酱散方

薏苡仁十分　附子二分　败酱五分

上三味，杵为末，取方寸匕，以水二升，煎减半，顿服，小便当下。

《圣惠方》云：治肠痈皮肉状如蛇皮，及如错，小腹坚，心腹急。方：败酱二两，附子半两，薏苡仁二两半，上捣，盆罗为散，每服三钱，以水中盏，入生姜半分，煎至六分，去滓，温服。丹波氏云：案本方仅用方寸匕，似甚少，《圣惠》为是。

《方极》云：薏苡附子败酱散，治身甲错，腹皮急，按之濡，如肿状，腹无积聚者。雉间焕云：此方亦主水气之变，腹无积聚四字，于方极为剩语，恐记者讹也。

《方机》云：治肠痈，其身甲错，腹皮急，按之濡，如肿状，脉数者，疮家身甲错者，所谓鹅掌风者。以上兼用梅肉。

《用方经验》云：薏苡附子败酱散，旁治遍身疮疖如癞风，肌肤不仁，不知痛痒者。

《类聚方广义》云：此方与大黄牡丹皮汤同治肠痈，其有轻重浅深，不俟论也。彼云小腹肿痞，痛如淋，此云腹皮急，按之濡，如肿状；彼云时时发热，自汗出，复恶寒，此云身无热；彼云脉迟紧，此但云数，可以见其证之轻重，而毒之所结，亦自有浅深也。肠痈可针者，当认肌肤甲错处入针，若犹豫旷日，则腐溃蔓延，脓自脐孔出，荏苒不愈，或致不起。审断脓之浅深，其浅者速入针为要，"肠内"二字宜活看。渊雷案：脓在盲肠阑尾之内者为深，在其外，或在腹膜者为浅，然深者易愈，浅者反难治。尾台所云脓自脐孔出，及《巢源》所云绕脐生疮，皆广泛性腹膜炎也。尾台又云"肠内"二字宜活看，则指独立之化脓性腹膜炎，不因阑尾之炎引起者。此皆极恶难治之病，不可不知。

尤氏云：薏苡破毒肿，利肠胃，为君。败酱一名苦菜，治暴热火疮，排脓破血，为臣。附子则假其辛热，以行瘀滞之气尔。鹤台氏《腹诊图汇》云：腹胀似胀满，其身甲错，腹皮急，按之濡，间有此证，方证不相对，则经年不治。先年，浪华谷街某之妻，二十七岁许，患此证，不治已三年，诸医术尽，后请治于余。乃往诊之，腹满身重如孕，虽不致卧，然心烦不能步行，余以未熟故，误见为腹坚满，以大承气汤攻之，无效，因转与大柴胡，凡半岁，更无效，于是告余师霍先生。先生往诊察，责余曰："汝医术未熟，今汝所见腹证，乃大误也，汝不知而投峻剂，以苦病者，不仁之至。夫大承气汤之腹证，坚满而按之有力，且腹底有若抵抗者；大柴胡汤证，胸胁苦满，腹实而稍有拘挛；今病者虽腹满，而按之濡，又腹底无力，身甲错，腹皮急，是即薏苡附子败酱散之正证也。"

《橘窗书影》云：某人，年六十余，少腹凝结，觉微痛，小便淋漓不通快，步行则小腹挛急，苦汗出，身无寒热，饮食如故，邸医以为寒疝，以为淋毒，疗之数旬不效。余诊之曰："肠间有一种累累凝固之物，然非疝块，亦非积聚，按之濡活，似肠痈之状，宜温和以观其进退。"因与归芪建中汤，以温熨熨脐下，四五日，脐中忽突出成赤色，其夜，脐中喷出白脓一合余，即投薏苡附子败酱散，两三日而脓尽，小腹之块如失。渊雷案：此证当是化脓性腹膜炎，惟不剧痛不发热为可疑，古人亦混称肠痈，虽方剂多可通用，不无措施失当之处，故西法之病理及诊察，吾人在所必学。

肠痈者，少腹肿痞，按之即痛如淋，小便自调，时时发热，自汗出，复恶寒。其脉迟紧者，脓未成，可下之，当有血；脓洪数者，脓已成，不可下也。大黄牡丹汤主之。

肠，徐镕本作"肿"，魏氏、尤氏同，误也。

"小腹肿痞者"，肿胀痞硬亦在右腹角，然初起时，望之多无异征，按之则右腹直肌挛急，重按则痛而已，又有肿而不痞硬者，肿痞非必具之证也。"按之即痛如淋"者，痛处改延及会阴精腺故也。"小便自调"者，示其非淋，然初病时，小便多频数，儿童尤甚。"发热、汗出、恶寒"者，亦起病已后通常证候，以其脉或迟紧，或洪数，知非表证也。脓未成可下者，本方所主；脓已成不可下者，薏苡附子败酱散所主也。此条言肠痈始起未成脓之候，前条言病久已成脓之候；此条近于急性，前条近于慢性。学者合观两条，及元坚之注，《巢源》之候，则肠痈之病，大概尽矣。又案：西医治盲肠阑尾诸炎，惟于宿便闭塞而起者，用蓖麻子油或灌肠法，此外绝对禁用下剂，惧其穿孔也。然余治肠，审是阳明实证后，颇有以小承气获愈者（唯大承气证绝少此，或时会使然），未遇穿孔之弊。治肠痈，往年以大黄牡丹汤加败酱获愈者亦有三数人，预后皆佳，盖西医之法，乃理所当然，而事实亦有不尽然者。其后得马齿苋、红藤为肠痈特效药，即用二物加薏苡败酱等治之，不复用大黄牡丹汤，避蹈险也。

程氏云：大黄牡丹汤在"当有血"句下，以古人为文法所拘，故缀于条末，《伤寒论》中多有之。尤氏云：云"不可下"者，谓虽下之，而亦不能消之也，大黄牡丹汤，肠痈已成未成皆得主之，故曰"有脓当下，无脓当下血"。渊雷案：肠痈已成脓，如前条之证者，下之真有穿孔之祸，岂特不能消而已。本方所治，经文但云"当有血"，方后"有脓当下"之文，愚别有说，在下文。元坚云："方后所谓有脓者，其脓稍萌之义，与前条之全就腐溃者不同矣。"

大黄牡丹汤方

大黄四两　牡丹一两　桃仁五十个　瓜子半升　芒硝三合

上五味，以水六升，煮取一升、去滓，纳芒硝，再煎沸，顿服之。有脓当下，如无脓，当下血。

牡丹，《鬼遗方》《千金方》并作三两，为是。

《刘涓子鬼遗方》云：治肠痈大黄（案：当脱汤字）。肠痈之为病，诊小腹肿痞坚，按之则痛，或在膀胱左右，其色或赤，或白色，坚大如掌热，小便欲调，时色色（丹波引作白一字）汗出，时复恶寒。其脉迟坚者，未成脓也，可下之，当有血；脉数脓成，不可服此方。大黄四两，牡丹三两，芥子半升，硝石三合，桃仁五十枚，去皮炒，切之，上五味，㕮咀，以水六升五合，分为两服，脓下，无者下血，大良。丹波氏云：案《千金》引《刘涓子》（见下文），不用芥子，必后世传写之讹，而《圣济总录》及《外科正宗》等亦用芥子，《得效方》则用瓜蒌子，并误。

《千金方》云：治肠痈大黄牡丹汤方，大黄四两，牡丹三两，桃仁五十枚，瓜子一升，芒硝二两，上五味，㕮咀，以水五升，煮取一升，顿服之，当下脓血。《删繁方》用芒硝半合，瓜子五合，《刘涓子》用硝石三合，云："肠痈之病，少腹痞坚，或偏在膀胱左右，其色或白，坚大如掌热，小便欲调，时白汗出，其脉迟坚者未成脓，可下之，当有血，脉数脓成，不复可下"（案与今本《鬼遗方》文少异，故具录之）《肘后》名"瓜子汤"（案：今本《肘后方》不见）。

又云：治肠痈汤方，薏苡仁一升，牡丹皮、桃仁各三两，瓜瓣仁二升，上四味，㕮咀，以水六升，煮取二升，分再服。姚氏不用桃仁用李仁，崔氏有芒硝二两，云："腹中疠痛，烦毒不安，或胀满不思饮食，小便涩，此病多是肠痈，人多不识，妇人产后虚热者，多成斯病，纵非痈疽，疑是便服此药，无他损也。"张氏《千金方衍义》云：即《金匮》薏苡附子败酱散之变方也。渊雷案：此即大黄牡丹汤去硝黄，加薏苡仁也，虽椎钝，却平稳，无论脓成与否，俱可用之。有人既惧硝黄，又惧附子，得此方正是寡过之妙法。

《圣惠方》云：牡丹散（于本方以冬瓜子代瓜子加生姜），治产后血运腹满，欲狼狈（出"妇人产后门"）。

又云：牡丹散（于本方加木香、芍药、败酱），治肠痈未成脓，腹中痛不可忍（出"肠痈门"，下同）。

又云：甜瓜子散（于本方加薏苡、败酱、当归、槟榔），治肠痈肿痛，如闷气欲绝。

又云：赤茯苓散（于本方加赤茯苓），治肠痈小腹牢强，按之痛，小便不利，时有汗出恶寒，脉迟未成脓。

《产育宝庆方》云：牡丹皮散（即本方亦用冬瓜子），治产后血晕，闷绝狼狈。若口噤，则撬开灌之，必效。欲产先煎下，以备缓急。

《圣济总录》云：梅入汤（于本方以梅核仁、冬瓜仁，代桃仁、瓜子，加犀角），治肠痈里急隐痛，大便秘涩。

《奇效良方》云：梅仁散（即圣济梅仁汤），治肠痈里急隐痛，大便秘涩。

《张氏医通》云：肠痈下血，腹中疞痛，其始发热恶寒，欲验其证，必小腹满痛，小便淋涩，反侧不便，即为肠痈之确候，无论已成未成，俱用大黄牡丹汤加犀角急服之。

《方极》云：大黄牡丹汤，治脐下有坚块，按之即痛，及便脓血者。

《方机》云：治腹痛，按之即痛，时时发热，自汗出，复恶寒者。腹中有坚块，经水不顺者；腹胀满如鼓，生青筋，或肿，小便不利者；小腹有坚块，小便淋沥者。

雉间焕云：按便毒与肠痈治相类，故便毒未溃者服之，可以下之，奇术也，便毒肠痈，共不可论脓成与未成（案：此古方家武断语）。又云：此方不独治肠痈而已，专能治无名恶疮，痈疔肿块，瘰疬流注，杨梅便毒，及一切有脓者，及淋病带下，痔漏痢疾等，虽及数年者，皆有奇功。

方舆輗云：瓜子仁汤（即《千金》肠痈汤），治产后恶露，或经行瘀血作痛，或肠痈。此方《千金》第二十三卷名"肠痈汤"，曰"腹中疔痛，烦满不安云云"

（引见上）。

又云：大黄牡丹皮汤，脉迟紧者脓未成，可下之；脉洪数者脓已成，不可下。四句示大法也，然临治之际，无界限可画，是以方后再云。"有脓当下，无脓当下血"，据此，则大黄牡丹汤之意始活。渊雷案：盲肠阑尾之炎，当其发炎而脓未成之际，服本方，则炎性渗出物随下，其状亦似脓，方后所云"有脓当下"者，盖指此，非谓脓成之证亦可用本方也。脓成与否，为本方与薏苡附子败酱散之界画，不容假借，其证候，在肿痛处之痞硬与濡软（参看上文辨脓法），在寒热与无热，在脉之迟紧与数，学者详焉。

又云：痢经久脓血，或如鱼脑髓，下恶物者，宜大黄牡丹汤。盖此等恶物。非肠胃之积垢，乃肠胃面之皮肉，为热毒糜烂腐败而下来，要属肠痈之类（案：据此可知本方所下之脓非真脓），故以肠痈之法治之为妙。此奥村翁发千载未发之妙，可谓方法奇古。今虽举大黄牡丹一方，然瓜子仁汤、排脓散、薏苡附子败酱散，皆可酌用。

《类聚方广义》云：大黄牡丹汤，治诸痈疽疔毒，下疳便毒淋病，痔疾脏毒，瘰疬流注，陈久疥癣，结毒痿疮，无名恶疮，脓血不尽，腹中凝闭，或有块，二便不利者。随证兼用伯州散、七宝丸、十干丸等。

又云：治产后恶露不下，小便不利，血水壅遏，少腹满痛，通身浮肿，大便难者。又产后恶露不尽，过数日，寒热交作，脉数急，小腹或腰髀剧痛者，发痈之兆也（参看上文《千金方》引崔氏）。当审病情病机，早以此方下之，虽已脓溃者，亦宜此方。

又云：治经水不调，赤白带下，赤白痢疾，小腹凝结，小便赤涩，或有水气者。

《方函口诀》云：大黄牡丹皮汤，虽为用于肠痈脓溃以前之药，其方与桃核承气汤相似，故先辈运用于瘀血冲逆，凡桃核承气证而小便不利者，宜此方。其他，用于内痔毒淋便毒，有效，皆以有排血利尿之效故也。又：痢病下如鱼脑者，用此方奏效，其虚者宜驻车丸（黄连、干姜、当归、阿胶、出《千金方》）之类。凡痢疾久不痊者，视为肠胃腐烂而下赤白，后藤艮山所发明，奥村良筑本其说，于阳证用此方，阴证用薏苡附子败酱散，可谓发古今所未发。

又云：肠痈汤（即上文所引《千金方》），用于大黄牡丹汤之证，而不便硝黄者，或于大黄牡丹汤攻下之后，与此方以尽余毒，不但肠痈而已，诸瘀血证多此方所治。渊雷案：《方函》有肠痈汤二方，一引《集验》，本出《医心方》，即《千金》薏苡、牡丹、桃仁、瓜瓣四味之方，其口诀如上；又一方引《千金》，乃牡丹、甘草、败酱、生姜、茯苓、薏苡、桔梗、麦门、丹参、芍药、生地黄十一味之方，别有口诀。汤本氏《皇汉医学》载四味之方，名"大黄牡丹皮汤去大黄芒硝加薏苡仁方"，去主药而蒙原方之名，已甚离奇，其下乃引十一味方之口诀，以说四味之方，鲁莽灭裂，至于如此。

汤本氏云："师曰小腹肿痞。"东洞翁曰："脐下有结毒，按之即痛，及便脓血者。"据此，则脐下部有凝块或坚块，按之立即疼痛者，似即本方之腹证矣。然据先师和田先生之发明，及余相从之实验，如此者比较的稀有。乃于盲肠部或阑尾部，及相对之左侧腹部，各有一个凝块或坚块，按之立即疼痛，如此者反多。故合此二说，以为本方之腹证焉，苟有此腹证，则不问盲肠炎与其他各种病证，皆施本方可也。

《千金衍义》云：大黄下瘀血血闭，牡丹治瘀血留舍，芒硝治五脏积热，涤去蓄结，推陈致新之功，较大黄尤锐，桃仁治疝瘕邪气，下瘀血血闭之功，亦与大黄不异。甜瓜瓣《别录》治腹内结聚，破溃脓血，专于开痰利气，为内痈脉迟紧未成脓之专药。

程氏云：诸疮疡痛，皆属心火，大黄、芒硝，用以下实热；血败肉腐则为脓，牡丹、桃仁，用以下脓血（案：此说较石顽切近）。瓜子（当是甜瓜子）味甘寒，神农经不载主治，考之雷公曰"血泛经过，饮调瓜子"，则瓜子亦肠中血分药也，故《别录》主溃脓血，为脾胃肠中内壅要药，想亦本诸此方。丹波氏云：瓜子，沈以为冬瓜子，盖依时珍治肠痈之说，然古本草无所考，程注为是。渊雷案：甜瓜子，药店多不备，今从圣惠用冬瓜子，亦效。

元坚云：痈肿之病，不论外内诸证，其初起也，乘其未溃而夺之；其既成也，扶正气以外托。故葶苈大枣泻肺汤，肺痈逐毒之治也；桔梗汤，肺痈排脓之治也。大黄牡丹汤，肠痈逐毒之治也；薏苡附子败酱散，肠痈排脓之治也。盖疡医之方，皆莫不自此二端变化，亦即仲景之法则也。

《建殊录》云：某者，年八十余，恒以卖菜，出入先生之家，尝不来者数日，使人问之，谢曰"顷者病愠郁，以故不出"，居数日，复问之，脐上发痈，其径九寸许，正气乏绝，邪热如嫩。先生愍其贫困不能药，乃作大黄牡丹汤及伯州散饮之，数日，脓尽肉生，躄铄能行。

又云：一京人，素刚强，脐下发痈，使疡医治之，无效，乃自用刀剜之，且灸其上，汁出而愈，而按之硬如石。无何之东都，道经诹访，浴温泉，即大疼痛不可忍，于是自以为初剜犹浅，而其根未尽也，更又剜之，灸其上数十壮，少焉肠烧烂，水血进出，然其人能食，食则清谷出，故常以绵絮其腹。先生诊之，乃为大黄牡丹皮汤及伯州散饮之，数日痊愈。

《续建殊录》云：某者之女，年十八，便秘难通，于兹有年，近日经闭及三月，父母疑其有奸私，乃使医察之，医曰"怀孕也"，女不自承，乃复使他医察之，医不能断，遂求诊于先生。按其腹，脐下有一小块，手近之则痛，先生曰"是蓄血，非双身也"，乃与大黄牡丹皮汤，服汤三帖，下利十数行，杂黑血，尔后块减半，又兼用当归芍药散，未几，经水来，大便如平日。

《成绩录》云：一妇人，腹痛十有三年，诸药无效，小腹硬结，与大黄牡丹汤，后数日，下如碗状者，碎割视之，有牛蒡根一撮。问之，曰：十余年前食午蒡，为具所伤，遂发腹痛至今，后不复食牛蒡云。下后腹痛乃已，食牛蒡如故。

又云：池田屋之妻，患所谓臌胀三年，百治无效，乃弃置不疗者数月，后闻先生有起废排痼之术，来求诊治。其腹胀大，见青筋，不能行步，乃令服大黄牡丹汤，旬余，小便快通，经一月许，旧痾如洗。

又云：一妇人，患鼓胀既经五年，胀势最甚，治之不治，乃请先生。先生诊之曰："非不可治也，然既为痼，非久服药，则疾必不除，敢从否乎？"妇人唯诺。乃令服大黄牡丹汤，得之十余日，小便快通，续服数帖，随服而通，其胀不减自若，进前方经数十日，始疾去如平日。

又云：某氏之妻，腹满八九日，饮食如故，小便自利，色如柏汁。请治于先生。先生诊之日"此瘀血也"，与大黄牡丹汤，可十日，下赤白秽物，益与前方，遂下如鱼肠状者数枚，腹满渐减，经三十余日，诸患悉退。

又云：一贾人，年可三十，腹大满，四肢枯燥，众医疗之，岁余无寸效，请治于先生。先生诊之，作大黄牡丹汤与之，兼用夷法丸（疑是夷则丸），秽物下，腹满减，终于复常。

又云：一妇人，年甫十九，八月以来，经水不来，大便不通，小便自调，饮食如故，时腹自痛，至十一月，大便始一通，他无所苦，医时与下剂，则大便少通,明年白春至夏,大便仅一次,经水亦少来,至七月下旬,请先生求治。诊之,腹软弱,少腹突兀有物,按之即痛,乃与大黄牡丹汤,一月许,诸证尽治。

《古方便览》云:一男子,病风毒肿,愈后,疮口未收而出水,后脚挛急,疼痛不可忍,余用此方而痛除,疮口亦全治。

又云:一女子十四岁,初左腿发毒肿,溃后余毒未消,脓汁淋漓不差,脚强直如棒,不能登厕,已及六年,诸医疗之不得求治于余,即作此方饮之,时时以虎黛丸(未详)攻之,两月余而痊愈。

又云:一男子患热病,大半愈,后一日,腹大满,脐旁如刺,与此方三剂而愈。

《生生堂治验》云:某男人,年二十有一,一日更衣,忽腹痛,施及四肢,急缩不能屈伸,家人闻其闷呼,就视之,昏绝,四肢厥,即扶之卧于室内,延医针灸,徐徐厥反脉应。腹复进痛,闷呼不忍闻,肛门脱出,直下腐烂如鱼肠者,脓血交之,心中懊恼,食饮不下咽,医以为噤口痢,疗之数日,时闻先生多奇术,遽走人迎先生。往诊之,脉迟而实,按之瞤腹尽痛,至脐下,则挠屈拗闷,自言痛不可堪。先生曰"此肠痈也",先以冷水渍食食之,病者鼓舌尽一盂,因与大黄牡丹皮汤,五六日而痊愈。

《麻疹一哈》云:一女子,年可二十许,疹后经十四五日,鼻内生息肉,如赤小豆粒大,不愈五六十日所,医疑为梅毒。用药而不知,更请诊治于余。按腹状,脐腹有块如盘,按之坚硬,腰脚酸痛,小便淋沥,大便难,经水不利,因作大黄牡丹汤饮之。无虑百日所,大便下利两三行,经利綦多,息肉徐销,鼻内复故,诸证自宁。

《方伎杂志》云:某妇人,经水不来三四个月,一医以为妊娠,至五个月,产婆亦以为妊,施镇带,其人曾产数胎,以经验故,亦信为妊,然至十一月,全无产意,于是乞诊于余。余熟诊之,腹状虽似妊,实非妊也,因告以经闭,夫妇闻之大惊,频乞药,乃与大黄牡丹皮汤,日用四服。服之四五日,下紫血衃血甚夥,二十日许而血止,腹状如常,翌月月信来,自其月妊娠,翌年夏,举一子,此瘀血取尽之故也。

问曰:寸口脉浮微而涩,法当亡血若汗出,设不汗者云何?答曰:若身有疮,被刀斧所伤,亡血故也。

《脉经》无"浮"字,赵刻及俞桥本,"法"并作"然",今据诸家本改。

《金鉴》云：脉微，气夺也；脉涩，血夺也，故曰法当亡血汗出也。设无亡血汗出等病，则必身有疮，被刀斧所伤，亡血也。元坚云："不汗者"一句，宜云"设不亡血若汗出者"，今特举不汗，而不云不亡血者，盖省文也，《金鉴》为是。又，"疮"古作"创"，即金疮之义也，其从"疒"者，系于六朝俗字。

渊雷案：此条亦脉经家言之甚无谓者，脉微而涩，非亡血即汗出，今不汗，则当然为亡血，何庸问？若如元坚所释，问不亡血不汗出，而答为金疮，则金疮正是亡血，何云不亡血？且金疮亡血，至于脉微而涩，则所创必甚大，病者必告，医者亦必见，何待持脉讨论而知？况脉微而涩者，未必皆因亡血汗出乎？

病金疮，王不留行散主之。

沈氏云：此金刃所伤皮肉筋骨，故为金疮，乃属不内外因。《金鉴》云：金疮，谓刀斧所伤之疮也，渊雷案："疮"即"创"之俗字，非疮疡之疮，《金鉴》注不合诂训。

王不留行散方

王不留行十分，八月八日采　蒴藋细叶十分，七月七日采　桑东南根白皮十分，三月三日采　甘草十分　川椒三分，除目及闭口者汗　黄芩二分　干姜二分　芍药二分　厚朴二分

上九味，桑根皮以上三味，烧灰存性，勿令灰过，各别杵筛，合治之为散，服方寸匕。小疮即粉之，大疮但服之，产后亦可服，如风寒，桑东根勿取之，前三物皆阴干百日。

甘草，诸本俱作十八分，似不当多于主药，故从坊刻《全书》改。川椒下"者"字，徐镕本作"去"字，赵注本作"者去"二字。

魏氏云：王不留行为君，专走血分，止血收痛，而且除风散痹，是收而兼行之药，于血分最宜也。佐以蒴藋叶，与王不留行性共甘平，入血分清火毒，祛恶气。倍用甘草，以益胃解毒。芍药黄芩，助清血热。川椒干姜，助行血瘀。厚朴行中带破，唯恐血乃凝滞之物，故不惮周详也。桑根白皮性寒，同王不留行、蒴藋细叶烧灰存性者，灰能入血分止血也，为金疮血流不止者设也。小疮则合诸药为粉以敷之，大疮则服之，治内以安外也。"产后亦可服"者，行瘀血也。风寒之日桑根勿取者，恐过于寒也。"前三物皆阴干百日"，存其阴性，不可日曝及火炙也。此金疮家之圣方，奏效如神者也。

丹波氏云：案徐云"若风寒，此属经络邪，桑皮止利肺气，不能逐外邪，故勿取"，沈及《金鉴》义同，此解似不允当。王不留行，《本经》云"治金疮，止血逐痛"；蒴藋，本草不载治金疮，而接骨木一名木蒴藋，《唐本草》云"治折伤，续筋骨"，盖其功亦同；桑根白皮，《本经》云"治绝脉"，《别录》云"可以缝金疮"，知是三物为金疮之要药。

渊雷案：此方，《千金》《千金翼》《外台》《医心方》诸书并不载，采药刻月日，亦非仲景法度，疑非仲景方，不知果有效否。

排脓散方

枳实十六枚　芍药六分　桔梗二分

上三味，杵为散，取鸡子黄一枚，以药散与鸡黄相等，揉和令相得，饮和服之，日一服。

《张氏医通》云：排脓散，治内痈脓从便出。

《方极》云：排脓散，治疮家胸腹拘满，若吐黏痰，或便脓血者。《类聚方》云：有疮痈而胸腹拘满者主之。

《方机》云：排脓散，治疮痈痛而欲脓溃者，兼用梅肉。

《险症百问》云：青州云："眼下鼻傍一所肿起者，其初头痛，肿所亦微痛，色全不变，久不愈，其肿渐大，痛渐甚，遂溃脓而死。又有一症，其初为上齿一所疼痛，除其齿视之，有小穴甚深，然不觉痛。"师曰："眼下鼻旁一所肿起云云，排脓散兼用伯州散，时时以梅肉散攻之，间得治效。"

《类聚方广义》云：东洞先生以此方合排脓汤，名排脓散及汤，治诸疮痈，兼用应钟再造伯州七宝，各随其证。

又云：骨槽风脓溃后，不收口者，毒之根蒂必著齿根，故不拔去其齿，则绝不得全治，须先拔去其齿，而后与此方，必效，兼用伯州散，时以梅肉散下之。

又云：产后恶露壅滞，发小腹痛臀痛等，腹拘挛而痛，大便泄利，心下痞塞，不欲饮食而呕咳者，亦宜此方，兼用伯州散。

又云：咽喉结毒，腐烂疼痛，颈项生结核者，宜兼用鼲鼠丸（鼲鼠霜赤小豆轻粉大黄遗粮）。用鼲鼠丸则咽喉更加腐烂，而后渐渐平复，结核随而消却。

《方函口诀》云：此方排挞诸疮疡之效最捷，其妙处在桔梗与枳实合。《局方》人参败毒散连用枳壳桔梗，亦即此方之意也。发散用枳实，下气用当归，乃古本草之说。又，此方煎汤活用时，宜与排脓汤合方。

尤氏云：枳实苦寒，除热破滞，为君，得芍药则通血，得桔梗则利气，而尤赖鸡子黄之甘润，以为排脓化毒之本也。

《成绩录》云：加贺侯臣某，便脓血既五年，来浪华从医治之亦三年，一门生，与桂枝加术附汤及七宝丸，不治，遂请先生。诊之，腹满挛急，少腹硬，底有物，重按则痛，乃与排脓散，受剂而去，未几，来谢曰："宿疴尽除矣。"

排脓汤方

甘草二两　桔梗三两　生姜一两　大枣十枚

上四味，以水三升，煮取一升，温服五合，日再服。

《张氏医通》云：排脓汤，治内痈脓从呕出。

《方极》云：排脓汤，治脓血及黏痰急迫者。

吉益氏云：排脓汤之证虽缺，而据桔梗汤观之，则其主治明矣。桔梗汤证曰"出浊唾腥臭，久久吐脓"，仲景曰"咽痛者可与甘草汤，不差者与桔梗汤也"。是乃甘草者，缓其毒之急迫也，而浊唾吐脓，非甘草之所主，故其不差者，乃加桔梗也。由是观之，肿痛急迫则桔梗汤，浊唾吐脓多则排脓汤（出《药征》桔梗条）。

雉间焕云：排脓散、排脓汤二方，"排脓"字足以知其主治，故略其证乎。又桔梗汤下"咳而胸满振寒"条（即"肺痈"桔梗汤证也，据《类聚方》而言，故曰桔梗汤下），即排脓汤证也，用之大胜桔梗汤。

尤氏云：此亦行气血和营卫之剂。

《续建殊》录云：一男子，患肺痈，其友人佐佐氏投药，尔后脓自口鼻出，两便皆带脓，或身有微热，时恶寒，身体羸瘦，殆如不可药，乃来求治。先生与以排脓汤及伯州散，经日而瘳。

又云：加州士人某者，来在浪华，患淋病七年，百治无效。其友人有学医者，诊之，与汤药，兼以七宝丸梅肉散，久服而不治，于是请治于先生。先生诊之，小腹挛急，阴头含脓，疼痛不能行步，乃作排脓汤与之，服之数日，旧疴全瘳。

《成绩录》云：一男子患痈，所谓发背，大如盘，一医疗之，三个月而不差，因转医，加外治，肿痛引股，小便难，大便不通，腹硬满，短气微喘，舌上无苔，脉弦数。先生视其硬满，与以大黄牡丹皮汤，虽秽物下，硬满减，唯发背自若，喘满时加，浊唾黏沫如米粥，因与以排脓汤，兼服伯州散，吐黏痰数升，诸证痊愈。

丹波氏云：案以上二方，徐注为疮痈概治之方。沈云"此两方专治躯壳之内肠胃之痈而设"，魏云"排脓散为疮痈将成未成治理之法也，排脓汤甘草桔梗，即桔梗汤，盖上部胸喉之间有欲成疮痈之机，即当急服也"，数说未知孰是。程本、《金鉴》并不载此两方，似有所见矣。

渊雷案：二方皆有方无证，又不见于《千金》《外台》诸书，不知是否仲景方，然方意明显，其效不待试而可知，医疗上不可废也。汤散俱名排脓，而俱用桔梗，知《日华》《大明本草》言桔梗排脓，信而有征，唯古人所谓脓者，不必化脓菌所酿，白细胞所腐，凡体内不应有之半流动质，皆谓之脓。余常用排脓散去鸡子黄，为痢疾辅佐药，得之则下赤白冻极爽利，因是缩短病之经过，此为一般医家始则怀疑，继则惊奇，终乃表示其信服者。

浸淫疮，从口流向四肢者，可治；从四肢流来入口者，不可治。

《金鉴》云：浸淫疮者，"浸"谓浸浸，"淫"谓不已，谓此疮浸淫，留连不已也。从口流向四肢者轻，以从内走外也，故曰"可治"；从四肢流走入口者重，以从外走内也，故曰"不可治"。魏氏云："不可治者，难治之义，非当委之不治也。"

丹波氏云：《玉机真脏论》"身热肤痛而为浸淫"，《汉书·五王传》师古注"浸淫，犹渐染也"，《巢源》"浸淫疮候"云"浸淫疮是心家有风热，发于肌肤，初生甚小，先痒后痛，而成疮汁出，侵溃肌肉，浸淫渐阔，乃遍体。其疮若从口出，流散四肢者轻；若从四肢生，然后入口者则重。以其渐渐增长，因名浸淫也"，《千金》云"浸淫疮者，浅搔之蔓延长不止，瘙痒者初如芥，搔之转生汁相连着是也"，又云"疮表里相当，名浸淫疮"，乃知此病疥湿疮之属。沈云"脱疽游丹之类"，《金鉴》云"犹今之癞疠之类"，皆非。

渊雷案：此疮作琐细颗粒，疏密相间，各颗粒间肌肤发赤，痒而搔之，则颗粒中黄汁出，旋干结成痂，更痒更搔，痂脱而疮如故，黄汁所沾，转相蔓延，或致遍体，吾乡俗名"蛇缠"。余幼时尝患此，始自头面，蔓延及肩项，医药禁咒俱不效，后有人教以涂柿漆（即烂柿汁制纸伞者用之），始渐愈。从肢向口，从口向肢，宜无轻重之理，存疑。谓之"浸淫"者，书无逸伪孔传云"浸淫不止也"，《汉书·食货志》"浸淫日广"，注亦云"犹渐染也"，《巢源》谓"以其渐渐增长，因名浸淫"，义甚明显。陈念祖、唐宗海之徒，不知浸淫字系叠韵连语，乃以为淫疮杨梅之属，可笑甚矣。考梅毒之记载，欧西自一四九二年，西班牙军出征西印度之海堤岛，染此病以归。明年，法皇募西军攻意，大肆淫掠，遂盛行于意大利，其时当我国明孝宗弘治间。日本则鸟羽酋天永元年，已娼妓横行，淫疮遍地，其时当宋徽宗大观四年。我国则实汉卿《疮疡全书》始论杨梅，汉卿宋仁宗庆历间人，其书或出其裔孙梦麟依托，非汉卿自撰。要之，梅毒始于宋元以后，岂仲景所及知耶？

浸淫疮，黄连粉主之（方未见）。

尤氏云：方未见，大意以此为湿热浸淫之病，故取黄连一味为粉粉之，苦以燥湿，寒以除热也。渊雷案：徐氏、沈氏皆以为黄连一味之粉，尝有妇人，唇四周糜烂汁出，疼痛不可饮食，教以一味黄连粉粉之，汁大出而愈。然古医书别有数方，以黄连、胡粉为主药。

《医心方》云：极要方，疗身上疮，疮汁所著处即成疮，名曰"浸淫"，痒不止。方，黄连一两，黄柏一两，芦茹一两，矾石一两，甘草一两，生胡粉一两，上捣甘草已上为散，胡粉于枪子中著熬令黄，和之为散，欲敷药，先以苦参汁洗，故帛拭干，即著药，不过三四度即差。

《外台秘要》云：删繁疗病疮多汁方，水银八分，以唾手掌中研，令入药用，黄连八分，胡粉八分，熬令黄，上三味，黄连为末，和以粉，敷疮上。

《千金方》云：治瘭疽浸淫多汁，日渐大。方，胡粉、甘草、茼茹各二分，黄连二两，上四味，治下筛，以粉疮上，日三四（出"瘭疽门"，《外台》引名《胡粉散》）。

又云：黄连胡粉散方，黄连二两，胡粉十分，水银一两，上三味，黄连为末，以二物相和，软皮裹，熟授之，自和合也，纵不得成一家，且得水银细散入粉中也，以敷乳疮诸湿疮黄烂肥疮等，若干，著甲煎为膏。渊雷案：以上四方，皆黄连胡粉成剂所谓黄连粉者，当即此类。

第十九　跌蹶手指臂肿转筋阴狐疝蛔虫
病脉证治

论一首　脉证一条　方四首

方四首，徐镕本作五首，并数藜芦甘草汤未见之方也。此篇合运动器病、睾丸炎、蛔虫病为一篇，最为不类。魏氏云：仲景叙男子杂症，因收罗细碎，诸篇未及者历言之。

师曰：病跌蹶，其人但能前，不能却，刺腨入二寸，此太阳经伤也。

跌，徐氏、沈氏、《金鉴》本并作"跌"，是。丹波氏云：杨子"方言""跌，蹶"也，《说文》"蹶也"。程云"跌足背也，跌蹶即痹厥之意"，恐非。《金鉴》云"证刺俱未详，必有缺文，不释"，此说近是。

徐氏云：人身阳明脉络在前，太阳脉络在后，故阳明气旺无病，则能前步，太阳气旺无病，则能后移，今倾跌之后，致蹶而不能如平人，能前步，不能后却，必须刺腨肠入二寸。盖腨肠者，太阳脉之所过，邪聚于太阳脉之合阳承筋间，故必刺而泻之。谓伤止在太阳经也，然太阳经甚多，而必刺腨肠者，盖腨肠即小腿肚，本属阳明，太阳脉过此，故刺之，使太阳与阳明之气相通，则前后如意耳。

周氏云腨名承筋，在上股起肉处，脚跟上七寸，腨之中陷者是，法不可刺，或刺转深，遂伤其经，以致能前而不能却，此仲景自注已详。

渊雷案：跌蹶为病名，能前不能却为跌蹶之证候，太阳经伤为其原因，此原文之可知者，"刺腨入二寸"句，则有疑义。徐意谓此病当刺腨入二寸，其穴则合阳承筋也，他注家多从徐说，唯周氏反之，谓此病因误刺腨，深及二寸，伤其太阳经所致。今案经文但云腨，何以知是合阳承筋？依针法，合阳可入五分，承筋为禁针之穴，更无刺入二寸之理。腨肠部自委中至跗阳六穴，大抵主转筋痔漏带下等病，无主治跌蹶者。且《伤寒》《金匮》中设为问答，及称"师曰"者，皆脉经家后世家言，但作空论，不出治法。以是考之，则周注为是，唯以文气论，"刺腨"上仍有缺文耳。

病人常以手指臂肿动，此人身体瞤瞤者，藜芦甘草汤主之。

方证不详，"以"字似衍，"肿动"字不词，不可强释。尤氏引李彣云：湿痰凝关节则肿，风邪袭伤经络则动，"手指臂肿动，身体瞤瞤者"，风痰在膈，攻走肢体。陈无择所谓痰"涎留在胸膈上下，变生诸病，手足项背牵引灼痛，走易不定者"，是也。藜芦吐上膈风痰，甘草亦能取吐，方虽未见，然大略是涌剂耳。

藜芦甘草汤方（未见）

转筋之为病，其人臂脚直，脉上下行，微弦，转筋入腹者，鸡屎白散主之。

转筋系运动神经之痉挛，系一种症状，不得为独立之病名，此证多见于霍乱，腨肠痉痛最甚，臂则不常痉，故俗称"吊脚痧"。"转筋入腹者"，痉痛自两腿牵引小腹也，《千金》《外台》诸书，此证皆人霍乱门，《脉经》亦载此条于霍乱篇，是也。"脉上下行微弦者"，脉管神经同时挛急故也，魏氏云：直上下行，全无和柔之象，亦同于痉病中"直上下行"之意也。

鸡屎白散方

鸡屎白

上一味，为散，取方寸匕，以水六合和，温服。

《肘后方·霍乱门》云：若转筋入腹中，如欲转者，取鸡屎白一寸，水六合。煮三沸，顿服之，勿令病者知之。《外台》亦引《肘后》云《仲景经心录》《备急》《集验》《必效》同。

丹波氏云：鸡《屎白》《别录》云"治转筋，利小便"，故取而用之。《素问》用鸡屎醴治鼓胀，通利大小便，验之，虽本草云微寒无毒，然泻下之力颇峻，用者宜知之，况霍乱转筋，多津液虚燥者，恐非所宜。渊雷案：鸡屎白主通利大小便，若肠病肾脏病，因自家中毒而发痉挛者，此方或能取效；若霍乱转筋，则因血中液少，体温低落，神经失于煦濡所致，多属四逆通脉四逆、白通等汤证，《伤寒论》四逆汤证，云"内拘急""四肢疼"，云"四肢拘急"，通脉四逆加猪胆汁汤证，云"四肢拘急不解"，皆是也。

阴狐疝气者，偏有小大，时时上下，蜘蛛散主之。

丹波氏云：《灵·经脉篇》云"肝足厥阴所生病者"，狐疝，葛氏《伤寒直格》云"狐疝言狐者，疝气之变化，隐见往来，不可测如狐也"，陈氏《三因》云"寒疝之气，注入癫中，名曰狐疝，亦属癫病"。

尤氏云：阴狐疝气者，寒湿袭阴，而睾丸受病，或左或上，大小不同，或上或下，出没无时，故名狐疝。

渊雷案：狐疝之名，《巢源》《千金》《外台》《医心方》俱不见。《内经》凡三见皆不言症状，一见《经脉篇》，丹波所引是也；又《素问·四时刺逆从论》云"厥阴滑则病狐疝风"；又《灵枢·本脏篇》云"肾下则腰尻痛，不可以俯仰，为狐疝"。张志聪注云"狐疝者，偏有小大，时时上下，如狐之出入无时，此肾脏之疝也"，唯张氏《儒门事亲》云"狐疝者，其状如瓦，卧则入小腹，行立则出小腹，入囊中，狐昼则出穴而溺，夜则入穴而不溺，此疝出入上下往来，正与狐相类也，宜以逐气流经之药下之"，此言症状最详。是知经文"偏有小大"者，谓一睾丸发肿，其病当是睾丸炎。"时时上下"者，即张氏所谓卧则入小腹，行立则入囊也。盖胎儿在母腹中，第六月以前，睾丸在内鼠蹊轮之近部，第七月，下降至鼠蹊管中，至第八月，始下入于囊，然有生产后仍未入囊者，谓之睾丸之位置异常，技击家练气，能任意吸睾丸入腹内，是知睾丸本有通入小腹之管，故狐疝病者"时时上下"也。又案经文虽不言痛，然医书称疝者，皆以痛得名，《灵枢》且明言"腰尻痛"，若是睾丸炎，亦鲜有不痛者，狐疝之痛，不待言而可知。

蜘蛛散方

蜘蛛十四枚，熬焦　桂枝半两

上二味，为散，取八分一匕，饮和服，日再服，蜜丸亦可。

《幼幼新书》云：婴孺，治少小偏癫方，上以蜘蛛一个，烧灰作末，饮服之愈。

程氏云：《别录》云"蜘蛛，治大人小儿㿗，癫，疝也，其性有毒，服之能使人利，得桂枝引入厥阴肝经，而治狐疝"，王氏《古方选注》云"蜘蛛性阴而厉，其功在壳，能泄下焦结气，桂枝芳香入肝，专散沉阴结疝"。阴狐疝偏有大小，时时上下，如狐之出入无定，《四时刺逆从论》云"厥阴滑，为狐疝风"，推仲景之意，亦谓阴狐疝气是阴邪挟肝风而上下无时也，治以蜘蛛，如批却导窾，蜘蛛本草言有毒，人咸畏之，长邑宰林公讳瑛，山海卫人，壮年调理方用之多年，炙热其味鲜美，恒得其功，本草言有毒者，南北所产不同耳。

渊雷案：此方不知是否出仲景，唐以前医书俱不载，唯苏氏《图经》引之，在《要略》已出之后矣。余所遇睾丸炎，无时时上下之证，未得一试，又睾丸炎治法，通常用橘核、茴香、延胡、金铃等药，试之多不效，唯日人野津氏《汉法医典》载橙皮汤一方，无论偏大两大，有热无热，服之皆效，其方乃橙皮木通大黄茴香桂枝、槟榔也，橙皮，药店所无，须自觅之，代以橘皮则不效。

问曰：病腹痛有虫，其脉何以别之？师曰：腹中痛，其脉当沉若弦，反洪大，故有蛔虫。

尤氏云：腹痛脉多伏，阳气内闭也，或弦者，邪气入中也，若反洪大，则非正气与外邪为病，乃蛔动而气厥也，然必兼有吐涎心痛等证，如下条所云，乃无疑耳。渊雷案：蛔虫病之证候极难察，以理推之，当不形见于脉，尤氏谓必兼察吐涎心痛等证，亦知腹痛脉洪大之不足据也。

蛔虫之为病，令人吐涎，心痛发作有时，毒药不止，甘草粉蜜汤主之。

蛔虫病，详《伤寒论今释·厥阴篇》，"吐涎心痛"，为蛔病比较多见之证，然亦有系胃病而非蛔虫者。尤氏云："吐涎"，吐出清水也，"心痛"，痛如咬啮，时时上下是也，"毒药"，即锡粉雷丸等杀虫之药。有持氏云：蛔虫心腹痛发作有时，毒药无效者，以此甘平之品得安者，间有之，此证脉多洪大。

甘草粉蜜汤方

甘草二两　粉一两　蜜四两

上三味，以水三升，升煮甘草取二升，去滓，内粉蜜搅令和，煎如薄粥，温服一升，差即止。

《千金方》云：解鸩毒，及一切毒药不止，烦懑，方甘草蜜各四分，粱米粉一升，上三味，以水五升，煮甘草，取二升，去滓，歇大热，纳粉汤中，搅令匀调，纳白蜜更煎，令熟，如薄粥，适寒温饮一升，佳。丹波氏云：《千金翼》同，《外台》引《翼》作白粱粉，《圣济总录》用葛粉，《杨氏家藏方》用绿豆粉，《圣济》名"甘草饮"。

《方极》云：甘草粉蜜汤，治吐涎吐虫，心痛发作有时者。

《方舆輗》云：此本治虫痛之方，吾辈活用于水饮腹痛，得效甚多，此药应，则手足身体发肿，此胃气复之佳兆也，不可以浮肿而遽用利水剂，经日自消，若或不消，与肾气丸可也。大凡一旦肿而愈者，永不再发，百试百效，真可谓神方。此事古书未曾道及，余不自秘惜，记之以备同志学士之识见。

《方函口诀》云：此方不但治蛔虫吐涎，亦用于不吐涎而心腹痛甚者，故投乌梅丸、鹧鸪菜汤等剂，反激痛者，与此方弛之，腹痛必止，凡治虫积痛，嫌苦味药，强与则呕哕者，宜此方。论中"毒药不止"四字，宜深味焉，故凡众病，服诸药呕逆不止者，有效。一妇人，伤寒热甚，呕逆不止，用小柴胡汤不解，一医以为水逆，与五苓散，益剧，与此方，呕逆速差，即《玉函》单甘草汤之意（《玉函经》附方，治小儿撮口发噤），而更妙。

雉间焕云：粉之说纷纷，谁知其是非，然余谨案是甘草粉也。何则？吐涎吐虫，此是病危笃欲绝之时多有焉，急迫至剧者也；"心痛"，所谓朝发夕死，夕发朝死，非药力所及，是也；且曰"毒药不止"，言虽刚烈之药，不能治之，而此方能救之，亦何神也，急食甘以缓之之谓也。其如是，故一味甘草煮汁而不足，再纳甘草粉，又纳蜜，以助其药势，而后始有靡西日之力焉。其他称温粉白粉，而此但曰粉，且受于甘草下，故余知之。不啻以此知之而已，经验无算，故居恒每戏云，当死者我能使之起，勿诮余诞。又按甘草一名粉草者，盖本于斯，可以为征也。

尾台氏云：粉，粉锡（即铅粉又名胡粉）也，《千金》用粱米粉，《外台》用白粱粉，近世又有用轻粉、甘草粉等者，俱误也。余家以粉锡、大黄二味等分为丸，名粉黄丸，治蛔虫心腹搅痛，吐白沫者，蛔下其痛立愈。按《神农本草经》曰"粉锡杀三虫"，陶弘景曰"疗尸虫"，李𤣗之、陈藏器共曰"杀虫"，又《本草纲目》粉锡条，引邵真人治妇人心痛方曰"急者，好官粉为末，葱汁和丸小豆大，每服七丸黄酒送下，即止，粉能杀虫，葱能透气故也"，又引张文仲《备急方》云"治寸白蛔虫，胡粉炒燥方寸匕，人肉腥中，空腹服，大效"，又葱白条引《杨氏经验方》云"蛔虫心痛，用葱茎白二寸，铅粉二钱，捣丸服之，即止，葱能通气，粉能杀虫也"，粉锡驱虫之功，学者宜体验。

丹波氏云：粉诸注以为铅粉，尤云"诱使虫食，甘味卽尽，毒性旋发，而虫患乃除，此医药之变诈也"，此解甚巧。然古单称粉者，米粉也，《释名》云"粉，分也，研米使分散也"，《说文》"粉，傅面者也"，徐曰"古傅肤面亦用米粉"，《伤寒论》猪肤汤所用白粉，亦米粉耳，故万氏《保命歌括》载本方云"治虫啮心痛毒药不止者，粉乃用粳米粉"，而《千金》诸书借以治药毒，并不用铅粉，盖此方非杀虫之剂，乃不过用甘平安胃之品，而使蛔安，应验之于患者，始知其妙而已。甘味蛔所喜，东方朔《神异经》云"南方有甘蔗之林，其高百丈，围三尺八寸，促节多汁，甜如蜜，咋啮其汁，令人润泽，可以节蛔虫"。人腹中蛔虫，其状如蚓，此消谷虫也，多则伤人，少则谷不消，是甘蔗能减多益少，凡蔗亦然，此所以得甘味而平也。

伊泽信恬云：《外台·天行》《备急·疗劳复方》，"以粉三升，以暖饮和服，又，以水和胡粉少许服之，亦佳"。据此，则粉与胡粉自别可知。

渊雷案：丹波、伊泽说是，不特《千金》《外台》可征，若用粉锡，则不当单称粉，且经文云"毒药不止"，示本方为平剂也，用粉锡杀虫，则仍是毒药矣。若用甘草粉，依桃花汤用、赤石脂之例，当云甘草三两，二两锉，一两筛末，今直云甘草二两，粉一两，明非甘草粉也。若谓粉即粉草，将谓水即水银，豆即豆蔻乎？强辞甚矣。唯本方改用粉锡，亦可下蛔，改用草粉，亦可缓急迫，故尾台、雉间各以其试效云尔。

蛔厥者，当吐蛔，令病者静而复时烦，此为脏寒，蛔上入膈，故烦，须臾复止，得食而呕，又烦者，蛔闻食臭出，其人当自吐蛔。

令，《玉函》作"今"，《伤寒论·厥阴篇》，上更有"伤寒脉微而厥"云云二十八字，下并次条为一，撰次《金匮》者，截去条首二十八字，又割乌梅丸为别条也，已详《伤寒论今释》。

尤氏云：蛔厥，蛔动而厥，心痛吐涎手足冷也，蛔动而上逆，则当吐蛔，蛔暂安而复动，则病亦静，而复时烦也。然蛔之所以时安而时上者何也？虫性喜温，脏寒则蛔不安而上膈，虫喜得食，脏虚则蛔复上而求食，故以人参、姜、附之属益虚温胃为主，而以乌梅、椒、连之属苦酸辛气味，以折其上入之势也（案尤及诸家注本合下条为一）。

蛔厥者，乌梅丸主之。

乌梅丸方

乌梅三百个　细辛六两　干姜十两　黄连一斤　当归四两　附子六两，炮川椒四两，去汗　桂枝六两　人参六两　黄柏六两

上十味，异捣筛，合治之，以苦酒渍乌梅一宿，去核，蒸之五升米下，饭熟，捣成泥，和药令相得，纳臼中，与蜜杵二千下，丸如梧子大。先食饮服十丸，日三服，稍加至二十丸，禁生冷滑臭等物。

用法方解，并详《伤寒论今释》。

丹波氏云：此方主胃虚而寒热错杂，以致蛔厥者，故药亦用寒热错杂之品治之。而有胃虚以偏于寒而动蛔者，陶华因立安蛔理中汤主之（即理中汤加乌梅、花椒、出《全生集》）；而有胃不虚以偏于热而动蛔者，汪琥因制清中安蛔汤主之（黄连、黄柏、枳实、乌梅、川椒，出《伤寒辨注》）。此各取本方之半，而治其所偏也，对证施之，皆有奇效。

金匮要略今释卷七

第二十　妇人妊娠病脉证并治

证三条　方八首

此以下三篇，论妇人胎产经带诸病。仲景自序，称《伤寒杂病论》十六卷，说者谓十卷论伤寒，六卷论杂病。杂病即今之《要略》，故《外台》引《要略》方，亦称《仲景伤寒论》。今考《隋书·经籍志》，有《张仲景方》十五卷，《疗妇人方》二卷，知仲景妇人方本不在杂病论中。且本篇中诸方，《外台》无所引（唯白术散《外台》引《录验方》，后注云裴服张仲景方，不知何谓），文字亦多断阙不可解。意者本是疗妇人方之文，撰次者并入杂病论欤？

师曰：妇人得平脉，阴脉小弱，其人渴，不能食，无寒热，名妊娠，桂枝汤主之（方见利中）。于法，六十日当有此证，设有医治逆者，却一月，加吐下者，则绝之。

《脉经》"妊娠"二字作"躯"一字，此证二字作"娠"一字。

魏氏云"妇人得平脉"，无病之人也，然阳脉盛大，阴脉小弱（案徐注云：关前为阳，关后为阴，魏意亦当尔），是旧经血已尽，新经血方生，乃所生之血归于胞胎以养妊娠，而血分遂觉不足，气分遂觉有余，故阴脉独见小弱也。阴虚必内热生，内热生必渴，此其可征者一也。内热者必消谷而能食，妊娠在身，气血聚于下，下盛上虚，虚热必不能消谷思食，此其可征者二也。若为他气血虚实之证，必寒热作，今却无寒热，是上虚下实，实者妊娠而非疾病，此其可征者三也。是名之曰妊娠，而知为无病之妇人矣。但妊娠虽非病，而上虚下实，阴弱阳盛，不治之亦足以为病，主之以桂枝汤，意在升阳于胃则思食，胃阳足则津足而渴止。所以不治于血分者，妊娠至三五月，经血久闭而不泄，则阴之弱者自渐强矣。若遽滋其阴分，反伤其阳分，上虚而滋阴伤阳，岂不愈致他变乎？故治妊娠而动以养血滋阴为事者，皆不知仲景之法者也。"于法六十日当有此证者"，一月而经应至不至，妊娠之胎始含气血如水，于胞中，再一月经又不至，妊娠之胎方合气血而有形质，与母同气息，所以觉血不足阴弱而渴，上不足胃虚而不能食也，此必两月前后有此证也。设不知此理，以为渴与不食乃虚实疾病之类也，医家逆治之，却于一月之外经不至之时，疑为经闭不行，或将两月之际，以渴不能食为实邪在胸胃，误吐误下，将妊娠中之气血初聚者易散矣。必绝其医药，或如疟证中饮食消息止之之法，忌其油腻生冷肥甘，胃气自复，而吐下俱可已矣。楼全善曰："绝之者，谓止医治也。尝治一二妇恶阻病吐，前医愈治愈吐，因思仲景绝之之旨，以炒糯米汤代茶，止药月余，渐安。"丹波氏云："案楼氏《纲目》云，绝之者，谓绝止医治，候其自安也，予常治一二妇阻病吐，愈治愈逆，因思此仲景绝之旨，遂停药月余，自安。真大哉，圣贤之言也，楼所载如此，以炒糯米代茶汤。魏注必有所据"。

徐氏云：用桂枝汤者，此汤表证得之为解肌和营卫，内证得之为化气调阴阳。今妊娠初得，上下本无病，因子宫有凝，气溢上干，故但以芍药一味固其阴气，使不得上溢，以桂甘姜枣扶上焦之阳，而和其胃气，但令上焦之阳气充，能御相侵之阴气足矣。未尝治病，正所以治病也。

《金鉴》云：妇人经断，得平脉，无寒热，则内外无病，其人渴不能食，乃妊娠恶阻之渐也，故阴脉虽小弱，亦可断为有孕，但恶阻，于法六十日当有此证，设医不知是孕，而治逆其法，却一月即有此证也。若更加吐下者，则宜绝止医药，听其自愈可也。然脉平无寒热用桂枝汤，与妊娠渴不能食者不合，且文义断续不纯，其中必有脱简。

渊雷案：此条主旨，是论妊娠恶阻。恶阻之主证为呕吐，此因受孕后子宫起一种反射刺激，由延髓之呕吐中枢，传达于胃壁之迷走神经所致。其证见饮食物辄吐，舌干而红，渴不能饮，心中愦愦头重眼眩，四肢沉重，懈惰不欲执作，恶闻食气，欲啖咸酸果实，多卧少起，大抵始于妊娠第二月之末，至第五月而自愈，亦有极呕吐至浮肿衰弱而死者。此云"渴不能食，无寒热，于法六十日当有此证"，于事有征，于文可解者也。"设有医治逆者"三句，依魏氏《金鉴》，亦皆可通。其最难解者，为桂枝汤及则绝之句，治恶阻法，下文有干姜人参半夏丸，盖半夏茯苓生姜橘皮竹茹之属，为主要药，虚则参术，实则枳朴，随证增损，《千金》外台以至后世妇人方。莫不如此。今用桂枝汤，则方证不相对，徐注虽欲强为之说，然其词肤泛甚矣。"则绝之"句，诸注多以为停药弗医，盖恶阻不甚者，四五月能自愈，停药未为无理，然必俟却一月先阻，又加吐下后，始停药，正恐轻证亦不能自愈耳。徐氏以为随证施治，断绝病根，然于原文语气亦未稳帖，阙疑为是。

妇人宿有癥病，经断未及三月，而得漏下不止，胎动在脐上者，为癥痼害。妊娠六月动者，前三月经水利时胎也。下血者，后断三月衃也。所以血不止者，其癥不去故也，当下其癥，桂枝茯苓丸主之。

赵刻本，妊娠上有一圈，作两条，无"胎也"之"也"字，"衃"作"不血"二字，并非，今从诸家本并改。《脉经》作"妇人妊娠，经断三月而得漏下，下血四十日不止，胎欲动，在于脐上，此而妊娠六月"云云。《三因方》以意改之云："妇人宿有癥瘕，妊娠经断，未及三月即动，此癥也，经断三月，而得漏下不止，胎动在脐上者，为癥痼害，当去其癥。"

此条大旨，论子宫肌肿之妊娠，即可于妊娠中治其子宫肌肿也。子宫肌肿以出血（崩漏）疼痛压迫症状为主征，多发于子宫体部，硬固作球形，颇似妊娠，惟妊娠则子宫之膨大与月俱增，按之，停匀柔软而不痛，肌肿之胀大，不与月数俱进，细按之，硬固而突兀不平，且有压痛，是即所谓"宿有癥病"也。患肌肿者，通常仍能受孕，唯受孕率较低，与无病妇人，为五与三之比。肌肿既以出血为主征，故孕后经断未及三月而漏下，若夙无癥病，于初妊两三月间见少量之血者，往往不为病，因其时子宫黏膜之游离面尚在，其小出血，固与月经同理也。经断未及三月，则受孕至多未及四月，虽或胎动，绝不在脐上，今动在脐上，必别有原因，合观宿有癥病与漏下，则知子宫本有肌肿，受孕后，其肿往往增进，于是子宫之膨大，视无病之孕相差甚远，故未及四月而动势及于脐上，是为癥痼害明矣。无病之孕，两三月间见血者，其量既少，旋亦自止，今血不止，是其癥不去故也，当下其癥。桂枝茯苓丸为逐瘀血之方，今以治子宫肌肿者，肿疡必因血瘀而起，且子宫肌肿，于解剖上有所谓血管扩张性或腔洞性肌肿者，状如海绵，有许多腔洞，大者如豌豆，皆满贮血液血块，其为瘀血甚明，故治之以逐瘀方。原文"妊娠六月动者"四句，当是后人旁注，传写误入正文，旧注随文作解，嗫嚅不通，引而辨之如下。

徐氏云：妇人行经时遇冷，则余血留而为癥，癥者谓有形可征，然癥病女人恒有之，或不在子宫，则仍行经而受孕，经断即是孕矣。"未及三月"，将三月也，既孕而仍见血，谓之漏下，今未及三月而漏下不止，则养胎之血伤，故胎动，假使胎在脐下，则真欲落矣。今在脐上，是每月凑集之新血，因癥气相妨而为漏下，实非胎病，故曰"癥痼害"。痼者，宿疾难愈曰痼；害者，无端而累之曰害。至六月胎动，此宜动之时矣，但较前三月经水利时胎动下血（案："胎也"之"也"，徐云该是"动"），则已断血三月不行，乃复血不止，是前之漏下，新血去而癥反坚牢不去，故须下之为安。渊雷案：子宫疾患，无论炎症肿疡，多数仍能受孕，卵巢疾患，则多不孕。徐云癥或不在子宫，则仍行经而受孕，非也。古人不知卵巢产卵，以为生殖机能悉在子宫，故有此误。其释"胎动在脐上"句，谓胎在脐上，亦误。孕后第七月，子宫始及脐上，然直至临产，子宫之大部分固仍在脐下也。其释"妊娠六月"四句，文意仍不明析，似谓孕后始三月漏下，继三月断血不漏，至六个月后又胎动下血，然所改所释，于原文仍不能稳帖。何则？前三月既是胎动下血，即不得云经水利下血者病词，经水利者，无病之词也，且依其所改，读当"前三月经水利时"句绝，不词甚矣。

《张氏医通》云：宿有癥病，虽得血聚成胎，胎成三月而经始断，断未三月而癥病复动，遂漏下不止，癥在下迫其胎，故曰"癥痼害"。所以脐上升动不安，洵为真胎无疑，若是鬼胎，即属阴气结聚，断无动于阳位之理，今动在于脐上，是胎已六月，知前三月经水虽利而胎已成，后三月经断而血积成瘀，是以血下不止。渊雷案：此本徐注而稍变其意，谓始孕三个月间经利如常，复三个月，乃经断而漏下，是经断虽三月，受孕已六月矣。如此解释，于胎动在脐上句可无疑义，且上下文气一贯，较徐注为长矣。然宿有癥病者，平时经水必困难不利，岂有孕后三月仍利者；孕后三月间虽有见血者，其量甚少，亦不得云经水利；又有孕后经水照行如平日者，此当宿无癥病，且不当后三月经断成瘀，反复推寻，于事实仍不可通。

魏氏云：此言误以妊娠为疾病，又误治之过也（案承前条"医治逆"言）。然有妊娠自妊娠，而疾病自疾病，俱在其人腹中难辨者，又何以明之？如妇人宿有癥病，旧血积聚之邪也，忽而经断，未及三月，即上条六十日以上见渴不能食证之候也。又忽而经血至，且得漏下不止之证，以为胎堕乎？胎固在腹中，但动而不安，有欲堕之机矣。是癥之为病而累及于胎者，如癥在脐下，邪居于下，可以随血漏而癥散，止漏安胎，病去胎全矣；如癥在脐上，邪居于上，虽血漏不止，而癥自沉痼，名曰癥痼，势必令胎中之气血先随血漏而坠，所以可决其害将及于妊娠也（案魏读"害妊娠"为句）。此就宿血积聚居于胎之上下，以卜血漏不止有无干碍妊娠之义也。再或妊娠六月矣，胎忽动者，此亦宿血痼症所致，又当明辨其孰为正胎，孰为癥邪而治之。前三月之间经水顺利，得其正道，无胎应行则行，有胎应止即止，此胎之正也；至三月以后，邪癥为患，忽而漏血不止，此血非关胎血，乃断经之后三月之血闭而未行，于邪癥之所在，必加添积聚，成为血虾，所以漏下不止，而自与胎不相涉也，惟久久不止，方害及于胎耳。血不止而痼癥不去，必累害于胎，故曰"当下其癥"，癥自下而胎自存，所谓有"物无殒"者，即此义也。又曰：胎与虾之辨，当于血未断之前三月求之，前三月经水顺利，则经断必是胎；前三月有曾经下血者，则经断必成虾。此说较前注之说明畅易晓，附载于此，以质高明。渊雷案：魏前一义，以有胎应止即止，释经文经水利，固甚牵强；后一义，以前三月曾经下血，释经文下血者后断三月，仍不明畅。要之，俗师旁注之话，于理欠通，无可强解耳。

《金鉴》云：此条文义不纯，其中必有阙文，姑存其理可也。楼全善曰：凡胎动多在当脐，今动在脐上，故知是癥也。

元坚云：瘀血癥痼，必在脐下，妊娠二三月堕者，多其所害。此云"在脐上"者，窃不无疑，或是讹字，敢俟有识论定。《脉经》"胎在脐上"，更疑。

桂枝茯苓丸方

桂枝　茯苓　牡丹去心　桃仁去皮尖，熬　芍药各等分

上五味，末之，炼蜜和丸，如兔屎大，每日食前服一丸，不知，加至三丸。

《妇人良方》云，"夺命圆，专治妇人小产，下血至多，子死腹中，其人增寒，手指唇口爪甲青白，面色黄黑；或胎上抢心，则闷绝欲死，冷汗自出，喘满不食；或食毒物，或误服草药，伤动胎气，下血不止。胎尚未损，服之可安；已死，服之可下。此方之系异人传授，至妙"（《准绳》云此即仲景桂枝茯苓圆）。即本方。"以蜜圆如弹子大，每服一圆，细嚼，淡醋汤送下，速进两圆，至胎腐烂腹中，危甚者，立可取出。"

《济阴纲目》云："催生汤"（即本方水煎热服），"候产母腹痛腰痛，见

胞浆下，方服。”

《方极》云：桂枝茯苓丸，治拘挛上冲心下悸，及经水有变，或胎动者。

《方机》云：治漏下不止，胎动在脐上者，妇人冲逆头眩，或心下悸，或肉瞤筋惕者，兼用夷则（大黄、桃仁、海浮石）；经水不利，面部或手足肿者，汤或散而服之，夷则或抵当丸兼用；病有血证之变，手足烦热，小便不利者，兼用夷则。

雉间焕云：此催生之佳方，一名夺命圆，又名催生汤，凡妊娠中见血下者，此子死于腹中之征也（案不可以一概论）。死胎见种种变证者，皆主之，夫下死胎者，用他攻击剂甚不可，即促命期，大可畏哉。余屡有治验，且间见忽略而误者。故委悉之。

方舆輗云：此方，于产前则催生，在生后，则治恶露停滞，心腹疼痛，或发热憎寒者，又出死胎，下胞衣，胎前产后诸杂证，功效不可具述。

又云：经水不通，虽通亦寡，或前或后，或一月两至，两月一至等，蓄泄失常者，皆用之，无不效，每加大黄水煎可也，如积结成久癥，则非此方所主矣。

山边笃雅《产育论》云：凡产后玉门不闭（汤本云即会阴破裂），与桂苓黄汤（即本方加大黄作汤）除瘀血，则清血充畅，其不闭自治。

又云：产后恶露不下，腹中胀痛者，宜桂苓黄汤。

又云：产后气喘为危证，危便方书名败血上攻，其面必紫黑，宜桂苓黄汤及独龙散。

《类聚方广义》云：桂枝茯苓丸，治经水不调，时时头痛，腹中拘挛；或手足麻痹者，或每至经期，头重眩晕，腹中腰脚疼痛者，又治经闭上冲头痛，眼中生翳，赤脉纵横，疼痛羞明，腹中拘挛者。

又云：孕妇颠仆，子死腹中，下血不止，少腹挛痛者，用之胎即下；又用于血淋肠风下血，皆效。以上诸证，加大黄煎服为佳。

又云：产后恶露不尽，则诸患错出，其穷至于不救，故其治以逐瘀血为至要，宜此方。

《方函口诀》云：此方主去瘀血所成之癥瘕，故可活用于瘀血所生诸证。原南阳加甘草大黄，治肠痈；余门加大黄附子，治血沥痛及打扑疼痛，加车前子茅根，治血分肿及产后水气。又，此方与桃核承气汤之别，桃承为如狂小腹急结，此方则以其癥不去为目的，又不若温经汤（在"妇人杂病篇"中）之上热下寒。

汤本氏云：本方中有芍药，其证固有腹直肌之挛急，然非因水谷二毒而起，乃因于瘀血，故左腹直肌挛急，而上侧全不挛急，假令有之，亦比左侧为弱。方中又有桃仁、牡丹皮，故于脐直下部得征知血塞，即所谓癥者，然其高度，不如大黄牡丹皮汤之小腹肿痞，抵当汤之少腹硬满，而比较的软弱，呈凝块，按之微痛而已。方中又有桂枝、茯苓，略如苓桂术甘证之发上冲眩晕心下悸，然彼必伴水毒，沿上腹直肌而上冲，胃内有停水，此则沿左腹直肌上冲，胃内无停水。故病者若诉上冲心悸心下悸等，按其左腹直肌之横径，而挛急疼痛，且诊得脐下部软弱，触知凝块，而有压痛者，不问男女老少，皆属于本方之腹证。

丹波氏云：桂枝，取之于通血脉，消瘀血，犹桃核承气中所用。《张氏医通》改作桂心，非也。《千金·恶阻篇》茯苓圆注，《肘后》云"妊娠忌桂，故熬，"庞安时云"桂炒过则不损胎也"，此等之说，不必执拘。陈氏《伤寒五法》云"桂枝不饬胎，盖桂枝轻而薄，但能解发邪气而不伤血，故不堕胎"，元坚云：此方茯苓，亦是引药下导者（案：元坚说详"妇人杂病篇"肾气丸下），芍药取之通壅（案：元坚以太阴伤寒为寒实证，又以桂枝加芍药汤为太阴主方故云尔），此五味之所以相配也。《玄珠经》通真丸，妇人通经，男子破血，用大黄桃仁天水末（一名益元散）干漆杜牛膝（《医学纲目·四卷》中引），正得此方之意。

丹波氏又云：《炮炙论序》曰"大豆许，取重十两鲤目比之；如兔屎，十二两鲤目；梧桐子，十四两鲤目"，知兔屎小于梧桐子。朱氏云："服法甚缓，以深固之邪，止堪渐以磨之也。"渊雷案：此方药性平缓，而服如兔屎大一丸，太少，可疑。今于催生下死胎诸急性病，改用汤剂，每味重三钱至五七钱，慢性调经，则仍用丸，每服亦须三五钱，少则不效。

《续建殊录》云：一妇人，身体羸瘦，腹中挛急，经水少而不绝，上逆目眩，饮食如故，大便秘结，唇口干燥，乃与桂枝茯苓汤，兼用䗪虫丸，经日而诸证愈。

《生生堂治验》云：医人藤本氏之妻，始患瘟疫，余邪不除者有日，神气幽郁，懒于动作，饮食不进，好居暗处。先生诊之，脉细无力，少腹急结（案当是外挛急内有块耳）。曰："邪已除矣，今所患，唯血室有残热耳，医治苟误，恐变为骨蒸。"即与桂枝茯苓丸料加大黄汤，后复来曰："诸证虽退。"更罹疫痢之厄，腹绞痛，里急后重，所下赤白糅然，先生复诊之曰"鹧鸪菜汤证也"，与十有三帖，果下蛔虫数条，乃愈。

又云：一妇人年三十，久患头疮，臭脓滴流不止，或发黏结，不可梳。医因以为梅毒，攻之不愈，痛痒不止。先生诊之，其脉弦细，小腹急痛引腰腿，曰"瘀血也"，投桂枝茯苓丸加大黄汤，兼以坐药，不出月而全瘥，后一夜，腹痛两三阵，大下蓄血云。

《方伎杂志》云：尝疗七岁女儿经行，服药十余日而治，此女至十四五岁，始经行无滞，十七岁时，初产一子。又疗二岁女子经行，初疑为小便下血，因检视阴户，真为经水，洵希有之事，二人并无特异之证，因但见血妄行，用桂枝茯苓丸煎汤，皆不日而愈。

又云：一农家妇，产后患痿躄者三年，病中又妊娠，腹大渐不能登厕，乞治。余诊之曰："此症起于产后，不能速治，先缓其腹部足部，使产后可以起立"，乃以桂枝茯苓丸加大黄煎汤服之，大小便快利，气分颇佳，体亦宽缓，至月杪，分娩无滞。产后转方桃核承气汤，恶露大下，毒便昼夜二行，通体闭塞之毒悉解，气血次第宣通，腰膝渐活动，服药二十日许，起步如常。

妇人怀娠六七月，脉弦发热，其胎愈胀，腹痛恶寒者，少腹如扇，所以然者，子脏开故也，当以附子汤温其脏（方未见）。

《脉经》：愈胀作"逾腹"，如扇下有"之状"二字。

尤氏云：脉弦发热，有似表邪，而乃身不痛而腹反痛，背不恶寒而腹反恶寒，甚至少腹阵阵作冷，若或扇之使然。所以然者，子脏开不能合，而风冷之气乘之，夫脏开风入，其阴内胜，则其脉弦为阴气，而发热且为格阳矣，胎胀者，内热则消，寒则胀也。

徐氏云：子脏者，子宫也，开者，不敛也，宜以附子汤温其脏。原方失注，想不过《伤寒论》中附子合参苓术芍之附子汤耳。

元坚云：恶寒，尤氏为腹恶寒，然犹似身恶寒，存考。

尾台氏云：扇，扉也。《正字通》曰："户之开合，犹如鸟羽之翕张，故从户从羽。"今验之，妊娠六七月之间，少腹时时缩张为痛者，多发热恶寒，小便不利，用附子汤当归芍药散，则小便快利，胀痛速差。又按：愈张（案尾台所读《金匮》殆作"愈张"耶）殆翕张之误，此条似非张氏口气，然用之有效，学者试之。

渊雷案：此不知究是何病，脉弦发热腹痛恶寒，似内生殖器之急性炎症，然炎症之急性者，非附子所宜，尾台氏有附子汤之治验，且有小便不利之证，则又似子宫位置异常之病，如子宫后倾后屈，子宫上升等，然此等病又无发热恶寒腹痛等证，疑莫能明。子脏开，更无此事实，要是古人臆想耳。恶寒当是全身恶寒，若妊娠中腹恶寒，即是胎死之征。尤氏又以"如扇"字状腹恶寒，亦非。《脉经》有"之状"二字，可知如扇是状其外形，非状其自觉，尾台以为翕张，盖近是。

师曰：妇人有漏下者，有半产后因续下血，都不绝者，有妊娠下血者，假令妊娠腹中痛，为胞阻，胶艾汤主之。

《脉经》：半产作"中生"，胞阻作"胞漏"。

徐氏云：此段概言妇人下血，宜以胶艾汤温补其血，而妊娠亦其一。但致病有不同，无端漏下者，此平日血虚，而加客邪；半产后续下血不绝，此因失血血虚，而正气难复；若妊娠下血，如前之因癥者固有之，而兼腹中痛，则是因胞阻（案：因癥者亦腹痛当以既往证辨之）。阻者阻其欲行之血而气不相顺，非癥痼害也，故同以胶艾汤主之。

《金鉴》云：五六月堕胎者，谓之半产。程氏云：半产者，以四五月堕胎，堕胎必伤其血海，血因续下不绝也。渊雷案：西医分半产为三种；孕后至四月下者，曰流产；孕后四月至六月下者，曰小产；孕后六月至九月下者，曰早产；此三者，共居妊娠率十之一，而流产为尤多。

元坚云：此条，漏下与半产后下血，是客，妊娠下血腹中痛，是主，三证并列，以备参对也。但芎归胶艾汤，则足以兼三证而治之矣。唐氏云：此节须分宾主，妇人有无胎即经水漏下不匀者，有半产后因下血不绝者，此两证是宾，有妊娠下血者，此一句是主。"假令"二字，承上文而言，假令妊娠而下血腹中痛者，此为胞阻也。胞阻是阻胞中之血，恶阻是阻胃中之水，此又当辨。

渊雷案：此条言胶艾汤治非月经性之子宫出血也。此种出血，不因妊娠者，即为漏下，其起于妊娠中者，或因半产而下血不绝，或胎不损伤，但腹痛下血，即为胞阻。苟其证偏于虚者，胶艾汤悉主之。唯此条次于妊娠篇中，故说者以胞阻为主，他二证为宾矣。胞阻之名，实无深意，注家多从阻字望文凿说，不知阻塞者不当下血，且《脉经》作"胞漏"，《巢源》名"漏胞"，其义颇觉允惬。子宫出血之原因甚多，或由炎症，或由癌肿，或由精神刺激，用方者旧法但视其外证，今能索其原因，则大有助于择方之当否也。

《巢源·妊娠漏胞候》云：漏胞者，谓妊娠之月而经水时下，此由冲脉任脉虚，不能约制太阳少阴之经血故也。冲任之脉，为经脉之海，皆起于胞内。手太阳，小肠脉也，手少阴，心脉也。是二经为表里，上为乳汁，下为月水，有妊之人经水所以断者，壅之以养胎，而蓄之为乳汁。冲任气虚，则胞内泄漏，不能制其经血，故月水时下，亦名胞阻，漏血尽则人毙也。

芎归胶艾汤方（一劫加干姜一两，胡氏治妇人胞动无干姜）

芎䓖　阿胶　甘草各二两　艾叶　当归各三两　芍药四两　干地黄

上七味，以水五升，清酒三升，合煮取三升，去滓，内胶，令消尽，温服一升，日三服，不差，更作。

原注胡氏，徐镕本作"胡洽"，赵刻及徐镕本、俞桥本并阙干地黄两数，坊刻《全书》作六两，《千金》用干地黄四两、艾叶三两，余各二两，《外台》引《集验》同。

《千金方》云：治妊娠二三月，上至八九月，胎动不安，腰痛，已有所见，方（即本方无芍药、地黄，《外台》引《集验》同）。

又云：治妊娠二三月，上至七八月，其人顿仆失踞，胎动不下（《外台》引《集验》作"不安"），伤损腰腹痛欲死，若有所见，及胎奔上抢心，短气，胶艾汤（即本方，《外台》引《集验》同）。

又云：治男子伤绝，或从高堕下伤五脏，微者唾血，甚者吐血，及金疮伤经者，大胶艾汤（即本方有干姜一两）煮服法后云："此汤治妇人产后崩伤，下血过多，虚喘欲死，腹中激痛，下血不止者，神良"（出二十五卷被打门）。

《圣济总录》云：治妊娠因惊，胎动不安，当归汤（于本方加人参，不用清酒）。

又云：治妊娠卒下血，致胎不安，少腹疼痛，人参汤（于本方去芍药，加人参、黄芩、吴茱萸、生姜，不用清酒）。

又云：治妊娠胎动，有所下血，腹胁疼痛，宜服阿胶散（于本方去芍药，加赤石脂、龙骨、黄芪、干姜，不用清酒）。

《和剂局方》云：胶艾汤（即本方），治劳伤血气，冲任虚损，月水过多，淋漓漏下，连日不断，脐腹疼痛；及妊娠将摄失宜，胎动不安，腹痛下坠；或劳伤胞络，胞阻漏血，腰痛闷乱，或因损动，胎上抢心，奔冲短气；及因产乳，冲任气虚，不能约制经血，淋漓不断，延引日月，渐成羸瘦。

《妇人良方》云：陈氏六物汤（即本方去甘草），治血痢不止，腹痛难忍。

《卫生家宝》云：丁香胶艾汤（于本方加丁香末），治崩漏走下不止。

《兰室秘藏》云：丁香胶艾汤（于本方去甘草加丁香），治崩漏不止。盖心气不足，劳役，及饮食不节，所谓经漏少时，其脉二尺俱弦紧洪，按之无力，其证自觉脐下如冰，求厚衣被以御其寒，白带白滑之物多，间有如屋漏水下，时有鲜血，上尺脉时微洪也。

《方极》云：芎归胶艾汤，治漏下腹中痛者。

《类聚方》云：凡治吐血下血诸血证者，不别男子妇人矣。雉间焕云：血证有不别男女者焉，有不可不别者焉。此有为而言已，盖欲救理学之弊也。又云：妇人每有孕两三月或五六月，必堕胎不育者，始觉有孕，辄服此药，续服不怠，以及八九月，或终十个月，而免不育之患者，不鲜。

《方机》云：芎归胶艾汤，治漏下者，产后下血不绝者，下血吐血不止者，兼用解毒散。

方舆輗云：妊娠下血一见者，任其下可也，如不止，名曰胞漏，此症恐胞干则子厄，又有妊娠中忽然下血者，不速治，必致坠胎。以上二症，虽缓急异势，并宜芎归胶艾汤。此汤不唯治下血，妊娠杂症，效用甚多，《千金·卷三》"妊娠诸病篇"引之（案即《千金》胶艾汤引见上）。吾师此，以为保孕之药，假令妊娠腹中痛者，下血而有腹痛也。

《产育论》云：产后恶露日久不断，时时淋漓者，当审其血色之污浊浅淡臭秽，以辨方药，浅淡宜芎归胶艾汤，污浊臭秽者宜桂苓黄汤。

《类聚方广义》云：孕妇颠踬，胎动冲心，腹痛引腰股，或觉胎萎缩状，或下血不止者，用此方。胎未殒者即安，若胎殒者即产。

又云：治肠痔下血，绵绵不止，身体萎黄，起则眩晕，四肢无力，少腹刺痛者，若胸中烦悸，心悸郁结，大便燥结者，兼用泻心汤黄连解毒汤。

又云：血痢不止，无腹满实热证，唯腹中挛痛，唇舌干燥者，此方间有效。

又云：妇人妊娠每有堕胎者，产每有不育者，若症之人，始服此方，五月以后，严慎枕席，可以免不育之患。若浮肿小便不利者，宜当归芍药散。

《方函口诀》云：此方为止血主药，故不但用于漏下胞阻，《千金》《外台》用于妊娠失仆伤产，及打扑伤损诸失血。《千金》芎归汤（治去血多因致眩冒困顿），《局方》四物汤，虽皆祖此方，以有阿胶滋血，艾叶调经，加之甘草和中，是以有此妙效，故先辈每谓四物汤板实不灵云。又，痔疾及一切下血，与此方；血止后，血气大虚，面色青惨如土，心下悸，或耳鸣者，宜三因加味四君子汤（参术苓草黄芪扁豆）。盖此方主血，彼方主气，各有攸宜也。

汤本氏云：方中有芍药甘草，腹诊上固有腹直肌挛急，唯不由他原因而由于瘀血，故其挛急限于左侧，亦如桂枝茯苓丸证。所异者，此方无桂枝，故无上冲之候；又无茯苓，故无心悸、心下悸、肉眴、筋惕等证；又因无桃仁、牡丹皮，而有芎䓖、当归、艾叶，故彼治比较的实证性瘀血，此主阴虚性（案谓阴性虚性也）瘀血，故腹部不如彼之实，大抵软弱无力，脐下纵有瘀血块，亦软弱微小；然以有地黄，故烦热者，且有脐下不仁之证；且有阿胶，故治脱血颇有力云。

程氏云：胶艾主乎安胎，四物主乎养血，和以甘草，行以酒势，血能循经养胎，则无漏下之患。魏氏云：用芎䓖行血中之凝，阿胶甘草当归地黄芍药五味，全补胞中之虚，艾叶温子脏之血，寒证见，加干姜，热证见者，干姜烧灰存性（案不如赵氏加黄芩），温经散寒，开凝通阻，而血反止矣。干姜之加，乃注中所增，实不易之药。余治妇人经血，屡试屡效者也，故竟僭而添入方中，高明鉴焉。

渊雷案：芎䓖当归，皆治血之药，据近人之说，当归能促进血细胞之氧化作用，芎䓖则富冲动性，盖冲动司血行之神经，故二物合用，能生新血而破瘀血，此配合之妙也。仲景方中，本方及当归芍药散当归散，皆芎归合用，皆治妊娠诸病，《千金》《外台》所载妊娠及诸妇人方，鲜有不用芎归者，《外台》引文仲、徐王效《神验胎动方》"若胎死即出，此用神验，血上心腹满者，如汤沃雪"（出妊娠胎动门）。又引崔氏"疗子胎在腹中，恐死不下方，若胎已死即下，如胎未死，即便安稳也"（出子死腹中欲令出门）。《产育宝庆方》芎䓖散"治产后去血过多，晕闷不省，及伤胎去血多不止，悬虚心烦，眩晕头重，目昏耳聋，举头欲倒诸证"。《济生方》芎归汤"治大产小产，对证加添服饵"。以上皆专用二物，奏其生新去瘀之效，后世四物汤以芎归为君，虽或讥为板实不灵，要不失为妇科主药，此皆芎归配合之妙，而本之仲景方者也。西人研究中药，亦知当归治子宫病，而以芎䓖为冲动药，此但凭化验，不解配合之过也。又案：四物汤不知始于何时，今人概以为《局方》，其实宋以前已有之，陈氏《妇人良方》云："四物汤，治妇人经病，或先或后，或多或少，疼痛不一，腰足腹中痛，或崩中漏下，或半产恶露多，或停留不出，妊娠腹痛，下血胎不安，产后块不散，或亡血过多，或恶露下，服之如神。"此药不知起于何代，或云始自魏华佗，今《产宝方》乃朱梁时节度巡官昝殷所撰，其中有四物散，国朝太平兴国中，修入《圣惠方》者数方，自后医者易散为汤。自皇朝以来，名医于此四物中增损品味，随意虚实寒热，无不得其效者，然非止妇人之疾可用而已。施氏《医方祖剂》云：仲景芎归胶艾汤，乃四物汤之祖剂也，中间已具四物，后人裁而用之。

妇人怀妊，腹中疗痛，当归芍药散主之。

妊，徐镕本、俞桥本并作"娠"。

尤氏云：按《说文》，"疗音绞，腹中急也。"乃血不足而水反侵之也，血不足而水侵，则胎失其所养，而反得其所害矣，腹中能无无痛乎！芎归芍药，益血之虚；苓术泽泻，除水之气。元胤云：《说文》有云。"腹中急也，从广，四声。"渊雷案：此云"怀妊腹中疗痛"，后妇人杂病篇云"妇人腹中诸疾痛"，是本方所主为痛，然所以致痛之故甚多，则本方之证仍不具也。方中多用芍药，而疗痛之"疗"即"云"字，训为"腹中急"，则知其证为挛急而痛，又用苓术泽泻，则知证有小便不利，或水气之变，然其适应证甚宽泛，未能确指为何种病也。

当归芍药散方

当归三两　芍药一斤一作六两　茯苓四两　白术四两　泽泻半斤　芎䓖半斤一作三两

上六味，杵为散，取方寸匕，酒和，日三服。

《三因方》云：当归芍药散，治妊娠腹中绞痛，心下急满，及产后血晕，内虚气乏，崩中久利，常服通畅血脉，不生痈疡，消痰养胃，明目益津（《妇人良方》《和剂局方》并同）。服法后云：《元和纪用经》云，本六气经纬丸，能祛风补劳，养真阳，退邪热，缓中，安和神志，润泽容色，散邪寒温瘴时疫，安期先生赐李少君久饵之药，后仲景增减为妇人怀妊腹痛方。本方用芍药四两，泽泻、茯苓、川芎各一两，当归、白术各二两，亦可以蜜丸服。丹波氏云：此说涉荒诞，不可信据。

雉间焕云：当归芍药散，治小便微难，腹中痛者。

《青州医谈》云：当归芍药散之腹候，脐旁拘挛，痛推上则移于左，按左则移于上，其痛在心下，或彻于背之七八椎。

又云：当归芍药散最深之证，面色萎黄，腹中如有物而非块，又如包物之状，若是者用之奇效，要是因血滞而水亦滞者也（案：当是因瘀血而腹内有水肿）。世所谓"劳瘵"者，正证虽无效，至于甚疑似之证，则为效甚多，妊中保胎亦佳，并有作汤用之者。

《类聚方广义》云：当归芍药散，治妊娠产后下利腹痛，小便不利，腰脚麻痹而无力者，或眼目赤痛，若下利不止。恶寒者，加附子；若不下利，大便秘者，加大黄。

又云：妇人经断已三四月，诊之，腹中挛急，胎不应手，或腹中疗痛，类于血瘕，妊否难决者，此方加大黄用之，则二便快利，不过十日，腹中松软，若怀妊者，胎气速张。又怀妊已累月，胎痿缩而不长，腹中拘急者，亦宜此方。

又云：妇人血气痛，小便不利者，有宜此方者，汤本氏云：妇人胃及子宫之痉挛，用本方，多有奇效。

又云：眼目赤痛症，其人心下有支饮，头眩涕泪，腹拘挛者，亦宜此方。渊雷案：此与苓桂术甘汤治目赤同理，可参看《伤寒论今释》，于此可知目赤痛多有因于胃中积水者，此又专门眼科所应知者已。

又云：脱肛肿痛，出水不止者，奇效。

《方函口诀》云：吉益南涯活用此方于诸病，最为得意，其治验详于《续建殊录》。此方主治妇人腹中疗痛，而兼和血利水之效，故建中汤证而兼水气者，逍遥散证而带痛者，皆可用之。华冈青洲则常加吴茱萸而用之。又对于胎动腹痛，此方曰疗痛，芎归胶艾汤曰腹痛，似胶艾证较轻者，其实不然，此方主痛甚而在大腹者也，胶艾汤证，痛在小腹而及于腰，不速治，则有堕胎之兆者也，二汤宜细意辨别而用之。

汤本氏云：仲景师不过示本方用于妇人腹痛，然此方用途，不当如斯其狭少也，苟有其腹证，则不论男女老幼何种病症，皆可用之，实不可一日或缺之要方。据余之经验而归纳之，本方类似芎归胶艾汤，其主治亦相似，所异者，彼于当归芎芍外，复有地黄、阿胶、艾叶，故止血作用颇为有力，此则仅有当归、芎芍，故止血比较的微弱，然更有茯苓、术、泽泻，故治眩冒心悸心下悸肉瞤筋惕，特为有效，是以于脑神经筋肉心肾子宫诸病，皆能奏效也。腹证上虽亦酷似彼方，然以有水毒停蓄，故腹部更软弱，胃内必有停水，他体部亦或有停水之候，此其别也。

朱氏云：芎归芍药，足以和血舒肝，苓术泽泻，足以运脾胜湿，此即后入逍遥散之蓝本也。元坚云：妊娠之常，饮水动易停潴，是以内寒腹痛，此方利水散寒，以使胎气盛实，芎归二味。不特养血，亦能散寒止痛，古方往往见之，此方所用，或此意也（《抱朴子·至理篇》曰"当归芍药之止绞痛"）。先兄亦曰："此方芍药多用，取之缓其痛，与小建中之芍药同趣。"

《续建殊录》云：某人，患腹痛，来谒先生，自以手按其腹，曰："仆自得斯疾，索医四方，吐下针灸，无不尽其术，然而百事无效，旷日七年。"先生诊之，自脐旁至胸下挛急疗痛，日夜无间断，乃与当归芍药散，三日而沉疴顿去。

又云：某者，尝患腹痛，腹中有一小块，按之则痛剧，身体尪羸，面色青，大便难通，饮食如故，乃与大柴胡汤，饮之岁余，少差，于是病者徐怠慢，不服药，既经七八月，前症复发，块倍前日，颇如冬瓜，烦悸喜怒，剧则如狂，众医交疗而不差，复请治。先生再与以前方，兼用当归芍药散，服之月余，一日大下异物，其形状如海月，色灰白，似囊，内空虚，可盛水浆，其余或圆或长，或大或小，或似纽，或黄色如鱼饻，或如肉败，千形万状，不可枚举。如此者九日，而后旧疴顿除。

《成绩录》云：一男子，腹痛七年，上迫胸背，请治于先生，与当归芍药汤（即本方作煎剂）服十五六帖，下黑血而愈。

又云：一男子，六七年来病腹痛，汤液丸散，镵石跅引，无所不至，未有小效，遂来求治。先生诊之，腹中挛急，不能俯仰，痛引胸背，其腹如刺，胸背如啮，与以当归芍药汤，时调下消块丸，以渐而愈。

又云：某人，病鼓胀，一医以大黄剂攻之，其胀自如，短气腹痛，患倍前日，戊午春，舆疾来京。先生诊之，胀自胸胁起，波及心下少腹，其气沸腾抢胸，势如激波，日晡潮热，大便秘结，或咳或眩，饮食如平日。塾生诊之，皆曰"其治一在大黄芒硝"，先生与以当归芍药散，谕之曰："散郁蓄之气，疏滞瘀之血，则病必愈。"其人配药去，服之三日，泻下数回，计下水五六升，数日而胀减半，唯迫气未除，犹仍用前方，兼以消块丸，无几何而愈。

又云：一贾人，当行步时，人误蹈其足，遂为跛躄，众皆以为脚气，因延先生诊之。无短气倚息之证，腹中痛，上迫，时时上窜，神气将乱，乃用当归芍药汤，尿快通，色如皂角汁，蹙随愈。

《险症百问》云：两脚若一脚乍大酸痛，不能步行，如此凡两三日或十日许，用药则止，不用亦止，或每岁一二发作，遂为沉疴。师曰：两脚若一脚大酸痛云云，顷者一妇人患此症，不能步行，数月，痛遂近胸腹，腹挛痛，饮食俱吐，小便不利，唇口干燥，短气急迫，不知人事，自心下至少腹不可近手，医以为脚气，投药数剂，无寸效。予诊之，胸中无动悸，短气有缓急，是非脚气冲心之症，乃用当归芍药散作汤液与之。三服而痛退，腹中雷鸣，小便快利，其色紫黑，忽知人事，好饮不吐，翌日腹满大便不通。兼以消块丸。大便下黑血。腹满顿退，服前剂十余日而行步如常。渊雷案：当归芍药散，吉益东洞未经试用，其子猷始得其用法，治验极多，具详《续建殊录》《成绩录》诸书。学者宜细味，并参看妇人杂病篇。

妊娠呕吐不止，干姜人参半夏丸主之。

此即所谓恶阻病也，云"呕吐不止"，可知已用治阻诸方不效，然后与本方。盖为病日久，必人阴位而为虚寒，故干姜人参取理中之半，合半夏生姜以止呕也，治阻常用之方。详本篇首条及方后尤氏注。

干姜人参半夏丸方

干姜　人参各一两　半夏二两

上三味，末之，以生姜汁糊为一丸，如梧子大，饮服十丸，日三服。

《医心方》云：僧深方云："治妇人妊娠恶阻酢（案即今之醋字）心，胸中冷，腹痛，不能饮食，辄吐青黄汁，方用人参、干姜、半夏。凡三物，分等，治下，以地黄汁和丸如梧子，一服三丸，日三。"《极要方》云："各八分，稍加至十丸。"《产经》云："人参丸神良。"渊雷案：此证候较详，《圣惠方》名半夏丸，主疗同。

《幼幼新书》云：婴孺治小儿调中止痢，去冷进食，人参丸（于本方加茯苓蜜丸）。

《方极》云：干姜人参半夏丸，治呕吐不止，心下痞硬者。雉间焕云：或三味水煎，合生姜汁服，或为兼用方（案此语本出《方机》）。又云：此方立功专在妊娠，世医对孕妇多不敢用生半夏者，不通之至也，非生物无功。

《方机》云：干姜人参半夏丸，治妊娠呕吐不止者，心下痞硬而干呕不止者。

《类聚方广义》云：妊娠恶阻殊甚，不能服汤药者，用此方徐徐收效为宜。大便不通者，间服太簇丸黄钟丸（即三黄丸）等；若兼蛔者，宜鹧鸪菜丸。

《方函口诀》云：此方本治恶阻之丸方，今为料（案谓改为汤剂也），用于诸呕吐不止，胃气虚者，有捷效。

程氏云：寒在胃脘，则令呕吐不止，故用干姜散寒，半夏、生姜止呕，人参和胃，半夏、干姜能下胎。楼全善曰："余治妊阻病，累用半夏，未尝动胎，亦有故无殒之义，临病之工，何必拘泥。"渊雷案：凡滑利香窜攻下降坠破血诸药，本草多云孕妇忌服，不顾而用之，纵令病愈，訾议之者，必以为不谙妇科法律，及其自用，则又执"五常政大论"有"故无殒"之文以自解。夫服药必因疾疢，既云"有故无殒"，则何孕妇忌服之有，须知堕胎之药，非配合得宜，不能得确效，本草忌服之云，不过谓其可能，非谓其必然也。尝见羸弱妇人妊三个月，医者用牛膝三钱，谓有故无殒也，乃胎遽堕而漏不止。又见强健妇人苦多孕，用大量麝香，内服敷布并进，糜费甚大，乃竟安然足月而产，可知堕胎与否，由于孕妇之强弱者半，由于药性之淡峻者半，既不可拘孕妇忌服而畏首畏尾，亦不可执有故无殒而恣用峻药也。夫半夏桂枝之等，本极平淡之药，中病则可以取效，不中亦无所取祸，若谓其能下胎，则杯弓蛇影之惧耳。

尤氏云：此益虚温胃之法，为妊娠中虚而有寒饮者设也。夫阳明之脉，顺而下行者也，有寒则逆，有热亦逆，逆则饮必从之，而妊娠之体，精凝血聚，每多蕴而成热者矣。按《外台》方，青竹茹、橘皮、半夏各五两，生姜、茯苓各四两，麦冬、人参各三两，为治胃热气逆呕吐之法，可补仲景之未备也。渊雷案：尤氏虽注释仲景书，实未尝敢用仲景方。试观其《金匮翼》及医案数十则，皆苏派平淡之方，绝不似宗师仲景者，誉之者且以为化去形迹，愚则恶其言行不相顾，有相传口号，谓"胎前不嫌凉，产后不嫌温"，尤注盖亦此意而已。又案：胃为消化管之一段，其位置虽因饥饱而异，然自大体观之，其蠕动常自上而下，与肠管一致，过寒过热，皆能引起逆蠕动，而发呕吐，尤说自不误。至谓阳明之脉顺而下行，则附会经脉，不可从矣。足阳明胃脉从头下行至足，谓顺而下行可也，然肠之蠕动亦自上而下，而手阳明大肠经，手太阳小肠经，皆从手上行至头，将谓大小肠之蠕动本逆而上行乎？！要之，经脉之说，为针灸而设，后人附会以说一切病理，遂多穿凿不通，此亦医学上一大障碍也。尤所引《外台》方，出妊娠呕吐恶食门，云"《集验》疗妇人妊娠恶阻，呕吐不下食汤方"，其方无麦冬、人参，尤氏殆误记。

《橘窗书影》云：一妇人，年二十许，产后胃中不和，时时吐饮食，羸瘦极，遂发大呕吐，药食不能入口，脉微细，四肢微冷，口干燥，欲冷水，医束手无可如何。余诊之，作半夏干姜人参丸料，煎为冷液，令时时饮少许，又以冷水送下乌梅圆，药始下咽，呕吐止，经两三日，啜稀粥，胃气渐复，用前方月余，肌肉肥胖，遂得痊愈。

又云：某女人，年四十余，尝有吐水之癖，经炎暑，其病益甚，食气绝粒，身体骨立，心中疼热，好冷水，西洋医者流五六辈疗之，更无效。余与半夏干姜人参丸料，兼服乌梅丸，呕吐顿止，心中疼热日减，方得进饮食。

妊娠小便难，饮食如故，归母苦参丸主之。

徐镕本作"当归贝母苦参丸"，诸家注本同。

"饮食如故"，示胃肠无病也，妊娠胃肠无病而小便难，大抵是器械的压迫，如子宫后倾后屈之等。药物之效，但能强壮正气，使自然恢复正常位置而已（参看杂病篇肾气丸），今用当归贝母苦参，未详其义。

尤氏云：小便难而饮食如故，则病不由中焦出，而又无腹满身重等证，则更非水气不行，知其血虚热郁，而津液涩少也。本草，当归补女子诸不足，苦参人阴利窍，除伏热，贝母能疗郁结，兼清水液之源也。

当归贝母苦参丸方（男子加滑石半两）

当归　贝母　苦参各四两

上三味，末之，炼蜜丸，如小豆大，饮服三丸，加至十丸。

《时氏产经》苦参圆，主疗同《本经》，用当归、贝母、苦参各三两，滑石半两，上为末，蜜圆如小豆大，以米饮下二十圆。

《张氏医通》云：此小便难者，膀胱热郁，气结成燥，病在下焦，所以饮食如故，用当归以和血润燥，贝母以清肺开郁，苦参以利窍逐水，并入膀胱，以除结热也（案：此说本赵氏而稍加简练）。丹波氏云："贝母，《本经》甄权并云治产难"，而《外台·子痫门》《小品》葛根汤方后云"贝母令人易产，若未临月者，升麻代之"，此说虽不可信，然足见其亦有利窍之功，本方所用，盖取之于利窍耳。元坚云：《本草序例》《雷公炮炙论》云："如小豆许者，取重八两鲤鱼目比之。"

妊娠有水气，身重，小便不利，洒淅恶寒，起即头眩，葵子茯苓散主之。

沈氏云：此胎压卫气不利致水也。渊雷案：妊娠水气，多因子宫压迫门静脉，先起瘀血性腹水，即沈氏所谓胎压卫气不利也（"卫气"字可商）。若并发肾脏病者，小便不利，往往引起子痫，而浮肿遍四体，即本方所主治也。

《金鉴》云：妊娠外有水气，则浮肿洒淅恶寒；水盛贮于肌肤，故身重；内有水气，则小便不利；水盛阻遏阳气上升，故起即头眩也（案：头眩因自家中毒）。用葵子茯苓者，是专以通窍利水为主也。

葵子茯苓散方

葵子一斤　　茯苓三两

上二味，杵为散，饮服方寸匕，日三服，小便利则愈。

《千金方》云：治妊娠小便不利方（用葵子茯苓各一两）。《翼方》及《外台》引翼，并同。

《妇人良方》云：葵子散，治妊娠小便不利，身重恶寒，起则眩晕，及水肿者。王子亨云：妊娠小便不通，特避寒药（又名茯苓汤），葵子五两，茯苓三两，上二味，为末，每服二钱，米饮调下，小便利则愈。《时氏产经》云：如不通，恐是转胞，加发灰少许调服，极妙（葵子用黄葵子）。

《圣惠方》云：葵子散（于本方加汉防己，三味各二两），治妊娠身体浮肿，小便不利，洒淅恶寒。

《方极》云：葵子茯苓散，治小便不利，心下悸，肿满者（吉益氏从本草所引用葵子茯苓各三两）。

《类聚方广义》云：妇人妊娠，每有水肿而坠胎者，若难用它逐水剂者，宜此方煎服，喘咳者，合甘草麻黄汤为良。

朱氏云：葵子通利诸窍，称能滑胎，其疏泄血分可知，而得茯苓之淡渗，功专气分者，为之佐，使水从气分而去，则胎自无虞。元坚云：冬葵子，本草白字曰"主五癃，利小便"，黑字曰"疗妇人乳难内闭"。

妇人妊娠，宜常服当归散主之。

主之下，《脉经》复有六字云，"即易产无疾苦。"

《金鉴》云：妊娠无病，不须服药，若其人瘦而有热，恐耗血伤胎，宜常服此以安之。尤氏云：妊娠之后，最虑湿热伤动胎气，故于芎归芍药养血之中，用白术除湿，黄芩除热，丹溪称黄芩、白术为安胎之圣药，夫芩术非能安胎者，去其湿热而胎自安耳。渊雷案：当归散盖有预防子痫之效，说在方解中。

当归散方

当归　黄芩　芍药　芎藭各一斤　白术半斤

上五味，杵为散，酒饮服方寸匕，日再服，妊娠常服即易产，胎无苦疾，产后百病悉主之。

《易简方》云：治经三四月不行，或一月再至（即本方加山茱萸）。

方氏《丹溪心法附余》云：此方，养血清热之剂也，瘦人血少有热，胎动不安，素曾半产者，皆宜服之，以清其源而无患也。王氏《明医杂著》云：调理妊娠，在于清热养血，条实黄芩为安胎圣药，清热故也，暑月宜加之；养胎全在脾胃，譬犹悬钟于梁，梁软则钟下坠，折则堕矣，故白术补脾，为安胎君药。

渊雷案：王纶之说太浅陋，谓暑月宜加黄芩，不知暑月正多寒证也。谓养胎须补脾，譬钟悬于梁，不知世之堕胎者其脾胃果尝折绝否也。如此说医，无一是处。案《外台妊娠心痛门》引《古今录验》云"疗妊娠卒得心痛欲死，术汤方，白术六两，黄芩三两，芍药四两"，煮服法后云"微下水，令易生"，《千金方》云："治妊娠腹中满痛入心。不得饮食"，方同，方后亦云"微下水。令易生，月饮一剂为善"，是术芩芍三味，所以治心腹痛也。夫术芩固能治腹痛，然观其多用芍药，则知其痛由于挛急，盖胃肠之痉挛也。妇人妊娠，以兼营胎血循环之故，新陈代谢所产生之有毒物质，比平时为多，而内生殖器亦容有特异之分泌物，应行排泄，斯时肾脏机能稍有障碍，即易引起病证，神经系统受此等有毒物质之刺激，乃起痉挛，最易受病者为消化器，浸久而及于全身运动器，恶阻呕吐，心腹痛，子痫，皆由此而起也。《古今录验》之术汤，盖以芍药治痉挛，以术芩引入消化器（即旧说所谓引经药），而术之促吸收，利小便，尤为排除有毒物质之根治法，方意如是，岂有所谓清热与补脾也哉？当归散者，术汤加芎归二味而已，芎归专治子宫病妊娠病，合术汤，则子宫之胎血循环利，有毒物质之排除速，神经系统之痉挛平，自然易产而胎无苦疾矣。不但如此，子痫之证候为全身痉挛，多发于兼有肾炎之人，则知痉挛之发，正因有毒物质不得排除之故，余故臆揣此方可预防子痫，若子痫既发，则痉挛极剧，绝非一味芍药所能奏效矣。

妊娠养胎，白术散主之。

《金鉴》云：妊娠妇人肥白有寒，恐其伤胎，宜常服此。尤氏云：妊娠伤胎，有因湿热者，亦有因湿寒者，随入脏气之阴阳而各异也，当归散正治湿热之剂，白术散白术牡蛎燥湿，川芎温血，蜀椒祛寒，则正治湿寒之剂也。仲景并列于此，其所以诏示后人者深矣。

渊雷案：白术散及当归散，本经但云"养胎"，但云"妊娠宜常服"，皆有方无证，程氏、《金鉴》并以肥瘦寒热别之，是但说蜀椒、黄芩，而未有以说余药。尤氏以湿寒湿热别之，是兼及术，而犹未有以说全方也，且安见妊娠之必病湿者？今考《古今录验》术汤及《千金》之主疗，则当归散当有心腹痛之证，考本方方后加味法，则本方亦有心腹痛及呕吐之证，若依吉益氏《方极》之例，则当云"当归散，治妊娠心腹挛急而痛，心下痞，小便不利者。白术散，治妊娠心腹冷痛，胸腹有动，小便不利者"。

白术散方（见《外台》）

白术　芎䓖　蜀椒三分，去汗　牡蛎

上四味，杵为散，酒服一钱匕，日三服，夜一服。但苦痛，加芍药，心下毒痛，倍加芎䓖；心烦吐痛，不能食饮，加细辛一两，半夏大者二十枚。服之后，更以醋浆水服之。若呕，以醋浆水服之；复不解者，小麦汁服之。已后渴者，大麦粥服之，病虽愈，服之勿置。

方，诸本皆如此作，分两有疑义。《外台·胎数伤及不长门》引《古今录验》主疗同，作白术芎䓖各四分，蜀椒三分汗，牡蛎二分，服法文亦稍有异同，云："上四味，捣下筛，酒服满一钱匕，日三夜一。但苦痛，加芍药；心下毒痛，倍加芎䓖；吐唾不能食饮，加细辛一两，半夏大钱二十枚。服之，复更以醋浆水服之。若呕，亦以醋浆水服之；复不解者，小麦汁服之。已后其人若渴，大麦粥服之，病虽愈，尽服之勿置。"注云："裴服张仲景方。"

《和剂局方》云：白术散，调补冲任，扶养胎气，治妊娠宿有风冷，胎痿不长，或失于将理，动伤胎气，多致堕损，怀孕常服，壮气益血，保护胎脏（《三因方》同）。

《妇人良方》白术圆，主疗同《局方》白术散，即本方加阿胶、地黄、当归，上为末，蜜为圆，如梧子，米饮吞三四十圆，酒醋汤亦可。

程氏云：白术主安胎（案出洁古《珍珠囊》）为君，芎䓖主养胎（案《大明》云"养新血"）为臣，蜀椒主温胎（案本草无考）为佐，牡蛎主固胎（案本草亦无考，程盖凭臆为说）为使。按瘦而多火者，宜用当归散，肥而有寒者，宜用白术散，不可混施也。芍药能缓中，故苦痛者加之；芎䓖能温中，故毒痛者倍之；痰饮在心膈，故令心烦吐痛不能食饮，加细辛破痰下水。半夏消痰去水，更服浆水以调中。若呕者，复用浆水服药以止呕；呕不止，再易小麦汁以和胃；呕止而胃无津液，作渴者，食大麦粥以生津液，病愈服之勿置者，以大麦粥能调中补脾，故可常服，非指上药可常服也（案：原文文意是常服药）。

元胤云：《千金》半夏汤，治脚气上入腹，方中用细辛，与此治心烦吐痛者同趣。又范汪旋覆花汤，治胸膈痰结，亦用细辛，俱取其辛温通气，散膈上寒饮也。元坚云：《千金》"治咳嗽胸胁支满多唾上气方，酒一升半，浸肥皂荚两挺，经宿，煮取半升，分三服，七日忌如药法，若吐多，以酢饭三四日止之"。此方呕用醋浆，其义一也。

徐氏云：予治迪可弟妇，未孕即痰嗽见血，既孕而不减，人瘦，予以此方治之，因其腹痛，加芍药，两大剂而痰少嗽止，人爽胎安。

妇人伤胎怀身，腹满不得小便，从腰以下重，如有水气状，怀身七月，太阴当养不养，此心气实，当刺泻劳宫及关元，小便微利则愈（见《玉函》）。

此条见《金匮玉函经·可刺篇》，"伤胎"作"伤寒"，"身"并作"娠"，"不得小便"作"不得大便"，无"微利"之"微"字。丹波氏校此条，云"《玉函》关元作小肠之募，不云小便作大便"。盖余所读《玉函经》，系康熙间上海陈世杰校刻本，陈序称"义门何内翰手抄宋本见授，惜其讹脱者多，乃博考众籍，以相证佐，补亡灭误，十得八九"云云，是陈本玉函已经改窜，丹波所见作"小肠之募"者，或系宋本之旧，陈殆据《要略》改作"关元"又臆改"小便"作"大便"欤？

丹波氏云：案《金鉴》云"丈义未详，此穴刺之落胎，必是错简，不释"，此说固是，然依《玉函》，"伤胎"作"伤寒"，乃义稍通。徐之才逐月养胎方云："妊娠七月，手太阴脉养，不可针灸其经。"

渊雷案："伤胎"作"伤寒"为是，若是伤胎，其下何必又云"怀身"，且别无伤胎之证也。"不得小便"之"小便"，不当改作"大便"，唯其不得小便，故腰以下重，如有水气，且刺泻关元，取小便微利也。此证盖即葵子茯苓散证，因妊娠子宫压迫门静脉而起腹水，因肾脏疾患而不得小便。今云"太阴当养不养"，"心气实"，乃针石家言，非仲景语也。程氏释之云：七月手太阴肺经养胎，金为火乘，则肺金受伤，而胎失所养，又不能通调水道，故有腹满不得小便，从腰以下有如水气状。案《素问·经脉别论》云"脾气散精，上归于肺，通调水道，下输膀胱"，程氏据此为说，夫肺循环瘀血，固有发生水肿者，然其肿不在腰以下，肺亦无通调水道之事实，宋元以后医家，喜取《内经》之单词只义为说，不足辩也。劳宫穴在手掌中，手厥阴心包经之荥穴也，关元在脐下三寸，任脉穴，亦即小肠之募，刺劳宫者，泻心气之实，刺小肠募者，古人以小便出自小肠，刺之使小便利也。徐之才逐月养胎方，出《千金方》，云"妊娠一月，足厥阴脉养，不可针灸其经，二月足少阳脉，三月手心主脉，四月手少阳脉，五月足太阴脉，六月足阳明脉，七月手太阴脉，八月手阳明脉，九月足少阴脉"，《外台》引《千金》，云《集验》《延年》同，又见《巢源》及《医心方》引《产经》，《医心方》有"十月足太阳脉"之文，此亦针灸家一种禁忌，于妊娠生理固无征验也。

第二十一　妇人产后病脉证治

论一首　证六条　方七首

方七首，徐镕本作八首，非，若并数复出三方，则当十首。

问曰：新产妇人有三病，一者病痓，二者病郁冒，三者大便难，何谓也？师曰：新产血虚多汗出，喜中风，故令病痓；亡血复汗，寒多，故令郁冒；亡津液胃燥，故大便难。

痓，当作"痉"，详"痉湿喝篇"，新产之痉，亦是破伤风，破伤风杆菌染著于产道创伤面，其分泌毒传布于全身，此毒对于脑神经系统有特殊之亲和力，故发剧烈之神经证状，与金创腕折之破伤风原无二致，特产后血虚多汗，尤为险恶难治耳，证治可参看痉病篇。郁冒之病，循名责实，宜即后世所谓血运，又俗称败血冲心，然据次条所云，乃指产褥热中一种证候，非通常所谓血晕，今云"亡血复汗寒多"，则是郁冒之虚证，乃急性脑贫血耳。大便难则极轻微之证状，比之痉与郁冒，夷险天渊，不可并论，其原因，当如经文所云"亡津液而胃燥"之故。又案本条云血虚多汗出，云"亡血复汗"，似新产必有汗出证者，又似汗出必因血虚者，其实，新产自汗，必别有触冒，兼发热等证，若睡中盗汗，乃因亡血阴虚耳。

程氏云：产后血晕者为郁冒，又名血厥。尤氏云：痉，筋病也，血虚汗出，筋脉失养，风入而益其劲也；郁冒，神病也，亡阴血虚，阳气遂厥，而寒复郁之，则头眩而目瞀也；大便难者，液病也，胃藏津液而渗灌诸阳，亡津液胃燥，则大肠失其润而便难也。三者不同，其为亡血伤津则一，故皆为产后所有之病。

元坚云：产后痉病，其证治与上经所叙无别，故更不论列，郁冒开在次条，但大便难则不出其方，然不出于脾约丸等润燥手段也。

产妇郁冒，其脉微弱，呕不能食，大便反坚，但头汗出。所以然者，血虚而厥，厥而必冒，冒家欲解，必大汗出。以血虚下厥，孤阳上出，故头汗出。所以产妇喜汗出者，亡阴血虚，阳气独盛，故当汗出，阴阳乃复。大便坚，呕不能食，小柴胡汤主之（方见呕吐中）。

赵刻及俞桥本并接上条为一，夺前一"呕字"，今据徐镕本及诸家注本析补。

此承上条，言郁冒之证治也。本条之郁冒，盖即今之产褥热，亦因产道创伤面传染细菌所致，其菌多属酿脓性球菌，故往往遍身发脓疡，极重者发全身败血脓毒证，轻者亦必恶寒发热而多汗，此即前条所谓多汗出，亦即余所谓汗出必别有触冒也。本条不言发热者，省文，次条云"七八日更发热"，明本条本有发热矣。

篇末附方《千金》云："妇人在草褥，自发露得风，四肢苦烦热，头痛者，与小柴胡汤。"亦足征褥后柴胡汤证有发热也。其脉微弱者，因新产血虚，虽有外感，脉不能浮大也；呕不能食，大便反坚，但头汗出，皆水毒上逆而不下逮之象，故曰"血虚而厥，厥而必冒"，又曰"血虚下厥"，盖《素问》有"下厥上冒"之语（五藏生成篇）。即郁冒之名所由昉。郁冒脉微弱，呕不能食，大便坚，但头汗出，为小柴胡所主。"所以然"五句，释郁冒及大汗而解之故，"厥"者逆也，"冒"者昏也，因血虚而水毒与体温上逆，与格阳之体温上逆同理，详第二篇湿家"其人但头汗出"条。冒家大汗出，则上逆之水毒体温得以疏泄，故为欲解，可参看首篇卒厥条之解释。"以血虚下厥"三句，释头汗出之故，血为阴，体温为阳，血虚则阳不得与阴匹敌，故曰"孤阳"。"所以产妇"五句，因上文有头汗及大汗出，遂并释前条多汗之故，意谓血虚阴弱，则阳强不相匹，阴既不能猝复，唯有损其阳以配于阴，汗出所以泄阳气，阳泄而不强，然后匹敌弱阴而复于平，此亦自然疗能之一种消极救济法。盖阴阳偏胜，则为病尤亟，不若阴阳两弱，反得维持生命，徐图恢复。此义，《素问·生气通天论》《阴阳应象大论》言之綦详，学者宜参读焉。此两条，本是后世家言，本条原文，"必大汗出"下盖径接"小柴胡汤主之"句，中间八句三十七字，盖出后人旁注，及传抄并入正文，读者又嫌小柴胡汤主产妇喜汗出，乃复沾大便坚呕不能食二句，析于文辞者自能辨之。又案：汤本《皇汉医学》，依吉益氏《类聚方》，接前条为一，谓痉、郁冒、大便难三者皆小柴胡所主，此误也。本条小柴胡专治郁冒，故以产妇郁冒句提起，文意甚明，大便坚为郁冒中一证，固亦小柴胡所主，然与前条之大便难无他证者，究属两事，至于产妇破伤风，又岂小柴胡所得治耶？《类聚方》虽接前条为一，然已节去全文，仅留"大便坚，呕不能食"二句，自无不可，汤本循文串说，遂不可通。汤本之书，抄集众说，颇省读者分检之劳，偶出己意，便觉乖张，今稍予指责，无使学者眩惑尔。

《金鉴》云：大便坚，呕不能食，用小柴胡汤，必其人舌有苔，身无汗，形气不衰者，始可，故病得解，自能食也。若有汗，当减柴胡，无热，当减黄芩，呕则当倍姜半，虚则当倍人参，又在临证之变通也。

丹波氏云：《巢源》云："运闷之状，心烦气欲绝是也，亦有去血过多，亦有下血极少，皆令运闷。若去血过多，血虚气极，如此而运闷者，但烦闷而已；若下血过少而气逆者，则血随气上掩于心，亦令运闷，则烦闷而心满急。二者为异，亦当候其产妇血下多少，则知其产后应运与不运也，然烦闷不止则毙人。"巢氏所论如此，知产后血晕，自有两端，其去血过多而晕者，属气脱，其证眼闭口开，手撒手冷，六脉微细或浮，是也；下血极少而晕者，属血逆，其证胸腹胀痛，气粗，两手握拳，牙关紧闭，是也。此二者证治霄壤，服药一差，生死立判，宜审辨焉。而本条所论，别是一证，《活人·书妊娠伤寒门》载此条于三物黄芩汤之后，则知是专治妇人草褥伤风，呕而不能食者，若以小柴胡汤为产后郁冒之方，则误人殆多矣。

元胤云：《明理论》云："郁为郁结而气不舒也，冒为昏冒而神不明也，世谓之昏迷者是也。"此条不言发热，然后条有更发热之语，则其有热者可知，即为草褥伤风明矣。

元坚云：此条文法，稍近倒装，"小柴胡汤主之"一句，本当在"但头汗出"下。其以先辨郁冒之理，故更于章末补出三句也，冒家大汗出，即是小柴胡相适之效，亦犹少阳病振汗之比（详《伤寒论今释》百六条）。且以"血虚下厥"三句，释头汗出之理，"所以产妇喜汗出者"四句，释前条亡血复汗之理，即血虚邪客之候，"阴阳乃复"一句，与"冒家欲解必大汗出"相应，盖喜汗出、头汗、大汗，三证不同，宜分别看。又按"大便反坚"，"反"字对"呕不能食"而言，盖呕不能食，是少阳证。大便宜未至坚，今产后液燥，故大便反坚也。

又云：《本事方》曰："妇人产后有三种疾，郁冒则多汗，多汗则大便秘，故难于用药，惟麻子苏子粥，最佳且稳。"按冒家汗出乃复，后但肠燥便秘者，此粥为佳，首条所谓大便难者，亦或所宜。渊雷案：产后肠燥便秘，用蜜煎导灌肠诸法即得，许氏麻子苏子粥法，紫苏子大麻子二味各半合，洗净，研极细，用水再研，取汁一盏，分二次煮粥啜之。又，《产育宝庆方》云："产妇水血俱下，肠胃虚竭，津液不足，是以大便秘涩不通也，若过五六日，腹中闷胀者，此有燥粪在脏腑，以其干涩，未能出耳。宜服麻仁丸，以津润之，麻仁、枳壳、人参、大黄各半两，上为末，炼蜜丸梧桐子大，空心温汤下二十丸，未通，加丸数。"

病解能食，七八日更发热者，此为胃实，大承气汤主之（方见痉病）。

《脉经》及程氏《金鉴》本，并接前条为一。"胃实"，《脉经》作"胃热气实"。

此又承上条"呕不能食"而言，服小柴胡后，郁冒解而能食，经七八日而更发热，若有腹满脉沉实之里证，则知前日病虽解，尚有余毒。盖前条柴胡证，毒害性物质在半表半里，服柴胡汤而大汗，毒害性物质之在半表者虽去，其在半里者，犹潜伏未去，复经七八日能食，则毒势又炽，与所食相结而成里实证。所以然者，产褥热为急性热病，其经过略同伤寒，故前条属少阳，此条属阳明也。此条旧注，徐氏、朱氏俱以为食复，魏氏周氏意亦尔。夫新产血虚，食复轻病，岂宜大承气峻攻？惟沈氏云：病解者，谓郁冒已解，能食者，乃余邪隐伏胃中，风热炽盛而消谷，但食入于胃，助起余邪复盛，所以七八日而更发热，故为胃实，是当荡涤胃邪为主，故用大承气，峻攻胃中坚垒，俾无形之邪随有形之滞一扫尽出，则病如失。仲景本意，发明产后气血虽虚，然有实证，即当治实，不可顾虑其虚，反致病剧也。尤氏云"病解能食"，谓郁冒解而能受食也，"至七八日更发热"，此其病，不在表而在里。不属虚而属实矣，是宜大承气以下里。二说皆是，而尤氏更核，然此为胃实云者，必有胃实之脉证，然后可用大承气，非谓病解能食七八日更发热者必为胃实。又，时医执丹溪"产后当大补气血"之说，虽有实证，不敢议攻，则又执一而无权矣。

产后腹中疠痛，当归生姜羊肉汤主之。并治腹中寒疝，虚劳不足。

魏氏云：妊娠之疠痛，胞阻于血寒也，产后腹中疠痛者，里虚而血寒也，一阻一虚，而治法异矣。程氏云：产后血虚有寒，则腰中急痛，《内经》曰"味厚者为阴"，当归羊肉，味厚者也，用以补产后之阴，佐生姜以散腹中之寒，则疠痛自止。夫辛能散寒，补能去弱，三味，辛温补剂也，故并主虚劳寒疝。尤氏云：当归生姜，温血散寒。孙思邈云：羊肉止痛，利产妇。

渊雷案：产后腹痛，有因于里虚者，本方所主也；有因于里实者，枳实芍药散所主也；实甚者，大承气；有因于瘀血者，下瘀血汤所主也。

当归生姜羊肉汤方（见寒疝中）

《外台秘要》云：许仁则，产后更无他状，但觉虚弱，欲得补气力，兼腹痛，宜羊肉当归汤。方，肥羊肉一斤，去脂膜，当归五两，生姜六两，黄芪四两，上四味，切，以水一斗，缓火煮羊肉，取八升，澄清纳药，煮取二升半，去滓，温分服。若觉恶露下不尽，加桂心三两；恶露下多，觉有风，加芎䓖三两；觉有气，加细辛二两；觉有冷，加吴茱萸一两；觉有热，加生地黄汁二合。

又云："《广济》疗产后内虚，寒入腹，腹中绞痛，下赤烦毒，谵语见鬼，羊肉汤方。"即本方去生姜，加甘草芍药。

《千金方》云：治产后虚羸喘乏，白汗出，腹中绞痛，羊肉汤方。于本方加桂心、芍药、甘草、芎䓖、干地黄（《圣惠》更加人参，名羊肉地黄汤）。

又云："羊肉当归汤，治产后腹中心下切痛，不能食，往来寒热，若中风乏气力。"方，于本方加黄芩、芎䓖、甘草、防风、芍药。

《圣济总录》云："治产后血气不利，心腹急痛，上下攻冲。气逆烦闷，黄芪汤方。"于本方加黄芪、白术、甘草、人参。

《严氏济生方》云："当归羊肉汤，治产后发热自汗，肢体痛，名曰褥劳。"于本方加人参、黄芪（四库辑本无此，从丹波氏所引）。

《本草衍义》云：张仲景治寒疝用生姜羊肉汤，服之无不应验。有一妇人，产当寒月，寒气人产门，腹脐以下胀满，手不敢犯，此寒疝也，师将治之以抵当汤，谓有瘀血，非其治也，可服张仲景羊肉汤，二服遂愈。

产后腹痛，烦满不得卧，枳实芍药散主之。

此治腹满挛急而痛，为比较的实证。《金鉴》云：产后腹痛，不烦不满，里虚也；今腹痛烦满不得卧，里实也。尤氏云：产后腹痛，而至烦满不得卧，知血郁而成热，且下病而碍上也，与虚寒疗痛不同矣。枳实烧令黑，能入血行滞，同芍药为和血止痛之剂也。

枳实芍药散方

枳实烧令黑勿太过　　芍药各等分

上二味，杵为散，服方寸匕，日三服，并主痈脓，以麦粥下之。

《方极》云：枳实芍药散，治腹满拘挛，或痛者。

《方机》云：枳实芍药散，治腹痛烦满者，兼服夷则。

《雉间焕》云：枳实芍药散治腹痛，宜生姜汁送下之。又云：服紫圆、备急、大陷胸辈而不得效者，宜以此方为后方，乃如神，且下瘀血、抵当辈，亦同例也。

《险症百问》云：半产后腹痛，呕吐发热，下利不食，或吐下蛔虫，舌正赤色者。师曰：半产后腹痛云云，枳实芍药散可也。呕吐止，则与当归建中汤；有蛔虫者，与鹧鸪菜汤。

汤本氏云：本方包含于大柴胡汤四逆散中，腹证殊与四逆散类似，唯无胸胁苦满，与彼二方异耳。

《金鉴》云：气结血凝而痛，故用枳实破气结，芍药调腹痛，枳实炒令黑者，盖因产妇气不实也，并主痈脓，亦因血为气凝，久而腐化者也，佐以麦粥，恐伤产妇之胃也。魏氏云：大麦粥取其滑润宜血，且有益胃气也。丹波氏云：朱震亨云"芍药产后禁用"，程氏辨其误，极是。又案，此前排脓散中去桔梗，不用鸡子黄，用麦粥，立方之意稍近，故并治痈脓乎。

师曰：产妇腹痛，法当以枳实芍药散。假令不愈者，此为腹中有干血著脐下，宜下瘀血汤主之。亦主经水不利。

《金鉴》云：产妇腹痛，属气结血凝者，枳实芍药散以调之，假令服后不愈，此为热灼血干，著于脐下而痛，非枳实芍药之所能治也，宜下瘀血主之。下瘀血汤，攻热下瘀血也，并主经水不通，亦因热灼血干故也。渊雷案：《金鉴》谓血干由于热灼，为方中有大黄故也，然大黄不过取其泻下，非为里热而设。血之所以干凝，因血液中有一种纤维素母，血液流出血管，或血管内壁有病变时，纤维素母即变为不溶解之纤维素，与红白细胞缠结而凝固，故血干亦不由于热灼，诚为热灼，则当为溶血症，血球崩坏而不凝固矣。本条证，因干血著脐下而痛，其痛亦必在脐下，与枳实芍药散之痛连大腹者自异，且必别有一二瘀血证，可以鉴别。由是言之，岂待服枳实芍药散不愈，然后用本方乎。瘀血证者何？小腹有痛块，肌肤甲错，目中色蓝，脉迟紧沉结或涩，舌色紫绛，或有紫斑，皆是也。又案："法当以枳实芍药散"句，语气不完，此条亦后世家言，特下瘀血汤不可废耳。

下瘀血汤方

大黄二两　桃仁二十枚　䗪虫二十枚，熬，去足

上三味，末之，炼蜜和为四丸，以酒一升，煎一丸，取八合，顿服之，新血下如豚肝。

大黄二两，俞桥本同，徐镕本及诸家注本并作三两。

《方极》云：下瘀血汤，治脐下毒痛，及经水不利者。雉间焕云：干血著脐下，故其痛不可忍，是以称毒痛，又因经水之变。又云：治打扑，功次于抵当汤，凡攻瘀血剂皆治打扑。又云：若无䗪虫，以虻虫代之。

《类聚方广义》云：产后腹中结实拘挛，或烦满痛者，当以枳实芍药散和之，若不愈者，其人必有干血，宜下瘀血汤。汤本氏云：如师言，干血著脐下，本方证之瘀血块，密著于脐下部之腹底，按之，则有抵抗压痛，往往为知觉过敏，不能触诊，以此可与他瘀血证鉴别。

程氏云：䗪虫主下血闭，咸能软坚也；大黄主下瘀血，苦能泄滞也；桃仁亦下瘀血，滑以去著也，三味相合，以攻脐下干血。魏氏云：此类于抵当汤丸之用，亦主经水不利，无非通幽开积之治也，和酒煎丸者，缓从下治也。元坚云：此方犹是抵当丸、大陷胸丸之例，宜云下瘀血丸，今作汤字者，盖传写之讹耳，方后"煎"字，亦宜作"煮"字，始合古义。徐氏《兰台轨范》云："新"字当作"瘀"字。

尾台氏云：此方，《本草纲目》"䗪虫条"称大黄䗪虫丸，曰"治产后腹痛有干血"，又《大观本草》亦称大黄䗪虫丸，曰"主久瘕积结"（案详虚劳篇大黄䗪虫丸）。按此本丸方，非汤方，其制亦与抵当丸相似，则称丸为当，其称下

瘀血者，疑后人以方功号之，犹陷胸、备急之类耳。又倪珠谟《本草汇言》曰："仲景方治五劳虚极，羸瘦腹满，不能饮食，内有干血，肌肤甲错者，干漆大黄各一两，䗪虫十个，酒煮半日，捣膏为丸黍米大，每服十丸，白汤送下。"此比《金匮》大黄䗪虫丸，药味寡而功力专，虽似后人裁酌，实简捷有效。

《腹证奇览》云：脐下有瘀血，小腹急痛不可忍，甚则不可近手者，本方所主也。此症诊脐下时，触指觉有坚硬物，病人急痛者，此方之正证也。余考此为大血证，妇人则经水不通，男子亦多有血证，其人或腰痛久不止，或有淋病痔脱肛等患者，或发大建中汤证者，间有此证。余旧在东都时，一男子三十四五岁，大腹痛连脐下痛者，三年，百疗无效，余诊之，暗然觉冷气，腹皮强急，如有头足，乃与大建中汤，一月许，渐渐愈，又觉脐下痛难忍，乃与下瘀血汤，数日而痊愈。

《成绩录》云：一妇人，月经过度，或月再见，肩背强，腹中挛急，或硬满，饮食能进，大便秘结，阴门时痒，患之者数年，未得治效，先生与当归芍药散，兼用下瘀血丸，宿疴遂全治。

产后七八日，无太阳证，少腹坚痛，此恶露不尽。不大便，烦躁发热，切脉微实，再倍发热，日晡时烦躁者，不食，食则谵语，至夜即愈，宜大承气汤主之。热在里，结在膀胱也（方见痉病中）。

不大便以下，《脉经》作"不大便四五日，趺阳脉微实再倍，其人发热，日晡烦躁者，小能食，谵语，利之则愈，宜大承气云云"。程氏云：此条前后错简，"热在里"八字，当在"恶露不尽"之下，"至夜即愈"四字，衍文，《脉经》无。

《金鉴》云："热在里，结在膀胱也"之八字，当在本条上文"恶露不尽"之下，未有大承气汤下膀胱血之理，必是传写之'讹，"再倍"二字，当是衍文。李彣曰：此一节具两证在内，一是太阳蓄血证，一是阳明里实证，因古人文法错综，故难辨也。无太阳证，谓无表证也，少腹坚痛者，以肝藏血，少肝为肝经部分，故血必结于此，则坚痛亦在此，此恶露不尽，是为热在里，结在膀胱，此太阳蓄血证也，宜下去瘀血；若不大便烦躁，脉实谵语者，阳明里实也，再倍发热者，热在里，蒸蒸发于外也，阳明旺于申酉戌，日晡是阳明向旺时，故烦躁不能食，病在阳而不在阴，故至夜则愈，此阳明府病也，宜大承气汤以下胃实。

元坚云：此条李注极允，且据"无太阳证"一句考之，则其有里证可以推知，盖是产后得邪，邪气下陷，与血相搏者，既有热候，亦有少腹坚痛，与产后得胃家实者，其证相似易错，故对待为辨也。又膀胱犹言下焦，不须深讲。

渊雷案：此条文字，当从《脉经》为是，但"再倍"二字，仍是衍文。此语他无所见，李注依原文，读"再倍发热"为句，《脉经》"发热"上有"其人"二字，则"再倍"字当上属"微实"为句，然无论发热与脉实，皆不可以再倍量计也，李注大体不误，小丹波注尤晰。大承气虽专治里实，其恶露不尽之少腹坚痛，亦得同时俱治。所以然者，恶露非干血之比，无须桃仁䗪虫，但得大承气引起骨盘腔中之充血，又借其下达之力，则恶露亦随下也。恶露者，子宫创伤面之分泌液也，当分娩时，子宫血管张大，血液外流，既娩后了宫收缩，则血管随之而缩，唯渗出血水，其红细胞与纤维素不复出，故始娩两三日间之恶露，几全为血液，而混有黏液及脱落膜之残片等，有特异之臭气，经三四日，即稀薄，仍略带红色，七八日后，为黏稠白色之液，混少量之脓，大抵两三星期而绝，亦有五六日即绝者。但无痛无寒热，即不须过虑，此因少腹坚痛，故知恶露不尽。恶露出自子宫，故坚痛在少腹，李注谓肝藏血，少腹为肝经部位，此旧说之误，李又谓太阳蓄血当下去瘀血，似非大承气所主者，亦未是。此证产后七八日但少腹坚痛，自可下去瘀血，轻则桂枝茯苓丸，重则下瘀血汤，复四五日，有不大便烦躁谵语诸证，虽少腹依然坚痛，亦皆大承气所治。盖此条辞气，是先后两级，非平列两证也。

雉间焕云：此条恐桃仁承气汤证。《类聚方广义》云：此证脉实里实，发热烦躁，便秘谵语，且少腹坚痛，亦非急结之比，所以用大承气汤也。子炳以为桃核承气汤证，未深考耳。

产后风，续之数十日不解，头微痛，恶寒，时时有热，心下闷，干呕汗出，虽久，阳旦证续在耳，可与阳旦汤。（即桂枝汤，方见"下利"中）

产后风，《脉经》作"妇人产得风"，徐氏、沈氏作"产后中风"。续之，徐氏沈氏作"续续"，盖传抄行草，"之"字与"复"举字相似也。闷，《脉经》作"坚"。耳，或作"者"。

徐氏云：此段言产后中风，淹延不愈，而表里杂见者，仍当去其风也。谓中风之轻者，数十日不解，似乎不可责表，然头疼恶寒汗出时有热，皆表证也，心下闷干呕，太阳之邪欲内人而内不受。考《伤寒论》有阳旦汤，乃桂枝汤加黄芩，以治太阳中风而挟热者。今久风而热不已，则阳旦证仍在，阳旦汤何不可与，而因循以致误也。

丹波氏云：阳旦汤，徐、沈、尤、《金鉴》为桂枝汤加黄芩，而魏则据《伤寒论》证象阳旦条，为桂枝加附子，并误，惟程依原注为是。

沈氏云：上下三条，乃产后感冒证也。世谓产后气血两虚，不论外感内伤，皆以补虚为主，而仲景拈伤寒中之风伤卫发热，仍以表里阴阳去邪为训，奈后人不察其理，反谓芍药酸寒，能伐生生之气，桂枝辛热，恐伤其血，弃而不用，以致病剧不解，只因未窥仲景门墙耳。故《千金方》以此加饴糖当归，为当归建中汤，治产后诸虚或外感病，推仲景之意，尝以此汤加减出入，治产后诸病，屡获神效，故表出之。

尤氏云：夫审证用药，不拘日数，表里既分，汗下斯判。上条里热成实，虽产后七八日，与大承气而不伤于峻；此条表不解，虽数十日之久，与阳旦汤而不虑其散。非通于权变者，未足语此也。

渊雷案：《伤寒论·太阳上篇》"证象阳旦"条，本非仲景语，成注谓阳桂枝之别名，与《金匮》本条林亿原注同，《外台·伤寒中风门》引《古今录验》阳旦汤，即桂枝汤加黄芩二两，注云"《千金》同"，今本《千金·伤寒发汗汤门》阳旦汤条下，但云"桂枝汤主之"，不出方，则阳旦仍是桂枝汤耳，别有阴旦汤，即桂枝汤加干姜黄芩。本条不云桂枝而云"阳旦"，又云"续之"，又云"心下闷"，皆非仲景辞气，余故谓《金匮》妇人诸篇，非《伤寒杂病论》之文也。

产后中风，发热，面正赤。喘而头痛，竹叶汤主之。

徐氏云：中风发热头痛，表邪也，然面正赤，此非小可淡红，所谓面若妆朱，乃真阳上浮也，加之以喘，气高不下也，明是产后大虚，元气不能自固，而又杂以表邪，自宜攻补兼施。尤氏云：此产后表有邪而里适虚之证，若攻其表，则气浮易脱，若补其里，则表多不服，竹叶汤用竹叶、葛根、桂枝、防风、橘梗，解外之风热，人参附子固里之脱，甘草、姜、枣以调阴阳之气而使其平，乃表里兼济之法。凡风热外淫而里气不固者，宜于此取则焉。

沈氏云：产后最易变为柔痉，故发热头痛，虽属太阳表证，恐隐痉病之机，所以方后云"颈项强加大附子一枚"。丹波氏云：是方盖防发痉之渐，若至直发痉，则难奏效也。

渊雷案：前小柴胡大承气，治产褥热之实证，此治产褥热之虚证。其欲作痉者，亦是末梢神经之麻痹痉挛，非破伤风也。

竹叶汤方

竹叶一把　葛根三两　防风　桔梗　桂枝　人参　甘草各一两　附子一枚，炮　大枣十五枚　生姜五两

上十味，以水一斗，煮取二升半，分温三服，温覆使汗出。颈项强，用大附子一枚，破之如豆大，前药扬去沫。呕者，加半夏半升洗。

《千金》用淡竹叶一握，防风二两，煮服法中无"破之"以下十字。《活人书》方中无附子。赵刻本"前"作"煎"，今据徐镕本俞桥本及诸家注本改。徐氏云"大"（"如豆大"之"大"），该是"入"字，盖读如豆句绝也。案《千金》无此十字，当是。

《方函口诀》云：此方用于产后中风虚热，颈项强急。欲发痉病者，然老人虚热著于上部，头痛恶寒微咳，连绵经日者，用之奏意外之功。

程氏云：产后血虚，多汗出，喜中风，故令病痉，今证中未至背反张，而发热面赤头痛，亦风痉之渐。故用竹叶主风痉，防风治内痉，葛根治刚痉，桂枝治柔痉（案诸药治诸痉太凿），生姜散风邪，桔梗除风痹，辛以散之之剂也，邪之所凑，其气必虚，佐人参以固卫，附子以温经（案此本有虚证耳非邪凑气虚之谓），甘草以和诸药，大枣以助十二经，同诸风剂，则发中有补，为产后中风之大剂也。颈项强急，痉病也，加附子以散寒；呕者，风拥气逆也，加半夏以散逆。

妇人乳中虚，烦乱呕逆，安中益气，竹皮大丸主之。

乳，《脉经》作"产"。

丹波氏云：乳中，盖在草褥之谓，故《脉经》作"产中"。而徐云"乳者，乳子之妇也"，魏云"乳即血也，初产血虚"，沈云"乳下当有闭字，谓乳闭而不通也"。《金鉴》云"此条文义药证未详"，张璐云"乳中虚，言哺乳而乳汁去多"，并误。渊雷案：除说尚不误，《说文》"人及鸟生子曰乳，兽曰产"，《广雅》《释诂》一。乳，生也，是乳子不必哺乳之谓，犹云分娩耳。

尤氏云：妇人乳中虚烦乱呕逆者，乳子之时，气虚火胜（案此乳子亦指分娩），内乱而上逆也。渊雷案：安中益气，殊非仲景辞气，竹皮大丸之方，亦无安中益气之效，但热证烦乱呕逆者，或能取效耳。

竹皮大丸方

生竹茹二分　石膏二分　桂枝一分　甘草七分　白薇一分

上五味，末之，枣肉和丸弹子大，以饮服一丸，日三，夜二服。有热者，倍白薇；烦喘者，加柏实一分。

柏实，《活人书》作"枳实"，载于"丈夫诸方"中，云"治虚烦"。

《方函口诀》云：血热甚，烦乱呕逆，诸药不能人口者，此方有奇效。白薇能走血分，《千金妇人门》白薇诸方可征也，与《本事方》治血厥白薇汤同意。又《小品方》于桂枝加龙骨牡蛎去桂枝，加白薇附子，名二加龙骨汤，治虚弱浮热汗出者。渊雷案：浅田作汤用之，名竹皮大丸料，本条云"虚"，云"益气"，而方用石膏白薇，则不中病情，故浅田但以血热为说，然此证气分亦热，故有石膏二分，引《小品》二加龙骨汤者，明白薇治浮热也。二加龙骨汤出《外台·虚劳梦泄精门》，引见虚劳篇中，《本事方》白薇汤，用白薇当归各一两，人参半两，甘草一分（即四分两之一），云："凡人平安无疾苦，忽如死人，身不动摇，默默不知人，目闭不能开，口哑不能言，或微知人，恶闻人声，但如眩冒，移时方寤。此由自汗过多，血少，气并于血，阳独上而不下，气壅塞而不行，故身如死，气过血还，阴阳复通，故移时方寤，名日郁冒，亦名血厥，妇人多有之，宜白薇汤。"

程氏云：竹茹甘寒，以除呕哕；石膏辛寒，以除烦逆；白薇咸寒，以治狂惑邪气。夫寒则泥膈，佐桂枝以宣导；寒则伤胃，佐甘草以和中。有热倍白薇，白薇咸寒，能除热也；烦喘加柏实，柏实辛平，能治喘也。用枣肉为丸者，统和诸药，以安中益气也。渊雷案：此方主证为烦乱呕逆，而以甘草七分，配他药六分，是甘草所以治呕逆，与《千金》单甘、草汤，治服汤呕逆不入腹者同意（引见伤《寒论今释》甘草汤下），不但作佐和中已也。

产后下利虚极，白头翁加甘草阿胶汤主之。

《脉经》作"热痢重下"。新产虚极，《千金》"虚极"上有"兼"字。

元坚云：虚极，犹言疲惫。尤氏云："伤寒热利下重者，白头翁汤主之。"（案详《伤寒论·厥阴篇》）寒以胜热，苦以燥湿也。此亦热利下重，而当产后虚极，则加阿胶救阴，甘草补中生阳，且以缓黄连黄檗之苦也。徐氏云：凡治痢者，湿热非苦寒不除，故类聚四味之苦寒不为过，若和血安中，只一味甘草及阿胶而有余，治痢好用参术者，正由未悉此理耳。渊雷案：此治血痢困惫之方，不特产后而已。白头翁汤治热痢，阿胶止血，甘草治困惫，即吉益氏所谓急迫，故又治肠风痔血诸病。旧注多以虚极为虚弱，以阿胶甘草为养阴补中，非也。

白头翁加甘草阿胶汤方

白头翁　甘草　阿胶各二两　秦皮　黄连　柏皮各三两

上六味，以水七升，煮取二升半，纳胶，令消尽，分温三服。

"下利篇"白头翁汤，徐镕本作"白头翁三两"，《玉函》《全书》同，当据改。

《方极》云：白头翁加甘草阿胶汤，治前方证（指白头翁汤）而有血证，急迫者。

《类聚方》云：虽曰产后，非惟言产后也，当以血证为准，又当有急迫证。雉间焕云：曰"非惟言产后"者，然。然产后下利者服之，亦殊有效。

《方机》云：若（承白头翁汤证而言）心烦不得眠，或烦躁者，白头翁加甘草阿胶汤主之。

《类聚方广义》云：白头翁加甘草阿胶汤，治痔疾肛中掀热疼痛，或便血者，若大便燥结者，加大黄。

又云：治产后下利腹痛，荏苒不止，羸瘦不食，心悸身热。唇口干燥，便血急迫，或恶露犹不止者。

《方函口诀》云：此方惟云"虚极"者，"极"字与六极之"极"同义，谓虚惫甚也。阿胶主下利，甘草主扶中气也，《外台》厚朴汤（厚朴、干姜、阿胶、黄连、石榴皮、艾叶、本出《千金》），安石榴皮汤（干姜、黄柏、石榴、阿胶）之阿胶，亦同意。其他，猪苓汤之阿胶丰利水，人参养荣汤（《圣济方》柴胡、桑皮、阿胶、桔梗、贝母、杏仁、茯苓、五味子、人参、甘草、枳实）之阿胶主止咳，与此不可混。

轩村宁熙云：此证本自热利，故虽至虚极，犹用白头翁汤，其加甘草阿胶者，不啻补血益气，兼为缓中调肠之用。陶氏云：甘草通经解毒。丹溪云：热药得之缓其热，寒药得之缓其寒（案此是东垣语）。甄氏云：阿胶止痢。杨仁斋云：痢疾多因伤暑伏热而成，阿胶乃大肠之要药，有热气留滞者，则能疏导，无留滞者，则能平安。据此诸说，则增加之意可知，虚闭并用阿胶，乃是此意。

《成绩录》云：一男子患疫八九日，一医下之，黑血数行，下利不止，气力颇脱，渴而不能食，昼夜烦躁不能眠。先生诊之，脉微弱，舌上有苔，乃与白头翁加甘草阿胶汤，未几而全治。

《橘窗书影》云：某妇人，产后下血久不止，肛门疼痛，日夜不能忍，颜色青惨，短气有微热，脉数无力。余诊曰："肠中湿热酿内痔，血管破裂，故苦痛，非真下血也。"即与白头翁甘草阿胶汤，兼用蜡矾丸（熔黄蜡二两和明矾三两为丸，治内外诸痈止痛预防溃透），疼痛大减，下血亦随止，后不疼痛，时时下血，因与温清饮（四物汤加芩连柏栀）而全治。

又云：某女，产后下利不止，虚羸不足，诊之，脉数无力，舌上无苔而干燥，有血热，便色亦茶褐色，带臭气，因与白头翁加甘草阿胶汤，下利逐日减，血热大解。

附　方

《千金》三物黄芩汤：治妇人在草褥，自发露得风。四肢苦烦热，头痛者，与小柴胡汤；头不痛但烦者，此汤主之。

　　黄芩一两　　苦参二两　　干地黄四两

上三味。以水八升，煮取二升，温服一升，多吐下虫。

出第三卷妇人产后中风门，云："治妇人在褥得风，盖四肢苦烦热，皆自发露所为。若头痛，与小柴胡汤，头不痛但烦热，与三物黄芩汤。方黄芩亦作二两。"在褥，谓在产褥中，言产后未离床也。此示产褥热有外内二因，头痛者外邪之候，即东垣所谓外伤，故用小柴胡汤，与上文郁冒用小柴胡同意；头不痛但烦热者，为无外邪，即东垣所谓内伤，亦即后世所谓褥劳之类，故用三物黄芩汤。尾台氏云：小柴胡汤，治四肢烦热，而有头痛恶风，呕不欲食等证者，此方治外证已解，但四肢烦热甚，或心胸苦烦者，不可以不辨识也。

徐氏云："在草褥"，是未离产所也，"自发露得风"，是揭盖衣被，稍有不慎而暂感也。产后阴虚，四肢在亡血之后，阳气独盛，又得微风，则苦烦热。然表多则上入而头痛，当以上焦为重，故主小柴胡和解；若从下受之，而湿热结于下，则必生虫，头不痛，故以黄芩消热为君，苦参去风杀虫为臣，而以地黄补其元阴为佐。曰"多吐下虫"，谓虫得苦参必不安，其上出下出，正未可知也。丹波氏云：《别录》云苦参除伏热，本方所用，盖不在杀虫，当考《千金·伤寒杂治门》。

《肘后方》云：伤寒若汗出不歇，已三四日，胸中恶，欲令吐者云云，若已五六日以上者（《外台》引无此八字），苦参二两，黄芩二两，生地黄半斤，水八升，煮取一升，分再服，或吐下毒则愈。

《千金·伤寒杂治门》云：治热病五六日已上，苦参汤方，苦参三两，黄芩二两，生地黄八两。渊雷案：此即丹波所云当考者，明苦参治伏热也。《千金》又云：治温气病欲死方，苦参一两，以酒二升，煮取一升，尽服之，当吐则除，诸毒病服之覆取汗皆愈。

《方极》云：三物黄芩汤，治心胸苦烦者。

《方机》云：三物黄芩汤，治四肢烦热者，兼用黄连解毒散。

雉间焕云：产后四肢苦烦热，此转变生虫也，服三物黄芩汤，得虫下乃愈。产后诸疾久久不差，或致不救者，间有此证，不可不知也。

《类聚方广义》云：三物黄芩汤，治骨蒸劳热，久咳，男女诸血证，肢体烦热甚，口舌干燥，心气郁塞者。

又云：治每至夏月，手掌足心烦热难堪，夜间最甚，不能眠者。

又云：治诸失血后，身体烦热倦怠，手掌足下热更甚，唇舌干燥者。

《方函口诀》云：此方不限褥劳，治妇人血证头痛有奇效。又干血劳亦用之，要皆以头痛烦热为目的，此证俗称疳劳，女子十七八时多患之，必用此方，一老医传云"手掌烦热，有赤纹者，为瘀血之候，干血劳有此候，无他证候者，为此方之的治"，亦可备一征。凡妇人血热不解，诸药不应者，此方治之。渊雷案：《千金》云头不痛但烦热，而浅田乃云以头痛烦热为目的，浅田之书，多由躬验，非虚言夸世者比，今与《千金》背驰者何也？《千金》古书，其主疗证候，皆有所受之，古文简省，往往举一隅以概全体，此云头痛头不痛，乃示外邪之有无，非质言病人之自觉证，不然，头痛岂小柴胡之主证耶？《伤寒》《金匮》中此例尤多，有举脉浮以概表证者，有举不大便以概里证者，有举清谷以概虚寒证者。明乎此，然后可读古医书。又案：浅田谓此方治血热，极精确，唯血热之征，在医者之体会自得，难于胪举自他觉证以实之（例如手足热唇舌绛），此等即须玩读后世书。若如日本所谓古方派者，自囿于《伤寒》《金匮》，但记自他觉证，摒弃抽象概括之词，则其术有时而劳。

《成绩录》云：某人，年二十余岁，胸中烦闷（是热证），按腹则空洞无物（非实证），神气郁郁，悲喜无恒（此无关弘旨），手足烦热（是血热），汗出如油（通常是脱证反复发作则非附子证），口干燥，大便秘，朝间小便浊（合此种种血热可知），夜则诸证皆稳。先生诊之，与三物黄芩汤（治血热），兼用黄连解毒散（治胸中烦闷），而愈（注此一案示体会之例）。

《橘窗书影》云：某妇人，产后发烦热，头痛如破，饮食不进，日渐虚羸，医以为褥劳，辞去，余与以《金匮》三物黄芩汤，服之四五日，烦热大减，头痛如失，时恶露再下，腰痛如折，与小柴胡汤合四物汤，兼服鹿角霜，全安。余治血热，用竹皮大丸料三物黄芩汤，屡奏奇效。往年吾友尾台榕堂女，寒热久不解，遂如劳状，诸药无效，父母深患，乞诊于余，余以有血热之候，处三物黄芩汤，服此数日，热渐解，后服当归建中汤而全治，尔后发血热时，自制此方服之云。

〇《千金》内补当归建中汤：治妇人产后虚羸不足，腹中刺痛不止，吸吸少气，或苦少腹中急，摩痛引腰背，不能食饮。产后一月，日得服四五剂为善，令人强壮宜。

当归四两　桂枝三两　芍药六两　生姜三两　甘草二两　大枣十二枚

上六味，以水一斗，煮取三升，分温三服，一日令尽。若大虚，加饴糖六两，汤成内之，于火上暖令饴消；若去血过多，崩伤内衄不止，加地黄六两，阿胶二两，合八味，汤成，纳阿胶，若无当归，以芎䓖代之，若无生姜，以干姜代之。

出第三卷产后心腹痛门，无"妇人"字，刺作"疞"，少腹中急作"小腹拘急"，无"摩"字，食饮作"饮食"，强作"丁"，宜作"方"。用生姜六两，大枣十枚（十下恐有漏刻之字，一本作十八枚）。煮服法中内衄作"内竭"，干姜下有"三两"字。丹波氏云：内衄，《千金》作内竭，非也，《千金翼》与本条同。巢源云：吐血有三种，一曰内衄，出血如鼻衄，但不从鼻孔出，或去数升乃至斛，是也。

《方函口诀》云：方后加地黄阿胶者，用于去血过多之症，比十补汤等为确当。故余治上部失血过多，用千金肺伤汤（人参、生姜、桂心、阿胶、紫菀、干地黄、桑根白皮、饴糖）；下部失血过多，用此方，名内补汤。

《张氏医通》云：此即黄芪建中之变法，彼用黄芪，以助外卫之阳，此用当归，以调内营之血，两不移易之定法也。

《漫游杂记》云：一妇人，经水五十余而不断，其至辄十四五日，血下三倍常人，面目黧黑，肌肤甲错，晕眩日发四五次，不能行数步，彻夜不眠，呻吟之声闻四邻，其脉沉细，其腹空胀，心下及肚腹各有一块，坚如石，盖败血凝结，而震荡鲜血也。余一诊曰："腹力虚竭，不可攻积块，但与滋润之方，观其动静可耳。"乃作当归建中汤，令日服二帖。经五十余日，无他异，唯觉晕眩仅减，又数日，其左足发毒肿，一日三五次暴热来去，家人惊请他医，他医诊为气疾，与三黄汤，两日许，晕眩大发，卒厥欲死，于是遑遽再请余。余曰："病不可攻而攻之，故有斯变，斯人斯病，除当归建中汤，别无一方可进者。"令服建中汤数百日，身觉滋润，可徐加艾炷，于是再作建中_汤与之。居半岁，晕眩不发，日行数百步，血来减前，于是灸脊际，日三四穴，渐增至五六穴，都凡三十七穴，每月为轮次，终则复始，与建中汤自若，一年许，血来减半，面目肌肤生津液，又经一年，徒步涉山河，诣筑后善导寺焉。

《绩建殊录》云：一老妇，脚足疼痛十余年，遂挛急为痿躄，身体羸瘦，腹中拘挛，胸张如龟背，仰卧不能转侧，唯饮食如常，以故气力不衰，先生与当归建中汤及消块丸（大黄芒硝），逾月，得步行。

《成绩录》云：一男子二十余岁，腰脚挛急微痛，上冲耳鸣，经年不治，先生用当归建中汤，兼以应钟散而愈。

余论徐氏云：近来肾气丸、十全大补汤俱用肉桂，盖杂温暖于滋阴药中，故无碍。至桂枝汤，因作伤寒首方，又因有春夏禁用桂枝之说，后人除有汗发热恶寒一证，他证即不用，甚至春夏，则更守禁不敢用矣。不知古人用桂枝，取其宣通气血，为诸药向导，即肾气丸，古亦用枝，其意不止于温下也。他如《金匮》论虚损十方，而七方用桂枝，胎前用桂枝汤安胎，又桂苓汤去癥，产后中风面赤，桂枝附子并用，产后乳子烦乱呕逆，用竹皮大丸，内加桂枝治热烦，此于建中加当归为内补。然则桂枝岂非通用之药，若肉桂，则性热下达，非下焦虚寒者不可用，而人反以为通用，宜其用之而多误矣。予自究心《金匮》以后，其用桂枝取效，变幻出奇，不可方物，聊一拈出，以破时人之惑。

第二十二　妇人杂病脉证并治

论一首　脉证合十四条　方十四首

方十四首，赵刻本作十六首，俞桥本作十三首，今据徐镕本改。篇中所用二十方，除复出六方（小柴胡、小青龙、泻心、当归芍药、小建中、膏发）则当十四，又胶姜汤未见，疑即胶艾汤，肾气丸亦复出，若并除之，则当云十二首。

妇人中风七八日，续来寒热，发作有时，经水适断，此为热入血室，其血必结，故使如疟状，发作有时，小柴胡汤主之（方见呕吐中）。

此条已见《伤寒论》太阳下篇，来作"得"，适断下有"者"字。

妇人伤寒，发热，经水适来，昼日明了，暮则谵语，如见鬼状者，此为热入血室，治之无犯胃气及上二焦，必自愈。

亦见太阳下篇，无"治之"二字。

《本事方》云：治妇人室女伤寒发热，或发寒热，经水适来或适断，昼则明了，夜则谵语，如见鬼状，亦治产后恶露方来，忽而断绝，小柴胡加地黄汤（即小柴胡汤加生干地黄）。王仲礼之妹病伤寒，发寒热，遇夜则如有鬼物所凭，六七日，忽昏塞，涎响如引锯，牙关紧急，瞑目不知人，疾势极危，召予视之，予曰："得病之初，曾值月经来否？"其家云："月经方来，病作而经遂止，得一两日，即发寒热，昼虽静，夜则有鬼祟，不省人事。"予曰："此热入血室之症也，仲景云，妇人中风，发热恶寒，经水适来，昼则明了，暮则谵语，如见鬼状，发作有时，此名热入血室。医者不晓，以刚剂与之，遂致胸膈不利，涎潮上脘，喘急息高，昏冒不知人，当先化其涎，后除其热。"予急以一呷散（天南星制剂）投之，两时顷，涎下得睡，即省人事，次予小柴胡加地黄汤，三服而热除，不汗而自解矣。

妇人中风，发热恶寒，经水适来，得七八日，热除脉迟，身凉和，胸胁满，如结胸状，谵语者，此为热入血室也，当刺期门，随其实而取之。

亦见太阳下篇，得下有"之"字，脉迟上有"而"字，身凉下无"和"字，胸胁满作"胸胁下满"。

《本事方》云：又记一妇人患热入血室症，医者不识，用补血调气药，迁延数日，遂成血结胸，或劝用前药，予曰："小柴胡用已迟，不可行也，无已，则有一焉，刺期门穴斯可矣，但予不能针，请善针者治之。"如言而愈，或问曰："热入血室，何为而成结胸也？"予曰："邪气传入经络，与正气相搏，上下流行，或遇经水适来适断时，邪气乘虚而入血室，血为邪迫，上入肝经，肝受邪则谵语而见鬼，复入膻中，则血结于胸也。何以言之？妇人平居，水当养于木，血当养于肝也，方未受孕，则下行之以为月水，既妊娠，则中蓄之以养胎，及已产，则上壅之以为乳，皆血也。今邪气逐血，并归肝经，聚于膻中，结於乳下，故手触之则痛，非汤剂可及，故当刺期门也。"《活人书》治妇人伤寒，血结胸膈，揉而痛，不可抚近，海蛤散，海蛤、滑石、甘草各一两，芒硝半两，上为细末，每服二钱，鸡子清调下。渊雷案：热入血室之病，初时血结在子宫，病进则结于两胁乳下，故状如结胸。夫病伤寒而经水中绝，其血结子宫，显而易晓也，病进而结于两胁乳下，则理不可晓矣。虽然，怀孕则酿乳，免身则乳汁涌溢，乳子则经水不行。柴胡本主胸胁之病，而能治血结子宫（旧说谓柴胡治肝，肝脉绕阴器，其说茫昧难从），是胸胁两乳之与生殖器，必有极密切之感应作用，许氏以为血逐肝经上行，在彼时唯有如此说耳。又，小柴胡既能治血结子宫，又本是胸胁部之药，酌加逐瘀之品，以治血结胸，必能奏效，许云小柴胡用已迟，余不谓然。

阳明病，下血谵语者，此为热入血室，但头汗出，当刺期门，随其实而泻之，濈然汗出者愈。

此条见《伤寒论》阳明篇，当作"者"，属上为句，者愈作"则愈"。以上三条，并详《伤寒论今释》。案妇人伤寒，与男子同治，唯妊娠产后及适值经行，有特殊证候者，为妇科所当有事，编次《金匮》者于此出伤寒文三条，意在斯乎？

妇人咽中如有炙脔，半夏厚朴汤主之。

《金鉴》云：咽中如有炙脔，谓咽中有痰涎，如同炙肉，咯之不出，咽之不下者，即今之梅核气也。此病得于七情，郁气凝涎而生，故用半夏厚朴生姜，辛以散结，苦以降逆，茯苓佐半夏，以利饮行涎，紫苏芳香，以宣通郁气，俾气舒涎去，病自愈矣。此证男子亦有，不独妇人也。元坚云：梅核气之名，防见《直指方》，前人或谓为噎膈之渐，盖在男子，往往驯为噎证，女子则多不过一时气壅痰结也。

《巢源·妇人杂病候》云：咽中如炙肉脔者，此是胸膈痰结，与气相搏，逆上咽喉之间结聚，状如炙肉之脔也。

渊雷案：咽中如有炙脔者，谓咽物时自觉咽中如有小块肉，妨碍其吞咽，此即神经性食管痉挛，多并发于各种官能性神经病，如癔病、Hysteria 疑病、Hypochondria 癫痫、舞蹈病等。官能性神经病，古人谓之气病，故称本病为梅核气，而《金鉴》释为七情郁气。食管痉挛亦为恐水病（疯犬咬）之一证候，然非本方所主，以其病属不内外因（有细菌则是外因），非内伤七情所致也。谓此病有痰涎者，因方用半夏厚朴茯苓之故，西医书不言此病有黏液，然食管为有黏膜之器官，痉挛时黏液增多，亦可想见。此病妇女较多，男子亦有，古人或谓噎膈之渐者，痉挛久久不弛，致食管狭窄甚，则成噎膈矣。

半夏厚朴汤方（《千金》作"胸满，心下坚，咽中帖帖，如有炙肉，吐之不出，吞之不下"）

半夏一升　厚朴三两　茯苓四两　生姜五两　干苏叶二两

上五味，以水七升，煮取四升，分温四服，日三，夜一服。

原注帖帖，赵刻本作"怗怗"，今据徐镕本俞桥本改，所引《千金》，出第三卷妇人杂治门，肉下有"脔"字，吞作"咽"，方后云："一方无苏叶、生姜。"

《医心方》云：医门方，疗咽中如肉脔，咽不入，吐不出，方（于本方去苏叶，加橘皮）。

《圣惠方》云：治咽喉中如有炙腐，半夏散方（于本方加枳壳、诃黎勒皮）。渊雷案：《金匮》本条"脔"字，《脉经》作"腐"，《圣惠》盖从《脉经》，然《脉经》"腐"字，实脔字之形讹。

又云：治膈气胸中烦闷，痰壅不下食，紫苏散方（于本方加枳壳、柴胡、槟榔、桂心）。

又云：治心腹胀满，痰饮不下食，厚朴散方（于本方加陈橘皮、前胡、槟榔）。

《三因方》云：大七气汤（即本方），治喜怒不节，忧思兼并，多生悲恐，或时震惊，致脏气不平，憎寒发热，心腹胀满，旁冲两胁，上塞咽喉，有如炙脔，吐咽不下，皆七气所生。渊雷案：七气之名，昉见《巢源》。云：七气者，寒气、热气、怒气、恚气、忧气、喜气、愁气，凡七气，积聚牢大，如杯若柈（即盘字），在心下腹中，疾痛欲死，饮食不能。时来时去，每发欲死，如有祸祟，此皆七气所生云云。然《三因》论七气，与此稍异，云："夫喜伤心者，自汗而不可疾行，不可久立，故经曰喜则气散；怒伤肝者，上气不可忍，时来荡心，短气欲绝，不得息，故经曰怒则气激；忧伤肺者，心系急，上焦闭，营卫不通，夜卧不安，故经曰忧则气聚；思伤脾者，气留而不行，积聚在中脘，饮食腹胀满，四肢怠惰，故经曰思则气结；悲伤心胞者，善忘不识人，置物在处，还取不得，筋挛，四肢浮肿，故经曰悲则气急；恐伤肾者，上焦气闭不行，下焦回还不散，犹豫不决，呕逆恶心，故经曰恐则精却；惊伤胆者，神无所归，虑无所定，说物不竟而迫，故经曰惊则气乱。七者虽不同，本乎一气，脏气不行，郁而生涎，随气积聚，坚大如块，在心腹中，或塞咽喉，如粉絮，吐不出，咽不下，时去时来，每发欲死，状如神灵所作，逆害饮食，皆七气所生所成。"案《巢源》寒热二气，非关情志，故陈氏本《素问·阴阳应象大论》，专就情志立论，而沾出悲伤心胞，惊伤胆二者，所引经，当是《素问·举痛论》，唯文不尽合，所举七气证候，多非情志之病，其言原因，尤茫昧难信。惟半夏厚朴汤，为后世诸气剂之祖方，有多种官能性疾病，因情志郁塞而起者，本方速治之，故于此附详七气旧说。

《王氏易简方》云：四七汤（即本方），治喜怒悲恐惊之气，结成痰涎，状如破絮，或如梅核，在咽喉之间，咯不出，咽不下，此七气之所为也。或中脘痞满，气不舒快，或痰涎壅盛，上气喘急，或因痰饮中节，呕吐恶心，并宜服之。

又云：妇人性情执着，不能宽解，多被七气所伤，遂致气填胸臆，或如梅核，上塞咽喉，甚者满闷欲绝，产妇尤多此证。服此剂，间以香附子药，久服取效，妇人恶阻，尤宜服之，间以红圆子，尤效。一名厚朴半夏汤，一名大七气汤。

《仁斋直指方》云：桂枝四七汤（于本方合桂枝汤，加枳壳人参），治风冷寒邪搏心腹作痛。

又云：四七汤。（即本方），治惊忧气遏上喘。

又云：加减七气汤（于本方去紫苏，加桂枝、人参、甘草、大枣），治气郁呕吐。

又云：加味四七汤（于本方加茯神、远志、甘草、石菖、大枣），治心气瘀滞，豁痰散惊。

《瑞竹堂经验方》云：四七汤（于本方加香附子、甘草、琥珀末），治妇人女子小便不顺，甚者阴户疼痛（四库本佚此方，今据丹波氏引）。

《证治大还》云：半夏厚朴汤，治积块坚硬如石，形大如盘，坐卧不安，中满腹胀。

《医方口诀集》云：三因七气汤，诸气不调而作痛者非一，或手足疼痛，走注如痛风，或拘挛掎搦，或腹膈掣痛不可忍，或寒热交作，或小便短濇如淋者，能审其证，皆可用之。

《方极》云：半夏厚朴汤，治咽中如有炙脔，或呕，或心下悸者。雉间焕云：加桔梗、枳实益可也，又代苏叶以苏子，尤司。

《方机》云：半夏厚朴汤，治咽中如有炙脔者，兼用南吕，若感冒桂枝之证，而有痰饮者，桂枝汤合方主之，屡所经验也。《险症百问》云：平常患感冒，咳嗽声嘶者，师曰："平常风邪声嘶者，桂枝汤合半夏厚朴汤投之则效。"凡咳嗽声嘶者，咳嗽治则数日自愈，虽不药亦可也，声嘶者，痰饮之变也。

《导水琐言》云：水气蓄滞心胸而难利，用吴茱萸橘皮汤等而不通利者，可用半夏厚朴汤加犀角。又小疮头疮内攻之肿，未至十分喘满，但腹胀而利水难者，用之尤妙。

《东郭医谈》云：疝气阴囊肿，后世家或用五积散加茴香，或用木香通气，或用三和散，古方家则用乌头煎，如是而不治者，诸医术尽矣，予尝以半夏厚朴汤加犀角治之。

《类聚方广义》云：此证，后世所谓梅核气也，加桔梗尤佳，兼用南吕丸。又治妊娠恶阻极妙，大便不通者，兼用黄钟丸或太簇丸，且用苏子，其效胜苏叶。

《方函口诀》云：此方，《局方》名四七汤，气剂之权舆也，故不但治梅核气，尽可活用于诸气疾，《金匮》但用于妇人，非也，盖妇人气郁者多，故血病多自气生者。一妇人产后气不舒畅，少有头痛，前医以为血症，投川芎当归剂，不治。诊之脉沉，为气滞生痰之症，与此方，不日而愈，血病理气，亦一法也。东郭治水气，用此方加犀角，得奇效，又加浮石，治噎膈轻症，有效。雨森氏《治验》云：睾丸肿大如斗之人，诊其腹，必滞水阻膈，心腹之气不升降，因使服此方加上品犀角末，百日余，心下渐开，囊里蓄水亦消化而愈。又身体发巨瘤者有效。然不限此二症，凡腹形恶而水血之毒痼滞者，此方皆有奇效云。

孙氏《三吴医案》云：张溪亭乃眷，喉中梗梗有肉如炙脔，吞之不下，吐之不出，鼻塞头运，耳常啾啾不安，汗出如雨，心惊胆怯，不敢出门，稍见风即遍身疼，小腹时疼，小水淋漓而疼，脉两寸皆短，两关滑大，上关尤搏指，此梅核气症也。以半夏四钱，厚朴一钱，紫苏叶一钱五分，茯苓一钱三分，姜三分，水煎食后服，每用此汤调理，多效。

丛桂亭《医事小言》云：一士人妇，猝患积，饮食不入口。夜中，延予门人，脉平稳，唯滴水下咽，则烦躁欲死，腹满，不能进药食。门人归，问方于予，予以所言考之。得非喉痹欤？曰：

"非也，咽不痛。"问之看护人，则云昨日食饼后发，初，一医官治之，谢去，门人谓得非食滞乎，欲与中正汤，任令与之。次日，乞予往诊，即至其家，问之，则前夜饮医官之药，下咽难，吐之不出，大发汗而烦闷，饮门人药，则不如是之甚，苦痛似稍减，虽以一滴润喉，亦留滞难下云。诊之，无异状，仍与水试之，下喉如噎如呛，如欲从鼻孔出。问昔尝患此否，则病属猝起，见其暂时甚苦，旋即下去，问痛否，则不痛，但觉在嗯中心口。看护者三四辈，抚胸按背，皆为之流汗，云心下有逆上之物，其呛势令腹气引张。因决为喉中之病，然窥其喉，又无他异。殆穷于处方，姑与半夏厚朴汤，得小快，更投之，经三四日，竟愈。渊雷案：此亦脏躁之一证，心下逆上之物，即西医书所谓癔病也。

《橘窗书影》云：某人，年四十余，患膈噎，食道常有物如梗塞，饮食至此悉吐出，支体枯柴，自以为必死。余诊之曰："自心下至胸脘间，无凝结顽固之状，病方在食道。"因与半夏厚朴汤理其气，时时用化毒丸动荡其病，兼于大椎节下至七椎节下，每节灸七八壮，过五六日，觉咽喉间如火燃，试吞冷水，已无梗塞之患，自是饮食稍进，病渐愈。

妇人脏躁，喜悲伤欲哭，像如神灵所作，数欠伸，甘麦大枣汤主之。

躁，俗刻或作"燥"，《脉经》及徐、沈、尤、朱诸注本同，误也。

脏躁，即西医所谓癔病 Hysteria 也。癔病之西文译音希斯忒利亚，为希腊语子宫之意，当时希腊人臆测此病为子宫之游离，故名。沈明宗释脏躁为子宫血虚，受风化热，尤氏从之（沈尤作燥故云化热），是知古人以此病为子宫病。我国与欧西，实不谋而合。然患此者虽妇女为多，男子亦往往而有，其不尽是子宫病明矣。今之研究病原者，尚纷无定论，通常认为遗传及精神刺激等有多少关系云。此病有发作性，其证候之复杂变幻，一切病无与伦比，故本条谓像如神灵所凭也。约而言之：一曰精神障碍，幻觉谵妄与剧烈之情感俱有之，故病人所陈述者，多不可过信；如二曰知觉障碍，五官过敏，喜独居暗室，又自觉身体某部疼痛，或某部有压痛，其部位多在颅顶中央，左肠骨窝，及卵巢部，亦有半身麻木而不自知者；三曰运动障碍，痉挛而肌肉短缩，麻痹而成偏瘫状，或牙关紧急，或头项倾侧，或四肢百节轮替作挛缩搐搦，或有球状物若虫行，自小腹上升至咽，此即前条之咽中如炙脔，名癔病球，为诊断上要征；四曰血管分泌及五官之障碍，皮肤潮红，唾涎增多，丧失知觉部之皮肤常白而冷，刺之无血，色盲眼花，重听耳鸣，以及嗅觉味觉之特殊或过敏。尤可记者，为癫痫性癔病之发作，其人痉挛，喘鸣号叫，于床上辗转反侧，作种种幻想之表情，既则以头顶足蹴著床，身体穹窿如桥拱，角弓反张之度，比脑脊髓膜炎尤甚。其异于真癫痫者：一则颜面不苍白，二则徐徐转倒，意识不全亡失，常叫呼啼笑，蹴击近旁器物，三则舌不咬伤，四则瞳孔之反应不消失，五则大小便不失禁，以是得与癫痫鉴别。其发作之持续，亘十五分乃至三十分钟，甚则第一发作未终，第二发作又至。医师诊察此病时，切须记取病人之言动多佯伪，不可信以为真。此病西医无药可疗，惟务安静病人，使精神上不受刺激，以预防发作，或用精神疗法，如催眠术，向病者解释病理等，药物则用镇静催眠镇痛等剂，然其效验皆不尽确实，不若甘麦大枣汤之较有特效也。

甘草小麦大枣汤方

甘草三两　小麦一升　大枣十枚

上三味，以水六升，煮取三升，温分三服，亦补脾气。

温分，徐、沈、尤氏本并改作"分温"，是。案"亦补脾气"四字，盖后人所沾。丹波氏云：《三因》名小麦汤，《袖珍》（案《袖珍方》，明周定王著）名甘草汤。

《方极》云：甘麦大枣汤，治急迫而狂惊者。《方机》云：心中烦躁，悲伤欲哭，腹中濡者，紫圆或解毒散兼用。

雉间焕云：脏躁之"脏"，与脏坚癖（案见下矾石丸条）之"脏"同。此阴中急躁，色欲妄动也，兼以狂疾者，服此方如神，故吉子于此独不删"脏"字（谓东洞类聚方也），可谓得矣，弗可容易看过。

《类聚方广义》云：脏子宫也，此方能治脏躁者，以能缓急迫也。孀妇室女，平素忧郁无聊，夜夜不眠等人，多发此症，发则恶寒发热，战栗错语，心神恍惚，居不安席，酸泣不已，服此方立效。又癫症狂症仿佛前症者，亦有奇验。渊雷案：脏躁之"脏"，赵氏以为肝肺，徐氏以为五脏，《金鉴》以为心脏，惟沈氏尤氏以为子宫，与癔病之西方旧说正合。雉间尾台亦以为子宫，丹波则斥为甚误，盖见男子亦有此病之故。脏躁之发作，间有发热者，热度有高至摄氏四十五乃至四十九度者，但少耳。又，官能性神经系诸病，如舞蹈病、疑病、癫痫等，证候皆与癔病类似，故癫狂症有可用本方者。

《方函口诀》云：此方虽为主妇人脏躁之药，凡上侧腋下脐旁拘挛有结块者，用之亦效，又用于小儿啼泣不止者，有速效。又用于大人之痫，皆病急者食甘以缓之之意也。先哲治夜啼客忤，拘挛在左者用柴胡，拘挛在上者用此方，此不可泥，客忤大抵此方所治也。

汤本氏云：本方以有甘草大枣，于腹证上为上腹直肌挛急，若有此腹证，又心识其他急迫征候时，不问老幼男女，与本方为佳。

程氏云：《内经》曰"悲则心系急"，甘草大枣者，甘以缓诸急也。小麦者，谷之苦者也。《灵枢经》曰"心病者宜食麦"，是谷先入心矣。丹波氏云：《素问》以小麦为心之谷，《千金》云"小麦养心气"，本方所主，正在于此。而《金鉴》云"方义未详，必是讹错"，此说大误，验之于病者，始知立方之妙也。渊雷案：《药征》谓甘草主治急迫，故治里急急痛挛急，大枣主治挛引强急，程云甘以缓诸急，是二说者，实二而一也。凡运动神经之作用，古人属之肝，知觉神经之作用，古人属之心，大脑皮质为知觉中枢，癔病为其官能病，云小麦养心气者，犹言小麦恢复大脑皮质之官能耳。古方药理，难晓者多，独本方之治癔病，则病理药能，丝丝入扣，有玉合子底盖相合之妙。癔病为常见之病，本方平缓而效速，今之医者，乃有弃置弗用者，何哉？

《本事方》云：乡里有一妇人，数欠伸，无故悲泣不止，或谓之有祟，祈禳请祷备至，终不应，予忽忆《金匮》有一症云"妇人脏燥，悲伤欲哭，像如神灵所作，数欠伸者，麦甘大枣汤"，予急令治此药，尽剂而愈。古人识病制方，种种妙绝如此，试而后知。

《妇人良方》云：乡先生程虎卿内人，妊娠四五个月，遇昼则惨戚悲伤，泪下数次，如有所凭，医与巫兼治，皆无益。仆年十四，正在斋中习业，见说此证，记忆先人曾说此一证，名曰脏躁悲伤，非大枣汤不愈，虎卿借方看之，甚喜对证，笑而治药，一投而愈矣。

《古方便览》云：一妇人，年二十八，无故悲泣不止，余诊之，腹皮挛急，小腹有块，即作此方及硝石大圆与之，四五日而痊愈。

方舆輗云：此方《金匮》虽主妇人脏躁，然不拘男女老少，妄悲伤啼哭者，一切用之有效，凡心疾急迫者，概可用也。近有一妇人，笑不止，诸药无效，于是予沉思，笑与哭，是皆病出于心，因与甘麦大枣汤，不日而得愈。

又云：某小儿，昼夜啼哭不止，甘连紫丸芍药甘草等无寸效，试与甘麦大枣汤，一两日而止。自后用此治小儿啼哭甚多，此本疗妇人脏躁悲伤之方，然有利于婴儿又如此。凡药，无老少男妇之别，方书所标，云妇人，称小儿者，切勿拘执。

《生生堂治验》云：某女，妊娠至五月，患水肿。及分娩，尚甚，尔后发病，狂呼妄骂，昼夜无常，将脉则张目举手，势不可近，因与甘麦大枣汤，服数百帖，渐渐得复故。

《洛医汇讲》云：一妇人，年二十四五，尝患痎疟，愈后，乃患一种奇症，请予诊之。诊脉候腹无大异，饮啖便溲亦如常，但其月水，时或愆期云，于是诊毕。俟少顷，病妇自告曰"今病方将发矣"，趋就枕席，则其喉内有一种声响，非喘非哕，非呕非噫，不可名状，作甚苦闷烦扰之态，继而左手拇指自然回转旋戾，如木偶戏之机关，渐次遍及五指，互相回转，次则腕臂肩，而上足跗胫腿，而上手，而左脚，以及眼球鼻尖两耳头颈腰髋，皆顺次回转振摇。予于是提其掌曰："有是哉，汝之病情，余今尽得之矣"。征之仲景所说妇人脏躁，若合符节，而兰医（案日本先与荷兰人通商，其西医亦先从荷兰传入，故曰兰医）乃谓之子宫痫，即投以甘麦大枣汤，一两日而神志条畅，不旬日即不复发。其后两三年中，更试治二妇，亦随愈。

妇人吐涎沫，医反下之，心下即痞，当先治其吐涎沫，小青龙汤主之。涎沫止，乃治痞，泻心汤主之。

《千金》妇人下有霍乱呕逆四字，泻心汤作甘草泻心汤，出霍乱门。

尤氏云：吐涎沫，上焦有寒也，不与温散而反下之，则寒内入而成痞，如伤寒下早例也。然虽痞而犹吐涎沫，则上寒未已，不可治痞，当先治其上寒，而后治其中痞，亦如伤寒例，表解乃可攻痞也（《伤寒论》百七十一条）。魏氏云：泻心汤在《伤寒论》中为方不一，亦当合《伤寒论》中痞证诸条参观之，而求其治法。

小青龙汤（方见肺痈中）

泻心汤（方见惊悸中）

丹波氏云：惊悸所载，即三黄泻心汤，此恐不然，据《千金》，当是甘草泻心汤。渊雷案：此条，盖编次者采《千金》以入《金匮》，《千金》本论霍乱，霍乱谓呕吐而利也，医以其吐利为实而误攻之，于是呕吐不止而利益甚，利益甚，故用甘草泻心汤。编次者见千金此条，与伤寒论百七十一条相似，有似仲景语，故采以编入本篇。本篇论妇人杂病，而非妇人霍乱，故删"霍乱呕逆"四字，又因《伤寒论》百七十一条，云"攻痞宜大黄黄连泻心汤"，故删"甘草"二字。《伤寒论》之大黄黄连泻心汤，林亿以为当有黄芩，是即惊悸篇之泻心汤，故林校本条时，直注"泻心汤见惊悸中"矣。丹波盖以为《千金》用《金匮》，而唐人所见，当较宋人为近古，故云当是甘草泻心。其实，《金匮》妇人病三篇，剧不类仲景文字，说详妊娠篇首，知是《金匮》用《千金》也。至泻心究用何方，宜如魏氏所云，临病参酌可矣。

妇人之病，因虚积冷结气，为诸经水断绝，至有历年血寒，积结胞门。寒伤经络，凝坚在上，呕吐涎唾，久成肺痈，形体损分。在中盘结，绕脐寒疝；或两胁疼痛，与脏相连；或结热中，痛在关元，脉数无疮，肌若鱼鳞。时著男子，非止女身。在下未多，经候不匀，令阴掣痛，少腹恶寒；或引腰脊，下根气街，气冲急痛，膝胫疼烦，奄忽眩冒、状如厥癫；或有忧惨，悲伤多嗔。此皆带下，非有鬼神，久则羸瘦，脉虚多寒；三十六病，千变万端；审脉阴阳，虚实紧弦；行其针药，治危得安；其虽同病，脉各异源；子当辨记，勿谓不然。

令阴，赵刻本误"冷阴"，今据徐镕本俞桥本及诸注家注本改。此条文气，与《伤寒论》脉法第一条同，亦是脉经家言，非仲景语也。

"妇人之病"至"积结胞门"为总冒，言病之成，皆因身体有弱点，于是受寒冷而凝积，或神经脏器之作用结滞，遂生诸病，若积结在胞门，即为妇科诸病，胞门盖指子宫口也。"寒伤经络"至"形体损分"为第二段，言因虚积冷结气而病在上部者。"在中盘结"至"肌若鱼鳞"为第三段，言因虚积冷结气而病在中部者。"时著男子，非止女身"二句，总括上二段，谓上部中部之病，男子亦有之，惟下部胞门之病，为妇女所独有。以下专言妇女病，"未多"二字义难晓，程尤并作"来多"，亦未是。气街两穴，一名气冲，在左上腹角鼠蹊上一寸，"奄忽眩冒"四句，即脏躁一类之病。

徐氏云：血遇冷气而不行，则经水断绝，然有微甚上下之不同，故曰诸。魏氏云：诸即"之"也。《金鉴》云：若其人中焦素寒，则在中盘结，故绕脐疝痛也；或两胁疼痛，是中焦之部连及肝脏故也；或其人中焦素热，则不病寒疝，而病结热于中矣，中热故不能为寒疝，而绕脐之痛仍在关元也；其人脉数当生疮，若无疮，则热必灼阴，皮肤失润，故肌粗若鱼鳞也。尤氏云：带下者，带脉之下，古人列经脉为病凡三十六种，皆谓之带下病，非今人所谓赤白带下也。三十六病者，十二瘕九痛七害五伤三痼也。丹波氏云：《史记·扁鹊传》云："过邯郸，闻贵妇人，即为带下医。"知古所称带下，乃腰带以下经血诸疾之谓也（案六朝人又称痢疾为带下，此又是一义）。《巢源》云："诸方说三十六疾者，十二瘕九痛七害五伤三痼不通是也。"又云："张仲景所说三十六疾，皆由子脏冷热劳损，而挟带下，起于阴内，条目混漫，与诸方不同。"据巢氏此言，则本条所谓三十六疾，今无所考欤。渊雷案：《金匮》但云三十六病千变万端（先后篇又有妇人三十六病不在其中之语），别无条目，未见与诸方不同之处，而巢云条目混漫与诸方不同，知巢氏所见仲景妇人方，不止此数语，而今佚矣。

元胤云：痼当作"痿"字之误也。元坚云：盖上焦寒凝，无为肺痈之理，肺冷为痿，甘草干姜汤证也。《脉经》妇人病，亦有"咳逆呕沫其肺成痿"语。"奄忽"四句为一段，盖"奄"字上当存"或"字看，《金鉴》以为痛甚之常状，似非。厥癫即癫疾，"脉要精微论"曰"厥成为巅疾"，又曰"来疾去徐，上实下虚，为厥巅疾"，是也。渊雷案：巅疾即癫痫，王冰以为上巅之疾，误也。

问曰：妇人年五十所，病下利数十日不止，暮即发热，少腹里急，腹满，手掌烦热，唇口干燥，何也？师曰：此病属带下。何以故？曾经半产，瘀血在少腹不去。何以知之？其证唇口干燥，故知之。当以温经汤主之。

此条亦不似仲景辞气，《千金》主疗与此异，《外台》但引《千金》，不云仲景方，然温经汤实妇科要药，不可废也。五十所，犹言"五十许"，旧注"所"字多属下为句，非。下利，程氏、《金鉴》并云"当作下血"，是。《千金》云"崩中下血"，月经来过多，方药亦但调经止血，非所以治下利也。带下，亦谓腰带以下之病，非今人所谓赤白带下，唯本方固自能治赤白带下耳。本方主腹痛崩漏，略似胶艾汤，唯有唇口干燥等上虚热之证，与胶艾汤不同；其挛急痛，又略似当归芍药散，唯无水气之变，与当芍散又不同，其他可参看方后诸家用法。

温经汤方

吴茱萸三两　当归　芎䓖　芍药各二两　人参　桂枝阿胶　牡丹皮去心　生姜　甘草各二两　半夏半升　麦门冬一升，去心

上十二味，以水一斗，煮取三升，分温三服。○亦主妇人少腹寒，久不受胎；兼取崩中去血，或月水来过多，及至期不来。

芍药下"各二两"三字，似剩，然徐镕本、俞桥本并同，姑仍之。兼取之"取"，徐、沈、尤氏注本并改作"治"。

《千金方》云：治崩中下血，出血一斛，服之即断，或月经来过多，及过期不来者，服之亦佳，方（即本方用当归三两，半夏八两，余同）。《外台》引《千

金》名温经汤，斛作"斗"。

《和剂局方》云：温经汤（即本方），治冲任虚损，月候不调，或来多不断，或过期不来，或崩中去血，过多不止。又治曾经损娠，瘀血停留，少腹急痛，发热下利，手掌烦热，唇干口燥，及治少腹有寒，久不受胎（《医学入门》名大温经汤）。

《杨氏家藏方》云：调经汤（于本方去阿胶，加五加皮、熟干地黄、乌药、红花、没药）治冲任脉虚，风寒客搏，气结凝滞，每经候将行，脐腹先作撮痛，或小腹急痛攻注，腰脚疼重，经欲行时预前五日，及经断后五日，并宜服之。

《方函口诀》云：此方以胞门虚寒为目的，凡妇人血室虚弱，月水不调，腰冷腹痛，头疼下血，有种种虚寒候者，用之，不可拘年五十云云，却宜从方后之主治。又，下血瘕，唇口干燥，手掌烦热，上热下寒，腹无块者，为本方之适应证。若有癥块，血下不畅者，宜桂枝茯苓丸，比此更重一等者，属桃核承气汤。

程氏云：妇人有瘀血，当用前证下瘀血汤，今妇人年五十，当天癸竭之时，又非下药所宜，故以温下治之，以血得温即行也。经寒者温以茱萸姜桂，血虚者益以芍药归芎，气虚者补以人参甘草，血枯者润以阿胶麦冬，半夏用以止带下，牡丹用以逐坚癥，十二味为养血温经之剂，则瘀血自行，而新血自生矣，故亦主不孕崩中，而调月水。元坚云：此方半夏，其旨难晰，程氏谓以止带下，殊属无稽。徐氏曰："下利已久，脾气有伤，故以姜半正脾气"，亦未核。渊雷案：此方用参萸姜半，为有呕逆胃病之证耳，妇人下焦寒，腹痛经不调者，多兼见呕逆之证，征之临床实验，乃知立方之妙。注家执《金匮》本文之主疗以解方意，遂多不可通，程氏诸方解虽觉条畅，每病其臆撰药效，此云半夏以止带下，以经文带下为赤白带下，既已误矣，半夏又岂能治赤白带下哉？《本事方》用半夏猪苓牡蛎，治白浊梦遗，时珍遂云治带下，然许氏之方，非半夏一味之功，带下与白浊梦遗，亦自相似而不同。

带下经水不利，少腹满痛，经一月再见者，土瓜根散主之。

丹波氏云：《本草纲目》土瓜条，经下补"或"字，义尤明。《金鉴》改再作"不"字，非。

徐氏云：带下，即前所谓此皆带下，非专指赤白带也。赵氏云：此亦因瘀血而病者。经水，即不利，一月再见之不同，皆冲任瘀血之病。土瓜根者，能通月水，消瘀血，生津液，津生则化血也，芍药主邪气腹痛，除血痹，开阴寒，桂枝通血脉，引阳气蟅虫破血积以消行之。

土瓜根散方（阴㿗页㿗肿亦主之）

土瓜根　芍药　桂枝　蟅虫各三分。

上四味，杵为散，酒服方寸匕，日三服。

尾台氏云：癞同㿗，阴囊肿大也。刘熙《释名》曰："阴肿曰㿉气下㿉也。"然则㿉亦与癞通，按《本草纲目》鲮鲤条引《摘玄方》曰："妇人阴癞硬如卵状云云。"余尝治一妇人，自言牝户左边突起凝靷者十余年，年年发痛，众治无效。诊之，形如鹜卵，即癞疝也，发则大倍于常，坚硬疼痛，寒热交作，痛自少腹达脐旁，甚则及于心胸，苦楚不可忍，年必两三发，每发用桃核承气汤大黄附子汤芍药甘草汤合方，则痛退肿消。又一妇人，年十七，牝户上边隆起，形如睾丸，亦阴癞也，与大黄牡丹皮汤而愈。可见男女俱有阴癞。渊雷案：二案皆为大阴唇之纤维肿，西医疗此，唯有切除，今以内服药取效，可见古方之妙。依解剖学之观察，女子大阴唇，相当男子之阴囊，故大阴唇之肿疡亦为阴癞。又案，"各三分"字当作"各等分"，赵周注本改作"各三两"。

《千金方》云：温经汤（于本方去桂枝、蟅虫、加茯苓、薏苡仁），主妇人小腹痛（出第三卷妇人杂治门）。《方极》云：土瓜根散，治少腹拘急，经水不利，或下白物者。

《类聚方广义》云：土瓜根散与抵当汤同治瘀血，而有其别。抵当汤证，瘀血凝结而不动者也；此方证，未至凝结者也。故治带下，及经水不利或再见，阴癌肿白沃等，可以见其异。

程氏云：土瓜根破瘀血而兼治带下，故以为君，蟅虫下血闭，以为臣，芍药通顺血脉，以为佐，桂枝通行瘀血，以为使，癞疝亦凝血所成，故此方亦治癞肿。雉间焕云：一味土瓜根，以苦酒煮服，治经水不利者，桂合破血剂，能助其功，是治冲逆之余力也。

寸口脉弦而大，弦则为减，大则为芤，减则为寒，芤则为虚，寒虚相搏，此名曰革，妇人则半产漏下，旋覆花汤主之。

魏氏云：此条已见于"虚劳"中（案又见"惊悸吐衄篇"本出《伤寒论·辨脉法》中），兼男子而言之也，今复见于此，专为妇人发论也。

旋覆花汤方

旋覆花三两　葱十四茎　新绛少许

上三味，以水三升，煮取一升，顿服之。

此条论与方，后人所缀集也。"虚劳篇"及《伤寒论·辨脉篇》并云："妇人则半产漏下，男子则亡血失精。"妇人与男子对举，故著二"则"字，此条删男子句，而妇人句仍有"则"字，文义上删缀之迹显然矣。旋覆花行水下气，于半产漏下之虚寒证，殊不对病。葱，本草虽有止衄血下血之文，究是开散之药，于本证不宜。新绛即绯帛，始见于陈藏器《本草拾遗》，云治恶疮丁肿，时珍始云疗血崩金疮出血，而有人用以治咯血，汉魏时盖未入药。然则本方是唐以后方，当别有主治，编次者妄缀于此条也。

妇人陷经，漏下黑不解，胶姜汤主之（臣亿等校诸本无胶姜汤方，想是前妊娠中胶艾汤）。

尤氏云：陷经，下而不止之谓，黑则因寒而色瘀也。胶姜汤方未见，然补虚温里止漏，阿胶、干姜二物已足，林亿云恐是胶艾汤。按《千金》胶艾汤有干姜，似可取用。

渊雷案：《金鉴》引李彣注，读"陷经漏下"为句，非也。《巢源》有漏下五色之候，其漏下黑候云："五脏皆禀血气，肾脏之色黑，漏下黑者，是肾脏之虚损，故漏下而挟黑色也。"据此，知本条当读"妇人陷经"为句，"漏下"字当与"黑"字连读，陷经为病名，漏下黑为证候也。"陷经"字，古医书他无所见，不知其义何居，尤谓下而不止，李谓经脉下陷，皆望文生训耳。胶姜汤，林氏谓即胶艾汤，楼氏《纲目》亦云"即芎归胶艾汤，一云加干姜一两"，赵氏以为胶姜二物，徐沈尤魏并同。余意用《千金》大胶艾汤为是，即胶艾汤加干姜，引见妊娠篇胶艾汤下。又案：漏下之血色，《巢源》以五色为五脏之虚，丹溪谓淡为寒，紫为热，黑为热极。余皆不谓然，何则？血色本赤，有时杂以水分黏液，红细胞少，则色淡似黄，更淡则近于白，血浓而红细胞多，或既出血管而渐凝结，则色深似青紫，更深则近于黑，然绝不能白如雪，黄如金，黑如墨，青如草兹也；又，血液之反射光线为赤色，其透过光线为绿色，光线透过单个红细胞时，色黄而微绿，数个红细胞堆积时，仍为赤色；又，红细胞中氧气饱和时，色鲜红，氧气少，带碳气时，色即紫黯，故动脉出血则鲜红，静脉出血则紫黯；又，吐血漏下等病，血溢出血管稍久，然后吐下出外时，色即紫黑，旋溢出旋吐下时，色即鲜红，若大量出血，创伤口较大，杂有近旁组织之淋巴液时，其色即淡。由是言之，《巢源》以五色分辨五脏之虚，丹溪以淡黑辨寒热，皆无理而不可信也。尤氏谓黑则因寒色瘀，与丹溪正相反者，以胶姜汤中宜有干姜，想当然耳。

妇人少腹满，如敦状，小便微难而不渴，生后者，此为水与血俱结在血室也，大黄甘遂汤主之。

《脉经》有两"敦"字，作叠语形容词，小便上有"更"字，注云："《要略》云满而热。"丹波氏云：徐沈生改经，误。

尤氏云：少腹满如敦状者，言少腹有形高起，如敦之状，与《内经》胁下大如覆杯之文略同。小便难，病不独在血矣，不渴，知非上焦气热不化。生后即产后，产后得此，乃是水血并结而病属下焦也。故以大黄下血，甘遂逐水，加阿胶者，所以祛瘀浊，而兼安养也。

渊雷案：盛食之敦，系圆形有盖之器，略如对剖之球，如敦状，谓小腹满而隆起也。本证水血俱结，少腹满如敦状，或为卵巢囊肿，或为子宫血肿，得之生后，则因生产时产道有创伤，其后结缔组织粘连，遂成锁阴，而发子宫血肿也，又有因梅毒而小腹满痛，小便不利者，男女皆宜本方。

大黄甘遂汤方

大黄四两　甘遂二两　阿胶二两

上三味，以水三升，煮取一升，顿服之，其血当下。

《方极》云：大黄甘遂汤，治小腹满如敦状，小便微难，或经水不调者。

《方机》云：治小腹满如敦状，小便微难者，小腹绞痛坚满，手不可近者。

《类聚方广义》云：大黄甘遂汤与抵当汤皆主小腹满，而抵当汤证硬满而小便自利，此方证少腹膨满而不甚硬，小便微难，以斯见瘀血与水血结滞之异。

又云：此方不特产后，凡经水不调，男女癃闭，小腹满痛者，淋毒沉滞，梅淋小腹满痛不可忍，溲脓血者，皆能治之。

《方函口诀》云：此方主去水血二物，然水气为重，血为客也。云微难者，明非一向不通。此证世多有之，然妇人忽然小腹满急，小便不利者，有速效，又男子疝，小便闭塞，小腹满痛者，此方最验。

《续建殊录》云：一妇人，产后忽烦闷，二便秘闭，少腹硬满，按之则痛，不可近手，两足洪肿，不能屈伸，干呕短气，命迫旦夕。与八味汤，兼用大黄甘遂汤，两便快利，小便昼夜六七行，恶露续下，尔后少腹满大减，按之不痛，经日浮肿不去，乃与木防己汤，兼以夷则丸，诸证痊愈。

《成绩录》云：一妇人，产后烦闷，二便秘闭，少腹硬满，不可近手，两足洪肿，不可屈伸，干呕短气，命迫旦夕。先生诊之，投桃仁承气汤，兼以大黄甘遂汤，二便快利，小便昼夜六七行，恶露续下，少腹满去，按之不痛，经日足肿未除，更用木防己加茯苓汤，诸证痊愈。渊雷案：以上两条，当是一案而记者异辞，前条用八味汤，似是八味丸作煎剂，于证不对，此条作桃仁承气为是。

《古方便览》云：一僧年二十八，患淋漓数年，时出脓血，或如米泔水，大便下利，时又秘闭，下利时淋漓稍安，秘闭则甚。余诊之，少腹满如敦状，按之，引茎中痛，乃作此方饮之，大下利，病顿退，数日而痊愈。

妇人经水不利下，抵当汤主之。（亦治男子膀胱满急有瘀血者）

《金鉴》云：妇人经水不利下，言经行不通利快畅下也。乃妇人恒有之病，不过活瘀导气，调和冲任，足以愈之，今日抵当汤主之，夫抵当重剂，文内无少腹结痛，大便黑，小便利，发狂善忘寒热等证，恐药重病轻，必有残缺错简，读者审之。渊雷案：但据经水不利，自不宜遽用抵当，然经水不利之人，要亦有抵当汤证，当参看《伤寒论》抵当证以处之，用法方解，并详《伤寒论今释》。

抵当汤方

水蛭三十个，熬　虻虫三十枚，熬，去翅足　桃仁二十个，去皮尖　大黄三两，酒浸

上四味，为末，以水五升，煮取三升，去滓，温服一升。

《千金方》云：桃仁煎（即本方无水蛭，有朴硝），治带下经闭不通。

又云：杏仁汤（于本方加杏仁二两），治月经不调，或一月再来，或两月三月一一来，或月前，或月后，闭塞不通（《千金》翼同）。

《千金翼》云：治妇人月水不利，腹中满，时自减，并男子膀胱满急，抵当汤（于本方去虻虫，加虎杖二两，一云虎掌）。

方舆輗云：抵当汤证有体虚者，夫体虚者有瘀血在少腹，固不可峻攻，虽然，不攻则病不去，善哉。陈自明于此方去大黄，加地黄，名通经丸也，去加仅一味，而且守且攻，可谓孙吴兵法。余尝以此四味水煎，疗干血劳。

《漫游杂记》云：一妇人三十余岁，月事断而不来，年年肥大，腰带数围，一月一两次大发头痛，药食并吐。余诊之，其腹脉坚实，唯心下硬塞，推之难彻底，医与抵当丸漆湿丸数百帖。血不来，乃以瓜蒂末一钱，大吐之一日，其翌，按心下硬塞减半，又作抵当汤与之，数日，大便溏泻，日五六次，后十日，再与瓜蒂五分，又与抵当汤如前，以肚腹剧痛，代用以丸，日三五分，三十余日而经水来如常，头痛荏苒而退。

《古方便览》云：一妇人，年三十，患癞疾三年，眉毛脱落，鼻梁肿大，一身肿，赤斑如云，手足麻痹，月经不通。余乃作抵当丸饮之，日服三钱，三十日，血下数升，后——百日而治。渊雷案：此所记癞疾及其证候，乃大麻风也，抵当丸能治麻风耶？存疑。

《生生堂治验》云：一妇人，半产后，面色黧黑，上气头晕。先生诊之，脉紧，脐下结硬，曰"此蓄血也"，即与抵当汤，三日，腰以下觉解怠，更与桃核承气汤，果大寒战，有顷，发热汗出谵语，四肢搐搦，前阴出血块，其形如卵，六日间得二十余，仍用前方，二旬而宿患如忘。

《张氏医通》云：水蛭如无，以鲮鲤甲（即穿山甲）生漆涂炙，代之。

妇人经水闭不利，脏坚癖不止，中有干血，下白物，矾石丸主之。

沈氏云：脏即子宫也，坚癖不止。"止"当作"散"字，坚癖不散，子宫有干血也，白物者，世谓之白带也。魏氏云：脏坚之脏，指子宫也，脏中之脏，指阴中也。渊雷案：此是子宫内膜及阴道之炎症，若阴道无炎症，则白物不至甚多，若子宫无炎症，则不致影响经水，且不致有干血块而为脏坚癖也。矾石丸外治之方，能止白物，不能去干血，且必涂布至病灶，方能见效。方后云内脏中，若病人为经产妇，而手法柔和者，亦可内至子宫。魏指脏中为阴中，未尽然。

矾石丸方

矾石三分，烧　杏仁一分

上二味，末之，炼蜜和丸枣核大，纳脏中，剧者再纳之。

《医心方》云：《僧深方》女子阴中疮方，裹矾石末如枣核，纳阴中。

《方极》云：矾石丸，治经水不利，下白物者。雉间焕云：蛇床子、楮木皮、矾石各等分，加五倍子少许，煎洗阴中，而后纳约，尤良。

《类聚方广义》云：合矾石丸蛇床子散二方，加樟脑，炼蜜和，作小指大，长一寸，更用白粉为衣，盛于锦囊，纳阴中，为良。程氏云：矾石酸濇，烧则质枯，枯濇之品，故《神农经》以能止白沃，亦濇以固脱之意也。杏仁者非以止带，以矾石质枯，佐杏仁一分以润之，使其同蜜易以为丸，滑润易以内阴中也。

妇人六十二种风，及腹中血气刺痛，红蓝花酒主之。

尤氏云：妇人经尽产后，风邪最易袭入腹中，与血气相搏，而作刺痛，刺痛，痛如刺也。"六十二种"未详。红蓝花苦辛温，活血止痛，得酒尤良，不更用风药者，血行而风自去耳。元坚云：赵氏以为六十二种风尽以一药治之，明其非仲景法。然原其立方之旨，破血通经，用红花酒，则血开气行而风自散矣。渊雷案：自此以下三条，皆以一方统治若干病，而证候不析，疑皆非仲景语也。六十二种风，当是神经系统病，故尤云血行风自息。红蓝花即红花，始见于宋《开宝本草》，而《外台》引《近效》已用之，盖六朝以后入药者。

红蓝花酒方（疑非仲景方）

红蓝花一两

上一味，以酒一大升，煎减半，顿服一半，未止再服。

《本草图经》，云：张仲景治六十二种风，兼腹内血气刺痛，用红花一大两，分为四分，以酒一大升，煎强半，顿服之，不止再服。又一方，用红蓝子一升，捣碎，以无灰酒一大升八合拌了，暴令干，重捣莲，蜜丸如桐子大，空腹酒下十丸。

《外台秘要》云：《近效》疗血晕绝不识人烦闷方，红蓝花三两，新者佳，以无灰清酒半升，童子小便半大升，煮取一大盏，去滓，候稍冷服之。

《妇人良方》云：红蓝花酒，疗血晕绝不识人，烦闷，言语错乱，恶血不尽，腹中绞痛，胎死腹中。红蓝花一两，上为末，分二服，每服酒二盏，童子小便二盏，煮取盏半，候冷分为二服，留滓再并煎，一方无童便（本出《肘后》）。

妇人腹中诸疾痛，当归芍药散主之。

妇人腹痛，固多当芍散证，然但云腹中诸疾痛，则汗漫无归矣。徐氏云：此言妇人之病大概由血，故言诸疾痛，皆以术苓泽归芍芎主之，谓即有因寒者，亦不过稍为加减，非真以此方概腹中诸痛也。

当归芍药散方（见前妊娠中）

《续建殊录》云：妇人年二十三，左足挛急百日许，一日，上攻而吐，不能语言，医以为脚气，疗之不治。先生诊之，胸腹有动，自小腹至胸下挛急，小便不利，乃作当归芍药汤与之，二帖而上攻稍弛，言语复常，腹痛仍依然，因与硝石丸，食顷而二便快通，尿色如血，诸证渐除，月余愈。

又云：一妇人足指疼痛，不得步行，一日，腹中挛急，上冲心，绝倒不知人事，手中温，脉数，两便不通，则与当归芍药散，尔后小便快利，色如血，诸证顿除。

《成绩录》云：一妇人，日食三十余次，每食不过一两口，脚以下不遂，既二年所，胸下挛急，时迫心下，先生与以当归芍药散而愈。

妇人腹中痛，小建中汤主之。

此因营养不良，腹部之肌肉及神经挛急而痛，故用小建中。今用黄芪建中，当归建中，尤良。

小建中汤方（见前虚劳中）。

《朱氏集验方》云：加味建中汤（于本方加当归、琥珀、木香），治女人虚败腹痛。

《施圆端效方》云：大加减建中汤（于本方去胶饴，加黄芪、当归、川芎、白术），治妇人胎前产后一切虚损，月事不调，脐腹疗痛，往来寒热，自汗口干烦渴。

问曰：妇人病，饮食如故，烦热不得卧，而反倚息者，何也？师曰：此名转胞，不得溺也，以胞系了戾，故致此病，但利小便则愈，宜肾气丸主之。

"以胞"以下，《脉经》作"此人故肌盛，头举身满，今反赢瘦，头举中空，感胞系了戾，故致此病，但利小便则愈，宜服肾气丸，以中有茯苓故也"。

尤氏云：饮食如故，病不由中焦也。了戾与缭戾同，胞系缭戾而不顺，则胞为之转，胞转则不得溺也，由是下气上逆而倚息，上气不得下通而烦热不得卧。治以肾气者，下焦之气肾主之，肾气得理，庶缭者顺，戾者平，而闭乃通耳。

丹波氏云：了缭，并音聊，缭，缠也，绕也，《千金》有"四肢痿蹙缭戾"等文。按此条之证，本是下焦壅滞，不得溺利者，膀胱为之急胀，而胞系遂至缭戾，溺随益闭，以致烦热不得卧，而反倚息，故用肾气丸开其壅滞，利其小便，则膀胱宽豁，而其系复旧也。此证不必下元衰乏，而其用此丸者，专取之利水，故云但利小便则愈。

《巢源·妇人杂病候》云：胞转之病，由胞为热所迫，或忍小便，俱令水气还迫于胞，屈辟不得充张，外水应人不得人，溲应出不得出，内外壅胀不通，故为胞转。其状小腹急痛，不得小便，甚者至死。张仲景云："妇人本肥盛，豆（一本误作"且"下同）举自满，全羸瘦，豆举空减，胞系了戾，亦致胞转"。又小便病候亦有胞转，云：其病状脐下急痛，小便不通，此病伏有小便应下强忍之，或为寒热所迫，此病至四五日，乃有致死者。饱食食讫应小便而忍之，或饱食讫而走马，或小便急因疾走，或忍尿入房，亦皆令胞转或胞落，并致死。

渊雷案：转胞为病名，即《巢源》之胞转，其主证为小腹急痛，不得小便，本条之饮食如故，烦热不得卧而倚息，为转胞用肾气丸之证。赵注云：胞居膀胱之室内。又云：湿去而胞不转，胎自安矣。是赵意指胞为子宫。今案《巢源》小便候之胞转，多指男子，不但妇人，《外台》有胞转方一十五首，亦在小便门，不在妇人门，则赵注非是。胞当读匹交切，为"脬"之假借字，《说文》，"脬。膀胱也。胞，儿生裹也。"《史记·仓公传》"风瘅客脬，难于大小溲"，《正义》云"脬通作胞"，金鉴云"胞者乃谓尿胞"，此说得之，胞既指膀胱，则胞系当指输尿管，胞系了戾而不得溺，乃游走肾之嵌顿症也。输尿管上连肾盂，下接膀胱之底，长约三十厘米，肾脏固着于原有部位时，输尿管之长度，仅足连接肾盂与膀胱底，无由了戾。若肾脏游走而下降，则输尿管自然屈曲，或致捻转，于是尿不得入于膀胱，而起尿闭，即《巢源》所谓外水应入不得入也。肾脏之著于腰脊左上也，不若他种脏器有韧带系膜以维持其位置，乃裹藏于腹膜后面之脂肪内，名曰肾被膜，若脂肪消瘦，肾即易于游走，又因下有输尿管之牵系，及身体行立时之地心吸力，故游走肾之位置必下移，甚则入于小骨盆焉，故素肥而忽瘦，为游走肾主要原因之一。明乎此，则《脉经》之文可得而解矣。《脉经》云"此人故肌盛者"，谓此人向多脂肪也；云"头举身满"者，谓虽直立之时，身内脂肪仍充满，肾被膜绰能维持肾脏之固定，而输尿管无由屈转也；云"今反羸瘦，头举中空，感胞系了戾"者，谓今则脂肪消瘦，直立时肾被膜空松，遂令肾脏下落，致输尿管屈曲捻转也。《巢源》所引张仲景语，骤读似不可晓，校以《脉经》，即复了了。盖"豆"字为"头"字之俗省，一本作"且"者，又豆字之形讹也，"自"字为"身"字之形讹，"全"字为"今"字之形讹，"空减"与《脉经》中"空"同意，是仲景语与《脉经》正同。《脉经》盖本于仲景，而《金匮》反遗佚也，丹溪《格致余论》引此文，而云其义未详，盖不知转胞之病理故也。治之以肾气丸者，此丸虽有茯苓泽泻利水，究是滋养强壮之剂，其力又专补腰脚下部，特宜于恢复肾被膜之脂肪，乃所谓原因疗法也，惟《脉经》"以中有茯苓"一句，当是浅人注语，混入正文，不然，利小便方用茯苓者至多，何独取此丸耶？《外台》引《近效》疗胞转不得小便方，用蒲席卷人倒立，令头至地，三反则通，此亦治游走肾，倒立则肾脏上复原位，而输尿管自然平直也。汉唐间医书，皆质朴但记事实，证以今日科学所知，往往若合符节，如《金匮》此条，参以《脉经》及《巢源》所引仲景语，言转胞之原因病理治法，何其确也。金元以后，竟取《内经》之单词只义，空言臆论，其文斐然，而其实茫然。故余之治医，主用科学知识读汉唐古书，摒弃金元以后空论，乃訾之者谓失却中医真面目，不知正惟以科学知识，理解中医医学，方始得见中医之真面目也。

又案：妇人转胞，多有因子宫之位置异常而起者，如子宫后倾后屈，子宫前屈，子宫脱等，皆能压迫膀胱及尿道口，而起尿闭尿意频数等证，此则非肾气丸所能治。津田玄仙《疗治茶谈》云："产后转胞，用八味丸多能见效（案产后腹腔之压力骤减，故引起游走肾），但亦有不能见效者，则可用龚信《古今医鉴》方，予屡试用，极有巨效。其方用甘遂，选上好品八钱，研为细末，用饭糊捏和，敷贴脐下，又用甘草节六钱，煎汤，频与服，小便立通，善能救人于一时，甚奇妙。"案此是转胞之治标法，即所谓对症处置，尿闭症因于子宫位置异常者，可用以救急。

肾气丸方

干地黄八两　薯蓣四两　山茱萸四两　泽泻三两　茯苓三两　牡丹皮三两
桂枝　附子炮，各一两

上八味，末之，炼蜜和丸梧子大，酒下十五丸，加至二十五丸，日再服。

《千金》及《翼》，并用桂附各二两，用法治验，互详中风虚劳消渴诸篇。

《方极》云：八味丸，治脐下不仁，小便不利者。《方机》云：治脚气疼痛，少腹不仁（不蕤宾），足冷或痛，少腹拘急，小便不利者（应钟），消渴而小便反多者，烦热不得卧，倚息，小便不利，饮食如故者，夜尿或遗尿者（应钟及脐下气海之边日灸七壮）。

《医方口诀集》云：八味丸，下焦虚惫，或小便不禁者，或癃闭者，痿痹者，皆用之。

雉间焕云：八味丸之证，其一，按脐下陷空没指者；其二，小腹拘急，及拘急引阴股者；其三，小便不利者；其四，小便反多者，其五；阴痿者，皆主之。闻之师云"称脐下不仁者，学者可深思焉，与他称身体不仁者不同"，又云，"加牛膝车前子，名玄英汤，能治妊娠转胞不得溺。"渊雷案：此即济生加味肾气丸，引见"中风篇"，玄英之名，未详所出，然妊娠不可轻用牛膝。

《类聚方广义》云：八味丸，治产后水肿，腰脚冷痛，小腹不仁，小便不利，水煮服。又云：淋家小便昼夜数十行，便了微痛，居常便意不断，或欲如厕而已遗，咽干口渴者，称气淋，老夫妇人多斯症，宜此方。又治阴痿及白浊症，小腹不仁无力，腰脚酸软或痹痛，小便频数者，妇人白沃甚者，亦宜此方。

汤本氏云：地黄治脐下不仁，烦热，旁呈强心作用，地黄泽泻茯苓附子发利尿作用，薯蓣山茱萸现滋养强壮作用，牡丹皮佐地黄治烦热，同时和血，桂枝抑制水毒上冲，附子冲刺新陈代谢机，使脐下不仁等组织弛纵者复旧，以共治下体部之冷感，及知觉运动之麻痹。寇氏《本草衍义》云：泽泻，其功尤长于行水，张仲景八味丸用之者，亦不过引接桂附等归就肾经，别无他意。元坚云：盖茯苓泽泻，或引接桂附以达下焦，如消渴所用是也；或借力桂附以通水瘀，如转胞所用是也；如虚劳条，则引接通利俱兼取之矣。五苓散之桂，或以发表，或以散寒，药与病对，其方则一而其用有异者，是仲景方法之妙致也。元胤云：牡丹皮之性，较诸桃仁虻蛭，则不唯其力之缓，若单与之，难以溃坚破瘀，盖其为功，惟是行血通经，仍以配于桃仁大黄，可增除涤之力，合于当归地黄阿胶等，能引滋液和血之品，而营养阴分，故参之补泻之药，未有所碍，复足以赞其不逮矣。

蛇床子散方，温阴中坐药

蛇床子仁

上一味，末之，以白粉少许，和令相得，如枣大，绵裹内之，自然温。

《脉经》云：妇人阴寒，温阴中坐药，蛇床子散主之。赵程魏尤金鉴并同。

徐氏云：坐谓内入阴中，如生产谓坐草之"坐"也。丹波氏云：《千金》注云"坐药，即下著坐导药"，程氏云：

"白粉即米粉，借之以和合也。"渊雷案：此是阴道及子宫之慢性炎症，不但感觉寒冷，亦必多白带下，以其是局部之病，故用局部外治法。蛇床子为强壮药，治阴痿及妇人阴肿，有特效。又案此证与前矾石丸证实一病，故二方合用更佳，彼虽云中有干血，然矾石丸不能去干血也。

《外台秘要》云：广济疗妇人子脏挺出数痛，洗方，蛇床子一斤，酢梅十四枚，上二味，以水五升，煮取二升半，洗痛处，日夜十过，良（《医心方》引《僧深方》同）。

又云：《通真论》疗妇人子门冷坐药法，蛇床子四分，茱萸六分，麝香二铢味，上三味，捣散，蜜丸，绵裹如酸枣，内之，下恶物为度。

《医心方》云：葛氏方，妇人阴若苦痒搔者方，蛇床草节刺，烧作灰，内阴中。

又云：《集验方》治妇人脱肛，若阴下脱方，蛇床子布裹炙熨之，亦治产后阴中痛（《千金》治产后阴下脱同）。

《方极》云：蛇床子散，治下白物，阴中痒，或有小疮者。《方机》云：阴中痒者以此汤洗之，眼目痒者亦然。雉间焕云：宜先洗阴中，而后内药，法如矾石丸方，又治阴中肿痛。

少阴脉滑而数者，阴中即生疮，阴中蚀疮烂者，狼牙汤洗之。

丹波氏云：龚氏《外科百效》云："如因妇人子宫有败精带浊，或月水未净，与之交合，后又未洗，男子肾虚，邪秽滞气，遂令阴茎连睾丸肿疮，小便如淋，名阴蚀疮，然妇人亦有之"据此，则阴蚀乃梅疮之属已。渊雷案：此是阴道及外阴部之侵蚀性溃疡，多因淋毒分泌物之刺激而起，龚氏所云，盖亦淋毒，非梅疮也。《伤寒论·平脉法》云：《少阴脉微滑》，滑者，紧之浮名也，此为阴实，其人必股内汗出，阴下湿也，是《脉经》家以少阴脉滑为阴部有湿之证，此条又兼数，数为热，湿热而病在阴，故知阴中生疮。

狼牙汤方

狼牙三两

上一味，以水四升，煮取半升，以绵缠箸如茧，浸汤沥阴中，日四遍。

《外台秘要》云：《古今录验》疗妇人阴蚀，苦中烂伤，狼牙汤方，狼牙三两，㕮咀，以水四升，煮取半升，去滓，内苦酒如鸡子中黄一杯，煎沸，适寒温，以绵濡汤，以沥疮中，日四五度，即愈。

又云：崔氏疗阴痒痛不可忍方，取狼牙蛇床子，煮作汤洗，日三。

《千金方》云：治阴中痒入骨困方（《外台》引作疗人阴虫疮方），狼牙两把，以水五升，煮取一升，洗之，日五六度。

胃气下泄，阴吹而正喧，此谷气之实也，膏发煎导之。

尤氏云：阴吹，阴中出声，如大便失气之状，连续不绝，故曰正喧。谷气实者，大便结而不通，是以阳明下行之气，不得从其故道，而乃别走旁窍也，猪膏发煎润导大便，便通气自归矣。

《赤水玄珠》云：令媳长卿之妇，腹中微疼，经行不流行，喉痛，四肢麻木作战，不知饥饿，上脉洪大如菀豆，以川芎、香附、麦芽、山楂、梅粉草、桔梗、酒芩、防风、荆芥、白术、茯苓，四剂而安。次月经水大行，十日不止，以黄芪、阿胶、蒲黄、各一钱，白芍药二钱，粉草三分，一帖而止。此后但觉浊气下坠，屁从子户中出，以补中益气汤加酒炒黄连调养而平。

萧氏《女科经纶》云：妇人阴吹证，仲景以为谷气实，胃气下泄所致，此之病机，有不可解，云来（程明宗字）注云"胃实肠虚，气走胞门"，亦是随仲景之文而诠之也。夫人谷气，胃中何尝一日不实，而见阴吹之证者，未之尝闻，千百年之书，其缺疑可也。予甲寅岁游峡上，有友吴禹仲来询云，此镇有一富室女，阴户中时籁籁有声，如后阴之转失气状，遍方医者，不晓此何病也，予曰"阴吹证也，仲景之书有之"，禹仲因叹予之读书之博。

丹波氏云：阴吹非罕见之病，简前年疗一诸侯夫人，患此证，寻为瘵远，药罔效而殁。

渊雷案：阴吹之证，据西医书所载，不外两种病：其一为阴道与直肠间生瘘孔，则所放者直是屁，但瘘孔较大时，粪便亦从前阴出；其二因会阴破裂而不愈合，久而生白色硬韧之瘢痕，于是阴道哆开，空气得以窜入，因身体动作而挤出阴门，亦发音如放屁。然此二者，皆有创伤裂口，绝非膏发煎所能治。苟无创伤裂口，居然而阴吹，必因阴道或子宫内壁有变性，腐化发酵而产生气体之故，此则膏发煎当能取效（参看黄疸篇说解）。然此等病，又当有带下疼痛月经异常等证，不仅阴吹正喧而已。盖妇女讳言阴部奇病，若仅仅阴吹而无所苦，即不肯求医，以是无由闻见，疑莫能明，此云胃气下泄谷气实，则未见其合理也。

膏发煎方（见黄疸中）

《妇人良方》云：膏发煎，治妇人谷气实，胃气下泄，阴吹而正喧，阴中出血。案此虽直抄《金匮》文，然，"阴中出血"一句当由实验，故录之。

小儿疳虫蚀齿方〔疑非仲景方〕

雄黄　葶苈

上二味，末之，取腊日猪脂熔，以槐枝绵裹头，四五枚，点药烙之。

宋刘昉《幼幼新书》引，葶苈下有"各少许"三字，腊日作腊月，《本草纲目》引作"二味等分"，日亦作"月"。

程氏云：小儿胃中有疳热，则虫生而牙断蚀烂。雄黄味辛，葶苈味苦，辛苦能杀虫故也。按张仲景有《口齿论》一卷（丹波云见宋《艺文志》）。今未之见，岂彼处简脱于此耶？而妇人方后不应有小儿方也。魏氏云：附小儿疳虫蚀齿方，不知何意载于篇末，或有儿科之书阙略不全，挂一漏百者乎？丹波氏云：《玉函经》第八卷末，亦载治小儿药三方，盖另有幼科书而亡佚者，此类岂其遗方耶？

金匮要略今释卷八

杂疗方　第二十三

论一首证一条方二十二首

自此以下三篇，间有仲景遗文，而后人沾益者多，《二注》本及魏、尤、朱注本并不载。

退五脏虚热，四时加减柴胡饮子方

（冬三月加）柴胡八分　白术八分　陈皮五分　大腹槟榔四枚，并皮子用

生姜五分　桔梗七分

（春三月加）枳实　减白术共六味

（秋三月加）陈皮三分，共六味　　（夏三月加）生姜三分　枳实五分　甘草

三分，共八味

上各㕮咀，分为三帖，一帖以水三升，煮取二升，分温三服。如人行四五里进一服。如四体壅，添甘草少许，每帖分作三小帖，每小帖以水一升，煮取七合，温服，再合滓为一服，重煮，都成四服（疑非仲景方）。

《方函口诀》云：此方为四逆散之变方，治时时发肌热，一也：或如疟状，两三日苦闷者，二也；脚气初期，似伤寒而发热者。三也，皆有效，煎法为宋人所改，不可从。渡边熙云：窃思古代，无论何病，病名不定者多，未记明系某病之某证候，故《方函口诀》之记载，有若谜语，此实因其无现今科学的病理学故也。将来和汉医学亟宜研究此点，使适合于现代医学之病理学，说明某病之某证，宜适用某方。今请举一例，浅田氏所举三证，予鉴定为潜伏之先天梅毒，或三期梅毒，由气候、疲劳，或其他原因而发作者。其次尚有附记者三，潜伏梅毒时时发作，显原因不明之肌热者，本方治之，一也；潜伏梅毒时作疟状，发暴热，两

三日间苦闷者，亦用本方，二也；潜伏梅毒续发脚气病者，往往发热，呈窒扶斯热型，此时本方有大效，三也。本方宜细切囊包，浸以沸水，数振其囊，以出药汁，不可久煎，如是则易饮而实行亦便。〇渡边之书，名《东洋医学处方各论》，乃取浅田《方函口诀》而加以按语者，市上所行《汉和处方学津梁》，即其译本，然渡边之按语，较口诀颇为难译，此条系金君正愚代译，附书识谢。

渊雷案：五脏虚热，谓发热之非因外感实邪者，即东垣所谓内伤之类。方意在于行气，颇似四逆散及局方逍遥散，桔梗陈皮槟榔，开宣上中下三部，今人多喜此法。其方称饮子，加减随四时，橘皮称陈皮，药量以分计，药剂以帖计，以及合滓再煎等法，皆是宋以后法，绝非仲景方。程氏不载本方，《金鉴》谓方证不属，皆有所见也。至其用法，当如浅田之《口诀》，盖治原因不明之发热耳。渡边推测以为梅毒，则因日本遍地淫疮，狃于见闻之故，吾国宋以前绝少梅毒，古人岂能为千百年后预立方剂哉。且本方虽能治梅毒发热，实非根治梅毒之剂。渡边之煮法，亦是日本习惯，日商所售中将汤，附有小囊，即如此用。

丹波氏《医剩》云：药一贴，始见《金匮》柴胡饮子方后，或通作"帖"，盖是包裹粘贴之义。陈眉公《太平清话》云：宋朝吴郡士登科者，始于龚诚，其家居昆山黄姑庙，犹藏登第时金花榜帖，乃涂金纸，阔三寸，长四寸许，大书姓名，下有两知举花押，又用白纸作大帖，如药帖状，贮金花帖于中，外亦书姓名二字，盖以此报其人，以此知其制与斯邦药裸相似也。元坚云：药以"贴"称，宋以上所罕见，药滓再煮，见陶氏本草"序例"，然仅系于诸补汤所用。

长服诃梨勒丸方（疑非仲景方）

诃梨勒煨　陈皮　厚朴各三两

上三味，末之，炼蜜丸，如梧子大，酒饮服二十丸，加至三十丸。

此亦非仲景语，药所以去病，病去则药止，无常服之理，况三味皆破气行气之剂，非若后世补益之方，可以常服无害者。《金鉴》以为前篇治阴吹之方，亦与病理不合。

三物备急丸方（见《千金》，司空裴秀为散用亦可，先和成汁，乃倾口中，令从齿间得入，至良验）。

大黄一两　干姜一两　巴豆一两，去皮心，熬外研如脂

梨药各须精新，先捣大黄干姜为末，研巴豆内中，合治一千杵，用为散，蜜

和丸亦佳，密器中贮之，莫令歇。〇主心腹诸卒暴百病。若中恶客忤，心腹胀满卒痛如锥刺，气急口噤，停尸卒死者，以暖水若酒，服大豆许三四丸，或不下，捧头起灌令下咽，须臾当差，如未差，更与三丸，当腹中鸣，即吐下，便差。若口噤，亦须折齿灌之。

"歇"下，《千金》有"气"字，徐氏沈氏本同，程本《金鉴》并改作"泄"。

此与走马汤，俱是开通壅塞，取急吐下之方，惟彼有水毒，故佐杏仁，此则宿食停积，故佐大黄，彼但治心腹胀痛，此则卒死口噤，不但病情异，其缓急亦殊。中恶客忤，停尸卒死，皆言病之急暴，故方名"备急"。"中恶"已详走马汤下，"客忤""卒死"，亦见《巢源》，云："卒忤者，亦名客忤，谓邪客之气，卒犯忤人精神也。此是鬼厉之毒气，中恶之类。人有魂魄衰弱者，则为鬼气所犯忤，喜于道间门外得之，其状心腹绞痛胀满，气冲心胸，或即闷绝，不复识人，肉色变异，腑脏虚竭者，不即治乃至于死。"又云，"卒死者，由三虚而遇贼风所为也。三虚，谓乘年之衰，一也；逢月之虚。二也；失时之和，三也。人有此三虚，而为贼风所伤，使阴气偏竭于内，阳气阻隔于外，二气壅闭，故暴绝如死，若腑脏气未竭者，良久乃苏，然亦有挟鬼神之气而卒死者，皆有顷邪退乃活也。"丹波氏云："停尸"元考，盖是即"遁尸"。案《巢源·遁尸候》云："遁尸者，言其停遁在人肌肉血脉之间，若卒有犯触，即发动，亦令人心腹胀满拉痛，气息喘急，旁攻两胁，上冲心胸。瘥后复发，停遁不消，故谓之遁尸也。"

《千金方》云：张仲景三物备急丸，司空裴秀为散用，治心腹诸卒暴百病方。大黄、干姜、巴豆各等分，上皆须精新，多少随意。先捣大黄干姜，下筛为散，别研巴豆如脂，纳散中，合捣千杵，即尔用之为散，亦好下蜜为丸，密器贮之，莫令歇气。若中恶客忤，心腹胀满拉痛，口噤气急，停尸卒死者，以暖水若酒，服大豆许三枚，老小量之，扶头起，令得下喉。须臾未醒，更与三枚，腹中鸣转，得吐利便愈；若口已噤，可先和成汁，倾口中，令从齿间得入，至良（出第十二卷万病丸散门）。案此篇本系后人掇拾，非杂病论原文，《千金》此条，即其所据，故具录之，以资对校，又见《外台三十一卷》，文小异。

又云：雷氏千金丸，主行诸气，宿食不消，饮实，中恶心腹痛如刺，及疟方（于本方加桂心、硝石）。上五味，末之，蜜丸捣三千杵，服如大豆二丸，神验无比，已死折齿灌之。

又云：治遁尸尸疰心腹拉痛不可忍者方（本方去大黄，加桂心）。上三味，治下筛，以上酢和如泥，傅病上，干即易之。《千金·月令》云：抵圣备急丸，主干霍乱，心腹百病，疰痛等方，（即本方）丸如绿豆大，每服空心服三丸，快利为度。

《外台秘要》云：许仁则云："干霍大小便不通，烦冤欲死，宜急与巴豆等三味丸服之服取快利"（参看《伤寒论今释·霍乱篇》）。

又云：《古今录验》三味备急散，（即木方）本疗卒死感忤，宫泰以疗人卒上气，呼吸气不得下，喘逆，差后已（案即以字）为常用方（出第十卷因食饮水上气门）。渊雷案："常用"，非无病常服之谓，盖上气多反宴休作，若差后复因食饮水而上气，仍可以此治之，故曰常用尔。又云：《古今录验》，司空三物备急散（即本方），疗卒死及感忤，口噤不开者（出二十八卷卒死门）。

又云：崔氏备急散（即《千金》治遁尸尸疰之方）疗卒中恶，心痛胀满，欲吐短气（出三十一卷古今诸家散方）。

《圣惠方》云：备急丸，治霍乱心腹疰痛，冷气筑心。

又云：治因食热饱，及饮冷水过多，上攻肺脏，喘急不已（并即本方）。

又云：治干霍乱心腹疗痛，气短急，四体闷，不吐利，烦晼难忍，此名干霍乱，斯须不救，即杀人，急治方（于本方加入茱萸）。

又云：治恶疰心腹痛，如锥刀所刺，胀满欲死者，硝石圆（于本方加硝石、附子）。

又云：治暴癥气攻心腹胀痛，不欲饮食，宜服巴豆圆（于本方加木香、蓬莪茂）。

又云：治卒死及感忤，口噤不开者，宜服此方（即本方）。

《圣济总录》云：备急丸，治霍乱卒暴心腹痛。

又云：治小儿木舌，肿胀满口中，三物备急丸。

《十便良方》云：返魂丹，（即本方）治肠内一切卒暴百病。

《全生指迷论》云：若寒热如疟，不以时度，肠满膨脖，起则头晕，大便不通，或时腹痛，胸膈痞闷，此由宿谷停留不化，结于肠间，气道不舒，阴阳反乱，宜备急圆（出《幼幼新书·疟疾寒热交作门》）。

《澹寮集验方》云：曾有妇人，热而大便秘，脉实，子死腹中，已致昏不知人，医用备急圆，胎下人活。

程氏《医学心悟》云：独行丸，治中食至甚，胸高满闷，吐法不效，须用此药攻之，若昏晕不醒，四肢僵硬，但心头温者，抉齿灌之（即本方三味）。研细，姜汁为丸，如黄豆大，每服五七丸，用姜汤化下，若服后泻不止者，用冷粥汤饮之即止。

《方极》云：备急圆，治心腹卒痛者。《方机》云：治食滞腹痛者，心痛诸卒痛者，霍乱吐下心痛者。

原南阳砦草云：大食伤大霍乱妙方（即本方），突然腹痛甚烈，气绝者，用之，在上则吐，在下则泻，又数日在马上受风时，有病风眼者，痛烈时用之。

《春林轩丸散便览》云：大吕丸，治毒迫心下，心腹卒痛，气急者，此方即所谓备急圆，后世家之徒，多能用之，惟后世多用于食毒，其实不限于食毒，凡毒迫心下，急痛者，皆可用之。若不大便，或因腹满急痛，致四肢微冷，或中暑毒，迫于心下而急痛，用理中汤香薷饮等难效者，皆可用此方。

《类聚方广义》云：此方治饮食伤霍乱，一切诸病暴发心腹满痛者。妊娠水肿，死胎冲心，便秘脉实者，用之则下。紫圆亦佳，但当审其人强弱以处之。

又云：霍乱病虽因外感，盖属伤食，又有挟疝症激动者，其不吐不下，胸腹剧痛者，当先与备急圆紫圆以吐下之，腹痛闷乱止，呕不止，药汁不入者，宜小半夏加茯苓汤，以止其呕；吐下后头痛发热，身疼痛，渴而呕吐，小便不利，脉浮数者，宜五苓散；前症吐利不止，四肢微冷，好热饮者，人参汤；吐下止，大热大渴，烦躁，心下痞硬者，白虎加人参汤；前症头痛汗出，恶寒，身体疼痛，心下不痞硬者，白虎加桂枝汤；干呕不止，冷汗厥逆，转筋腹痛，脉微欲绝者，可用四逆汤。苟精究攻伐之术，治安之策，设施不误，贝 Ij 起其可起者，岂难事哉。

元坚云：此方所主，其证极暴极实，仅有顾虑，祸速反掌，是以其治要在短刀直入，咄嗟奏凯，故巴豆辛热峻下，以为之君，大黄为臣，以辅峻下之用，干姜为佐，以助辛热之性，三味相借，其功益烈，为攻泻诸方之冠，所以能相抵当也。《雷公炮炙论》云：云如大豆许者，取重十两鲤鱼目比之。方舆輗云：此丸本酒服之方，今医多用白汤送下，然用酒则助药力，其功更大。一男子伤食，社中医生用备急走马等，无寸效，伎穷之余，试令饮酒，仍服前药，遂得快吐下而康复。《建殊录》云：有怼首坐者，伯州人也，游京师，一日谒先生曰："顷者得乡信，贫道戒师某禅师者病肿胀，二便不通，众医皆以为必死，将还侍汤药，愿得先生备急圆者而往矣。"乃作数剂与之，比及首坐还，禅师仅存呼吸，即出备急圆服之，下利数十行，肿稍减，未及十日，痊愈。

又云：病人一日卒倒，呼吸促迫，角弓反张，不能自转侧，急为备急圆饮之（每服重五钱）。下利如倾，即复故。

《漫游杂记》云：一男子，病疥癣，以散药摩擦数日而愈，后作汤药浴焉，浴后中风，发寒热，毒气内攻，满身暴胀，两便断而不下，气急脉数，不能移一步，请余。余谓家人曰："斯症死不旋踵，非峻攻之药，则难与争锋。"与备急圆五分，快利三行，其明，作东洋先生赤小豆汤（赤小豆、商陆、麻黄、桂枝、反鼻、连翘、生姜、大黄），使服三大碗，又利二行，其明又与备急圆，利十余行，毒气渐减，疮痕发脓，续与赤小豆汤，二十余日而痊愈。

又云：大坂贾竖，感暑泄利，其妻少而姣，时医皆以为虚火上冲，与益气汤三十余日，下既断，心下绞痛，三日夜无间断，四肢拘挛，口不能言，服附子理中汤数帖，不治欲死，请余，余曰："是邪毒结而上攻，当下之。"医生暨旁人皆不可，贾竖特曰："下之虽死，不下亦死，死则一也，不如服之无遗憾。"于是与备急圆二十粒。服后闷满，食顷，绞痛不发，而便未得下，余诊其腹，脐下隐然怒胀，曰："是心下虽已解，药气为疝所闭耳。"乃作黄连泻心二帖进之，其夜二更，便下，家人来报，余曰："当不过五六行，无他故也。"至明，下六行，神气轻健，得行步，与半夏泻心加大黄汤，二十日而痊愈。

《续建殊录》云：一男子，当食时，忽咽痛，少间，手足厥冷，如死者状。二医诊之，一医以为寒疾，一医以为缠喉风。曰"此证宜备急圆，然未之试"，故辞不疗，乃迎先生审之。先生曰："备急圆固的当也。"与之，一时许，大便快通，疾如洗。

〇治伤寒令愈不复。紫石寒食散方（见《千金翼》）

紫石英　白石英　赤石脂　钟乳碓炼　栝蒌根　防风桔梗　文蛤　鬼臼各十分　太一余粮十分，烧干姜　附子炮，去皮　桂枝去皮，各四分

上十三味，杵为散，酒服方寸匕。

见《千金翼》第十五卷大补养门，云："张仲景紫石寒食散，治伤寒已愈不复方"，《巢源·寒食散发候》云"仲景经有紫石英方"，盖即指此。《千金翼》论曰："病患已成，即须勤于药饵，所以立补养之方。此方皆是五石三石大寒食

丸散等药，自非虚劳成就，偏枯著床，唯向死近，无所控告者，乃可用之。斯诚可以起死人耳，平人无病，不可造次著手，深宜慎忌。"据此，则诸石寒食方，本以治久病痼疾，谓之寒食者，服药后须冷食，冷水浴，减衣薄覆卧故也。而贪妄之徒，服此以求长生，方及服食法度，详《巢源》《千金翼》。然其弊往往痈疽陷背，夭害年命，故又有石发解散诸方，占诗十几首，"服食求神仙，多为药所误"，盖服石之风，盛于汉魏，至唐以后始衰歇，今人则莫敢妄试矣。又案《千金翼》治"伤寒已愈不复"，盖谓气体不恢复，《金匮》云"治伤寒令愈不复"，乃似食复劳复之复，此编次者之误，徐注直云"愈而不复发"，非也。又，《医心方》第二十卷服石方中，引仲景方四首。盖仲景别有服石方，在《伤寒杂病论》之外，而今佚矣。《宋史·艺文志》既录张仲景《伤寒论》及《金匮要略方》，又录张机《金石制药法》一卷，可证也。

救卒死方

薤捣汁，灌鼻中。

自此以下，救卒死诸方，并出《肘后》，云"张仲景诸要方"，盖相传出于仲景也。卒死即西医所谓假死状态，大概因呼吸中枢（在延髓中）之机能突然停息之故，故诸方大半取其刺激性。《肘后》云："凡卒死中恶及尸蹶，皆天地及人身自然阴阳之气，忽有乖离否隔，上下不通，偏竭所致，故虽涉死境，犹可治而生，缘气未都竭也。当尔之时，兼有鬼神于其间，故亦可以符术而获济者。"《巢源》亦有说，引见前备急丸条。《千金方》云："治卒魇死方，捣韭汁灌鼻孔中，剧者灌两耳，注云：'张仲景云灌口中'。"案耳鼻皆有孔窍以通咽喉，薤与韭皆属百合科，而味辛，若取其刺激，则口耳不如鼻，韭不如薤矣。《金鉴》云：薤白类蒜而小，北人谓之小根菜，南人谓之钓乔是也。捣汁灌鼻，亦通窍取嚏之意也。

又方

雄鸡冠割取血。管吹内鼻中。

《肘后》云：割丹雄鸡冠血。

猪脂如鸡子大，苦酒一升，煮沸，灌喉中。

鸡肝及血涂面上，以灰围四旁，立起。

肝，《肘后》作"冠"。

大豆二七粒，以鸡子白并酒和，尽以吞之。

以上四方，皆有厌胜之意，涂鸡血于面，以灰围病人，是绝无药效可言，直是厌胜法耳。末一方吞大豆，若不研细，恐卒死之人，转致哽噎，即研细，亦恐不得效也。《金鉴》云：雄鸡冠血及肝，卵白猪大豆酒醋等物，无非用阳物以胜阴祟也。管吹内鼻中，谓将鸡冠血或合热酒，含在病人口内，以苇管或笔管插入病人鼻孔中，使气连药吹之，其药自能下咽，气通噤自开也。

救卒死而壮热者方

矾石半斤，以水一斗半，煮消，以渍脚，令没踝。

卒死，概因呼吸中枢之停息，身壮热，则司造温之中枢亦受扰乱矣。矾汤渍脚者，矾性收濇，汤则温暖，俗谓"引火归原"，其实亦是诱导法，温濇其下，即所以平上部之兴奋，"历节篇"载本方治脚气冲心，可见也。程氏云：厥阳独行，故卒死而壮热。岐伯曰："血之与气，并走于上，则为大厥，厥则暴死。"矾石收濇药也，以之浸足而收敛其厥逆之气。

救卒死而目闭者方

骑牛临面，捣薤汁灌耳中，吹皂荚末鼻中，立效。

《肘后》又云：治卒魇寐不寤，以牛蹄或马蹄临魇人上，亦可治卒死，青牛尤佳。《千金》云：卒死无脉，无他形候，阴阳俱竭故也，治之方，牵牛临鼻上二百息，牛舐必差，牛不肯舐，著盐汁涂面上，牛即肯舐。案《肘后》之意，用牛全为厌胜，《千金》似以牛息引人息，犹今世人工呼吸之意。又诸兽之臊，唯牛臊最适于鼻，久嗅不觉其恶，则骑牛临面与牵牛临鼻，于卒死魇死人之呼吸作用，殆有化学之效欤。薤汁灌耳，皂荚末吹鼻，与牛舐面，皆刺激以恢复其知觉也。

救卒死而张口反折者方

灸手足两爪后十四壮了，饮以五毒诸膏散（有巴豆者）。

《外台》十四上有"各"字，注四字，为原文，作"有巴豆者良"五字，《肘后》亦为原文。程氏云：灸手足两爪后，当是灸两手足爪后，其文则顺，以十爪甲为十二经之终始，灸之以接引阳气，而回卒死。五毒诸膏散方未见。

丹波氏云：《肘后卒死门》云：有三物备急丸散及裴公膏，救卒死尤良，裴氏五毒神膏，见于百病备急散膏，无巴豆（案雄黄、朱砂、当归、椒、乌头、猪脂），而《千金》加巴豆、莽草、薤白，为裴公八毒膏，所谓五毒诸膏散，盖此类也。五毒，《周礼》郑注"石胆丹砂雄黄矾石磁石"。今考五毒膏八毒膏，但用丹砂雄黄耳，其余并他品，而为五味八味也。

救卒死而四肢不收。失便者方

马屎一升，水三斗，煮取二斗，以洗之，又取牛洞（稀粪也）一升，温酒灌口中，灸心下一寸，脐上三寸，脐下四寸，各一百壮，差。

《外台》，洗之作"洗足"，牛洞作"牛粪"。

程氏云：卒死而四肢不收者，无阳以行四末也，失便者，正气衰微，不能约束便溺也。物之臭者，皆能解毒杀邪，故以牛马粪及后条狗粪治之。心下一寸，当是上脘穴；脐上三寸，当是中脘穴；脐下四寸，当是关元穴。灸之以复三焦之阳，而回其垂绝之气。渊雷案：依灸法，当灸上脘中脘关元，然同身寸法，自胸骨剑突之下端（即鸠尾穴）至脐，作七寸，上脘在鸠尾下二寸，脐上五寸，中脘在上脘下一寸，脐上四寸。其在脐上三寸者，乃建里也；关元在脐下三寸，其在脐下四寸者，乃中极也；针灸书亦无心下若干寸之文，为其心之部位不明了也。盖救卒死诸条，欲便常人急用，故寸法不合灸书。

救小儿卒死而吐利，不知是何病方

狗屎一丸，绞取汁，以灌之，无湿者，水煮干者取汁。

《肘后》用马矢，《本草纲目》时珍曰："狗屎所治诸病，皆取其解毒之功。"渊雷案：小儿无知识，手攫得物，辄以入口，故卒死吐利，不知何病者，即有中毒之疑，而用狗屎，徐氏以为消化，《金鉴》以为发阳气，殆不然。

○尸蹶，脉动而无气，气闭不通，故静而死也，治方（脉证见上卷）

菖蒲屑，内鼻两孔中吹之，令人以桂屑著舌下。

亦见《肘后》《外台》，并引张仲景，《肘后》"舌下"下更有"又云扁鹊法治楚王效"九字。原注"脉证见上卷者"，徐镕《附遗》谓即首篇"寸脉沉大而滑"一条，是也。《三因方》名内鼻散。《肘后》云：尸蹶之病，卒死而脉犹动，听其耳中，循循如啸声。而股间暖是也，耳中虽无啸声而脉动者，故当以尸蹶救之。《巢源·尸厥候》云："尸厥者，阴气逆也。此由阳脉卒下坠，阴脉卒上升，阴阳离居，营卫不通，真气厥乱，客邪乘之。其状如死，犹微有息而不恒，脉尚动而形无知也，听其耳内，循循有如啸之声，而股间暖是也，耳内虽无啸声而脉动者，故当以尸厥治之（下言脉与本经首篇所云略同不具录）。"据此，知尸蹶亦是一种假死，其证候为脉动而无气，耳中如有啸声，股间暖（言股间暖则他处已冷矣）。扁鹊所治虢太子，正是此病，见《史记》本传及《说苑》。菖蒲屑吹鼻，桂屑著舌下，皆取其刺激开窍也。

又方

剔取左角发方寸，烧末酒和，灌令入喉，立起。

《肘后》方寸间有"二字"，《外台》作方"寸匕"，案剔，《素问》作"荔"，依《说文》，当作"荔"，云鬂发也，鬂即俗剃字。

程氏云：《内经》曰："邪客于手足少阴太阴足阳明之络，此五络皆会于耳中，上络左角，五络皆竭，令人身脉皆动，而形无知也，其状若尸，或曰尸厥。以竹管吹其两耳，荔其左角之发，方一寸，燔治，饮以美酒一杯，不能饮者灌之，立已（见缪刺论）。"今仲景亦剔左角之发治者，以左角为阳气之所在，五络之所绕，五络皆竭，故剔其五络之血余以治之，和以酒灌者，助药力而行气血也。渊雷案：本方原出《素问》，《素问》之意，当如程说，然所谓邪与络，皆涉渺茫，难以信据。考之本草，乱发消瘀治惊痫，或者脑部血管有栓塞，遂成假死症状歟。

〇救卒死客忤死，还魂汤主之，方（《千金方》云：主卒忤鬼击飞尸，诸奄忽气绝，无复觉，或已无脉，口噤拗不开，去齿下汤。汤下口不下者，分病人发左上，捉搚）肩引之。药下复增取一升，须臾立甦。

麻黄三两，去节，一方四两　杏仁去皮尖，七十个　甘草一两，炙　千金用桂心二两

上三味，以水八升，煮取三升，去滓，分令咽之，通治诸感忤。

《肘后》无方名，冠以《张仲景诸要方》六字，用麻黄四两，《千金翼》同。《千金》主疗文，与原注所引小异，"卒忤"间有"感"字，"无脉"作"死绞"，"口噤"下无"拗"字，"下口"作"入口"，"搚"作"踏"，"取"下有"尽"字，"甦"作"苏"。方有桂心二两，《外台》引《肘后》同（今本《肘后》无桂心）。方后云："通疗诸昏客忤良。"案此方有桂心，即是伤寒麻黄汤，卒死热高者可用，其无热者，不用桂心为是。《金鉴》云：中恶客忤，便闭里实者，仲景用备急丸，可知无汗表实者，不当用备急丸通里，当用还魂汤以通表也。通里者，抑诸阴气也；通表者，扶诸阳气也。昧者不知，以麻黄为入太阳发汗之药，抑知不温覆取汗，则为入太阴通阳之药也，阳气通动，魂可还矣。渊雷案：抑诸

阴气，谓排除有形的物质也；扶诸阳气，谓鼓动无形之机能也。此盖因呼吸停止而假死，故用麻黄杏仁。

方舆輗云：此方为起死回生之神剂，还魂之名，诚不愧也。小儿有作搐而死，至两三日不醒者，间可起之。余通家一幼儿，尝病此症，医人纷集，投惊药数方，且针且灸，殆尽其治，一不见效，病势已极，皆曰不治。余最后至，其脉初诊沉绝，稍久则时见生机仿佛，因谓病家，此子病势已危，以余观之，全是热邪郁闭之极，得一发泄，庶几可回春，即作还魂汤与之，令其母抱而被覆，须臾汗出即醒。盖还魂汤原无发汗之说，今用此被覆，出于予之胸臆，余常值小儿发热昏沉，务发其汗，十不一误，此症若遽用金石脑麝，不惟不醒，反引邪深入，祸在反掌之间。喻嘉言曰："小儿发热昏沉，务择伤寒名家，循经救疗，百不失一。"确论也。渊雷案：小儿得急性热病，往往发痉挛，此本非脑病，散其热则痉挛自止，时医治热病，用豆卷、豆豉等迁延失表，此证尤多，有持之案，深可省玩。

又方

韭根一把　乌梅二七个　吴茱萸半升，炒

上三味，以水一斗煮之，以病人栉内中，三沸，栉浮者生，沉者死，煮取三升，去滓，分饮之。

《肘后》用乌梅二十枚，吴茱萸半斤。《外台》引《肘后》，用乌梅十四颗，水一斗作"劳水一升"。

徐氏云：韭根有薤白之功，乌梅有开关之力，吴茱萸能降浊阴，阴降而关开，则魂自还，故亦取之。程氏云：方亦可解，而栉之浮沉则不可解也。渊雷案：前方开气管之闭塞，此方除胃中之黏痰，二者皆足以致假死。栉之浮沉，则无理。

救自缢死，且至暮，虽已冷，必可治；暮至旦，小难也，恐此当言阴气盛故也。然夏时夜短于昼，又热，尤应可治。又云：心下若微温者，一日以上犹可。治之方。

徐徐抱解，不得截绳。上下安被卧之，一人以脚踏其两肩，手少挽其发，常弦弦勿纵之；一人以手按据胸上，数动之；一人摩捋臂胫，屈伸之，若已僵，但渐渐强屈之，并按其腹。如此一炊顷，气从口出，呼吸眼开，而犹引按莫置，亦勿苦劳之。须臾，可少桂汤及粥清含与之，令濡喉，渐渐能咽，及稍止。若向令两人以管吹其两耳，橐好。此法最善，无不活者。

《外台》，无"救"字，冠以"仲景云"三字，"治之方"三字作"活"一字，

"及稍止"作"乃稍止"，"若向"二字作"兼"一字，"罙"作"弥"，并是。阴气，徐镕本俞桥本及诸家注本并作"忿气"，非。案"恐此当言"四句，盖后人注语，故上有"仲景云"字，下复有"又云"字也。

　　且至暮，则自缢必当卧起时，体力休养较充，故易救；暮至旦，则自缢必在将卧之前，体力较疲，故难救。不但阴气之盛也，心下微温，则呼吸循环皆停止未久，故犹可活。徐徐抱解，不得截绳，恐截绳则死者颠仆撞击，伤其垂绝之气也。踏肩挽发，弦弦勿纵，引伸其气管，勿令瘪缩也。弦弦者，微急之意，犹俗言紧绷绷。按据胸上，屈伸臂胫，皆是人工呼吸，又以恢复其四肢之血液循环也。按据屈伸之迟数，当以平人呼吸为度，每分钟约十六次。今之人工呼吸法，仰卧病人于空气流通之处，枕其背，使胸廓高起，一人跪其顶前，持其肘，伸之向顶，屈之向胸，一人跨跪病人腰际，两掌轻按其胸，视屈肘时，以两拇指重按其心窝，伸肘则急去掌，如是反复行之，则窒息者自苏。亦可闭塞病人鼻孔，救者接其口而极吹之，此以管吹两耳，盖亦通气之意。丹波氏云：桂汤，诸书无考，盖此单味桂枝煎汤耳。而《洗冤录》引本经之文，后载官桂汤方，未知何本。官桂汤，广陈皮八分，厚朴、半夏各一钱，肉桂、干姜各五分，甘草三分。

　　《金鉴》云：此法尝试之，十全八九，始知言果不谬。程氏《医学心悟》云：予尝见自暮至旦，而犹救活者，不可轻弃也。顾氏《疡医大全》云：必须心口尚温，大便未下，舌未伸出者，救活。渊雷案：此法不特缢久者不得活，即心口尚温者，亦不能必活，然舍此更无他法，诸急救固无必效之法也。又，他书所载救缢死法，皆本此文，而切戒割断其绳，谓须徐徐抱解，又有用软绵塞肛门及女子阴者。愚谓仓促割绳，恐其颠坠震伤耳，若绳系死套头，急不得解，则抱起后，割开其结，使速松气管，殆未为不可。至绵塞前后阴，谓防泄气，揆诸生理，似不相合，然尝见处绞刑者，绞时腹膨起，行刑者蹴之使失气，云否则绝而复苏，是自缢者不得失气，亦非全妄，塞之既无害，过而信之可也。他书所载救自缢法，有足资参校者，撮录于后。

　　《巢源》云：以绳物系颈自悬挂致死，呼为自缢，若觉早，虽已死，徐徐捧下，其阴阳经络虽壅闭，而脏腑真气故有未尽，所以犹可救疗，故有得活者，若见其悬挂，便忽遽截断其绳，旧云则不可救。此言气已壅闭，绳忽暴断，其气虽通，而奔进运闷故，则气不能还，即不得复生。

《千金》云：治自缢死方，凡救自缢死者，极须按定其心，勿截绳，徐徐抱解之，心下尚温者，以氍毹覆口鼻，两人吹其两耳。又方：强卧，以物塞两耳，竹筒内口中，使两人痛吹之，塞口旁，无令气得出，半日，死人即噫，噫即勿吹也。又方：捣皂荚细辛屑，如胡豆大，吹两鼻中。又方：刺鸡冠血出，滴著口中，即活，男雌女雄。又自缢死，灸四肢大节陷大指本文，名曰地神，各七壮（案《千金》共有十一方，录传抄最广者五方）。

《外台》云：《肘后》葛氏疗自缢死，心下尚微温，久犹可活方：徐徐抱解其绳，不得断之，悬其发，令足去地五寸许，塞两鼻孔，以其芦管内其口中至咽，令人嘘之，有顷，其腹中砉砉转，或是通气也，其举手捞人，当益坚捉持，更递嘘之，若活了能语，乃可置，若不得悬发，可中分发，两手牵。又方：皂荚末，葱叶吹其两鼻孔中，逆出，复内之。又方：以芦管吹其两耳，极则易人吹，取活乃止，若气通者，以少桂汤稍稍咽之，徐徐乃以少粥清与之。

菅氏《五绝治法》云：徐徐放下，将喉气管捻圆，揪发向上揉擦，用口对口接气，粪门用火筒吹之，以半夏皂角搐鼻，以姜汁调苏合香丸灌之，或煎木香细辛汤调灌，亦得。如苏可治，绳小痕深，过时身冷者，不治。

〇凡中暍死，不可使得冷，得冷便死。疗之方：

屈草带，绕踢人脐，使三两人溺其中，令温。亦可用热泥和屈草，亦可扣瓦碗底按，及车缸，以著喝人，取令溺，须得流去。此谓道路穷，卒无汤。当令溺其中，欲使多人溺，取令温，若汤，便可与之，不可泥及车缸，恐此物冷。喝既在夏月，得热泥土，暖车缸，亦可用也。

此方，《外台》引《肘后》，而今本《肘后》无之，云：以屈革带绕喝人脐，使三四人尿其中，令温，亦可用泥上屈草，亦可扣瓦碗底若脱车缸，以著喝人脐上，取令尿不得流去而已，此谓道路穷急无汤，当令人尿其中。仲景云："欲使多人尿，取令温，若有汤，便可与之。"仲景云："不用泥及车缸，恐此物冷，喝既在夏月，得热上泥暖车缸，亦可用也。"《医心方》亦引葛氏方，其文少异，不具录。

此亦中热而衰竭之证，与第二篇太阳中暍首条之证同理，彼不遽死，而此卒死者，或因体禀本弱，或因劳伤嗜酒，故不胜暴热灼烁而卒死也。病属虚寒（参看太阳中暍条），故得冷便死，《金鉴》谓恐其闭热在内，非也。屈草溺脐，盖即温熨之意，气海关元诸穴，皆近在脐下，阴证宜灸者往往取之，可以互证。程氏云：本草，车辖一名车缸，即车轴铁辖头。

《三因方》云：中暑闷倒，急扶在阴凉处，切不可与冷，当以布巾衣物等蘸热汤，熨脐中及气海，续以汤淋布上，令彻脐腹，暖即渐醒。如仓卒无汤处，掬道上热土于脐上，仍拨开作窝子，令人更溺于其中，以代汤。急嚼生姜一大块，冷水送下，如已迷乱闷，嚼大蒜一大瓣，冷水送下，如不能嚼，即用水研灌之，立醒。

叶氏《避暑录话》云：道路城市间，中暑昏仆而死者，此皆虚入劳人，或饥饱失节，或素有疾，一为暑气所中，不得泄，则关窍皆窒，非暑气使然，气闭塞而死也。大蒜一握，道上泥土杂研烂，以新水和之，滤去滓，划其齿灌之，有顷即苏。

救溺死方

取灶中灰两石余，以埋人，从头至足，水出七孔，即活。

此方，《外台》引《小品》"云疗溺死，若身尚暖者方"，注云："《备急》《肘后》《千金》同。"案《医心方》载此方，亦引葛氏，而今本《肘后》无考，又《医心方》引《小品》，及《千金》，法并较详，引见下。

溺水死者，非死于水，乃死于窒息也。当落水之际，苟能自闭口鼻，留少许气勿呼出，则肺泡开张，胸部较轻于下体，自然浮而不沉，水及肩而止，不致淹口鼻以窒息。然不善泅者入水，水及腹即微喘，此因腹部季肋受水之压力，膈膜难于下推故也，若水及胸，胸部亦受压不易开张，于是肺中之气尽被挤出，肺泡不空，上体失其浮力，水遂淹及口鼻，此时其人张口欲得吸气，水从口鼻涌入，不可复御。然会厌软骨之效犹在，水入咽头，软骨闭锁气管口，水则由食管以入于胃，胃中水满，则体重自增，复上迫膈膜，使肺气愈出而肺泡愈瘪，于是其人下沉，窒息而死矣。死后内脏渐腐，肠中放出气体，令腹大如鼓，体积增则比重减，遂复浮起，故溺死至自浮起者，内脏必已腐坏，不可救矣。其可救者，自以恢复呼吸为第一义，则人工呼吸法，及上文救缢诸法，凡以恢复其呼吸者，皆可择用；其次则去除胃中之水，水在胃，虽无大害，然能障碍膈膜之机能，则亦足障碍呼吸，故宜去除。今但用灶灰埋入，既非恢复呼吸，亦非去除胃水，但取其温暖干燥，似非救溺切要之法，惟温暖所以保持体温，干燥所以恢复肌表之血液循环，溺死者浸压既久，肌表之血循环不利可知，用灶灰以吸收水分，使肌肤干燥，浅层动脉之血液循环易于恢复，是亦救溺时之一功用也。既知用灶灰之理，则灰宜取草本植物之新烧者，为其温暖细软，富有吸水力也，竹木煤炭及久冷死灰，皆不活用。

《金鉴》云：尝试蝇子落水而死者，用灶灰埋之，自活。渊雷案：此本李时珍之说，出《本草纲目》冬灰条，然试于蝇而验者，岂可遽信其施于人而亦验？西人恃动物试验以尝药，所试者皆是哺乳类动物，犹恐未可遽施于人。何则？动物与人，生理病理殊异处甚多。木鳖子人食之无害，犬食之辄死；疟原虫入于人之血液循环，其人必病疟，以试验于动物，竟无丝毫影响；马牛羊染脾脱疽菌，鲜能逃死，人染之，但生脓疖而已；同是人矣，美洲热带盛行黄热病，染者辄死，而蒙古人种黑色人种曾无感受性。由是推之，动物试验之结果，施于人体治疗，岂能悉合。况蝇之贱劣易活，其生活状态之远于人类，又非哺乳动物之比，安得以活蝇者即可以活人乎？又，原文"水出七孔"，亦未安。用此法以救溺人，若有口鼻出水者，其人之生活机能未绝，自然呕水，当非埋灰之力，两耳有耳咽管，通于咽头，与口鼻同时出水，亦或可能，两目则绝不能出水，其苏而出水者，非水，乃苦闷咳呛而泪出耳。今云"水出七孔"，非也。

《千金方》云：治落水死方：以灶中灰布地，令厚五寸，以甑侧著灰上，令死人伏于甑上，使头小垂，下抄盐二方寸匕，纳竹管中，吹下孔中，即当吐水，水下，因去甑，下死人著灰中，壅身，使出鼻口，即活。又方：掘地作坑，熬数斛灰，内坑中，下死人，覆灰，湿澈即易之，勿令大热博人，灰冷更易，半日即活。又方：倒悬死人，以好酒灌鼻中，又灌下部，又酢灌鼻，亦得。又方：绵裹皂荚，内下部中，须臾水出（《医心方》引《小品方》云"捣皂荚作末"，又云"须臾牵出即活也"）。又方：裹石灰，内下部中，水出尽则活。又方：熬沙覆死人面，上下有沙，但出鼻口耳，沙冷湿即易（《医心方》引《集验方》同）。又方：屈两脚，著生人两肩上，死人背向生人背，即负持走行，叶出水便活。

《医心方》云：《小品方》治溺水死方，以灶灰布著地，令厚五寸，以甑倒覆灰上，以溺人覆伏甑上，口中水当出也，觉水出，复更别熬灰令暖，置之，溺人口中水已出极多，便去甑，即以暖灰壅溺人通身，但出口鼻耳，小时便苏醒则活也。又方：令二健人抱溺人倒卧，沥溺入水出尽，便活也。

渊雷案：《小品》《千金》诸方，皆主吐出水。似胜于徒埋灰中，临急择用可也，然诸救溺方未有主恢复呼吸者。意者，溺水时腹内外压力俱大，肺体已缩至常度以下，拯之出水，则外压除，以法使吐水，则内压亦除，压力既除，肺体自能以弹力稍扩张，入气少许，因得自复呼吸饮。

上疗自缢溺暍之法，并出自张仲景为之，其意殊绝，殆非常情所及，本草所能关，实救人之大术矣。伤寒家数有暍病，非此遇热之暍（见《外台》《肘后》目）。

见《外台》第二十八卷热暍方门，"其意"下有，"理"字，本草上有"亦非"字。"关"一字作"开悟"二字，"数"一字作"别复"二字。丹波氏云：《外台》引《肘后》，今本《肘后》无考，原注"目"字，疑是"同"字讹，俞本无目字，是。渊雷案：此篇之暍，与第二篇之暍，本是一病，但有缓急重轻之异，彼但发热恶寒，此则卒然闷倒，故彼可从容服药，此须当时急救耳。葛氏谓伤寒家别复有暍，误矣，陈氏《三因方》已辨之，而误以葛氏语为林氏语，云："伤寒中暍，其实一病，但轻重不同。"新校正"《要略》者，乃云伤寒家别有暍病，非也"。

治马坠及一切筋骨损方（见《肘后方》）

大黄一两，切浸汤成下　绯帛如手大，烧灰　乱发如鸡子大，烧灰用　久用炊单布一尺，烧灰　败蒲一握三寸　桃仁四十九个，去皮尖，熬　甘草如中指节，炙剉

上七味，以童子小便，量多少，煎汤成，纳酒一大盏，次下大黄，去滓，分温三服。先剉败蒲席半领，煎汤浴，衣被盖覆，斯须通利数行，痛楚立差，利及浴水赤，勿怪，即瘀血也。

今本《肘后》不见此方，惟《千金》二十五卷被打门，治腕折瘀血方下注云"《肘后》云用大黄云云"，其文具录于下，此盖宋以前旧注，故林亿据之。

徐氏云：从高坠下，虽当救损伤筋骨为主，然顿跌之势，内外之血必无不瘀，瘀不去则气不行，气不行则伤不愈。故以桃仁大黄逐瘀为主，绯帛红花之余，乱发血之余，合童便以消瘀血，败蒲亦能破血行气，故入煎能疗腹中损伤瘀血，汤浴能活周身血气，然筋骨瘀血，必有热气滞郁，故以炊单布受气最多而易消者，以散滞通气，从其类也，加少炙甘草，补中以和诸药也。

渊雷案：此方用炊单布，又曰剉曰煎，殆非仲景法也。凡治跌扑损伤，大法

主逐瘀行血，所以然者，恢复损伤，须细胞之滋生，而瘀血停留，则诸脏器之机能俱受障碍，损伤处不易滋生新细胞故也。然亦须随证消息，若失血过多，衰弱甚者，即不宜恣意逐瘀，当兼补气血；又有瘀血甚少，不须荡涤，而别成他种证候者，不可一概论治，此方专主逐瘀，守其常耳。绯帛，好古云："主坠马及一切筋骨损"，时珍云："烧研疗血崩金疮出血。"炊单布，盖围甑之布，他书未见人药者。唯李氏《纲目》载之，即据本方为说。败蒲亦即蒲席（参看十三篇蒲灰散），《别录》云"主筋溢恶疮"，甄权云："单用破血。从高坠下，损瘀在腹拉痛，取久卧者，烧灰酒服二钱。"浴水赤，当是败蒲席之色，绝非瘀血，浴之使瘀血行化，理固可通，皮里之瘀，岂能涤除于浴汤哉？

《千金方》云：治腕折瘀血方：大黄如指节大一枚，桃仁四十枚，乱发一握，上三味，以布方广四寸，以绕乱发，烧之，畋咀大黄桃仁，以酒三升，煮取一升，尽服之，血尽出。注云：《肘后》云，"仲景方用大黄三两，绯帛子如手大，灰，乱发如鸡子大，灰，久用炊单布方一尺，灰，桃仁四十九枚，败蒲席一握，长三寸，切，甘草一枚，如指大，以童子小便量多少煎汤成，内酒一大盏，次下大黄，分温为三服。别判败蒲席半领，煎汤以浴。衣被密覆，服药须通利数行，痛楚立差。利及浴水赤，勿怪，即瘀血也。"

附记 元坚云：《医心方》服石方中，引张仲景者凡四道，未知本经之遗否，姑附载于下：○张仲景云：解散发（案谓所服寒食散，药力发作也）烦闷，欲吐不得，单服甘草汤，甘草五两，切，以水五升，煮取二升，服一升，得吐即止。○张仲景方云：黄芩汤，治散发腹内切痛方，支子（案即栀子）二两，香豉三升，黄芩二两，凡三物，切，绵裹，以水九升，煮取三升，分三服，以衣覆卧，厼（原文如此，案似亦字）应有汗。○张仲景云：半夏汤，治散发干欧（案即"干呕"字）不食饮方，半夏八两。洗炮，生姜十两，桂心三两，橘皮三两，上四物，以水七升，煮取三升半，分三服，一日令尽。○张仲景方：治寒食散，大小行（案即大小便也）难方，香豉二升，大麻子一升，破，上二物，以水四升，煮取一升八合，去滓停冷，一服六合，日三。

第二十四 禽兽鱼虫禁忌并治

论辩二首 合九十法 方二十一首

以下二篇，其文多见《肘后》《巢源》《千金》《外台》《医心方》诸书，《外台》《医心》皆不引仲景，盖本非杂病论遗文，撰次者掇拾以附益也。案《金匮》旧刻，皆题王叔和撰次，而此二篇中合食诸禁，见《医心方》引《养生要集》者，多云"高平王熙叔和曰"，然则此二篇者，真叔和所撰入欤？注家惟徐程沈氏及《金鉴》载之，今亦不删，以存《要略》全帙。篇中诸禁忌，有验有不验，其理皆难晓，程氏《金鉴》喜凭臆作解，识者无取焉，今但引《肘后》《千金》诸书互证，不敢强解。又案，王叔和以字行，人皆不知其名，据《养生要集》，乃知名熙。

凡饮食滋味，以养于生，食之有妨，反能为害。自非服药炼液，焉能不饮食乎？切见时人，不闲调摄，疾疢竞起，若不因食而生，苟全其生，须知切忌者矣。所食之味，有与病相宜，有与身为害。若得宜则益体，害则成疾，以此致危，例皆难疗。凡煮药饮汁以解毒者，虽云救急，不可热饮，诸毒病得热更甚，宜冷饮之。

服药炼液，谓道家辟谷，能不饮食也。"闲"，习也，"疢"，丑忍切，热病也。若不因食之"若"字，徐云恐是"无"字，沈云恐是"莫"字，案无论为"无"字"莫"字，其上当有"人"字。下句"苟全"之间当有"欲"字，词意乃达。程氏云：凡物之毒者必热，热饮则助其毒势也。丹波氏云：王充《论衡·言毒篇》云："夫毒，太阳之热气也，中人人毒，人食凑瀵者，其不堪任也，不堪任则谓之毒矣。"又云"天下万物，含太阳气而生者，皆有毒螫，在虫则为蝮蛇蜂虿，在草则为巴豆冶葛，在鱼则为鲑与鲐鱼"（以上丹波引《论衡》），乃知毒物皆热也。渊雷案：有毒物质绝非太阳之热气所生，王说在今日，已显然谬误，然毒药多热，解毒之宜冷饮，则是事实。《医心方》引《医门方》亦云尔。

肝病禁辛，心病禁咸，脾病禁酸，肺病禁苦，肾病禁甘。春不食肝，夏不食心，秋不食肺，冬不食肾，四季不食脾。辨曰：春不食肝者，为肝气王，脾气败，若食肝，则又补肝，脾气败尤甚，不可救。又肝王之时，不可以死气入肝，恐伤魂也。若非王时，即虚，以肝补之佳。余脏准此。

伤，徐镕本及徐程沈氏注本并作"复"，徐注且从"复"字生说，误也。

丹波氏云：《汉书·艺文志》《神农黄帝食禁》十二卷，此篇所载，岂其遗欤？

元坚云：《医说》引《食治通说》云：《金匮要略方》曰。"春不食肝，夏不食心，秋不食肺，冬不食肾，四季不食脾"，谓畜兽五脏，能益人五脏，春时木旺，肝气盛脾气败，故不食肝，食之则肝气愈盛，脾气愈败，因成脾病，则难治也；或春月肝经受病，明有虚证，亦宜食肝以补之；或春月肝气太盛，即宜食肺以抑之。又云："肝病禁辛，心病禁咸，脾病禁酸，肺病禁苦，肾病禁甘"，五味递相克制，故禁之也，或肝气太盛，因而生病，亦宜辛味以制之。更在心智变通，不可全执定论，他脏仿此。渊雷案：此条全从五行立说，已不可信。且旧说言脏腑之病，多非其本脏，例如肝病，实为神经系统病，而所食之肝，乃真是肝脏，而非脑脊髓若神经，然则此所谓禁食宜食，无乃隔靴搔痒。肝旺不可以死气入肝云者，谓春时己身之肝本自当旺，而所食之肝却是死肝，己肝与食肝同气相应，则是引死气以入几肝也。《内经》以肝藏（如字下同）魂，心藏神，脾藏意，肺藏魄，肾藏志，故死气入肝则伤魂云。

凡肝脏，自不可轻啖，自死者弥甚。

丹波引《三元延寿书》云：临死惊气入心，绝气归肝，俱不可多食，必伤人。渊雷案：说者多谓畜兽临死之际，惊恐忿怒之气，归于肝脏，故不可食，其说于科学无征。以今日所知，则肝脏为生活体中之消毒器，食物之有毒者，经肝脏之化学作用，化为无毒，由是言之，肝脏摘出之际，容有未经化尽之毒质，存在于肝细胞中，非洗涤所能消除，故不可轻啖。其自死者，或因疾疫，则复有毒素存在，故弥不可啖弥，愈也，益也。

《巢源·食六畜百兽肝中毒候》云：凡禽兽六畜自死者，肝皆有毒，不可食，往往伤人，其疫死者弥甚，被其毒者，多洞利呕吐而烦闷不安。

《肘后方》云：凡物肝脏自不可轻啖，自死者弥勿食之，生食肝中毒，捣附子末，服一刀圭，日三服。

《外台秘要》云：张文仲食生肝中毒方，服附子方寸匕，日三，须以生姜汤服之，不然，自生其毒。

凡心皆为神志所舍，勿食之，使人来生复其报对矣。

果报之义，出自佛家，然佛家不以肉团之心为神志所舍，且食肉还肉，岂特心脏？今食肉而不食心，是亦"月攘一鸡"而已。

凡肉及肝，落地不著尘土者，不可食之。

《医心方》引《养生要集》云：凡生肉五脏等，著草中自摇动，及得酢成不反色，堕地不污，与犬犬不食者，皆有毒，食之煞人（《千金翼》同）。又引《食经》云：生鱼肉投地，尘芥不著，食之伤人。猪肉落水浮者，不可食。

元坚云：据前后条，"猪"字当作"诸"字。程氏云：皆涉怪异，食之必有非常之害，下见水自动，热血不断，尘土不污，并同。渊雷案：猪字作"诸"为是，诸肉落水本自沉，为其比重，大于水也。若日久腐败，发酵而含有气体，则落水反浮，此与溺水死者久则自浮同理，肉既腐败，故不可食。若猪肉，则脂肪白色者入水本浮，不足异也。

诸肉及鱼，若狗不食，鸟不啄者，不可食。

诸，徐氏沈氏注本并作"猪"，非，下同。

《金鉴》云：凡禽兽不食之肉，必有毒，不可食之。渊雷案：生活上自卫之本能，鸟兽贤于人类，为其嗅味视听之灵敏也，故辨别食物之可食与否，人类以其智力，鸟兽以其本能，此条借鸟兽之本能，以济智力之或有不及也。

诸肉不干，火炙不动，见水自动者，不可食之。

《巢源》云：凡脯炙之不动，得水而动，食之亦杀人（出郁肉漏脯中毒候）。《医心方》引《养生要集》，同（而作"复"）。

肉中有如朱点者，不可食之。

《医心方》引《食经》云：肉中有腥如朱，不可食之。

六畜肉热血不断者，不可食之。

《医心方》引《食经》云：生肉若熟肉有血者，皆煞人。案此条难晓。

父母及身本命肉，食之令人神魂不安。

《千金方》云：勿食父母本命所属肉，令人命不长，勿食自己本命所属肉，令人魂魄飞扬（出廿七卷道林养性）。案本命所属，谓子鼠丑牛之等，虽出术家言，然仁人孝子之用心，固过于不忍也。

丹波氏云：隋萧吉《五行大义》云：十二属，并是斗星之气，散而为人之命，系于北斗，是故用以为属。《春秋运斗枢》曰：枢星散为龙马，旋星散为虎，机星散为狗，权星散为蛇，玉衡散为鸡兔鼠，开阳散为羊牛，摇光散为猴猿，此等皆上应天星，下属年命也。渊雷案：十二属年命，不知始自何代，《春秋运斗枢》者，纬书，出于前汉哀平之际，枢星旋星乃至摇光，皆北斗七星之星名。丹波原书，权作"摧"，开作"阖"，不知《五行大义》原文果如此否，今据星象书所通用者改之。

食肥肉及热羹，不得饮冷水。

《金鉴》云：食肥肉热羹，后继饮冷水，冷热相搏，腻膈不行，不腹痛吐利，必成癖变，慎之慎之。渊雷案：羹，肉汁也，与肥肉皆为脂肪，脂肪得冷，则凝固而不易消化，久则酿成胃肠病。腹痛吐利，急性胃肠炎也；癖，慢性胃炎及胃扩张也。故饱食肥厚之后，即饮冷品，必易发生慢性胃病，不可不戒也。

诸五脏及鱼，投地尘土不污者，不可食之。

与前第五条同意，而理不可解。

秽饭馁肉臭鱼，食之皆伤人。

《医心方》引《养生要集》云：秽饭腰肉，食之不利人，成病。案《尔雅·释器》"肉谓之败，鱼谓之馁"，《论语》"鱼馁而肉败"，是也。今云馁肉，散文不别耳，腰者"喂"之讹，《论语释文》云："馁一作喂。"

自死肉，口闭者，不可食之。

《医心方》引《养生要集》云：自死畜，口不闭，食之伤人。案云"不闭"，与《金匮》相反，未知孰是，下又有鸟自死口不闭条，当参。《巢源·食诸肉中毒候》云："凡可食之肉，无甚有毒，自死者多因疫气所毙，其肉则有毒，若食此毒肉，便令人困闷，吐利无度，是中毒。"

六畜自死，皆疫死，则有毒，不可食之。

《医心方》引《食经》云：凡自死兽，无创者，勿食，煞人。又云：兽自病疮死，食之伤人。

《巢源·食六畜肉中毒候》云：六畜者，谓牛马猪羊鸡狗也，凡此等肉，本无毒，不害人，其自死及著疫死者，皆有毒。中此毒者，亦令人心烦闷而吐利无度。

兽自死北首，及伏地者，食之杀人。

《医心方》引《养生要集》云：凡自死兽伏地，食之煞人。

程氏云：首，头向也。凡兽向杀方以自死，及死不僵直斜倒而伏地者，皆兽之有灵知，故食之杀人。《檀弓》曰："狐死正丘首，豹死首山，乐其生，不忘本也"（以上引《礼记·檀弓》）。兽岂无灵知耶？渊雷案：此不知是事实否，经文原意，盖如程注矣。

食生肉饱，饮乳，变成白虫（一作血蛊）。

《医心方》引《养生要集》云：高平王熙叔和（案当即撰次《伤寒论》之王叔和，于此见其名贯，亦医史之珍闻）曰："乳汁不可合饮生肉，生肠中虫。"

程氏云：生肉非人所食，食生肉而饮乳汁，西北人则有之，脾胃弱者，未有不为虫为蛊。渊雷案：白虫血蛊，字形相近而讹，白虫者九虫之一，虫之滋生必由卵子，生肉中或有虫若子，食之病虫，事诚有之，猪肉中之绦虫，是其例矣。然不必为白虫，亦与饮乳无关。血蛊盖即《巢源》蛊吐血蛊下血之类，此则非关生肉乳汁矣。

疫死牛肉，食之令病洞下，亦致坚积，宜利药下之。

凡误食有毒诸物，而胃肠尚有自救之力者，多病呕吐洞下，此乃自然疗能祛毒方法，不特食疫死牛肉为然。凡食肉过多，每易致坚积，不特牛肉，更无关疫死与否。此洞下与坚积，皆宜利药下之，一则助其祛毒，一则径行消积也。

《巢源·食牛肉中毒候》云：又因疫病而死者，亦有毒，食此牛肉，则令人心闷，身体痹，甚者乃吐逆下利，腹痛不可堪，因而致者非一也。

脯藏米瓮中，有毒，及经夏，食之发肾病。

《医心方》引《养生要集》云：凡脯置于米瓮中，不可食，煞人。又云：脯勿置黍瓮中，食之闭气伤人。案：干肉受米黍郁蒸，往往腐败，故与经夏同论。食腐脯当发胃肠病，今云发肾病，殆不然矣。《金鉴》释之云"食之腐气入肾，故发肾病"，此因《内经》五行之说，以肾为北方水脏，其臭腐故也。

○治自死六畜肉中毒方

黄柏屑，捣服方寸匕。《肘后方》云：食自死六畜诸肉中毒方，黄柏末，服方寸匕，未解者数服。《千金方》云：治食六畜肉中毒方，各取六畜干屎末，水服之佳，若是自死六畜肉毒，水服黄柏末方寸匕，须臾复与佳。案据《肘后》《千金》，经文自死上当有"食"字，《医心方》引《小品方》，方同。案此篇解毒诸方，皆所谓特效药，古人盖偶然得之，其理非可以气味解矣。

○治食郁肉漏脯中毒方

（郁肉，密器盖之隔宿者是也。漏脯，茅屋漏下沾著者是也。）

烧犬屎，酒服方寸匕，每服人乳汁亦良。○饮生韭汁三升，亦得。

《肘后》，犬屎作"人屎末"，无"人乳方"，生韭汁作"薤汁"，云："服两三升，各连取（案据《外台》当是'冬月连根取'五字），以少水和之。"《医心方》引葛氏方（案即《肘后》而今本九）："煮猪肪一斤，尽服之。又方多饮人乳汁。"《千金》以狗屎末专治郁肉湿脯毒，以韭汁专治漏脯毒，下云"大豆汁亦得"，狗屎方下云："凡生肉熟肉，皆不用深藏密盖，不泄气，皆杀人，又肉汁在器中密盖，气不泄者，亦杀人。"《外台》引张文仲，亦用犬屎生韭，云："绞取汁，服一两升，冬月连根取，和水洗绞之，用薤亦佳。"

《巢源·食郁肉中毒候》云：郁肉毒者，谓诸生肉及熟肉，内器中密闭头，其气壅积不泄，则为郁肉，有毒，不幸而食之，乃杀人，其轻者亦吐利烦乱不安。又食漏脯中毒候云：凡诸肉脯，若为久故茅草屋漏所湿，则有大毒，食之三日内乃成暴癥，不可治，亦有即杀人者。

渊雷案：肉类盖之密器中仅一宿，依理不致发生毒质，唯猪牛肉中，多带有病原菌，菌之生活，多畏日光，盖之密器，则较易孳殖，菌体及肉腐化所发生之有毒气体，因密器之压力，复吸收于肉体中，此外似无他种毒质。若今之罐头肉类，经消毒防腐，则非郁肉之比矣。漏脯相传为剧毒之物，余谓其毒出于屋上之旧茅苫，漏水沾任何食物，皆不可食，不特脯也。

元坚云：犬屎，本草唐本注（案即苏恭）云："白狗屎，主丁疮，水绞汁服，主诸毒不可入口者。"人乳，功见下条（案治啖蛇牛肉条）。生韭汁，本草引孟诜云"胸痹，心中急痛如锥刺，取生韭或根五斤，先捣汁，灌少许，即吐胸中恶血"，知此方亦取涌吐。

治黍米中藏干脯，食之中毒方

大豆浓煮汁，饮数升即解，亦治狸肉漏脯等毒。

《肘后方》云：食黍米中藏脯中毒方，此是郁脯，煮大豆一沸，饮汁数升即解，兼解诸肉漏毒。《千金》不载本方，云："曲一两，以水一升，盐两撮，煮服之良。"《外台引》张文仲，亦云："兼疗诸肉及漏脯毒。"案据《肘后》《外台》，本经狸字乃"诸"字之误。

程氏云：大豆能解诸毒，故用以治。

治食生肉中毒方

案掘地深三尺，取其下土三升，以水五升，煮数沸，澄清汁，饮一升即愈。

《千金方》及《医心方》引《千金方》同。

程氏云：三尺以上曰粪，三尺以下曰土，土能解一切毒，非止解肉毒也。

治六畜鸟兽肝中毒方

水浸豆豉，绞取汁，服数升愈。

《外台》引张文仲，《医心方》引葛氏方，并同，今本《肘后》不载。元坚云：六上似脱"食"字。

程氏云：豆豉为黑大豆所造，能解六畜胎子诸毒（案见《别录》）。

马脚无夜眼者，不可食之。

程氏云：夜眼，在马前两足膝上，马有此，能夜行，一名附蝉尸。《金鉴》云：凡马皆有夜眼，若无者，其形异，故勿食之。

丹波氏云：本纲张鼎云："马生角，马无夜眼，白马青蹄，白马黑头者，并不可食，令人癫。"

渊雷案：马肝大毒，古书屡见，马毛则本不可食，与肝并举，殊不伦。《千金》引黄帝云："一切马汗气及毛，不可人食中，害人。"疑《金匮》传写致讹。

治马肝毒中人未死方

雄鼠屎二七粒，末之，水和服，日再服（屎尖者是）。

《肘后》《千金》及《外台》引张文仲，并同，并云"两头尖者是"。程氏云：马食鼠屎则腹胀，故用鼠屎而治马肝毒，以物性相制也。

又方

人垢，取方寸匕，服之佳。

《金鉴》云：人垢即人头垢也，用方寸匕，酒化下，得吐为佳。丹波氏云《千金》云："治食野菜马肝肉诸脯肉毒方，取头垢，如枣核大，吞之，起死人。"《肘后》云："食六畜鸟兽，蟆头垢一钱匕。"《外台》引张文仲云："服头垢一钱匕，差。"仲景《千金》同。又本草附方，"自死肉毒，故头巾中垢一钱，热水服取吐。"《大明》云："头垢，中蛊毒蕈毒，米饮或酒化下，并取吐为度。"依以上诸方，则《金鉴》为是，然入垢（案谓体肤上垢秽也）亦吐人，见《儒门事亲》。

治食马肉，中毒欲死方

香豉二两　杏仁三两

上二味，蒸一食顷，熟，杵之服，日再服。

《肘后方》云：食马肉，洞下欲死者，豉二百粒，杏子二十枚，口父咀，蒸之五升饭下熟，合捣之，再朝服令尽（《千金》同马肉下有"血"字，再下无"朝"字）。

《外台秘要》云：张文仲，食马肉洞下欲死者方，豉二百粒，杏仁二十枚，上二味，合于炊饭中蒸之，捣丸服之，至差。仲景同。

又方

煮芦根汁饮之，良。《千金方》云：芦根汁，饮以浴，即解。《金鉴》云：芦根味甘性寒。解诸肉毒。

疫死牛，或目赤或黄，食之大忌。

程氏云：牛疫死而目赤黄者，疫疠之毒不去也，食之大忌。渊雷案：疫死诸肉，皆不可食，不必牛，且不必视其目色矣。

牛肉共猪肉食之，必作寸白虫。

《千金》引《黄帝》，同。渊雷案：此等明是虚妄，寸白虫必有卵子，非牛猪肉共食所能产生，今人共食者多矣，了无他异。

青牛肠，不可合犬肉食之。

《外台》引《肘后》云：牛肠不可合犬血肉等食。程氏云：青牛，水牛也，其肠性温，犬肉性热，温热之物，不可合食。

牛肺从三月至五月，其中有虫，如马尾，割去勿食，食则损人。

此亦无稽，程氏《金鉴》，并以春夏之交湿热为说，臆说耳。

牛羊猪肉，皆不得以楮木桑木蒸炙食之，令人腹内生虫。

《医心方》引《养生要集》云：凡猪羊牛鹿诸肉，皆不可以谷木桑木为划（案此字疑误）炙食之，人肠里生虫，伤人。

食骏马肉，不饮酒，则杀人。

骏，赵刻及诸本并作"酸"，今从程氏及《外台》改。徐氏云：酸当作"骏"。出秦穆公岐下野人传，盖马肉无不酸者，沈氏同。案此条，《外台》引张文仲。

程氏云：马肉苦冷有毒，故饮酒以解之。孟诜曰："食马肉，毒发心闷者，饮清酒则解，饮浊酒则加。"韩非子曰："秦缪公亡骏马，见人食之，缪公曰：

'食骏马肉，不饮酒者杀人'，即饮之酒，居三年，食骏马肉者出死力，解缪公之闱。"丹波氏云：穆公（案秦穆公字占书多作"缪"通用）事又见《吕氏春秋》。而《巢源》亦云："凡骏马肉，及马鞍下肉，皆有毒，不可食之，食之则死"，程注为是。

马肉不可热食，伤人心。

此条他书未见。

马鞍下肉，食之杀人。

《外台》引张文仲，同。《千金》引《黄帝》云：白马鞍下乌色彻肉里者，食之伤人五脏（出二十六卷食治鸟兽门）。

白马黑头者，不可食之。

白马青蹄者，不可食之。

此二条，《外台》并引《肘后》，同。《千金》引《黄帝》云：白马玄头，食其脑，令人癫，白马青蹄，肉不可食。程氏云：《虎钤经》曰："白马青蹄，皆马毛之利害者，骑之不利人，若食之，必能取害也。"

马肉炖肉共食饱，醉卧，大忌。

丹波氏云：本纲孟诜云："马肉同炖肉食，成霍乱。"渊雷案：炖肉，猪肉也，此禁不知真实否，肉类杂啖，可致急性胃肠病，成吐利，古人辄称急性吐利为霍乱，不必虎列拉也，下条同。

驴马肉合猪肉食之，成霍乱。

程氏云：诸肉杂食，伤损肠胃，撩乱脏腑，故成霍乱。

马肝及毛，不可妄食，中毒害人。

程氏云：马肝及毛，皆有大毒，不可妄食，马肝一名悬烽。丹波氏云：王充《论衡》云："马肝，气勃而毒盛，故食走马肝，杀人。"

火以熟肉，理不择木，此条不可解，谷木即楮木。

啖蛇牛，肉杀人，何以知之，啖蛇者，毛发向后顺者是也。

牛为草食之畜，无啖蛇之理，殆食草误啖，如《巢源》所云饮，方后程注引藏器说，不知有其事否。

《巢源·食牛肉中毒候》云：凡食牛肉有毒者，由毒蛇在草，牛食，因误啖蛇则死，亦有蛇吐毒著草，牛食其草，亦死，此牛肉则有大毒。

治唉蛇牛肉，食之欲死方

饮人乳汁一升，立愈。

又方

以泔洗头，饮一升愈。

牛肚细切，以水一斗，煮取一升，暖饮之，大汗出者愈。

程氏云：藏器曰。"北人牛瘦，多以蛇从鼻灌之，其肝则独，乳汁能解独肝牛肉毒，唉蛇牛当是独肝牛也。以泔洗头饮者，取头垢能吐其毒也，以牛肚煮服者，取其同类相亲，同气相求，大发其汗，以出其毒也。"《金鉴》云：用牛肚不甚善。丹波氏云：本草人乳条《别录》云："解独肝牛肉毒，合浓豉汁，服之神效。"案牛肚即牛胃，《本纲》牛胃附方引本方。渊雷案：泔，淅米汁也，善去垢，古人用以盥沐，《内则》"其间面垢，燂潘请靧"，"潘"即泔也。

治食牛肉中毒方

甘草，煮汁饮之，即解。

《肘后方》云：食牛肉中毒，煮甘草，饮汁一二升。程氏云：甘草能解百毒。

羊肉，其有宿热者，不可食之。

《千金》同。案谓体质热者，得热病愈未久者，不可食羊肉也。丹波氏云：时珍云："羊肉大热，热病及天行病疟疾病后，食之必发热致危。"

羊肉不可共生鱼酪食之，害人。

此下四条，《千金方》并引《黄帝》云。程氏云：生鱼，鲊（案咸鱼糟鱼之类久藏者）之属；酪，乳之属。生鱼与酪食，尚成内瘕（案下文食脍饮乳酪条）加以羊肉食之，必不益也。渊雷案：此以下合食诸禁，今人多犯之，其害不甚著，惟羊肉与西瓜同食，则十人而病九，目验甚多。

羊蹄甲中有珠子白者，名羊悬筋，食之令人癫。

程氏《金鉴》并云，此义未详。

白羊黑头，食其脑，作肠痈。

程氏云：羊脑有毒，食之发风疾，损精气，不惟作肠痈也，方书只用为外敷药。渊雷案：此条无理，程据本草孟诜之说。然今人多有唉羊脑以为补益者。

羊肝共生椒食之，破人五脏。

《千金》引《黄帝》云：破入五脏，伤心最损，小儿弥忌。《外台》引《肘后》云：羊肝不可合乌梅白梅及椒。

猪肉共羊肝和食之，令人心闷。

《外台》引《肘后》云：猪肉不可合乌梅食，一云不可合羊肝。

猪肉以生胡荽同食，烂人脐。

程氏云：胡荽损精神，发痼疾，猪肉令人乏气少精，发痼疾，宜其不可共食，若烂脐则不可解。渊雷案：胡荽即蔗（俗作芫）荽，今人杂投羹肴中生啖，谓之香菜者是也，程说出孟诜陈藏器及《千金》。

猪脂不可合梅子食之。

《医心方》引《养生要集》云：高平王熙叔和曰："乌梅不可合猪膏食之，伤人。"又云："杏子合生猪膏食之，煞人。"案：膏即脂也。

猪肉和葵食之，少气。

《医心方》引《养生要集》云：高平王熙叔和曰："葵菜不可合食猪肉，夺人气，成病。"又引马琬《食经》云："猪肉合葵菜食之，夺人气。"案冬葵苗，古人用为菜蔬（其子即俗称香瓜子），故有和食猪肉之事。

鹿肉不可合蒲白作羹，食之发恶疮。

肉，诸本并作"人"，今从徐程沈《金鉴》改。《千金》引《黄帝》，作"白鹿肉"。《金鉴》云：发恶疮，此义未详。程氏云：鹿肉，九月已后至正月已前堪食，他月食之，则发冷痛（案出孟诜）。蒲白想是蒲笋之类，当详之。丹波氏云：本草苏敬云："香蒲可作菹者，春初生取白，为菹。"又苏颂云："其中心入地白蒻，大如匕柄者，生啖之。"知是蒲白乃蒲蒻，一名蒲笋。

麋脂及梅李子，若妊妇食之，令子青盲，男子伤精。

《外台》引《肘后》云：麋脂不可合梅李食。

程氏云：麋脂忌梅李，故不可合食。按麋蹄下有二窍，为夜目，《淮南子》曰"孕女见麋而子四目"，今食麋脂而令子青盲，物类相感，了不可知，其于胎教，不可不慎也。又，麋脂能痿阳伤精，麋角能兴阳益髓，何一体中而性治顿异耶？丹波氏云：李时珍云"麋似鹿而色青黑，大如小牛，肉蹄，目下有二窍，为夜目"，程云蹄下有二窍，恐误。渊雷案：青盲者，眼目形色不变，但视物不见也，妊妇忌食异味，忌见奇形怪物，忌闻淫声，忌不正当之思想，乃胎教中所有事，中外古今无异辞，若谓食某物必致某种变故，则不可凭。

獐肉，不可合鰕，及生菜梅李果食之，皆病人。

《医心方》引《养生要集》云：高平王熙叔和曰："诸刺菜不可合食麋肉及虾，伤人。"又云："麋鹿肉，不可杂虾及诸刺生菜食之，腹中生虫，不出三年死。"案獐与麋鹿同类，虾者鰕之俗字，《金匮》诸刻本皆作虾，今改之。

程氏云：獐肉，十二月至七月食之，动气，鰕能动风热，生菜梅李动痰，合食之皆令人病。渊雷案：程说出孟诜宁源等。《千金》引《黄帝》云："五月勿食獐肉，伤人神气。"凡云某月不可食某动物者，疑皆孳乳之期，古人于肉食中仍寓仁爱之意欤？

痼疾人不可食熊肉，令终身不愈。

《千金》云：若腹中有积聚，寒热羸瘦者，食熊肉，病永不除。

白犬自死不出舌者，食之害人。

《金鉴》云：凡犬死，必吐舌（案此说不知真否），惟中毒而死，其舌不吐，毒在内也，故食之害人。

食狗鼠余，令人发瘘疮。

程氏云：余，狗鼠之剩食也，其涎毒在食中，人食之，则毒散于筋络，令发瘘疮。渊雷案：瘘疮，即淋巴结肿疡之久溃不愈者，亦即"血痹虚劳篇"之马刀侠缨，今人所谓历串也。

《巢源·瘘病诸候》引《养生方》云：十二月勿食狗鼠残肉，生疮及瘘，出颈项及口里，或生咽内。又云：正月勿食鼠残食，作鼠瘘，发于颈项，或毒入腹，下血不止，或口生疮，如有虫食。

〇治食犬肉不消，心下坚，或腹胀口干大渴，心急发热，妄语如狂，或洞下方

杏仁（一升合皮熟研用）

上一味，以沸汤三升，和取汁，分三服，利下肉片，大验。

元坚云：心急字疑，本草引《梅师方》，作"忽"字。

程氏云：犬肉畏杏仁，故能治犬肉不消，近人以之治狂犬咬，皆此意。

《巢源·食狗肉中毒候》云：凡狗肉，性甚燥热，其疫死及狂死者，皆有毒，食之难消，故令人烦毒闷乱。

妇人妊娠，不可食兔肉山羊肉，及鳖鸡鸭，令子无声音。

《千金方》云：妊娠食山羊肉，令子多病；妊娠食兔肉犬肉，令子无音声，并缺唇；妊娠食鸡肉糯米，令子多寸白虫；妊娠食椹并鸭子，令子倒出，心寒；妊娠食鳖，令子项短。《医心方》引《养生要集》云：妇人妊，勿食兔肉，令子唇缺，亦不须见之。又引朱思简《食经》云：勿食诸肉，令子喑哑无声。又引《本草食禁》云：妊食鸡肉并糯米，使子腹中多虫。

程氏云：妊娠食兔肉则令子缺唇，食羊肉则令子多热，食鳖肉则令子项短，不令无声音也，若食犬肉，则令子无声音，鸡鸭肉胎产需以补益，二者不必忌之。渊雷案：程说为中医妇科所通行，今推其意，则兔缺唇，羊肉性热，以相似为忌也；鳖长项，犬善吠，以相反为忌也。此皆臆说，未可信据，然异味不常食之物，妊娠宁忌之为是。

兔肉不可合白鸡肉食之，令人面发黄。

《千金》引《黄帝》云：兔肉和獭肝食之，三日必成遁尸；共白鸡肝心食之，令人面失色，一年成瘕黄；共姜食，变成霍乱（本经次条）；共白鸡肉食之，令人血气不行。二月勿食兔肉，伤人神气。

《外台》引《肘后》云：兔肉不可杂獭肉及白鸡心食。

兔肉著干姜食之，成霍乱。

《医心方》引《养生要集》云：高平王熙叔和曰："干姜勿合食兔，发霍乱。"

凡鸟自死，口不闭，翅不合者，不可食之。

《外台》引《肘后》云：鸟兽自死，口不开，翼不合，不可食。《医心方》引七卷《食经》作"口不闭"。案：闭开正相反，莫之适从，然自死鸟兽，不论口开口闭，总不可食。

程氏云：鸟自死，必敛翅闭口，若张翅开口，其死也异，其肉也必毒，不可食之。

诸禽肉，肝青者，食之杀人。

《医心方》引《养生要集》云：凡禽兽，肝脏有光者，不可食，煞人。

凡射猎所得，无论鸟兽，皆谓之禽，禽者获也，俗加手旁作"擒"。《白虎通》："禽者何，鸟兽之总名，是也。"《尔雅·释鸟》"二足而羽谓之禽，四足而毛谓之兽"，乃称谓之转移。《金匮》本条之"禽"，即《养生要集》之禽兽矣。肝脏本是动物体中消毒器，色青若有光，皆中毒而消之不尽，因致死者，故不可食。

鸡有六翮四距者，不可食之。

《医心方》引七卷《食经》云：鸟有三足，鸡两足有四距，食煞人。丹波氏云：《千金》引《黄帝》作"六距"，本草引《食疗》作"六指"（案《外台》引《肘后》但云六翮）。元胤云：《尔雅》羽本谓之"翮"。《说文》羽茎也。《金鉴》云：距，鸡脚爪也，形有怪异者有毒，故不可食。

乌鸡白首者，不可食之。

《千金》引《黄帝》，《外台》引《肘后》，并同。《金鉴》云：色有不相合者有毒，不可食。

鸡不可共葫蒜食之，滞气。（一云鸡子）

《千金》引《黄帝》云：鸡子白共蒜食之，令人短气。《外台》引《肘后》云：鸡鸭子，不可合蒜桃李子鳖肉山鸡肉。丹波氏云：葫蒜即大蒜。

山鸡不可合鸟兽肉食之。

程氏云：山鸡，鹯鸡也，小于雉而尾长，人多畜之藩中，性食虫蚁而有毒，非惟不可共鸟兽肉同食，即单食亦在所忌也。

雉肉，久食之，令人瘦。

《千金》孟诜并同。程氏云：雉肉有小毒，发疮疥，生诸虫，以此则令人瘦（案亦出孟诜）。

鸭卵不可合鳖肉食之。

《外台》引《肘后》同（引见上鸡共葫蒜条）。程氏云：鸭卵性寒，发冷气（案出孟诜），鳖肉性冷，亦发冷气（案出苏颂及《三元参赞书》），不可合食。

妇人妊娠，食雀肉，令子淫乱无耻。

《千金方》云：妊娠食雀肉并豆酱，令子满面多䵟黵黑子，妊娠食雀肉饮酒，令子心淫情乱，不畏羞耻。《医心方》引《养生要集》云：妇人妊，勿以炙雀并大豆酱食，令胞漏，使儿多奸疱。又云：勿饮酒多食雀肉，使子心淫精（案疑情字之误）乱。又云：勿食雀肉，令儿多所欲。又云：勿食雀肉并雀脽，（案此字未详）令人雀盲。又云：勿食雀并梨子，令子短舌。

程氏云：雀性最淫，《周书》云"季秋，雀入大水为蛤"，雀不入水，国多淫泆，物类相感，理所必然，妊娠当戒食之，古慎胎教也。渊雷案：雀入大水为蛤，腐草为萤等说，"夏小正"以下，自古相传，然绝非事实，不过雀非常食之物，妊娠勿食为是。

雀肉，不可合李子食之。

《医心方》引《养生要集》云：高平王熙叔和曰："李实合雀肉食，令大行漏血。"《别录》云："雀肉，不可合李食，及与诸肝食。"

燕肉勿食，入水为蛟龙所唵。

《别录》云：燕肉不可食，损人神气，入水为蛟龙所吞，亦不宜杀之。《千金》云：越燕，肉不可食之，入水为蛟龙所杀。程氏云：《淮南子》曰"燕入水为蜃蛤"，高诱注，谓蛟龙嗜燕，入食燕者，不可入水，而祈祷家用燕召龙，能兴波祈雨，故名游波。雷公曰："海竭江枯，投游波而立泛。"其召龙之说，似亦有之也。渊雷案：程说出李时珍，入水为蜃蛤，亦不可信。

鸟兽有中毒箭死者，其肉有毒，解之方。

大豆煮汁，及蓝汁，服之解。

蓝，赵刻及诸本并作"盐"，今从《肘后》《千金》《外台》《医心方》改。

《肘后方》云：肉有箭毒，以蓝汁大豆解射罔毒。又云：中射罔毒，蓝汁大豆猪犬血并解之（此出诸药毒门）。《千金》云：射罔毒，蓝汁，大小豆汁，竹沥，大麻子汁，六畜血，贝齿屑，蚯蚓屎，藕芰汁。又云：方称大豆汁解百药毒，余每试之，大悬绝，不及甘草，又能加之为甘豆汤，其验尤奇。有人服玉壶丸治呕不能已，百药与之不止，蓝汁入口即定，如此之事，皆须知之。《外台》引张文仲云：禽兽有中毒箭死者，其肉有毒，可以蓝汁大豆解射罔也。《医心方》引本章经云：射罔毒，用蓝汁，大小豆汁，大麻子汁，藕芰汁，并解之（案冈罔同字，或加帅为"罔"）。

程氏云：箭药多是射罔毒，射罔乃乌头所熬，大豆汁能解乌头毒故也，咸能胜热，故盐亦解其毒。渊雷案：盐乃蓝之讹，丹波说是，程氏强解耳。今之附子乌头，采药者皆用盐渍极咸，然不经泡制，则其毒如故，知盐非能解乌头毒矣。《巢源·食射罔肉中毒候》云：射猎人多用射罔药涂箭头，以射虫鹿，伤皮则死，以其有毒故也，人获此肉，除箭处毒肉不尽，食之则被毒致死，其不死者，所误食肉处去箭远，毒气不深，其毒则轻，虽不死，犹能令人困闷吐利，身体痹不安。罔药者，以生乌头捣汁，用作之是也。

鱼头正白如连珠，至脊上，食之杀人。

此以下四条，《外台》引《肘后》，并云"不可食"，无"杀人字"，亦见《医心方》引《食经》。

鱼头中无腮者，不可食之，杀人。

《千金》引《黄帝》，无"杀人"字。又云：鱼无全腮，食之发痈疽。程氏云：能杀人，详《酉阳杂俎》。

鱼无肠胆者，不可食之，三年阴不起，女子绝生。

《千金》引《黄帝》，同。《外台》引《肘后》，无三年以下九字。《医心方》引《食经》云：鱼肠无胆，食之煞人。

鱼头似有角者，不可食之。

《千金》引《黄帝》云：鱼有角，食之发心惊，害人。《医心方》引《食经》云：不可食，伤人。

鱼目合者，不可食之。

《医心方》引《食经》云：鱼死二目不合，食之伤人。案鱼目以不合为常，《医心方》当衍"不"字。

六甲日，勿食鳞甲之物。

《医心方》引《枕中方》，同。丹波氏云：本草思邈云"损人神"。程氏云：六甲日有六甲之神以直日，食鳞甲，则犯其忌也。

鱼不可合鸡肉食之。

《外台》引《肘后》，鸡上有"乌"字。丹波氏云：本草弘景云："鸡同鱼汁食，成心痴。"程氏云：今人常合食之，亦不见为害。

鱼不得合鸬鹚肉食之。

《外台》引《肘后》，同。丹波氏云：本草孟诜云："鸬鹚性制鱼，若合食，不利人。"

鲤鱼鲊，不可合小豆藿食之，其子不可合猪肝食之，害人。

《外台》引《肘后》，无"其子"以下两句。《医心方》引《养生要集》云：高平王熙叔和曰："猪肝合鲤子及芥菜食之，伤人。"《金鉴》云：小豆藿，即小豆叶也。程氏云：鲤鱼鲊小豆藿，味皆咸，咸能胜血，故陶弘景云。"合食成消渴，其子合猪肝食，伤人神。"

鲤鱼不可合犬肉食之。

《外台》引《肘后》，犬上有白字。

鲫鱼不可合猴雉肉食之。一云，不可合猪肝食。

《外台》引《肘后》，雉肉作《猪肝》。《医心方》引《养生要集》云：高平王熙叔和曰："猪肝不可合鲫鱼子卵食之，伤人。"程氏云：鲫鱼同猴雉肉猪肝食，生痈疽（案出张鼎）。

鳀鱼合鹿肉生食，令人筋甲缩。

《外台》引《肘后》云：鳀鱼不可合鹿肉食之。《医心方》引《养生要集》云：鹿肉合鳀鱼食之，煞人。注云："鲇一名鳀。"又引朱思简《食经云》：鲫鱼合鹿肉生食之，筋急嗔怒。

青鱼鲊，不可合生葫荽及生葵并麦酱食之。

酱，赵刻及徐镕俞桥本并误"中"，今依程氏《金鉴》及《外台》引《肘后》改。

鳅鳝不可合白犬血食之。

程氏云：鳅鳝为无鳞鱼，白犬血为地厌，非惟不可合食，抑卫生家所当忌也。又，鳅鳝善窜，能动风，白犬血性热，能动火，是不可合食。渊雷案：鳅即俗所谓泥鳅，今人不食，白犬血亦鲜有食者，鳝则饕餮家以为美味，程说动风动火，则不可凭，地厌者，术家语，谓能禳辟一切邪魅妖术云。

龟肉不可合酒果子食之。

《外台》引《肘后》云：不可合瓜及饮酒。程氏云：仲景以龟肉忌酒菓子，而苏恭以龟肉酿酒，治大风，陶弘景曰："龟多神灵，人不可轻杀，更不可轻唉也。"菓子亦不知何菜。

鳖目凹陷者，及压下有王字形者，不可食之。又，其肉不得合鸡鸭子食之。

凹，赵刻本徐镕本徐程《金鉴》本及《外台秘要》并同。俞桥本误"四"，坊刻全书误"回"。压，徐镕本作"厌"，同。程氏《金鉴》改作"腹"，不知字义假借故也。诸家本并无"又"字，"其肉"以下并为别条。此条，《外台》亦引《肘后》。

丹波氏云：厌压并与压同，唐韵，压，于琰反，腹下压（案即药用之鳖甲也）。程氏云：《淮南子》曰："鳖无耳，以目为听"（案此说亦妄）。目凹陷则历年多，而神内守，故名曰神守，若有王字，则物已灵异矣，食之有害。鳖肉令人患水，鸡子令人动风，鸭子令人气短，不可合食。

龟鳖肉，不可合苋菜食之。

《外台》引《肘后》云：鳖肉不可合苋菜食之，亦不可合龟共煮之。程氏云：龟鳖肉皆反苋菜，食之成鳖瘕。丹波氏云：陶弘景云："昔有人剉鳖，以赤苋同包，置湿地，经旬皆成鳖。"渊雷案：吾乡俗传苋菜不可合猪肉食，云成肉鳖，当是此条之传讹。

鰕无须，及腹下通黑，煮之反白者，不可食之。《外台》引《肘后》，同。《医心方》引《食经》，无"煮之反白"句。

食脍，饮乳酪，令人腹中生虫为瘕。

程氏云：脍乃生鱼所作，非胃弱所宜，乳酪之性黏滞，合而食之，则停留于胃，为瘕为虫也。渊雷案：脍者正字，脍者或体字（出《论语·乡党》释文），脍本是细切肉，畜兽及鱼，皆可作，后世多用鱼脍，故《外台》食脍与食鱼同门，《本草纲目》亦但于鳞部出鱼脍，兽部无之，而脍字遂专从鱼矣。时珍云："剉切而成，故谓之脍，凡诸鱼之鲜活者，薄切，洗净血鲢，沃以蒜姜醋五味，食之，是也。"本经本条从肉作脍，后二条从鱼作脍，诸本并同。又前第十八条云："食生肉饱，饮乳，变成白虫。"合而观之，明本条指畜兽肉之脍，后两条乃指鱼脍，撰次者误列于鰕鱼类中，程氏乃以为鱼脍矣。又，《医心方》引《养生要集》云：高平王熙叔和曰"乳酪不可合食鱼脍，肠中生虫"，此当是别一义。

脍，食之在心胸间不化，吐复不出，速下除之，久成癥病，治之方。

橘皮一肉　大黄二两　朴硝二两

上三味，以水一大升，煮至小升，顿服即消。

《肘后方》云：食猪肉，遇冷不消，必成虫癥。下之方，大黄朴硝各一两，芒硝亦佳，煮取一升，尽服之。若不消，并皮研杏子，汤三升和，三服，吐出，神验。

《千金方》云：治食鱼脍及生肉，住胸膈中不化，吐之不出，便成癥瘕方。厚朴三两，大黄二两，上二味，口父咀，以酒二升，煮取一升，尽服，立消。人强者加大黄，用酒三升，煮取二升，再服之（《医心方》引《小品方》用厚朴二两，大黄一两）。

又云：治食鱼脍不消方，大黄三两切，朴硝二两，上二味，以酒二升，煮取一升，顿服之。注云：仲景方有橘皮一两，《肘后方》云："治食猪肉遇冷不消，必成癥，下之方"，亦无橘皮。

程氏云：橘皮能解鱼毒，硝黄能下癥痕。丹波氏云：据《千金》大升当二升，小升当一升。

《巢源·食鱼绘中毒候》云：凡人食鱼绘者，皆是使生冷之物，食之甚利口，人多嗜之，食多则难消化，令人心腹痞满，烦乱不安。

食鲙多，不消，结为癥病，治之方

马鞭草

上一味，捣汁饮之。〇或以姜叶汁，饮之一升，亦消。〇又可服吐药吐之。

《千金方》云：治食鱼绘不消又方，舂马鞭草，饮汁一升，即消去也，生姜亦良。

《外台秘要》云：《肘后》，疗食绘过多，冷不消，不疗必成虫癥方，马鞭草，捣绞取汁，饮一升，即消去，亦宜服诸吐药吐之（《医心方》引葛氏方同，今本《肘后》不见）。

程氏云：马鞭草，味苦寒，下癥痕，破血，姜叶亦能解鱼毒。

食鱼后食毒，两种烦乱，治之方

橘皮，浓煎汁，服之即解。

《肘后方》云：食鱼中毒，浓煮橘皮，饮汁。《小品》云：冬瓜汁最验。

《千金方》云：治食鱼中毒方，煮橘皮，停极冷饮之，立验。注云：《肘后方》云："治食鱼中毒，面肿烦乱者"（案今本《肘后》无下句）。

《医心方》云：《小品方》治食鱼中毒方，煮橘皮，凉饮之佳。注云：今案《食经》云："治食绘及生肉太多，烦闷者。"

程氏云：《神农经》曰："橘皮，主胸中瘕热逆气，通神明，鱼毒食毒俱可解。"

食鯸鮧鱼中毒方

芦根，煮汁服之，即解。

《肘后方》云：食鲈鱼肝及鯸鮧鱼中毒，判芦根煮汁，饮一两升良。

《金鉴》云：鯸鮧即河豚，味美，其腹腴呼为西施乳，头无腮，身无鳞，其肝毒血杀人，脂令舌麻，子令腹胀，眼令目花，唯芦根汁能解之。程氏云：河豚畏芦根，故其汁可解其毒。

《巢源·食鯸鲐鱼中毒候》云：此鱼肝及腹内子，有大毒，不可食，食之往往致死。

渊雷案：河豚乃海鱼，有时随潮汐倒灌入川，则江河下流近海处亦有之。吾乡出产甚多，春秋二季，几于比户食之，雄者有腴，极肥美，雌者无腴，而子剧毒，乡人相传，其毒在肝在子在血，皆弃弗食，洗须极净，煮须极熟，煮时忌承尘上煤炲，及釜盖上汽水，皆不可令入釜，亦有连肝煮者，将肝置鱼身上，勿令著釜，迫熟，则已熔消，味更美，总之，以烂熟为要。若中毒，必觉口麻，继而腹痛，才觉中毒，急啖橄榄芦根粪汁，皆解，甘蔗亦佳。《外台》引《古今录验》：鮫鱼皮烧灰水服，即鰓鱼皮，无皮，坏刀装取之。《医心方》引《小品》，同。然鮫皮难得，不若芦根橄榄甘蔗，随处有之。

蟹目相向，足斑目赤者，不可食之。

《外台》引《肘后》，同。《千金》引《黄帝》，作蟹目相向足斑者，无"目赤"字。程氏云：蟹骨眼而相背，相向者其蟹异，足斑目赤者其蟹毒，故不可食。

食蟹中毒，治之方

紫苏煮汁，饮之三升。○紫苏子捣汁饮之，亦良。

《证类本草》引《本经》，"三升"下云，"以子汁饮之，亦治凡蟹未经霜多毒。"

《肘后方》云：蟹毒，浓煮香苏，饮汁一升。

《外台秘要》云：《肘后》，疗食蟹及诸肴膳中毒方，浓煮香苏，饮汁一升解。注云：本仲景方，《医心方》引葛氏方同。

又方

冬瓜汁，饮二升，食冬瓜亦可。

《千金》同，《医心方》引《千金》，注云：葛氏方捣汁饮三升。案今本《肘后》无考。

程氏云：紫苏冬瓜，并解鱼蟹毒。

丹波氏云：傅肱《蟹谱》云："不可与柿子同食，发霍乱。"孟诜云："大黄紫苏冬瓜汁解之，即差。"渊雷案：蟹柿忌。

同食，《本草衍义》但谓令人腹痛作泻，今验之，竟可杀人，近年有一医者（记似杭垣人）不信，试之竟死。《本草纲目》谓木香磨汁饮之，可解。

凡蟹未遇霜，多毒，其熟者乃可食之。

《外台》引《肘后》云：夫蟹，未被霜多毒，熟煮乃可食之，或云是水莨所为，蟚蜞亦有毒，蔡谟食之几死。《巢源·食蟹中毒候》云：此蟹食水莨，水莨有大毒，故蟹亦有毒。中其毒，则闷乱欲死，若经霜已后，遇毒即不能害人，未被霜蟹，煮食之，则多有中毒，令人闷乱，精神不安。本草弘景云：未被霜，甚有毒，云食水莨所致，人中不疗，多死也。渊雷案：据《外台》所引《肘后》，推此条之意，盖谓未遇霜之蟹，绝不可生食，须煮熟乃勉强可食也，生食如醉蟹之类。今验食蟹者，霜前霜后，毒无重轻，霜后则充实而肥美耳。

程氏云：未遇霜者，霜降节前也，节前食水莨苦，故有毒。霜降节后，食稻将蛰，则熟而味美，乃可食也。莨苦生水滨，有大毒。渊雷案：程以熟字为成熟之义，既违肘后，又于事实无征，殆不可从。乡人有长夏食蟹者，俗名六月黄，味颇不恶，亦不中毒。

蜘蛛落食中，有毒，勿食之。

程氏云：蜘蛛有毒，落食中，或有尿有丝粘食上，故不可食。

凡蜂蝇虫蚁等，多集食上，食之致瘘。

蜂蝇虫蚁集食上，常为病原菌传染之媒介，致病非一，然非瘘之谓也。《巢源·有蜂瘘蝇瘘蚁瘘诸候》，皆谓饮食内有诸虫之毒，因误食之，毒入五脏，流出经络，变生诸瘘。以今日病理病原学证之，其说皆妄。

第二十五　果实菜谷禁忌并治

诸本皆不标若干法，方若干首，盖撰次原本遗漏，今数之，篇中凡十六方（地浆及豉皆复出）。

果子生食，生疮。

《医心方》引《养生要集》云：凡诸菜非时未成核，不可食，令人生疮，或发黄疸。又云：凡诸菓物生，两甲皆有毒，不可食，害人。又引《食经》云：空腹勿食生菜，喜令人膈上热，为骨蒸，作痛疖。

果子落地经宿，虫蚁食之者，人大忌食之。

《医心方》引《养生要集》云：凡果堕地三重，食之煞人。

程氏云：落地经宿则果坏，虫蚁食之则果毒，在人大忌食之，令人患九漏（亦是淋巴结肿）。

生米停留多日，有损处，食之伤人。

程氏云：有损处，谓为虫鼠所食，皆有毒，故伤人。

桃子多食，令人热，仍不得人水浴，令人病淋漓寒热病。

《千金方》云：桃实，味酸无毒，多食令人有热。《黄帝》云：饱食桃，入水浴，成淋病。

丹波氏云：淋漓，寒热连绵不已之谓。《肘后》云：尸注，大略使人寒热淋漓，恍恍默默，不知其所苦。又《外台》云：劳极之病，吴楚谓之淋漓，是也。程及《金鉴》以为癃（案小便不通也），误。《千金》《黄帝》云：饱食桃，入水浴，成淋病，此是别义。渊雷案：淋漓本双声形容词，丹波说是，然此条之淋漓，当即《千金》之淋病，程氏《金鉴》不误。盖本篇出自撰次者之附益，撰次者不明诂训，误以淋漓寒热即淋病耳。

杏酪不熟，伤人。

丹波氏云：杏酪一名杏酥，藏器云："服之润五脏，去痰嗽，生熟吃俱可，若半生半熟，服之杀人。"《金鉴》为杏酪二物，误。

本草杏酥法：颂曰："祛风虚，除百病，捣烂杏仁一石，以好酒二石，研滤取汁一石五斗，入白蜜一斗五升，搅匀，封于新瓮中，勿泄气，三十日，看酒上酥出，即掠取，纳磁器中贮之，取其酒滓，团如梨大，置空屋中，作格安之，候成饴脯状，旦服一枚，以前酒下。"又法，宗奭曰："治肺燥喘热，大肠秘，润五脏，用杏仁去皮研细，每一升入水一升半，捣稠汁，入生姜四两，甘草一寸，银石器中慢火熬成稀膏，入酥二两，同收，每夜沸汤点服一匙。"

梅多食，坏人齿。

《千金方》同。今验之，良信，盖其酸能损坏齿面珐琅质故也。程氏用《本草纲目》说，谓食梅津出骨伤，肾主五液，齿为肾标之故，则涉玄诞矣。本草《大明》云：食梅齿齼者，嚼胡桃肉解之。

李不可多食，令人胪胀。

《千金》云：不可多食，令人虚。本草《大明》，胪胀下有"发虚热"三字，《金鉴》胪作"腹"，殆非。

林檎不可多食，令人百脉弱。

《千金》同。程氏云：林檎酸濇而闭百脉，故多食令人百脉弱。渊雷案：林檎俗名花红。

橘柚多食，令人口爽不知五味。

丹波氏云：时珍云"橘皮下气消痰，其肉生痰聚饮，表里之异如此"，《尔雅·释言》"爽，差也，忒也"，《老子》"五味令人口爽"，乃为口失味之义。渊雷案：柚即俗称文旦者是。

梨不可多食，令人寒中，金疮产妇亦不宜食。

《千金》同，云金疮产妇勿食，令人委困寒中。程氏云：梨性大寒，故令人寒中，寒能凝血脉，故金疮产妇不宜食。

樱桃杏，多食伤筋骨。

樱桃，《别录》云：调中益脾气，令人好颜色，美志。《千金》同，且云可多食。惟孟诜引李廷飞曰：伤筋骨，败血气，有寒热病人不可食。杏，本草引扁鹊云，"多食动宿疾，令人目盲，须眉落"，而《千金》引扁鹊，以此为杏仁。

安石榴不可多食，损人肺。

《千金》同。本草诜日"多食损齿令黑"。案即石榴也，安南人尚黑齿，云以石榴皮染之。

胡桃不可多食，令人动痰饮。

《千金》云，"不可多食，动痰饮，令人恶心，吐水吐食"，案胡桃今人以为补血药。孟诜云："常服令人能食，骨肉细腻光润，须发黑泽，血脉通润。"时珍云："补气养血，润燥化痰。"今云动痰饮，是能引起慢性胃炎，想是骤然多食之故。孟诜服法，须渐渐食之，初服一颗，每五日加一颗，至二十颗止，是也。

生枣多食，令人热渴气胀寒热，赢瘦者弥不可食，伤人。

《千金》同，寒热上有"若"字。案生枣即未经晒干者，《本经》云："多食令人寒热，凡赢瘦者不可食。"其晒干者为大枣，则又服食上品，此理殆非化学分析所能晓。

食诸果中毒，治之方

猪骨烧灰

上一味，末之，水服方寸匕。○亦治马肝漏脯等毒。

烧灰，徐镕本作"烧过"，《金鉴》作煅黑。

《千金方》云：治食野菜马肝肉诸脯肉毒方，烧猪骨，末之，水服方寸匕，日三服。《外台》引张文仲，同。

程氏云：其义不可晓。《金鉴》云：以猪骨治果子毒，物性相制使然；治马肝毒者，以猪畜属水，马畜属火，此水克火之义也；治漏脯毒者，亦骨肉相感之义也。

木耳赤色，及仰生者，勿食。

赤，《证类本草》引作"青"。

菌仰卷，及赤色者，不可食。

程氏云：木耳诸菌皆覆卷，仰卷则变异，色赤则有毒，故不可食。

食诸菌中毒，闷乱欲死，治之方

人粪汁，饮一升，土浆，饮一两升。

大豆浓煮汁，饮之，服诸吐利药，并解。

《肘后方》云：食菌遇毒（案此处似脱欲字）死方，绞人屎汁，饮一升，即活，服诸吐利丸亦佳。又，掘地作土浆，服两三升则良。

《千金方》云：治食山中树菌毒方，人屎汁，服一升良（出解食毒门）。

又云：诸菌毒，掘地作坑，以水沃中，搅之令浊，澄清饮之，名地浆（出解百药毒门）。

《医心方》云：葛氏方，食山中朽树所生菌，遇毒者，则烦乱欲死，方，掘地作坑，以水满中，搅之，服一两升（案与今本《肘后》异）。又方，浓煮大豆饮之（案今本《肘后》无）。

本草陈藏器云：菌，冬春无毒，夏秋有毒，有蛇虫从上过也。夜中有光者，欲烂无虫者，煮之不熟者，煮讫照人无影者，上有毛，下无纹者，仰卷赤色者，并有毒杀人，中其毒者，地浆及粪汁解之。

《巢源·食诸菜蕈菌中毒候》云：凡园圃所种之菜，本无毒，但蕈菌等物，皆是草木变化所生，出于树者为蕈，生于地者为菌，并是郁蒸湿气变化所生，故或有毒者。人食遇此毒，多致死甚疾速，其不死者，犹能发躁闷吐利，良久始醒。渊雷案：蕈菌皆寄生植物，多作伞形，其滋生自有种子，在伞下摺叠缝中，成熟后，摇之纷落如粉者是也。此子落于朽树上，遇相当之湿度热度，则生新蕈，其生于土地者，必土中有有机物质之故，否则不为寄生矣。既由种子产生，乃非湿气变化，古人不知生物学，往往误谓化生。

《圣济总录》云：朽木生蕈，腐土生菌，二者，皆阴湿之气蒸郁所生也。既非冲和所产，性必有毒，若误食之，令人吐利不已，心腹切痛，甚者身黑而死。

宋周密《癸辛杂识》云：嘉定乙亥岁，杨和王坟上感慈庵僧德明，游山得奇菌，归作糜供家，毒发，僧死者十余人，德明亟尝粪获免，有日本僧定心者，宁死不污，至肤理拆裂而死。

清吴林吴《蕈谱》云：镜水忍可禅师，在宁国山中，一日，与僧三四人食蕈，俱中毒，刹那间，二便频遗，身软口咳，正窘急时，欻有市药者上山，僧众言其故，随以甘草浓煎灌之，同时获愈。又阳山西花巷有人，在一荒墩上采菌一丛，煮而食之，卒然毒发，肤如琉璃，使人往采蕈处察之，见菌丛生如故，即掘见一古冢，满中是蛇，即以甘草煎汤啜之，寻愈。故余每于腊月中，粪坑内浸甘草人中黄，以治蕈毒及天行疫毒，伏气热病，痘科毒甚不能灌浆者，悉有神效。其法，用甘草为末，将毛竹筒一段，两头留节，刮去青皮，节上开一窍，纳甘草于中，仍以芭蕉叶柄削针闭窍，浸粪坑中四十九日，须至立春日，取出阴干，任用。

○食枫树菌而笑不止，治之以前方

赵刻及徐镕俞桥本，树并作"柱"，笑并作"哭"，今据程氏《金鉴》及《名医别录》《医心方》改。

《医心方》云：葛氏方，食枫菌，甚笑，又野芋毒，并煞人，治之与毒菌同之（地浆大豆引见上）。

程氏云：弘景曰："枫木上生者，令人笑不止，以地浆解之。"

张杲《医说》云：四明温台间山谷多生菌，然种类不一，食之间有中毒，往往至杀人者，盖蛇毒气所熏蒸也。有僧，教掘地，以冷水搅之令浊，少顷取饮者，皆得全活。此方见本草陶隐居注，谓之地浆，亦治枫树菌食之笑不止，俗言食笑菌者，居山间，不可不知此法。

丹波氏云：陶谷《清异录》云"菌蕈有一种，食之得干笑疾"，土人戏呼为笑矣乎（以上引陶），此间（日本也）无枫树，然间有食菌而笑不已者，此岂所谓笑矣乎者耶？

渊雷案：化学中有所谓笑气者，即亚氧化氮，吸之令人笑不止，枫菌及笑矣乎之毒，殆此类乎？又案：菌类生于干燥向阳之地，色白或褐，气香，折断曝之，其断面不变色者，无毒可食；生于湿地，色鲜艳，气甚臭，味苦辛咸涩，曝之，断面变青绿诸色者，有毒不可食。

误食野芋，烦毒欲死，治之以前方（其野芋根，山东人名魁芋，人种芋三年不收，亦成野芋，并杀人）。

《肘后方》云：误食野芋欲死，疗同菌法（人粪汁、诸吐利丸、土浆，引见上）。

《千金方》云：野芋毒，土浆，人粪汁。

本草陶弘景云：野芋，形叶与芋相似，芋种三年不采，成相（音吕）芋，并能杀人，误食之，烦闷垂死者。唯以土浆及粪汁大豆汁饮之，则活矣。

〇**蜀椒闭口者有毒，误食之，戟人咽喉，气病欲绝，或吐下白沫，身体痹冷。急治之方**

肉桂煎汁食之，饮冷水一两升。

或食蒜，或饮地浆。

或浓煮豉汁饮之，并解。

饮冷水上，徐镕本及程氏《金鉴》并有"多"字，俞桥本夺此句。

《肘后方》云：蜀椒闭口者有毒，戟人咽，气便欲绝，又令人吐白沫，多饮桂汁，若冷水一两升，及多食大蒜，即便愈，慎不可饮热，杀人，比见人中椒毒，含蒜及莽芨差。《外台》引《肘后》云：蜀椒闭口者有毒，食之戟人咽，使不得出气，便欲绝，又令人吐白沫，并吐下，身体冷痹。疗方：煮桂饮汁，多益佳，又饮冷水一两升，又多食蒜，又土浆饮一升，又浓煮豉汁，冷饮之一两升，又急饮酢，又食椒不可饮热，饮热杀人。《千金》云：蜀椒毒，葵子汁、桂汁、豉汁、人尿、冷水、土浆、蒜、鸡毛烧吸烟，及水调服。渊雷案：本条"气病欲绝"句，义不了，据《肘后》。病当"便"字之误，而《外台》所引，文尤晓畅。盖方书多经俗医传抄，甚难校理，余故备录异同，省学者对读焉。

程氏云：蜀椒，气大热，有毒，味辛麻，闭口者毒更甚，辛则戟人咽喉，麻则令人吐下白沫，身体痹冷也。冷水地浆豉汁，寒凉能解热毒，其桂蒜大热。而《肘后》诸方，亦云解椒毒，不知其义，岂因其气欲绝，身体冷痹而用耶？《金鉴》云：如桂与蒜，皆大辛大热之物，通血脉，辟邪秽，以热治热，是从治之法也。渊雷案：物性相制，盖不可以冷热拘。

正月勿食生葱，令人面生游风。

自此以下，至"时病差未健"条，共十二条，《千金》并引《黄帝》。《外台秘要》云：谨按仲景方云。"正月勿食生葱，二月勿食蓼，三月勿食小蒜，四月八月勿食葫，五月勿食韭，五月五日勿食生菜，七月勿食茱萸，八月九月勿食姜，十月勿食椒。"《医心方》引《养生要集》云：正月不食生葱，发宿病。

丹波氏云：游风，未详。《千金》头面风鸱头酒，治风头眩转，面上游风方；又菊花散，治头面游风方；又《本事方》知母汤，治游风攻头面，或四肢作肿块，此似指头风眩运。又《千金》面药门，有治面上风方，即指鼻疱等，此云生游风，则当是鼻疱面皯粉刺等之谓。

渊雷案：日月食禁，原出道家，故《千金》俱引《黄帝》，道家服食禁忌修炼诸法，有非常理所可解者。程氏虽凭臆作注，今不备引。

二月勿食蓼，伤人肾。

程氏云：扁鹊云，"食蓼，损髓少气减精。"

三月勿食小蒜，伤人志性。

四月八月勿食葫菱，伤人神。

葫，徐镕本俞桥本并作"胡"，《千金》《外台》并作"葫"一字，无"菱"字。实一物也，葫菱已释于前篇。

五月勿食韭，令人乏气力。

《千金》引《黄帝》，"韭"下有"损人滋味"句，"气力"下又有二句云："二月三月宜食韭，大益人心。"《外台》又引张文仲，《医心方》引崔禹（案当脱"锡"字）云："五月不可食韭，伤人目精。"

程氏云：韭菜，春食则香，夏食则臭。丹波氏云：春香夏臭，出于寇宗奭。

五月五日勿食一切生菜，发百病。

《千金》引《黄帝》，"菜"上无"生"字，《医心方》引《养生要集》云："五月五日食诸菜，至月尽，令冷阳，令人短气。"又引崔禹云："莫食一切菜，发百病。"

六月七月勿食茱萸，伤神气。

《千金》引《黄帝》云：伤人神气，令人起伏气，咽喉不通彻。案此即所谓食茱萸，与药用之吴茱萸一类，而产地不同。

八月九月勿食姜，伤人神。

《医心方》引《本草食禁》，同。《千金》引《黄帝》，下更有"损寿"二字。

程氏云：《云笈七签》曰"九月食生姜，成痼疾"，孙真人曰"八九月食姜，至春多患眼，损筋力，减寿，"朱晦庵有秋姜夭人天年之语。丹波氏云：秋不食姜，令人泻气，出于《本纲》李杲之说。

十月勿食椒，损人心，伤心脉。

《千金》引《黄帝》，心脉作"血脉"，《医心方》引《养生要集》云："令人气瘘。"

十一月十二月勿食薤，令人多涕唾。

《千金》引《黄帝》，上更有"十月"二字，薤上有"生"字。

四季勿食生葵，令人饮食不化，发百病，非但食中，药中皆不可用，深宜慎之。

《千金》引《黄帝》，作"四季之月土王时"，百病作"宿病"，无"非但"以下三句。案此三句，盖总上文十一条而言，非专指四季生葵也。

时病差，未健，食生菜，手足必肿。

《千金》引《黄帝》，菜上肿上并有"青"字。

夜食生菜，不利人。

此条《千金》无，《医心方》引《养生要集》云：夜食不用啖生菜，不利人。

十月勿食被霜生菜，令人面无光，目涩心痛腰疼，或发心疟，疟发时，手足十指爪皆青，困委。

《千金》引《黄帝》云：十月勿食被霜菜，令人面上无光泽，目濇痛，又疟发，心痛腰疼，或致心疟，发时手足十指爪皆青，困委。又见《医心方》引《养生要集》。

丹波氏云：《素刺疟论》云："心疟者，令人烦心甚，欲得清水，反寒多，不甚热，刺手少阴。"《三因》云："病者心烦，欲饮清水，反寒多，不甚热，乍来乍去，以喜伤心，心气耗散所致，名曰心疟。"

葱韭初生芽者，食之伤人心气。

《医心方》引《养生要集》，同。

饮白酒，食生韭，令人病增。

生葱不可共蜜食之，杀人，独颗蒜弥忌。

《千金》引《黄帝》云：食生葱，即啖蜜，变作下利，食烧葱，并啖蜜，拥气而死。本草引思邈，同。又云：大蒜合蜜食，杀人。《医心方》引《养生要集云》：高平王熙叔和曰："葱薤不可合食白蜜，伤人五脏。"又云，"食生葱，啖蜜，变作腹痢，气壅如死"（此两条《医心方》前后两见）。

枣合生葱食之，令人病。

《医心方》引《养生要集》云：高平王熙叔和曰："生葱食不得食枣，病人。"又云，"枣食不得食生葱，痛病人"（案"痛"字可疑）。

生葱和雄鸡雉白犬肉食之，令人七窍经年流血。

《医心方》引《养生要集》云：高平王熙叔和曰："生葱合鸡雄雉食之，使人大（案大字误）窍终年流血，煞人。"案此等殊难信，今齐鲁燕晋人合食者多矣，未见七窍终年流血也。

食糖蜜后，四日内食生葱蒜，令人心痛。

蒜俞桥本同，徐镕本及程氏《金鉴》并作"韭"。《医心方》引《养生要集》云：高平王熙叔和曰："蒜勿合饴饧食之，伤人。

丹波氏云：案糖，《说文》"饴也"，《方言》"饧谓之糖"，明是糖与蜜各别。程《金鉴》言蜜而不及糖，何？渊雷案：《说文》本但有"饧"字，无"糖"字，糖字出徐铉《新附》，盖"饧"者正字，"糖"者俗字耳。

夜食诸姜蒜葱等，伤人心。

《医心方》引《七卷食经》云：夜食不用啖蒜及薰辛菜，辛气归目，不利人。案诸辛皆刺激兴奋，夜食之，盖不能安寐耳。

芜菁根多食，令人气胀。

《千金》同。程氏云：芜菁即蔓菁也，多食动气。丹波氏云：多食动气，出于宗夷。

薤不可共牛肉作羹食之，成瘕病，韭亦然。

《千金》引《黄帝》，同。

莼多病，动痔疾。

病，徐铭本俞桥本及徐氏沈氏本并同，徐云"恐是'食'字"。案《千金》亦作"食"。

野苣不可同蜜食之，作内痔。

《千金》引《黄帝》，无"内"字。

程氏云：野苣，苦荬也，性苦寒，能治痔，与蜜同食，复生内痔，物性相忌，则易其生性也。

白苣不可共酪同食，作蜃虫。

《千金》引《黄帝》云：必作虫，无"蜃"字。时珍云：白苣，处处有之，似莴苣而叶色白，折之有白汁，四月开黄花，如苦荬，结子。

黄瓜食之发热病。

程氏云：黄瓜动寒热虚热，天行热病后皆不可食（案出孟诜）。丹波氏云：藏器曰，胡瓜，北人避石勒讳，改呼黄瓜，诜。丹波氏云：藏器曰，"胡瓜，北人避石勒讳，改呼黄瓜，至今因之"（以上藏器）。而今此称黄瓜，则避石勒讳之说难信欤。

葵心不可食，伤人，叶尤冷，黄背赤茎者，勿食之。

《千金》云：冬葵，其心伤人，百药忌食心，心有毒。《医心方》引马琬云：葵赤茎背黄，食之煞人。丹波氏云：弘景云："葵叶尤冷利，不可多食"（引陶止此）。葵心，此犹莼心桃叶心之心，谓葵叶嫩心也。程氏云：葵心有毒，其叶黄背赤茎者，亦有毒，不可食。

葫荽久食之，令人多忘。

《千金》云：叶不可久食，令人多忘。

病人，不可食葫荽及黄花菜。

丹波氏云：本纲黄瓜菜，一名黄花菜，始出于汪颖《食物本草》，本经所指，未知此物否。

芋不可多食，动病。

《千金》云：不可多食，动宿冷。程氏云：芋难克化，滞气困脾（案出宗奭）。

妊妇食姜，令子余指。

《医心方》引《养生要集》云：妇人妊身，勿食生姜，令子盈指。丹波氏云：《博物志》云："妊娠啖生姜，令儿多指。"程氏云：余指，六指也，姜形如列指，物性相感也。渊雷案：妊娠当啖姜时，心感此物有如枝指，容有使子枝指者，盖非必然也。

蓼多食，发心痛。

《千金》引《黄帝》云：蓼食过多，有毒，发心痛。

蓼和生鱼食之，令人夺气，阴核疼痛。

核。赵刻及诸本作并"咳"，今从程氏《金鉴》及《千金方》《医心方》改。

《千金》引《黄帝》，同。《医心方》引《养生要集》云：高平王熙叔和曰："食蓼，啖生鱼，令气夺，或令阴核疼，至死。"又云："蓼叶合食生鱼，使人肌中生虫。"丹波氏云：阴核，即阴丸也。

芥菜不可共兔肉食之，成恶邪病。

《千金》引《黄帝》，《医心方》引《养生要集》，并同。

小蒜多食，伤人心力。

《千金》云：不可久食，损人心力。

○食躁式躁方

豉浓煮汁，饮之。

式，徐镕本俞桥本及徐程《金鉴》并作"或"。

程氏云：豉汁虽能解毒，而躁字有误（案程意以躁字为所食之菜也）。元坚云：此方介于菜类方法中，则亦当治菜毒方，考《医心方》引葛氏方云"治食诸菜中毒，发狂烦闷，吐下欲死方，煮豉汁，饮一两升"，窃想葛氏所举，本是仲景原文，而今作食躁或躁者，系于文字讹脱，或是"食菜烦躁"四字之误也。今本《肘后方》偶欠此方，然自有治诸菜毒方，而其前后诸条，概与本篇方法相同。《巢源》曰"野菜芹荇之类，多有毒虫水蛭附之，人误食之，便中其毒，亦能闷乱烦躁不安"，可以互证。

○钩吻与芹菜相似，误食之杀人（解之方，《肘后》云与茱萸食芥相似）。

荠苨八两

上一味，水六升，煮取二升，分温二服。（钩吻生地，旁无他草，茎有毛者，以此别之。）

原注芥，徐镕本作"芹"，茎有毛者，徐镕本作"其茎有毛"。

《肘后方》云：钩吻叶与芥相似，误食之杀人。方，荠苨八两，水六升，煮取三升，服五合，日五服。又云此非钩吻（此六字，原本接上文，不知何意）。

《千金方》云：治钩吻毒，困欲死，面青口噤，逆冷身痹方。荠苨八两，㕮咀，以水六升。煮取三升，冷如人体，服五合，日三夜二，凡煮荠苨，惟令浓佳。又方，煮桂汁饮之。又方，啖葱涕，葱涕治诸毒。注云：《肘后方》云："钩吻茱萸食芹相似，而所生之旁无他草，又茎有毛，误食之杀人。"

《外台秘要》云：《肘后》，钩吻与食芹相似，而其所生之地，旁无他草，茎有毛，误食之杀人。方，荠苨八两，咬咀，以水六升，煮取三升，服之。又，此多生篱堑水渎边，绝似茶，人识之，无敢食，但不知之，必是钩吻。按本草，钩吻一名野葛，又云秦钩吻，乃并入药用，非此，又一种叶似黄精，惟花黄茎紫，亦呼为钩吻，不可食。故经方引与黄精为比，言其形色相似也。渊雷案：本方原出《肘后》，而今本《肘后》与《千金》《外台》互异，故备录之。

丹波氏云：案《外台》引《肘后》（"多生篱堑云云"，见上），知本经所谓与芹菜相似者，别是一种。陶氏于本草，则云钩吻是毛茛，而于《肘后》，则云此非钩吻，盖以蔓生者为钩吻，以似芹者为毛茛耶？唐本注已辨其非，当考本草。盖钩吻有数种，故古人所说不一者，以其所见各不同也。今以此间所有考之，藤本之外，草本木本黄精叶及芹叶，凡五种，皆见有俚人误食中毒者，则知当据各书所论而辨其物也，若欲强并为一草，则谬矣。渊雷案：钩吻一名野葛，一名胡蔓草，一名断肠草，乃蔓生植物，岭南多有之，《外台》所谓绝似茶者也，其似芥似芹似黄精者，皆别种小草，而亦有毒，荠苨亦解之尔。

〇**菜中有水莨菪，叶圆而光，有毒，误食之，令人狂乱。状如中风，或吐血。治之方**

甘草煮汁，服之即解。

《肘后方》云：莨菪毒，煮甘草汁，捣蓝汁，饮，并良。

《千金方》云：治食莨菪闷乱，如卒中风，或似热盛狂病，服药即剧方，饮甘草汁，蓝青汁，即愈。又云：莨菪毒，荠苨甘草犀角蟹汁升麻。

又云：甘草汤，主天下毒气，及山水露雾毒气，去地风气瘴疠等毒方，甘草二两，上一味，以水二升，煮取一升，分服。

《外台秘要》云：《备急》，疗诸药各各有相解者，然难常储，今但取一种，而兼解众毒，求之易得者方，甘草浓煮汁，多饮之，无不生也，又食少蜜佳。

丹波氏云：苏敬唐本注云"毛茛，是有毛石龙芮也"，《百一方》云："菜中有水茛，叶圆而光，生水旁，有毒，蟹多食之。"案此草生水旁，其毒如莨菪，故名之水莨菪，苏氏以为毛茛，引《百一方》，此岂水茛下脱"菪"字耶？《外台》引《肘后》亦云"食蟹中毒，或云是水茛所为"，时珍不辨茛莨，作水茛，附于释名中，恐疏。案茛音浪，莨音艮，云叶圆而有光，则水莨菪即是石龙芮，而毛茛叶有毛而无光。渊雷案：今人不究六书之学，植物书中毛茛科，皆从良作茛，而教者亦读浪音，此误也。

元坚云：此云中风，即发狂之谓，《后汉书·朱浮传》曰："中风狂走。"

〇春秋二时，龙带精入芹菜中，人偶食之为病，发时手青，腹满痛不可忍，名蛟龙病。治之方

硬糖两三升

上一味，日两度服之，吐出如蜥蜴三五枚，差。

《千金方》云：治蛟龙病，开皇六年三月八日，有人食芹得之，其人病发似癫痫，面色青黄，因食寒食饧过多，便吐出蛟龙，有头及尾，从兹有人患此疾，令服寒食饧三斗，大验（出第十一卷坚癥积聚门）。

《医心方》云：《千金方》治蛟龙病方，开皇六年，有人三月八日食芹得之，其病发似颠，面色青黄，服寒食强饧（原书误锡今改之）三升，日二，吐出龙蛟，有两头，大验。注云：《广济方》同之（此与《千金》原文微异，故备录之）。

《外台秘要》云：《广济》疗蛟龙病，三月八月，近海及水边因食生芹菜，为蛟龙子生在芹菜上，食入人腹，变成龙子，须慎之。其病发似癫，面色青黄，少腹胀，状如妊娠。宜食寒食饧方，寒食粥饧三升，日三服之，吐出蛟龙，有两头及尾。开皇六年，又贾桥有人吃饧，吐出蛟龙，大验，无所忌。注云：《千金》同（《巢源》蛟龙病候略同）。

《医说》云：古有患者，饮食如故，发则如癫，面色青黄，小腹胀满，状如妊孕，医者诊其脉与证，皆异而难明主疗。忽有一山叟曰："闻开皇六年，灞桥有人患此病，盖因三月八日水边食芹菜得之，有识者曰，'此蛟龙病也，为龙游于芹菜之上，不幸食之而病也。'"遂以寒食饧，每剂五合，服之数剂，吐出一物，虽小，但似蛟龙状，而有两头，其病者依而治之，获愈。注云：出《名医录》。

程氏云：芹菜生江湖陂泽之涯，蛟龙虽云变化莫测，其精那能入此，大抵是蜥蜴虺蛇之类，春夏之交，遗精于此耳，且蛇嗜芹，尤为可证。元坚云：糖即"饧"字，饴弱于"饧"，故饴有胶饴，饧有硬饧也。

食苦瓠中毒，治之方

黍穰煮汁，数服解之。

黍，赵刻及徐俞诸本并误"黎"，今依程氏《金鉴》及《肘后》《外台》《医

心方》改。丹波氏云：穰，禾茎也，黎何有穰，其讹明矣。

《肘后方》云：苦瓠毒，煮黍穰令浓，饮汁数升佳。《外台》《医心方》引并同。《外台》方后又云："此物苦则不可食，恐作药中毒也。"程氏云：苦瓠，匏也。诗云："匏有苦叶，国语云。"苦匏不材，于人共济而已。此苦瓠也。黍穰能解苦瓠毒者，《风俗通》云"烧穰可以杀瓠"，或云"种瓠之家不烧穰，种瓜之家不烧漆，物性相畏也"。人食苦瓠过分，以黍穰汁解之，本诸此。丹波氏云：程注本于时珍，苏敬云："服苦瓠过分，吐利不止者，以黍穰灰汁解之。"

扁豆，寒热者不可食之。

本草引弘景，同。案：患疟者，食扁豆则疟不差，疟乍愈者，食扁豆即复发，虽扁豆棚下，亦不可行立。

久食小豆，令人枯燥。

《千金方》云：赤小豆不可久服，令人枯燥，案凡豆多含脂肪，惟赤小豆独少，且甚去油腻，故久服枯燥。

食大豆屑，忌啖猪肉。

屑，赵刻及徐俞诸本并误"等"，今据徐程注本及《千金方》《医心方》本草改。

《千金》引《黄帝》云：服大豆屑，忌食猪肉，炒豆不得与一岁已上十岁已下小儿食，食竟啖猪肉，必拥气死。《医心方》引崔禹锡《食经》云：食大豆屑后，啖猪肉，损人气。本草孟诜云：大豆黄屑忌猪肉，小儿以炒豆猪肉同食，必壅气致死，十有八九，十岁以上不畏也（丹波引此，误作《千金》）。

大麦久食，令人阑。

《千金方》云：大麦久食，令人多力健行。

丹波氏云：癣，字典俗"疥"字，而农家多常食大麦，未尽患疥。

白黍米，不可同饴蜜食，亦不可合葵食之。

《千金》引《黄帝》云："五种黍米合葵食之，令人成痼疾。"《外台秘要》引张文仲，白黍不可合饴糖蜜共食，又黍米不可合葵共食。《医心方》引《养生要》集云：高平王熙叔和曰："白蜜合白黍食之，伤五内，令不流。"

莜麦面，多食之，令人发落。

丹波氏云：本纲荞麦，一名莜（音翘）麦。《千金》《黄帝》云："荞麦作面和猪羊肉热食之，不过八九，顿作热风，令人眉发落，又还生仍稀少，泾邠已北，多患此疾。"今荞麦面人多食之，未有发落者，此必脱"和猪羊肉"等字。程《金鉴》并云："莜"字有误，当详之，盖失考耳。渊雷案：《医心方》引《养生要集》云：高平王熙叔和曰："食荞麦，合猪肉，不过三日，成热风病。"

盐多食，伤人肺。

丹波氏云：《千金》云："盐不可多食，伤肺喜咳，令人（案当脱"失"字）色肤黑，损筋力。"渊雷案：食盐能改血，能催吐利，《本经》主喘逆，然不利于哮喘证，此所以谓为伤肺饮，水肿消渴亦忌之。

食冷物，冰人齿。

食冰结涟者，齿面骤冷而收缩，最易损坏珐琅质。

食热物，勿饮冷水。

《医心方》引《养生要集》云：高平王熙叔和曰："饮食冷热不可合食，伤人气。"又云，"食热腻物，勿饮冷酢浆，喜失声嘶咽。"

饮酒，食生苍耳，令人心痛。

苍耳一名胡菜，《医心方》引《养生要集》云：频（案当是"颍"字误）川韩元长曰："饮酒不用食生胡菜，令人心疾"（夏月大醉，汗流，不得冷水洗著）。身，及使扇，即成病。

《医心方》引《养生要集》云：频川韩元长曰："夏日饮酒大醉，流汗，不得以水洗濯，及持扇引风，成病。"

饮酒，大忌灸腹背，令人肠结。

《千金》引《黄帝》。"大忌"二字作"莫"一字。《医心方》引《养生要集》云：频川韩元长曰："饮酒醉，灸头，煞人。"

程氏云：毋灸大醉人，此灸家所必避忌也。丹波氏云：《资生经》《下经》云："灸时不得伤饱大饥饮酒。"

醉后勿饱食，发寒热。

《千金方》云：醉，不可强食，或发痈疽，或发暗，或生疮（出二十七卷道林养性门）。《医心方》引《养生要集》云：频川韩元长曰："酒已醉，勿强饱食之，不幸则发疽。"

饮酒食猪肉，卧秫稻穰中，则发黄。

《医心方》引《养生要集》云：频川韩元长曰："食猪肉饮酒，卧秫稻穰中，见星者，使人发黄。"

食饴，多饮酒，大忌。

《医心方》引《养生要集》云：频川韩元长曰："饧（原本误'锡'）姜多食，饮酒醉，煞人。"《金鉴》云："谚云'酒家忌甘'，此义未详。"

凡水及酒，照见人影动者，不可饮之。

《千金方》云："湿食及酒浆，临上看之，不见人物影者，勿食之，成卒注，若已食腹胀者，急以药下之"（出二十七卷道林养性门）。《医心方》引《养生要集》云："酒水浆不见影者，不可饮，饮之煞人。"皆与本条义少异。程氏云：此涉怪异，宜不可饮。

醋合酪食之，令人血瘕。

《千金》引《黄帝》云：食甜酪竟，即食大酢者，变作血瘕，及尿血。《医心方》引《养生要集》云：高平王熙叔和曰："食甜酪，勿食大酢，变为血尿。"案醋是"酬醋"本字，酢是"酒酢"本字，今人醋酢互易，《千金》《医心》并用古字，《金匮》用今字也。

食白米粥，勿食生苍耳，成走疰。

《千金》引《黄帝》云：食甜粥，复以苍耳甲下之，成走注，又患两胁。渊雷案：苍耳，今人不用作日食品，而本经两见合食之禁，《千金》食治，亦专列一品，则知古人多食之，此古今风气之异也。

《巢源》走注候云：注者住也，言其病连滞停住，死又注"易旁人也"，人体虚，受邪气，邪气随血而行，或淫弈皮肤，去来击痛，游走无有常所，故名为走注。

食甜粥已，食盐，即吐。

《医心方》引《养生要集》云：高平王熙叔和曰："食甜粥讫，勿食姜，食少许即卒吐，或为霍乱。"注云，"一云勿食盐。"程氏云：甘者令人中满，食甜物必泥于膈上，随食以盐，得咸则涌泄也。

犀角箸搅饮食，沫出，及浇地坟起者，食之杀人。

《千金翼》云：凡食饮有毒者，浇地，地坟起者，杀人。若中此毒者，皆大（《外台》引作"犬"）粪灰，水服方寸匕良。《金鉴》云：《抱朴子》云"犀食百草及装众木之棘，故知饮食之毒。若搅饮食沫出者，必有毒也"，浇地坟起者，此怪异也（案是毒质与土化合生气之故），故食之杀人。丹波氏云：《抱朴子》云：

"蛊之乡有饮食，以此角搅之，有毒则生白沫，无毒则否。"《国语》云："置鸩于酒，置堇于肉，公祭之地，地坟，与犬，犬毙。"韦昭注"坟，起也"，又范宁注《谷梁》云："地贲，贲，沸起也"（案《国语》《谷梁》皆晋骊姬事）。

饮食中毒烦满，治之方

苦参三两　苦酒一升半

上二味，煮三沸，三上三下，服之吐食出，即差，或以水煮亦得。

《千金方》云：治饮食中毒烦懑方，苦参三两，㕮咀，以酒二升半，煮取一升，顿服之，取吐愈，《外台》及《医心方》引并同。

程氏云：酸苦涌泄为阴，苦参之苦，苦酒（案即米醋）之酸，所以涌泄烦满，而除食毒。

又方

犀角汤亦佳。

《千金方》云：治诸食中毒方，饮黄龙汤（案即小柴胡汤）及犀角汁，无不治也，饮马尿亦良。《外台》引《千金》同。《医心方》云："《集验方》，食诸梨麦面腥百味，毒若急者方，单饮土浆。又方，单服犀角末方寸匕。"《肘后附方》《梅师方》："治饮食中毒，鱼肉菜等，苦参三两，以苦酒一升，煎三五沸，去滓服之，吐出即愈，或取煮犀角汁一升，亦佳。"

《金鉴》云：中毒烦满，毒在冒中，犀角解冒中毒。渊雷案！满，当读为"懑"，音义同"闷"字。

○贪食，食多不消，心腹坚满痛，治之方

盐一升　水三升

上二味，煮令盐消，分三服，当吐出食，便差。

《医心方》引《医门方》，文同。《千金方》云：霍乱蛊毒，宿食不消，积冷，心腹烦满，鬼气方，极咸盐汤三升，热饮一升，刺口令吐宿食使尽，不吐更服，吐讫复饮，三吐乃住，静止。此法大胜诸治，俗人以为田舍浅近法，鄙而不用，守死而已，凡有此病，即须先用之。

渊雷案：此但取其涌吐，别无他意。

矾石，生入腹，破人心肝，亦禁水。

丹波氏云：本草吴普云"矾石，久服伤人骨"，宗奭云"矾石不可多服，损

心肺"，却水故也，水化书纸上，干则水不能濡，故知其性却水也。渊雷案：矾石亦可内服少量，破人心肝之说，殆过甚之词。

商陆，以水服，杀人。

程氏云：商陆有大毒，能行水而忌水服，物性相恶而然也。

葶苈子傅头疮，药成入脑，杀人。

成，徐氏沈氏并云，恐是"气"字，程氏《金鉴》径改作"气"。

《金鉴》云：葶苈大寒，虽能傅疮杀虫，然药气善能下行，则疮毒亦攻人脑矣，故杀人。渊雷案：葶苈宜无入脑杀人之理。

《金鉴》谓引疮毒入脑，其说颇辨。

水银人人耳及六畜等，皆死，以金银著耳边，水银则吐。

吐，徐氏沈氏并云：疑是"出"字。

本草陈藏器云：水银入耳，能食入脑至尽。案水银与金银相遇，极易成合金，故方书多以水银解金银毒，正与《金匮》本条互发。

苦练无子者，杀人。

程氏云：苦练有雌雄两种，雄者无子，根赤，有毒，服之使人吐不能止，时有至死者；雌者有子，根白，微毒，可入药用。渊雷案：即苦楝也，其子名金铃子。程注本于苏恭，又《大明》云："雄者根赤有毒，吐泻杀人，不可误服，雌者入服食，每一两可入糯米五十粒同煎杀毒。若泻者，以冷粥止之；不泻者，以热葱粥发之。"

以上五条，杂以矿物，与篇名不应，若论诸药有毒，则挂一漏万。不知编次者何所取舍也。

凡诸毒，多是假毒以投，无知时宜煮甘草荠苨汁饮之，通除诸毒药。

无，赵刻及徐俞诸本并作"元"，今从丹波本改，程氏《金鉴》改作"无"，盖原本作"无"，因形近而误作"元"耳，徐沈改投无为"损元"，且为之说，非也。

《外台》引《肘后》云："诸馔食，直尔何容有毒，皆是以毒投之耳，既不知是何处毒，便应煎甘草荠苨汤疗之，汉质帝食饼，魏任城王啖枣，皆致死，即其事也。"《医心方》引葛氏方同（案今本《肘后》无此文）。

《证类本草》云：《金匮玉函》治误饮馔中毒者，未审中何毒，卒急无药可解，只煎甘草荠苊汤服之，入口便活（文与本经颇异，故录之）。

渊雷案：《金匮》原文，义不了，今以《肘后》及《证类》所引考之，此条乃通治饮食中毒，以总结两篇食治也。其意若曰：寻常饮食，无由中毒，其中毒者，皆是怨家乘食者不知，投毒于食物中耳，无即"无"字，多见于道书，食者才觉受毒，又不知所受何毒，即宜服甘草荠苊汤解之，以二物皆能解百药毒也。

《巢源·诸饮食中毒候》云：凡人往往因饮食，忽然困闷，少时致甚，乃至死者，名为饮食中毒，言人假以毒物投食里而杀人。但其病，颊内或悬雍内，初如酸枣大，渐渐长大，是中毒也，急治则差，久不治，毒人腹则死。但诊其脉，浮之无阳，微细而不可知者。中毒也。

陆氏论医集 四卷

卷一·杂文一

川沙　陆彭年渊雷　撰著

受业妻嘉定沈本琰　编纂

上恽铁樵先生

乙丑七月

五行配五藏，业中医者尽人能知，而几于尽人不能解。尊著《群经见智录》，以为《内经》之言五行五藏，本于天之四时，一语破的，扫尽模糊影响之论，大快人意。考"五行"字面，当溯诸《尚书·洪范》，其"配五藏"，则有两家不同之说。《今文尚书》欧阳氏说，与《内经》同。《古尚书》说，脾木也，肺火也，心土也，肝金也，肾水也。许氏《五经异义》：谨案，月令。春祭脾，夏祭肺，季夏祭心，秋祭肝，冬祭肾。与《古尚书》同。郑驳之云：月令祭四时之位，乃其五藏之上下次之耳。冬位在后，而肾在下；夏位在前，而肺在上；春位小前，故祭先脾；秋位小却，故祭先肝。肾也、脾也，俱在鬲下；肺也、心也、肝也，俱在鬲上，祭者必三，故有先后焉，不得同五行之义。今医病之法，以肝为木，心为火，脾为土，肺为金，肾为水，则有瘳也。若反其术，不死为剧（以上《五经异义》及郑驳，俱见孔颖达《正义》）。《扬雄太玄》：木藏脾，金藏肝，火藏肺，水藏肾，土藏心。从《古尚书》说。高诱注《吕览·淮南》，则今古兼用，案而不断，此外用《古尚书》说者不经见。夫医家治病，自当宗《内经》，用《今尚书》说。然今古二说之所以不同，医家自当研究，愿闻其不同之故。

尊著又谓：《内经》所言五藏，非血肉的五藏，是四时的五藏。持此义读《内经》，自能祛除重重障碍。然而窃有疑者，岂作《内经》者从未窥见血肉之藏耶？如其见之，又将何以名血肉之藏，将四时之藏，与血肉之藏异用而同名耶？则古医经虽无教科书方法，使人明白晓畅，亦不当以功用悬绝之两物混为一名，疑误后学之甚矣。若谓《灵》《素》之藏府皆指功用不指实质，则尤有难言者。华元化与仲景同时,其治病也,刳断肠胃,涤洗五藏,尤长于创伤疡毒,盖与今之西医相似。使元化以其术著书,必有斥名血肉之藏府者,不幸元化之书不传。然《素问》《灵枢》不应无片言只字涉及元化一派之术者,而谓《内经》五藏绝不指名血肉之藏耶?

《见智录·扁鹊传》第二案云:气会在两乳下,属三焦;胸会去结喉三寸,为手足六经交会之点。考三焦经二十三穴,不及乳下,亦无气会之名。八会穴气会膻中,在两乳间,属任脉,亦非三焦经。又任脉经穴在结喉下者,天突、璇机、华盖;在结喉上者,廉泉、承浆,皆无胸会之名。大肠经扶突穴,在结喉旁三寸,一名水穴,亦非胸会,更非手足六经交会之点。旅箧中无《史记》,不能一考《集解索隐正义》,不识尊著所依据,尚能记忆一教之否。

以上三问,请不吝教诲,解其疑误。此外尚有不能已于言者,信手写陈,不惮烦冗,幸卒览焉。

渊雷(渊雷名彭年,在三之义,极应自名,顾报名时用字,是以不改,今请如唐人以字行,可乎)医药知识极肤浅,曩读子部书时,尝一阅《内经》,亦仅浏览而已。去年有人勖以学医,乃复取王冰注读之,三数篇后,憒然不知端绪,仍弃去,读仲景书陈修园、唐容川注,佐以《本经三家注》,若可解若不可解。固知中国学问,不能如科学之步步脚踏实地,层累而上,反复玩味,当有豁然之日,乃勉强从事,事多暇少,仍不能卒卷。今岁从一针灸师学针,先熟经穴手法,至治病用穴,惟恃歌诀。统计从师面授,为时匝月,实际不足五小时,苦不明诊断方法,及治此病必用此穴之故,尝举以问师,所答仍未得要领,然用歌诀治病,却能十愈六七。因思若能参究方脉,熟精《灵》《枢》,于针灸之理当大有裨益。适报载函授招生,信铁樵先生非滑头敛钱者,遂应征焉。

始读医书时,尝抱奢望,以为他日既得中医要领,再当旁求西医学,取彼所长,辅吾所短,更进而与西医相切磋,伸吾所长,补彼所短,其志盖不仅欲振中医于本国,且欲传中医于彼邦也。继而思之,其难有四。中西医于病理、病名、治法,截然不同,虽篇籍具在,而欲引彼证此,辄格不相入,一难也。欲通西医,既不能入医校留学,舍读书无由,然徒恃读本,所得几何。欲读西文医书,又苦不知目录,无从索购。昔治天算,求西籍之高深者,沪上西书坊林立,竟不可得,邮致两三册,费时四五月,动需数十金,幸而得西文医书矣,而西国文字又各科有特别意义，恃普通西文，亦复难通，二难也。业西医者，习闻师友诟厉中医之辞，胥以中医为卑无足道。正如光绪变法，八股冬烘留学归来，辄诋诃孔孟也，又安肯与吾合作，三难也。兹事体大，必须同志相助为理，然环顾相识之业医者，其志将以求食而已。唯其求食，故惮于研索；唯其求食，辄思自秘而冀人以验方简法相告也。举世滔滔，中国学术之不进，皆求食之私阶之厉也，夫孰肯附和吾狂妄之愿，四难也。

昨日，第一期讲义未寄到，先求得《伤寒研究》《见智录》二书，穷一日之力，遍读之，虽甚粗率，而于先生之创获，亦能窥见一斑。则觉语语打入心坎，向之所怀疑而格格不能自达者，解其大半。读时如看小说，不忍释卷，去年读《内经》，固昏然欲睡也。

讲义寄到，读开校演话，先生之志，何其与渊雷相似也，夫怀此学，抱此志，而事业不成者，吾则不信。函授之法，声应气求，学员中以求食为志者，固当不免，然披沙拣金，岂无一二同志，此则私心欣跃而不能自已者也。初嫌文字太深，印刷讹字太多，不便于普通学员，拟请改浅文字，而自任校勘之役。然学员而不能意会此种讲义，则其文字根底之陋，难望于医学有深造矣。虽不更张亦可，先生以为何如？

曩治算学天文，中法从观象授时入门，西法从李氏谈天入门。其后购求西籍，佐以字典，读之亦无捍格，因知中西法始皆就天象以立算法。近代西人，始就天象求实状，再由实状立算法，结果，西人多识一实状而已，若推算而得其近似之数，中西法固不相亚。夫治历之目的在授时，苟授时无大差误，虽不知天行之实状可也。犹之尊著所谓，西人因病状势力之变化而究内景，复就内景变化而立治法。中医则就病状势力迳立治法，其言内景，悬揣而已（以上系檃括，非引原文）。夫等是治病而效，虽不知内景可也。凡百方术，中西法始皆迳求应用，西法至近代，则分学理应用为两步，所谓二十世纪之科学也。此种观念，渊雷治天算时深印而不忘，今虽不知西国医学史，然例以天算，当亦如是耳。至谓中法既能应用，虽有西人内景实状，亦可无须过问，则是求食者懒学自书之遁词矣。《见智录·甲子篇》，用天算处颇多，渊雷于《内经》，学浅未能赞一词，于天算则略涉藩篱，如蒙采及刍荛，或能贡其一得。昔郑康成从马季长，三年未得一面，季长欲弟子为算，前列弟子无有通九章者，唯康成能之，遂蒙面询，不耻下问，古今人岂不相及哉。

琰案：恽铁樵先生第一次函授医学，渊雷夫子报名为学员，此书乃第一次通函发问也，于医学上似无多深义，然是夫子第一次论医文字。且世多知夫子出自恽门，此书及恽先生复书，可以见其遇合之故，故录存之。所问第一点，可见五行之无当于医学。第二点，详脏腑论及生理补证（遥从弟子之讲义），今已不成问题。第三点，张守节《正义》释五会，有胸会、听会，《正义》于上文别引《八十一难》气会三焦。今考《难经》云：气会三焦外一筋，直两乳内也。是《难经》本指直中穴，张氏误断三焦为句，恽先生更误为三焦经穴耳。胸会仍未知其审。

附复书

渊雷先生台鉴：下问三则，捧读之下，极为钦佩，答复当谨谢不能。所以不能答之理由无他，学问不相如耳。自来财不什不相使，知不什不相师，弟之一知半解，尚未能望见阁下之项背，岂有忝颜自居师座之理。兹将阁下所缴学费奉还，恳公亦将敝处讲义掷还，尚祈俯允为荷。再弟尚有愿承教者，阁下来函通讯处为同善社，住址当非同善社，尊府是否即在城内，阁下于同善社之外复何所事？敝处现在规模尚小，然颇有扩充希望，来函固言对于中医之志愿与弟不甚相远，脱他日有所请求，亦肯赐臂助否？以上敢请见复，以下所言者，为对于来函就管见所及者一相商榷。《内经》似以四时为主，五藏转居宾位，故每每从四时说到五藏，不从五藏说到四时。例如东方生木，木生肝，肝生心，心生筋；不曰肝生于木，木生于东方，此等处几于随处皆是，不得谓非不指实质之证。至于华元化刳涤五藏，终是疑案，因其事后既无传，而前亦无师承。且《晋书》记刘彦之向殷仲堪帐下医师求补缺唇，仲堪亦当日知医者，王莽时又有解剖犯罪以研究医学之事。综观各节，似东汉以后，我国医学颇有黜空崇实之趋势。范氏适生于此风最甚之时，华佗又世称神医，因而下笔时故神其说，未可知也。《见智录》殊未洽意，气会穴当时所根据何书，亦不记忆，惟确曾费一番考查，非弟杜撰者，现在委实无暇翻检。至于阁下所谓四难，弟亦极端赞同。弟所亟欲知者，阁下现在所办何事，将来能否于中医界有所尽力，现在所处环境何如。倘蒙不弃，尚乞复示一二。专肃祗请台安，弟恽铁樵顿首，七月六日。

清代名医医案精华序

戊辰七月

有清一代医工所致力者，厥为伤寒温热之辨，叶天士以此得大名，时师或尊异之，以抗衡仲景。然晋唐以前，凡流行发热之病，皆谓之伤寒，其范围至广，故《内经》言热病皆伤寒之类。《难经》言伤寒有五：有中风、伤寒、湿温、热病、温病。仲景自序，称《伤寒卒病论集》，"卒病"者猝然而病，犹西医所谓急性病矣，故《伤寒论》所集，不限于脉紧无汗之麻黄汤证，亦不限于杆菌为厉之肠窒扶斯。论中阳明病即赅括温热，少阳病亦赅括疟疾。他若小青龙证，赅括大叶肺炎及其类似之病；理中汤证，赅括慢性及结核性肠炎；而急性传染病之前驱症，亦即伤寒太阳病也。由是言之，凡哆口谈温热，欲与伤寒对峙者，皆谬妄弗可从。自叶氏首倡温热之说，吴鞠通、王孟英之徒，铺糟歠醨，大放厥词，特其书平浅易晓，不若仲景书之简奥难读，下里巴人，和之者众，故能风行一时，今之医工，遂无不温热者。西医余云岫著《温热发挥》，刊于社会医报，其意盖讥中医不能验细菌以诊断，而混称温邪。夫中西医之诊断治疗，以至病名分类，固自不同，不可以彼例此。然谓临床所见，凡遇中医方案定为温邪者，验其血多是肠窒扶斯，此则足令温热家深省者也。夫肠窒扶斯之病，见于译本西医书者，有太阳、阳明、少阴之证，一一与仲景书合，乃所谓正伤寒者无疑，而时师亦谓之温邪，是知时师口中之温热，以为当用叶、吴、王之法，不当用仲景法者，乃并正伤寒而一概温热焉，是亦不可以已乎。然此犹得谓时医之误，非叶氏之过也，则请言叶氏之误。叶氏之误，有沿袭喻嘉言者，有出于杜撰者。嘉言误解《内经》冬不藏精，春必病温，以为温病起于伤肾，肾之经为少阴。故《寓意草》中金鉴一案，治以麻附细辛，此其误，在以少阴伤寒为肾病，以《内经》精字为男女媾精之精。然金鉴之病，本是少阴，故得少阴药而愈耳，叶氏承其谬，亦谓温病起于伤肾，伤肾则当补，补肾当用熟地黄，温病固万不可用熟地黄者，则烧为炭而用之。《临证指南》席姓一案，七诊而病卒不起，以其病属阳明，而用药误于温邪久伏少阴之谬说也，此叶氏伏邪之说，误于沿袭，喻氏者也。叶氏又倡温邪犯肺，逆传心胞之说，谓初起须辛凉轻剂，延之数日，而不出方。吴鞠通作《条辨》，为之补银翘、桑菊二方，仆自从师实习以来，遇所谓温病者，未尝一用银翘、桑菊，亦未尝一遇逆传心胞之症，有之则银翘、桑菊之坏病耳，是知逆传心胞，正是辛凉轻剂所造成。时师投辛凉轻剂时，必预言其逆传心胞，既而果然，则病家以为神，医家亦自以为神，而笃信叶、吴、王，愈益不可破矣。温热本非甚危之病，投药两三剂，为时五六日，可以霍然。今乃必欲使之九死一生而后快，此叶氏杜撰之谬，流毒三百年而未已者也。世常以温热多清医，清医之温热，果足多耶？舍温热不言，则如徐灵胎之渊博，柯韵伯之精警，尤在泾之允惬，吾无间然。他若咸同间孟河诸师，其治病也，神工鬼斧，不可方物，斯真清医之足多者尔。秦君伯未，辑《清代名医医案精华》，索余序言，既未见书稿，因妄论清医之短长以报之，不知有当于选辑之意否。戊辰大暑，川沙陆渊雷。

琰按：序其书而不见其书稿，大是奇事。尝举以问渊雷夫子，知秦索序时，尝向秦索阅书稿，秦哑然谓："稿在排印中，不须阅。"其意盖谓："著书序书，无非彼此揄扬，藉增营业，此中巧妙，熟于世故者宜不言而喻，何事阅书稿，岂非太认真。"奈夫子一时会悟不转，致序文但论医学，未为秦氏捧场，秦遂删去篇末"不知有当"一句，自增若干言曰："秦君先后执教于中医专校、中国医学院，独辟伏气温病之谬，故书中不列伏气门，自有卓见。其删芜去杂，撷精存华，为后学开迷茫大道，固又整理清代医学之功臣也。"今坊间售本医案之序，即秦所删增者已。又按：是时秦为中国医学院主任，方借重夫子授伤寒、金匮，一时引为同调。其后夫子主教上海国医学院，秦即评为"不中不西非驴非马"，其继续所出十数种书，不复丐夫子作序矣。

答曾毓英君驳

戊辰十月

拙著《伤寒今释》中，释伤寒中风发热一段，曾载《广济医刊》，旋有曾君毓英据细菌学以驳难，因作此答之，曾君之原文附录如下。

陆君所释伤寒中风发热，似仅望文生义，未尝一究细菌学。无怪其谓："中医之治伤寒等病，在任何时期皆能治愈，非若西医之必须三周以上也。"已有如此绝妙好医，请速论文（须根据科学），可救全世界无量数病人，哪怕外国人不来学我呢？

关于发热原理，近世有名者，梅特尔廓甫谓全身白细胞与微菌搏战所起之现象。那彦、布利格尔、列满、克列布斯、塞纳脱尔、孔赫、阿龙索诸家，谓发热者实人体对于细菌毒素生体之预防机能亢进之表示，直接于身体无害，且于细菌感染具有益之工作也。沙约氏以为：①甲状腺与副甲状旁腺分泌，增加肌肉细胞感觉，直接养化微菌磷质；②肾上腺分泌至肺静脉，吸取空气中氧气后，带氧与血色素氧化，供给体温；③血液破坏微菌之力量，与所含甲状腺、甲状旁腺、肾上腺之分泌为比列（以上译其大要）。观此，则伤寒发热之理，可类推矣。考伤寒症为一种伤寒杆菌侵入人体，由八日至两周，繁衍充足，人体组织受其刺戟，即起下列反应：①白血球变成 Phagocytosis，抵抗该菌；②细胞起氧化作用——平常此作用缓，异种侵入时则特别增强；③毒素刺戟心筋，或鼓舞神经，使心动加速，引起体温；④刺戟脏器，充血发炎；⑤阻塞皮下起毛筋、毛细管，使体温不得放散，及循环障碍。

陆君自谓与旧说不同，实未能脱古人窠臼。严用和《济生方》：当严寒之时，行住坐卧，护身周密，故不犯寒毒。若奔驰荷重，当闭藏而反扰动之，则郁发腠理，津液强渍，为寒所薄，肤腠致密，寒毒与营卫相混。《内经》云：风寒之中人也，使人毛发毕直。皮肤闭而为热。吴又可曰：冬时严寒所伤，中而即病者作伤寒。又曰：风寒所伤，轻则感冒，重则伤寒（《难经》云：伤寒有五：中风、伤寒、湿温、热病、温病）。夫安于温暖，突遭剧寒，固足诱起感冒（诱因非病因）。若谓冷气能致伤寒，则幼稚思想，实不可见诸今时。在昔显微镜未发明，微菌学不发达，故急性热病大抵揣为外感（所谓人身之病，不难内伤外感也）。仲景六经症，明是伤寒第一期、第二期——即陆君所引发热、恶寒、无汗、紧脉、体痛、呕逆为伤寒；汗出、恶风、脉缓为中风，亦是伤寒应有的一部分症候。此种症，宜如何慎重，已须周密的看护，又须临机应变的治疗，或注化学药品，或注血清，使经过良好，病期缩短，不至加杂病或转归不良，决不能如陆君所云，治之之法，只需驰其皮肤，开其汗孔也。诚若所言，则安知必林、麻黄等药，可以包治急性热病矣，夫岂其然。

曾君讥鄙人未尝一究细菌学，似也，盖五卷九号所载《伤寒中风发热之理》，无一字道细菌者。居今之世，论传染病而不谈细菌，不特曾君驳之，稍有科学知识者当无不驳之。虽然，鄙人未尝不读细菌学之书籍也，日本志贺洁之《近世病原微生物及免疫学》，佐佐木秀一之《病原细菌学》，阮君其煜之《微生物学》，鄙人皆经研览。然就此三书所论，以细菌为绝对之病原，殊不能今鄙人折服，此是另一问题，当别论之。今之答曾君者，凡分四条，胪列于下。

（1）五卷九号所释，乃伤寒、中风发热之理。此处伤寒、中风，乃太阳病之二种。太阳病即急性传染病之前驱症，有汗者名中风，无汗者名伤寒。凡中医之理论定名，皆从治疗法之效果上倒溯而得，并非先有实验的理论，科学的定名，然后产生治疗法也。中医治此等前驱症，有两种方药，曰桂枝汤、曰麻黄汤。其应用上之标准：有汗者用桂枝，无汗者用麻黄；当用桂枝者名为中风，当用麻黄者名为伤寒。此处"伤寒"二字，不能等于肠热病，"中风"二字，更不是脑出血。且桂枝、麻黄，并不能统治一切发热，故五卷九号所论，不过前驱症之发热。前驱期中，虽老于诊断者，不能检得病原菌，故不言细菌，此非鄙人不识细菌也。

（2）曾君所引诸西人发热之说，已不限于前驱症之范围，即非鄙人所论之范围，以此驳鄙人，已不甚中的。且以发热为治愈传染病之自然机能，则Hippokrates早已倡之，至中世纪时，此说尤见信于世。然十八九世纪后，渐有反对之者，Flugge 及 Muller 等，其尤健者也。总之，发热是否能驱灭病菌，至今无充分之证据，梅特尔廓甫谓全身白细胞与微菌搏战所起之现象，亦属揣想之词。曾君谓他用显微镜实验，则欺人之谈矣。显微镜中看白细胞，固甚易之事；看细菌已稍费事，有时竟非着色不能见。今谓显微镜中能见白细胞与细菌搏战，能见搏战而发热，此言但可以欺不知者耳，且伤寒患者之体内，白细胞反减少，与他种传染病异，则谓伤寒发热由于白细胞搏战，实非适当之说，曾君固曾研究细菌学，乃并此而不知耶？吾国人之趋性，往昔过信圣人，凡古书所言，不敢起怀疑；今则过信科学，凡西人所言，亦不敢起怀疑，其失之盲从则一也。传染病进行期之高热，鄙人认为人体抗毒力不能抵敌菌毒之一种现象，此亦根据免疫学而来，非臆测也。盖预防及制造治疗血清时，注射毒素或细菌，其注射反应之发热，必起于一日之内，然抗毒价之最高量，常在注射后十日之外、二十日之内，故知发热是抗毒力不敌菌毒之病象，既是病象，则设法除去之后，必于抗毒力之增生大有利益。若谓发热有利于灭菌作用，则西医于高热何以亦用解热药？且何以用冰囊耶？然进行期之热，固非麻黄、桂枝等汤所能治。曾君谓"诚若所言，则安知必林、麻黄等药可以包治急性热病矣"，此因不知中医之治疗法，且误认鄙人所论之发热为全经过中之发热故也。

（3）感冒风寒为传染病之诱因，而非原因。然从治疗法（中医的）卜观之，诱因当更重于原因，何以言之？健康人之口腔内，常有极危险之肺炎菌、霍乱菌、白喉菌发现，肠热病全愈后，大便中发现肠热杆菌，至数十年而未已，即所谓传菌者与久泄菌者是也。德医古甫尔氏，吞咽纯粹培养之霍乱菌一大杯，结果仅微下痢，并不发霍乱症状。细菌学者对于此等事实，无法解释，乃臆造先天免疫性、后天免疫性之说，其实乃遁词也。鄙意以为感染细菌为不可避免之事，若无其他不卫生之诱因，即感染多量之细菌，亦不致发病。不卫生之诱因，则感冒风寒为最重，因感冒而身体失却健康，抗毒力低减，其条件适合于某种细菌之繁殖时，即发现该病之证状。故前驱症（即太阳病）之头痛、恶寒、发热，鄙人认为由于感冒而起，非由细菌而起。其理由有三：前驱期中不能检得病菌，一也；病菌种类不同，所发症状各异，而前驱症几于千篇一律，二也；设无病菌而体温增高，则原因当不出于两端，一是生温过度，二是放温障碍，中医治太阳病之方药，适合于此两原因，用此种方药而太阳病痊愈，更无后患，则知前驱发热非由菌毒，三也。夫细菌之感染既不可避免，感染细菌者既不必发病，细菌之病既必由感冒诱因而发，若是而谓诱因重于原因，宁得谓之无理由？太阳病既是诱因之病，诱因既以感冒风寒为重，若是而谓太阳病由于风寒，宁得谓之望文生义乎？

（4）西医得各种科学之助，其说理之翔实、精确，远胜中医。鄙人固所服膺，独于细菌学则未能苟同，今因曾君之驳，略伸鄙意。细菌大家德人壳克氏决定微生物为病原时，有三个原则：①病原体非在同患者之一切时期皆存在不可；②病原体可培养而得其纯粹者；③动物试验上，必须发同一症证，就中第二原则与疾病无关，可以弗论。若使传染病之种种事实悉合于一三两原则，鄙人自不容不服。然就上文所言，传菌者、久泄菌者，及古甫尔氏之吞咽霍乱菌，已与第三原则抵触。今更举疟疾以证之，疟疾之病原体为麻拉利亚原虫，传染媒介为安俄斐雷司蚊，自1880—1895年以来，已认为铁案，然春夏之交，蚊类已多，人不病疟，疟之流行，反在深秋，又有隆冬发病，恶寒、发热、汗出，作完全之疟型者。疟之潜伏期，短者三十六小时，至长不过十五日（据《欧氏内科学》），而十五日之前，蚊类早已绝迹，则蚊传疟虫之说，已不可凭。且疟疾中有所谓"假面性间歇热"者，血中并无麻拉利亚原虫，特以疟疾特效药奎宁治之而愈，故亦谓之疟疾（据桥本斋《近世内科全书》内丁译本），则与壳克之第一原则不合；又有作弛张热及稽留热者，有并不发热，但皮色污秽苍白、心悸气促、关节疼痛、体力衰脱者，以其血中皆有麻拉利亚原虫，故亦谓之疟，（亦据《近世内科全书》）此与壳克之第三原则又不合。由是言之，病疟者，未必由于麻拉利亚原虫；染麻拉利亚原虫而病者，其病未必作疟型；麻拉利亚原虫之传染，亦未必由于蚊类也。不宁唯是，回归热之病原为螺旋体原虫，然未发热或热退后，此虫于人体内杳不可得，岂非细菌学之一大疑窦。又，伤寒转疟疾，疟疾转痢疾，为临床上常见之事实。由细菌学说言之，伤寒之病原为肠热杆菌，疟疾病之病原为麻拉利亚原虫，痢疾之病原为痢疾杆菌，或为阿米巴，中医虽不能行细菌诊断，然就其病型症状上观之，其为伤寒，为疟疾，为痢疾，实无疑义。今伤寒常转疟疾，疟疾常转痢疾，是伤寒杆菌常能变为麻拉利亚原虫，麻拉利亚原虫常能变为痢疾杆菌，或阿米巴也？不然，则是伤寒愈后常必感染疟疾，疟疾愈后常必感染痢疾也？又不然，则是一种细菌，而所显之症状无定，常先作伤寒型，次作疟型，又次作痢疾型也？此于细菌学上皆绝不可通，则又何也？且所贵乎搜求病原者，将据以行治疗也。细菌、原虫之已发现为病原者，六十余种，徒使医者忙于细菌诊断，于治疗上初无贡献。曾君谓治伤寒当注化学药或注血清，然化学药或血清之能杀伤寒杆菌，或能中和伤寒菌毒者，果为何种药，何种血清耶？以鄙人所知，化学药之对于传染病有特效者，厥惟六零六及九一四；血清之对于传染病有特效者，厥惟比令氏之白喉血清及破伤风血清。然所见梅毒患者，受六零六、九一四之治疗，病不除，反加重者，往往而有，则细菌竟非化学药所能治。比令氏血清最有效，然制造之法，乃利用动物之天然抗毒力，非人工所作也；其效亦限于发病之初期，病深即无效。若中医者，固不知细菌为何物，治梅毒亦无妥善之法，破伤风病不常见，惟白喉流行较多，于初发时用麻杏石甘汤，六小时内可以退热除痛，其效实与比令氏血清等，手续虽较烦，而价值之低昂，相去不可以道里计矣。轰动一世之病原细菌学，其无益于治疗也如此。近年来，上海一部分之西医，专以消灭中医为事，其最大之理由，谓中医但讲五行运气，谓中医不知细菌。夫五行运气，非中医学之至者；但讲五行运气之人，不得代表中医。犹细菌学者，亦不得代表西医也。今因五行运气之不能治病，而攻击中医之学术，是犹见细菌学者不能行手术，而攻击西医之学术也。至谓中医不知细菌，似矣，然西医虽知而不能治，则知与不知等。于是彼辈改变口吻，谓中医治病时不知细菌，不能确定何病，则传染病无从调查统计，且无从消毒预防，其意盖谓若欲调查统计、消毒预防，则治病必须悉用西医也。夫调查统计，不过供细菌学者以资料耳，细菌学既无益于治疗，医者即无须负供给资料之责。至于消毒预防，尤属多事。彼欧美人之消毒预防，可谓至矣，而传染病未尝绝迹；华人之消毒预防，可谓疏矣，而传染病未尝大行。于是欧美人称华人之抗毒力强，不知抗毒力之所以强，正因不消毒而常染病菌之故。何以言之？凡预防注射，多是注射菌液、菌体，以引起人体之抗毒力，今一方面消毒以遏止自然感染，一方面又注射菌液菌体，若是乎狐埋之而狐搰之也。不消毒，亦不预防注射，以自然感染引起自然抵抗力，不亦可乎？所异者，自然感染无限制，预防注射有限制耳。然自然感染者，亦决不致一时间中骤染多量之细菌如致死量者，可断言也。然则上海一部西医欲消灭中医者，乃全无理由，全失根据。质言之，不过营业竞争而已，可耻孰甚！以上所言，固非答曾君者，惟鄙人怀疑细菌学已久，无暇作专论，因曾君之驳，而连类略言之。

曾君与鄙人，无怨无德，彼此作学理上之驳难，可谓攻错之良友，曾君若更有以驳鄙人，鄙人当效闻过之喜，若鄙人之反驳曾君，亦望曾君认为学友，弗以为学敌可也。曾君又言："已有如此绝妙好医，请速论文，须根据科学，可救全世界无量数病人，哪怕外国人不来学吾呢。"根据科学以论中医治疗法者，中土及东邦皆有成书，曾君特未之见耳。

与王君宇高论肝病传脾

戊辰十一月

拙著《肝病传脾之研究》即《金匮今释》第一卷人禀五常条之解释，曾录登《医界春秋》，蒙王君宇高有所指正，因作书以遗之。王君之原文如下：

（上略）细观陆君所言，贯串中西，以古人之实验，合于近世之科学，复乎尚矣，然而核以吾所研究者，尚有毫发之差。当今吾人初下中西贯通功夫之际，譬如困居危城，单枪匹马，各寻出路，尚未突出重围，第一要道，在于互相照应，各以辛苦艰难中所经历者，以相告语，始于实际有裨。故吾不揣冒昧，就管见提出讨论，吾不敢自以为是，谅陆君亦必不以吾为多嘴也。

肝病传脾，欲明其关系之理，先须研究肝与脾之各个生理。陆君以神经归肝，消化归脾，忧愁、忿怒归交感神经，似不免蹈古人之笼统，且于生理学有悖谬之处也。

《哈氏生理学》言肝之功用曰："肝之功用，与体内新陈代谢有关系，更与糖糯新陈代谢，及脂之新陈代谢，有重要关系，又有成胆汁之功用。"又曰："胆汁即肝所恒常生之泌，流入小肠上段，唯当食物恰至小肠上段之后，流人更多。"又曰："肝生胆汁，非脑经所司，而生泌素之作用，因此素能激刺胰腺及肝。"

哈氏又论吸收食物曰："小肠为吸收食物之要部，大肠之吸收力较小，胃之吸收力更小。"

又论肠动曰："诸脑经割断，肠仍能动，故肠脑经罗，可谓自主。"日本大版市西淀川区大仁町四十番地日新治疗社，于昭和三年九月二十日出版之《日新治疗》第三十八号内，有上海东南医科大学后长德氏所作《交感神经及副交感神经之概论》一文，有曰："神经系统中可分为两大类：一为动物性神经，一为自主神经。动物性神经分布于横纹肌，司官能知觉等之随意作用；自主神经分布于平滑肌，司理一种不随意的特别作用。自主神经广布于全身，以营其自主之机能，如身体之营养及生殖等，行使其平滑肌、心肌及腺体等之神经作用，而与内分泌腺化学的联络，尤有至切之关系，而与随意机能及意识无关。动物性神经与自主神经，在组织学上亦判若霄壤，本篇所述植物性神经，即交感神经与副交感神经也。"

就哈、后两氏所述观之，则肝之所主，为助消化与新陈代谢而已，于忧愁忿怒无关也，即其助消化，亦自生胆汁而已，与脑神经亦无关也。交感神经为植物性，为不随意性，于消化系统之机能，固赖其主动，而与忧愁喜怒则风马牛不相及也。此陆君所言，与吾所见闻之大相反处。

后氏谓交感神经与意识知觉无关，卡侬氏谓痛楚、恐惧、忿怒，皆因交感神经之刺战战（原注：按拙著语意剧不尔，在《金匮今释》，已载《中国医学月刊》，可以覆按）。二说相反。然证以吾之研究，常见痛楚者，除胃痛外，苟不发高热，与胃纳皆无关系；而忿怒者气平后，往往饥馁喜食；虽恐惧者多不思食，非不消化之关系，乃脑神经之无暇及此也。故余亦非卡而是后，以交感神经与忧愁忿怒无关也。

至于《内经》所言情志，心乐、肺悲、肝怒、肾恐、脾思。神经分布五脏，陆君一以归于肝脏，是较古人更笼统矣，故吾于陆君所言，吃吃期期，不敢赞同也。

然则吾对于肝病传脾之见解如何，亦提出以请陆君之评判。肝主生胆汁以助消化，科学所告吾，而为吾所信者，消化系统有口、咽、食管、胃、肠、胰、胆数种，古人以脾为之主，脾即统言消化系统，不可以词害意，陆君此言，吾亦云然。但证于古说，则经谓肝主风，风主动。黄坤载谓肝主木，木疏土，所谓动者，即肝生胆汁，与胆汁激刺胰腺及大肠之蠕动是也；所谓疏者，即肝所生之胆汁能消化食物是也。若肝胆病，勿论为肝萎缩及坏变，为肝炎，为肝硬化，为肝之寄生物，为胆石，皆于生胆汁助消化有碍，是吾于肝病传脾之见解，如是而已（下略）。

宇高先生阁下，黄生祖裳持示《中医新刊》第八期，得读大作，于拙著《肝病传脾》一篇，有所商榷。嘤鸣之友，千里相求，欣忭无似。寻绎尊意，有与鄙见不同者，以神经归肝是也；有误会鄙意者，谓拙著以忧愁郁怒归交感神经是也；亦有与鄙意相同者，古书称消化器官为脾是也。夫赏奇析疑，不厌求详，请申鄙意，用质高明。

若以肝为解剖上之肝，则肝泌胆汁，胆汁为重要消化液，肝病则胆汁不分泌，消化液失其主要成分，以此释肝病传脾，非不简捷易晓也。然沟通中西，须贯彻全体，不可断章取义。统观古书所言肝者，唯"肝藏血"一语，似指解剖上之肝。人身血液之分布，肝脏独得四分之一，正合藏血之义。此外言肝者，稍一寻思，即知其指神经系统。略举数例，如《四气调神大论》云："被发缓形，以使志生，生而勿杀，予而勿夺，赏而勿罚，此春气之应，养生之道也，逆之则伤肝。"此言春时宜慈惠宽和，否则伤肝。慈惠宽和之情绪出于大脑，今云，逆之则伤肝，是指大脑之情绪为肝也。《痿论》云："思想无穷，所愿不得，意淫于外，入房太甚，宗筋弛缓，发为筋痿，及为白淫，故《下经》曰筋痿者，生于肝使内也。"夫思想无穷，所愿不得，意淫于外，即拙著所谓忧愁郁怒也（原注：意淫于外，谓心意奔驰于外，非性欲之淫）。忧愁郁怒而入房，《下经》谓之"肝使内"。忧愁郁怒之情绪在大脑，是肝指大脑也。《灵枢·本神篇》云："肝气虚则恐，实则怒。"又云："肝悲哀动中则伤魂，魂伤则狂妄不精，不精则不正当人。"恐怒悲哀，皆大脑之情绪；狂妄不精，不正当人，皆神经病之证候，而《灵枢》归之于肝，知肝为神经系统也。《巢源·肝病候》引《养生方》云："肝脏病者，忧愁不乐，悲思嗔怒，头旋眼痛。"此亦以七情之病为肝病，即今人所谓肝气者也。所见肝气病，皆由忧愁郁怒得之，拙著以忧愁郁怒为肝病，实由于此。不特此也，凡神经系统之疾患，其证候为偏枯不遂，为掣引瘈痰者，古人皆谓之风，风则属于肝，故亦谓之肝风，然则肝之为神经系统，殆无疑义。若解剖上之肝，其病为肝硬化，为肝脓肿，为肝癌、肝瘤，为脂肪性肝、淀粉样肝，其症状乃无一合于古书之肝病者，故知古书所谓肝，非解剖上之肝尔。若谓肝病不生胆汁，致阻碍消化，则可以释"肝病传脾"，不可以释一切肝病。所谓断章取义，而不能贯彻全体者也。

　　阁下云："《内经》所言情志，心乐、肺悲、肝怒、肾恐、脾思，神经分布五脏，陆君一以归之于肝，是较古人更笼统矣。"夫神经之分布，除毛发爪甲骨组织外，无所不至，岂特五脏而已？悲、乐、恐、怒、思，皆大脑所主，《内经》分配于五脏，正嫌古人太不笼统，阁下乃责鄙人太笼统，岂别有所见耶。

　　以忧愁郁怒归于交感神经，鄙人论旨剧不尔，阁下自误会耳。忧愁郁怒之情绪在大脑，而交感神经为不随意神经，即阁下引后长德所谓自主神经也。自主神经不出于大脑，而出于延髓脊髓，似与大脑之情志，风马牛不相及。然羞愧则面赤，惊恐则面白，面赤由于面部充血，面白由于面部贫血，充血、贫血由于血管之张缩，司张缩血管之神经，则自主神经也。自主神经宜与大脑之情绪无关，然大脑感羞愧惊恐时，面色之赤白，如响斯应，于此知大脑有情绪冲动时，自主神经即有刺激传出。拙著谓"忧愁郁怒足以刺激交感神经"，盖由于此。阁下乃谓鄙人以忧愁郁怒归于交感神经，此非鄙人之过，阁下自误会耳。

以脾为消化器官，已得阁下同意，然鄙意尚不尽，别有论，刊于《医光》第二期中，兹不赘述（琰按：即《脏腑论》之论脾也，见第四卷）。阁下又云："常见痛楚者，苟不发高热，与胃纳都无关系，而忿怒者气平后，往往饥馁喜食。虽恐惧者多不思食，非不消化之关系，乃脑神经之无暇及此也。"此论固是事实，然限于一时，非所以论持久者也。患肝气病者，其忧愁郁怒持久不已，交感神经亦继续传出刺激，日久即影响消化器之官能，此是慢性病，不可例以一时间之事实。至卡侬氏之实验，乃证明忿怒时虽纳食，而胃液不分泌，肠壁不蠕动，此与生理学并无抵触，其书商务印书馆有译本，可以一阅。惟译笔之拙，视《哈氏生理学》更甚，读之欲睡，若能识西文者，不如阅原本为佳。

抑更有进者，阁下论肝与肠胃之生理，引《哈氏生理学》论交感神经，引《日新治疗杂志》，其实此等皆普通常识，不须引据出处，著作之体例，似宜斟酌也。

阁下与鄙人，初未尝知姓氏，接杯酒之欢也，此次笔墨相见，或以文字因缘，遂相契合。则学理愈争辩，友谊愈敦睦，此则鄙人所馨祝者已。有张君治河者，投稿于《广济医刊》，鄙人稍与讨论，竟尔悻悻，深以为惧。今者驳难起于阁下，或不以鄙人争辩为忤乎？陆渊雷顿首。

琰按：此书去后，王君照登于其主编之《中医新刊》，不复赘一字，其服善之勇猛，态度之光明，中医界中，未见其匹，附记以识钦仰。

日本人研究中医药之趋势

戊辰十二月六日新闻报中药专刊号

日本医学，往昔盛行丹溪派，自吉益东洞出，提倡复古，一以仲景为宗。前乎仲景者，如《素问》《灵枢》《难经》等，东洞不取；后乎仲景者，如金元诸名家，东洞亦不取。即仲景书中伤寒、中风、六经诸名目，东洞亦以为非疾医家之言，即非仲景之言也。东洞之师法仲景者，唯在凭证候以用药方，就药方以测证候，此种主张，在今日之中医视之，必大生訾议，以为执古方不可治今病也。然东洞之治病也，真能起死回生，出乎意料，名声大噪。自是日本医学，悉祖仲景而宗东洞，而丹溪之学遂微。明治维新以后，一切效法欧美，盛行德国医学，五十年来，所谓汉医者，几乎绝迹矣。然东洞之支流余裔，民间为人治病者，至于今往往而有，治病成绩，实出德医之上。于是和田启著《医界之铁锥》，颇为汉医张目。谓之铁锥者，谓德医威焰，有如祖龙，不可无博浪之击也。其徒汤本右卫门又著《皇汉医学》，以科学原理解释仲景方。此二人者，皆德医出身，得有医学士学位者也，其左祖中医学，当然非客气作用。和田之书，丁君仲祜已有译本印行，今节译汤本书一章，使邦人君子，知日本医学之趋势，已有舍彼取此之势（琰按：《新闻报》改为已有德医、中医并进之势，其不敢丝毫开罪西医如此）。则国人之从事于医学者，亦可知所去取矣，唯日本之所谓《皇汉医学》者，祖仲景而宗东洞。至于叶天士、吴鞠通一派，未尝一挂齿颊，彼非不见叶、吴之书，谓叶、吴之不足言医耳。国人有执叶、吴之书，以为中医学在是者，亦终必亡而已矣。

琰案：原文此下译《皇汉医学》"汉医治传染病之法，主驱逐细菌性毒素"一章，今外间译本已多，故不录入。

渊雷案：《皇汉医学》因鄙人此作，引起国人之注意，彼时揄扬此书，盖有二意，一则国人富媚外性，西医方引日人之学，以攻击中医，借日人书以塞其口，贤于国人自为说；一则国内中医方喜日本之复兴汉医，而不知苏派医之不足兴，借日人书以儆醒之耳，不虞经此揄扬，《皇汉医学》遂大重于中土，译者同时有二本，营业炫鬻，誉之过当，非鄙人始料所及也。

论中西医学之争与杏林医学月报社

己巳二月

　　辱赐书，奖饰逾恒，愧且勉矣，仆近年始留心医学，朋辈中常要索稿件，充其书报篇幅，辞不获已，则捉笔率成若干言，聊以塞责，每见西医攻击中医者，叫嚣隳突，不可响迩，仆以为浅俗不足与辨，故作滑稽之言以谑之。初不欲与此辈争一日之短长，亦不欲为今世所谓中医者，保其饭碗也。中医胜于西医者在治疗，治疗莫善于仲景，仲景书但据证候以用药，直截了当，未尝杂以阴阳家言。《千金》《外台》，间有玄诞之论，犹未失仲景矩镬；金元诸家，始专以五行六气为说；下至叶桂、吴瑭、王士雄之徒，乃揭橥温热，以自异于仲景之伤寒。今世所谓中医者，皆宗叶、吴、王，不读仲景书，不用仲景法，此皆左道旁门，非中医之大宗嫡系也。五运六气十二经脉之说，始自《素问》《灵枢》，盖出入于道家、阴阳家，非经方疾医之流。自《七略》冠《黄帝内经》于医经之首，后世言医者，莫之或易，然此是李柱国所为，非刘氏父子意。仲景自序，虽云撰用《素问》《九卷》《八十一难》，然《伤寒》《金匮》，颇与《内经》《难经》殊异，今之《灵枢》《难经》，亦未必仲景所见之《九卷》《八十一难》，且《天元》《五运》等七篇，系王冰附益，非《素问》原书，则五运六气之说，仲景固未尝撰用矣。至于叶桂所谓温邪犯肺，逆传心包者，其病即西医所谓大叶肺炎，仆遇此等病，每视其证候，投麻杏石甘、小青龙、麻黄等汤，不过三五日即愈。瘀血之病，西医所谓血栓栓塞者，殆无治法，仆于此等病，每视其证候，投桃核承气、抵当汤丸、桂枝茯苓丸、大黄牡丹皮汤、当归芍药散、下瘀血汤、大黄䗪虫等剂，取效亦速。由是言之，仲景之法，不特叶桂所不及，西医亦远不及。夫据一定之证候，投一定之药方，而其病愈，则愈病不得为俸中，投药据证候，不据五运六气十二经脉，则五运六气十二经脉，非中医之险要也。仆质鲁，于仲景书用力殊苦，曩读徐氏《伤寒类方》，以为得仲景治疗之条贯，尝拟取《金匮方治》，增益而重编之，以观其汇通，奔走衣食，卒卒未暇。近见东医吉益东洞之书，如《类聚方》《方极》《药征》等，与鄙见不谋而合，以其言施之病者，良效。且东洞之所守尤约，不但五行六气俱被摈斥，即仲景书中一切病名议论，亦所不取，乃益信向日之主张为不谬，知中医之菁华，在此不在彼也。往者东医皆宗丹溪，东洞出，提倡复古，一以仲景为师，而丹溪之学微；明治维新，德医之势大张，汉医几乎绝迹；今则渐知德医不足恃，相率研求汉医学，祖仲景而宗东洞，号为皇汉医，旗鼓大振。然使向无东洞，则汉医早已灭亡于明治维新之际，安能复振于今日。何则？丹溪之治疗，不能贤于德医耳。今中土之所谓中医者则不然，不能宗仲景，且不能宗丹溪，独守叶桂、吴瑭之书，以为中医学在是，复沉迷于五行六气之说，死而弗悟。彼固尊仲景为圣人者，然圣人之书则不读，圣人之法则不用，问其故，则曰古方不可治今病也，曰江南无正伤寒也。呜呼！中医之不学无术，夷于江湖卖伎也久矣。江湖卖伎者不足责，独怪张元素、秦景明之徒，枢机不慎，一言之流毒，如此其烈耳（运气不齐，古今异轨，古方新病，不相能也，见《金史·张元素传》。江南无正伤寒，见秦景明《伤寒大白》）。今国内西医之摧残中医，不亚于东邦明治之际，而中医之学术治疗，远不及东洞之徒。以彼鉴此，中医虽欲不亡，其可得乎。西医攻击中医，以阴阳、五行六气、十二经脉为放矢之的，是犹韩昌黎之辟佛，昌黎本不知佛，所辟者特祈福募化之和尚耳。中医嚣然自辨，亦以阴阳、五行六气、十二经脉为固国之险，甚且自承为哲学医，恬不知怪，是犹和尚以祈福募化为佛耳。夫辟佛者以祈福募化为佛，闲佛者亦以佛为祈福募化而已，楚则失矣，齐亦未为得也。且以祈福募化而启人辟佛，则和尚者，佛之罪人耳。故旁门左道之中医，不读仲景书，不用仲景法者，即无西医攻击，仆亦不敢引为同道。西医欲摧灭中医者，余云岫、汪企张最健，其余不过吠影吠声而已。企张浅陋不足道。云岫固不失为学者，彼亦知《伤寒》《金匮》《千金》《外台》为有用，而上不取《灵》《素》《难经》，下不取金元四大家，尝陈其意于章太炎先生，则学识既是矣。《学艺杂志》尝载云岫之文，于《伤寒》《金匮》方中，寻绎附子之功用，此即吉益东洞考证药性之法。云岫留学日本，又喜涉猎中医籍，必已见东洞之书，且知日人趋向汉医之故矣，然犹摧残中医，甘为戎首，且于东洞之法，秘不肯言，则其学虽可取，其心乃不可问也。然则吾侪今后所当致力者，厥有两端：其一，须使中医界悉摈谬说，而宗仲景；其二，宜究仲景方所以得效之故，加以科学说明，使中医学推行于海外，则人类之福，邦家之光。若夫中西之争，意气之论，非所急也。鄙见如是，未审诸君子以为何如，数千里远辱下问，用敢略陈其愚，陆渊雷顿首。

琰按：广州新发起《杏林医学月刊》，约在民十八之春，书抵渊雷夫子，请撰稿，光篇幅，夫子驰此书答之。该刊登出后，旋有人驳难，持论既力卫五运六气及温热家，措辞又极丑诋，非学者态度，夫子以为志趣不合，遂不复有双字登载该刊。近见该刊五十二期载一文，为《时医不敢用经方之驳论》，署名梅永茂、吴景煌，大段直钞渊雷夫子遥从讲义中之"谈话"，其主张，当然即此书之主张，不知该刊次期有驳议否，同此丑诋否。不然，则是前次之驳议丑诋，明明对人而发，非为学说起见矣。

为中央卫生会议废止旧医案宣言

代上海国医学院〇己巳四月

中央卫生会议废止旧医案，上海中医学团体开会力争，敝院亦派代表列席，唯与到会之医界闻人，学说不同，意见不能无异。盖中医之学说不合科学，中医之治疗突过西医，皆为不可掩之事实。谓中医当用科学方法整理其学说则可，谓中医当废止则不可。今医界闻人所主张之理由，则谓中国医学有四千余年之历史，国粹应当保存。西药进口有一万数千万之漏卮，利权不可外溢。夫使中医药果不能治病，虽千万年亦所当废；使西医药果能回生，虽亿万金亦所当买，以此为理由，无乃甚不充足。中医不可废之理由，约有五端。

（1）中国经方，历数千百年数万万人之实验而得，效用极看，方法极简，至东汉已灿然大备，其时欧西尚在草昧时代。近三百年，科学突飞猛进，医学始脱离哲学的理想，而趋于科学的实验。然人体之秘奥，究非今日之科学所能详悉，西人亦知科学未足以解决医药问题，乃趋重于动物试验，以求效方。西医汪企张，为破坏中医最出力之人，尝于《时事新报》发表议论，略谓中医之效方，乃牺牲数万万人命试验而得，至为不仁，吾新医（汪自称）之治疗固不能完善，然不忍以人命为试验，故先以动物试验，使效力以渐接近，然后供于人体（以上檃括汪之原文）。夫谓中医效方出于人命试验，乃莫须有之诬词。《中国医学月刊》第一号中言，中药发源于单方，单方之发明，由于人体之抗病本能，极有理由，可以取证。即使真如汪氏之言，则既经试验所得之效方，将以其会牺牲人命故，悉摈不用，坐待动物试验之成功，然后治病乎？不用此效方，则牺牲于试验而死者，可以复生乎？且使患病者不用效方。而坐待不可必得之发明，则人命之牺牲于患病失治者，何止数万万。以此言仁，宁非至愚，夫能用中药之效方者惟中医，则中医不可废也。

（2）卫生委员废止旧医之最大理由，谓旧医不知病原细菌学，不能治法定传染病，且为消毒预防之障碍也。夫消毒预防，固卫生行政之首务，然按其实际，亦徒唱高调而已。日本历行新医五十年，竭三岛卫生家、医学家之力，预防一麻疹，曾无少验，细菌学之无裨于卫生如此。细菌原虫为最下等之单细胞动植物，按生物学之定理，动植物愈下等者，发生于地球上愈早，则病原菌之存在，早在人类萌芽以前，决非近代始有。吾中医向不知细菌，向不知消毒预防，而深知消毒预防之□□□□□辈乃发生于近三十年，使细菌果能害人，则华人之绝灭久矣。然以本部十八省之面积计，人口之密，为全世界冠，可知细菌之毒，初不因旧医而蔓延。西医所用防疫诸药，多以菌体菌毒注入人体，以引起其抗毒力。夫以人工注射与自然感染者，相去几何。今历行消毒，充其量，不过减少病菌之传染机会，决不能将病菌杀灭无余也。然人体抗毒力，反因减少传染机会之故，退化殆尽，一旦猝染菌毒，势必为病愈深。西人愈讲消毒，而抵抗传染病之力愈弱，则消毒预防之利害轻重，正复难言。至于传染病治法，西医什九无效药，其由化学制成者，惟六零六与九一四。然所见梅毒患者，经六零六、九一四之治疗而转归不良者，比比皆是。比令氏之白喉破伤风血清，号称特效，然皆利用动物之天然抗毒力制成，可知利用抗毒力，为治疗传染病之唯一方法。中医治传染病，实能补助病人之抗毒力，唯事关学理，决非尺幅之报纸所能尽。今欲废中医而代以西医，则传染病将愈不可治矣。

（3）中医之学说，不足取信于人，中药之效方，已引起全世界之研究。日本且设立东洋医道会、皇汉医界社，大张旗鼓，宗师仲景。汉医之价值，骎骎乎出德医之上，若在五十年前，则德医压迫汉医，正如国内口口辈之压迫中医也。人方扶植，吾则摧残，中国医学从此常落人后矣。

（4）郭君云霄者，西医而供职军队者也，丁艰归里。亲友求治病，以乡僻无从得西药，束手无策，因历举中医药治效数事，谓西医亟应研究中药。原文见《广济医刊》五卷四号。夫中药之治效，出于西医之口，则非阿私之言，且乡僻之处无西药铺者，治病惟赖中医药。今□□辈欲废中医，将仅废都会之中医欤，抑悉废全国之中医欤？由前之说，则都会卫生而乡僻不卫生；由后之说，则必使穷乡僻壤遍设西药铺而后可，无怪□□之被谥为西药推销员也。郭君与□□同是西医，郭君谓西医应研究中药，是西医亦当用中药也，□□欲废能用中药之中医，是国人皆须用西药也。郭君之言不失为公，□□之作为，乃一片私心耳。敝院以为凡西医学校，皆应加授中医课，非特中医不可废而已。

（5）废止中医之后，中医之失业者，人数尚不甚多，然从此国内无人能用中药，则采药、贩药、制药之人，以中药为生计者，何止数千万，将悉因□□之一言而失业。使中药果不能治病，犹可说也，今以效验卓著之中药，益以数千万人之生计，断送于一言之私，困兽犹斗，□□虽欲安然销西药以业西医，其可得乎？

对付方法。亦有五端。

（1）作大规模之宣传，使全国人悉知中医业将被废止，患病者从此须悉受西医治疗，若乡僻无西医西药之处，即无从求治，而直接间接以中医药为生计者，皆将失业。祸首厉阶，实为上海西医□□□□□□。

（2）中西医于学理上业务上，皆有互相联络之必要，今因□□辈一二人之故，引起中西医药界之恶感，须唤醒西医药界，将□□逐出医师公会，并请卫生局吊销其营业执照。

（3）□□□等系三十年前留学日本之旧西医，并非公众卫生学专家，滥充中央卫生委员，不于积极的卫生行政上悉心筹划，而乃假公济私，废止中医药，以遂其营业竞争之素志，应请卫生部立予罢斥，并却回其议案。

（4）由中药团体组织委员会，严厉禁止中药出口，断绝西药之原料。

（5）联络各地金融机关，与西药业断绝金融往来，非俟中医药有确实保障时，决不恢复友谊。

生于忧患，死于安乐，中医药界经此绝大打击，急当淬厉自新，力图振作。谨陈管见，用备采择。

（1）请教育行政机关监督检查私立各中医学校，务使中医学渐入科学轨道，不得沿用五行运气等谬说，择办理最完善之医学校，准其加入学校系统，以资模范。

（2）规定若干年后，非正式学校出身，不得挂牌开业，禁止私人收领学徒。

（3）中医药界当补充科学知识、卫生知识，推行消毒手续，废除各种不卫生之旧习。

（4）联络科学家、西医学家，切实研究中药性效，以求新发明。

（5）丸散膏丹，本当公开原方，但专利法未有确实保障，则事实上难以公开，无已，则仿单上之效用，须令简明确实，并须载明禁用之证候，不得滥载百病，使人茫无适从。

（6）混售伪药，及滥售毒药，皆间接破坏中医药之信用，须由药业、医业会同组织委员会，从严检查取缔。

（7）西医凡有新学理发明，一经公认，即全体推行，虽有德、日、英、美派之分派，学理上仍相一致。中医则金元而后，大分门户，各承师说，不相统一。应组织学术研究会，存是汰非，归于一致。

（8）医学各团体，当实事求是，公开选举，不得仍前近于包办性质。

以上就敝院同人管见所及，略备刍荛之采，医药界同志如有充分理由，加以纠正，敝院极愿牺牲成见。如以为一得之长可取，竟予推行，则敝院全体教职员学生，誓为后盾，特此宣言。

琰按：此文发表，盖在上海召集全国医药团体，谋抵制卫生会议废止中医之时，该召集旋即组成总联合会者也。

上海国医学院课程说明

己巳六月

政府不以中医学立入学校系统，民间私立之中医学校，遂各自为政，无一定之课程。近日全国医药团体总联合会，召集学程委员会，欲统一医校功课，本院亦曾派代表出席，顾学术上之见解，非开会时所能讲说明嘹，诸委员又于科学真义，世界大势，不无隔膜，徒以多数取决。故其学程草案，与本院所主张者颇有出入，今该草案尚未确定，本院仍用自定课程，为之说明如下。

本院课程，可分五类：一曰基础科学，二曰基础医学，三曰应用医学，四曰研究门径，五曰功令课目。

（一）基础科学

中医学向来杂以道家、阴阳家言，藻以文学色彩。道家阴阳家之言多肤廓，文学又易涉夸诞，医政不修，习医者类多读书不成之人，于是文学亦荒，但掇拾套词玄语，以相附和。今欲整理中医学，成为世界的医学，非先习基础科学不为功，此类共有五科。

（1）理化：高中毕业生所习物理、化学，已足应用于中医学，但以历来中医学校所招新生，多不从高中出身，有文字斐然可观，而不识声、光、炭、氧为何物者，遽授以基础医学，则格不相入。亦有高中出身，而但重西文、算术者，犹不可不补习理化。惟年期所限，钟点不能多占，每周四小时，一年而毕。

（2）生物学：授以动植物之摄食、传种、避敌、防患诸法，以明生物之究竟，及人类在动物界之位置。每周两小时，一年而毕。

（3）有机化学：为医化学、药化学及生学理、病学理之预备工夫。每周三小时，一年而毕。

（4）国文：中医学之真际，多在唐以前。自白话文盛行，学者多不能读古书，故本院国文课钟点较多，期于粗通诂训，能辨别古书之时代为度。或疑医学当另编教科，使文字浅显，易于领悟，何必以古书为读物，殊不知古人积至多之经验，出以简奥之文辞，又因当时无科学之故，其说理至涵浑，须后人整理发明者至多。学医者读古人书，譬如采矿于山，煮盐于海，蕴藏既富，取汲无穷。若凭一二人之所见，编为教科，则狭隘局促，犹市之于食盐栈、五金铺，所得几何。文学根柢既浅，则不能读古书而无阻，国文之需要，势则然也。每周平均四小时，三年而毕。

（5）日文：世界医学，德国为最，习医者当读德文，然德文理法细密，非浅尝所能致用。日本医学居世界第二，西国医书之佳者，日人多有译本。近年彼邦复兴汉医，所出书尽有突过中土者，学医能通日文，不啻兼通数国文字也。平均每周三小时，二年而毕，期于能读和文书而止，不必能操日语。

（二）基础医学

此一类共八科：曰解剖生理学，曰胎生学，曰组织学，曰病原细菌学，曰医化学，曰病理总论，曰病理各论，曰医学常识。前五科皆西国学说，后三科则出入中西而观其汇通。

（1）解剖生理学：解剖与生理，本属两科，但中医之治疗，无须大手术，略明形态部位，已足应用，故解剖不立专科，附于生理。生理为医学之基础，知生理之常，然后能知病理之变，《内经》所谓揆度奇恒者也。古人唯不知生理，立说多谬误，故此科钟点较多。每周八小时，一年而毕。

（2）胎生学：每周两小时，一年而毕。

（3）组织学：每周两小时，一年而毕。

（4）病原细菌学：此为显微镜出世以来，发明最近，进步最速之科学。言传染病者，莫不谈虎色变，而至今尚无化学药物之疗法，不过利用动物之天然抵抗力，注射血清而已，事实上可疑之处，亦复甚多。至于免疫原理，说者虽多，皆属臆测，然医校中无此课目，人将诋为不识法定传染病也。此科包括细菌原虫及免疫学，每周两小时，一年而毕。

（5）医化学：生理及病理上之化学作用，今日尚多未明，西人化验中药，所得有效成分，亦颇异于本草、经方之规矩。使用中药，依本草经方之规矩，则成效卓著，依化验所得，十失七八，知今日之化学程度，尚不足以解决医药也。然其实验所得，亦有可以证明古说而纠正其谬误者，不可不习。每周四小时，一年而毕。

（6）病理总论：泛论生理变态之入于疾病范围者，以西说为蓝本，处处与中医相印合。每周五小时，一年而毕。

（7）病理各论：西医之立病名也，或以病菌，或以病灶，或以所中药毒，定义分明，不相蒙混，惟官能性疾患，犹多泛漫，无较然之界限耳。中医则以证状立病名，《巢氏病原》所论，凡千七百余候，细按之，或一病分为数候，或一候包含数病，《千金》《外台》，亦甚有出入，金元而后，郢书燕说，充栋汗牛，不可爬梳，董而理之，其难其难。近日沪上医药会，尝欲统一病名，适脑脊髓热盛行，于是开章明义，为之立方定名，传示医家，令其遵用，方姑不论，名为疫痉，则似未妥。何则？疫者传染之义，痉者强急之名，病之见强急证而有传染性者，不独脑脊髓热，破伤风、瘈咬病皆如此。小儿于急性热病，多数发痉挛，而脑脊髓热亦有不见强急证者，谓为疫痉，未能惬当。西人知脑脊髓热之病原系一种双球菌，而以脑脊髓膜发炎为固有之特征，故又曰流行性脑脊髓膜炎。脑脊髓膜发炎，不可以望而知，于是检查其脊髓液、血液、涎液等，确知有此类双球菌存在，然后断定其为脑脊髓热。今但见病人有强急之症，流行一时，而臆定为疫痉，则鲁莽粗率，非学者态度矣。本院病理各论一科，病名悉从西医，而益以中土之说理，亦择其核实可信，有裨于治疗者（此科向称百病概论，今后改称病理各论）。每周五小时，一年而毕。

（8）八医学常识　中医所习用之名词理论，骤观之，似荒诞不足信，细绎之，多暗合科学。若是者皆当据科学以解释之，使意义显溪呈露，则学者之观念得以确切，故名医学常识。每周三小时，一年而毕。

（三）应用医学

此一类为医生所必需之知识技能，必修者八科：曰药物学，曰内科，曰小儿科，曰妇人科，曰诊断学，曰医案，曰临床实习，曰卫生学。选修者八科：曰外科，曰咽喉科，曰眼科，曰针灸科，曰推拿科，曰伤科，曰注射术，曰法医学。

（1）药物学：本草自唐至宋，代有增修，药品亦递多，金元以后，尤多异说。今人用药，多宗《备要》《从新》等书，失效甚多。日人吉益东洞著《药征》，考之于仲景书，证之以实验，品虽不多，言得约要。近时日人穷研汉药，西人继之，颇有新说，散见于医报杂志。本院教授章君次公留心搜辑，蔚为巨观，加以剪裁去取，编为讲义，甚有精彩。本草例不载用量，讲义则西斗酌古今，定有效量极限量各若干，以便处方。此科每周五小时，两年而毕。

（2）内科学：《伤寒》《金匮》，为方书之祖，亦为中医学之中坚，审证苟真，药效如响，书经亡佚，即王叔和所编次者，亦不得见其原本，今所见者，宋治平中林亿等校刻之本也，今依明赵开美影宋刻本原文，采前人注释，复下己意，编成讲义。日本人用仲景方最有经验，亦详为辑人。原书有说理难通之处，晋人羼入之文，不加删削，以存其真，但于讲义中举其疑义，以待识者论定。至于《千金》《外台》诸书，宋元以后诸方，当从严抉择，别为时方，合之以成内科学。盖中医之方，对证而施，非对病而治。一病之径过中，可以用寒热攻补相反之方；一方之应用，亦可有数种性质不同之病，故内科当以方为经以病为纬，不若西医之以病为经，以治法为纬也。自叶桂揭橥温热，吴塘、王士雄之徒从而推助之，时师或以抗衡仲景，然其方间有可取，其说则违失已多，中医学坐是衰落。今特开温热辨惑一课，附于内科，使学者勿惑迷途焉尔。计每周《伤寒》六小时，《金匮》六小时，时方五小时，温热辨惑两小时，皆一年而毕。

（3）小儿科：本内科之一种，社会进化，则分业愈细。凡小儿特有之病如百日咳，小儿多患之病如天花、麻疹、脑脊髓热等，汇为小儿科，而初生之保育法附焉。每周三小时，一年而毕。

（4）妇人科：妇人之病，与丈夫同，所异者经带胎产而已。每周三小时，一年而毕。

（5）诊断学：中医之诊断，向称四端，望、闻、问、切。自王氏《脉经》以脉决病，后人或夸张脉法以自衒，其实切脉特诊察之一端而已。日人吉益东洞始言腹诊，其法甚佳，可取，而中土尚少知者。今以望色、闻声、辨舌、切脉、腹诊诸法汇为诊断学，为中医之诊断，所以定投药之标准，非所以决定其病名也。决定病名，当用西法，故西法之听诊、打诊、触诊，以及理学的、化学的诸诊断法，亦当习学。计每周三小时，两年而毕。

（6）医案：成方有定式，而疾病无定形，活变之法，随人智慧。医案者，前贤治病之陈迹，读之可以启灵心，知活变。每周二小时，一年而毕。

（7）临床实习：为习医者最要功课，第五学年分派于医院及各医家，不限钟点。

（8）卫生学：以公众卫生、卫生行政为主，个人卫生附焉。每周一小时，一年而毕。

选修诸科多专门方术，无须说明。惟注射术并授通行各种注射液之效用禁忌。法医学不全用《洗宽录》，亦不全用西法，任学者自行选读，得十人以上则开班。合计钟点，每周不得逾十二小时，一年而毕。

（四）研究门径

学问无穷尽，若以毕业为学成，不复研究上进，则其所学亦仅耳。研究须有门径，否则事劳功少，或且误入歧途焉。此一类凡四科：曰医学史，曰医经，曰中西医学书目提要，曰医论。

（1）医学史：本国医学史，世界医学史。每周各一小时，皆一年而毕。

（2）医经：《素问》《灵枢》《难经》，中医奉为医经者也。中国学术，秦以前，汉以后，截然分为两途。医家所以治病者，皆汉以后学术（本草亦是汉人文字），而《素》《灵》则秦以前书，前人往往牵合为说，转多穿凿，《难经》则浅谬尤甚，不可与《素》《灵》并称。本院所课，就教者研究所得，发挥其精义，剪辟其谬说，原文则不加删削，使学者识古书之本来面目。每周六小时，一年而毕。

（3）中西医学书目提要择其尤要者授之，使毕业后能自动读书进取。每周四小时，一年而毕。

（4）医论：为学者发表心得之课，各教授分任评改，不限钟点。

（五）功令课目

国民党党义，及军事教育，皆政府命令所定，不容不习者也。党义每周一小时，两年而毕。军事钟点不限定，于课外教授。

整理中医学说刍议

己巳十一月，代上海国医学院

　　当以《伤寒论》《金匮要略》《肘后方》《千金方》《外台秘要》《本草经》《名医别录》等方书、药书为主要科目。

　　不当以《素问》《灵枢》《八十一难》等议论之书为主要科目。

　　当根据科学，以解释医理、药理。

　　国医之胜于西医者，在治疗，不在理论。《素》《灵》《八十一难》等理论之书，多出于古人之悬揣，不合生理、解剖、病理，时医不察，尊奉之，以为医学之根柢，自招物议，引起废止中医之危机，此大不智也。经方自《伤寒论》《金匮要略》，以至宋之《局方》，皆凭证候以用药，无空泛之理论。《本经》《别录》言药性，亦但言某药主某某诸证，皆由实验，无悠谬空虚之论。金元以后，始采《素》《灵》之说，以解释病证方药，此实中医学之堕落，不可从也。今年夏间，总联合会开教材编辑委员会，敝院代表主张将《素》《灵》诸书作为参考研究之书，在医校后学年内酌量讲授，不作主要课，而在会诸君争持甚力，不蒙采纳。窃谓此种主张，虽若情世骇俗，实有极充分之理由，关系学说之标准，即关系中医之存亡。不惮辞费，胪陈于后，倘蒙赞许，则中医药前途幸甚。

　　《素问》之书，隋唐以前医家，殊不甚措意。《外台》博引诸经方之论，无有据《素问》以立说者。注释《素问》之人，隋之全元起、唐之王冰最著，而历代目录，绝少二君之方书（琰按：全氏竟无方书，《元和纪用经》虽托王名，实叶长文撰，见《宋史·艺文志》）。知二君非医家矣。故隋唐以前医家，皆不讲《素问》，讲《素问》者乃非医家。由是言之，《素问》本非医书，较然明矣，特其书多涉医事，故《汉志》列入医经耳。然《史记·仓公列传》，载仓公受业于公乘阳庆，其书有《上下经》《五色诊》《奇咳术》等，今考仓公医案中所引，皆非《素问》之文。仓公少而喜学方术，及见公乘阳庆，阳庆谓仓公曰：尽去而方书，非是也。夫《素问》之书，固出仓公之前，安知非仓公所素习，而阳庆所尽去乎？且中医学之大体，在于汤药治病，《素问》空论，于汤药殊无关系，习医但求能用汤药，虽不读《素问》可也。或有为《素问》训诂疏通，亦不过讲明古书，非可施之实用。譬如管子为政治书，然讲管子者，不可以为政治家；墨子多论机器，然讲墨子者，不可以为工程师也。至于五运六气之说，最受西医攻击，其说乃出于《天元纪》等七篇大论。此七篇者，王冰所补入，又非《素问》原书，时医反锲而不舍，至死不肯放弃，自招攻击而不悔，此则读书不明原流本末之故也。《灵枢》尤晚出，不与《素问》同时，其书专论针刺，或以为依傍《甲乙经》以伪撰。《八十一难》论脉法，本为解释《素问》，而时与《素问》抵牾，其为伪书，久有定论。二书又皆非《素问》之比。就书籍源流上考之，此等书不当采为医校教材，亦已明矣。

大论（《伤寒论》）要略（《金匮要略》）诸书，则异于是。例如头痛发热汗出恶风，桂枝汤主之，今试用桂枝汤于此等病，如响斯应。夫医家之目的，治病而已，病已治，则不言其理可也。经方但言某方主某某诸证，而未尝言其理，非不欲言，在当时之知识，其理有未可知也。后之人智不足知，而不肯自居于不知，于是援《灵》《素》以为解释，乃谓风伤卫，荣弱卫强。桂枝汤调和荣卫（荣卫之说出自《灵枢·大论》，言荣卫者三数条，详其辞气，皆是叔和，非仲景之旧），又谓风邪伤人，桂枝祛风，是一病一方，已有二解说矣。又有引《天元纪》之文，主太阳寒水，本寒标热之说者，则尤荒诞不可究诘。试进而问之，荣是何物，卫是何物？荣弱卫强，何故致头痛发热汗出恶风？桂枝又以何种作用而调和荣卫？若谓为风邪，则无人无日不吹风，何以他人不病，而此人独病？桂枝又如何祛风？如此追问，吾知其必瞠目不能答，即或引《素》《灵》以强答，亦但以糊涂理自解糊涂话，愈解愈糊涂而已。夫经方治病，明白了当，事实昭然，本可取信于世界，今乃引《素》《灵》以糊涂之，以自取灭亡，是谁之过欤？就学说兴亡上言之，《素》《灵》诸书不当采为教材，不更明乎。

今试舍《素》《灵》，以今日之科学知识为解释，则其理明白切实矣。盖浅层动脉充血，故脉浮而发热；汗腺分泌过度，故汗出；皮肤上之汗液，遇风而蒸发，蒸发必吸收热度，故恶风。桂枝汤之主药为桂枝、芍药，桂枝之主成分为挥发油，挥发油能刺激血管神经，以整调血液之流行；芍药之主成分为安息香酸，安息香酸能刺激痉挛中枢，故能收敛血管，桂枝气厚则外达，芍药气薄则内行。人体之常理，一部分血管弛缓而充血者，他部分血管必收缩而贫血，桂枝证，浅层血管弛缓，知其深藏血管必收缩，用桂枝以整调浅层血管，芍药以舒放深层血管，则肌表之充血自平，发热自止，汗液亦不复漏泄矣。以此解释，处处近情著理，有科学实验为根据。虽令黄发碧眼之医博士闻之，亦当心服首肯，何苦为《素》《灵》作忠臣遗民，抱残守缺。自取灭亡哉？

敝院同人，苦心研究，所教功课，大抵类是。窃以为整理学说，发扬中医，舍此当无他法。同人牺牲一己之私利，为中医界辟坦途，自问当无罪于天下，岂知两三医人，狃于见闻，排除异己，毁谤破坏，无所不至。或谓敝院不中不西，非驴非马；或谓敝院能空谈，不能实用治病；甚则谓敝院不能胜西医之压迫，俯首乞降，卖国求荣，为中医之罪人。夫敝院淬厉自新，亦欲为中医张皇学术，存亡续绝耳。若使《素》《灵》为已是，旧说为已足，则彼两三医人者，固守笃信，亦既有年，何致受西医攻击，岌岌而不能自保哉，己则不能，而忌他人之能，为中医之罪人者，果谁欤？更有一事，须明辨者，敝院宗师仲景，实用经方，而时人或谓仲景北方人，其法不可以治南方病，或谓古法不宜于今人，不知仲景为涅阳人，汉之涅阳县故城，在今河南镇平县南，地濒白水，白水流入汉，汉流入江，以山河两界言之，其地在北岭之南。长江流域，实非北方，况仲景为长沙太守，即今湖南省城，更在大江以南乎。若谓古法不适于今人，不知汉末至今不足二千年，造化之运行，二千年曾不能以一瞬，而谓古法不适于今人乎？且时医不能用仲景方，则谓之北人，谓之古法。及其书方立案，又喜引《素》《灵》以自重，不知轩岐史迹，远在幽燕，年代且四千余载。轩岐之于仲景，孰北孰南，孰近孰远，可谓自相矛盾者已。日本复兴汉医，一以仲景为宗，上不取轩岐，下不取刘、李、张、朱，至于叶天士、吴鞠通之徒，更未尝一挂齿颊。我中土医人，昧于抉择，亦可以借镜而自鉴焉。

故敝院所主张之教材标准，人物则仲景，书籍则《伤寒》《金匮》《肘后》《千金》《外台》《本经》《别录》，方法则科学。谨献刍荛，仔候明教。

琰按：此全国医药团体总联合会第二次大会时发表，于时西医之《社会医报》特载一文，题为《一变之鲁之一部分旧医》，略谓此篇之主张，与若辈之主张距离甚近，颇有表示同情之意。而总联合会之会刊，反有一篇驳议，其知识极浅陋，渊雷夫子尝反驳之，极嬉笑怒骂之能事，而会刊藏没不登出。今驳议与反驳皆未检得，他日发现，当另行刊出，以见总联合会之程度。

临床应用汉方医学解说序

己巳十二月

近世医林作者，渊雅莫如徐灵胎，精当莫如柯韵伯，熨帖莫如尤在泾，皆见重于世。东邦当隋唐之际，窃中土绪余，以为三岛之文明，其于医学亦然，而奕世钻研，颇有青蓝之胜。所见彼国医书，如吉益氏父子，精当不让柯、尤，而渊雅过之；丹波氏父子，渊雅不让灵胎，而精当熨帖过之；其他若尾台榕堂、山田正珍、中西惟忠等，皆风发踔厉，卓然成家。余于上海国医学院，授大论要略之课，搜采旧籍，取数子之说独多，盖非阿好也。近有汤本求真者，著《皇汉医学》三卷，取吉益氏《类聚方》，附以前贤注释，间下已意，有精要处。又有《临床应用汉方医学解说》一卷，方虽不多，皆可施于实用。效验卓著者，盖汤本氏先习西医，苦西医治疗之不效，乃改汉习医，积二十年经验，以成此书，故其书不骛渊博，以治疗实用为指归。审证用药，大柢师吉益氏，去其褊激峻下之弊，而于血证，尤有心得，此其所长也。至于精思冥悟，妙合古今，抽绎陈言，张皇科学，则寡人未皇多让焉。今汤本之书先行，拙著《伤寒今释》《金匮今释》，亦不日脱稿，将以问世。刘子泗桥既译皇汉医学，复译此卷，而索序于余，余谓此书卷帙虽少，实汤本一生之精粹，且使中土医师，知东邦复兴汉医，乃张仲景之学，非叶天士、吴鞠通之学。所谓汉方，乃麻、桂、姜、附、芩、连、膏、黄，非豆卷、豆豉、菊花、桑叶，则刘子此译之有功于医界，岂但供临床采择而已。

答马希文君

庚午七月

希文先生史席，客岁书辞三至，竟不一答，疏简之罪，何可言谢，乃蒙不弃，续赐教言，推奖逾分，愧不敢当。拙著《伤寒论今释》，自去夏排版，至今才逾半部，唯后数卷尚未脱稿。校印前数卷时，又多自视不惬，曾毁版重排，今虽赓续撰印，竟未能刻期出书。所以迟回审慎者，一则不敢以谬说贻误读者，一则名心未死，不敢以未定之稿付刊。又见并世诸贤，出书多且速，动称万病自疗，无师自通，以相号召，而读其书者，无不嗒然自失。雷惩后惩前，益不敢率尔问世。医药新闻系诊务最忙之名医，出资印刷，以壮观瞻者。名医诊务日忙，则文字之抛荒日久，纵能搦管属词，亦苦刻无暇晷，或倩学徒门客捉刀。尚有可观者，程君门雪，最为此中佼佼，其人虽不谙科学，然其国医旧学，固雷所心折也。《中医什志》系中医学会所出，自王君一仁归里后，编纂无人负责，去岁曾见其取生僻薄本旧书，以充篇幅。近顷未能按期出版，其不寄什志，似非滑头之故。《康健报》系中医专校学生陈某所办，初办时陈方从丁君仲英实习临诊，故用丁君名义发行，尝于丁君处识其人，即请指导扶助。适见所载陈自署名之文字，有"生产时胎儿转身"云云，因告以："胎儿临产转身，系齐东野语，凡正规妊娠，胎儿在母腹中，头向下，脚向上，背在前，胸在后，并无临产转身之事。吾侪鼓吹中医，务宜谨慎，勿遗西医以口实。中医界执笔者，多不谙科学，自暴弱点，足下必欲仆效劳，不妨先将稿件交阅，然后付印。"其时陈颇示感谢之意，但云："此稿是六七年前旧作，其误当然是六七年前所误，乞为原谅。"雷计六七年前，陈且未入医校，何来论医之作，既欲文过饰非，则孺子不可教矣。然因其屡次索稿，曾随手取油印本《伤寒今释》数页与之，复以报中他稿太芜秽，即不复续予，亦不复阅其报。其后友人见询，谓《康健报》曾载雷之著作，雷必有交谊，奈何听其登载秽亵文字，索而阅之，则一篇性交方式也。因遗书责陈，略谓："读《康健报》者，无人不知足下主笔，亦无人不知足下为学识经验一时无两之中医。夫以学识经验一时无两之中医如足下者，其所编收，乃等于张竞生之性史；则学识经验不如足下之中医，其谈吐更当如何卑劣，不令人轻视中医耶？且此等文字，虽足吸引无知青年，有识者见之，必加菲薄，足下纵不为中医大局计，独不为己身利害计乎？"陈答书略谓："先生学问，固所钦佩（今则学识支离无归矣，附注一笑），然无办报经验，不知办报之苦，此稿不知如何混入手民手中，被其用以填补空阙。"云云。雷知其饰词，一笑置之而已。及全国医药总会开筹备会，陈起立发言，谓："当用大宗金钱，作大宣传，使国人尽知中医之必要。"其言浅薄，而滔滔不能自已，雷恶其空费时间，乃挽言云："此易事耳，《康健报》销数极广，陈君又极热心，但得陈君于贵报上尽尽义务，已足宣传，何用大宗金钱为？"四座哄堂，陈亦面赪。此次该报诋雷学说支离无归，及捣乱闹风潮，殆因此积怨耳。至于事实，甲校有风潮，非雷主动，乙校则并无风潮，近始侦知甲校中人真以雷为风潮主动人，乙校亦真有暗潮，且真为雷任该校教职所致。此中曲折，暇当公布之，附尘致总会诸代表公函一纸，亦可见其大概。《中医世界》系某医学院前主任某甲所办，甲创某医学院时，揭櫫学术革命，与乃师丁氏反眼若仇敌，及甲被驱于某医学院，乃复与丁氏合。生平自谓宗《内经》《难经》，尝见其《内经》著作，竟有误破原文句读者。彼其意，必须燥金、濕土、命门、三焦，然后为真驴真马真中医，此亦不足怪。盖甲之医学知识，此为大宗，设真正革命而推翻以上诸说，甲将无法可说，不得列为中医大家也。此等论调，所见甚多，老氏有言，下士闻道大笑之，不笑不足以为道，敝院所以直受而不屑辨也。即如先生之义愤，岂待敝院自辨哉。至于全国医药总会，办理颇有规模，如执行委员、常务委员、候补委员、主席、秘书，其他各部各组委员，无虑数十百人，人才济济，毫无阙额。各分会所上呈文，日必数起；总会所下训令，亦日必数起，工作不为不勤。若谓未有重大建树，或因未得巨大经费之故，执事请拭目待之，勿责人过急。半月刊亦按期出版，印刷疏朗，字大悦目，执事谓不可得见，误矣。教材编辑委员会，雷亦尝列席，略言经过，想亦执事所乐闻。其时某医学院，甫经风潮，学生稀少，岌岌不可终日，总会乃指定该院为开会地点，粉饰一新，诸委员寝馈其中，同声称赞，当场指定主任某甲记录管卷。到会诸委员，固于国医学造诣甚深，如兰溪医校校长张君山雷，深细淹雅，不同凡俗，雷虽接谈日浅，至今怀念不忘。惜乎张君于科学未尝留意，有旧学而无新知，是以雷提议根据科学说明中医学理，即相顾聘睨，以为不可。夫学术问题，决非议席上短时间所能说明，不得已改变谈锋，谓："斯会任务，欲令教部认可立案而已，不用科学，即无以耸动教部。"于是始通过"挂科学招牌"为原则。雷乃继续提议："医校初年侧重解剖生理，完全用新科学，至于《内经》诸书，当于后学年内做参考研究之课，不可于初学年作正课，空费时间。"在场诸君俱不赞成，而某乙反对尤力，其理由略谓："昔年曾办医校，先读外国生理，及读中国生理时，诸生皆鄙弃不信，使教员大为难。且外国生理于中医毫无用处，若要用生理，非中国生理不可。"言时出其所著《中国生理》课本，说一身只是一个八卦，雷浅陋，竟不解其深奥也。又谓："《内经》必须于初学年教读，如辛甘发散为阳，酸苦涌泄为阴，用药根本，悉出《内经》，不先教则他课无从教。且后学年学生程度已高，《内经》深奥之书，设受学者质问，教者将不能自圆其说。"某乙之言皆类是，某乙者谁，今任某医学院院长包某也。其后雷病利，不能列席，会议之结果，莫得而知焉（下略）。

附马君原函

渊雷先生大人钧鉴，客岁曾上三函，未蒙示覆，梦寝溯洄，萦念弥殷。后读《自强月刊》第三号中用药标准，藉悉先生席不暇暖，请益无门。因念姑俟来春，先生之《伤寒今释》《金匮今释》出版时购而读之，晤对于行间字里，何殊仰沐乎时雨春风，乃者端阳已过，秋节将来，犹未闻有出版之讯，是以中心焦灼，急欲渎函以探究竟者也。又希文前曾订购沪上医报数种，披阅之余，疑团莫释，每欲有所倾吐，继念学医日浅，又未敢贸尔发挥。爰于先生函中约略陈之，沪上医报，如《康健报》《康健什志》《医药新闻》《中医什志》——钱寄出，《什志》不肯寄来，滑头之极——《中医世界》等，皆无甚精彩，阅之昏昏欲睡。然此数种刊物中，尤以《康健报》与《中医世界》为最荒谬，时或谩骂涉及私人。如《康健报》第四年一号中，曾攻击先生学说支离无归；《中医世界》中更指国医学院诸先生为非驴非马，不中不西。文与诸先生素无面缘，徒于文字中生信仰，当时已不禁使文义愤填膺，即欲奋笔疾书，大张挞伐。然福州无医学刊物，投稿末从，而沪上刊物，又多为腐恶所操纵，即未卷入旋涡者，亦乌肯登载较激烈之言论，以开罪于人哉，所以稿成而又毁之也。但不知先生及贵院诸先进，对此又作何解，岂唾面自干，犯而不校耶？噫！中医之在今日，受人冷嘲热讽，既已体无完肤，而政府禁锢之法令频颁，又不啻身陷桎梏。所可幸者，祇有沆瀣一气，合力以御外侮，整顿旧籍，同时输进新知，学说之基础确立，奸人之嚣张斯泯。全国医药总会成立之时，各省市中医界及学医青年，孰不翘首向风，冀有巨大之建树，乃迄今年余，风吹烟杳，并半月刊亦不可得而见之矣。至于确立基础之教材编辑委员会，卢某所编之样张，竟愈编而愈旧，愈释而愈晦，此非唯不能提高国医之地位，且将促国医而速其灭亡也，奈何不令有心人痛哭流涕长太息哉。贵院讲义，衷中参西，语语刻绳，倘假以岁月，赞以群策，必可使教卫两都认为全国医校标准之本，乃蛾眉遭妒，千古同悲，总会诸君，徒逞一时私见，翻欲解弦而更张，斯诚不可解之尤者也。呜呼！中医奈何不见绌于人哉？又《康健报》又第四年中云：《自强报》出版未久，即告停刊。此更诬蔑之尤者也。《自强》由报纸而改为月刊，凡属关心医界出版物之人，蔑不知之。而《康健报》乃丧心病狂，发此怪论，非有意挑衅而何。《自强》医刊中鸿篇巨制，洵令人爱不释手，而先生之用药标准，能以庄谐并见之笔，输进旧识新知，尤为难能可贵，文每读此篇，非反复至十余遍不快。乃第七期之稿件，不幸因印刷所被火，而致搁顿，然去今三阅月矣。七八两期之稿，当获征，便付梓矣，犹未见寄到，殊令人望眼欲穿。请先生示以《自强月刊》出版之期，藉释远念为感。（中略）文于全国医界中，所最信仰者，惟贵院诸先生。倘诸先生有所撰述，或单行本出世时，敬恳赐予介绍，藉长学识。冒昧渎函，罪歉殊深，尚祈先生谅其愚诚，进而教之，临颖不胜待命之至。尚肃敬请教安，福州北门长河境六号马希文上言。

答段伯阳君

庚午十一月

　　读本刊第十期所载段伯阳君赐函，古道热肠，而且娴熟世故，不胜感荷。段君指斥医书、医报之处，鄙人不欲市恩，亦不任受怨，不敢妄加可否。其指导编辑推销之处，当由本刊负责人答复，鄙人亦无须赘言。惟督责本刊批评介绍，及指示拙著《今释》出书方法，愿借本刊尺幅地，以答段君，藉与读者读君一叙。

　　批评介绍医书医报，鄙人于创刊号开场白中，果尝毅然自任。继而思之，自撰稿医报以来，对于中医界之怪行谬说，已极嬉笑怒骂之能事，不但自伤忠厚，其人读我文者，曾不反躬愧悔，愈益倒行逆施，鄙人亦何苦激人以铤而走险耶？且此辈目的，不过骗钱，迫于生计，不得已而出此，其事虽可恶，其情亦大可哀。假使吾侪一一揭其黑幕，致销路断绝，试问此辈能否甘心穷饿？譬如鹰犬，饥则攫拿，至其急不择术，则为害于世，必有不堪问者。昔曾文正督两江时，豢养假道学若干辈，食客常满，或婉谏之。则曰：此辈才足以济其恶，一旦饥寒，犯上作乱，何所不至？吾豢养之，使蒙道学之名，以终其身，不啻消弭几许乱阶也。嗟乎！以曾公之学问经济（今人讥其助满无种族思想，则不知时代变迁耳），而其言如是，鄙人虽无状，私心慕之。是以对于荒谬骗钱之医书、医报，终未快心指斥。在购读诸君，虽一时受骗，然实际上所费无几，而使此辈得以糊口，不致作奸犯科，亦未始非阴功积德耳。若虑受者奉其谬论，治疾杀人，正复未必。即如段君，对于彼等谬报，初亦推崇备至，曾几何时，已大声疾呼，自知受骗矣。是以鄙人现在之志愿，但愿介绍有价值之书报，不愿指斥此辈妄论（下略）。

附段君原函

　　年来我国出版中医界刊物，可谓汗牛充栋，即以鄙人所定阅者计，亦有二十余种之多。但查其内容，除贵刊及《中国医药月刊》，并《医光月刊》（系前上海新中医社出版，二刊均已停刊）外，均是袭死人余唾，或糊说乱道，毫无价值。虽间有一二佳作，然亦如凤毛麟角，不可多得。顾其推广鼓吹之力，则远非贵刊所能企及。鄙人对于贵刊，崇拜甚殷，故特不揣冒昧，将贵刊应建议改革之处，略述一二，如蒙采纳，无任欣幸（中略）。

　　（1）辟问病理一栏。（理由）问病固所当要，问病理是医生之良法，尤为必需，前数年有恽铁樵办了个中医函授学校，可惜不久停办了，很有许多学子失望。近上海虽有国医学院之设，但因路远及经济艰难的关系，哪能人人如愿以偿呢？近日秦某设有某某指导社，办法很善，可惜该执事等，尽是油头滑脑，藉医盗名敛财的恶徒，真盲者骑瞎马，害人不浅。若贵刊能辟此一栏，真大开光明方便之门，嘉惠医林，何可言喻。如以公等事忙，不暇及此，可每问取费一元，以示限制，彼求学心切者，断不吝此區區也。如所问太长，不妨指批示可参看某书某章，或贵刊某期某题目，如此亦甚省事，不啻开一函授学校，真有益于阅者。此条可照《广济医刊》问答栏办理。

　　（2）批评及介绍医书、医报。（理由）虽贵刊诸先生以改革中医为职志，可惜出版物不多，颇有于医林供不应求之势。介绍类如恽铁樵所著书七种，及《皇汉医学》等书，均有相当价值，可惜许多远不知道。类于此类之书，尽量介绍，或招登他的广告，既能收广告费，又尽了介绍之责，岂不两便，或彼此互相交换广告亦可。至批评书报，前陆渊雷先生于贵刊创刊号，作有开场白一文，说得着实有劲，云无论什么人的言论，如有不是处，均要着实教训一番。曾几何时，贵刊言犹在耳，而批评则未见也。想公等以宽大忠厚为怀，不屑与较，恐招人怨耳。但为公等进一言，凡事要舍轻取重，不要避重就轻。须知取怨者少数人，得益者不啻数千百倍。因彼等荒谬著作，骗人之钱事小，受者学识肤浅，是非莫辨，奉其谬论，视为金科玉律，以之治疾，其杀人何可限量。公等明达，不再赘言。此条属介绍者，可仿《中医指导录》内之中医出版近讯办法，或加介绍古书之有价值者，如《世补斋医书》，及柯韵伯等书，然其失处，亦宜批评一二。至批评近人著作，可及其大吹法螺之广告，（如中医书局新出各书）而批评之可也。

（3）贵刊推销，宜厉行策进。（理由）此条是关于经济问题，务祈注意。因古往今来的人，都有个通病，就是，凡长于理财者，（即鬼诈）必短于道德学识；反之有道德学识者，每不善讲经济，或者弄得来终其身英雄无用武之地。不信但看秦伯未等之《中医世界》，办得何等声势浩大；及陈存仁主办之《康健报》，销场何等广远，以视公等之《自强医刊》（以销路较）真云泥之隔也。鄙人作此言，非因怨其销场，观之红眼，作此不平鸣。乃以彼等谬毒流传全国，公等之真实言论，反不能普及医林，能不令人废笔三叹。今为公等进一言，果欲改革中医，非普及新中医知识不可。欲普及新中医知识，非推广贵刊不可。欲推广贵刊，除学理外，一切印刷装订广告推销等办法，非仿照《康健报》《医界春秋》《卫生报》《中医世界》等不可。公等幸勿以公等志白高洁，才识过人，有好著作，何愁不能普遍全国，何必仿造彼等，专以推销鼓吹为能事耶。此则误矣，此乃学术普及问题，正不妨取彼等之方法，非劝公等舍学问于不顾，有何伤道德耶。况公等以改革中医为职志，非以骗金钱为目的，正不必拘此小节。

俗语云：不怕不识货，只怕货比货。人倘非至愚，岂是不能分辨。因贵刊之不普及，只见彼等之谬说，未见公等之正论，辨无从辨耳。即鄙人未获读贵刊前，于彼等谬报，亦推崇备至。及见贵报，始知受骗，于此可见一斑。至推销办法，公等自知，不必详说。

（4）贵刊诸公之著作，宜迅速提前出版。（理由）前《皇汉医学》之预约样本，底封面之内面载有各公之著作，云尚在整理中不久即可出版。至今仍未印出，不外两种原因：①因经济关系，要先垫钱出去，出版后又恐销不完缘；②因太忠诚的缘故。务要一部完全编好，改了又修，修了又改。如陆渊雷先生于其用药标准题内，自述其时间之忙，及抄校《伤寒今释》每版校三遍，今于贵刊八期覆马希文函中，亦曾述及。鄙人于此有一办法，即分集出版。假如陆君之《伤寒今释》，全书约一千二百页，分做十集，每集仅一百二十页，如此则轻而易举。

如陆君著作之纸版，今已做好十分之一，祈速提前印出，以济医林之渴望，余则陆续出版，如此办法实有利而无弊。兹列其理由如下：①可济学者渴望；②提前出版，正不怕无销路；③陆君纵太忠厚，要活到九十九岁才出书，但此书第一集出版，可以声明，学问随时间而增长，下次再版，必要改订。如此既无伤忠厚，将来新版改定过的出版时，就再重卖一本，也不妨。再者十集出齐，总共起来订成洋装，亦无不可。总之凡事要识缓急，此乃当急者，且进行去，亦有利无弊。且分集出书，亦可便利寒士，如一部书要价十元八元，岂不令寒士感心有余而力不足的么。又国医学院诸公之著作，及国医学院讲义，亦可采取此分期、分集出版办法，每种先出第一集，余陆续出版，俟出版齐了，又总共来印成一册或数册，如此真是人已两使。鄙人并非医生，不过有暇喜阅医报，因见荒谬学说太多，流毒太广，造成无量数杀人医生。欲挽回此狂澜，非诸公莫属，诸公作品，早一日出版，即早一日多救生民疾病之危。鄙人关心世道之深，故不觉言之过切，且太拖累不堪，诸公幸勿见笑。后学段伯阳谨启。

上海国医学院教务杂记

庚午十二月

一　课程

　　本院现行课程，就现在人才财力可能范围之内，为之分配，与鄙人理想中之计划，相去尚远。盖医学是物质方面事，非精神方面事；是形而下之学，非形而上之学。不若文学哲学，须熟读古书（指本国文字），一切从其朔也。鄙人理想中之计划，除医化学、药化学、解剖、生理诸课，悉用西说外，其病理总论，宜取西医通行顺序，与中医独有之精要，沟合镕冶，打成一片。病理各论与内科学、外科学，亦取西医通行之名目分类，惟证候方面侧重中医，亦须与中医独有之精要，沟合镕冶，打成一片。盖中医之病名，泛滥无严确之定义，古今南北，又参错不相统一，或一病分为数名，或数病同冒一名，不若西法有一定之标准。舍短取长，固不必珍其敝帚，自划其进步也。治疗学则取古今方剂之确有特效，确知其证候用法者，汇集成编，仍附西医疗法之大概，以资比较，务使瑕瑜不相掩，则杰出之士，将因此自创新法，而中医学因此进步矣。诊断学除望、闻、问、切、腹诊，及辨别死、生、剧、易诸要端外，当兼授西医之听诊、打诊、触诊，及检查血液、大小便诸简要法。药物学则以性效分类，如发表、温里、逐水、攻瘀、行气之等。其业已化验证明者，用新说，否则记其确有效验之用法标准。诸课皆由教授自行编书，逐年修改，以臻完善，绝对不用古书原本，何则？古书原本，皆发挥一家之学说，或杂采旧说以成书，初不合于教学方式。若用古书作教本，譬如教几何学者，用欧几里得原书；教微积分者，用奈端原书，即大背世界学校之通例矣，犹恐教授者学识有限，不能悉得古书之精华。不读古书，则宝藏在地，学者或不能继续开发，是宜将《素》《灵》《大论》《要略》《本草》《千金》《外台》，以及金元诸子，下至有清叶派诸书，规定尤要者若干种，由各教授自认研究一部或数部，诸生至后学年，一方面临诊实习，一方面阅览古书，而就各该教授处质疑问难。或有起予之才，必能继续发明古书之精蕴，图书馆中仍广搜古今中外医书，恣其涉猎。如此则学与术俱臻上乘，教室功课并不虚糜时间，而诸生仍得自由发展之门径，此鄙人理想中之计划，虽未敢谓斟酌尽善，要亦无大变易矣。然此种计划，直接限于人才，间接限于经费，不知何日能实行耳。

现行课程，则如章程所载，第一期院刊所说明者是已。就中解剖、生理，由同济大学朱君克闻、钱君侠伦担任，胎生学、细菌学、注射法大意等亦得相当人才，皆胜任愉快。惟有机化学、医化学、药化学，为专门学问，极难物色人选，且钟点虽少，代价甚巨，非本院贫窭所能聘请。从前尚付阙如，今已商请广济医科毕业生黄君劳逸，半义务担任，本院亦算了此一种心愿矣。

病理总论本祝君味菊担任，祝君年来诊务渐忙，又向有脑病，难以载笔，遂由本院毕业生余公侠继续，仍时时禀命祝君，不失矩镬。

鄙人承乏《大论》《要略》之课，凡内科学、治疗学、病理各论、诊断学，皆归纳焉。章君巨膺之温热病课，许君半龙之方剂课，邓君源和之西法诊断课，皆能匡我不逮，使学者实际得益。以古书作教本，本非鄙人素愿，然欲编病理各论、内科学诸书，须有充分时间，非可以随编随教，作急就章者。且生平寝馈于仲景书中，姑以此应急需耳。

章君次公授药物课，搜采最勤，然随其读书记览之便，今日大黄，明日人参，任意编教，初无分类之序。一日，次公与鄙人相对诉编讲义之苦，鄙人戏之云：君何苦之有，牛溲、马勃，任拈一物，即讲授一课，有不知者，可以留待他日。我所教《伤寒》《金匮》，无从颠倒章节，若有疑义，则徹夜翻书，冥思力索以待旦，斯为苦耳，次公亦为粲然。然所积药味既多，分类编排，亦尚易举。若欲撤去《大论》《要略》，改编病理各论、内科治疗、诊断诸课，斯真一部十七史，不知从何说起矣。

徐君衡之授小儿科，长袖善舞，自是不凡。惟妇人科教授，极难物色。盖妇科套话，无非女子主血，肝藏血，脾统血，冲任血海，带脉绕腰，如此而已。诸生从次公鄙人辈既久，闻此等说，则寻根究底，求疵索瘢，以相问难，必至教者语塞而后已。是以三易其人，莫不学者哗然而教者愤然，至今此座犹虚，无敢受聘。鄙人尝发愤自矢，俟所著《伤寒》《金匮》修改毕，即专研此科，以安学者反侧，譬如优伶倒串，不知能免倒彩否。

铁樵先生常言，文学不佳者，学中医一万年不得佳，此因其长公子不嗜读，有为而言（琰按：闻恽先生长公子今已袭乃翁诊所为名医，则恽先生之言亦不尽然一笑）。然中医精义，悉在文学色彩极浓之古书中。文学不佳，医学自不能深造，纵使学有心得，而不善修辞，亦不足以行远传世。即退一步言，西医界攻击中医最力之某君，其言论纵横排荡，中医莫之能御。所以然者，半由医学之不齐，半由文学之不敌也。又如夫己氏者，最善标榜炫鬻，偶见其所撰《内经讲义》，竟于绝无疑义之处，误破原文句读，短于文学，其累如此。本院初年级课程，国文钟点甚多，然诸生自以身入大学院，耻效村塾儿童之咿唔，多不甚措意。教授陈君，督责亦未甚严，往往已至高学年，文字犹未通顺，此最可虑。鄙人执教二十年，深知文章无他谬巧，唯有讽诵烂熟而已。本学期拟令背诵《孟子》《论语》，不特学文所当读，亦欲诸生稍知义理，无使如时下青年，偏信浅陋谬说，强项不可理喻也。

以上现行课程，就本院可能范围之内，尽心焉耳已。盖兼晓中西大意，为本院中心人物者，章院长而外，不过次公、衡之、巨膺及鄙人，凡四人而已。医界巨子，学识十倍吾侪者，固亦有之，然无安车蒲轮之礼，则不足以屈高贤之驾，此所谓间接限于经费者也。惟理想计划及现行课程，无非欲学者得实际技术学问，欲中医学有实际改良与进步。至于世俗风尚，道路议论，非所计也。戊辰之秋，中国医学院延鄙人讲《伤寒》《金匮》，夫己氏谓课表中必须有《内经》《难经》《伤寒》《金匮》等名目，不然，人将诧曰：何以无《内》《难》耶？如是则来学者少矣。然中院至于今以夫己氏之《内》《难》为主要课，学者初不加多；本院但以《内经》为研究参考课，《难经》伪书，早已废弃，学者初不因此加少，则知从俗诡遇，固无益于招徕矣。

二　招考

本院开办两载，经过四次招考。招考事宜，院长及各主任赋鄙人以全权，鄙人则主张从严取录，宁可目前短少收入，苟功课认真，成积昭著，来学者不患不多，收录时愈可精选，庶几实事求是，得真人才。然本此主张以招生，来学者初不因此减少。初开办时，全院仅七十二人，两年内，毕业出院者二十人，开除退学者若干人，本学期在院学生一百二十人，人数为沪上三医校之冠。观于来学者之踊跃，知社会风气渐知中医之必须革新，未始非中医学前途之曙光也。

先时，持有他医校修业证书者，许其插入相当年级；或从私人读书临诊若干年者，亦许其投考插班，冀其入学之后，自行补习基本科学，成就或与本院全学年生无二也。然两年来，发现此等转学诸生，对于茫昧颠顶之旧说，先人甚深，听受本院新学说，多不能领悟，求其脑筋清楚，易于改化者，十不得一二。盖其从前所受课业，上焉者为《内经》《难经》，此在教者，已不能精研细绎，徒取旧注敷衍，学者自不能得益；下焉者，乃为《汤头歌诀》《医学三字经》等陋书，学者诵习日久，渐以不知为知，满脑子鹘突概念，不复能推勘理致，辨别是非，素丝之染，墨翟所以兴悲也。尝欲令此等学生专习几何学一年，磨炼其推理力，恢复其取得准确观念之本能，碍于事实，怀念未行，不知此法果可补救否。唯有一事可异焉，文学程度高者，虽无科学知识，插班听讲不半载，即柔顺就范。所取谢姓一生，其医学知识完全旧说，亦未学过何种科学，惟在家塾中读毕四子五经，其文斐然可观，遂取入三年级后学期，至今不过一年，听讲绝无捍隔，近且自出心裁，运用一二科学，以正旧说，亦饶有理智。鄙人尝谓四子五经，足以溶发性灵，观于谢生而益信。教育家废止读经，推行白话文，实足致人才破产，大堪痛哭者也。插班生既如此难教，第四次招考时，愈益加严甄取，故所取插班生特少。

或见鄙人以科学说中医，驳斥五行气化等旧说，遂以鄙人为中医界之革命者，以鄙人为维新人物，此实不然。鄙人特欲整理中医学术耳，未尝自称革命，良以革命字面，出自《大易》，汤武圣王之业，非草野书生所得僭居也。若夫文学、伦理、礼教，鄙人则笃守国故，不知其他。当今新文化甚嚣尘上，实不敢一瞻顾，犹恐来学者沾染时习，流荡忘返，特于第二次招考题中微示其意。考题录如下方，君子观之，亦足见其志之所在。

凡投考一年级者，试国文一篇，测验国故常识一，时尚常识一，史地一，凡四题。投考二年级者，加试生理一则，测验医学常识一，凡六题。投考三年级者，又加试病理一则，药物一则，治疗学一则，凡九题。向例随到随考，若常用一题，则后考者不免关节之弊，若每人易题，则命题又不胜其烦。于是策两全之法，以九类题目作九号，每号三题，缄封分置九器，命投考者依当考题数，于每器中自拈一封，如是参互拈题，则先考后考者，其题虽不尽异，亦不尽同。以代数排列法计之，考四题者，当得八十一种不同；考六题者，当得七百二十九种不同；考九题者，当得万九千六百八十三种不同，庶几免于关节之弊，而命题亦不甚烦。

题如下：

第一号国文题（白话听便，文言更佳。）

其一　"道德维旧，学术维新"说。

其二　救国宜提倡勤俭说。

其三　"学中医并非保存国粹，学西医并非文化侵略"说。

三题中，第二题最易作。作此题者，虽文有高下，用意固不相远。第一题较难，意谓道德当守本国旧说，医学当用世界新说，各从其长也。作此题者，乃中肯少，不中肯多。第三题最难作，有似乎射策，意谓医药所以疗病，人命至重，果使中法不如西法，虽国粹亦当废弃；果使西法胜于中法，虽侵略亦所不恤。何则？事事有缓急，利害有重轻，国粹虽当保存，不可以人命为代价也；侵略虽当防御，不可以有病而弗治也。中医之当整理阐发，实以中法胜于西法之故，而非保存国粹，防御侵略之谓也。近年时势造成之庞然某会，为中医呼吁政府，以保存国粹，防御侵略为理由，不知谁氏之大手笔，识见浅薄乃尔。题意如是，考卷中肯者仅一人而已。凡国文卷，佳者绝少，不特文辞芜秽，持论亦菲薄之甚，文学之衰落，教育家宜加之意焉。

第二号国故常识测验（是则加○，非则加×。）

其一　文字之变迁，先有篆书，次有隶书，次有真书，次有行书，最后有草书。

其二　"古文"是秦汉以前的作品。

其三　《本草经》是神农所作，《内经》是黄帝所作，故医药书为中国最古之书。

第一题，草书实先于真书，所谓章草是也。考卷中肯者得二人。第二题，古文之名，创自韩昌黎，而胜清桐城阳湖诸子大扬其波，此实专门名词，不可以望文生义，用逻辑法解释也。此题考卷中肯者，仅得一人。第三题，神农时文字未肇，黄帝时文字初兴，亦未有简册流传。《内经》实出秦汉之际，《本草经》又在其后，此题中肯者亦仅一人，时下青年之缺乏国故常识如此。

第三号时尚常识测验（是则加○，非则加×。）

其一　"性理学"直接研究两性异同，间接解决恋爱问题。

其二　"天下为公"这句话，孙总理以前没有人说过。

其三　人生之目的，不过求满足欲望。

第一题诸卷，皆加○肯定，有一卷，于下句作×，仍于上句作○。盖濂洛关闽，身心性命之学。时下青年，非但未尝问津，抑且未闻名义。独狂且秽亵之说，风行一时，有心人所为长太息也。第二题，知为孔子之言者，得三人，知出于《小戴礼·连篇者》，仅得一人。第三题否定者仅得二人。君子观于青年之知识风尚，作若何感想耶？

第四号史地测验（是则加〇，非则加×。）

其一　晋文公战胜齐桓公，于是齐衰而晋霸。　黄河曾在江苏河北（即直隶）两省入海。

其二　欧洲之一部分，曾入中国版图。　隋唐之时，日本人多到中国来留学。

其三　历史上中国曾战胜日本？次。　广州在粤江？岸。　哈尔滨在松花江？岸。　襄阳在汉水？岸。　天津在白河？岸。（每？处填入一字。）

三题唯第一题前半当否定，余皆当肯定。第三题，自有中日战争以来，中国未尝获胜，此题欲唤起学者之敌忾心也。诸题皆非甚生僻难知者，然中式者不多。有一人，赫然持高中毕业文凭，拈得第三题，于第一题中填"一"字，余皆填沿字。意者，文凭是借来之物，不然，中等教育不当如是败坏也。

第五号生理试题

其一　血液有几种功用？

其二　胃与肠皆为消化器官，其功用之不同处何在？

其三　何谓淋巴？

题甚浅易，试卷亦多中肯。然亦有用《素》《灵》旧说，答第一、第二题者，读之往往失笑。

第六号医学常识测验

其一　下列诸事，试取中医书中相对的两个名词概括之。

物质与势力　亢进与衰减　兴奋与麻痹　充血与贫血　体温之升腾与低落

其二　下列诸事，何者应发挥，何者应打倒。

五行　阴阳　十二经络　五运六气　伤寒六经　营卫表里虚实寒热

其三　下列诸书，何者优，何者劣。

《素问》　《灵枢》　《难经》　《本草经》及《名医别录》　《药性赋》《汤头歌诀》　《医宗必读》　《伤寒论》　《金匮要略》　《千金方》　《外台秘要》　《徐灵胎十三种》　《陈修园三十二种》　《温病条辨》　《温热经纬》　《临证指南》

第一题当概括于阴阳二字中，第二、第三题，则国内医家主张本自不一，惟考卷中一律指《难经》为劣书，则千年尘封，从此得括垢磨光矣。

第七号病理题

其一　略说炎症与癌症。

其二　何谓"自家中毒"。何谓"自然疗能"。

其三　略说传染病之病原体。

三题皆易简，惟考生但知旧说者，不能道双字。

第八号药物题

其一　贝母、远志、杏仁、麻黄、葶苈、半夏，俱治喘咳，略言其异。

其二　略言植物性下剂与盐类下剂之异同。

其三　分配下列之药物与证状（空括弧内各填一数目字，你若以为桂枝治小便不利，桂枝上是一字，则于小便不利上亦填一字，余类推。）

药物（一）桂枝　（二）麻黄　（三）黄连　（四）半夏（五）柴胡　（六）人参　（七）茯苓　（八）芍药　（九）术　（十）厚朴

证状（　）上冲　（　）呕吐　（　）喘　（　）心下悸　（　）心下痞按之濡　（　）心下痞硬　（　）胸胁苦满　（　）腹满　（　）挛急　（　）小便不利

第一题，稍识药性者，皆能作答，但见识自有高下耳。第二题，非略知西国药物学者，不能答。第三题，非熟谙《伤寒》、《金匮》者多误答。

第七号治疗题

其一　病人发热恶寒，自汗出，头微痛，头项酸而硬，脉浮数，舌苔白。腹部肌肉挛急，应服何方？

其二　病人头上热，手足冷，似昏睡，而轻呼即醒，大汗如雨，舌色淡白，脉微细，自诉心跳，按之，觉心下痞硬，应服何方？

其三　病人苦头痛而眩，眼中时见黑星，平日往往赤眼，胸胁下膨满，脉沈而紧，应服何方？

第一题，为桂枝加葛根汤证。试卷有中肯者，有知为表证，不能确指主方者。

第二题，为茯苓四逆汤证。试卷多知为亡阳，然知用四逆，不知用茯苓四逆也。

第三题，为苓桂术甘汤证。试卷多指为肝胆之火上逆，不知是水病，用药更不着边际。

三 成绩计算

以分数计核成绩,学校之通例皆尔。教学稍久,学者之优劣,固大概可知,而分数则优者不必多,劣者不必少。盖考题所命,优等生或偶值忽略,劣等生或偶所熟览,所谓智者千虑,必有一失,愚者千虑,必有一得。则考分之多寡,不能与优劣勤惰悉合,而况夹带传递之弊,究不能杜绝,则分数与实学,常不相蒙。然欲凭平日之观察,以评定甲乙,虽宅心至公,犹不足塞悠悠之口,则分数终不可废也。其始,取各科考分之和,除以科目,为平均分。既而觉其不妥,盖钟点较少之课,性质必不甚重要,教者监考判分,常因此优容以示惠,于是劣等生主要课不及格者,总平均反因此及格,幸进之弊甚大矣。乃于第二学期起,取各科考分,乘以该科每周钟点数,而并之,除以各科钟点总数,为平均分。如是计算,则主要课之甲乙,影响于平均分较大,盖于学年制中,寓学分制之意焉。

答黄劳逸君

庚午十二月

劳逸先生惠鉴，尝于《广济医刊》得读大著，钦仰久矣，无由识荆为憾。前日沈君仲圭书来，言阁下雅非身价自高者，肯任敝院教职，此固仆所大愿而不敢先请者也。敝院系秋季始业之学年制，课程及教员之更动，皆在暑假中。本学期各教授，俱已聘定，暑假后，拟屈尊帮忙，万祈勿却。修脯虽薄，然阁下以研究中西医药为志，则敝院诸同仁，或能裨补高明，稍得观摩之益耳。已将此意函沈君请为转达矣。顷读华翰，大慰鄙怀，以奔豚为肠酸酵过甚，理想上甚是，实际似未尽然。盖酸酵过甚之病，肠管内瓦斯充积，或致腹膨大，成中医所谓气鼓胀。其病愈之转归，当有放屁或噫气之事，而奔豚则不然，并不放屁，亦不甚噫气，且腹部绝对不膨大也。奔豚之"气上冲心胸"，不过病人有此自觉症，并非真有瓦斯上冲。盖中医所谓气，多指脏器器官神经等之作用，非指瓦斯。奔豚之气，亦指作用耳，鄙意疑是肠神经之官能疾患，此从病症药效上推勘而知，是否颇不敢必，乞更详之。五劳七伤，张氏引《巢源》之说为是，唯文字稍误，其以为五脏之劳者，古书亦有此说，现在则成为普泛之名称，并不确分五种七种。此问亦经阮君转问，已详复阮君，请向索阅可也。若以七伤为刀伤、跌伤等外科之病，则世俗中医不读古书之臆说，不可听信矣。仆治病虽用中药方，理法则大体采用西医，诚以西医之理法，根据科学信而有征，而中医之疗法，根据数千年之实验，往往突过西医也。且医药所以救疾苦，免夭札，人命至重，苟有良好方法，当一律研究采用，不当存中西门户之见，更不与保存国粹提倡国货并为一谈。是以仆之志愿，欲治中西为一炉，使中医研究西国之科学原理，使西医采用中国之简效疗法，盖不但望中医得西法而言归实际，亦望西医得中法而更有进步也。然中医学向与科学不相蒙，一旦欲沟而通之，实万分不易。仆深思力索甚久，始有一二心得，未敢自以为是，故时借杂志发表，以冀就正有道。数年来颇得西医界赞许，而中医界，反因绝无科学知识之故，见仆之学说，骇诧丑诋，无所不至，此譬如蚊蝇生死夏日，闻说冰雪，则怪为向壁虚构耳。近时市上中医，多不研究学术，即古书旧说，亦不讲求，唯工交际应酬，揣摩社会心理，以求发达其营业。中医学术之衰微，地位之堕落，皆此辈所造成。及政府欲议废止，乃相与结团体，出书报，以图幸存。究其实，团体不过为一二人造地盘，筹俸给；书报不过为一二人做宣传，以销售其剪贴钞袭之著作，引病家登门请诊而已。尤可恨者，此辈既志在营业，必自赞其学识本领，为中医界第一。然一读其大作，则悠谬荒唐，令识者齿冷。若不明真相之人，信其标榜之大言，又见其浅薄之伎俩，将谓中医学真无价值，真可废弃，则此辈之罪，可胜诛乎。此辈聪明才智，实胜常人，若用心研究学术，未必一无所成，但以不肯用功力学，而膏粱文绣之欲，又横亘胸中，遂不得不出于谖诈，斯真无可如何也。尊著极愿拜读，民国医学杂志何处发行（是否在辽宁满洲医科大学内）。便乞示知。拙著《伤寒今释》，春夏之交，当能印成，彼时当送请指正。仆性耽学术，而置身不喜学术之中医界中，常抑郁而谁与语。今得阁下之同情，遂一发其狂言，陆渊雷顿首。

《伤寒论今释》叙例

庚午十二月

《七略》叙方技为四种：医经、经方、房中、神仙。仲景书盖经方之流也，房中、神仙，非疾医所守，其事亦隐曲怪迂，君子弗道，医家所讲肆者，惟医经、经方二种。医经之书见存者，《黄帝内经》十八卷，原人血脉经络骨髓阴阳表里，以起百病之本，死生之分。若是而冠于方技之首，谁曰不宜。虽然，血脉经络骨髓，深藏而不可见也；阴阳表里，暗昧而难征验也。今有病脑者，啼笑无节，举措失常，而医经家指为心病，其持之有故，其言之成理，闻者则以为心病矣。有病内分泌者，肌肤黯淡，肢体罢敝，而医经家指为肾病，其持之有故，其言之成理，闻者则以为肾病矣。心肾之不能言，夫孰与发其诬妄，故医经之论，其言可闻，其效不可得见也。经方以草石汤药疗病。视证候以投方，投方中，则覆杯而瘳；不中，则不死为剧，岂若医经之大而无当者哉。《七略》著录经方十一家，今尽佚不存。皇甫士安云：伊尹以元圣之才，撰用《神农本草》，以为《汤液》。汉张仲景论广《汤液》，为十数卷，用之多验。案：七略有《汤液经法》三十二卷，在经方十一家中，盖即士安指为伊尹所作，而后人推衍其法者。然则仲景书者，经方《汤液》之遗，《汤液》不可得见，得见仲景书，斯可矣。余少壮之年，弃儒学医，受《伤寒论》于武进恽铁樵先生，又请益于余杭章太炎先生，家君亦宿尚方术，过庭之训，不仅诗礼。以为《伤寒论》，经方之冠首，治疗之极则，学医所必由也。是以沈潜反复，研索独勤，自远西科学发明。国医之为世诟病也久矣，金元以后医家，困守《内经》，莫能自拔，单词只义，奉为金科，驰骛空言，不验实效，其缪于科学也亦宜。夫科学岂能反乎事实哉，大论用药之法，从之则愈，违之则危，事实也，其必有科学之理存焉。余虽短浅，持科学以寻大论之旨，往往砉如解牛，动中骨肯，乃知国医取戾之道，固在医经，不在经方也。会诸医校延讲大论，乃申科学之理以说之，为《今释》八卷。盖大论方药之验，古今无二，若其凭证用方之故，非科学则莫得其真，犹有用之验而求之未得其理者，则余浅陋之过，抑亦今世科学所未及知也。用古人之法，释以今日之理，故曰今释。不然，成氏而降，注者百余家，岂无善本，而犹待余哓哓为哉。教学三年，属稿粗定，自惟急就多疵，未敢问世，而友朋驰书逼迫，不容或缓，因加董理，以付手民，而发其凡如次。

《伤寒论》传世者两本，一为宋本，一为金成无己注解之本。成本辗转翻刻，已非聊摄之旧，如《明理论》所引论文，与正文或异。《本草纲目》谓人参、柴胡，唯张仲景《伤寒论》作人薓、茈胡。今所见伤寒论本，未有作薓、作茈者，唯成本释音，有薓音参，茈音柴之文。则知成本多存古字，李氏所见犹尔，今为浅人改易尽矣。宋本者，治平中高保衡、孙奇、林亿等校定，国子监雕印，然今世藏家书目，殊不概见，盖原本绝矣。今所见者，为明赵开美覆刻之本，文字端好，当不失治平旧面。别有《金匮玉函经》，乃《伤寒论》别本而异名者，文字编次，与宋本、成本小异，与《脉经》《千金翼》《本事方》所引颇同，此书中土罕见，东邦犹有传本。今正文用赵刻本，若他本文字有异，涉及辞义者，于说解中著其校；文字虽异，辞义犹同者，不悉校。赵刻本有显然错误者，则据他本改正，仍于说解中注明；又有俗书讹体，如鍼作针、胍作脉、欲作却之类，则径为改正，不复注明。

原文中细注或作字，皆林亿等校勘所记，可见古本异文，今故一仍其旧。原文用方诸条下，又有数目字，每篇自为起讫，盖亦林亿等所沾，即林序所谓证外合三百九十七法，除复重，定有一百一十二方者也，今既不用林说，概从删剟。

原本自六经及霍乱、阴阳易、差后病诸篇外，先之以辨脉、平脉、伤寒例、痉湿喝诸篇，终之以汗吐下、可不可及汗吐下后诸篇。今案伤寒例，有搜采仲景旧论之语，明是叔和撰集之文，辨脉平脉，辞气颇类叔和，义理乖张亦甚。痉湿喝本在《金匮》中，汗吐下诸篇，又皆与六经篇复重。注家自方有执以降，皆弃置不释，今亦但释六经、霍乱、阴阳易等十篇，厘为八卷。

大论精粹，在于证候方药。其有论无方诸条，多芜杂不足取，且辞气参错，不出一人，此等不知仲景所撰用，抑叔和所补缀也。自来注家遵汉唐义疏之例，注不破经，疏不破注，随文敷饰，千载沈翳，坐令学术不进，今悉为辨正，唯求心安理得，非敢立异也。又，论中厥阴病篇最难审，首条提纲，上热下寒，即乌梅丸证，旧注既是矣。下文寒热胜复诸条，截然与首条不类，且临病细书，胥无征验。篇末下利呕哕诸条，既非上热下寒，亦非寒热胜复，其为杂凑，显然可见。又如所谓合病，成氏释为二经俱受邪相合病，诸家相承无异说，然论中凡称合病者，皆无二经已上俱见之证，有俱见之证者，又皆不称合病，愚以为阴证太少而外，更无所谓厥阴。合病则别派古医家之术语，仲景沿而用之，其本义已不可知。凡此皆伤寒家所未言，今不避专辄，悍然言之，知吾罪吾，所不敢知。

说解虽以科学为主，旧注不背科学者，仍多采用。集注通例，必先引前贤，后申己意。今不尔者，或顺原文之次，或取讲授诵览之便，无定例也。凡所援引，辄于初见处著其姓氏书名，便检索也，其后再见，或单称氏，或单称书，取文省也。惟雉间子炳之书，螵帜乃师之《类聚方》，小丹波之书，绍述厥考之辑义，故二子独称名，父前子名，师前弟名也。

援引旧注，多删其繁芜，取其精要，虽剪裁衔接，不敢窜易旧文。又有本非逐条注释，别立论以阐经义者，如小丹波之《述义》等，其原书，大书细字，相间而行。今就其文势，剪裁联系，悉作直行大书，仍不窜入字句。又如汤本之书，和文甚繁芜，不宜直译，则意译为多。

说解中多有引本论条文相印证者，则细字注明条目，以便检对。惟山田之说解，多自举条目，而其分条，与本书稍异，则改从本书之条目，使归一律。

仲景自序，虽云撰用《素问》，今考论中用《素问》者，百仅一二，又皆沿其名而不袭其实。旧注援《素问》为释者，回曲穿凿，捉襟见肘，甚无谓矣。今于首卷传经诸条下，一发其覆，使无惑人，自谓有功后学不赧。又有旧说通行已久，习焉而不知其非者，则略引数端，辩驳以示例，所用旧注，有瑕瑜相杂，不可删节者，亦略为辨正，其余小疵易知者，不复辨，不欲毛举细故也。

前贤述作，说理虽多逞臆，其凭证用药，则经验所积，有足多者。今于汤丸散诸方下，广引诸家用法，学者沈潜玩索，不特有裨实用，亦可触发巧思。其有臆决病情，不举证候者，仍不采录。用法之后，继以方解，则因医药之本始，先有疗法，后乃寻其理解故也。前贤治验，可以见活用之法，世有畏仲景方不敢用者，得此亦堪壮胆，今以附于方解之后。验案有与本论某条之证相对者，则以类相从，附于本条之后，惟鄙人一己之治验，概不附入，嫌标榜也。用法治验中，多有兼用后世方者，则细字注明药味，其有不知，则从盖阙。

说解文辞，务取浅显，惟白话俚语，概不阑人，一以便学者，一以矫时弊也。

至于训诂考据之处，仍宗汉学家矩矱，范我驰驱，不敢诡遇。

此书本为讲授医校诸生而作，首卷成于上海中医专门学校，次两卷成于中国医学院，后数卷成于上海国医学院。尔时专校诸生，不习生理、病理诸课，药物课又但用张秉成之《本草便读》。余授大论，乃如鲁滨孙入荒岛，万端日用，事必躬躬亲，往往讲一条之文，累数千言而未已。中院课目堪相表里者，亦但有章君次公之药物，余书犹未得简要适当也。至上海国医学院，则诸课配置，指臂相连，余书始得专力于治疗，书成自读，乃觉首尾重轻，删补再三，犹未惬意。虽然，读书为学，亦如破竹，数节之后，迎刃而解，则后半正不妨稍简耳。岁在上章敦牂，十有二月壬辰，陆渊雷记。

上海国医学院辛未级毕业纪念刊序

辛未五月

　　识脏腑之形色功用，究疾病之原因传变者。医之学，投药施法，已疾苦而救横夭者。医之术，彼西医之学，极深研几，可谓精矣，常苦无术以疗病。中土之术，针膏起废，可谓神矣，其学乃荒诞而不可信从。吾意术之与学，其分驰而不相及者乎，何中西之不能兼善也？古之贤士大夫，如王刺史苏长公沈存中，及吾远祖宣公，皆喜裒集旧方，用济急难，其方用之多效，而数公未尝以医学名。又有沈痼痼疾，西医所不能疗，中医所不敢治，而铃串走方，一药遂起者，比比然也。吾惊其术而求焉，久之得其书，大抵不出《串雅》，然涂《雅》错谬，不可卒读，盖纯乎术而不知乎学者也。医者也，以愈病为职者也，苟能愈病，虽术而不学何伤？学术者，不以封疆为界者也，苟取其长，虽术中土而学欧西何伤？彼西医炫其学之精，不知其术之拙；中土诸工，恃其术之效，不知其学之荒，龂龂然相争而未已，则其不能兼善也亦宜。余治医，为术主中土，讲学从欧西，庸妄者或诋为非驴非马，骛新者，犹错其至鲁而未至于道，吾皆勿顾。同此志者，章君次公，助其成使传之后生小子者，徐君衡之。上海国医学院，由此其选也。岁辛未，第三三届毕业，诸生相从稍久，颇知趣响，故于其纪念刊，序教学之恉焉，间有一二人未脱时师科臼，则入学较后者也。

陆氏论医集卷一

卷二·杂文二

国医药学术整理大纲草案

辛未十一一月代中央国医馆学术
理委员会稿成未采用

吾国医药事业，自古侪于巫卜。民间私相授受，官司鲜有督责，历世既久，派衍愈繁，骤欲整理，苦无端绪。委员等自顾驽骀，缪膺艰巨，兢兢虑始，唯恐弗胜。谨以管蠡所及，拟具整理大纲，就正海内鸿哲，庶循轨渐进，十驾可几。国医学术之须整理，学者宜无异词。然并世诸贤，守旧维新，途辙悬异，见仁见智，志趣迥殊，皆尊其所闻，毁所不见。深恐道旁筑室，多议无功。拟先决问题五条，齐其视听，泯此争端，众志既一，宜端趋向；拟整理宗旨四条，树之表望，殊途同归，事有缓急，责有钜细；拟临时任务七条，日常任务六条，刻以期日，勉底于成。中央国医馆学术整理委员会谨拟。

第一章　先决问题

第一条　学术有是非，不可有中西新旧之见。

（说明）风俗、习惯、法律有因时因地之宜。适于欧美者，未必适于中国；适于古代者，未必适于今世。医药则不然，虽有某种疾病限于地方性及气候关系，其大体则古今中外一致。但物质上之知识，有古人所未知，今人始知之者；有中国所未发现，欧西则已发现者；亦有古今中外俱未彻底明了者。是宜于事实学理上取其最近是者用之，不可存中西新旧之见。

第二条　一事物之理解，只有一个真是。容有若干之说俱非，不容有两个以上俱是。若此者，当定其一是，去其众非。其有名同实异，名异实同者，当先审其名实，而后定其是非。

（说明）中国医学，北宋以前现存之书，尚无显明之歧异。歧异乃起于金元以后，莫不自以为根本《内》《难》，而其所以说《内》《难》者，则相去不可以道里计。今姑不论《内》《难》之是非。《内》《难》只有一部，而说之者如此其违异，若干种违异之说不能同时俱是，不待辩论而后知也。近世复有中西之争，西说出自科学，非《内》《难》所能范围，其争点尤大。中西理解之异，虽有短长多寡，要不能俱是而并存。中医界少数持论者，既不能确知西说之所短，又不能确知中说之所长。乃作调和之论，谓西医长于解剖，中医长于气化；或谓西医是科学医，中医是哲学医。要知一种疾病，只是一种事物，只许有一个理解真是，不容有两个以上俱是。若不能彻底证明解剖之非，则气化不能与解剖同时俱存；若不能彻底证明科学之非，则哲学不能与科学同时俱存（指所谓科学医哲学医而言，非泛指科学与哲学）。即使证明解剖与科学俱非矣，而气化哲学之说未有实验以明其真是，则所谓气化与哲学者，犹未能自立也。故医学上古今中外种种不同之理解，当从实验证明，定其一是，去其众非。然事实上如此者不多，多数皆名同实异，名异实同耳。亦有两说大体上皆有相当的实验证明，其小节稍有参错，难以去取者，则不妨并存其说，候他日有识者重行审定。何谓名同实异？例如霍乱，中医书言治法者，或主泻心等黄连剂，或主四逆白通等姜附剂。言之各自成理，互相驳诘。夷考其实，则姜附剂所治者，虎列刺真性霍乱；黄连剂所治者，夏秋间流行之急性胃肠炎耳。又如白喉，或言白喉忌表，宜养阴清肺汤，或言白喉当表，宜麻杏甘石汤。言之各自成理，互相驳诘。夷考其实，则麻杏甘石汤所治者，为实扶的里；养阴清肺汤所治者，为急性喉黏膜炎，急性咽炎，腭扁桃及周围炎等病，亦即《伤寒论》之少阴病咽痛。若二方误用，其病不死即剧，实扶的里误用养阴清肺汤，其害尤烈。此皆所谓名同实异也。何谓名异实同？仲景之所谓伤寒，即时师之所谓湿温，亦即西医之所谓肠窒扶斯；仲景之所谓心下痞，即时师之所谓伤食，亦即西医之所谓胃肠扩张、胃肠炎等病；时师之所谓大头瘟，即西医之所谓丹毒。若此者不胜枚举，皆所谓名异实同也。又古人虽粗知脏腑之部位形态，而不能明试以知其功用，故谓心及心包主神明思虑，此以大脑之功用误属之心也；谓肝主风主动，此以运动神经之功用误属之肝也；谓脾主转输健运，为胃行其津液，而恶湿，此以小肠及各组织之吸收作用误属之脾也；又见小肠内容物为液体状态，大肠内容物为固形状态，乃谓小肠排尿，大肠排屎，此以肾脏之功用误属之小肠也。近世王勋臣号称能实地考验，不肯盲从古人。然《医林改错》所言，错误仍甚多。如以颈动脉为左右两气门，以大动脉为卫总管，则因勋臣所目验者，皆死人与剐斩之尸体，动脉管中血液，非干涸即已流尽，遂误以动脉管为气管、卫管也；改错又以膈膜以上为血府，则因剐斩之尸体，刳割皆在胸腔以上，循环系中血液多流潴于胸腔，遂误以胸腔为血府也。若此者亦不胜枚举，而为名实乖异之尤。凡此皆须先审其名实，而后定其是非者也。

第三条　医药所以救夭札，已疾苦，不可与保存国粹、杜塞漏卮诸主义相提并论。故整理国医药学术，引用科学原理时，不任受破坏国粹之名，即或采用国外药品时，亦不任受利权外溢之名。

（说明）科学之根本，为自然界之对象，此乃天地间所公有，非一社会一国家之私物，尤非西药所独有。西医可利用科学，国医独不可利用科学乎？不过现代西医之理论与方法，从科学中产生，今日国医药之整理，乃欲于经验已效之方法中，求得科学之理解耳。（参看第五条名论与方法）经验已效之方法，亦是一种自然界之对象。用已知之科学原理，理解此种对象之所以然，而产生前此未知之科学知识，乃今日学者所应有事。中国古代，未有科学原理，而盛行五行学说，故以五行岁露理解已验之医药方法。古代国医之用五行岁露，犹现代西医之用科学也。昧者不察，视五行岁露为国医所独有，斤斤然议保存。以保存五行岁露为国医之专职，将以发明科学为西医之专职乎？弗思甚也。夫五行岁露等说，未始非国粹之一种，未始无保存之价值。然与今日之科学较，玄谈实验，相去悬绝。应用于医药学者，何去何从，当不俟明办。故诚欲保存五行岁露等说，当提出别行研究，不当与国医药同时整理。合之两伤，不如离之两美。何则？医药之目的，为救夭札，已疾苦，非为保存国粹也。药品中如西洋参、番泻叶、阿胶、肉桂之等，多产自国外，而国医习用已久，以其为救死已疾之物，虽漏卮亦所弗恤。况今之所整理者，为国医固有之方法，其所用药品，大多数固为国产，于提倡国货杜塞漏卮之主义，固无所抵触也。用科学以说国医学者，国内已不乏其人。而沟犹蒙瞽之徒，辄议为不中不西，非驴非马。夫宋元诸儒，化合儒佛以产生性理学。佛非中国所固有，而学者未尝屏性理于国学之外，且未尝屏性理于儒家之外。若如沟犹之言，则性理学亦将不儒不佛，非驴非马矣。且其人亦有出版物，且引三数语生理科学，装点门面，试问此等书为中而驴乎？西而马乎？蚩蚩之氓。可与乐成，难与虑始，自古已然。此本不值一辩，仍恐识浅者受其眩惑，附论于此。

第四条　今世科学程度，尚未能彻底了解自然界之对象。国医固有方法，实验有效而不得科学上理解者甚多。今之整理，欲医药利用科学，非以医药供科学之牺牲。无论其方法之出于铃医授受，民间传说，苟有实效，无不采用。

（说明）西医过信科学万能，凡根据科学之疗法，虽施用屡败，犹固守弗弃。反之，国医所有经效疗法，以科学未能了解其原理故，西医辄薄为民间疗法，不足当医学之称，鄙弃而不顾，此过信斯柯达谬论之故也。盖发明打诊、听诊之斯柯达氏，曾谓"医学之目的，在诊断研究，得疾病之真相，以满足吾人之知识欲。至于如何疗治，非医家所敢问云。"西医坐此不屑措意于民间疗法，然其宅心行事，与中国人视医事为仁心仁术者，极端相反矣。今之整理，唯求疗治效验之确与速，若斯氏之论，则无取焉。

第五条　医药学可分为两部，曰名论，曰方法。今之整理，于名论之部宜大有更张，于方法之部，不过审定其孰确孰速，详开其用此方法之证候而已。

（说明）以横的方面分，则有内科、外科、针灸科、按摩科、妇人科、小儿科等。以纵的方面分，不过名论、方法二部而已。凡医经一类之书，属名论。凡经方、本草一类之书，属方法。凡生理、病理、病原细菌、药理等学科，属名论。凡诊断、治疗等科，属方法。名论与方法之分，医家所未言，今为便于说明计，臆创之。设有古医书，言"小柴胡汤治少阳病，邪在半表半里，胸胁苦满，往来寒热，心烦喜呕，脉弦细者。"其云少阳病者名也，云邪在半表半里者论也，此所谓名论也。云小柴胡汤者，所用之药方；云胸胁苦满乃至脉弦细者，据以用药方之证候，乃所谓方法也。夫所谓少阳病者，究是何种病变？所谓邪者，究是何种病毒？所谓半表半里者，究是何种部位？皆未有明确之界说。其有据经络脏腑六气变化为说者，又皆渺茫而不可信据。若谓胸胁苦满乃至脉弦细，即是少阳病邪在半表半里之界说，则迳言"小柴胡汤治胸胁苦满乃至脉弦细"可矣，何必赘以"少阳病邪在半表半里"乎？故国医学名论之部，若不根据科学，加以明确之界说，则不能取信于世界学者，而不能自存于今后之世也。据此证候以投小柴胡汤，病即良已，亦为历试不爽之事实。事实既历试不爽，可知必合乎科学之理。盖国医学之成立，先有经效之方法，而后推求其名论，故名论容有不核，方法则皆有相当的实效也。故国医药方法之部，无须更张，但凭经验所得，更求增损完密可矣。至于符咒祝由，亦是方法之一，亦有确然得效者，但其原理，绝非科学所能知，其授受亦秘不可公开，无从整理，宜置弗论。

第六条　将国医学方法部分加以科学合理的说明，其目的：第一步使此后业医之士渐成科学化；第二步使世界医学界得明了国医学之真价值；第三步使国医学融合世界医学，产生一种新医学，而救死已疾之法益臻完善。

（说明）国医科学化之声浪，盖起于十年以前。当时国医界颇持反对论调，今则反对者百无一二矣。然科学化云者，当求原理上之彻底了解，决非采用一二西药西械而已足。其年高而行医已久者，事实上亦难改造，唯有期之此后之新进而已。医学非法律国宪之比，世界各国共同研究，研究有得，则共同采用，不分国界。西医虽有德日派英美派之分，大体固无甚出入。唯中国医学与世界医学画若鸿沟，不相通贯。此非语言文字之隔阂，乃因世界医学以科学为说，中国医学犹多五行岁露之说。科学通行而五行岁露不通行，故中国医学不得通行于世界也。中国医学固多特长之处，为世界医学所梦想不及，然此等特长，绝不关于五行岁露，仍处处合乎科学之理。今以科学说明国医之特长，则世界学者皆能通晓，人情恶病死而乐寿康。彼西人既知国医之特长，安得不弃西药而就吾国医？则世界新医学之产生，亦意中事，非觑然大言也。

第七条　为欲实现前条之第一目的，国医学中宜加入必须之科学，如理化、胎生学、解剖学、生理学、病理学、病原细菌学，及西药诊断学之一部分。

（说明）国医学之名论，有与诸科学名实乖异者，当一一说明，务使国医学与科学不生隔阂。其例，如第二条名实异同之说明是也。西医诊断学之繁难苛细处，乃斯柯达氏所谓满足其知识欲者，于治疗上毫无裨益，虽不学亦可，故但学其一部分。

第八条　为欲实现第六条之第二第三目的，国医学之名论部，须阐发其一部分，黜除其一部分。如阴阳、虚实、表里、邪正之等，须阐发者也；如五行生克，六气标本，司天在泉之等，须黜除者也。

（说明）古医书所谓阴阳，乃概括一切相对的事物，其意义随处而异，或指体液与体温，或指脏器之实质与其作用，或指病变之进行性与退行性，或指机能之亢盛与衰减。此真有似乎代数学之代号，而其所代有一定之质量者也。邪正者，邪谓病毒，正谓抵抗病毒之自然疗能。阴阳、虚实、表裏、邪正之等，或为西医所不言，或虽言而不甚详悉。然国医治疗之所以奇效，往往由此为基础，此必须阐发者也。为五行辩护者，亦尝譬之代数之代号，然究其所代者不过五脏六腑。

脏腑既各有主名，何必舍主名而用代号？若言生克，则又澜翻周转，漫无归宿。譬如土病而虚，可以主张补火，谓母旺则子强也；亦可以主张泻火，谓火衰则食木，木被食而弱，不能克土，则土自强也；可以主张泄水，谓水衰不复克火，火旺则生土也；亦可以主张补水，谓水盛则不仰食于金，金盛则克木，且不仰食于土，木被克则不复克土，土又无所被食，则土虚自愈也。似此澜翻，任何主张皆言之成理，然而事实上岂有一病而可用相反之两治法者？六气标本、司天在泉之说，出于王冰所补《阴阳大论》，后世医家不悉源流，与《素问》原文等视。其说乃缥缈无据，于治病丝毫无益，此必须黜除者也。国医学之当阐当废者，不止于此，举此以为例。

第九条　为欲学说之统一，及学者之免入歧途，必须审查古今医药书籍。

（说明）晋唐以前书，记载事实较忠实，推想事实以成理论，亦无多违失，故其事实多可信。其理论虽不尽得当，亦多可触发巧思，此皆研究参考之宝库，无须急急审查去取者也。宋元以后书，记载多涉夸诞，又根据不尽不实之名论，以自立方法，其书已不可尽信。至近人著述，因印刷进步而得书易，则抄袭稗贩之成书亦易。间有可取，纰缪实多，若不急与审查，则庞然众说，后进者不免歧途之害矣。

第二章　本会临时任务

第十条　规定国医各科所必需之知识技能，但无论何科，须加入法定传染病之常识。

（说明）现在业医者流品至杂，其甄别管理，虽有该管机关，其学术程度，理宜由中央国医馆规定，则亦本会之任务也。拟分国医为十科，曰内科，曰外科，曰针灸科，曰按摩科，曰妇人科，曰小儿科，曰伤科，曰眼科，曰喉科（耳鼻等向无专科，故不列入），曰花柳科。每科规定必须肄习之书一部或数部，为医疗方法之最低限度。他日甄别考试，即以规定之医书为范围。国医向无病原细菌之常识，遇传染病，不知必要之处置法，于卫生行政不无妨碍。往年西医报纸载一老医，于一日中先诊一白喉，次诊其他诸病，受诊者皆依次传染，因目此老医为传染媒介。此虽张皇过甚之词，然业医者缺乏传染病常识，固属不可掩之事实。针灸医所用之针，外科医所用之刀，近复有使用体温计者，多不知消毒，绝非细故。至于防止蔓延之方法，又不知告诫病家，故传染病之常识，不但新进诸医所宜通晓，即行医已久之老医工，亦宜设法使有补习机会。

第十一条　规定国医所应知之学理。

（说明）前条受甄别及格之人，得执行医疗业务，拟称为国医士。若兼通学理者，兼得收授学徒，或充任国医学院国医学校之教授教员，拟称为国医师。国医师应具之学理，由本会规定若干种书籍，以为甄别考试之范围。前条及本条甄别考试之施行时期，为便于投考人预备肄习计，约在规定书籍公布后第三年，由中央国医馆另行规定，会同该管机关施行。但行医已久，资望素孚者，得予免试。又，暂许收授学徒，系一种过渡办法，他日医教育普及，仍须废除。

第十二条　规定国医学院及国医专科学校之课程标准，及其必需之设备。

（说明）国内已有之国医学院及学校，查有十余所，皆程度参错，课程各异，即修业年限，亦未一律，此必须及早规定者也。课程标准，指必修及选修各科目，每科之质量，及其修业先后之次序。前此国医界曾议编辑课本或教科书，以归一律。然课本教科书，适用于中等以下学校。若专科学校及学院，则应由各教授本其独到之经验心得，于规定质量内自由讲授，不须有课本教科书，但规定其标准可矣。国医学院之课程标准，须使毕业生得为国医师；国医专科学校之课程标准，须使毕业生得为国医士。

第十三条　解剖、生理、病理及西法诊断中之名词意义，往往与国医旧说不合，国医书中常用之学术语，亦为一般科学家所不能晓。皆当编纂专书，互相解释，务使不穿凿，不附会，藉作国医科学化之梯阶。

（说明）如第二条之说明，生理之大脑，乃国医旧说之所谓心与心包；生理之运动神经，乃国医旧说之所谓肝，此其最显著。其他名实乖异极多，近人颇有论譔，仍多附会错误。若不一一疏证明白，则科学终不得运用于国医学也。至国医常用之学术语，如阳盛阳虚，阴亏阴盛，痞硬动悸，心肾不交，热入血室，以及瘀血、湿邪、痰饮、肝气之等，自科学头脑者视之，莫不鹘突难晓，然国医学之特长，往往在此等处。若不用科学原理详释之，则国医终不得世界学者之信仰也。此皆须编纂专书者也。编纂时若采用近人学说，则明著其人，以彰其美。

第十四条　审查病名而统一之。

（说明）西医之病名，极有规律，器质病则以其病灶性质命名；传染病则以其病原命名；物理病及中毒病，各以其所受之刺激及毒质命名；惟官能病颇不明晰，此亦无可如何耳。国医则多以证候为病名，诸病即无明确之界说，古今医书，名实又大有异同。《巢氏病源》列一千七百余候，今考之，有一病误分为数候者，有数病误混为一候者。《千金》《外台》《圣济》诸书，大抵从《巢源》分类，而互有参错。自宋以后，鄙俗臆造之病名，多至不可胜计，甚有闽粤所通行，而江浙老医瞠目不知所谓者。今欲整齐统一，虽极繁难，亦属事不可缓。每病拟用雅驯合理者一名，附以特征及鉴别诊断法，使界说明确。而以西名及他种参错异名悉列其下，以资寻核。若无适当之名，则迳取西医病名，务使名实不复淆混。

第十五条　规定管理国药商之原则。

（说明）前卫生部所订管理药商规程，因起草者是西医药界之人，情形隔膜，又不免有意桎梏国医药，若施行于国药商，势必大相枘凿。应由本会规定管理原则，请中央国医馆咨送该管机关妥慎重订，以利施行。

第十六条　其他由中央国医馆交办之事务。

第三章　本会日常任务

第十七条　审查各处国医学院及国医专科学校之讲义课本。

（说明）倘有精当之新学说，及新发明之有效方法，当通令其他各院校采用。庶观摩而善，共策进步。如有错误，则指挥纠正。

第十八条　审查近出之医药书报。

（说明）若有精当之新发明，除公布表彰，并通令全国国医学院、国医学校采用外，当择优呈请政府予以奖励；若有多种书报先后雷同时，则以最先出版者为发明人。如有学说错误，则指导纠正。其错误之尤者或涉房中术、麻醉药、堕胎法等，足以诲淫诲盗者，得请中央国医馆转呈政府取缔之。

第十九条　审查金元以后医药书籍。

（说明）医政失修，业医者之程度日以低落，属和者众。故医药之书，愈浅陋则愈通行，此其弊，直接使医学退步，间接则杀人于无形，甄汰去取，势不可已。当先审查最通行之书，以次及于罕见之书，各作提要，公布之。庶谬说不致流传，而宝璞亦不虞见弃。

第二十条　调查国药之产地产量，各处泡制方法，及用量之极限，作改善药物之准备。

（说明）德、日、美医药界渐知中国药之可贵，每年搜买极多，即如大黄，吾国四川产者最佳。日本产者，正效薄弱而副作用极大。日本人搜买吾川产大黄，而以彼邦劣品售之吾国，乡僻小药商，贪其廉价，往往混售。医家但知诊病处方，设药商配给劣品，则疗病之权，不操之医工而操之药商矣。此不容不整顿者也。制法用量，各地方颇有出入。而用量为甚，川湘人用麻黄，常至四五钱，徽歙人用茯苓，不过三四分。此因吾国幅员辽阔，水土气候不齐，因地制宜，势难画一。然此等地方习惯，不无需要改善之处，则非先有详细调查不可。

第二十一条　其他由中央国医馆交办之事务。

第二十二条　前第十七、第十八、第二十诸条之征集调查方法，由本会另订，函请中央国医馆转呈政府核准施行。

第四章　附　则

第二十三条　凡所编纂，及所审查，发行一种不定期刊物，随时公布。

（说明）公布分假定及确定两种。假定者，为审慎起见，征求全国学者之意见也。以幅员之辽阔，交通之不甚便利，自公布假定之日起，至少须三个月，方能征集全国学者之意见，再加整理修正，然后作决定之公布。倘有重大疑难，得召集全体大会议决后确定，唯议决方法，以辩论最后得直者为定，不用表决法，因学术与庶政不同，须从其真是非，不得从多数人之好恶也。确定公布后之推行方法，由中央国医馆另订之。其后若发现错误，或有更进步之学说方法时，即另行公布修正，或废弃以前之确定。

第二十四条　本会委员，对本会以外不负责任。

（说明）因有审查学校讲义近人著述之任务，对外文字，一切不署主稿人姓名，亦不宣布某案为某委员主办，所以免瞻徇情面，及无谓之恩怨也。

第二十五条　第三章之临时任务，暂定开始办事后三年以内完竣，必要时得延长一年或二年。

（说明）编撰之事，刻期迫则贻误必多，载笔之士，自知此中甘苦。故事，省县修志，动需数载。彼有旧志为蓝本，不过随事增益，尚不能速成，今之整理，为新旧交替时代之创举，又有假定征求之周折，则三年与五年，似为最短之时期矣。

第二十六条　本大纲由委员全体大会通过施行。

附中央国医馆整理国医药学术标准大纲草案

二十一年十二月十九日学术整理委员会会议通过

本馆为改进国医药学术起见，根据馆章第一条，采用科学方式，逐渐整理，爰制定标准大纲草案如左。

第一　学术标准

本馆学术整理委员会草拟之整理学术标准大纲，以左列之要点为标准。

甲　以我国固有之医药学说，择其不背于近世学理者，用科学方式解释之。

乙　其方术确有实效，而理论欠明者，则采用近世学理以证明之。

丙　凡属确有实效之方术，为我国成法所固有，而为近世学理所无者，则特加保存而发挥之。

丁　其方术无实效，而其理论又不合科学方式者，则删弃之。

戊　凡属确有实效之方术，为我国固有成法所无者，则采用近世学说补充之。

第二　分科大纲

学术整理委员会所草拟之分科大纲，系采用近世科学方式，分基础学科应用学科二大类。

（甲）基础学科。基础医学暂定为解剖生理学、卫生学、病理学、诊断学、药物学（即本草学）、处方学、医学史。

子解剖生理学。本科以固有国学为纲，仿近世解剖生理学之通例，可分骨骼筋肉皮肤等项，及肺心脾肝肾五大部别之。

（说明一）考近世科学分类法，对于解剖生理，有分之为二者，有合之为一者，以我国之基础医学，向系综合的，为材料便利计，以采用后者为宜。

（说明二）查我国脏腑之分类，与近世新学说，用器官分类法，颇相暗合。盖古圣先哲，均系以脏为主，以腑为副。细推其意义，所谓肺者，非专指肺之一体而言，实含有代表呼吸器全部之义；心者，实含有代表循环器全部之义；脾者，实含有代表消化器全部之义；肝者，实含有代表神经系全部之义；肾者，实含有代表泌尿器全部之义。据此分类，既不背古，又合于今也。

丑　卫生学。本科可将我国固有卫生学之精益，尽量发挥，至近世卫生学及防疫法，亦附于此。

寅　病理学。我国医学，系综合的，病理一科，向无专书可考。即以《巢氏病源》而论，不过单以病症为主，仍难取法。故本科宜仿近世病理通论例，而变通之，划分为病论，病因论，病症论。

（说明）考病理通论，系和病理总论各论二者而为一；新学总论中之病变，系以病之机能形态发生变化为主，所谓实迹的。我国之病症论，其最详备而可法者，以仲师《伤寒论》而言，分六经传变，所谓气化的。故酌古证今，宜合病理总论巾之病变，及各论之全部，另成一病症论。

卯　诊断学。我国诊断学，向分望、闻、问、切四大部，今不妨仍从其旧例，而略加损益，删去其不合科学原理者，并增加近世之器械检查。

辰　药物学。药物一科，即古之本草，其内容宜参照新例分总论各论两篇。

总论如讨论药物之一般通则，或禁忌配合等。其各论中，宜仿药质分类法，每述一一种药，须另列子目，如异名，产地，形态，性质，功用，成分，用量，禁忌等，以清眉目。

（说明）考近世药物分类，有脏器分类法，药质分类法等。我国本草，亦不外是，如分经用药法，药剂分类法等是。

巳　处方学。我国方剂，极为繁夥，通常有古方今方之分颇不一致，故宜仿近世处方学通例，不论古今方剂，择其性质相同，功效确实者，分类叙序述。

午　医学史。医史，即医学之源流。凡治一学，若不穷其源流，则如木之无根，未有能发扬滋长者。本科仿我国史学通例，以朝代为分类。

（乙）　应用学科。应用医学，暂定为内科学、外科学、妇科学（产科学附）、儿科学、（痧痘科附）、眼科学、喉科学、齿科学、针灸科学、、按摩科学、正骨科学、花柳科学。

子　内科学。吾国内科书，向分伤寒杂病两大类。所谓伤寒者，即经云，热病之类也，非指一种病而言，实含有近世急性传染病之总名。杂病者，亦即近世各器官病之总称，此次纲虽仍旧，目则变通之。照近世例，每述一病，分原因，症状，诊断，治疗，处方，杂录等，以清眉目。

（说明）查近世内科书体例，除传染病不分类外，其余杂病，均按照各器官分类。我国杂病分类法，亦有与此相似者，如《江氏医镜》等。

丑　外科学。外科学之内容，在吾国亦向分总论各论两大类，（如《金鉴》《真铨》等皆是）。各论中之次序，向以人体为标准，分头项，躯干，四肢等，今不妨仍旧。惟各论中，每述一病，须分原因，症状诊断，治疗，方药等，尤须参加种种消毒手续以策万全。

寅　妇科学。（产科附）我国妇科，向分经期，胎前，产后三大类。今本科除总论中注意妇女之特异生理，及其一般之诊断治疗外，各论不妨仍其旧，惟每述一病，均与子丑两项同。

卯　儿科学。小儿之生理，与成人不同。宜仿近世小儿科例，亦分总各论两大类，各论中每述一病，亦均与子丑两项同。

辰　眼科学。眼之构造，本极精微，故疾病亦极繁赜。除各论中，每述一病，均照前项分列子目外，而总论中，关于生理之微细，手术之通例，器械之选择，方药之调制等，尤宜三致意焉。

已　喉科学。喉关一窍，为饮食呼吸之门，关系重要，故总论各论两大类，亦仿辰项细述之。

午　齿科学。我国古医，向列喉齿为一门，或纳入外科中。现以其关系重要，久已各列为专科，故总各二论中，除关于理论外，对于手术之材料，尤宜加意充实。

未　针灸科学。针灸一科，为我国医学之单独发明，历行数千年，成效素著。即日本维新后，对于针灸，犹加保存。惟经穴孔穴各部位，须与近世解剖生理学，互相参照。除各论中每病照子丑两项分别细目外，总论中，对于手术上之消毒法，宜加注意。

申　按摩科学。按摩一科，俗谓之推拿，其奏效全在手术之得法。故总论中，关于一般手术之材料，宜加意充实。至各论中之各个手术，亦宜与近世解剖生理学互相参照。

酉　正骨科学。正骨一科，俗谓之伤科。各论中每病照子丑两项分别细目外。至总论中，对于解剖生理学之参照，手术之通例，方剂之调制，器械之选择，均宜详加注意焉。

戌　花柳科学。花柳一科，我国俗称之为毒门，近来有名之为性病者。向列于外科中，自通商后，其病蔓延尤甚，故久经列为专科。今亦仿各科例，分总各二论，余均于子丑各项同。

以上之标准大纲，系按照目前国医情形，与世界医学大势，斟酌损益而成。惟学术之进步，多随时代为转移，此先哲徐氏有医随国运之论，以后本大纲，仍当随时修正。

上中央国医馆书

壬申十月

　　谨将学术标准大纲草案，管见应行修改之处，胪陈公鉴，计开。

　　第一学术标准甲项择其不背于近世新（按当时油印本有新字，今已无新字。盖廿九日开会所删，下同）学理者，用科学方式解释之。近世新学理五字，拟改为科学原理四字。方式二字，拟改为原理二字。方式不过外表之形似，非内容之实理。所贵乎科学者，为其原理之真确，不为其方式之入时也。近世新学理，当是暗指西医。然西医所根据者，仍是科学原理，似不必多立名目。下文乙项"新学理"三字，丁项"方式"二字，并宜改为"科学原理"及"原理"字，同上丙项。而为近世新学理所无者，则特加保存而发挥之，拟改为而为近世科学所未发明者，仍须保存应用，以待科学更进步而得其解释。

　　同上戊项，全文拟改为西医方术确有实效，而为我国旧法所无者，亦得采用。

　　第二分科大纲，拟删去首二句二十四字，稍似复重拖沓故也。

　　同上甲项基础学科，拟加入病原细菌及免疫学。其诊断处方二科，似宜移入应用学科中。药物学究属基础科，抑属应用科，亦请审酌。国医不知病原菌，最为西医所诟厉，且病菌免疫，固医者所宜晓也。

　　子项解剖、生理学及说明一、说明二。全文拟改为解剖所以明部位形态，生理所以明其功用。本皆独立之科，非医学之附庸，尤非西医所专有，其编纂法既为世界所通行，即毋庸改易。唯国医旧说，往往与科学抵牾，则当核其名实，别加沟通。例如旧时所谓肝，乃指动运神经；所谓脾，本指消化管之吸收机能，从而统指全身诸组织之吸收机能。若是者，皆宜细审而说明之，○原文"以国学为纲，以新学为目"（按油印原本如此，今已删去。新学为目一句，盖后来修正）。纲目二字，似欠明了惬当，且国学本无此专科，则立纲更难。至卫生防疫，关系细菌学较深，当附于细菌学下，唯个人卫生可附于生理科耳（按油印原本卫生防疫附人生理科，而下文丑项为病理。今已特立丑项卫生递疑病理至寅项，盖亦开会所改）（说明一）。解剖与生理本属二科，医校为便于教学计，有合并为一科者，今从之（说明二）。国医旧说，分腹内器官为五脏六腑，凡显然作管状囊状者，则谓之腑；非然者，则谓之脏。而以脏为主，腑为副。此因六腑之功用易知，古人已知为聚水谷之所；五脏之功用难知，古人意想以为藏精神魂魄之所，故臆造此五脏六腑之别也。故其说病，则腑浅而脏深。而身外诸器官，皆隶于脏，不隶于腑也。然古人虽粗知部位形态，而无实验方法以证明其功用，故其言脏腑，往往形态是而功用非。而脏为尤甚，其显而易知者，如内经称心者君主之官，此明是大脑之功用，而非心之功用；又称诸风掉眩，皆属于肝，明是运动神经之功用，而非肝之功用；后世又有以小肠主溺，大肠主屎者，盖食物在小肠中，尚未吸收，但作液状，遂误以为溺耳。此外名实错误处及多，本会将逐一疏证沟通，附于生理病理二科中，使学者得用科学知识研读国医古书而无所隔阂。〇心似非代表循环器，肾似非代表泌尿器，原草案所云，似宜再商。

丑项病理学（按今已移为寅项）全文拟改为国医向无病理专书。《内经》既驳杂而无系统，《巢源》又但详证候，间有说病理之处，亦泛滥肤廓，无可据依。今仿西医《病理通论》之编制，而特注意于病症（俗作症）之所以然，随处沟通旧说而解释之，如生理之例。

（说明）西医论病理，侧重所谓病变，以实质上变化为主，多从病理解剖得来。国医则侧重病证，从自觉他觉之证状，以推想其脏腑之变态。凡所推想固不能无误，然用药治疗，悉以病证为据。故用病变说明病证之所以然，为今日国医之要务。故国医之病理科，虽属新创，仍不能悉从西医之成式也。

卯项药物学（按今已移为辰项）"药质分类法。"不知西医有此名目否，不可臆造。说明中之"药剂分类法"本草中亦未见此名目，请再详之。

乙应用学科拟删去痧痘科附四字。痧痘本属内科，成人亦有患者，旧时专属儿科，本不合理。喉科似不当独立，非如眼齿针按诸科有特殊手术也。正骨科拟仍称伤科，损伤有极重垂危而骨不坏者，非内科、外科所能治。称伤科则包括正骨，称正骨则不能包括诸伤也。花柳科拟迳称黴毒科。花柳指狭邪而言，先天黴毒非本人狭邪所得，则花柳之名可商。下文戊项"花柳一科，我国俗称之为毒门。"然花柳字恐仍是俗名。陈司成之书最古，乃玉人黴疮秘录，不曰花柳秘录也。

以上所陈，仓促多有纰漏，其理由更不及细述，伏乞详加审核，务使无可指摘，国医前途幸甚。

国医馆学术整理会经历记

壬申十二月原作人集时增删

约在民十八之冬，北平施君今墨欲发起国医馆，罗致人才。见上海国医学院刊物，谓鄙人罐线之才可取，枉驾来沪下交。国医馆将次筹备，馆址在南京，而鄙人任学院职务，不能离沪。施君因问南京医界人才，鄙人推郭君受天以自代。鄙人与郭君初无深交，唯于全国医学团体开会时获一面，平时见其报上著作，主张与吾辈相去不远，故以荐于施君。施君晤郭君后，悉以筹备事相托，而自回北平。郭君遂以代表名义，出席历届筹备会。其后任常务理事，学术整理会专任委员，职务与鄙人同。唯鄙人居上海，馆中开会不能必到，郭君则南京土著，近水楼台，多所偏劳耳。

南京医界，以杨君伯雅、随君翰英、冯君端生等为领袖，三君诊务较忙，医界公事，多郭君秉承三君意旨办理，三君亦惟郭君之言是听。国医馆学术整理委员会组织之初，施君今墨为委员长，随、冯、郭三君及鄙人皆为专任委员，草整理大纲时，又推郭君与鄙人为起草委员。施君谓鄙人文笔较雅驯，嘱与三君商榷后，执笔起草。鄙人以为整理须合科学原理，而大纲须经大会通过，若明定科目，列各种基础科学，则国医界不识科学者尚居多数，必受大会否决。不如定一抽象范围，说明必须如是整理之故，则国医馆章程明明揭橥采用科学方式，大会势不能反对此原则。大纲既经通过，然后整理会为所欲为，有大纲为依据，医界自无反对余地。设不然，而听取医界多数意见，以从事整理，势必与科学背驰，失海内学者之望，适以促国医之灭亡耳。施君以为然，鄙人脱稿后，持与随、冯、郭三君讨论。冯君谓只要合于科学，不论用何种方法皆好；随君、郭君则谓大纲须有标准，尊稿未有标准，似难遽召大会。细揣二君所谓标准者，乃指各科科目。因将上述意见反复说明，谓此是一种手段，欲大会易通过，整理易入科学轨道耳。继复与郭君单独讨论，郭君人情练达，每表示一句半句意见，必先之以寒暄恭维数十言，又殿之以寒暄恭维数十言。鄙人则质朴成性，冀其直言相告而不可得，对此殊感苦楚。往复久之，郭君口中已无异辞，神色间倘若不谓然也。同时陈副馆长又接谢君利恒书，将加入谢君为专任委员，鄙人心知拙稿未必采用。又恐另草大纲，侧重保存国医固有面目，招识者之责难，则鄙人备员专任委员，不愿蒙此不白，遂将原稿交自强医刊、广济医刊、神州国医学报等先行发表。冠以弁言，有绕朝赠策之语。此诚鄙人名心太重，然不幸而吾言竟中矣，此后倭寇侵沪，国府迁洛，国医馆亦停顿。恢复以后，鄙人私事太忙，历次开会，俱未出席。壬申十月间，接国医馆油印整理大纲，召集于二十九日开会修正通过。则大纲果与鄙人原稿大异，已明列各科目，盖即郭君等所谓标准。一望知是郭君手笔也，识见卑陋，文气阘茸，以视郭君平日文字，殊有逊色。夫郭君与鄙人同为起草委员，郭君必欲另草，亦须先示鄙人，然后公布。今径行召集开会，则公事私交，皆所不合，鄙人正可袖手作壁上观，不必喋喋取厌于人。犹恐国医从此不能复振，为全体大局计，决计赴宁出席。纵不能踌躇满志，庶几稍事补苴。意志虽决，临时因事不果行，遂匆匆草一快函，请改正郭草大纲中尤不妥者若干事，使环伺者稍稍减少指摘之口实。即集中所载上中央国医馆书也，一面驰书郭君，声明补苴之意，非为指摘大作，冀其会场上勿固执原草成见。至大纲文字芜杂之处，如内科学下"实含有近世急性传染病之总名"句，不稳帖；篇末"此先哲徐氏有医随国运之论"，"有"上当有"所以"字，"论"下当有"也"字。如此者甚多，以其近于苛细，未请修改。又篇中屡称消毒法，卫生学中又有防疫法，而科目独无细菌学，则消毒防疫毫无根据；解剖生理中"肺、心、脾、肝、肾"，乃不合理之五脏旧说。既用科学整理，不宜仍然蹈袭。内科学中"伤寒含急性传染病之总名"，亦大有语病。《伤寒论》中，痓与霍乱，已提出别论于伤寒之外，痓即脑脊髓膜炎与破伤风，与霍乱皆是急性传染病，何尝含于伤寒中？前书仓促未道及，附识于此。书发邮后，接馆中秘书处复函，略谓信到已在开会之后，只好留待大会时一同汇集修正，今先登载第三期公报云。

抑鄙人对整理会之意见，异于郭君者，不但大纲文字上之抽象具体而已，鄙意整理会但须规定国医学之方针，与其质量之大概。不必编撰书籍，盖基础医学。如解剖、生理、病原、细菌、医化学等，国医不能独异于西医，则西医译本书可用者甚多，无须编纂。应用医学如方剂之等，则宜听医家各本其经验心得以发挥，不可限以一家言。唯国医独有之名词理法，应阐扬发展者，须用科学的名词原理，解释疏证，颁行全国，此为整理会最重要之工作。其次，只需审查新出医药书，定其若者当推行，若者当纠正，披沙拣金，集腋成裘，假以时日，精要斯得。如此办法，庶几于轨道之中，学者仍得自由发展其材力。今郭君之整理大纲，既明定诸科编纂法，而云逐渐整理，则整理会势将编纂此各科全书矣。夫专任委员为有薪之职，郭君殆以为必须埋头编纂，衺然成帙，然后免素餐之讥耳。虽然，编纂岂易言哉？充其量，不过撰成一部《民国医宗金鉴》而已。试问书成之后，将颁行全国，令习医者专攻此书，尽废他书乎？则民主国之学术，不宜如此专制，将听人各随所喜攻读。不为颁行乎？则国医馆编纂此书何为？不特此也，编纂时将大集医药学家而共同从事乎？则筑室道旁，议多功少。区区一整理大纲，从事者不过三五人，意见尚不能一致，何况集多人作大部书哉。将由一二人三数人编纂乎？则此一二人三数人之学力，是否可以涵盖全国？整理大纲开宗明义之作，卑陋阘茸已如是，若编纂全书，其笑话百出，在意料中，求其为民国金鉴，且不可得。由是言之，编纂之事，进退无所据，是以鄙人主张审查近出医书，不主张自行编纂也。近日医界，固多稗贩勦袭以牟利者，此当别论。若真正撰著，则私家之书，其价值必在设局官修之书之上。汉唐注疏，私家之书也。官修之经部书，至明朝礼部《五经注》（记不真是此名否）而陋劣极矣。清朝钦定七经，稍稍可观，然上之不及学海堂南菁书院之汉学，下之又不及正谊堂之宋学。训诂字书，则《说文》《玉篇》《切韵》《集韵》《韵会》，皆私家之书也，何等精彩。《康熙字典》官纂书，初出即不满于学者，虽处专制淫威之下，犹有字典考证之作。史部书中，《史记》《汉书》《后汉书》《三国志》，皆私人著作也。晋书以下至明史，设局官修之书也，其价值之高下，自有定评。通典、通志、文献通考，私人著作也。《续三通》《皇朝三通》，设局官修之书也，其价值之高下，亦自有定评。此无他，私人著作，必有此真学问，然后思著书传后。设局官修者，用非所学，奉命塞责而已。且修书虽非作史之比，究竟近于宦途。真有学问者，一方面不肯卖学问于官家，而自没其名，一方面又以傲气，与宦途格不相入。故书局中少真学问，真学问亦不能入书局，此官书之所以不及私书也。凡百学问皆然，医学何独不然？鄙人于整理会不主张编书，而主张审查近出医书，亦欲于私家书中提取精粹耳。有识者当不以吾言为非。

拙草大纲，尝就正于章太炎先生，先生谓诚能如是，是亦可矣，又尝函寄余君云岫。得复书,大体颇赞同,小节稍有辩论。记得二事,其一,胃病之胸胁苦满,决非小柴胡所能治,此层鄙人心受之;其二,对于斯柯达之言有所辩护,此则因立场关系,不得不尔。余君原书,他日检得当公布之。又闻社会医报尝登载拙稿,不知有何评语。余君驳难中医最深切,中医或视若仇雠。鄙人从学术上衡鉴,觉余君极堪钦佩,故以文字相商榷。设有人因此骂我为通敌,为降伏,则吾不敢知矣。及郭君之大纲公布,四方修改意见,见于刊物者,多至不可胜数。然以其出于中央国医馆,措辞皆巽顺。惟余君为上海市医师公会全国医师联合会发言,见廿二年六七两月时事新报附刊新医与社会,则摘伏索瘢,不留余地,而所谓标准大纲者,体无完肤矣。

是时郭草大纲,不经大会,遽送行政院备案,将进行第二步统一病名工作。鄙人则以原草案及修改意见俱未容纳,不欲枉道徇人,久不问整理会事。而施委员长在天津,亦觉公布之大纲太不满意,既遽难改易,欲于第二步以后徐图补救,特委叶君古红诣首都,董成统一病名之事。仍力促鄙人勿怀消极,一面草建议书计划书送馆,经常务理事会通过,交叶君分配起草。叶君推荐张君忍庵同任专委,而首都之杨君伯雅,亦不知何时受聘为专委矣。然实际工作者,唯叶、郭、张与鄙人四人。叶君依施君建议书之科目,酌量重轻,分配起草。请郭君任外科、五官病科、梅毒淋病科,张君任妇人科、小儿科,鄙人任内科,而叶君任修改。总其成,四人开谈话会,郭君以大纲分科十一,而建议书分科仅六,认为违背大纲,不肯承诺。当告以大纲中针灸、按摩诸科,系治法而非病名,今但用病名,则六科已包举无遗,不必曲合大纲,反成叠床架屋。郭君无辞以对,则又坚执大纲但有眼、喉、齿三科,建议书不应改为五官;大纲称花柳科,建议书不应改称梅毒淋病。当告以耳鼻之病不可除外,且五官乃包举之名,若改三官,则为不辞;花柳指狭邪所得之病,不能包括先天梅毒、眼淋菌等病。先天梅毒眼淋菌等,又不可归入他科,大纲未妥善处,不妨事后补苴。郭君则力争大纲业经行政院备案,神圣不可侵犯。不得已悉从之,以为可以无事矣。郭君又谓三人起草,叶君不应不举笔,且渠独任三科,分量太重,劳逸不均。叶君告以自己须修改三人之稿,其事最繁;分量则内科最重,合外科五官梅淋,合妇人小儿,仅约略相当。且四人中惟郭一人治外科,故如此分配。今再减郭君一组,将眼喉齿科暂令鄙人起草,苟时间不够,随后再商。郭君始勉强承诺。明日郭君复提出辞职,谓委员制度,叶君不得修改他人之稿。经改为签注，不用修改字样，始已。越一日，鄙人接上海国医分馆函，称奉中央国医馆代电，印发施委员长建议书，征求全国意见，乃知建议书虽经常理会认可，虽经照派工作，而秘书处尚以此征求意见，则大有改变之可能。吾侪照常理会通过之建议书起草，费无数脑力，正恐他日仍复束之高阁，另由郭君统一，匆匆送行政院备案耳。

先是，叶君不知鄙人曾草大纲，又不知对郭草大纲有修改意见书，会晤闲谈，始备知往事。叶君以为原大纲既经搁起，此时不及追用，修改意见何至摒不采纳？于常理席上问馆长诸理事，皆云未见此文。王理事用宾性最耿直，即问秘书长，接得陆理事修改意见否？秘书长嗫嚅未答，目视郭君。郭君代答，谓文到已在开会后，故未提出。王君忿然谓，如此，何不于次届常理会提出？中央国医馆非南京地方机关，尔何人，得代表常理会挡他人驾耶！言时声色俱厉，至击桌掷扇，而郭君意态萧然，面不改色，其涵养有如此者。又整理会工作计划，大纲须经大会通过，其后由专任委员依大纲起草，随时公布征求意见，经一次修改而成立。然郭草大纲，并未召集大会，施君建议书不必征求意见者，反急急征求，此中手续，殊令人不解。

统一病名，非急要之务。国医之可取者以治疗，治疗视证候，不视病名。治疗已效而终不知其所病者，往往有之。国医旧有病名，或从证候，或从臆想之原因。而古今医书，名异实同，名同实异，纷然淆乱，莫可爬梳。若欲一切合于科学，则须根据病理解剖及病原细菌，并习西法诊断，然后可得病名。整理会是否承认取用此三科，尚在未定之列。乃欲先行统一病名，譬如基础未奠，先建楼阁。若非空中架设，则有倾圮而已。且科学的病名，西医书俱有译文，又有医学名词审查录可以参考，取用即是，何必更张。科学既无中外，则科学的病名岂有中西之异？若蓝本旧名，不折中于科学，则又非馆章采用科学方式之旨。鄙意以为整理会最急之务，须用科学原理、科学名词，解释国医特胜之名词、理法。若统一病名，则整理之余事耳。然此理稍奥，不足为识浅者道。寻常意见，以为非有整部著作，不足表示整理会之成绩也。当整理会初组织，诸委员闲谈时，冯君端生谓伤寒温热必须辨析明白，随君翰英谓统一病名为最要工作，其时鄙人方注意草拟整理大纲，对诸君不欲多示异议，随口唯诺，不加辩难。不图郭草大纲匆匆通过后，真欲从统一病名人手也。施君、叶君敦促任事时，尝以此自辞。二君谓根本推翻郭、随计划，恐徒费周折。吾侪不咎既往，但追将来。使整理会不致大出纰漏，斯可矣。鄙人重违二君之意，乃勉强执笔，馆长焦君易堂，又限两个月统一完竣。馆长方对外争国医条例及国医校条例，急欲有所表示，不得不尔。然著作之事，最难刻期。限两月统一病名，有似明太祖限两月修完元史，纵能如限，错乱必多。以此告叶君，叶君转告馆长，乃定每星期交稿一次。若两月后不及交完，得酌量延长，今方照此工作。然钩稽考核之作，成则全部告成，非若编撰小说，可以逐回属稿，逐渐排印者。尝语叶君，譬如百日内建屋百楹则可，每日建成一楹则不可。叶君未尝不知此中甘苦，特既许馆长，不便反汗耳。

以上鄙人任事中央国医馆之经过，截至编撰本集时止。以后情形，固难逆料。然就往事以测将来，其人物主张与任事方法，如是如是，可知整理会之成绩。大概出几部庸陋之书，合于多数中医之心理而已。旧籍之高下，且不知抉择（郭草大纲举江氏《笔花医镜》《医宗金鉴》、邹氏《外科真铨》，可以见其所学）。冀其整理旧籍，入于科学轨道，则梦幻泡影耳。

琰案，编纂本集时，整理大纲草案，及上中央国医馆书，皆从医报第四期转录，别有叙记一篇，述国医馆整理会事甚详，可作史料。惟篇中尚未及统一病名之事，盖叙记作于壬申十二月，统一病名始于癸酉六月也。今请渊雷夫子补入统一病名之事，易篇名为经历记，仍编次于修正书后，读者览其首尾焉。

《临证医典》序

壬申九月

　　自活字排印之法行，而书籍之成就易；自标榜宣传之法行，而营利之计术工。以甚工之计术，作易成之书册，于是新出医书，充栋而不胜庋，汗牛而不胜载矣。报纸广告所载，莫非名医撰述，名人题序，莫非人人宜读，保证学成。吾试读焉，则勦袭割裂，转相稗贩。不终一篇，弃去唯恐不远。吾喜读医书，独不敢读并世名医之书。并世名医作者，亦无敢乞吾题序者。此无他，志在学术，与志在宣传营利，道不同，不相为谋也。姚子若琴，笃实好学士也，供职于商务书馆，以其余绪作医。僚友数千，病而求治焉，应手辄愈。书馆毁于兵燹，若琴始专业医。尝手一册稿，请为点定，曰：平日读书临诊所衷集，用中医最习见病名，分门类证，而撮取效方。自仲景以至近世，排比其下，故曰《临诊医典》云。余惟《千金》《外台》以后，方书至多，然其用法效否，非经试则不知，临病者不能无抉择。吾执匕以来，常谛审其主疗之文，揣度其药物之性，试之病者，得必效方数十首。今检若琴之书，大柢在焉。于是，知若琴之用力勤而抉择精。视彼宣传营利之作，相去奚啻云泥也。因为之是正若干事，序其简端以归之。壬申九秋，陆渊雷。